“十二五”普通高等教育本科国家级规划教材

卫生部“十二五”规划教材
全国高等医药教材建设研究会“十二五”规划教材
全国高等学校教材

供基础、临床、预防、口腔医学类专业用

药理学

Pharmacology

第8版

主　编　杨宝峰

副主编　苏定冯

编　者（以姓氏笔画为序）

叶菜英（北京协和医学院）
乔国芬（哈尔滨医科大学）
任雷鸣（河北医科大学）
苏定冯（第二军医大学）
李　俊（安徽医科大学）
李学军（北京大学）
李晓辉（第三军医大学）
杨世杰（吉林大学）
杨宝峰（哈尔滨医科大学）
吴希美（浙江大学）
张岫美（山东大学）
陈红专（上海交通大学）
陈建国（华中科技大学）
罗大力（首都医科大学）
周黎明（四川大学）
胡　刚（南京医科大学）
胡长平（中南大学）
娄建石（天津医科大学）
黄志力（复旦大学）
臧伟进（西安交通大学）
颜光美（中山大学）
魏敏杰（中国医科大学）

学术秘书　龚冬梅（哈尔滨医科大学）

人民卫生出版社

图书在版编目（CIP）数据

药理学/杨宝峰主编．—8版．—北京：人民卫生出版社，2013

ISBN 978-7-117-16975-2

Ⅰ.①药…　Ⅱ.①杨…　Ⅲ.①药理学－医学院校－教材　Ⅳ.①R96

中国版本图书馆CIP数据核字（2013）第049707号

药　理　学

第8版

主　　编：杨宝峰
出版发行：人民卫生出版社（中继线 010-59780011）
地　　址：北京市朝阳区潘家园南里19号
邮　　编：100021
E - mail：pmph @ pmph.com
购书热线：010-59787592　010-59787584　010-65264830
印　　刷：北京金盾印刷厂
经　　销：新华书店
开　　本：850×1168　1/16　　印张：32
字　　数：881千字
版　　次：1979年9月第1版　　2013年3月第8版
　　　　　2013年3月第8版第1次印刷（总第65次印刷）
标准书号：ISBN 978-7-117-16975-2/R · 16976
定　　价：65.00元
打击盗版举报电话：010-59787491　E-mail：WQ @ pmph.com
（凡属印装质量问题请与本社市场营销中心联系退换）

全国高等学校五年制本科临床医学专业 第八轮 规划教材修订说明

全国高等学校五年制本科临床医学专业卫生部规划教材自 1978 年第一轮出版至今已有 35 年的历史。几十年来，在教育部、卫生部的领导和支持下，以裘法祖、吴阶平、吴孟超、陈灏珠等院士为代表的我国几代德高望重、有丰富的临床和教学经验、有高度责任感和敬业精神的国内外著名院士、专家、医学家、教育家参与了本套教材的创建和每一轮教材的修订工作，使我国的五年制本科临床医学教材从无到有，从少到多，从多到精，不断丰富、完善与创新，形成了课程门类齐全、学科系统优化、内容衔接合理、结构体系科学的由规划教材、配套教材、配套光盘、数字出版、网络增值服务组成的立体化教材格局。这套教材为我国千百万医学生的培养和成才提供了根本保障，为我国培养了一代又一代高水平、高素质的合格医学人才，为推动我国医疗卫生事业的改革和发展做出了历史性巨大贡献，并通过教材的创新建设和高质量发展，推动了我国高等医学本科教育的改革和发展，促进了我国医药学相关学科或领域的教材建设和教育发展，走出了一条适合中国医药学教育和卫生事业发展实际的具有中国特色医药学教材建设和发展的道路，创建了中国特色医药学教育教材建设模式。老一辈医学教育家和科学家们亲切地称这套教材是中国医学教育的“干细胞”教材。

本套第八轮教材修订启动之时，正是全球医学教育百年反思之际，更是我国医疗卫生体制改革和医学教育改革全方位深入推进之时，教育部、卫生部共同召开了全国医学教育改革工作会议，启动了“5+3”为主体的临床医学教育综合改革，形成了以医改推动教改，教改服务医改的历史发展格局。人民卫生出版社和全国高等医药教材建设研究会紧紧抓住医学教育综合改革的历史发展机遇期，以全国高等学校五年制本科临床医学专业第八轮规划教材全面启动为契机，以规划教材创新建设，全面推进国家级规划教材建设工作，服务于医改和教改。

第八轮教材的修订原则是积极贯彻落实教育部、卫生部关于实施临床医学教育综合改革的意见，努力优化人才培养结构，坚持以需求为导向，构建发展以“5+3”模式为主体的临床医学人才培养体系；改革课程体系、教学内容、教学方法和评价考核办法；将医德教育贯穿于医学教育的全过程，强化临床实践教学，采取多种措施，切实落实好“早临床、多临床、反复临床”的要求，提高医学生的临床实践能力。

在全国医学教育综合改革精神鼓舞下和老一辈医学家奉献精神的感召下，全国一大批临床教学、科研、医疗第一线的中青年专家、学者、教授继承和发扬了老一辈的优秀传统，以严谨治学的科学态度和无私奉献的敬业精神，积极参与第八轮教材的修订和建设工作，紧密结合五年制临床医学专业培养目标、高等医学教育教学改革的需要和医药卫生行业人才的需求，借鉴国内外医学教育教学的经验和成果，不断创新编写思路和编写模式，不断完善表现形式和内容，不断提升编写水平和质量，已逐渐将每一部教材打造成了学科精品教材，使第八轮全套教材更加成熟、完善和科学，从而构建了适合“5+3”为主体的医学教育综合改革需要和卓越临床医师培养需求的教材体系，推动了适合中国国情的五年制本科临床医学专业课程体系的建设。

本次修订和编写特点如下：

1. 教材编写修订工作是在教育部、卫生部的领导和支持下，按照“5+3”为主体的临床医学教育综合改革的时间表、路线图和施工图进行顶层设计，由全国高等医药教材建设研究会规划，全国临床医学专业教材评审委员会审定，院士、专家把关，全国各医学院校知名专家、教授编写，人民卫生出版社高质量精品出版。

2. 教材编写修订工作是根据教育部培养目标、卫生部行业要求、社会用人需求，在全国进行科学调研的基础上，借鉴国内外医学人才培养模式和教材建设经验，充分研究论证本专业人才素质要求、学科体系构成、课程体系设计和教材体系规划后，科学进行的。

3. 在全国广泛、深入调研的基础上，总结和汲取了前七轮教材的编写经验和成果，尤其是对一些不足之处进行了大量的修改和完善，并在充分体现科学性、权威性的基础上，更考虑其全国范围的代表性和适用性。

4. 教材编写修订工作着力进行课程体系的优化改革和教材体系的建设创新——科学整合课程、淡化学科意识、实现整体优化、注重系统科学、保证点面结合。继续坚持“三基、五性、三特定”的教材编写原则，以确保教材质量。

5. 为配合教学改革的需要、减轻学生负担和体现“干细胞”教材特色，全套教材精炼文字、压缩字数，注重提高内容质量，并根据学科需要，采用大16开国际开本、双色或彩色印刷，以提高印装质量和可读性。同时，在每一页都增加了留白，便于学生记录和标记书中重点知识。

6. 为满足教学资源的多样化需求，实现教材系列化、立体化和数字化建设，大部分教材配有配套教材和数字出版的教学资料，并实现了全套教材的网络增值服务，方便老师教学和学生自主学习，实现了数字化资源共享。

第八轮教材共有53种，其中新增2种，即《医患沟通》和《肿瘤学概论》；更名1种，即《急诊医学》更名为《急诊与灾难医学》；合并2种，即《生物化学》与《医学分子生物学》合并为《生物化学与分子生物学》。全套教材均为**“十二五”普通高等教育本科国家级规划教材**（除《肿瘤学概论》外）和**卫生部“十二五”规划教材**，于2013年6月全部出版发行。

本套教材是在我国医学教育综合改革，构建“5+3”为主体的临床医学人才培养体系背景下组织编写的，希望全国各广大院校在使用过程中能够多提供宝贵意见，反馈使用信息，以逐步修改和完善教材内容，提高教材质量，为第九轮教材的修订工作建言献策。

全国高等学校五年制本科临床医学专业 第八轮 教材目录

1.	医用高等数学	第 6 版	主编　张选群	副主编　马建忠　吕　丹　刘春扬
2.	医学物理学	第 8 版	主编　王　磊　冀　敏	副主编　李晓春　吴明海
3.	基础化学	第 8 版	主编　魏祖期　刘德育	副主编　李雪华　陈朝军
4.	有机化学	第 8 版	主编　陆　阳　刘俊义	副主编　叶　玲　邓　健
5.	医学生物学	第 8 版	主编　傅松滨	副主编　王培林　刘　佳
6.	系统解剖学	第 8 版	主编　柏树令　应大君	副主编　丁文龙　刘学政　孙晋浩
7.	局部解剖学	第 8 版	主编　刘树伟　李瑞锡	副主编　张绍祥　羊惠君
8.	组织学与胚胎学	第 8 版	主编　邹仲之　李继承	副主编　曾园山　周　莉
9.	生物化学与分子生物学	第 8 版	主编　查锡良　药立波	副主编　周春燕　冯作化　方定志　何凤田
10.	生理学	第 8 版	主编　朱大年　王庭槐	副主编　罗自强　管又飞　金学隆
11.	医学微生物学	第 8 版	主编　李　凡　徐志凯	副主编　黄　敏　郭晓奎
12.	人体寄生虫学	第 8 版	主编　诸欣平　苏　川	副主编　吴忠道　李朝品
13.	医学免疫学	第 6 版	主编　曹雪涛	副主编　熊思东　姚　智
14.	病理学	第 8 版	主编　李玉林	副主编　文继舫　唐建武　来茂德　步　宏
15.	病理生理学	第 8 版	主编　王建枝　殷莲华	副主编　吴立玲　孙连坤　李文斌
16.	药理学	第 8 版	主编　杨宝峰	副主编　苏定冯
17.	医学心理学	第 6 版	主编　姚树桥　杨彦春	副主编　杨艳杰　潘　芳　赵旭东
18.	法医学	第 6 版	主编　王保捷　侯一平	副主编　丛　斌　赵子琴
19.	诊断学	第 8 版	主编　万学红　卢雪峰	副主编　刘成玉　胡申江　康熙雄　杨　炯
20.	医学影像学	第 7 版	主编　白人驹　徐　克	副主编　韩　萍　龚启勇　张雪林　王　滨
21.	内科学	第 8 版	主编　葛均波　徐永健	副主编　梅长林　唐承薇　王　辰　周　晋
22.	外科学	第 8 版	主编　陈孝平　汪建平	副主编　秦新裕　刘玉村　张英泽
23.	妇产科学	第 8 版	主编　谢　幸　苟文丽	副主编　林仲秋　狄　文　马　丁　孔北华
24.	儿科学	第 8 版	主编　王卫平	副主编　毛　萌　李廷玉　申昆玲　常立文
25.	神经病学	第 7 版	主编　贾建平　陈生弟	副主编　崔丽英　王　伟
26.	精神病学	第 7 版	主编　郝　伟　于　欣	副主编　许　毅　吴爱勤　李　涛　刘金同

27.	传染病学	第 8 版	主编 李兰娟 任 红	副主编 高志良 牛俊奇
28.	眼科学	第 8 版	主编 赵堪兴 杨培增	副主编 瞿 佳 姚 克
29.	耳鼻咽喉头颈外科学	第 8 版	主编 田勇泉	副主编 韩东一 迟放鲁 孙爱华
30.	口腔科学	第 8 版	主编 张志愿 俞光岩	副主编 凌均棨 杨丕山
31.	皮肤性病学	第 8 版	主编 张学军	副主编 陆洪光 高兴华
32.	核医学	第 8 版	主编 李少林 王荣福	副主编 张永学 匡安仁
33.	流行病学	第 8 版	主编 沈洪兵 齐秀英	副主编 刘 民 叶冬青
34.	卫生学	第 8 版	主编 朱启星	副主编 牛 侨 吴小南
35.	预防医学	第 6 版	主编 傅 华	副主编 段广才 黄国伟
36.	中医学	第 8 版	主编 高鹏翔	副主编 卜 平 陈金水 陈利国
37.	医学计算机应用	第 5 版	主编 袁同山 阳小华	副主编 白宝钢
38.	体育	第 5 版	主编 裴海泓	副主编 程 鹏
39.	医学细胞生物学	第 5 版	主编 陈誉华	副主编 杨 恬 刘艳平
40.	医学遗传学	第 6 版	主编 左 伋	副主编 顾鸣敏 张咸宁
41.	临床药理学	第 5 版	主编 李 俊	副主编 刘克辛 袁 洪
42.	医学统计学	第 6 版	主编 李 康 贺 佳	副主编 杨土保 马 骏
43.	医学伦理学	第 4 版	主编 孙福川 王明旭	副主编 陈晓阳 宫福清
44.	临床流行病学与循证医学	第 4 版	主编 刘续宝 王素萍	副主编 孙业桓 时景璞
45.	康复医学	第 5 版	主编 黄晓琳 燕铁斌	副主编 王宁华 励建安
46.	医学文献检索与论文写作	第 4 版	主编 郭继军	副主编 马 路 张 帆
47.	卫生法	第 4 版	主编 汪建荣	副主编 达庆东 田 侃
48.	医学导论	第 4 版	主编 马建辉 闻德亮	副主编 肖海鹏 郭永松 曹德品
49.	全科医学概论	第 4 版	主编 祝墡珠	副主编 胡传来 路孝琴
50.	麻醉学	第 3 版	主编 杨拔贤 李文志	副主编 刘 进 姚尚龙 郭曲练 邓小明
51.	急诊与灾难医学	第 2 版	主编 沈 洪 刘中民	副主编 王育珊 周荣斌 于学忠
52.	医患沟通		主编 王锦帆 尹 梅	副主编 唐宏宇 赵明杰
53.	肿瘤学概论		主编 王冠军 赫 捷	副主编 张清媛 李 薇 周云峰

第六届全国高等学校五年制本科临床医学专业
教材评审委员会名单

序　言

高水平、高质量的医学教育既是办好人民满意教育的重要组成部分，也是医疗卫生事业改革发展的重要支撑。随着我国医药卫生体制改革的不断深入，对高等医学教育改革也提出了更高的要求。如何培养适应国家需要、人民满意的高质量、高水平医学人才是当前医学教育的首要任务。为此，在“十二五”开局之年，教育部和卫生部共同组织实施了医学教育综合改革。

医学教育综合改革要求我们深入贯彻落实教育规划纲要和医药卫生体制改革的意见，遵循医学教育规律，以改革创新为动力，着力于医学教育发展与医药卫生事业发展的紧密结合，着力于人才培养模式和体制、机制的重点突破，着力于医学生职业道德和临床实践能力的显著提升，着力于医学教育质量保障体系的明显加强，从而全面提高医学人才培养质量，为发展医药卫生事业和提高人民健康水平提供坚实的人才保障。

教材建设在提高人才培养质量中发挥着重要的基础性作用，对此教育部一直高度重视，要求以教材建设为抓手，推动医学课程和教学方法改革。一本好的教材，给医学生以正确的引导，给临床医生以正确的指导。人民卫生出版社作为国家级优秀出版单位，承担了大量教材的规划和出版工作，形成了课程种类齐全、学科体系合理、配套服务全面的教材出版模式。尤其是在以吴阶平、裘法祖、吴孟超、陈灏珠等院士为代表的老一辈医学大家的付出和带领下，在一大批医学教育精英的努力和参与下，其出版的五年制本科临床医学专业规划教材为我国医学界培养了一代又一代优秀的医药学人才，为推动我国医疗卫生事业的改革和发展做出了巨大的历史贡献。

此次第八轮五年制本科临床医学专业规划教材的修订工作是在贯彻党的十八大关于“深化教育领域综合改革”精神的背景下，在落实卫生部、教育部联合下发的《关于实施临床医学教育综合改革的若干意见》的基础上启动的。修订工作贯穿了医学教育综合改革的要求，特别是注重将医德教育贯穿于医学教育的全过程，增加了《医患沟通》一书，同时强化临床实践教学，配套编写了相关的实践指导，以提高医学生的临床实践能力。

我们相信，在教育、卫生系统的通力合作下，在广大医学教育工作者的大力支持和参与下，第八轮五年制本科临床医学专业规划教材的修订出版对推动医学教育综合改革，提高医学人才培养质量将产生积极的推动作用。

教育部部长助理

林蕙青

2013 年 3 月

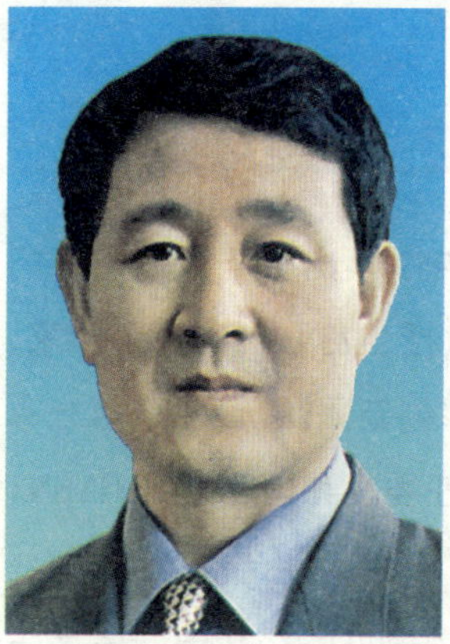

杨宝峰

男，中国工程院院士，1957年生于吉林省松源市。美国西弗吉尼亚大学、美国密苏里堪萨斯城大学、澳大利亚拉筹伯大学、日本医科大学、日本滋贺医科大学及俄罗斯彼尔姆药学科学院等国际著名院校客座教授和荣誉博士；中华医学会副会长、黑龙江省科协副主席、中国心血管药理专业委员会主任委员；国家重大心脏疾病研究"973"项目首席科学家，药理学国家重点学科、药理学国家级教学团队及国家科技创新群体带头人。现任哈尔滨医科大学校长。

杨宝峰教授执教三十余载，培养大批人才。主张"名师上讲台"，积极倡导双语教学及PBL教学等授课方式。主编卫生部规划教材《药理学》(第6~8版)，并获全国高等学校医药优秀教材一等奖。2011年被评为国家级教学名师。指导学生获全国百篇优秀博士学位论文、霍英东教育基金会青年教师奖等。发表SCI收录论文120余篇，被引用3000余次。从事人类重大心脏疾病的发病机制及防治研究，相关研究成果发表在《Nature Medicine》、《Journal of Clinical Investigation》、《Circulation》等杂志。曾获2004年度国家自然科学二等奖、2008年何梁何利基金科学与技术进步奖。承担国家自然科学基金创新群体项目等重大攻关课题16项。

副主编简介

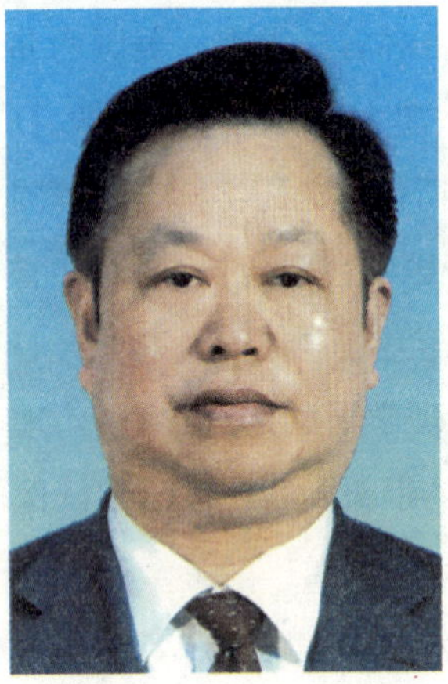

苏定冯

男，法国药学科学院外籍院士。1953 年出生于浙江省三门县。现任第二军医大学药理学教研室教授、973 项目首席科学家、国家重点学科（药理学）带头人、教育部创新团队负责人、第二军医大学医学科学委员会伦理委员会主任委员和国际期刊 CNSNT（IF=4.443）主编。

从事药理学教学 32 年，培养研究生逾百名，其中一名学生的论文被评为全国优秀博士论文。发表 SCI 收录文章 160 篇。获国家自然科学二等奖、上海市科技进步一等奖各一项。申请国家发明专利 20 项（其中授权 11 项），获一类新药证书一件。2010 年被评为全国优秀科技工作者。

序

由全国高等医药教材建设研究会组织、人民卫生出版社出版的全国高等医药院校五年制临床医学专业《药理学》第8版修订工作在主编和包括主编在内的22位作者的辛勤努力下，终于在大家的期盼中顺利完成，并将立即付印，2013年秋季就可供师生们使用了。这本新的教材是为适应我国医疗卫生体制改革和社会发展急需加大高级医疗卫生人才培养力度的新形势下修订而成的。

自中华人民共和国成立以来，高等学校教材编写工作始终是一项重要的国家任务。我国著名药理学家张昌绍教授为此主编了高等医药院校《药理学》教材第1版，并于1958年出版，在我国高等医药院校教材建设史上具有里程碑意义。我就是在那个年代读这本教材开始学习药理学的，至今仍留有深刻记忆。历经55年沧桑，经过几代药理学家的不懈努力，这部教材今天已修订发行至第8版。经不断修订出版的这部教材，跟随历史的发展步伐前行，不仅反映了医学科学和药理学科学的发展轨迹，也体现了具有中国特色的时代发展和社会变革以及各个时期课程改革的新需求，烙上了国家和社会发展的印迹，并以此为一代又一代的医药院校的学生启蒙药理学。不论何时，这部不同版本的教科书都不仅发挥了教材的作用，而且也成为了医药卫生工作者的重要参考书，可谓中国药理学的经典著作。今天出版修订的第8版，和以前的各个版本一样，始终坚持了紧密跟踪当前临床医学和基础科研前沿以及药理学研究领域的最新进展，保证了教材的先进性、精练性；同时，紧跟临床实际，增加临床多发病、高发病的治疗药物介绍，使教材与临床需要相适应，从而保证了教材的实用性。新版教材还顺势兼顾了现代数字、网络技术的发展，顺应了当前信息化技术正改变我国教育领域，改变人们传统的教育，成为教学思想、教学方法和教学新模式的新形势。随着基因组医学的飞速发展，个体基因变异在迅速影响和改变人们对药物安全性和有效性的认识和临床应用，越来越多遗传变异与药物毒性和效应的关系已有充分的实验室和临床研究的翔实证据，并且已经被写入药品说明书并付诸临床应用。我注意到，此版教材的修订，在一定程度上紧密关注了人类基因组计划带来的新的医学基础理论和概念，基因组医学的最新进展在教材中的精确和适度反映，能帮助学生更全面掌握药物安全性和有效性及其作用机制，也可为临床应用提供有用参考。

主编杨宝峰院士和苏定冯教授以及各个章节的作者都是来自全国各高等医药院校的药理学家，他们长期工作在教学第一线，严于治学，积累了丰富的教学经验，也有很丰富的教材编写经验，这些都为本教材的编写质量和信息的准确性以及教材的可执教性和学生的可接受性提供了保证。我衷心感谢他们为第8版修订、编写工作付出的巨大而卓有成效的努力，感谢他们为我国高等医药院校药理学教学提供了一本很好的教材。

2013年2月

前　言

为紧密结合国家医疗卫生改革和发展，适应教育部卓越人才培养工程实施，全国高等医药教材建设研究会和人民卫生出版社正式启动五年制临床医学专业《药理学》第8版教材修订工作。《药理学》教材在修订过程中，一直秉承追踪临床和科研前沿的宗旨，使用中不断受到全国各高等院校的好评，曾荣获卫生部全国优秀教材一等奖。

《药理学》第8版的教材修订在继续保持前版教材精且新特色基础上，紧密结合现代医学、教育发展的实际情况，同时兼顾现代数字、网络技术的发展，紧跟药理学研究领域的最新进展，汰除陈旧过时理论或与章节内容相关性差的非药理学基础知识描述，适度增补近3年来已经确证的新理论、新知识，保证教材的精炼度；结合临床实际，增加临床多发病、高发病的治疗药物介绍，使教材与临床需要相适应；建立相关配套教材（包括辅助指导教材和多媒体教材），促进教材的公开性和公众化，为提高全民医疗素质提供方便、可靠的途径；内容上涵盖执业医师、药师及研究生考试的知识点，教材指导性更强；参考发达国家成熟教材编写模式，教材逻辑关系安排更合理；同时改进第7版教材的不足。本次教材编写主要参考国内外著名的药理学相关著作：《中华人民共和国药典2010版》、《Goodman & Gilman's The Pharmacological Basis of Therapeutics》，12th ed (2011)、《Katzung's Basic and Clinical Pharmacology》，12th ed (2012)等。在此向以上各书的原作者表示感谢。

本次修订版本有幸请到中南大学周宏灏院士作序，在此表示衷心的感谢。在第8版修订前，曾征求、收集了多所院校使用《药理学》第7版的意见和建议，绝大多数受访者在对《药理学》第7版给予充分肯定的同时也对第8版的修订提出中肯建议，在此向关心、帮助《药理学》第8版修订工作的同行和广大师生表示衷心感谢。《药理学》第8版的如期编辑出版得到了各参编单位的大力支持，各位编委尽职尽责，哈尔滨医科大学药理学教研室的师生做了大量工作，其中哈尔滨医科大学的乔国芬、龚冬梅、霍蓉几位教授做了许多编务和协助工作，在此一并致谢。

限于我们的学识和水平，加之时间仓促，不足之处在所难免，恳请各位读者批评指正。

杨宝峰　苏定冯

2013年2月

本教材所提供的药物剂量、用法等仅供参考，并无法律意义，应用时请查药品说明书或遵医嘱。

目　录

第一章 药理学总论——绪言

一、药理学的性质与任务

药物(drug)是指可以改变或查明机体的生理功能及病理状态,用以预防、诊断和治疗疾病的物质。药物和毒物之间并无严格界限,毒物是指在较小剂量即对机体产生毒害作用、损害人体健康的化学物质,任何药物剂量过大都可产生毒性反应。

药理学(pharmacology)是研究药物与机体(含病原体)相互作用及作用规律的学科。它既研究药物对机体的作用及作用机制,即药物效应动力学(pharmacodynamics),又称药效学;也研究药物在机体的影响下所发生的变化及其规律,即药物代谢动力学(pharmacokinetics),又称药动学。药理学是以基础医学中的生理学、生物化学、病理学、病理生理学、微生物学、免疫学、分子生物学等为基础,为防治疾病、合理用药提供基本理论、基础知识和科学思维方法,是基础医学、临床医学以及医学与药学的桥梁。随着现代科学技术和相关学科的发展,药理学的发展亦非常迅速,每年都有大量新药投入临床使用,然而由于疗效、不良反应等原因,部分药物经临床检验后又停止使用。因此,只有掌握每类药物的基本理论和知识,运用科学思维方法,将知识融会贯通,才能适应临床用药的不断变化。

药理学的学科任务主要包括:阐明药物的作用及作用机制,为临床合理用药、发挥药物最佳疗效、防治不良反应提供理论依据;研究开发新药,发现药物新用途;为其他生命科学研究提供重要的科学依据和研究方法。

药理学的发展要以其他生命科学和化学等知识为基础,以科学实验为手段,因此药理学既是理论科学,又是实践科学。即在严格控制的条件下,在整体、器官、组织、细胞和分子水平,研究药物的作用及其作用机制。现代药理学研究越来越依赖于基础学科的前沿知识,如基因工程、分子药物配体理论等。常用的药理学实验方法有整体与离体功能检测法、行为学实验方法、形态学方法、生物检定法、电生理学方法、生物化学和分子生物学方法、免疫学方法及化学分析方法等。根据实验不同,药理学实验方法又分为:①实验药理学方法,以健康动物(包括清醒动物和麻醉动物)和正常器官、组织、细胞、亚细胞、受体分子和离子通道等为实验对象,进行药物效应动力学和药物代谢动力学的研究,实验药理学方法对于分析药物作用、作用机制及药物代谢动力学的过程具有重要意义;②实验治疗学方法,是以病理模型动物或组织器官为实验对象,观察药物治疗作用的一种方法,实验治疗学方法既可在整体进行,也可用培养细菌、寄生虫及肿瘤细胞等方法在体外进行;③临床药理学方法,以健康志愿者或患者为对象,研究药物的药效学、药动学和药物的不良反应,并对药物的疗效和安全性进行评价,以便促进新药开发,推动药物治疗学发展,确保合理用药。

二、药物与药理学的发展史

药物的历史可追溯到五六千年以前,药物的发现是从尝试各种食物时遇到毒性反应后寻找解毒物开始的。人们从生产、生活经验中认识到很多天然物质可以治疗疾病与伤痛,部分方法流传至今,例如饮酒止痛、大黄导泻、楝实祛虫、柳皮退热等。早在公元1世纪前后我国就著有《神农本草经》,全书收载药物365种,其中不少药物出现沿用至今。唐代的《新修本草》是我国第一部政府颁发的药典,收载药物884种。明朝大药物学家李时珍所著的《本草纲目》是闻名世界的一部药物学巨著,全书52卷,约190万字,共收载药物1892种,已被译成英、日、朝、德、法、

笔记

俄、拉丁等7种文本，传播到世界各地，已成为世界重要的药物学文献之一。

药理学的建立和发展与现代科学技术的发展紧密相关。19世纪初，在化学和实验生理学发展的基础上，建立了实验药理学整体动物水平的研究方法。19世纪20年代开始了器官药理学研究，如J. N. Langley(英)于1878年根据阿托品与毛果芸香碱对猫唾液分泌的拮抗作用研究，提出了受体概念，为受体学说的建立奠定了基础。有机化学和实验医学的发展又使药物研究和开发进入了一个崭新的阶段。从具有治疗作用的植物中分离得到有效成分是这一阶段的突出成就。进入20世纪后，药学工作者利用人工合成的化合物及改造天然有效成分的分子结构作为新的药物来源，以开发新的、更有效的药物。20世纪30年代到50年代是新药发展的黄金时代。现在临床上常用的药物，如磺胺类药物、抗生素、合成的抗疟药、抗组胺药、镇痛药、抗高血压药、抗精神失常药、抗癌药、激素类药物以及维生素类中许多药物均是在这一时期研制开发的。

随着自然科学技术及生理学、生物化学、细胞生物学、分子生物学等学科，特别是单克隆、基因重组及基因敲除等技术的发展，药理学与时俱进，已由过去只与生理学有联系的单一学科发展成为与生物物理学、生物化学以及分子生物学等多学科密切联系的一门综合学科，药理学也出现了许多新的分支，如生化药理学、分子药理学、免疫药理学、遗传药理学、临床药理学等。其中，生化药理学和分子药理学的发展把药物作用机制的研究从宏观引入到微观，从原来的系统、器官水平进入到分子水平。受体及其亚基的克隆、通道蛋白的克隆等加深了我们对生命本质的认识及药物分子与生物大分子之间相互作用规律的认识，推动了药理学及其他生命科学的发展。

三、新药开发与研究

新药是指化学结构、药品组分或药理作用不同于现有药品的药物。我国《药品管理法》中规定：新药指我国未生产过的药品；已生产过的药品改变剂型、改变给药途径、增加新的适应证或制成新的复方制剂，亦属新药范围。

新药开发是非常严格而复杂的过程，且各药不尽相同，因而药理学研究是必不可少的关键步骤。

新药研究过程大致可分为临床前研究、临床研究和上市后药物监测(post-marketing surveillance)三个阶段。

临床前研究主要由药物化学和药理学两部分内容组成，前者包括药物制备工艺路线、理化性质及质量控制标准等，后者包括以符合《实验动物管理条例》的实验动物为研究对象的药效学、药代动力学及毒理学研究。临床前研究是新药从实验研究过渡到临床应用必不可少的阶段，但由于人和动物对药物的反应性存在着明显的种属差异，目前检测手段亦存在局限性，药物不良反应难以或无法在动物实验中准确观察，加之临床有效的药物虽都具有相应的药理效应，但具有肯定药理效应的药物却不一定都是临床有效的药物，因此最终仍必须依靠以人为研究对象的临床药理研究才能对药物作出准确的评估。

新药的临床研究一般分为四期。Ⅰ期临床试验是在20~30例正常成年志愿者身上进行的药理学及人体安全性试验，是新药人体试验的起始阶段。Ⅱ期临床试验为随机双盲对照临床试验，观察病例不少于100例，主要是对新药的有效性及安全性作出初步评价，并推荐临床给药剂量。Ⅲ期临床试验是新药批准上市前、试生产期间，扩大的多中心临床试验，目的是对新药的有效性、安全性进行社会性考察，观察例数一般不应少于300例。新药通过临床试验后，方能被批准生产、上市。Ⅳ期临床试验是上市后在社会人群大范围内继续进行的新药安全性和有效性评价，是在广泛长期使用的条件下考察疗效和不良反应，也叫售后调研，该期对最终确定新药的临床价值有重要意义。目前研发领域又提出0期临床试验的概念。0期临床试验是一种先于传统

笔记

的Ⅰ期临床试验开展的研究，旨在评价受试药物的药效动力学和药代动力学特征。特点是：小剂量、短周期、少量受试者、不以药物疗效评价为目的，其目的是对作用于靶点指标和(或)生物标记物的抗肿瘤候选药物的药效学和药动学进行评价。

（杨宝峰）

第二章 药物代谢动力学

药物代谢动力学研究药物的体内过程(包括吸收、分布、代谢和排泄),并运用数学原理和方法阐释药物在机体内的动态规律。确定给药剂量和间隔时间的依据是药物在作用部位能否达到安全有效的浓度。药物在作用部位的浓度受药物体内过程的影响而动态变化(图 2-1)。

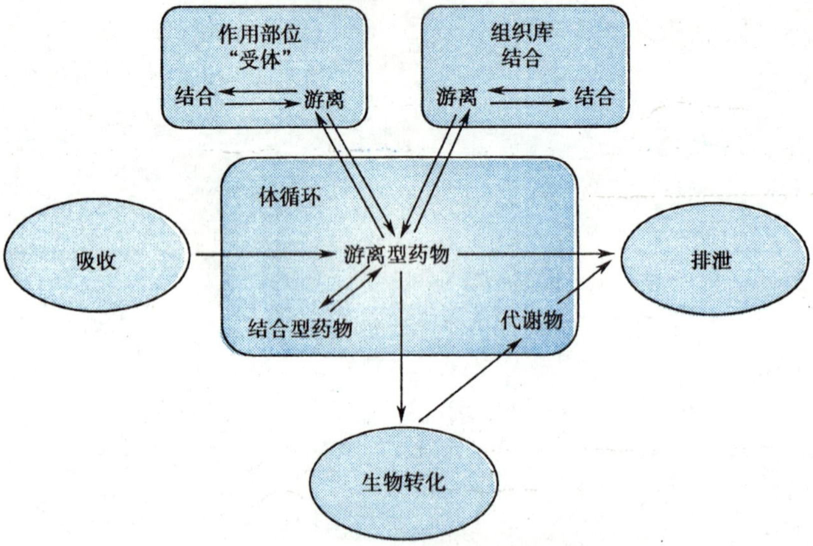

图 2-1 药物的体内过程与作用部位药物浓度的关系

第一节 药物分子的跨膜转运

药物吸收、分布、代谢和排泄过程中,药物分子要通过各种单层(如小肠上皮细胞)或多层(如皮肤)细胞膜。尽管各种细胞结构不尽相同,但其细胞膜是药物在体内转运的基本屏障,药物的通过方式和影响因素相似。

一、药物通过细胞膜的方式

药物分子通过细胞膜的方式有滤过(水溶性扩散)、简单扩散(脂溶性扩散)、载体转运(包括主动转运和易化扩散)和膜动转运(包括入胞和出胞)。

(一)滤过(filtration)

滤过是指水溶性的极性或非极性药物分子借助于流体静压或渗透压随体液通过细胞膜的水性通道而进行的跨膜转运,又称水溶性扩散(aqueous diffusion),为被动转运(passive transport)方式。体内大多数细胞,如结膜、肠道、泌尿道等上皮细胞膜的水性通道很小,直径仅约 4~8Å($1Å=10^{-10}m$),只允许分子量小于 100Da 的物质通过,如锂离子(Li^+)、甲醇、尿素等;大多数毛细血管内皮细胞间的孔隙较大,直径可达 40Å 以上(60~120Å),分子量大到 20 000~30 000Da 者也能通过,故绝大多数药物均可经毛细血管内皮细胞间的孔隙滤过。但是除了垂体、松果体、正中隆起、极后区、脉络丛外,脑内大部分毛细血管壁无孔隙,药物不能以滤过方式通过这些毛细血管进入脑组织内。

虽然大多数无机离子分子量小,足以通过细胞膜的水性通道,但其跨膜转运由跨膜电位差

笔记

(如 Cl^-)或主动转运机制(如 Na^+、K^+)控制。

(二) 简单扩散(simple diffusion)

简单扩散是指脂溶性药物溶解于细胞膜的脂质层,顺浓度差通过细胞膜,又称脂溶性扩散(lipid diffusion),也是一种被动转运方式。绝大多数药物按此种方式通过生物膜。简单扩散的速度主要取决于药物的油水分配系数(lipid/aqueous partition coefficient)和膜两侧药物浓度差。油水分配系数(脂溶性)和浓度差越大,扩散就越快。但是,因为药物必须先溶于体液才能抵达细胞膜,水溶性太低同样不利于通过细胞膜,故药物在具备脂溶性的同时,仍需具有一定的水溶性才能迅速通过细胞膜。

(三) 载体转运(carrier-mediated transport)

许多细胞膜上具有特殊的跨膜蛋白(trans-membrane protein),控制体内一些重要的内源性生理物质(如糖、氨基酸、神经递质、金属离子)和药物进出细胞。这些跨膜蛋白称为转运体(transporter)。药物转运体分为两类:一类是主要将药物由细胞外转运至细胞内,如有机阴离子多肽转运体(organic anion transporting polypeptide)、有机阳离子转运体(organic cation transporter)、寡肽转运体(oligopeptide transporter)等;另一类是主要将药物由细胞内转运至细胞外,如 P-糖蛋白(P-glycoprotein)、乳腺癌耐药蛋白(breast cancer resistance protein)、肺耐药蛋白(lung resistance protein)、多药耐药蛋白(multidrug resistance protein)等。

载体转运是指转运体在细胞膜的一侧与药物或生理性物质结合后,发生构型改变,在细胞膜的另一侧将结合的内源性物质或药物释出。载体转运的特点:①对转运物质有选择性(selectivity);②载体转运能力有限,故具有饱和性(saturation);③结构相似的药物或内源性物质可竞争同一载体而具有竞争性(competition),并可发生竞争性抑制(competitive inhibition)。载体转运主要发生在肾小管、胆道、血脑屏障和胃肠道的药物转运。

载体转运主要有主动转运和易化扩散两种方式。

1. 主动转运(active transport)　主动转运需要耗能,能量可直接来源于 ATP 的水解,或是间接来源于其他离子如 Na^+ 的电化学梯度。主动转运可逆电化学差转运药物。这种转运对体内代谢物质和神经递质的转运,以及通过干扰这些物质而产生药理作用的药物有重要意义。有的药物通过神经元细胞、脉络丛、肾小管细胞和肝细胞时是以主动转运方式进行的。

2. 易化扩散(facilitated diffusion)　易化扩散与主动转运不同的是不需要能量,不能逆电化学差转运,所以实际上是一种被动转运。易化扩散可加快药物的转运速率。维生素 B_{12} 经胃肠道吸收、葡萄糖进入红细胞内、甲氨蝶呤进入白细胞等均以易化扩散方式进行。

(四) 膜动转运(membrane moving transport)

膜动转运是指大分子物质通过膜的运动而转运,包括胞饮和胞吐。

1. 胞饮(pinocytosis)　又称吞饮或入胞,是指某些液态蛋白质或大分子物质通过细胞膜的内陷形成吞饮小泡而进入细胞内。如脑垂体后叶粉剂可从鼻黏膜给药以胞饮方式吸收。

2. 胞吐(exocytosis)　又称胞裂外排或出胞,是指胞质内的大分子物质以外泌囊泡的形式排出细胞的过程。如腺体分泌及递质的释放。

二、影响药物通透细胞膜的因素

(一) 药物的解离度和体液的酸碱度

绝大多数药物属于弱酸性或弱碱性有机化合物,在体液中均不同程度地解离。分子型(非解离型,unionized form)药物疏水而亲脂,易通过细胞膜;离子型(ionized form)药物极性高,不易通过细胞膜脂质层,这种现象称为离子障(ion trapping)。药物解离程度取决于体液 pH 和药物解离常数(K_a)。解离常数的负对数值为 pK_a,表示药物的解离度,是指药物解离 50% 时所在体液的 pH。各药都有固定的 pK_a,依据 Handerson-Hasselbalch 公式计算而得:

笔记

弱酸性药物

$$HA \rightleftharpoons H^+ + A^-$$

$$K_a = \frac{[H^+][A^-]}{[HA]}$$

$$pK_a = pH - \log\frac{[A^-]}{[HA]}$$

$$pH - pK_a = \log\frac{[A^-]}{[HA]}$$

$$\therefore \frac{[离子型]}{[非离子型]} = \frac{[A^-]}{[HA]} = 10^{pH-pK_a}$$

弱碱性药物

$$BH^+ \rightleftharpoons H^+ + B$$

$$K_a = \frac{[H^+][B]}{[BH^+]}$$

$$pK_a = pH - \log\frac{[B]}{[BH^+]}$$

$$pK_a - pH = \log\frac{[BH^+]}{[B]}$$

$$\therefore \frac{[离子型]}{[非离子型]} = \frac{[BH^+]}{[B]} = 10^{pK_a-pH}$$

上述公式也提示，改变体液 pH 可明显影响弱酸或弱碱性药物的解离程度。药物的解离程度在 pH 变化较大的体液内对药物跨膜转运的影响更为重要。胃液 pH 变化范围为 1.5~7.0，尿液为 5.5~8.0。如此大的 pH 变化范围对那些脂溶性适中的药物会产生显著的临床意义。如苯巴比妥的清除在碱性尿内比在酸性尿内快 7 倍。抗高血压药美卡拉明（mecamylamine）为弱碱性，在酸性尿内的清除速率约为碱性尿的 80 倍。

（二）药物浓度差以及细胞膜通透性、面积和厚度

药物以简单扩散方式通过细胞膜时，除了受药物解离度和体液 pH 影响外，药物分子跨膜转运的速率（单位时间通过的药物分子数）还与膜两侧药物浓度差（C_1-C_2）、膜面积、膜通透系数（permeability coefficient）和膜厚度等因素有关。膜表面大的器官，如肺、小肠，药物通过其细胞膜脂层的速度远比膜表面小的器官（如胃）快。这些因素的综合影响符合 Fick 定律（Fick's law）：

$$通透量（单位时间分子数）=(C_1-C_2)\times\frac{面积\times通透系数}{厚度}$$

（三）血流量

血流量的改变可影响细胞膜两侧药物浓度差，药物被血流带走的速度影响膜一侧的药物浓度，血流量丰富、流速快时，不含药物的血液能迅速取代含有较高药物浓度的血液，从而得以维持很大的浓度差，加快药物跨膜转运速率。

（四）细胞膜转运蛋白的量和功能

营养状况和蛋白质的摄入影响细胞膜转运蛋白的数量，从而影响药物的跨膜转运。转运蛋白的功能受基因型控制，如多药耐药基因（multidrug resistance gene）是编码 P- 糖蛋白的基因，其基因多态性引起的不同基因型具有编码不同的 P- 糖蛋白功能，从而影响药物的跨膜转运。

Movement of drugs across cellular barriers

- Drugs cross cellular barriers mainly by filtration (aqueous diffusion), simple diffusion (lipid diffusion) or carrier-mediated transport (active transport and facilitated diffusion).
- The main factor that determines the rate of passive diffusional transfer across membranes is a drug's lipid solubility.
- Carrier-mediated transport (e. g. in the renal tubule, blood-brain barrier, gastrointestinal epithelium) is important for some drugs that are chemically related to endogenous substances.

笔记

第二节　药物的体内过程

一、吸　　收

药物自用药部位进入血液循环的过程称为吸收（absorption）。血管外给药途径均存在吸收过程。不同给药途径具有不同的吸收过程和特点。

（一）口服

口服是最常用的给药途径，给药方便，大多数药物能充分吸收。胃肠道的吸收面积大、内容物的拌和作用以及小肠内适中的酸碱性（pH 5.0~8.0）对药物解离影响小等因素均有利于药物的吸收。

大多数药物在胃肠道内以简单扩散方式被吸收。影响胃肠道对药物吸收的因素包括：服药时饮水量、是否空腹、胃肠蠕动度、胃肠道 pH、药物颗粒大小、药物与胃肠道内容物的理化性相互作用（如钙与四环素形成不可溶的络合物引起吸收障碍）等。此外，胃肠道分泌的酸和酶以及肠道内菌群的生化作用均可影响药物的口服吸收，如一些青霉素类抗生素因被胃酸迅速灭活而口服无效，多肽类激素如胰岛素在肠内被水解而必须采用非胃肠道途径给药。

从胃肠道吸收入门静脉系统的药物在到达全身血液循环前必先通过肝脏，如果肝脏对其代谢能力很强，或由胆汁排泄的量大，则进入全身血液循环内的有效药物量明显减少，这种作用称为首关消除（first pass elimination）。首关消除也称首关代谢（first pass metabolism）或首关效应（first pass effect）。有的药物可被吸收进入肠壁细胞内而被代谢一部分也属首过消除。胃肠道外途径给药时，在到达作用部位或靶器官前，可在肺内排泄或代谢一部分药物，这也是一种首过消除，肺也因而成为一首过消除器官。首过消除高时，机体可利用的有效药物量少，要达到治疗浓度，必须加大用药剂量。但因剂量加大，代谢产物也会明显增多，可能出现代谢产物的毒性反应。因此，在应用首过消除高的药物而决定采用大剂量口服时，应先了解其代谢产物的毒性作用和消除过程。

（二）吸入

除了气态麻醉药和其他一些治疗性气体经吸入给药外，容易气化的药物，也可采用吸入途径给药，如沙丁胺醇。有的药物难溶于一般溶剂，水溶液又不稳定，如色甘酸钠，可制成直径约 5μm 的极微细粉末以特制的吸入剂气雾吸入。由于肺泡表面积很大，肺血流量丰富，因此只要具有一定溶解度的气态药物即能经肺迅速吸收。气道本身是抗哮喘药的靶器官，以气雾剂解除支气管痉挛是一种局部用药。

（三）局部用药

局部用药的目的是在皮肤、眼、鼻、咽喉和阴道等部位产生局部作用。有时也在直肠给药以产生局部抗炎作用，但大部分直肠给药是为了产生吸收作用。直肠给药可在一定程度上避免首过消除。直肠中、下段的毛细血管血液流入下痔静脉和中痔静脉，然后进入下腔静脉，其间不经过肝脏。若以栓剂塞入上段直肠，则吸收后经上痔静脉进入门静脉系统，而且上痔静脉和中痔静脉间有广泛的侧支循环，因此，直肠给药的剂量仅约 50% 可以绕过肝脏。为了使某些药物血浆浓度维持较长时间，也可采用经皮肤途径给药，如硝酸甘油软膏，但这是一种全身给药方式。

（四）舌下给药

舌下给药可在很大程度上避免首过消除。如口服硝酸甘油首过消除可达 90% 以上，舌下给药时由血流丰富的颊黏膜吸收，直接进入全身循环。

（五）注射给药

血管注射避开了吸收屏障而直接入血，不存在吸收过程。药物肌内或皮下注射时，主要经

笔记

毛细血管以简单扩散和滤过方式吸收，吸收速率受注射部位血流量和药物剂型影响。肌肉组织的血流量比皮下组织丰富，故药物肌内注射一般比皮下注射吸收快。水溶液吸收迅速，油剂、混悬剂或植入片可在局部滞留，吸收慢，故作用持久。

二、分　布

药物吸收后从血液循环到达机体各个器官和组织的过程称为分布(distribution)。药物在体内的分布受很多因素影响，包括药物的脂溶度、毛细血管通透性、器官和组织的血流量、与血浆蛋白和组织蛋白结合能力、药物的 pK_a 和局部的 pH、药物载体转运蛋白的数量和功能状态、特殊组织膜的屏障作用等。

(一) 血浆蛋白的结合率

大多数药物在血浆中均可与血浆蛋白不同程度地结合而形成结合型药物(bound drug)，与游离型药物(free drug)同时存在于血液中。白蛋白主要结合弱酸性药物，α_1- 酸性糖蛋白(α_1-acid glycoprotein)主要结合弱碱性药物，脂蛋白结合脂溶性强的药物。药物和血浆蛋白的结合符合下列公式：

$$D+P \rightleftharpoons DP$$

D 为游离型药物，DP 为结合型药物。

$$K_D=\frac{[D][P]}{[DP]}$$

设 P_T 为血浆蛋白总量，则上式可转换成：

$$\frac{[DP]}{[P_T]}=\frac{[D]}{K_D+[D]}$$

上式表明决定血浆蛋白结合率的因素为游离型药物浓度、血浆蛋白量和药物与血浆蛋白的亲和力，即解离常数 K_D 值的大小。

结合型药物不能跨膜转运，是药物在血液中的一种暂时贮存形式。因此，药物与血浆蛋白的结合影响药物在体内的分布、转运速度以及作用强度和消除速率。

药物与血浆蛋白结合的特异性低，与相同血浆蛋白结合的药物之间可发生竞争性置换的相互作用。如抗凝血药华法林血浆蛋白结合率约 99%，当与保泰松(phenylbutazone)合用时，结合型的华法林被置换出来，使血浆内游离药物浓度明显增加，抗凝作用增强，可造成严重的出血，甚至危及生命。药物与内源性化合物也可在血浆蛋白结合部位发生竞争性置换作用，如磺胺异嘧唑可将胆红素从血浆蛋白结合部位上置换出来，因此新生儿使用该药可发生致死性核黄疸症(nuclear jaundice)。但是，药物在血浆蛋白结合部位上的相互作用并非都有临床意义。一般认为，只有血浆蛋白结合率高、分布容积小、消除慢以及治疗指数低的药物在临床上这种相互作用才有意义。

(二) 器官血流量

药物由血液向组织器官的分布速度主要决定于该组织器官的血流量和膜的通透性，如肝、肾、脑、肺等血流丰富的器官药物分布较快，尤其是在分布的早期，随后还可再分布(redistribution)。例如静脉注射麻醉药硫喷妥钠(thiopental sodium)，首先分布到血流量大的脑组织发挥作用，随后由于其脂溶性高又向血流量少的脂肪组织转移，以致患者迅速苏醒，这种现象称为药物在体内的再分布。

(三) 组织细胞结合

药物与组织细胞结合是由于药物与某些组织细胞成分具有特殊的亲和力，使这些组织中的药物浓度高于血浆游离药物浓度，使药物的分布具有一定的选择性。如氯喹在肝和红细胞内分布浓度高；庆大霉素与角质蛋白亲和力强，故易分布到皮肤、毛发和指甲。药物与某些组织亲和

笔记

力强是药物作用部位具有选择性的重要原因。多数情况下，药物和组织的结合是药物在体内的一种贮存方式，如硫喷妥钠再分布到脂肪组织。有的药物与组织可发生不可逆结合而引起毒性反应，如四环素与钙形成络合物储于骨骼及牙齿中，导致小儿生长抑制与牙齿变黄或畸形。

(四) 体液的 pH 和药物的解离度

在生理情况下细胞内液 pH 为 7.0，细胞外液为 7.4。由于弱酸性药物在较碱性的细胞外液中解离增多，因而细胞外液浓度高于细胞内液，升高血液 pH 可使弱酸性药物由细胞内向细胞外转运，降低血液 pH 则使弱酸性药物向细胞内转移。弱碱性药物则相反。口服碳酸氢钠碱化血液可促进巴比妥类弱酸性药物由脑细胞向血浆转运；同时碱化尿液，可减少巴比妥类弱酸性药物在肾小管的重吸收，促进药物从尿中排出，这是临床上抢救巴比妥类药物中毒的措施之一。

(五) 体内屏障

1. **血脑屏障**(blood-brain barrier)　脑组织内的毛细血管内皮细胞紧密相连，内皮细胞之间无间隙，且毛细血管外表面几乎均为星形胶质细胞包围，这种特殊结构形成了血浆与脑脊液之间的屏障。此屏障能阻碍许多大分子、水溶性或解离型药物通过，只有脂溶性高的药物才能以简单扩散的方式通过血脑屏障。血脑屏障的通透性也并非一成不变，如炎症可改变其通透性，在脑膜炎患者，血脑屏障对青霉素的通透性增高，使青霉素在脑脊液中达到有效治疗浓度，而在健康人即使注射大剂量青霉素也难以进入脑脊液。

2. **胎盘屏障**(placental barrier)　胎盘绒毛与子宫血窦之间的屏障称为胎盘屏障。事实上胎盘对药物的转运并无屏障作用，因为胎盘对药物的通透性与一般的毛细血管无明显差别，几乎所有的药物都能穿透胎盘进入胎儿体内。药物进入胎盘后，即在胎儿体内循环，并很快在胎盘和胎儿之间达到平衡，此时胎儿血液和组织内的药物浓度通常和母亲的血浆药物浓度相似。因此，孕妇应禁用可引起畸胎或对胎儿有毒性的药物，对其他药物也应十分审慎。

3. **血眼屏障**(blood-eye barrier)　吸收入血的药物在房水、晶状体和玻璃体中的浓度远低于血液，此现象是由血眼屏障所致。故作用于眼的药物多以局部应用为宜。与血脑屏障相似，脂溶性或小分子药物比水溶性或大分子药物容易通过血眼屏障。

> **Drug absorption, distribution and elimination**
>
> - Most drugs are well absorbed from the gastrointestinal tract. The rate of absorption depends on the unionized fraction of drug in solution.
> - Lipid soluble drugs reach all compartments, and may accumulate in fat.
> - The amount of a drug that is bound to plasma protein depends on three factors: the free drug concentration, its affinity of the binding sites and the protein concentration.
> - Most drugs are metabolized before being eliminated from the body.
> - There are three basic processes that account for the renal excretion of drugs and drug metabolites: glomerular filtration, active tubular secretion or reabsorption and passive diffusion across tubular epithelium.

三、代　谢

药物作为外源性物质(xenobiotics)在体内经酶或其他作用使药物的化学结构发生改变，这一过程称为代谢(metabolism)或生物转化(biotransformation)。代谢是药物在体内消除的重要途径。肝脏是最主要的药物代谢器官。此外，胃肠道、肺、皮肤、肾等也可产生有意义的药物代谢作用。

笔记

(一) 药物代谢意义

药物经过代谢后其药理活性或毒性发生改变。大多数药物被灭活(inactivation),药理作用降低或完全消失,但也有少数药物被活化(activation)而产生药理作用或毒性。需经活化才产生药理效应的药物称为前药(pro-drug),如可的松(cortisone)须在肝脏转化为氢化可的松而生效。药物的代谢产物与药物毒性作用有密切关系。如对乙酰氨基酚在治疗剂量(1.2g/d)时,95%的药物经葡萄糖醛酸化和硫酸化而生成相应结合物,然后由尿排泄;另5%则在细胞色素P_{450}单加氧酶系催化下与谷胱甘肽(glutathion)发生反应,生成巯基尿酸盐而被排泄,因此对乙酰氨基酚在治疗量时是很安全的。但如长期或大剂量使用,葡萄糖醛酸化和硫酸化途径被饱和,较多药物经细胞色素P_{450}单加氧酶催化反应途径代谢,因为肝脏谷胱甘肽消耗量超过再生量,毒性代谢产物*N*-乙酰对位苯醌亚胺(*N*-acetyl-*p*-benzoquinoneimine)便可蓄积,与细胞内大分子(蛋白质)上的亲核基团发生反应,引起肝细胞坏死。

(二) 药物代谢时相

药物代谢通常涉及Ⅰ相(phase Ⅰ)和Ⅱ相(phase Ⅱ)反应。Ⅰ相反应过程中通过氧化、还原、水解,在药物分子结构中引入或脱去功能基团(如—OH、—NH_2、—SH)而生成极性增高的代谢产物。Ⅱ相反应是结合(conjugation)反应,药物分子的极性基因通过与内源性物质(如葡萄糖醛酸、硫酸、醋酸、甘氨酸等)经共价键结合,生成极性大、水溶性高的结合物而经尿排泄。多数药物的代谢是经Ⅰ、Ⅱ两相反应先后连续进行。但也有例外,如异烟肼代谢时,是先由其结构中的酰肼部分经Ⅱ相反应(乙酰化)生成氮位乙酰基结合物(N-乙酰异烟肼)后再进行Ⅰ相反应(水解),生成肝脏毒性代谢产物乙酰肼和乙酸。

(三) 药物代谢酶

药物的生物转化必须在酶的催化下才能进行,这些催化药物代谢的酶统称为药物代谢酶(drug metabolizing enzyme),简称药酶。肝脏中药酶种类多而含量丰富,因此是药物代谢的主要器官。按照药酶在细胞内的存在部位分为微粒体酶系(microsomal enzymes)和非微粒体酶系(non-microsomal enzymes),其中比较重要的是前者。肝药酶主要包括细胞色素P_{450}单加氧酶系(cytochrome P_{450} monooxygenases 或 CYP_{450},简称CYP)、含黄素单加氧酶系(flavin-containing monooxygenases,FMO)、环氧化物水解酶系(epoxide hydrolases,EH)、结合酶系(conjugating enzymes)和脱氢酶系(dehydrogenases)。

1. 细胞色素P_{450}单加氧酶系 CYP为一类亚铁血红素-硫醇盐蛋白(heme-thiolate proteins)的超家族,参与内源性物质和药物、环境化合物外源性物质的代谢。哺乳动物的CYP主要存在于微粒体和线粒体中,根据氨基酸序列的同一性分为家族、亚家族和酶个体。氨基酸序列有40%以上相同者划为同一家族,以阿拉伯数字表示;同一家族内相同达55%以上者为一亚家族,在代表家族的阿拉伯数字之后标以英文字母表示;而同一亚家族的单个同工酶则再以阿拉伯数字表示。如CYP2D6中的CYP是细胞色素P_{450}的缩写,2是家族,D是亚家族,6是单个酶。在人类中已发现CYP共18个家族、42个亚家族、64个酶。CYP1、CYP2和CYP3家族中各有8~10个同工酶,介导人体内绝大多数药物的代谢,其中CYP3A代谢50%以上的药物。其他家族在类固醇激素、脂肪酸、维生素和其他内源性物质的合成和降解中起重要作用。

CYP参与药物代谢的总反应式可用下式表达:

$$DH+NADPH+H^{+}+O_2 \rightarrow DOH+H_2O+NADP^{+}$$

DH为未经代谢的原形药物,DOH为代谢产物。CYP的基本作用是从辅酶Ⅱ及细胞色素b5获得两个H^+,另外接受一个氧分子,其中一个氧原子使药物羟化,另一个氧原子与两个H^+结合成水。

2. 含黄素单加氧酶系 FMO是参与Ⅰ相药物氧化反应的另一个药酶超家族,与CYP共存于肝脏内质网,主要参与水溶性药物的代谢。该酶系包括6个超家族,其中FMO3含量丰富,主

笔记

要代谢烟碱、西咪替丁、雷尼替丁、氯氮平、依托必利等，产生的代谢产物基本无活性。FMO 不被诱导或抑制，未见基于 FMO 的药物相互作用。

3. 环氧化物水解酶系 EH 分为两类：存在于细胞质中的可溶性环氧化物水解酶(sEH)和存在于细胞内质网膜上的微粒体环氧化物水解酶(mEH)。该酶系的作用是将某些药物经 CYP 代谢后生成的环氧化物进一步水解变成无毒或毒性很弱的代谢物。

4. 结合酶系 主要参与Ⅱ相药物结合反应，如葡萄糖醛酸转移酶、硫酸转移酶、乙酰转移酶、甲基转移酶、谷胱甘肽 -S- 转移酶等。除葡萄糖醛酸转移酶存在于内质网外，其余均位于细胞质中。该酶系反应速度通常快于Ⅰ相反应酶系，可迅速终止代谢物毒性。

5. 脱氢酶系 包括乙醇脱氢酶、乙醛脱氢酶、乳酸脱氢酶、二氢嘧啶脱氢酶、琥珀酸脱氢酶、葡萄糖 -6- 磷酸脱氢酶、11β- 羟基类固醇脱氢酶等。主要存在于细胞质中，对许多药物和体内活性物质进行代谢。

(四) 药物代谢酶的诱导与抑制

参与Ⅰ相反应的 CYP 和Ⅱ相反应的结合酶可因某些药物的反复应用而被诱导，导致酶活性增高。药酶诱导可引起合用的底物药物代谢速率加快，因而药理作用和毒性反应发生变化。苯巴比妥(phenobarbital)的药酶诱导作用强，可加速抗凝血药双香豆素的代谢，使凝血酶原时间缩短。如前所述，大剂量对乙酰氨基酚引起的肝脏毒性反应主要来自经 CYP 代谢的毒性代谢产物 N- 乙酰对位苯醌亚胺，CYP 的诱导将导致其毒性反应增强。药物代谢酶的被诱导程度受其表型和基因型遗传多态性的影响，野生型纯合子的可诱导性显著高于野生型杂合子，更高于突变型纯合子。

有些药物本身就是其所诱导的药物代谢酶的底物，因此在反复应用后，药物代谢酶的活性增高，药物自身代谢也加快，这一作用称自身诱导。可发生自身诱导的药物包括苯巴比妥、格鲁米特(glutethimide)、苯妥英钠、保泰松等。自身诱导作用是药物产生耐受性的重要原因。

有些药物可抑制肝微粒体酶的活性，导致同时应用的一些药物代谢减慢。如氯霉素可抑制甲苯磺丁脲(tolbutamide)和苯妥英钠的代谢。

四、排　　泄

排泄(excretion)是药物以原形或代谢产物的形式经不同途径排出体外的过程，是药物体内消除的重要组成部分。药物及其代谢产物主要经肾脏从尿液排泄，其次经胆汁从粪便排泄。挥发性药物主要经肺随呼出气体排泄。药物也可经汗液和乳汁排泄。

(一) 肾脏排泄

肾脏对药物的排泄方式为肾小球滤过和肾小管分泌，肾小管重吸收是对已经进入尿内药物的回收再利用过程。

1. 肾小球滤过 肾小球毛细血管膜孔较大，除与血浆蛋白结合的结合型药物外，游离型药物及其代谢产物均可经肾小球滤过。滤过速度受药物分子大小、血浆内药物浓度以及肾小球滤过率的影响。

2. 肾小管分泌 近曲小管细胞能以主动方式将药物自血浆分泌入肾小管内。除了特异性转运机制分泌葡萄糖、氨基酸外，肾小管细胞具有两种非特异性转运机制分别分泌有机阴离子(酸性药物离子)和有机阳离子(碱性药物离子)。经同一机制分泌的药物可竞争转运体而发生竞争性抑制，通常分泌速度较慢的药物能更有效地抑制分泌速度较快的药物。丙磺舒为弱酸性药，通过酸性药物转运机制经肾小管分泌，因而可竞争性地抑制经同一机制排泄的其他酸性药，如青霉素，两药合用后青霉素血药浓度增高，疗效增强，可用于少数重症感染。噻嗪类利尿药、水杨酸盐、保泰松等与尿酸竞争肾小管分泌机制而引起高尿酸血症，诱发痛风。许多药物与近曲小管主动转运载体的亲和力显著高于和血浆蛋白的亲和力，因此药物经肾小管分泌的速度不受

笔记

血浆蛋白结合率的影响。

3. 肾小管重吸收 非解离型的弱酸性药物和弱碱性药物在肾脏远曲小管可通过简单扩散而被重吸收。重吸收程度受血、尿 pH 和药物 pK_a 影响。一般来说，pK_a 为 3.0~8.0 的酸性药和 pK_a 为 6.0~11.0 的碱性药的排泄速度易因尿 pH 改变而受到明显影响。碱化或酸化尿液可分别使弱酸性药物（如苯巴比妥）、弱碱性药物（如苯丙胺）的解离型增加，脂溶性减少，不易被肾小管重吸收。

（二）消化道排泄

药物可通过胃肠道壁脂质膜自血浆内以简单扩散方式排入胃肠腔内，位于肠上皮细胞膜上的 P- 糖蛋白也可直接将药物及其代谢产物从血液内分泌排入肠道。当碱性药物血药浓度很高时，消化道排泄途径十分重要。如大量应用吗啡（pK_a 7.9）后，血液内部分药物经简单扩散进入胃内酸性环境（pH 1.5~2.5）后，几乎完全解离，重吸收极少，洗胃可清除胃内药物；如果不以洗胃将其清除，则进入较碱性的肠道后会再被吸收。

部分药物经肝脏转化形成极性较强的水溶性代谢产物，被分泌到胆汁内经由胆道及胆总管进入肠腔，然后随粪便排泄，经胆汁排入肠腔的药物部分可再经小肠上皮细胞吸收经肝脏进入血液循环，这种肝脏、胆汁、小肠间的循环称肠肝循环（enterohepatic cycle）。肠肝循环可延长药物的血浆半衰期和作用维持时间。若中断其肝肠循环，半衰期和作用时间均可缩短。强心苷中毒时，口服考来烯胺可在肠内和强心苷形成络合物，中断强心苷的肠肝循环，加快其粪便排泄，为急救措施之一。

（三）其他途径的排泄

许多药物也可经汗液、唾液、泪液和乳汁排泄。这些途径的排泄主要是依靠脂溶性分子型药物通过腺上皮细胞进行简单扩散，与 pH 有关。药物也可以主动转运方式分泌入腺体导管内，排入腺体导管内的药物可被重吸收。经唾液进入口腔的药物吞咽后也可被再吸收。乳汁酸度较血浆高，故碱性药物在乳汁内的浓度较血浆内浓度略高，酸性药物则相反。非电解质类（如乙醇、尿素）易进入乳汁达到与血浆相同浓度。挥发性药物和气态麻醉药可通过肺排出体外。

第三节 房室模型

房室模型（compartment model）是目前广泛应用的分析药物体内过程动态规律的一种数学模型。房室模型是将机体视为一个系统，系统内部按动力学特点分为若干房室。房室是一个假设空间，其划分与解剖学部位或生理学功能无关，只要体内某些部位药物的转运速率相同，均视为同一室。房室模型的提出是为了使复杂的生物系统简化，从而能定量地分析药物在体内的动态过程。

在多数情况下，药物可进、出房室，故称为开放性房室系统。通常有两种开放性模型，即开放性一室模型（one-compartment open model）和开放性二室模型（two-compartment open model）。如果给药后，体内药物瞬时在各部位达到平衡，即血液浓度和全身各组织器官部位浓度迅即达到平衡，可看成一室模型。但多数情况下，药物在某些部位的药物浓度可以和血液中的浓度迅速达到平衡，而在另一些部位中的转运有一延后的、但彼此近似的速率过程，迅速和血液浓度达到平衡的部位被归并为中央室，随后达到平衡的部位则归并为周边室，称二室模型（图 2-2）。若转运到周边室的速率过程仍有较明显的快慢之分，就成为三室模型。

属于开放性二室模型的药物在一次快速静脉注射后，若将其血浆药物浓度的对数值对相应时间作图时，即可见各实验点所连成的曲线是由两段不同直线构成，也就是说，其药 - 时曲线呈双指数衰减（图 2-3）。前一段直线主要反映了分布过程，称分布相或 α 相，此期血浆药物浓度迅速下降；后一段直线主要反映消除过程，称消除相或 β 相，此期血浆药物浓度缓慢下降。反映其

笔记

动力学过程的数学公式为：

$$C_t=Ae^{-\alpha t}+Be^{-\beta t}$$

式中 C_t 为 t 时的血浆药物浓度，α 为分布相的速率常数，β 为消除相的速率常数，分别反映体内药物分布和消除的速度。B 为药 - 时曲线中 β 相段外延至纵坐标（浓度）的截距。将实验中的实际测得的血浆药物浓度值减去 β 相段上各相应时间点的数值，再将其差值在同一药 - 时图上作图得一直线，将此直线外延至纵坐标的截距即为 A（图 2-3）。B 和 β、A 和 α 均用最小二乘法（即回归方程）计算得到。

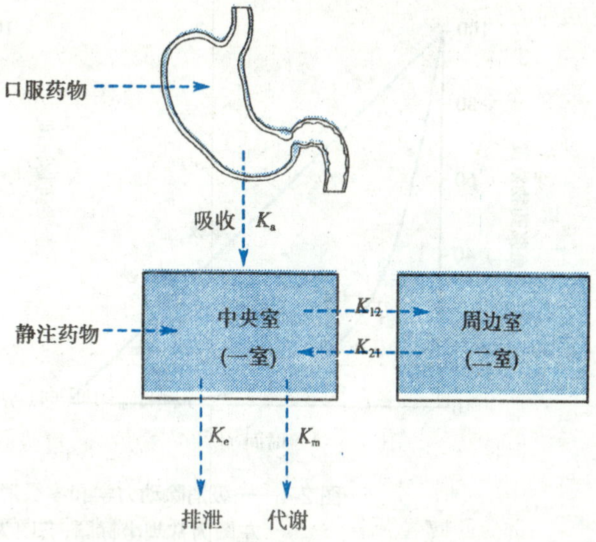

图 2-2　药物经静脉注射和口服给药的二室模型

K_a：吸收速率常数；K_{12}，K_{21}：药物按一级动力学由一室向二室（K_{12}）和由二室向一室（K_{21}）转运的速率常数；K_m，K_e 分别为代谢和排泄速率常数

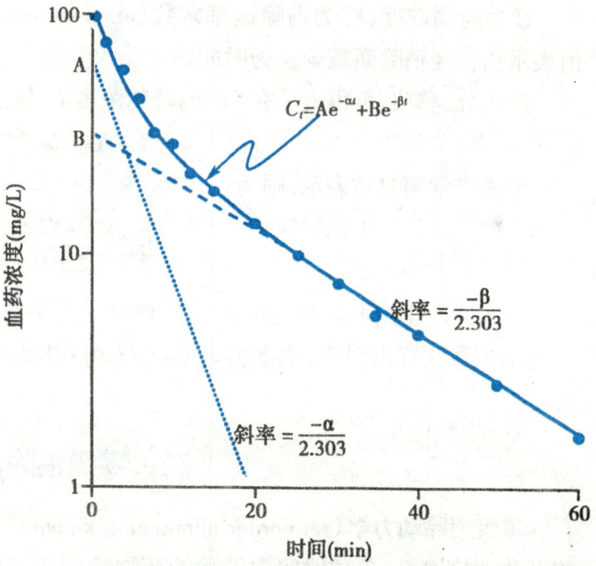

图 2-3　静脉注射药物的二室模型药 - 时曲线及相关参数的计算

需要注意的是，房室不是机体实际存在的解剖学、生理学空间，很多因素（如采血时间的设定、药物浓度分析方法等）影响房室的判定，故实际上多已采用非房室模型法（noncompartmental method）来进行药代动力学计算和分析，如生理药代动力学模型（physiological pharmacokinetic model）、药动 - 药效组合模型（combined pharmacodynamic-pharmacokinetic model）、统计矩（statistical moment）等。生理药代动力学模型是基于生理特征的模型，每一个器官或组织就是一个“房室”。药动 - 药效组合模型是将各自独立的药动模型和药效模型建立为统一的模型，以研究整体上的量效关系，此模型比药动学模型更切合临床实际。统计矩模型是将药物通过身体的过程看做是一个随机过程，时量曲线被看做是一种统计分布曲线，以曲线下面积来分析药物的体内变化过程，并计算药动学参数。

第四节　药物消除动力学

一、一级消除动力学

一级消除动力学（first-order elimination kinetics）是体内药物按恒定比例消除，在单位时间内的消除量与血浆药物浓度成正比。其药 - 时曲线在常规坐标图上作图时呈曲线，在半对数坐标图上则为直线，呈指数衰减（图 2-4），故一级动力学过程也称线性动力学过程（linear kinetics）。大多数药物在体内按一级动力学消除。

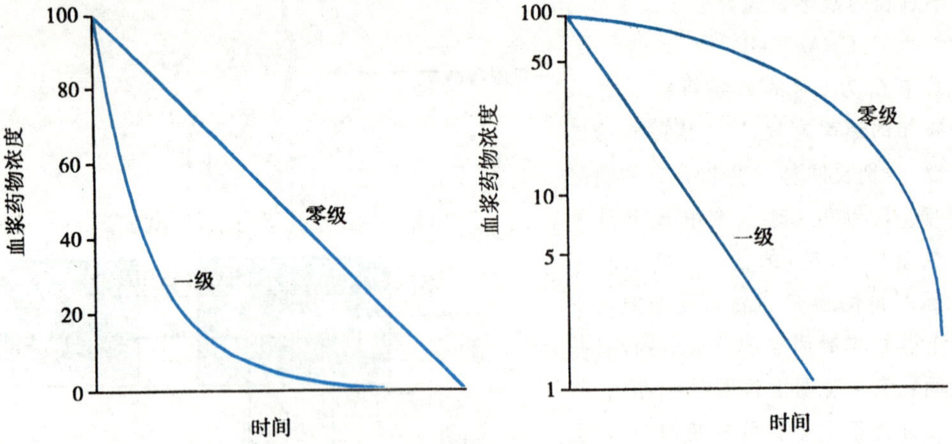

图 2-4　一级消除动力学和零级消除动力学的药 - 时曲线
左图为常规坐标图，右图为半对数坐标图

反映药物在体内按一级动力学消除时血浆药物浓度衰减规律的方程式为：

$$\frac{\mathrm{d}C}{\mathrm{d}t}=-K_eC$$

C 为药物浓度；K_e 为消除速率常数（elimination rate constant），反映体内药物的消除速率，负值表示药物经消除而减少；t 为时间。

经积分、移项，可得表示在 t 时的药物浓度 C_t 与初始药物浓度（t=0 时）C_0 的关系：

$$C_t=C_0\mathrm{e}^{-K_et}$$

上式以常用对数表示，则为：

$$\lg C_t=\frac{-K_e}{2.303}t+\lg C_0$$

将实验所得给药后相应时间的药物浓度在半对数坐标图上作图，可目测到一条消除直线，以最小二乘法算出斜率，根据斜率 $=-K_e/2.303$ 求出 K_e 值。根据回归方程求出该直线的截距即为 $\lg C_0$。

二、零级消除动力学

零级消除动力学（zero-order elimination kinetics）是药物在体内以恒定的速率消除，即不论血浆药物浓度高低，单位时间内消除的药物量不变。在半对数坐标图上其药 - 时曲线呈曲线（图 2-4），故称非线性动力学（nonlinear kinetics）。通常是因为药物在体内的消除能力达到饱和所致。

零级动力学的计算公式为：

$$\frac{\mathrm{d}C}{\mathrm{d}t}=-K_0$$

此处的 K_0 为零级消除速率常数，经积分得：

$$C_t=-K_0t+C_0$$

上式为一直线方程，表明体内药物消除速度与初始浓度无关。

三、混合消除动力学

一些药物在体内可表现为混合消除动力学，即在低浓度或低剂量时，按一级动力学消除，达到一定高浓度或高剂量时，因消除能力饱和，单位时间内消除的药物量不再改变，按零级动力学消除，如苯妥英钠、水杨酸、乙醇等。混合消除动力学过程可用米 - 曼（Michaelis-Menten）方

笔记

程式表述：

$$\frac{dC}{dt}=-\frac{V_{max}\cdot C}{K_m+C}$$

上式中的 V_{max} 为最大消除速率；K_m 为米 - 曼常数，是在 50% 最大消除速率时的药物浓度；C 为药物浓度。

当 $K_m>>C$ 时，即体内药物消除能力远大于药物量时，C 可以忽略不计，此时 $\frac{dC}{dt}=-\frac{V_{max}\cdot C}{K_m}$，令 $\frac{V_{max}}{K_m}=K_e$，而成为一级动力学消除。当 $C>>K_m$，即体内药物量超过了机体的代谢能力，则 K_m 可以忽略不计，此时 $\frac{dC}{dt}=-V_{max}$，表明体内消除药物的能力达到饱和，机体在以最大能力消除药物，即为零级消除动力学过程。

第五节 体内药物的时量关系

一、一次给药的药—时曲线下面积

单个剂量一次静脉或口服给药后不同时间的血浆药物浓度变化，即药 - 时曲线，见图 2-5。静脉注射形成的曲线由急速下降的以分布为主的分布相和缓慢下降的以消除（包括代谢和排泄）为主的消除相两部分组成，而口服给药形成的曲线则是由迅速上升的以吸收为主的吸收相和缓慢下降的以消除为主的消除相两部分组成。口服时药 - 时曲线的最高点称峰浓度（peak concentration，C_{max}），达到峰浓度的时间称达峰时间（peak time，T_{max}）。药 - 时曲线下所覆盖的面积称曲线下面积（area under curve，AUC），其大小反映药物进入血液循环的相对量。

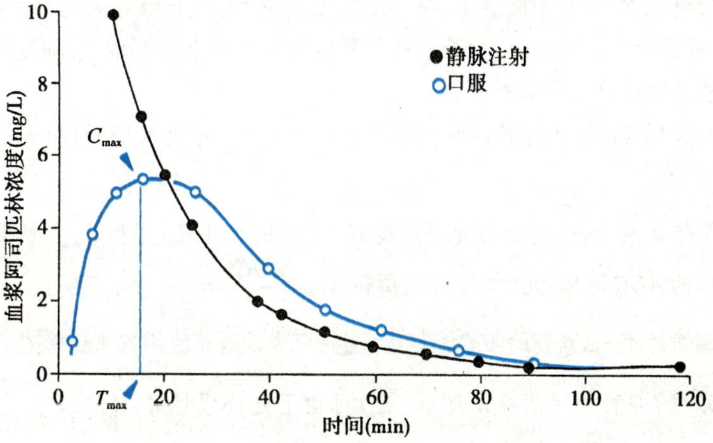

图 2-5 同一患者分别单次口服和静脉注射阿司匹林 650mg 的药 - 时曲线

$AUC_{0\to t}$ 是药物从零时间至 t 时这一段时间的药 - 时曲线下面积。$AUC_{0\to\infty}$ 则是药物从零时间至所有原形药物全部消除为止时的药 - 时曲线下总面积，可根据下述公式求得：$AUC_{0\to\infty}=\frac{A}{\alpha}+\frac{B}{\beta}$。$AUC_{0\to\infty}$ 也可用梯形面积法（trapezoidal rule）求得（即总面积 = 各单位间隔时间内梯形面积之和），先按最小二乘法求出 β 值，再按下式算出：$AUC_{0\to\infty}=AUC_{0\to n}+C_n/\beta$。

二、多次给药的稳态血浆浓度

在临床实践中，大多数药物治疗是采用多次给药（multiple-dose），又以口服多次给药常用。

笔记

按照一级动力学规律消除的药物，其体内药物总量随着不断给药而逐步增多，直至从体内消除的药物量和进入体内的药物量相等时，体内药物总量不再增加而达到稳定状态，此时的血浆药物浓度称为稳态浓度(steady-state concentration, C_{ss})（图 2-6）。

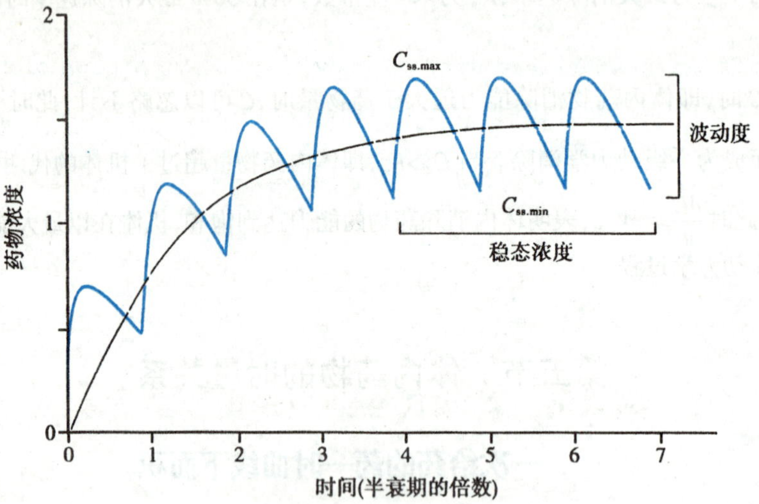

图 2-6 多次间歇给药的药 - 时曲线

多次给药后药物达到稳态浓度的时间仅取决于药物的消除半衰期。一般来说，药物在剂量和给药间隔时间不变时，经 4~5 个半衰期可分别达到稳态浓度的 94% 和 97%。提高给药频率或增加给药剂量均不能使稳态浓度提前达到，而只能改变体内药物总量（即提高稳态浓度水平）或峰浓度(peak concentration, $C_{ss.max}$)与谷浓度(trough concentration, $C_{ss.min}$)之差。在剂量不变时，加快给药频率使体内的药物总量增加、峰谷浓度之差缩小；延长给药间隔时间使体内药物总量减少、峰谷浓度差加大。一般来说，如果给药间隔时间长于两个半衰期，长期慢性给药较为安全，多不会出现有重要临床意义的毒性反应。

口服间歇给药时，根据给药剂量(D)、生物利用度(F)和给药间隔时间(τ)，可计算平均稳态浓度(C_{ss})：$C_{ss}=\dfrac{F \cdot D}{CL \cdot \tau}$。

药物浓度呈指数衰减，平均稳态血药浓度 C_{ss} 不是稳态时 $C_{ss.max}$ 和 $C_{ss.min}$ 的算术平均值，而是两次给药间隔内的 AUC 除以给药间隔时间所得：$C_{ss}=\dfrac{AUC_{ss}}{\tau}=\dfrac{AUC_{t_1}^{t_2}}{\tau}$。

AUC_{ss} 等于相同剂量一次给药的 AUC，所以上式也可用单次给药的 AUC 来计算：$C_{ss}=\dfrac{AUC(\text{单剂量})}{\tau}$。

最高稳态浓度，即稳态时的峰浓度($C_{ss.max}$)可由下述公式计算：$C_{ss.max}=\dfrac{F \cdot D}{V_{ss} \cdot (1-e^{-K_e\tau})}$。式中 D 为剂量；V_{ss} 为稳态时的分布容积；τ 为给药间隔时间；K_e 为消除速率常数，等于 $\dfrac{0.693}{t_{1/2}}$，根据所用药物的 $t_{1/2}$ 可以求得。

稳态时的谷浓度($C_{ss.min}$)则可由下述公式获得：$C_{ss.min}=C_{ss.max} \times e^{-K_e\tau}$。如果药物的治疗范围很窄，则应仔细估计剂量范围和给药频率可能产生的谷、峰浓度。

达到稳态时，峰浓度与谷浓度之间的距离称为波动度(degree of fluctuation, DF)：$DF(\%)=\dfrac{(C_{ss.max}-C_{ss.min}) \times 2}{C_{ss.max}+C_{ss.min}}$。

累积因子(R)表示多次给后药物在体内的累积程度，通常以稳态时 $C_{ss.max}$ 或 $C_{ss.min}$ 与初次给药峰浓度($C_{1.max}$)或谷浓度($C_{1.min}$)的比值表示：$R=\dfrac{C_{ss.max}}{C_{1.max}}=\dfrac{C_{ss.min}}{C_{1.min}}=\dfrac{1}{1-e^{K_e\tau}}$。当 τ 与 $t_{1/2}$ 相等时，R 为 1.44。如 τ 小于 $t_{1/2}$ 时，R 以大于 1.44 倍数累积，血药浓度易蓄积升高；反之，如 τ 大于 $t_{1/2}$ 时，

笔记

R 以小于 1.44 倍数累积，血药浓度不易蓄积。

Pharmacokinetics

- Most drugs are eliminated from the body as a constant fraction of their plasma concentration (first order process).
- Time to steady state depends only on the rate of drug elimination. Practical time to steady state is 4~5 terminal disposition half life.
- The amount of a drug in the body at steady state depends on the frequency of ingestion and dose.

第六节　药物代谢动力学重要参数

一、消除半衰期

药物消除半衰期（half life，$t_{1/2}$）是血浆药物浓度下降一半所需要的时间。其长短可反映体内药物消除速度。

按一级动力学消除时药物的 $t_{1/2}$ 计算：将前述公式 $\lg C_t=\frac{-K_e}{2.303}t+\lg C_0$ 变换成 $t=\lg\frac{C_0}{C_t}\times\frac{2.303}{K_e}$，$t_{1/2}$ 时 $C_t=C_0/2$，故 $t_{1/2}=\lg 2\times\frac{2.303}{K_e}=0.301\times\frac{2.303}{K_e}=\frac{0.693}{K_e}$。提示，按一级动力学消除的药物，$t_{1/2}$ 为一个常数，不受药物初始浓度和给药剂量的影响，仅取决于 K_e 值。

根据半衰期可确定给药间隔时间，通常给药间隔时间约为一个半衰期。半衰期过短的药物，若毒性小时，可加大剂量并使给药间隔时间长于半衰期，这样既可避免给药过频，又可在两次给药间隔内仍保持较高血药浓度。如青霉素的 $t_{1/2}$ 仅为 1 小时，但通常每 6~12 小时给予大剂量治疗。若毒性大，治疗指数小，则可采用静脉滴注。

按一级动力学消除的药物经过一个 $t_{1/2}$ 后，消除 50%，经过两个 $t_{1/2}$ 后，消除 75%，经过 5 个 $t_{1/2}$，体内药物消除约 97%，也就是说约经 5 个 $t_{1/2}$，药物可从体内基本消除。反之，若按固定剂量、固定间隔时间给药，或恒速静脉滴注，经 4~5 个 $t_{1/2}$ 基本达到稳态血药浓度（图 2-7）。因此，根据 $t_{1/2}$ 可以估计连续给药后达到稳态血浆药物浓度的时间和停药后药物从体内消除所需要的时间。

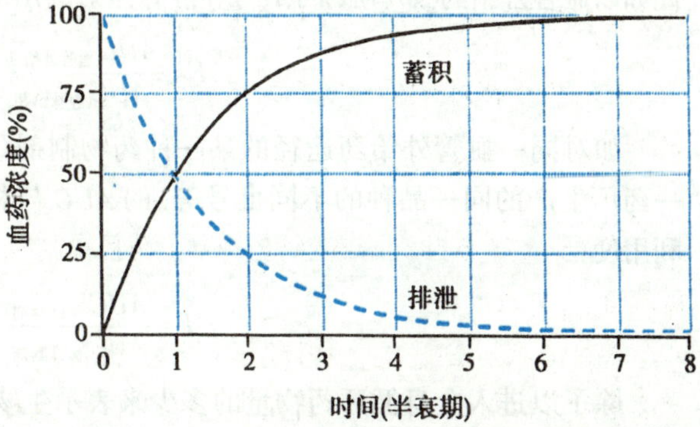

图 2-7　药物的体内蓄积和排泄与消除半衰期的关系

按零级动力学消除时药物的 $t_{1/2}$ 计算：因 $C_t=-K_0t+C_0$，$t_{1/2}$ 时 $C_t=C_0/2$，所以 $t_{1/2}=0.5\times\frac{C_0}{K_e}$。提示，药物按零级动力学消除时，$t_{1/2}$ 和血浆药物初始浓度成正比，即给药剂量越大，$t_{1/2}$ 越长。

二、清除率

清除率（clearance，CL）是机体消除器官在单位时间内清除药物的血浆容积，也就是单位时间内有多少体积血浆中所含药物被机体清除，是体内肝脏、肾脏和其他所有消除器官清除药物

笔记

的总和。清除率以单位时间的容积(ml/min 或 L/h)表示,计算公式为:

$$CL=\frac{A}{AUC_{0\to\infty}}$$

A 为体内药物总量。在一级消除动力学时,单位时间内消除恒定比例的药物,因此清除率也是一个恒定值,但当体内药物消除能力达到饱和而按零级动力学方式消除时,每单位时间内清除的药物量恒定不变,因而清除率是可变的。

三、表观分布容积

表观分布容积(apparent volume of distribution, V_d)是指当血浆和组织内药物分布达到平衡时,体内药物按血浆药物浓度在体内分布所需体液容积。

$$V_d=\frac{A}{C_0}$$

A 为体内药物总量,C_0 为血浆和组织内药物达到平衡时的血浆药物浓度。由于药物在体内的分布并不是均匀的,因此 V_d 并不是一个生理的容积空间,只是假定当药物在体内按血浆药物浓度均匀分布(即一室模型)时所需容积。根据 V_d 的大小可以推测药物在体内的分布情况。如体重 70kg 的男子(总体液量约为 42L,占体重 60%)给予 0.5mg 地高辛时,血浆浓度为 0.78ng/ml,V_d 为 641L,提示其主要分布于血浆以外的组织。实际上,地高辛因为疏水性强,主要分布于肌肉和脂肪组织,血浆内仅有少量药物。

四、生物利用度

生物利用度(bioavailability, F)是指药物经血管外途径给药后吸收进入全身血液循环的相对量。

$$F=\frac{A}{D}\times 100\%$$

A 为体内药物总量,D 为用药剂量。

生物利用度可分为绝对生物利用度和相对生物利用度。生物利用度是通过比较药物在体内的量来计算的。药物在体内的量可以 AUC 表示。因静脉注射时的生物利用度应为 100%,因此如以血管外给药(如口服)的 AUC 和静脉注射的 AUC 进行比较,则可得该药的绝对生物利用度:

$$F=\frac{AUC_{\text{血管外给药}}}{AUC_{\text{静脉给药}}}\times 100\%$$

如对同一血管外给药途径的某一种药物制剂(如不同剂型、不同药厂生产的相同剂型、同一药厂生产的同一品种的不同批号等)的 AUC 与相同的标准制剂进行比较,则可得相对生物利用度:

$$F=\frac{AUC_{\text{受试制剂}}}{AUC_{\text{标准制剂}}}\times 100\%$$

除了以进入全身循环药物量的多少来表示生物利用度外,生物利用度还有另外一个含义,即药物进入全身循环的速度。一般来说,应用不同剂型的药物后,血药浓度达峰时间的先后可反映生物利用度的速度差异。

如果药品含有同一有效成分,而且剂量、剂型和给药途径相同,则其在药学方面应是等同的。两个药学等同的药品,若其所含有效成分的生物利用度无显著差别,则认为生物等效(bioequivalence)。生物利用度表示药物进入全身血液循环的相对速度和数量,所以它是含量相同的不同制剂能否产生相同的治疗效应,亦即是否具有生物等效性的依据。不同药厂生产的同一种剂型的药物,甚至同一个药厂生产的同一种药品的不同批产品,生物利用度可能有很大的

笔记

差别，其原因在于晶型、颗粒大小或药物的其他物理特性以及处方和生产质量控制情况，均可影响制剂的崩解和溶解，从而改变药物的吸收速度和程度。临床上应重视不同药物制品的生物不等效性，特别是治疗指数低或量效曲线陡的药物，如苯妥英钠、地高辛等。

第七节　药物剂量的设计和优化

一、靶浓度

合理的给药方案是使稳态血浆药物浓度(C_{ss})达到一个有效而不产生毒性反应的治疗浓度范围，称为靶浓度(target concentration)。根据治疗目标确立要达到的靶浓度(即理想的 C_{ss} 范围)，再根据靶浓度计算给药剂量，制定给药方案。给药后还应及时监测血药浓度，以进一步调整剂量，使药物浓度始终准确地维持在靶浓度水平。

二、维持量

在大多数情况下，临床多采用多次间歇给药或是持续静脉滴注，以使稳态血浆药物浓度维持在靶浓度。因此，要计算药物维持剂量(maintenance dose)。为了维持选定的稳态浓度或靶浓度，需调整给药速度以使进入体内的药物速度等于体内消除药物的速度。这种关系可用下述公式表示：

$$\text{给药速度}=\frac{CL\times C_{ss}}{F}$$

如以靶浓度表示，则为：

$$\text{给药速度}=\frac{CL\times \text{靶浓度}}{F}$$

所谓给药速度，是给药量和给药间隔时间之比，也即单位间隔时间的给药量。如果先提出理想的药物血浆靶浓度，又已知该药物的清除率(CL)、生物利用度(F)，则可根据上式计算给药速度。

三、负荷量

因维持量给药通常需要4~5个 $t_{1/2}$ 才能达到稳态血药浓度，增加剂量或者缩短给药间隔时间均不能提前达到稳态，只能提高药物浓度，因此如果患者急需达到稳态血药浓度以迅速控制病情时，可用负荷量(loading dose)给药法(图 2-8)。负荷量是指首次剂量加大，然后再给予维持剂量，使稳态血药浓度(即事先为该患者设定的靶浓度)提前产生。如心肌梗死后的心律失常需利多卡因立即控制，但利多卡因的 $t_{1/2}$ 是1小时以上，如以静脉滴注，患者需等待4~6小时才能达到治疗浓度，因此必须使用负荷量。

负荷量的计算公式为：

$$\text{负荷量}=\text{靶浓度}(C_p)\cdot V_{ss}/F$$

如果口服间歇给药采用每隔1个 $t_{1/2}$ 给药一次，负荷量可采用首剂加倍；持续静脉滴注时，负荷量可采用1.44倍第1个 $t_{1/2}$ 的静滴量静推。

但使用负荷量也有明显的缺点：①如果是特别敏感的患者，可能会突然产生一个毒性浓度；②如果所用的药物有很长的 $t_{1/2}$，则在药物浓度过高时需较长的时间降低到合适浓度；③负荷量通常很大，而且常为血管给药，或是快速给药，容易在和血浆浓度迅速达到平衡的部位产生毒性作用。

笔记

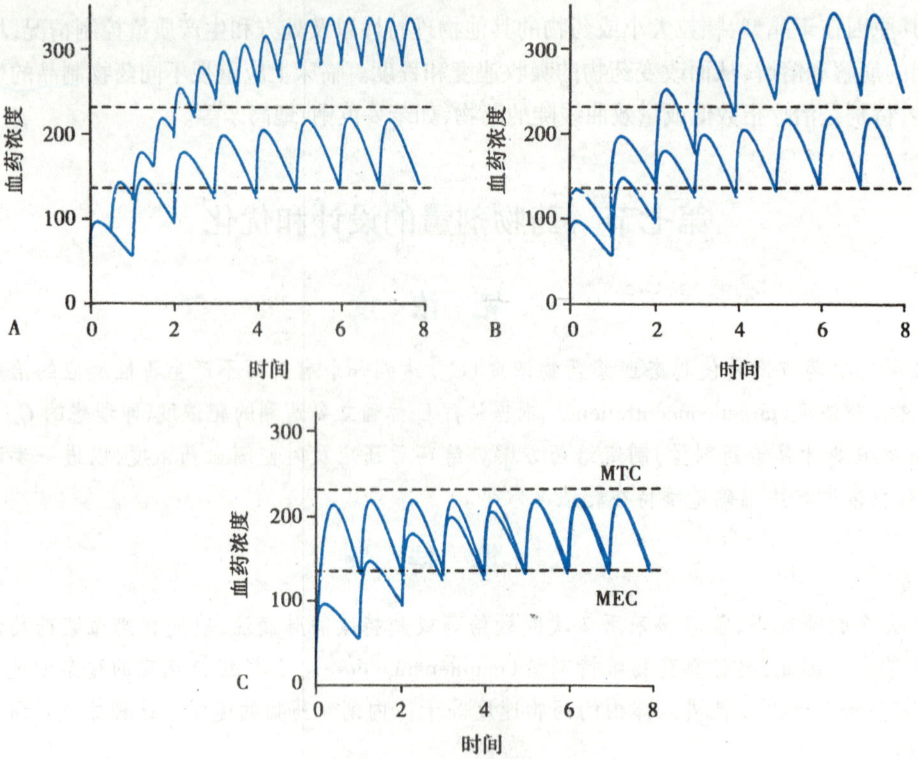

图 2-8 三种不同给药方案对稳态血药浓度的影响

A. 缩短给药时间;B. 增加给药剂量;C. 负荷量给药;MEC:最小有效浓度;MTC:最小中毒浓度

四、个体化治疗

在制定一个药物的合理治疗方案时,必须知道所用药物的 F、CL、V_{ss} 和 $t_{1/2}$,了解药物的吸收速度和分布特点,并且要根据可能引起这些参数改变的患者的情况对剂量进行调整。除了一些病理、生理方面的原因可以改变这些参数外,就是在正常人中许多药物的 F、CL、V_{ss} 值,其变异也很大。对于治疗范围很窄的药物如强心苷、抗心律失常药、抗惊厥药、茶碱等,应测出 $C_{ss.\,max}$ 值,直接估算 F、CL、V_{ss},使给药方案较为精确。

以药物代谢动力学为依据,设计一个合理的治疗方案的步骤是:①选择和确定一个靶浓度;②根据已知的人群药代动力学参数和所治疗患者的病理、生理特点(如体重、肾脏功能等),估计患者的清除率和分布容积;③计算负荷量和维持量给药速度以求产生靶浓度;④根据计算所得给药,估计达到稳态浓度后测定血药浓度;⑤根据测得的血药浓度值,计算患者的清除率和分布容积;⑥如果需要,根据临床反应,修正靶浓度;⑦修正靶浓度后,再从第三步做起。

(胡长平)

笔记

第三章　药物效应动力学

第一节　药物的基本作用

一、药物作用与药理效应

药物作用(drug action)是指药物对机体的初始作用,是动因。药理效应(pharmacological effect)是药物作用的结果,是机体反应的表现。由于二者意义接近,在习惯用法上并不严加区别。但当二者并用时,应体现先后顺序。

药理效应是机体器官原有功能水平的改变,功能提高称为兴奋(excitation),功能降低称为抑制(inhibition)。例如,肾上腺素升高血压、呋塞米增加尿量均属兴奋;阿司匹林退热和吗啡镇痛均属抑制。

多数药物是通过化学反应而产生药理效应的。这种化学反应的专一性使药物的作用具有特异性(specificity)。例如,阿托品特异性地阻断 M 胆碱受体,而对其他受体影响不大。药物作用特异性的物质基础是药物的化学结构。

药物的作用还有其选择性(selectivity),有些药物可影响机体的多种功能,有些药物只影响机体的一种功能,前者选择性低,后者选择性高。药物作用特异性强并不一定引起选择性高的药理效应,即二者不一定平行。例如,阿托品特异性地阻断 M 胆碱受体,但其药理效应选择性并不高,对心脏、血管、平滑肌、腺体及中枢神经系统都有影响,而且有的兴奋,有的抑制。作用特异性强和(或)效应选择性高的药物应用时针对性较好。反之,效应广泛的药物副反应较多。但广谱药物在多种病因或诊断未明时也有其方便之处,例如广谱抗生素、广谱抗心律失常药等。选择性的基础有以下几方面:药物在体内的分布不均匀、机体组织细胞的结构不同、生化功能存在差异等。

二、治疗效果

治疗效果,也称疗效(therapeutic effect),是指药物作用的结果有利于改变患者的生理、生化功能或病理过程,使患病的机体恢复正常。根据治疗作用的效果,可将治疗作用分为:

1. **对因治疗**(etiological treatment)　用药目的在于消除原发致病因子,彻底治愈疾病,称为对因治疗,如用抗生素杀灭体内致病菌。

2. **对症治疗**(symptomatic treatment)　用药目的在于改善症状,称为对症治疗。对症治疗不能根除病因,但对病因未明暂时无法根治的疾病却是必不可少的。对某些危重急症如休克、惊厥、心力衰竭、心跳或呼吸暂停等,对症治疗可能比对因治疗更为迫切。有时严重的症状可以作为二级病因,使疾病进一步恶化,如高热引起惊厥、剧痛引起休克等。此时的对症治疗(如退热或止痛)对惊厥或休克而言,又可看成是对因治疗。

祖国医学提倡“急则治其标,缓则治其本”、“标本兼治”。这些是临床实践应遵循的原则。

三、不良反应

凡与用药目的无关,并为患者带来不适或痛苦的反应统称为药物不良反应(adverse reaction)。多数不良反应是药物固有的效应,在一般情况下是可以预知的,但不一定是能够避免

笔记

的。少数较严重的不良反应较难恢复，称为药源性疾病(drug-induced disease)，例如庆大霉素引起的神经性耳聋、肼屈嗪引起的红斑性狼疮等。

1. 副反应(side reaction) 由于选择性低，药理效应涉及多个器官，当某一效应用作治疗目的时，其他效应就成为副反应(通常也称副作用)。例如，阿托品用于解除胃肠痉挛时，可引起口干、心悸、便秘等副反应。副反应是在治疗剂量下发生的，是药物本身固有的作用，多数较轻微并可以预料。

2. 毒性反应(toxic reaction) 毒性反应是指在剂量过大或药物在体内蓄积过多时发生的危害性反应，一般比较严重。毒性反应一般是可以预知的，应该避免发生。急性毒性多损害循环、呼吸及神经系统功能，慢性毒性多损害肝、肾、骨髓、内分泌等功能。致癌(carcinogenesis)、致畸胎(teratogenesis)和致突变(mutagenesis)反应也属于慢性毒性范畴。企图通过增加剂量或延长疗程以达到治疗目的，其有效性是有限度的，同时应考虑到过量用药的危险性。

- The dose makes the poison.
- If something is not a poison，it is not a drug.

3. 后遗效应(residual effect) 是指停药后血药浓度已降至阈浓度以下时残存的药理效应，例如服用巴比妥类催眠药后，次晨出现的乏力、困倦等现象。

4. 停药反应(withdrawal reaction) 是指突然停药后原有疾病加剧，又称回跃反应(rebound reaction)，例如长期服用可乐定降血压，停药次日血压将明显回升。

5. 变态反应(allergic reaction) 是一类免疫反应。非肽类药物作为半抗原与机体蛋白结合为抗原后，经过接触10天左右的敏感化过程而发生的反应，也称过敏反应(hypersensitive reaction)。常见于过敏体质患者。反应性质与药物原有效应无关，用药理性拮抗药解救无效。反应的严重程度差异很大，与剂量无关，从轻微的皮疹、发热至造血系统抑制、肝肾功能损害、休克等。可能只有一种症状，也可能多种症状同时出现。停药后反应逐渐消失，再用时可能再发。致敏物质可能是药物本身，也可能是其代谢物，亦可能是制剂中的杂质。临床用药前虽常做皮肤过敏试验，但仍有少数假阳性或假阴性反应。可见这是一类非常复杂的药物反应。

6. 特异质反应(idiosyncratic reaction) 少数特异体质患者对某些药物反应特别敏感，反应性质也可能与常人不同，但与药物固有的药理作用基本一致，反应严重程度与剂量成比例，药理性拮抗药救治可能有效。这种反应不是免疫反应，故不需预先敏化过程。现在知道这是一类先天遗传异常所致的反应，例如，对骨骼肌松弛药琥珀胆碱发生的特异质反应是由于先天性血浆胆碱酯酶缺乏所致。

第二节 药物剂量与效应关系

药理效应与剂量在一定范围内成比例，这就是剂量-效应关系(dose-effect relationship，简称量-效关系)。用效应强度为纵坐标，药物剂量或药物浓度为横坐标作图则得量-效曲线(dose-effect curve)。

药理效应按性质可以分为量反应和质反应两种情况。效应的强弱呈连续增减的变化，可用具体数量或最大反应的百分率表示者称为量反应(graded response)，例如血压的升降、平滑肌的舒缩等，其研究对象为单一的生物单位。以药物的剂量(整体动物实验)或浓度(体外实验)为横坐标，以效应强度为纵坐标作图，可获得直方双曲线(rectangular hyperbola)；如将药物浓度改用对数值作图则呈典型的对称S形曲线，这就是通常所称量反应的量-效曲线(图3-1)。

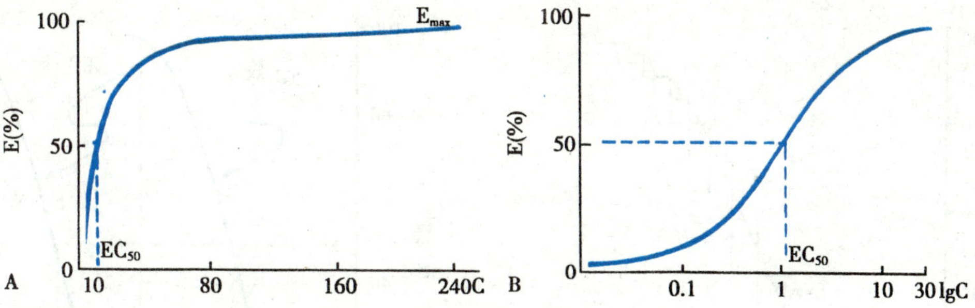

图 3-1　药物作用的量 - 效关系曲线

A. 药量用真数剂量表示；B. 药量用对数剂量表示；E：效应强度；C：药物浓度

从量反应的量效曲线可以看出下列几个特定位点：

最小有效量（minimal effective dose）或最低有效浓度（minimal effective concentration）即刚能引起效应的最小药量或最小药物浓度，亦称阈剂量或阈浓度（threshold dose or concentration）。

最大效应（maximal effect，E_{max}）随着剂量或浓度的增加，效应也增加，当效应增加到一定程度后，若继续增加药物浓度或剂量而其效应不再继续增强，这一药理效应的极限称为最大效应，也称效能（efficacy）。

半最大效应浓度（concentration for 50% of maximal effect，EC_{50}）是指能引起 50% 最大效应的浓度。

效价强度（potency）是指能引起等效反应（一般采用 50% 效应量）的相对浓度或剂量，其值越小则强度越大。药物的最大效应与效价强度含义完全不同，二者并不平行。例如，利尿药以每日排钠量为效应指标进行比较，氢氯噻嗪的效价强度大于呋塞米，而后者的最大效应大于前者（图 3-2）。药物的最大效应值有较大实际意义，不区分最大效应与效价强度只讲某药较另药强若干倍是易被误解的。曲线中段斜率（slope）较陡的提示药效较剧烈，较平坦的则提示药效较温和。

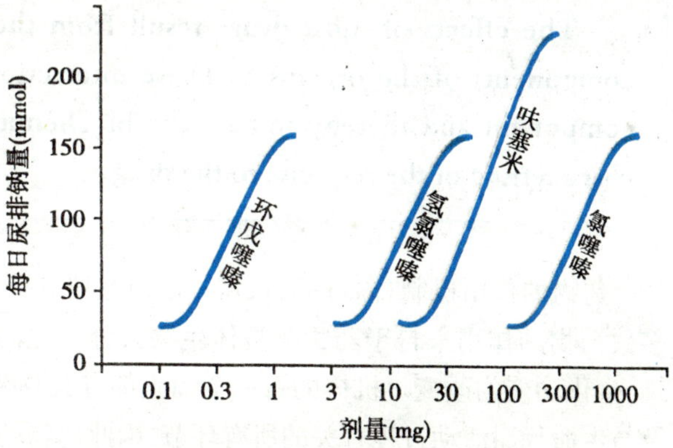

图 3-2　各种利尿药的效价强度及最大效应比较

如果药理效应不是随着药物剂量或浓度的增减呈连续性量的变化，而表现为反应性质的变化，则称为质反应（quantal response or all-or-none response）。质反应以阳性或阴性、全或无的方式表现，如死亡与生存、惊厥与不惊厥等，其研究对象为一个群体。在实际工作中，常将实验动物按用药剂量分组，以阳性反应百分率为纵坐标，以剂量或浓度为横坐标作图，也可得到与量反应相似的曲线。如果按照药物浓度或剂量的区段出现阳性反应频率作图得到呈常态分布曲线。如果按照剂量增加的累计阳性反应百分率作图，则可得到典型的 S 形量效曲线（图 3-3）。

在这一曲线可以看出的特定位点为半数有效量（median effective dose，ED_{50}），即能引起 50% 的实验动物出现阳性反应时的药物剂量；如效应为死亡，则称为半数致死量（median lethal dose，LD_{50}）。通常将药物的 LD_{50}/ED_{50} 的比值称为治疗指数（therapeutic index，TI），用以表示药物的安全性。治疗指数大的药物相对较治疗指数小的药物安全。但以治疗指数来评价药物的安全性，并不完全可靠。如某药的 ED 和 LD 两条曲线的首尾有重叠（图 3-4），即有效剂量与其致死剂量之间有重叠。为此，有人用 1% 致死量（LD_1）与 99% 有效量（ED_{99}）的比值或 5% 致死量（LD_5）与 95% 有效量（ED_{95}）之间的距离来衡量药物的安全性。

笔记

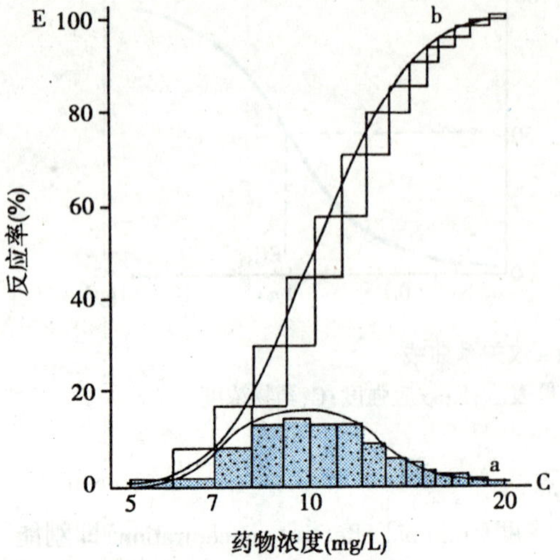

图 3-3 质反应的量效曲线

曲线 a 为区段反应率;曲线 b 为累计反应率;
E:阳性反应率;C:浓度或剂量

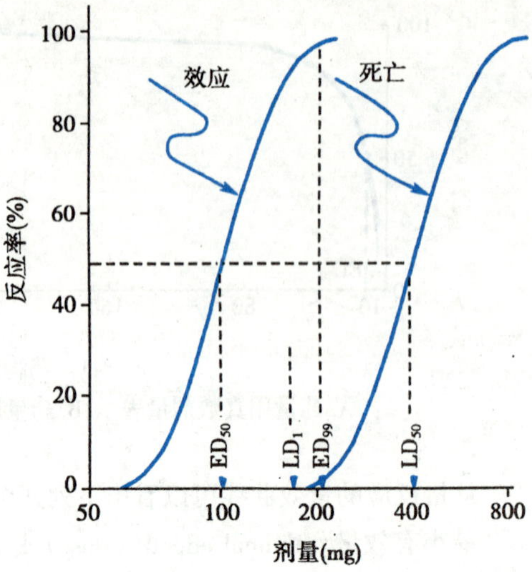

图 3-4 药物效应和毒性的量效曲线

第三节 药物与受体

The effects of most drugs result from their interactions with macromolecular components of the organism. These interactions alter the function of the pertinent component and thereby initiate the biochemical and physiological changes that are characteristic of the response to the drug.

药物的作用机制(mechanism of action)是研究药物如何与机体细胞结合而发挥作用的。大多数药物的作用来自于药物与机体生物大分子之间的相互作用,这种相互作用引起了机体生理、生化功能的改变。机体的每一个细胞都有其复杂的生命活动过程,而药物的作用又几乎涉及与生命代谢活动过程有关的所有环节,因此药物的作用机制十分复杂。已知的药物作用机制涉及受体、酶、离子通道、核酸、载体、免疫系统、基因等。此外,有些药物通过其理化作用(如抗酸药)或补充机体所缺乏的物质而发挥作用。药物作用机制的具体内容将在以后有关章节详细介绍,在此重点介绍药物作用的受体机制。

一、受体研究的由来

受体的概念是 Ehrlich 和 Langley 于 19 世纪末和 20 世纪初在实验室研究的基础上提出的。当时,Ehrlich 发现一系列合成的有机化合物的抗寄生虫作用和引起的毒性反应有高度的特异性。Langley 根据阿托品和毛果芸香碱对猫唾液分泌具有拮抗作用这一现象,提出在神经末梢或腺细胞中可能存在一种能与药物结合的物质。1905 年他在观察烟碱与箭毒对骨骼肌的兴奋和抑制作用时,认为两药既不影响神经传导,也不是作用于骨骼肌细胞,而是作用于神经与效应器之间的某种物质,并将这种物质称为接受物质(receptive substance)。1908 年 Ehrlich 首先提出受体(receptor)概念,指出药物必须与受体进行可逆性或非可逆性结合,方可产生作用。同时也提出了受体应具有两个基本特点:其一是特异性识别与之相结合的配体(ligand)或药物的能力,其二是药物-受体复合物可引起生物效应,即类似锁与钥匙的特异性关系。药物通过受体发挥作

笔记

用的设想立即受到了学术界的重视，并提出了有关受体与药物相互作用的几种假说，如占领学说（occupation theory）、速率学说（rate theory）、二态模型（two model theory）等。近20年来，受体的分离纯化及分子克隆技术的发展，大量受体结构被阐明，其结果不仅促进了药理作用机制的研究，推动了新药的研制，而且还推动了生命科学和医学的发展。

二、受体的概念和特性

受体是一类介导细胞信号转导的功能蛋白质，能识别周围环境中某种微量化学物质，首先与之结合，并通过中介的信息放大系统，触发后续的生理反应或药理效应。体内能与受体特异性结合的物质称为配体，也称第一信使。受体对相应的配体有极高的识别能力，受体均有相应的内源性配体，如神经递质、激素、自体活性物质（autacoid）等。配体与受体大分子中的一小部分结合，该部位叫做结合位点或受点（binding site）。受体具有如下特性：①灵敏性（sensitivity）：受体只需与很低浓度的配体结合就能产生显著的效应。②特异性（specificity）：引起某一类型受体兴奋反应的配体的化学结构非常相似，但不同光学异构体的反应可以完全不同。同一类型的激动药与同一类型的受体结合时产生的效应类似。③饱和性（saturability）：受体数目是一定的，因此配体与受体结合的剂量反应曲线具有饱和性，作用于同一受体的配体之间存在竞争现象。④可逆性（reversibility）：配体与受体的结合是可逆的，配体与受体复合物可以解离，解离后可得到原来的配体而非代谢物。⑤多样性（multiple-variation）：同一受体可广泛分布到不同的细胞而产生不同效应，受体多样性是受体亚型分类的基础，受体受生理、病理及药理因素调节，经常处于动态变化之中。

三、受体与药物的相互作用

（一）经典的受体学说——占领学说

Clark于1926年、Gaddum于1937年分别提出占领学说，该学说认为：受体只有与药物结合才能被激活并产生效应，而效应的强度与被占领的受体数目成正比，当受体全部被占领时出现最大效应。1954年Ariëns修正了占领学说，认为药物与受体结合不仅需要亲和力（affinity），而且还需要有内在活性（intrinsic activity，α）才能激动受体而产生效应。所谓的内在活性是指药物与受体结合后产生效应的能力。只有亲和力而没有内在活性的药物，虽可与受体结合，但不能产生效应。

（二）受体药物反应动力学

根据质量作用定律，药物与受体的相互作用，可用以下公式表达：

$$D+R \underset{k_2}{\overset{k_1}{\rightleftharpoons}} DR \rightarrow E \quad (1)$$

（D：药物，R：受体，DR：药物-受体复合物，E：效应）

$$K_D=\frac{k_2}{k_1}=\frac{[D][R]}{[DR]} \quad (2)$$

（K_D是解离常数）

设受体总数为R_T，R_T应为游离受体(R)与结合型受体DR之和，即R_T=[R]+[DR]，代入(2)式则

$$K_D=\frac{[D]([R_T]-[DR])}{[DR]} \quad (3)$$

经推导得

$$\frac{[DR]}{[R_T]}=\frac{[D]}{K_D+[D]} \quad (4)$$

笔记

根据占领学说的观点，受体只有与药物结合才能被激活并产生效应，而效应的强度与被占领的受体数目成正比，全部受体被占领时出现最大效应。由上式可得：

$$\frac{E}{E_{max}}=\frac{[DR]}{[R_T]}=\frac{[D]}{K_D+[D]} \qquad (5)$$

当 $[D]>>K_D$ 时 $\frac{[DR]}{[R_T]}=100\%$，达最大效能，即 $[DR]_{max}=[R_T]$

当 $\frac{[DR]}{[R_T]}=50\%$ 时，即 50% 受体与药物结合时，$K_D=[D]$

K_D 表示药物与受体的亲和力，单位为摩尔，其意义是引起最大效应的一半时（即 50% 受体被占领）所需的药物剂量。K_D 越大，药物与受体的亲和力越小，即二者成反比。将药物 - 受体复合物的解离常数 K_D 的负对数（$-\lg K_D$）称为亲和力指数（pD_2），其值与亲和力成正比。

药物与受体结合产生效应不仅要有亲和力，而且还要有内在活性，后者是决定药物与受体结合时产生效应大小的性质，可用 α 表示，通常 $0\leqslant\alpha\leqslant1$。故公式（5）应加入这一参数：

$$\frac{E}{E_{max}}=\alpha\frac{[DR]}{[R_T]}$$

当两药亲和力相等时，其效应强度取决于内在活性强弱，当内在活性相等时，则取决于亲和力大小（图 3-5）。

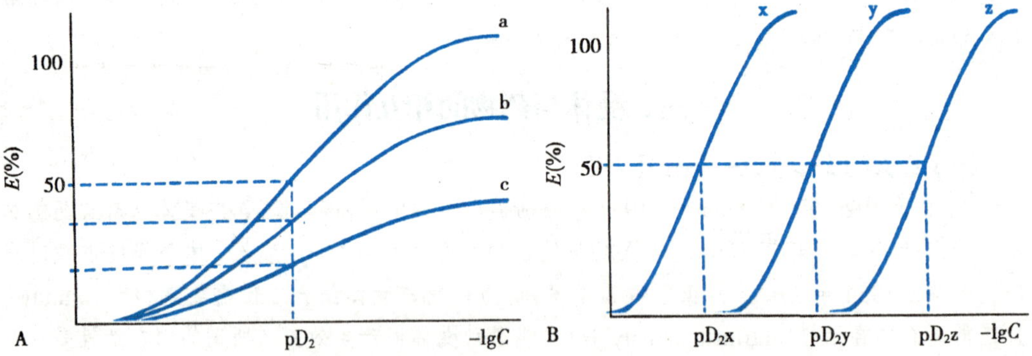

图 3-5　三种激动药与受体亲和力及内在活性的比较

A. 亲和力：a=b=c；内在活性：a>b>c；B. 亲和力：x<y<z；内在活性：x=y=z

四、作用于受体的药物分类

根据药物与受体结合后所产生效应的不同，习惯上将作用于受体的药物分为激动药、部分激动药和拮抗药（阻断药）3 类。

（一）激动药

为既有亲和力又有内在活性的药物，它们能与受体结合并激动受体而产生效应。依其内在活性大小又可分为完全激动药（full agonist）和部分激动药（partial agonist）。前者具有较强亲和力和较强内在活性（α=1）；后者有较强亲和力，但内在活性不强（α<1），与激动药并用还可拮抗激动药的部分效应，如吗啡为完全激动药，而喷他佐辛则为部分激动药。

（二）拮抗药

能与受体结合，具有较强亲和力而无内在活性（α=0）的药物。它们本身不产生作用，但因占据受体而拮抗激动药的效应，如纳洛酮和普萘洛尔均属于拮抗药。少数拮抗药以拮抗作用为主，同时尚有较弱的内在活性（α<1），故有较弱的激动受体作用，如 β 受体拮抗药氧烯洛尔。

根据拮抗药与受体结合是否具有可逆性而将其分为竞争性拮抗药（competitive antagonist）和

笔记

非竞争性拮抗药(noncompetitive antagonist)。竞争性拮抗药能与激动药竞争相同受体，其结合是可逆的。通过增加激动药的剂量与拮抗药竞争结合部位，可使量效曲线平行右移，但最大效能不变。可用拮抗参数(pA_2)表示竞争性拮抗药的作用强度，其含义为：当激动药与拮抗药合用时，若两倍浓度激动药所产生的效应恰好等于未加入拮抗药时激动药所引起的效应，则所加入拮抗药的摩尔浓度的负对数值为 pA_2。pA_2 越大，拮抗作用越强。pA_2 还可用以判断激动药的性质，如两种激动药被同一拮抗药拮抗，且二者 pA_2 相近，则说明此两种激动药是作用于同一受体。

非竞争性拮抗药与激动药并用时，可使亲和力与活性均降低，即不仅使激动药的量效曲线右移，而且也降低其最大效能(图 3-6)。与受体结合非常牢固，产生不可逆结合的药物也能产生类似效应。

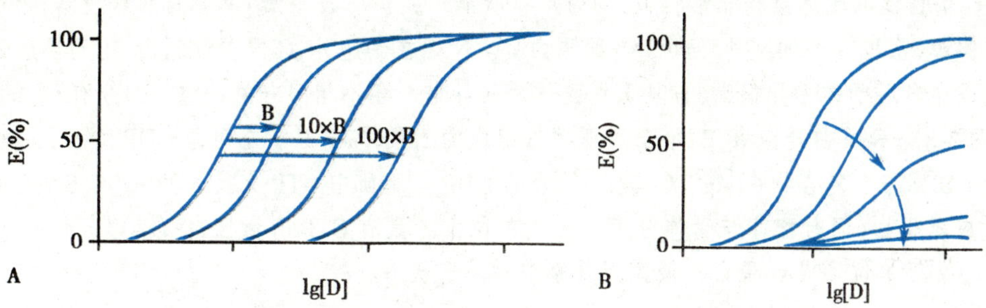

图 3-6　竞争性拮抗药(A)、非竞争性拮抗药(B)

占领学说强调受体必须与药物结合才能被激活并产生效应，而效应的强度与药物所占领的受体数量成正比，全部受体被占领时方可产生最大效应。但一些活性高的药物只需与一部分受体结合就能发挥最大效能，在产生最大效能时，常有 95%~99% 受体未被占领，剩余的未结合的受体称为储备受体(spare receptor)，拮抗药必须完全占领储备受体后，才能发挥其拮抗效应。

为什么化学结构类似的药物对于同一受体有的是激动药，有的是拮抗药，还有的是部分激动药？这可用二态模型学说解释。按此学说，受体蛋白有两种可以互变的构型状态：活动状态(active，R_a)与静息状态(inactive，R_i)。静息时(没有激动药存在时)平衡趋向 R_i。平衡趋向的改变，主要取决于药物对 R_a 及 R_i 亲和力的大小。如激动药对 R_a 的亲和力大于对 R_i 的亲和力，可使平衡趋向 R_a，并同时激动受体产生效应。一个完全激动药对 R_a 有充分的选择性，在有足够的药量时，可以使受体构型完全转为 R_a。部分激动药对 R_a 的亲和力仅比对 R_i 的亲和力大 50% 左右，即便是有足够的药量，也只能产生较小的效应。拮抗药对 R_a 及 R_i 亲和力相等，并不改变两种受体状态的平衡。另有些药物(如苯二氮䓬类)对 R_i 亲和力大于 R_a，药物与受体结合后引起与激动药相反的效应，称为反向激动药(inverse agonists)(图 3-7)。

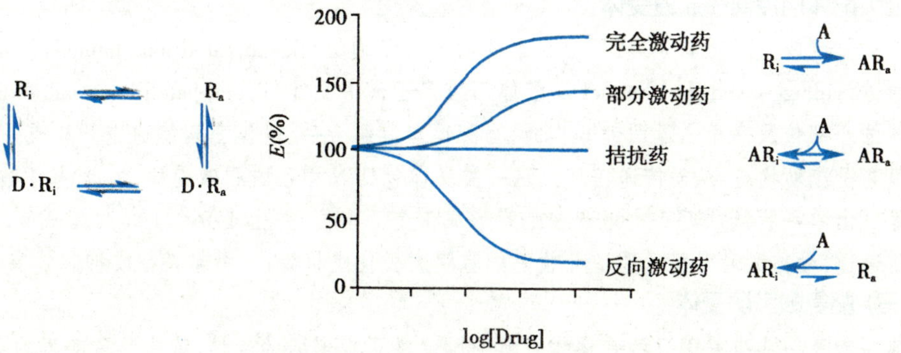

图 3-7　受体的二态模型示意图

笔记

五、受体类型

根据受体蛋白结构、信号转导过程、效应性质、受体位置等特点，受体大致可分为下列5类：

(一) G蛋白偶联受体

G蛋白偶联受体（G protein-coupled receptors）是一类由GTP结合调节蛋白（简称为G蛋白，G-protein）组成的受体超家族，可将配体带来的信号传送至效应器蛋白，产生生物效应。这一类受体是目前发现的种类最多的受体，包括生物胺、激素、多肽激素及神经递质等的受体。G蛋白的调节效应器包括酶类，如腺苷酸环化酶（adenylate cyclase，AC）、磷脂酶C（phospholipase C，PLC）等及某些离子通道如Ca^{2+}、K^+离子通道。

G蛋白偶联受体结构非常相似，均为单一肽链形成7个α螺旋（又称跨膜区段结构）往返穿透细胞膜，形成3个细胞外环和3个细胞内环。N端在细胞外，C端在细胞内，这两段肽链氨基酸组成在各种受体差异很大，与其识别配体及转导信息各不相同有关。胞内部分有G蛋白结合区（图3-8）。G蛋白是由α、β、γ三种亚单位组成的三聚体，静息状态时与GDP结合。当受体激活时GDP-αβγ复合物在Mg^{2+}参与下，结合的GDP与胞质中GTP交换，GTP-α与βγ分离并激活效应器蛋白，同时配体与受体分离。α亚单位本身具有GTP酶活性，促使GTP水解为GDP，再与βγ亚单位形成G蛋白三聚体恢复原来的静息状态。

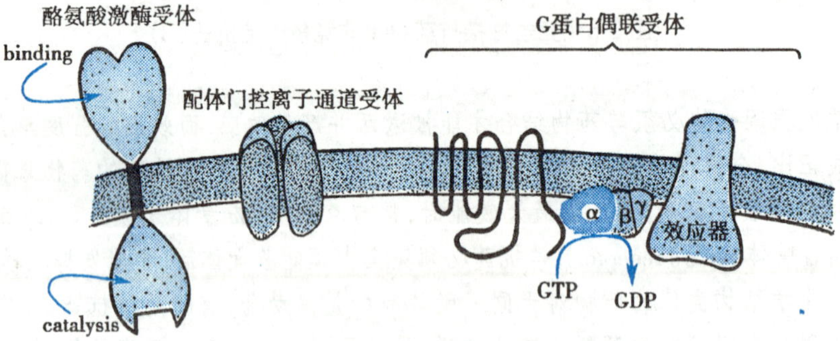

图3-8 受体结构及相关的信号通路

G蛋白有许多类型，常见的有：兴奋型G蛋白（stimulatory G protein，G_s），激活AC使cAMP增加；抑制型G蛋白（inhibitory G protein，G_i）抑制AC使cAMP减少；磷脂酶C型G蛋白（PI-PLC G protein，G_p）激活磷脂酰肌醇特异的PLC；转导素（transducin，G_t）及G_o。据报道G_o在脑内含量最多，参与Ca^{2+}及K^+离子通道的调节。一个细胞可表达20种之多的G蛋白偶联受体，每一种受体对一种或几种G蛋白具有不同的特异性。一个受体可激活多个G蛋白，一个G蛋白可以转导多个信号给效应器（effector），调节许多细胞的功能。

(二) 配体门控离子通道受体

离子通道按生理功能分类，可分为配体门控离子通道（ligand-gated ion channel）及电压门控离子通道（voltage-gated ion channel）。配体门控离子通道受体（ligand-gated ion channel receptors）由配体结合部位及离子通道两部分构成，当配体与其结合后，受体变构使通道开放或关闭，改变细胞膜离子流动状态，从而传递信息。这一类受体包括N型乙酰胆碱受体、γ-氨基丁酸（GABA）受体等。由单一肽链往返4次穿透细胞膜形成1个亚单位，并由4~5个亚单位组成穿透细胞膜的离子通道，受体激动时离子通道开放使细胞膜去极化或超极化，引起兴奋或抑制效应（图3-8）。

(三) 酪氨酸激酶受体

胰岛素及一些生长因子的受体本身具有酪氨酸蛋白激酶的活性，称为酪氨酸蛋白激酶受体（tyrosine-protein kinase receptor）。这一类受体由三个部分组成（图3-8），细胞外侧与配体结合部位，由此接受外部的信息；与之相连的是一段跨膜结构；细胞内侧为酪氨酸激酶活性区域，能促进自

笔记

身酪氨酸残基的磷酸化而增强此酶活性，又可使细胞内底物的酪氨酸残基磷酸化，激活胞内蛋白激酶，增加DNA及RNA合成，加速蛋白合成，从而产生细胞生长分化等效应。

（四）细胞内受体

甾体激素、甲状腺激素、维生素D及维生素A受体是可溶性的DNA结合蛋白，其作用是调节某些特殊基因的转录。甾体激素受体存在于细胞质内，与相应的甾体激素结合形成复合物后，以二聚体的形式进入细胞核中发挥作用。甲状腺素受体存在于细胞核内，功能与甾体激素大致相同。细胞核激素受体(cell nuclear hormone receptors)本质上属于转录因子(transcription factors)，激素则是这种转录因子的调控物。

（五）其他酶类受体

鸟苷酸环化酶(guanylate cyclase，GC)也是一类具有酶活性的受体，存在两类GC，一类为膜结合酶，另一类存在于胞质中。心钠肽(atrial natriuretic peptides)可兴奋鸟苷酸环化酶，使GTP转化为cGMP而产生生物效应。

六、细胞内信号转导

第一信使是指多肽类激素、神经递质及细胞因子等细胞外信使物质。大多数第一信使不能进入细胞内，而是与靶细胞膜表面的特异受体结合，激活受体而引起细胞某些生物学特性的改变，如膜对某些离子的通透性及膜上某些酶活性的改变，从而调节细胞功能。

第二信使(second messenger)为第一信使作用于靶细胞后在胞质内产生的信息分子。第二信使将获得信息增强、分化、整合并传递给效应器才能发挥其特定的生理功能或药理效应。最早发现的第二信使是环磷腺苷(cAMP)，现在知道还有许多其他物质参与细胞内信号转导。

1. 环磷腺苷(cAMP) cAMP是ATP经AC作用的产物。β受体、D_1受体、H_2受体等激动药通过G_s作用使AC活化，ATP水解而使细胞内cAMP增加。α受体、D_2受体、M_2受体、阿片受体等激动药通过G_i作用抑制AC，细胞内cAMP减少。cAMP经磷酸二酯酶(phospho-diesterase，PDE)水解为5′-AMP后灭活。cAMP能激活蛋白激酶A(protein kinase P，PKA)，PKA能在ATP存在的情况下使许多蛋白质特定的丝氨酸残基和(或)苏氨酸残基磷酸化，从而产生生物效应。

2. 环磷鸟苷(cGMP) cGMP是GTP经GC作用的产物，也受PDE灭活。cGMP作用与cAMP相反，使心脏抑制、血管舒张、肠腺分泌等。cGMP可激活蛋白激酶C(protein kinase C，PKC)而引起各种效应。

3. 肌醇磷脂(phosphatidylinositol) 细胞膜肌醇磷脂的水解是另一类重要的受体信号转导系统。α_1、H_1、5-HT_2、M_1、M_3等受体激动药与其受体结合后，通过G蛋白介导激活PLC，PLC使4,5-二磷酸肌醇(PIP_2)水解为二酰甘油(DAG)及1,4,5-三磷酸肌醇(IP_3)。DAG在细胞膜上激活PKC，使许多靶蛋白磷酸化而产生效应，如腺体分泌，血小板聚集、中性粒细胞活化及细胞生长、代谢、分化等效应。IP_3能促进细胞内钙池释放Ca^{2+}，也有重要的生理意义。

4. 钙离子 细胞内的Ca^{2+}浓度在1μmol以下，不到血浆Ca^{2+}的0.1%，对细胞功能有着重要的调节作用，如肌肉收缩、腺体分泌、白细胞及血小板活化等。细胞内的Ca^{2+}可以从细胞外经细胞膜上的钙离子通道流入，也可以从细胞内肌浆网等钙池释放，两种途径互相促进。前者受膜电位、受体、蛋白、G蛋白、PKA等调控，后者受IP_3作用而释放。细胞内的Ca^{2+}激活PKC，与DAG有协同作用，共同促进其他信息传递蛋白及效应蛋白活化。很多药物通过影响细胞内的Ca^{2+}而发挥其药理效应，故细胞内Ca^{2+}的调控及其作用机制近年来受到极大重视。

第三信使是指负责细胞核内外信息传递的物质，包括生长因子、转化因子等。它们传导蛋白以及某些癌基因产物，参与基因调控、细胞增殖和分化以及肿瘤的形成等过程。

从分子生物学角度看，细胞信息物质在传递信号时绝大部分通过酶促级联反应方式进行。它们最终通过改变细胞内有关酶的活性、开启或关闭细胞膜离子通道及细胞核内基因的转录，

笔记

达到调节细胞代谢和控制细胞生长、繁殖和分化的作用。

七、受体的调节

受体虽是遗传获得的固有蛋白，但并不是固定不变的，而是经常代谢转换处于动态平衡状态，其数量、亲和力及效应力经常受到各种生理及药理因素的影响。

受体的调节是维持机体内环境稳定的一个重要因素，其调节方式有脱敏和增敏两种类型。受体脱敏（receptor desensitization）是指在长期使用一种激动药后，组织或细胞对激动药的敏感性和反应性下降的现象。如仅对一种类型的受体激动药的反应性下降，而对其他类型受体激动药的反应性不变，则称之为激动药特异性脱敏（agonist-specific desensitization）；若组织或细胞对一种类型激动药脱敏，对其他类型受体激动药也不敏感，则称为激动药非特异性脱敏（agonist-nonspecific desensitization），前者可能与受体磷酸化或受体内移有关；后者则可能是由于所有受影响的受体有一个共同的反馈调节机制，也可能受到调节的是它们信号转导通路上的某个共同环节。

受体增敏（receptor hypersensitization）是与受体脱敏相反的一种现象，可因受体激动药水平降低或长期应用拮抗药而造成。如长期应用 β 受体拮抗药普萘洛尔时，突然停药可致“反跳”现象，这是由于 β 受体的敏感性增高所致。

若受体脱敏和增敏只涉及受体密度的变化，则分别称之为下调（down-regulation）和上调（up-regulation）。

（苏定冯）

笔记

第四章　影响药物效应的因素

药物在机体内产生的药理作用和效应是药物和机体相互作用的结果，二者相互作用受药物和机体的多种因素影响。药物因素主要有药物剂型、剂量和给药途径、合并用药与药物相互作用。机体因素主要有年龄、性别、种族、遗传变异、心理、生理和病理等因素。这些因素往往会引起不同个体或是对药物的吸收、分布和消除产生差异，导致药物在作用部位的浓度不同，表现为药物代谢动力学差异（pharmacokinetic variation）；或是药物代谢动力学参数相同，但反应性不同，表现为药物效应动力学差异（pharmacodynamic variation）。这两方面的变异，均能引起药物反应的个体差异（interindividual variation）。药物反应的个体差异，在绝大多数情况下只是“量”的不同，即药物产生的作用大小或是作用时间长短不同，但药物作用性质没有改变，仍是同一种反应。有时药物作用可出现“质”的变化，产生了不同性质的反应。在临床用药时，应熟悉各种因素对药物作用的影响，根据个体的情况，选择合适的药物和剂量，做到用药个体化。

Individual variation

- There is great heterogeneity in the way individuals respond to medications, in terms of both host toxicity and treatment efficacy.
- The rate of drug disposition is most likely to be impaired in the very young and the very old since in them renal and hepatic function are generally impaired relative to ages.
- Drug doses should be modified if the patient has a disease that impairs the function of organs with an important role in drug metabolism and/or excretion.

第一节　药 物 因 素

一、药物制剂和给药途径

药物可制成多种剂型并采用不同的途径给药，如供口服给药的有片剂、胶囊、口服液；供注射用的有水剂、乳剂、油剂；还有控制释放速度的控释剂。同一药物由于剂型不同、采用的给药途径不同，所引起的药物效应也会不同。通常注射药物比口服吸收快、到达作用部位的时间快，因而起效快、作用显著。注射剂中的水溶性制剂比油溶液和混悬剂吸收快、起效时间短。口服制剂中的溶液剂比片剂和胶囊容易吸收。控释制剂是一种可以控制药物缓慢而恒速或非恒速释放的制剂，其作用更为持久和温和。

药物的制备工艺和原辅料的不同，也可能显著影响药物的吸收和生物利用度，如不同药厂生产的相同剂量的地高辛（digoxin）片，口服后的血浆药物浓度可相差7倍。同理，20mg的微晶型螺内酯（spironolactone）胶囊可相当于100mg普通晶型螺内酯的疗效。

药物采用不同给药途径可能会产生不同的作用和用途，如硫酸镁（magnesium sulfate）口服可以导泻和利胆，注射则有止痉、镇静作用并使血压降低。

笔记

二、药物相互作用

两种或两种以上药物同时或先后序贯应用时，药物之间的相互影响和干扰可改变药物的体内过程及机体对药物的反应性，从而使药物的药理效应或毒性发生变化。

药物相互作用（drug interaction）主要表现在两个方面。一是不影响药物在体液中的浓度但改变药理作用，表现为药物效应动力学的相互作用。其结果有两种，使原有的效应增强的协同作用（synergism）和使原有效应减弱的拮抗作用（antagonism）。如氟烷（halothane）使β肾上腺受体敏感性增强，故手术时用氟烷静脉麻醉容易引起心律失常。单胺氧化酶抑制药则通过抑制去甲肾上腺素失活，提高肾上腺素能神经末梢去甲肾上腺素的贮存量，从而增强通过促进去甲肾上腺素释放而发挥作用的药物的效应，如麻黄碱或酪胺（tyramine）。二是通过影响药物的吸收、分布、代谢和排泄，改变药物在作用部位的浓度而影响药物作用，表现为药物代谢动力学的相互作用。如抑制胃排空的药物阿托品或阿片类麻醉药可延缓合并应用时药物的吸收。血浆蛋白结合率高的药物可被同时应用的另一血浆蛋白结合率高的药物置换，导致被置换药物的分布加快、作用部位药物浓度增高，临床效应或毒性反应增强。经肾小管分泌的药物如丙磺舒（probenecid），可竞争性抑制青霉素分泌而延长其效应，也抑制其他药物如抗病毒药齐多夫定等的分泌。

对于药效曲线斜率大或治疗指数低的药物如抗凝药、抗心律失常药、抗癫痫药、碳酸锂、抗肿瘤药和免疫抑制药，使用时更应注意药物的相互作用，否则极易诱发或加重不良反应。

第二节 机体因素

一、年　龄

年龄对药物作用的影响主要表现在：①新生儿和老年人体内药物代谢和肾脏排泄功能较低，大部分药物可能会有较强和更持久的作用。②药物效应靶点的敏感性发生改变。③老年人的特殊生理因素（如心血管反射减弱）和病理因素（如体温过低）。④机体组成发生变化。老年人脂肪在机体中所占比例增大，导致药物分布容积发生相应的改变。⑤老年人常需服用更多的药物，发生药物相互作用的概率相应增加。

新生儿体内的药物结合代谢能力相对缺乏会导致严重的后果，例如胆红素与白蛋白结合的位点被药物置换后引起核黄疸，氯霉素引起“灰婴”综合征是由于肝脏的结合代谢能力低下导致氯霉素在组织中蓄积而产生的毒性反应。

经体表面积标准化以后，新生儿肾小球滤过率和肾小管最大分泌率均仅为成人的20%，故主要经肾清除的药物在新生儿中的 $t_{1/2}$ 比成人长。足月产新生儿的肾功能在一周内达到成年人水平。早产儿的肾功能较差，因而，庆大霉素在早产新生儿体内 $t_{1/2}$ 长达18小时或更久，足月产新生儿约为6小时，成人仅为1~4小时。肾功能从大约20岁开始缓慢减弱，到50岁和75岁时分别降低约25%和50%，故肾小球滤过能力的衰退可引起药物经肾脏清除速率相应降低。

肝微粒体酶活性随着年龄的增长而缓慢降低，同时由于脂肪在机体内的构成比例随着年龄增长而增加，脂溶性药物的分布容积会增加，导致一些药物的半衰期随着年龄的增长而延长，如抗焦虑药地西泮。

老年人药物作用靶点的敏感性升高或降低导致药物反应性发生相应改变，如苯二氮䓬类药物在老年人中更易引起精神错乱，降压药物在老年人中因心血管反射减弱常引起体位性低血压。

笔记

二、性　别

女性体重一般轻于男性，在使用治疗指数低的药物时，为维持相同效应，女性可能需要较小剂量。女性脂肪比例比男性高而水比例比男性低，可影响药物的分布和作用。妊娠妇女除了维持妊娠的药物外，其他药物的应用均应慎重，因为进入母体内的药物也可能进入胎儿体内，凡能对母体产生轻微不良反应的药物都可能影响胚胎或胎儿的发育，因为新生儿对药物的代谢和排泄的功能不全，在分娩过程中对母体使用的药物也可对新生儿产生持久的作用。

三、遗传因素

遗传是药物代谢和效应的决定因素。遗传在药物代谢中的决定性作用是因发现同卵双生子和异卵双生子对药物代谢的显著差异而被证实的，异卵双生子中安替比林（antipyrine）和香豆素半衰期的变异程度比同卵双生子高6~22倍。基因是决定药物代谢酶、药物转运蛋白和受体活性和功能表达的结构基础，基因的突变可引起所编码的药物代谢酶、转运蛋白和受体蛋白氨基酸序列和功能异常，成为产生药物效应个体差异和种族差异的主要原因。

（一）遗传多态性（genetic polymorphism）

遗传多态性是一种孟德尔单基因性状，由同一正常人群中的同一基因位点上具有多种等位基因引起，并由此导致多种表型。表型是在环境影响下基因型所产生的机体的物理表现和可见性状。药物代谢酶的表型表现为催化代谢的活性大小，可通过测定其底物的代谢率确定。基因型是生物机体形成表型性状的遗传结构。表型是个体间药物代谢和反应差异的表现，而基因型则是反应差异的根本原因。具有遗传多态性的常见药物代谢酶见表4-1。

表4-1　常见的药物代谢酶多态性

酶	探针药	慢代谢者发生频率（%）			已知药物底物
		白种人	中国人	参与代谢物质	代表药
NAT2	异烟肼	60	20	>20	异烟肼、普鲁卡因胺、磺胺类、肼屈嗪
CYP2C9	华法林			>100	甲苯磺丁脲、地西泮、布洛芬、华法林
CYP2C19	美芬妥因	4	23	>60	美芬妥因、奥美拉唑、氯胍、西酞普兰
CYP2D6	异喹胍	6	1	>50	可待因、去甲替林、右美沙芬

N-乙酰基转移酶（N-acetyltransferase，NAT）是参与Ⅱ相乙酰化反应的代谢酶。人体内NAT具有NAT1和NAT2两种亚型。NAT2在体内参与了20多种肼类化合物和具有致癌性的芳香胺或杂环胺类化合物的生物激活或灭活，与一些药物的疗效和毒副作用密切相关，同时也与某些癌症的遗传易感性相关。NAT活性在人群中呈多态分布，人群被分为慢型乙酰化代谢者、快型乙酰化代谢者和中间型乙酰化代谢者。亚洲人中慢型乙酰化代谢者的发生率为10%~30%，而白种人达40%~70%。NAT基因定位于人染色体8p21.1-23.1。*NAT2*4*为NAT2的野生型等位基因，其纯合子或杂合子构成了快型乙酰化代谢者，各种突变等位基因的组合则构成慢型乙酰化代谢者。异烟肼、肼屈嗪、柳氮磺胺吡啶、氨苯砜和普鲁卡因胺等多种药物在体内经乙酰化代谢，NAT遗传多态性可通过影响这些药物的血药浓度而影响其疗效和不良反应。

CYP2D6早期称异喹胍氧化代谢酶，是CYP超家族中的一种常见药物氧化代谢酶，它至少介导50多种药物的氧化代谢，包括常用的抗心律失常药、抗糖尿病药和抗精神病药。*CYP2D6*基因的核苷酸变异有的产生多拷贝CYP2D6，导致酶活性增高，成为“超快代谢者（ultra-rapid metabolizer，UM）”；有的导致CYP2D6酶活性降低或缺失，成为“慢代谢者（poor metabolizer，PM）”；而不含核苷酸变异的则酶活性正常，为“强代谢者（extensive metabolizer，EM）”。酶活性的改变影响底物的体内代谢和药物效应。不同种族中PM的发生率不同，白人中的PM发生率在

笔记

5%~10%，而其他种族多在1%~2%。但是，导致CYP2D6酶活性降低的*CYP2D6*10*突变等位基因频率在中国人群中高达50%（白种人中的频率<1%），这种突变的广泛分布可降低中国人群CYP2D6酶的平均活性。

CYP2C19也称S-美芬妥因氧化酶，是一重要的具有遗传多态性的药物代谢酶。美芬妥因（mephenytoin，MP）为抗癫痫药，是S-和R-两种对映体组成的混旋体。S-MP经CYP2C19氧化生成4′-羟美芬妥因（4′-OH-MP）。CYP2C19酶活性在人群中呈二态分布（图4-1），存在EM和PM两种表型。白种人中PM的发生率为3%~5%，黑人介于白种人与东方人之间，而东方人中PM的发生率高达13%~23%。CYP2C19遗传多态性是由多个SNP所引起，以*CYP2C19*2*和*CYP2C19*3*两种突变等位基因发生频率最高，编码几乎100%的东方人和85%白人人群中的PM。许多抗抑郁药、抗癫痫药、抗焦虑药和抗消化性溃疡药经CYP2C19代谢，它们在体内的代谢与CYP2C19基因型有关，如地西泮、奥美拉唑等在野生型纯合子中的代谢清除率比野生型杂合子高，而后者又比突变等位基因纯合子高。这种影响可能导致临床治疗效应的差异。如奥美拉唑在CYP2C19突变等位基因纯合子患者中的溃疡愈合率和幽门螺旋杆菌根除率最高，野生型等位基因纯合子最低，而野生型杂合子则居中。

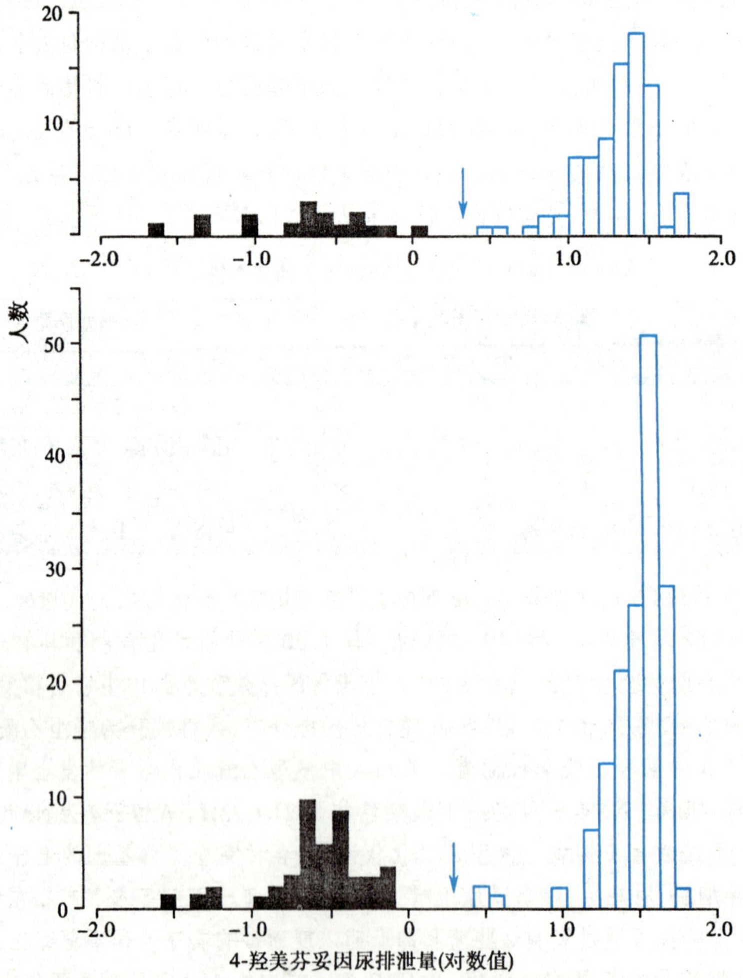

图4-1 S-美芬妥因氧化酶（CYP2C19）在中国人（上）和日本人（下）中的表型分布
图中实心框表示弱代谢者（PM），空心框表示强代谢者（EM）

编码药物受体的很多基因也存在遗传多态性，由此导致药物治疗效应发生改变。如β肾上腺受体的多态性改变β受体对激动药的敏感性而影响这类药在哮喘中的治疗作用。血管紧张

笔记

素Ⅱ的1型(AT_1)受体基因多态性引起血管对缩血管药去氧肾上腺素的反应性改变，也影响血管紧张素转换酶抑制药如培哚普利和钙通道阻滞药如尼群地平的作用。

(二) 种族差异(racial differences in drug response)

种族因素包含遗传和环境两个方面。不同种族具有不同的遗传背景(如不同的基因型及相同基因型的不同分布频率)。此外，长期生活在不同的地理环境中，具有不同的文化背景、食物来源和饮食习惯，都会对药物代谢酶的活性和作用靶点的敏感性产生影响，导致一些药物的代谢和反应存在种族差异(racial/ethnic difference)。不少药物的代谢和反应具有种族差异，如在乙醇代谢方面，服用等量的乙醇后中国人体内生成的乙醛血浆浓度比白人更高，更容易出现面红和心悸。服用普萘洛尔后的心血管反应中国人比白人敏感，而黑人的敏感性最差。药物代谢和反应种族差异的临床意义取决于药物治疗窗(therapeutic window)。

药物反应种族差异已经成为临床用药、药品管理、新药临床试验和新药开发中需要重视的一个重要因素。美国FDA在1995年批准了首个根据种族差异开发的新药，即专门用于治疗黑人心力衰竭的BiDil。

Genetic variation

- Genetic variation is an important source of pharmacokinetic and pharmacodynamic variability.
- Radical differences in the genetic expression of drug metabolizing enzymes complicate the individualization of drug therapy.
- Genetic polymorphisms in drug metabolizing enzymes, transporters, receptors, and other drug targets have been linked to interindividual differences in the efficacy and toxicity of many medications.

(三) 个体差异

人群中即使各方面条件都相同，还有少数人对药物的反应性不同，称为个体差异。与种族之间的药物代谢反应差异比较，同一种族内的个体差异更为显著和重要，如在口服同一剂量的普萘洛尔后，在白人和中国人中产生的血浆浓度平均值差异不到一倍，但无论是在白人中还是中国人中服用同一普萘洛尔剂量后的个体间差异可达10倍。

(四) 特异质反应

是一种性质异常的药物反应，通常是有害的，甚至是致命的，反应是否发生常与剂量无关，即使很小剂量也会发生。这种反应只在极少数患者中出现，如氯霉素导致的再生障碍性贫血发生率约为1/50 000。

特异质反应通常与遗传变异有关，例如伯氨喹、氨苯砜、阿霉素和一些磺胺类药物，甚至新鲜蚕豆在极少数患者中引起的溶血并导致严重贫血，是因为这些个体的葡萄糖-6-磷酸脱氢酶(G6PD)缺乏。G6PD缺乏是一种性连锁隐性遗传病。该酶可维持红细胞内谷胱甘肽(GSH)的含量，而GSH是防止溶血所必需的。伯氨喹等能减少正常红细胞中的GSH，但是只有在G6PD缺乏的红细胞中才能导致溶血。又如恶性高热(malignant hyperthermia)是对包括琥珀胆碱(succinylcholine)和各种吸入性麻醉药、镇静药等在内的一些药物的代谢反应，其成因是横纹肌内(包括心肌)肌浆网上的钙离子释放通道，即肉桂碱受体(ryanodine receptor)发生了遗传变异所致。

四、疾病状态

疾病本身能导致药物代谢动力学和药物效应动力学的改变。肝肾功能损伤易引起药物体

笔记

内蓄积，产生过强或过久的药物作用，甚至发生毒性反应。回肠或胰腺疾病，或由于心衰或肾病综合征导致回肠黏膜水肿时，因吸收障碍而使药物吸收不完全。肾病综合征时因有蛋白尿、水肿和血浆白蛋白降低，不仅会因肠道黏膜水肿而影响药物吸收，也会因为药物与血浆白蛋白结合率降低而影响药物的分布。甲状腺功能低下时对哌替啶的敏感性增高。体温过低（特别是老年人更易发生）可显著降低许多药物的消除。

五、心理因素 - 安慰剂效应

安慰剂（placebo）一般指由本身没有特殊药理活性的中性物质如乳糖、淀粉等制成的外形似药的制剂。但从广义上讲，安慰剂还包括那些本身没有特殊作用的医疗措施如假手术等。安慰剂产生的效应称为安慰剂效应（placebo effect）。

药物治疗的效应并非完全由药物本身单一因素引起，一个患者服药后的效应实际是由多种因素引起的，包括药理学效应、非特异性药物效应、非特异性医疗效应和疾病的自然恢复4个因素（图4-2）。非特异性药物作用和非特异性医疗效应是安慰剂的绝对效应。因此安慰剂效应是导致药物治疗发生效果的重要影响因素之一。

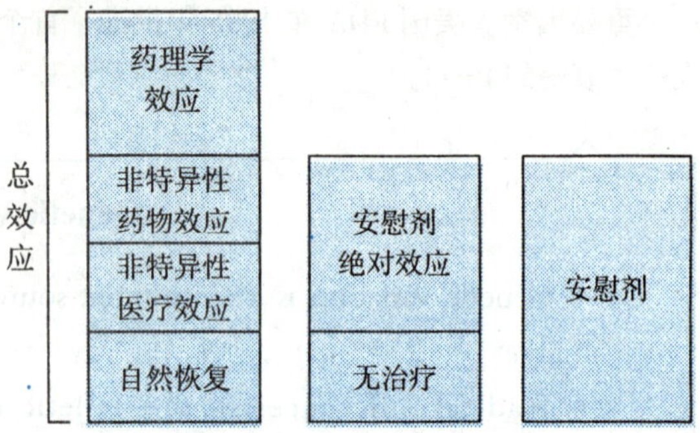

图4-2 影响药物效应的因素

安慰剂效应主要由患者的心理因素引起，它来自患者对药物和医师的信赖。患者在经医师给予药物后，会发生一系列的精神和生理上的变化，这些变化不仅包括患者的主观感觉，而且包括许多客观指标，当医师对疾病的解释及预后的推测给患者带来乐观的消息时，患者的紧张情绪可大大缓解，因此，安慰剂作用会比较明显。由于安慰剂效应的广泛存在，在评价药物的临床疗效时，应考虑这一因素的影响。

六、长期用药引起的机体反应性变化

长期反复用药可引起生物机体（包括病原体）对药物反应发生变化，主要表现为耐受性、耐药性和依赖性。还可因长期用药突然停药后发生停药综合征。

（一）耐受性（tolerance）和耐药性（drug resistance）

耐受性为机体在连续多次用药后对药物的反应性降低。增加剂量可恢复反应，停药后耐受性可消失。易引起耐受性的药物有巴比妥类、亚硝酸类、麻黄碱、肼屈嗪等。有的药物仅在应用很少几个剂量后就可迅速产生耐受性，这种现象称急性耐受性（acute tolerance/tachyphylaxis）。交叉耐受性（cross tolerance）是对一种药物产生耐受性后，在应用同一类药物（即使是第一次使用）时也会产生耐受性。耐药性是指病原体或肿瘤细胞对反复应用的化学治疗药物的敏感性降低，也称抗药性。是因为长期反复应用抗菌药，特别是剂量不足时，病原体产生了抗菌药物失活酶、改变了膜通透性而阻止抗菌药物的进入、改变了靶结构和代谢过程等。滥用抗菌药物是病原体产生耐药性的重要原因。

（二）依赖性（dependence）和停药症状（withdrawal symptoms）或停药综合征（withdrawal syndrome）

依赖性指长期应用某种药物后，机体对这种药物产生生理性或精神性的依赖和需求。生理依赖性（physiological dependence）也称躯体依赖性（physical dependence），即停药后患者产生身体戒断症状（abstinent syndrome）。精神依赖性（psychological dependence），即停药后患者只表现主观不适，无客观症状和体征。对吗啡药物产生依赖性者在停药后可发生精神和躯体一系列特有

笔记

的症状。因此，药物滥用尤其是兴奋药或麻醉药的滥用是引起药物依赖性并具有社会影响的重要问题。

患者在长期反复用药后突然停药可发生停药症状，如高血压患者长期应用β肾上腺受体阻断药后，如果突然停药，血压及心率可反跳性升高，患者症状加重。因此，长期用药的患者停药时必须逐渐减量至停药，可避免停药综合征的发生。

（罗大力）

笔记

第五章 传出神经系统药理概论

第一节 概 述

传出神经系统包括自主神经系统(autonomic nervous system,也称植物神经系统)和运动神经系统(somatic motor nervous system)。自主神经系统又分为交感神经(sympathetic nervous system)和

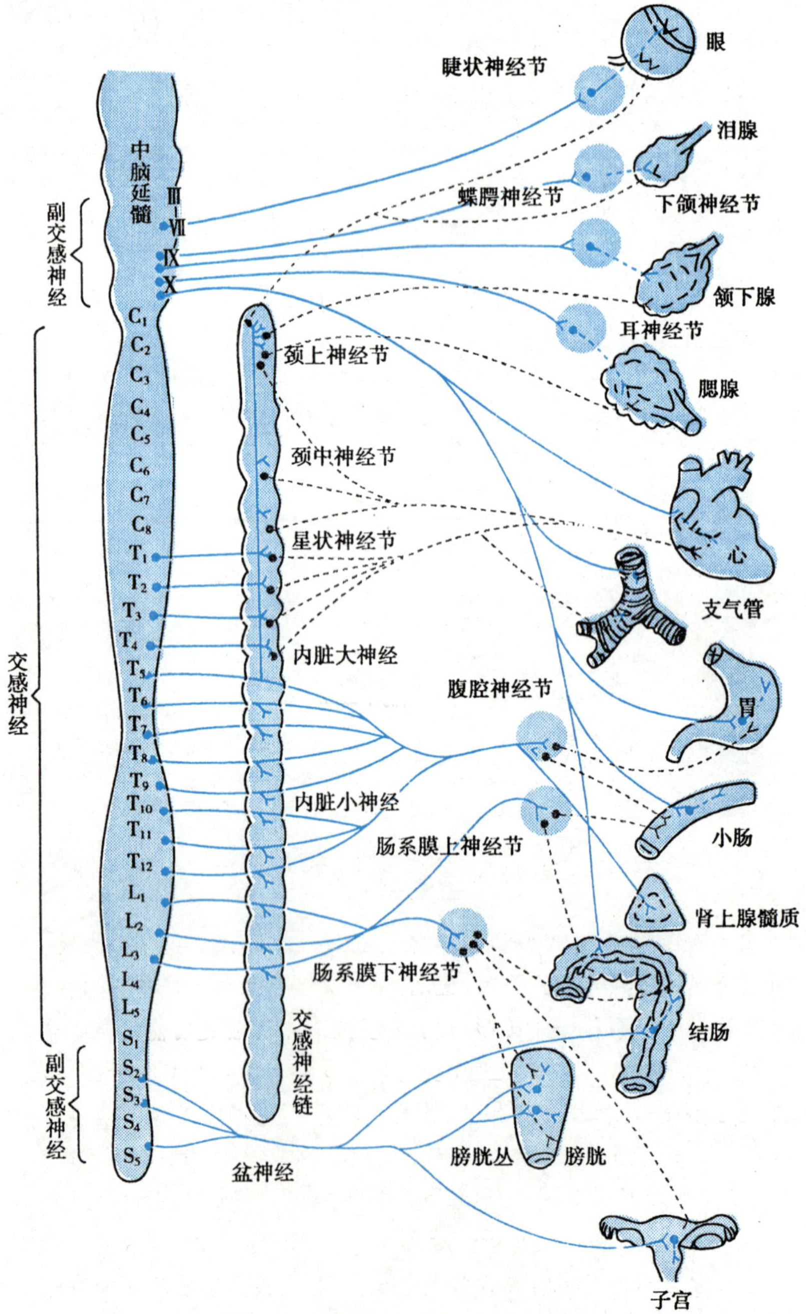

图 5-1 自主神经系统分布示意图

蓝色:胆碱能神经 实线:节前纤维 灰色:去甲肾上腺素能神经 虚线:节后纤维

笔记

副交感神经(parasympathetic nervous system),主要支配心脏、血管、平滑肌和腺体等效应器,其活动为非随意性的,如心脏排血、血流分配和食物消化等;运动神经系统则支配骨骼肌,通常为随意活动,如肌肉的运动和呼吸等。上述两个系统均依赖化学物质进行信息传递。在神经系统,化学传递可发生于神经细胞与细胞之间、神经细胞与其支配的效应器细胞之间。化学传递通过神经末梢释放少量递质进入突触间隙(synaptic cleft),经转运方式跨越间隙,与特异性的受体分子结合兴奋或抑制突触后细胞的功能。药物可模拟或拮抗化学递质的作用,即可选择性修饰许多传出神经的功能,这些功能涉及许多效应组织,如心肌、平滑肌、血管内皮、外分泌腺和突触前的神经末梢等。

传出神经根据其末梢释放的递质不同,可分为以乙酰胆碱为递质的胆碱能神经(cholinergic nerve)和主要以去甲肾上腺素为递质的去甲肾上腺素能神经(noradrenergic nerve)。胆碱能神经主要包括全部交感神经和副交感神经的节前纤维、运动神经、全部副交感神经的节后纤维和极少数交感神经节后纤维(支配汗腺分泌和骨骼肌血管舒张神经)。去甲肾上腺素能神经则包括几乎全部交感神经节后纤维(图 5-1,图 5-2)。

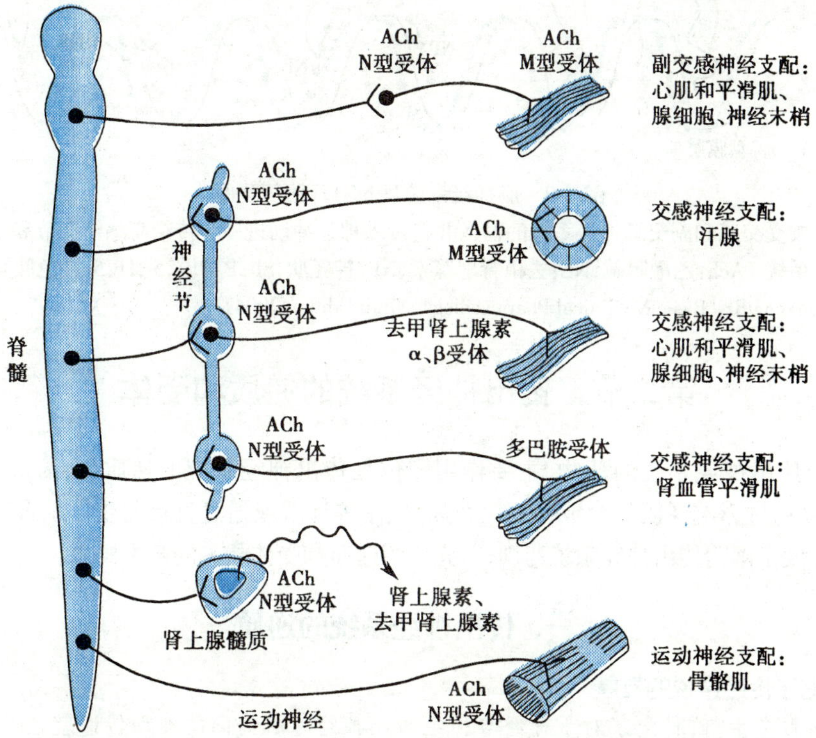

图 5-2 传出神经分类模式图

近年来除交感和副交感神经系统外,肠神经系统(enteric nervous system,ENS)已日益受到人们的关注。该神经系统由胃肠道的固有神经丛组成,其细胞体位于肠壁的壁内丛,包括一些支持细胞,在功能上类似于脑组织中的星形胶质细胞,是调节胃肠道功能的独立整合系统。它在结构和功能上不同于交感和副交感神经系统,而与中枢神经系统相类似,但仍属于自主神经系统的一个组成部分。肠神经元的神经纤维可来自于交感和副交感神经末梢,并可直接分布到平滑肌、腺体和血管。胃肠道运动功能主要受局部的 ENS 调节,与中枢神经系统具有相对独立性;如肠道的蠕动反射可以在离体条件下进行,切断迷走神经或交感神经对胃肠道运动的影响很小。ENS 的缺乏或功能异常,则导致胃肠道功能紊乱。ENS 可接受来自交感和副交感神经系统的冲动,并发送冲动至交感神经节和中枢神经系统。因此,该系统在药理学方面较交感神经或副交感神经系统更为复杂,其中涉及许多神经肽和其他递质,如 5- 羟色胺(5-HT)、一氧化氮(NO)、三磷酸腺苷(ATP)、P 物质(SP)和神经肽(NP)(图 5-3)。

笔记

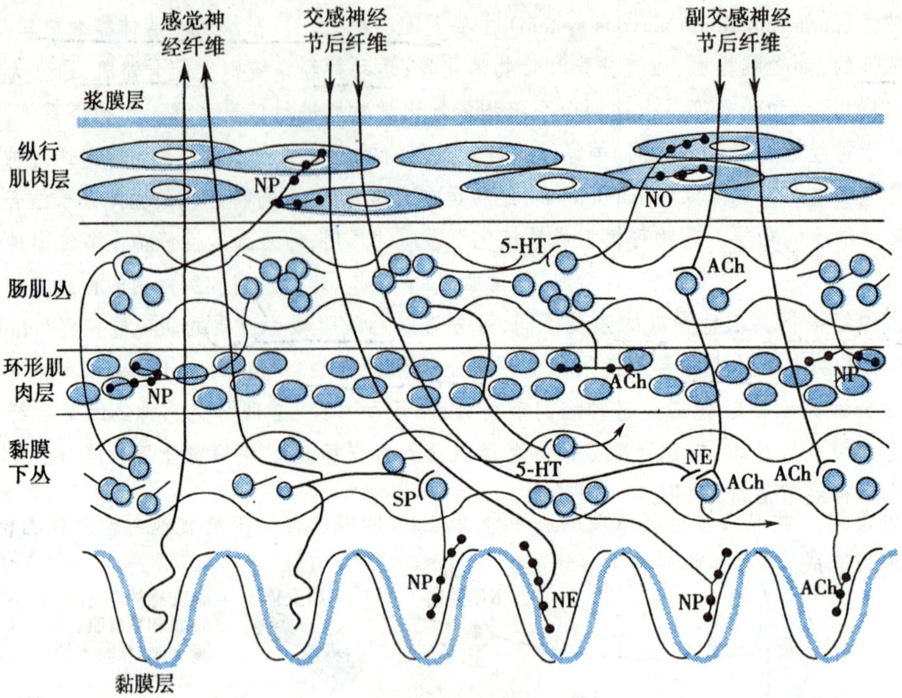

图 5-3 肠神经系统（ENS）环路简化图

ENS 按受交感和副交感神经系统的输入并将传入神经冲动进一步传给交感神经节和中枢神经系统。（Ach：乙酰胆碱，NE：去甲肾上腺素，NP：神经肽，SP：P 物质，5-HT：5-羟色胺）。（改自 Katzung BG. Basic & Clinical Pharmacology, Ninth Edition,2004）

第二节 传出神经系统的递质和受体

作用于传出神经系统的药物，主要作用靶位是传出神经系统的递质（transmitter）和受体（receptor），可通过影响递质的合成、贮存、释放、代谢等环节或通过直接与受体结合而产生生物效应。为了便于阐明传出神经系统药理，首先介绍递质和受体相关的基本概念。

一、传出神经系统的递质

（一）化学传递学说的发展

早在一百多年前，科学家对于神经与神经间或神经与肌肉间的冲动传递就已开始争论，其焦点是上述冲动传递是电传递还是化学物质传递。1921 年德国科学家 Loewi 在著名的离体双蛙心灌流实验中发现，当迷走神经兴奋时，可以释放一种物质，这种物质能抑制另一个离体蛙心的收缩。后于 1926 年证明这种抑制性物质就是乙酰胆碱。对交感神经而言，当测定微量儿茶酚胺的特异性化学和生物学方法建立后，Von Euler 才在 1946 年证实哺乳动物类交感神经及其效应器内存在的拟交感物质即为去甲肾上腺素。至此，传出神经系统的化学传递学说才日臻完善。这一学说已经被形态学、生理学、生物化学和药理学等学科的各种研究所证实。

化学传递的物质基础是神经递质（neurotransmitters），包括经典神经递质、神经肽、神经调质、神经激素和神经蛋白几大类，它们广泛分布于神经系统，担负着神经元与神经元之间、神经元与靶细胞之间的信息传递。神经递质主要在神经元中合成，而后储存于突触前囊泡内，在信息传递过程中由突触前膜释放到突触间隙，作用于效应细胞的受体，引起功能效应，完成神经元之间或神经元与效应器之间的信息传递。神经调质（neuromodulator）与神经递质类似，由突触前神经元合成，对主递质起调节作用，本身不直接负责跨突触的信号传递，或不直接引起效应细胞的功能改变。神经调质通过旁突触途径发挥作用，即神经元释放化学物质不经过突触结构，直接到达邻近或远隔的靶细胞。

笔记

(二) 传出神经突触的超微结构

突触(synapse)的概念最早是由英国神经学家 Sherrington 于 1897 年从生理学角度提出的,是指神经元与神经元之间,或神经元与某些非神经元细胞之间的一种特化的细胞连接,通过它的电信号或者化学信号的传递作用可以实现细胞间的通讯联系。电镜下观察化学性突触包括突触前部、突触后部和突触间隙。其中释放递质的一侧被称为突触前部,有受体的一侧称为突触后部,两者之间有 15~1000nm 的间隙,即突触间隙(synaptic cleft)。参与形成突触前、后部的细胞膜,在局部特化增厚,分别称为突触前膜(presynaptic membrane)和突触后膜(postsynaptic membrane)。在运动神经末梢近突触前膜处,聚集着很多直径为 20~50nm 的囊泡(vesicle)。据估计,单个运动神经末梢含有 30 万个以上的囊泡,而每个囊泡中含有 1000~50 000 个乙酰胆碱分子,在其突触后膜的皱褶内含有可迅速水解乙酰胆碱的胆碱酯酶。

交感神经末梢分为许多细微的神经分支,分布于平滑肌细胞之间。其分支都有连续的膨胀部分呈稀疏串珠状,称为膨体(varicosity)。每个神经元约有 3 万个膨体,每一膨体则含有 1000 个左右的囊泡。囊泡内含有高浓度的去甲肾上腺素(胆碱能神经末梢囊泡内含大量乙酰胆碱),囊泡为递质合成、转运和贮存的重要场所。

(三) 传出神经递质的生物合成和贮存

乙酰胆碱(acetylcholine,ACh)主要在胆碱能神经末梢合成,少量在胞体内合成,以胆碱和乙酰辅酶 A(acetyl coenzyme A,AcCoA)为原料。与其合成有关的酶为胆碱乙酰化酶(choline acetylase,ChAT,胆碱乙酰转移酶),在细胞体形成,并随轴浆转运至末梢。AcCoA 在末梢线粒体内形成,但它不能穿透线粒体膜,需在线粒体内先与草酰乙酸缩合成枸橼酸盐,才能穿过线粒体膜进入胞质液,在枸橼酸裂解酶催化下重新形成 AcCoA。胆碱和 AcCoA 在胆碱乙酰化酶催化下,合成 ACh。ACh 合成后,依靠囊泡乙酰胆碱转运体(图 5-4,转运体 B)转运进入囊泡内与 ATP 和囊泡蛋白共存,转运体 B 可被 Vesamicol 阻滞。在上述合成过程中,转运胆碱的钠依赖性高亲和力载体(图 5-4,转运体 A)是摄取胆碱的重要分子机制,因此,它是 ACh 合成的限速因子,可以被密胆碱(hemicholine)所阻滞(图 5-4)。

去甲肾上腺素(noradrenaline,NA 或 norepinephrin,NE)生物合成的主要部位在神经末梢。血液中的酪氨酸(tyrosine)经钠依赖性转运体(图 5-5,转运体 A)进入去甲肾上腺素能神经末梢,经酪氨酸羟化酶(tyrosine hydroxylase,TH)催化生成多巴(dopa),再经多巴脱羧酶(dopa decarboxylase,DDC)催化生成多巴胺(dopamine,DA),后者通过囊泡壁上对儿茶酚胺类物质具有高亲和力的转运体(图 5-5,转运体 B)进入囊泡,并由多巴胺 β- 羟化酶(dopamine-β-hydroxylase,DβH)催化,生成 NA 并与 ATP 和嗜铬颗粒蛋白结合,贮存于囊泡中。NA 在苯乙醇胺氮位甲基转移酶(phenylethanolamine-N-methyl transferase,PNMT)的作用下进一步甲基化生成肾上腺素。在上述参与递质合成的酶中,其中 TH 的活性较低,反应速度慢且对底物的要求专一,当胞质中多巴胺或游离 NA 浓度增高时,对该酶有反馈性抑制作用。反之,则对该酶抑制作用减弱,催化作用加强。因此,TH 是整个合成过程的限速酶(图 5-5)。

(四) 传出神经递质的释放

1. 胞裂外排(exocytosis) 当神经冲动到达神经末梢时,钙离子进入神经末梢,促进囊泡膜与突触前膜融合,随即囊泡相关膜蛋白(vesicle-associated membrane proteins,VAMPs)和突触小体相关蛋白(synaptosome-associated proteins,SNAPs)融合(图 5-4,图 5-5),形成裂孔,通过裂孔将囊泡内容物一并排出至突触间隙,其中递质 NA 和 ACh 可与其各自受体结合,产生效应,此即为胞裂外排。肉毒杆菌毒素可以抑制胆碱能神经突触的囊泡融合过程,去甲肾上腺素能神经突触的这一过程可被溴苄胺或胍乙啶抑制。

2. 量子化释放(quantal release) 哺乳类动物的骨骼肌和平滑肌均可记录到终板电位和接头电位。量子化释放学说认为囊泡为运动神经末梢释放 ACh 的单元,静息时即有少数囊泡释放

笔记

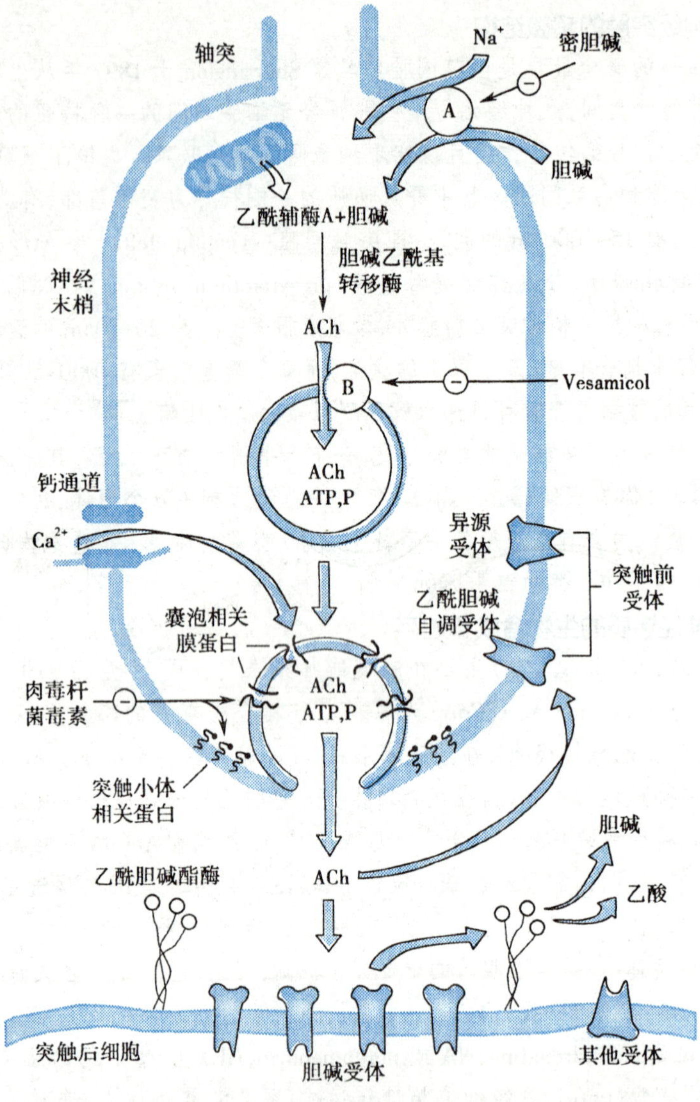

图 5-4 胆碱能神经末梢递质合成、贮存、释放和代谢示意图

(ACh:乙酰胆碱,A:钠依赖性载体 B:乙酰胆碱载体。ATP:三磷酸腺苷,P:多肽)。

(改自 Katzung BG. Basic & Clinical Pharmacology, Ninth Edition, 2004)

ACh(自发性释放),此时可见终板电位,但由于幅度较小,故不引起动作电位,而每个囊泡中释放的 ACh 量(5000 个左右的 ACh 分子)即为一个"量子"。当神经冲动达到末梢时,200~300 个以上囊泡(即量子)可同时释放,由于释放 ACh 量子剧增,可引发动作电位而产生效应。

3. 其他释放机制 交感神经末梢在静止时,亦可见有微量 NA 不断从囊泡中溢出,但由于溢流量少,故难以产生效应。此外,某些药物可经交感神经末梢摄取并进入囊泡内贮存,而同时将贮存于囊泡中的 NA 置换出来,此时由于 NA 释出量远大于溢流量,故可产生效应。

上述释放过程主要指 NA 和 ACh,但实际上除氨基酸、嘌呤、多肽等递质外,许多其他递质如多巴胺、5-羟色胺等释放的过程及特性均有相似之处。此外实际上许多神经均贮存有两或三种递质可供释放,如许多去甲肾上腺素能神经末梢亦可同时释放 ATP、多巴胺和神经多肽 Y,此现象称为共同传递(cotransmission)。

(五) 传出神经递质作用的消失

ACh 作用的消失主要是由于突触间隙中乙酰胆碱酯酶(acetylcholinesterase, AChE)的水解。AChE 水解效率极高,每一分子的 AChE 在 1 分钟内能完全水解 10^5 ACh 分子,其中水解产物胆碱可被摄入神经末梢,重新合成 ACh。此外,少量 ACh 可从突触间隙扩散,进入血液;突触前膜

笔记

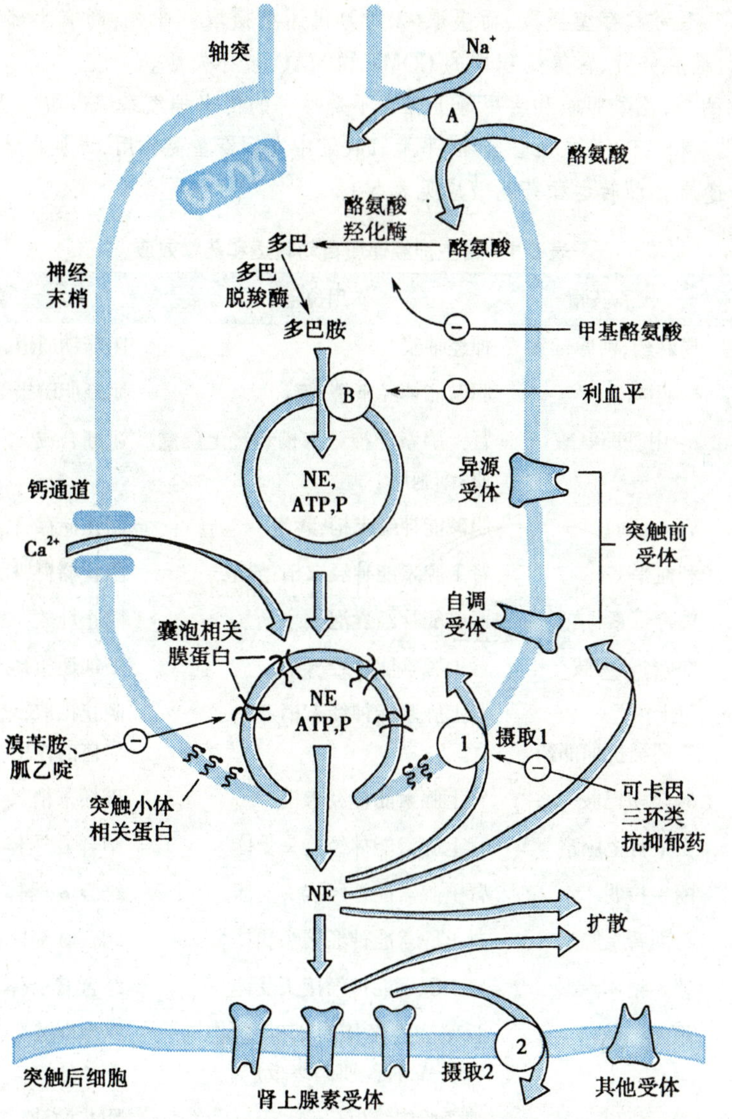

图 5-5 去甲肾上腺素能神经末梢递质合成、贮存、释放和代谢示意图（NE：去甲肾上腺素，ATP：三磷酸腺苷，P：多肽）。（改自 Katzung BG. Basic & Clinical Pharmacology, Ninth Edition, 2004）

对 ACh 的重新摄取数量极微，无实际意义。

NA 通过摄取和降解两种方式失活。NA 被摄取入神经末梢是其失活的主要方式，分为摄取 -1（uptake 1）和摄取 -2（uptake 2）。摄取 -1（uptake 1），也称神经摄取（neuronal uptake），为一种主动转运机制。现知这种摄取是由位于神经末梢突触前膜称为转运体（transporter）的特殊蛋白进行的。释放量的 NA 有 75%~90% 被这种方式所摄取。摄取进入神经末梢的 NA 可进一步转运进入囊泡中贮存，部分未进入囊泡中的 NA 可被胞质液中线粒体膜上的单胺氧化酶（monoamine oxidase，MAO）破坏。现已克隆出多种特异性较高的突触前膜单胺转运蛋白，如 NA、多巴胺、5- 羟色胺等转运蛋白，均属于 GABA 类转运蛋白，具有 12 个跨膜区，N 端和 C 端都在细胞内。对囊泡转运蛋白而言，尚有几种囊泡转运体 cDNAs 被克隆出来，其结构亦具有 12 个跨膜区，但其氨基酸排列顺序与 GABA 类不同，为利血平的作用靶位。此外，许多非神经组织如心肌、血管、肠道平滑肌也可摄取 NA，称为摄取 -2（uptake 2），也称非神经摄取（non-neuronal uptake）。这种摄取对 NA 的容量较大，但其亲和力则远低于摄取 -1。且被摄取 -2 摄入组织的 NA 并不贮存而很快被细胞内儿茶酚氧位甲基转移酶（catechol-o-methyltransferase，COMT）和 MAO 所破坏，因此

笔记

可以认为，摄取-1为贮存型摄取，而摄取-2则为代谢型摄取。此外，尚有小部分NA从突触间隙扩散到血液，最后被肝、肾等组织中的COMT和MAO破坏失活。

值得注意的是，乙酰胆碱和去甲肾上腺素不是唯一的传出神经系统递质。研究发现，血管活性肠肽、一氧化氮和ATP等在血管舒缩、平滑肌收缩中发挥着重要作用，详见自体活性物质章节。

自主神经递质自动转运和药物效应见表5-1。

表5-1 自主神经递质自动转运和药物效应

过程	代表药物	作用位点	效应
动作电位传递	局麻药，河豚毒素	神经轴浆	阻滞钠通道，阻断传导
递质合成	密胆碱	胆碱能神经末梢：膜	阻断胆碱摄取并减慢其合成
	α-甲基酪氨酸	肾上腺素能神经末梢和肾上腺髓质：细胞质	阻断合成
递质储存	Vesamicol	胆碱能神经末梢：囊泡	阻止储存，耗竭递质
	利血平	肾上腺素能神经末梢：囊泡	阻止储存，耗竭递质
递质释放	肉毒毒素	胆碱能神经囊泡	阻止释放
	酪胺，苯丙胺	肾上腺素能神经末梢	增加递质释放
递质释放后重摄取	可卡因 三环类抗抑郁药	肾上腺素能神经末梢	阻止摄取；增加递质在突触后受体的作用
	6-羟多巴胺	肾上腺素能神经末梢	破坏末梢
受体激动药或阻断药	去甲肾上腺素	肾上腺素能神经接头受体	结合α受体；激动受体
	酚妥拉明	肾上腺素能神经接头受体	结合α受体；阻断受体
	异丙肾上腺素	肾上腺素能神经接头受体	结合β受体；激动腺苷环化酶
	普萘洛尔	肾上腺素能神经接头受体	结合β受体；阻断受体
	烟碱	胆碱能神经接头烟碱受体（自主神经节，神经肌肉终板）	结合烟碱受体；打开突触后膜离子通道
	筒箭毒碱	神经肌肉终板	阻止激动
	氯贝胆碱	受体，副交感神经效应器细胞（平滑肌，腺体）	结合并激动毒蕈碱受体
	阿托品	受体，副交感神经效应器细胞	结合并阻断毒蕈碱受体
递质的酶解失活	新斯的明	胆碱能神经突触（乙酰胆碱酯酶）	抑制酶；延长并加强递质的活性
	反苯环丙胺	肾上腺素能神经末梢（单胺氧化酶）	抑制酶；增加储存的递质池

二、传出神经系统的受体

（一）传出神经系统受体命名

能与ACh结合的受体，称为乙酰胆碱受体（acetylcholine receptors）。早期研究发现副交感神经节后纤维所支配的效应器细胞膜的胆碱受体对以毒蕈碱为代表的拟胆碱药较为敏感，故把这部分受体称为毒蕈碱（muscarine）型胆碱受体，即M胆碱受体。位于神经节和神经肌肉接头的胆碱受体对烟碱较敏感，故将其称之为烟碱（nicotine）型胆碱受体，即N胆碱受体。能与去甲肾上腺素或肾上腺素结合的受体称为肾上腺素受体（adrenoceptors）。根据肾上腺素受体对拟肾上腺素类药物和阻断剂敏感性的不同，又可分为肾上腺素α受体（α受体）和肾上腺素β受体（β受体）。

笔记

(二) 传出神经系统受体亚型

1. M 胆碱受体亚型 属于与鸟核苷酸结合调节蛋白(G 蛋白)偶联的超级家族受体(superfamily of G-protein-coupled receptors),用分子克隆技术发现了五种不同基因编码的 M 受体亚型,分别为 m_1、m_2、m_3、m_4 和 m_5;根据配体对不同组织 M 受体相对亲和力不同将 M 受体分为 M_1、M_2、M_3、M_4 和 M_5(表 5-2)。各亚型的氨基酸序列一级结构已经清楚,共有 460~590 个氨基酸残基。M 受体广泛分布于全身各个器官组织,主要起到胆碱能神经传递的作用。M_1 主要位于中枢神经系统、外周神经元和胃壁细胞,介导兴奋作用;M_2 位于心脏和突触前末梢,调节心率;M_3 主要位于腺体、平滑肌,刺激腺体分泌,引起平滑肌收缩;M_4 和 M_5 主要位于中枢神经系统,具体作用尚不清楚。

表 5-2 胆碱受体亚型特点

受体	激动药	拮抗药	组织	效应	分子机制
毒蕈碱型					
M_1	乙酰胆碱	阿托品 哌仑西平	自主神经节 腺体 CNS	去极化(延迟 EPSP) 胃分泌	增加细胞内 Ca^{2+}
M_2	同 M_1	阿托品 异丙托铵	窦房结 心房 房室结 心室	减慢自发性除极;超极化 缩短动作电位时程;降低收缩强度 减慢传导速度 轻度降低收缩力	激活 K^+ 通道;抑制腺苷酸环化酶;抑制电压门控性 L 型钙离子通道活性
M_3	同 M_1	阿托品 达非那新	平滑肌 血管内皮 腺体	收缩 血管舒张 增加分泌	与 M_1 类似 产生 NO
M_4	同 M_1	阿托品 异丙托铵	CNS	运动增强	与 M_2 类似
M_5	同 M_1	阿托品	CNS	–	与 M_1 类似
烟碱型					
骨骼肌(N_M)	苯三甲基铵 烟碱	筒箭毒碱	神经肌肉接头	终板去极化,骨骼肌收缩	开启内源性阳离子通道
外周神经(N_N)	烟碱	曲美芬	自主神经节 肾上腺髓质	节后神经元去极化;髓质细胞去极化,儿茶酚胺释放	开启内源性阳离子通道
中枢神经(CNS)	烟碱 地棘蛙素	某些伴有部分亚型选择性药物	脑与脊髓	接头前控制神经递质释放	受体组成为 α_2-α_9 和 β_2-β_4 的不同组合

EPSP,兴奋性突触后电位

2. N 胆碱受体亚型 N 胆碱受体根据其分布部位不同可分为神经肌肉接头 N 受体,即为 N_M 受体(nicotinic muscle);神经节 N 受体和中枢 N 受体称为 N_N 受体(nicotinic neuronal)(表 5-2)。

3. 肾上腺素受体亚型 肾上腺素受体可分为 α 和 β 受体亚型,α 受体亚型主要为 α_1 和 α_2 两种亚型,其已被克隆出 6 种亚型基因,即 α_{1A}、α_{1B}、α_{1D} 和 α_{2A}、α_{2B}、α_{2C},而 β 受体可进一步分为 β_1、β_2 和 β_3 三种亚型。肾上腺素受体是研究最为详细的受体之一。肾上腺素受体亚型特点见表 5-3。

笔记

表 5-3 肾上腺素受体亚型特点

受体	激动药	拮抗药	组织	效应
α_1	Epi ≥ NE>>Iso 去氧肾上腺素	哌唑嗪	血管平滑肌 尿道平滑肌 肝 肠平滑肌 心	收缩 收缩 糖原分解;糖原异生 超极化和松弛 增强收缩力;心律失常
α_2	Epi ≥ NE>>Iso 可乐定	育亨宾	胰岛 β 细胞 血小板 神经末梢 血管平滑肌	减少胰岛素分泌 聚集 减少去甲肾上腺素分泌 收缩
β_1	Iso>Epi=NE 多巴酚丁胺	美托洛尔 CGP 20712A	心 肾小球旁细胞	增强收缩力、收缩频率和房室结传导 增加肾素分泌
β_2	Iso>Epi>>NE 特布他林	ICI 118551	平滑肌(血管,支气管,胃肠道,尿道) 骨骼肌 肝	松弛 糖原分解;钾摄取 糖原分解;糖原异生
β_3	Iso=NE>Epi BRL 37344	ICI 118551 CGP 20712A	脂肪组织	脂肪分解

Epi:肾上腺素;NE:去甲肾上腺素;Iso:异丙肾上腺素

(三)传出神经系统受体功能及其分子机制

1. M 胆碱受体 M_1、M_3、M_5 与 $G_{q/11}$ 蛋白偶联,激活磷脂酶 C(phospholipase C),促进第二信使,即 1,4,5- 三磷酸肌醇(inositol 1,4,5-triphosphate,IP_3)和二酯酰甘油(diacylglycerol,DAG)的生成而产生一系列效应。M_2、M_4 受体与 Gi/o 蛋白偶联,使腺苷酸环化酶活性抑制,并可激活 K^+ 通道或抑制 Ca^{2+} 通道。各受体亚型的分布效应及分子机制并不完全相同,具体描述见表 5-2。

2. N 胆碱受体 N 受体属于配体门控离子通道型受体,均为五聚体结构。不同部位 N 受体的分子结构十分相似,目前已克隆出了 17 个家族成员,即 α(10 型)、β(4 型)、γ、δ 和 ε(后三者各 1 型)。N 受体一般包括 α 和 β 亚基,形成中间带孔跨细胞膜通道,即为 N 受体离子通道。两个 α 亚基上有激动药 ACh 作用位点,当 ACh 与 α 亚基结合后,可使离子通道开放,从而调节 Na^+、K^+、Ca^{2+} 流动(图 5-6)。当动作电位到达运动神经末梢时,突触前膜去极化而引起胞裂外排,释放 ACh 可与神经肌肉接头的 N 受体结合,促使配体门控离子通道开放,膜外 Na^+、Ca^{2+} 进入胞内,可产生局部去极化电位,即终板电位。当终板电位超过肌纤维扩布性去极化阈值时,即可打开膜上电压门控性离子通道,此时大量 Na^+、Ca^{2+} 进入细胞,产生动作电位,导致肌肉收缩。值得注意的是,$(\alpha_7)_5$ 是全部由 α_7 组成的五聚体,主要存在于神经元和非

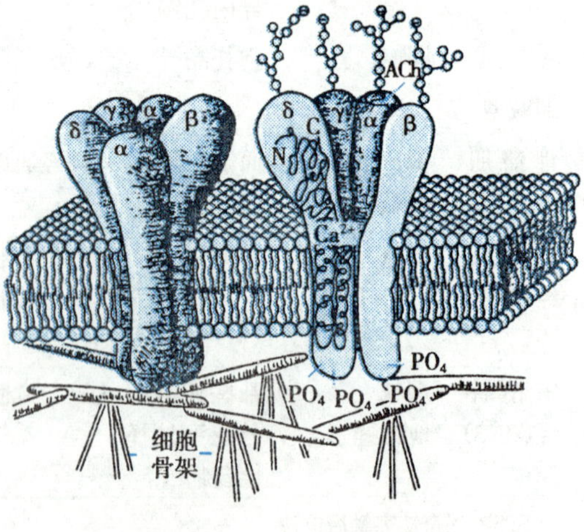

图 5-6 N_M 烟碱受体

5 个亚基各含约 450 个氨基酸,此 5 个肽链形成一个跨膜的环,在细胞内固定于细胞骨架上,每一肽链跨膜 4 次,N 端和 C 端都位于胞外部(如 δ 亚单位剖面所示)。肽链在胞外被糖基化,在胞内被磷酸化,导致受体脱敏,2 个 α 单位各有 1 个 ACh 结合位点,两者都结合 1 分子 ACh 后,钠通道即开放,细胞除极兴奋

笔记

兴奋性细胞上，对 Ca^{2+} 有高度通透性，目前研究表明它主要参与介导增殖、细胞存活和“胆碱能抗炎通路”。N胆碱受体的功能及其分子机制见表5-2。

3. 肾上腺素受体　分布于大部分交感神经节后纤维所支配的效应器细胞膜上，克隆研究显示该受体与M胆碱受体结构相似，也属于G蛋白偶联受体，其特点为均有7次跨膜区段结构，而效应产生都与G蛋白有关。这些受体是由400多个氨基酸残基组成，其每个跨膜区段具有由20余个氨基酸残基组成的亲脂性螺旋结构。7个跨膜区段间形成三个细胞外区间环和三个细胞内区间环，其中第5和第6跨膜区间的细胞内环链比较长（图5-7）。当激动药与受体结合后，可与G蛋白偶联，其中 α_1 受体激动可激活磷脂酶（C、D、A_2），增加第二信使 IP_3 和DAG形成而产生效应；α_2 受体激动则可抑制腺苷酸环化酶，并由此使cAMP减少。所有β受体亚型激动后均能兴奋腺苷酸环化酶，使cAMP增加，产生不同效应。肾上腺素受体亚型激动后主要效应，见表5-4。

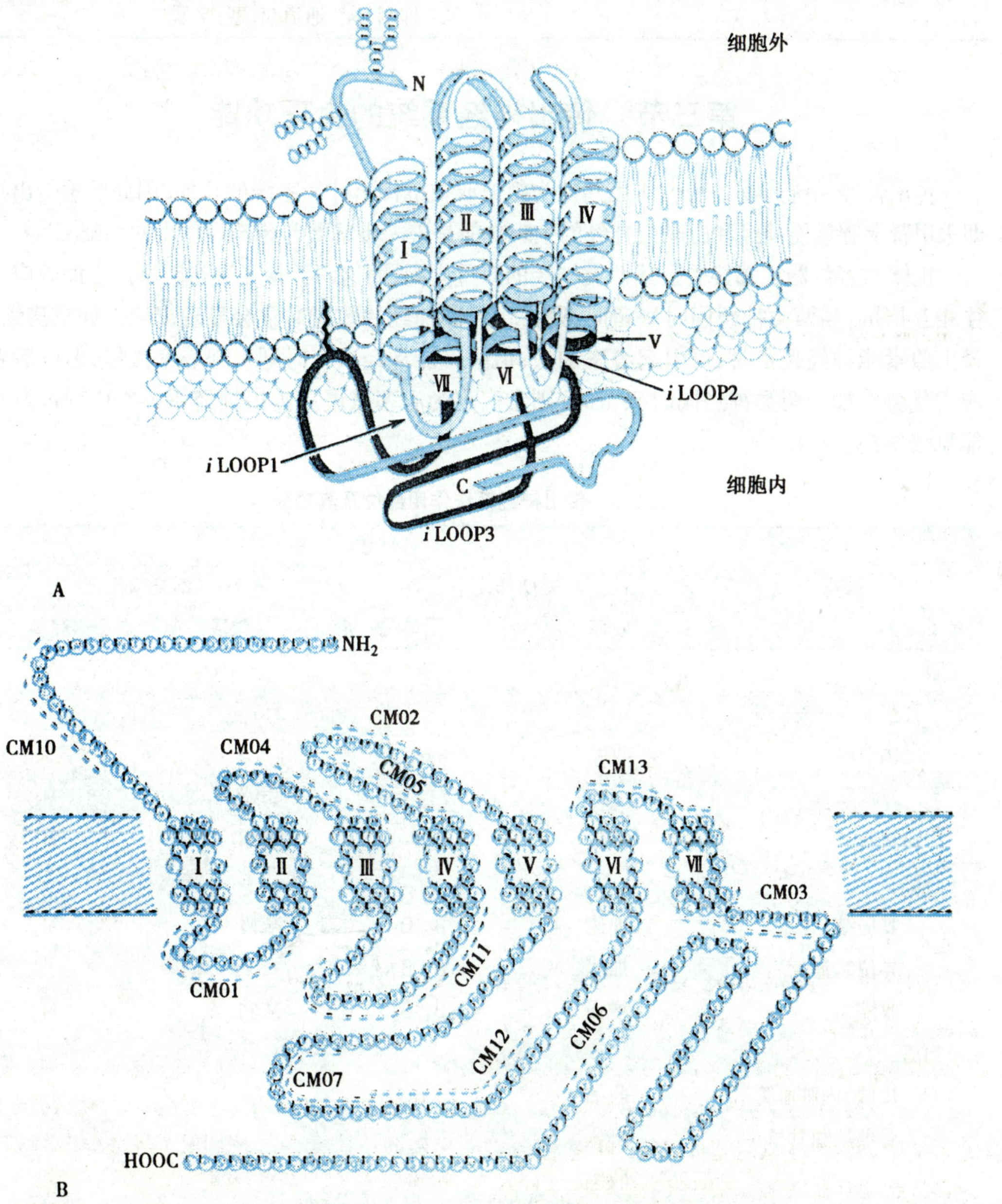

图5-7　β_2 肾上腺受体立体结构图（A）和拓扑结构图（B）

（N：氨基端，C：羧基端，*i*LOOP1-3：细胞内环1-3）（改自Morris AJ and Malbon CC. Physiological regulation of G protein-linked signaling Physiological review, 1999, 79(4): 1373-1430.）

笔记

表 5-4　肾上腺素受体及其效应系统

受体	偶联 G 蛋白	基本效应
β_1	Gs	腺苷酸环化酶激活，L 型 Ca^{2+} 通道激活
β_2	Gs	腺苷酸环化酶激活
β_3	Gs	腺苷酸环化酶激活
α_1	Gq	磷脂酶 C 激活
	Gq	磷脂酶 D 激活
	Gq，Gi/Go	磷脂酶 A_2 激活
	Gq	Ca^{2+} 通道激活
α_2	Gi	腺苷酸环化酶活性降低
	Gi（βγ 亚单位）	K^+ 通道开放
	Go	抑制 Ca^{2+} 通道（L 型；N 型）

第三节　传出神经系统的生理功能

传出神经系统药物的药理作用共性为拟似或拮抗传出神经系统的功能，因此熟悉传出神经即去甲肾上腺素能神经和胆碱能神经的生理功能是进一步掌握各药药理作用的基础。

机体的多数器官都接受上述两类神经的双重支配，而这两类神经兴奋时所产生的效应又往往相互拮抗，当两类神经同时兴奋时，则占优势的神经的效应通常会显现出来。如窦房结，当肾上腺素能神经兴奋时，可引起心率加快；但胆碱能神经兴奋时则引起心率减慢，但以后者效应占优势。如当两类神经同时兴奋时，则常表现为心率减慢。传出神经系统作用部位及其功能见表 5-5。

表 5-5　传出神经系统作用部位及其功能

器官	效应			
	交感作用		副交感作用	
	效应	受体	效应	受体
眼				
虹膜				
辐射肌	收缩	α_1		
环状肌			收缩	M_3
睫状肌	舒张	β	收缩	M_3
心脏				
窦房结	加速	β_1，β_2	减慢	M_2
异位起搏点	加速	β_1，β_2		
收缩	增强	β_1，β_2	减弱	M_2
血管				
皮肤、内脏血管	收缩	α		
骨骼肌血管	舒张	β_2		
	收缩	α		
	舒张	M		
内皮			释放 EDRF	M_3
支气管平滑肌	舒张	β_2	收缩	M_3

笔记

续表

器官	效应			
	交感作用		副交感作用	
	效应	受体	效应	受体
胃肠道平滑肌				
胃肠壁	舒张	α_2,β_2	收缩	M_3
括约肌	收缩	α_1	舒张	M_3
分泌			分泌增加	M_3
肠肌丛			激活	M_1
泌尿生殖道平滑肌				
膀胱壁	舒张	β_2	收缩	M_3
括约肌	收缩	α_1	舒张	M_3
子宫(妊娠)	舒张	β_2		
	收缩	α	收缩	M_3
阴茎,精囊	射精	α	勃起	M
皮肤				
竖毛肌	收缩	α		
汗腺				
体温调节	增加	M		
大汗腺分泌	增加	α		
代谢活动				
肝脏	糖异生	β_2,α		
肝脏	糖原分解	β_2,α		
脂肪细胞	脂肪分解	β_3		
肾脏	肾素释放	β_1		
自主神经末梢				
交感			减少 NE 释放	M
副交感	减少 ACh 释放	α		

EDRF:内皮依赖性舒张因子

第四节　传出神经系统药物基本作用及其分类

一、传出神经系统药物基本作用

(一) 直接作用于受体

许多传出神经系统药物可直接与胆碱受体或肾上腺素受体结合,可产生两种完全不同的结果:如结合后所产生效应与神经末梢释放的递质效应相似,称为激动药(agonist);如结合后不产生或较少产生拟似递质的作用,并可妨碍递质与受体结合,产生与递质相反的作用,就称为阻断药(blocker),对激动药而言,则称为拮抗药(antagonist)。

(二) 影响递质

1. 影响递质生物合成　密胆碱可以抑制乙酰胆碱的生物合成,α-甲基酪氨酸能抑制去甲肾上腺素生物合成,但两者目前无临床应用价值,仅作为药理学研究的工具药。

2. 影响递质释放　某些药物如麻黄碱和间羟胺可促进 NA 释放,而氨甲酰胆碱可促进 ACh 释放。有些药物如可乐定和碳酸锂则可分别抑制外周和中枢 NA 释放而产生效应。

3. 影响递质的转运和贮存　有些药物可干扰递质 NA 的再摄取,如利血平为典型的囊泡摄

笔记

取抑制剂而使囊泡内去甲肾上腺素减少至耗竭，去甲丙米嗪和可卡因都是摄取-1抑制剂。

4. 影响递质的生物转化 如前所述，ACh的体内灭活主要依赖于胆碱酯酶水解。因此胆碱酯酶抑制剂可干扰体内ACh代谢，造成体内ACh堆积，从而产生效应。

传出神经系统药物基本作用见图5-4，图5-5。

Because transmission involves different mechanisms in different segments of the autonomic nervous system, some drugs produce highly specific effects while others are much less selective in their actions. Drugs that act on the biochemical processes involved in transmitter synthesis and storage are more selective, since the biochemistry of adrenergic transmission is very different from that of cholinergic transmission. Activation or blockade of effector cell receptors offers maximum flexibility and selectivity of effect: adrenoceptors are easily distinguished from cholinoceptors. Furthermore, individual subgroups can often be selectively activated or blocked within each major type.

二、传出神经系统药物分类

传出神经系统药物可按其作用性质（激动受体或阻断受体）及对不同受体的选择性进行分类，见表5-6。

表5-6 常用传出神经系统药物的分类

拟 似 药	拮 抗 药
（一）胆碱受体激动药	（一）胆碱受体阻断药
1. M，N受体激动药（卡巴胆碱）	1. M受体阻断药
2. M受体激动药（毛果芸香碱）	（1）非选择性M受体阻断药（阿托品）
3. N受体激动药（烟碱）	（2）M_1受体阻断药（哌仑西平）
（二）抗胆碱酯酶药（新斯的明）	（3）M_2受体阻断药（戈拉碘铵）
（三）肾上腺素受体激动药	（4）M_3受体阻断药（hexahydrosiladifenidol）
1. α受体激动药	2. N受体阻断药
（1）α_1、α_2受体激动药（去甲肾上腺素）	（1）N_N受体阻断药（六甲双铵）
（2）α_1受体激动药（去氧肾上腺素）	（2）N_M受体阻断药（琥珀胆碱）
（3）α_2受体激动药（可乐定）	（二）胆碱酯酶复活药（碘解磷定）
2. α、β受体激动药（肾上腺素）	（三）肾上腺素受体阻断药
3. β受体激动药	1. α受体阻断药
（1）β_1、β_2受体激动药（异丙肾上腺素）	（1）α_1、α_2受体阻断药
（2）β_1受体激动药（多巴酚丁胺）	1）短效类（酚妥拉明）
（3）β_2受体激动药（沙丁胺醇）	2）长效类（酚苄明）
	（2）α_1受体阻断药（哌唑嗪）
	（3）α_2受体阻断药（育亨宾）
	2. β受体阻断药
	（1）β_1、β_2受体阻断药（普萘洛尔）
	（2）β_1受体阻断药（阿替洛尔）
	（3）β_2受体阻断药（布他沙明）
	3. α_1、α_2、β_1、β_2阻断药（拉贝洛尔）

（臧伟进）

笔记

第六章 胆碱受体激动药

胆碱受体激动药(cholinoceptor agonists),也称直接作用的拟胆碱药(direct-acting cholinomimetic drugs),可直接激动胆碱受体,产生与乙酰胆碱类似的作用。乙酰胆碱是中枢和外周神经系统的内源性神经递质,其主要作用为激动毒蕈碱型胆碱受体(M 胆碱受体)和烟碱型胆碱受体(N 胆碱受体)。前者主要分布于副交感神经节后纤维支配的效应器细胞;后者主要分布于神经肌肉接头(N_M 受体)和自主神经节(N_N 受体)。按作用选择性不同,胆碱受体激动药可分为 M 胆碱受体激动药和 N 胆碱受体激动药。

第一节 M 胆碱受体激动药

M 胆碱受体激动药可分为两类,即胆碱酯类和天然形成的拟胆碱生物碱。前者多数药物对 M、N 胆碱受体均有兴奋作用,但以 M 胆碱受体为主,后者则主要兴奋 M 胆碱受体。

一、胆碱酯类

胆碱酯类(choline esters)包括乙酰胆碱和合成的胆碱酯类如醋甲胆碱、卡巴胆碱和贝胆碱。

乙酰胆碱

乙酰胆碱(acetylcholine,ACh)为胆碱能神经递质。其性质不稳定,极易被体内乙酰胆碱酯酶(acetylcholinesterase,AChE)水解,且作用广泛,选择性差,故无临床实用价值,可在科学研究中作为工具药使用。但 ACh 作为内源性神经递质,分布较广,具有非常重要的生理功能,因此熟悉该递质的药理作用及机制是非常重要的。

【药理作用】

1. 心血管系统 ACh 对心血管系统主要产生以下作用:

(1) 舒张血管:静脉注射小剂量 ACh 可舒张全身血管,如肺血管和冠状血管。舒张血管作用主要由于激动血管内皮细胞 M_3 胆碱受体亚型,导致内皮依赖性舒张因子(endothelium-derived relaxing factor,EDRF)即一氧化氮(nitric oxide,NO)释放,从而引起邻近平滑肌细胞松弛,也可能通过压力感受器或化学感受器反射引起。如果血管内皮受损,则 ACh 的上述作用将不复存在,相反可引起血管收缩(图 6-1)。此外,ACh 也可激动去甲肾上腺素能神经末梢突触前膜 M_1 受体,抑制 NA 的释放而产生舒血管作用。

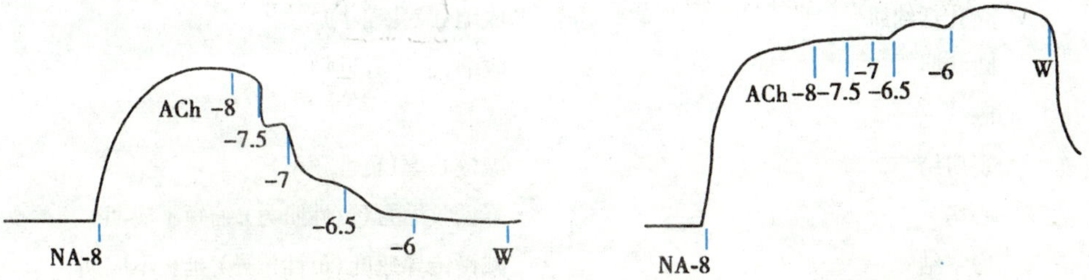

A: 血管内皮完整　　B: 血管内皮受损

图 6-1 乙酰胆碱对抗去甲肾上腺素引起的血管收缩作用依赖于血管内皮的完整性(A);如果内皮细胞受损,则 ACh 的舒张血管作用消失(B)

(2) 减弱心肌收缩力:即负性肌力作用(negative inotropic effect)。胆碱能神经主要分布于窦房结、房室结、普肯耶纤维和心房,而心室较少有胆碱能神经支配,故ACh对于心脏的直接作用主要在心房。其对心室的作用主要通过影响去甲肾上腺素能神经活性而间接产生。在人类和多数哺乳动物,ACh对心室肌的作用不太明显,只有当去甲肾上腺素能神经明显兴奋时,ACh对心室肌的抑制作用才会显现出来。由于胆碱能神经末梢与去甲肾上腺素能神经末梢紧密相邻,当去甲肾上腺素能神经兴奋时,除自身负反馈作用可抑制NA的释放外,由胆碱能神经末梢所释放的ACh也可激动去甲肾上腺素能神经末梢突触前胆碱受体而抑制NA的释放,导致心室肌收缩力减弱。

(3) 减慢心率:即负性频率作用(negative chronotropic effect)。ACh能使窦房结舒张期自动除极延缓,复极化电流增加,使动作电位到达阈值的时间延长,导致心率减慢。

(4) 减慢房室结和普肯耶纤维传导:即负性传导作用(negative dromotropic effect)。ACh可延长房室结和普肯耶纤维(Purkinje fibers)的不应期,使其传导减慢。

(5) 缩短心房不应期:ACh不影响心房肌的传导速度,但可使心房不应期及动作电位时程缩短(即为迷走神经作用)。

2. 胃肠道 ACh可兴奋胃肠道平滑肌,使其收缩幅度、张力和蠕动增加,能促进胃、肠分泌,引起恶心、嗳气、呕吐、腹痛及排便等症状。

3. 泌尿道 ACh可使泌尿道平滑肌蠕动增加,膀胱逼尿肌收缩,使膀胱最大自主排空压力(maximal voluntary voiding pressure)增加,降低膀胱容积,同时膀胱三角区和外括约肌舒张,导致膀胱排空。

4. 其他

(1) 腺体:ACh可使泪腺、气管和支气管腺体、唾液腺、消化道腺体和汗腺分泌增加。

(2) 眼:ACh局部滴眼可使瞳孔括约肌收缩(瞳孔缩小),睫状肌收缩(调节近视)。

(3) 神经节和骨骼肌:ACh作用于自主神经节N_N胆碱受体和骨骼肌神经肌肉接头的N_M胆碱受体,引起交感、副交感神经节兴奋及骨骼肌收缩。此外,因肾上腺髓质受交感神经节前纤维支配,故N_N胆碱受体激动能引起肾上腺素释放。

(4) 支气管:ACh可使支气管收缩。

(5) ACh还能兴奋颈动脉体和主动脉体化学受体。

(6) 中枢:尽管中枢神经系统有胆碱受体存在,由于ACh不易通过血脑屏障,故外周给药很少产生中枢作用。

ACh及其直接作用于胆碱受体药物的主要效应见表6-1。

表6-1 直接作用于胆碱受体药物的主要效应

器官	效应
眼	
瞳孔括约肌	收缩(瞳孔缩小)
睫状肌	收缩,适于看近物
心脏	
窦房结	减慢心率(负性频率)
心房	降低收缩力(负性肌力),缩短不应期
房室结	减慢传导速度(负性传导),延长不应期
心室	略降低收缩力
血管	
动脉	舒张(通过EDRF),收缩(大剂量直接作用)

笔记

续表

器 官	效 应
静脉	舒张(通过EDRF),收缩(大剂量直接作用)
肺	
支气管平滑肌	收缩(支气管收缩)
支气管腺体	促分泌
胃肠道	
运动	增加
括约肌	舒张
分泌	促分泌
泌尿道	
逼尿肌	收缩
三角括约肌	舒张
腺体	
汗腺,唾液腺,泪腺,鼻咽腺体	分泌

EDRF:血管内皮舒张因子

The effects of acetylcholine on the cardiovascular system

Acetylcholine has four primary effects on the cardiovascular system, including, vasodilation, reduction in the heart rate, slowdown in the rate of conduction in the specialized tissues of the sinoatrial (SA) and atrioventricular (AV) nodes, and a decline in the force of cardiac contraction.

A small dose of acetylcholine can produce a transitory fall in blood pressure due to vasodilation accompanied with a tachycardia by reflexes. A considerably larger dose is required to elicit bradycardia or block of AV nodal conduction from a direct action of acetylcholine on the heart. A large dose of acetylcholine after the administration of atropine leads to an increase in blood pressure. This change in the blood pressure is caused by stimulation of acetylcholine on the adrenal medulla and sympathetic ganglia to release catecholamine into the circulation.

醋甲胆碱

醋甲胆碱(methacholine)的甲基增强了其对胆碱酯酶水解作用的抵抗力,故其水解速度较ACh慢,作用时间较ACh长。本品对M胆碱受体具有相对选择性,尤其对心血管系统作用明显(表6-2)。临床上主要用于口腔黏膜干燥症。禁忌证为支气管哮喘、冠状动脉缺血和溃疡病患者。

表6-2 胆碱酯类和天然生物碱的药理活性比较

M胆碱受体激动剂	对胆碱酯酶敏感性	毒蕈碱样作用				阿托品拮抗作用	烟碱样作用
		心血管	胃肠道	泌尿平滑肌	眼(局部)		
乙酰胆碱	+++	++	++	++	+	+++	++
乙酰甲胆碱	+	+++	++	++	+	+++	+
卡巴胆碱	-	+	+++	+++	++	+	+++

笔记

续表

M胆碱受体激动剂	对胆碱酯酶敏感性	毒蕈碱样作用				阿托品拮抗作用	烟碱样作用
		心血管	胃肠道	泌尿平滑肌	眼(局部)		
氨甲酰甲胆碱	-	+/-	+++	+++	++	+++	-
毒蕈碱	-	++	+++	+++	++	+++	-
毛果芸香碱	-	+	+++	+++	++	+++	-

卡巴胆碱

卡巴胆碱(carbachol)化学性质稳定,不易被胆碱酯酶水解,作用时间长,对M、N胆碱受体选择性与ACh相似,均有激动作用。本品对膀胱和肠道作用明显,故可用于术后腹气胀和尿潴留,仅用于皮下注射,禁用静脉注射给药。该药副作用较多,且阿托品对它的解毒效果差,故目前主要用于局部滴眼治疗青光眼。禁忌证同醋甲胆碱。

贝胆碱

贝胆碱(bethanechol)化学性质稳定,不易被胆碱酯酶水解。本品可兴奋胃肠道和泌尿道平滑肌,对心血管作用弱。临床可用于术后腹气胀、胃张力缺乏症及胃滞留等的治疗。由于其对M胆碱受体具有相对选择性,故其疗效较卡巴胆碱好。口服和注射均有效。禁忌证同醋甲胆碱。

二、生物碱类

生物碱类(alkaloids)主要包括三种天然生物碱如毛果芸香碱(pilocarpine)、槟榔碱(arecoline)和毒蕈碱(muscarine)。此外,还包括合成类似物震颤素(oxotremorine)。震颤素可激动基底神经节的M胆碱受体,产生肌震颤、共济失调和肌强直等帕金森病样症状,常作为工具药使用。

毛果芸香碱

毛果芸香碱(pilocarpine)又名匹鲁卡品,是从毛果芸香属(pilocarpus)植物中提取的生物碱。

【药理作用】

能直接作用于副交感神经(包括支配汗腺的交感神经)节后纤维支配的效应器官的M胆碱受体,对眼和腺体作用较明显。

1. **眼** 滴眼后可引起缩瞳、降低眼内压和调节痉挛等作用(图6-2,图6-3)。

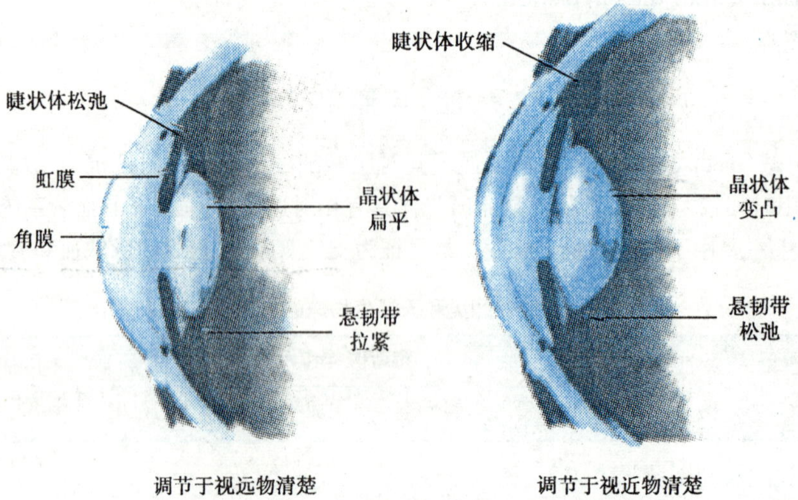

图6-2 药物对眼的调节

左:M胆碱受体阻断药的作用 右:M胆碱受体激动药的作用

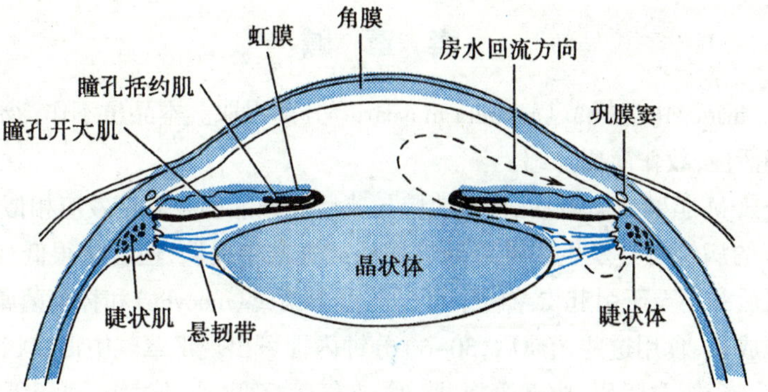

图 6-3　房水回流通路

(1) 缩瞳：虹膜内有两种平滑肌，一种是瞳孔括约肌，受动眼神经的副交感纤维（胆碱能神经）支配，兴奋时瞳孔括约肌向中心收缩，瞳孔缩小；另一种为瞳孔开大肌，受去甲肾上腺素能神经支配，兴奋时瞳孔开大肌向外周收缩，使瞳孔扩大。本品可激动瞳孔括约肌的 M 胆碱受体，表现为瞳孔缩小。局部用药后作用可持续数小时至 1 天。

(2) 降低眼内压：房水由睫状体上皮细胞分泌及血管渗出产生，经瞳孔流入前房，到达前房角间隙，主要经滤帘流入巩膜静脉窦，最后进入血液循环。毛果芸香碱通过缩瞳作用使虹膜向中心拉动，虹膜根部变薄，从而使处于虹膜周围的前房角间隙扩大，房水易于经滤帘进入巩膜静脉窦，使眼内压下降。

(3) 调节痉挛：眼在视近物时，通过调节晶状体的屈度（凹凸度），使物体成像于视网膜上，从而看清物体，此为眼调节作用。晶状体囊富有弹性，促使晶状体有略呈球形的倾向，但由于受到悬韧带的外向牵拉，使晶状体维持在较为扁平的状态。悬韧带又受睫状肌控制，睫状肌由环状和辐射状两种平滑肌纤维组成，其中以动眼神经支配的环状肌纤维为主。动眼神经兴奋时或毛果芸香碱作用后，环状肌向瞳孔中心方向收缩，造成悬韧带放松，晶状体由于本身弹性变凸，屈光度增加，此时只适合于视近物，而难以看清远物。毛果芸香碱的这种作用称为调节痉挛，此作用可在两小时内消失。

睫状肌也受去甲肾上腺素能神经支配，但在眼的调节中不占重要地位，故拟肾上腺素药一般不影响眼的调节。

2. 腺体　较大剂量的毛果芸香碱（10~15mg，皮下注射）可明显增加汗腺和唾液腺的分泌，也可使泪腺、胃腺、胰腺、小肠腺体和呼吸道黏膜分泌增加。

【临床应用】

1. 青光眼　青光眼为常见的眼科疾病，患者以进行性视神经乳头凹陷及视力减退为主要特征，并伴有眼内压增高症状，严重者可致失明。低浓度的毛果芸香碱（2% 以下）滴眼可用于治疗闭角型青光眼（angle-closure glaucoma，充血性青光眼），用药后可使患者瞳孔缩小，前房角间隙扩大，房水回流通畅，眼内压下降。但高浓度药物可加重患者症状。本品对开角型青光眼（open-angle glaucoma，单纯性青光眼）的早期也有一定疗效，但机制未明。毛果芸香碱易透过角膜进入眼房，用药后数分钟即可使眼内压下降，作用可持续 4~8 小时。

2. 虹膜睫状体炎　与扩瞳药交替使用，以防止虹膜与晶状体粘连。

3. 其他　口服可用于治疗口腔干燥，但在增加唾液分泌的同时，汗液分泌也明显增加。本品还可用作抗胆碱药阿托品中毒的解救。

【不良反应及应用注意】

过量可出现 M 胆碱受体过度兴奋症状，可用阿托品对症处理。滴眼时应压迫内眦，避免药液流入鼻腔增加吸收而产生不良反应。

笔记

毒 蕈 碱

毒蕈碱(muscarine)由捕蝇蕈(amanita muscaria)分离提取。本品虽不作为治疗性药物,但它具有重要的药理活性,故作简要介绍。

毒蕈碱为经典 M 胆碱受体激动药,其效应与节后胆碱能神经兴奋效应相似。我国民间因食用野生蕈而中毒的病例时有发生。毒蕈碱最初从捕蝇蕈中提取,但含量很低(约为 0.003%),因而人食用捕蝇蕈后并不至于引起毒蕈碱中毒。丝盖伞菌属(inocybe)和杯伞菌属(clitocybe)中含有较高的毒蕈碱成分,食用这些菌属后,30~60 分钟内即可出现毒蕈碱中毒症状,表现为流涎、流泪、恶心、呕吐、头痛、视觉障碍、腹部绞痛、腹泻、支气管痉挛、心动过缓、血压下降和休克等。可用阿托品治疗(每隔 30 分钟,肌内注射 1~2mg)。

M 胆碱受体激动药的药理活性比较见表 6-2。

第二节 N 胆碱受体激动药

N 胆碱受体有 N_M 和 N_N 两种亚型。N_M 受体分布于骨骼肌;N_N 受体分布于交感神经节、副交感神经节和肾上腺髓质。N 胆碱受体激动药有烟碱(nicotine)、洛贝林(lobeline,山梗菜碱)、合成化合物四甲铵(tetra-methylammonium,TMA)和二甲基苯哌嗪(1,1-dimethyl-4-phenylpiperazinium,DMPP)等。

烟碱(nicotine,尼古丁)是由烟草(tobacco)中提取的一种液态生物碱,脂溶性极强,可经皮肤吸收。其对神经节 N_N 胆碱受体的作用呈双相性,即开始使用时可短暂兴奋 N_N 受体,随后可持续抑制 N_N 受体。烟碱对神经肌肉接头 N_M 受体的作用与此类似,其阻断作用可迅速掩盖其激动作用而产生肌肉麻痹。由于烟碱作用广泛、复杂,故无临床实用价值,仅具有毒理学意义。

烟草中含有烟碱成分,长期吸烟与许多疾病如癌症、冠心病、溃疡病、中枢神经系统疾患和呼吸系统疾病的发生关系密切。此外,吸烟者的烟雾中也含有烟碱和其他致病物质,易被他人被动吸入。吸烟不但损己,同时破坏环境、损害他人健康。

制剂及用法

氯卡巴胆碱(carbachol chloride) 滴眼剂,0.5%~1.5%,注射剂,0.25mg/ml,皮下注射,每次 0.25~0.5mg。

溴化醋甲胆碱(methacholine bromide) 片剂,200mg,口服,每次 200~500mg,每天 2~3 次。

氯醋甲胆碱(methacholine chloride) 注射剂,25mg/ml,皮下注射,每次 10~25mg。

氯贝胆碱(bethanechol chloride) 片剂,10mg,口服,每次 10~30mg,每天 2~3 次,可舌下给药。注射剂,5mg/ml,皮下注射每次 5mg。

硝酸毛果芸香碱(pilocarpine nitrate) 滴眼液或眼膏,1%~2%,滴眼次数按需要决定,晚上或需要时涂眼膏。

(黄志力)

笔记

第七章 抗胆碱酯酶药和胆碱酯酶复活药

第一节 胆碱酯酶

胆碱酯酶(cholinesterase，ChE)分为乙酰胆碱酯酶(acetylcholinesterase，AChE，亦称真性胆碱酯酶)和丁酰胆碱酯酶(butyrylcholinesterase，BChE，亦称假性胆碱酯酶)。AChE 主要存在于胆碱能神经末梢突触间隙，特别是运动神经终板突触后膜的皱褶中聚集较多；也存在于胆碱能神经元内和红细胞中。AChE 特异性较高，可在胆碱能神经末梢、效应器接头或突触间隙等部位将 ACh 水解为胆碱和乙酸，终止 ACh 的作用。AChE 活性极高，一个酶分子可在 1 分钟内水解 6×10^5 分子的 ACh。BChE 主要存在于血浆中，可水解其他胆碱酯类如琥珀胆碱，而对 ACh 的特异性较低，对终止体内 ACh 的作用并不重要。因此，本章所提及的胆碱酯酶主要指 AChE。

AChE 蛋白分子表面活性中心有两个能与 ACh 结合的部位，即带负电荷的阴离子部位和酯解部位。前者含有一个谷氨酸残基，后者含有一个由丝氨酸的羟基构成的酸性作用点和一个组氨酸咪唑环构成的碱性作用点，它们通过氢键结合，增强了丝氨酸羟基的亲核性，使之较易与 ACh 结合。

AChE 通过下列 3 个步骤水解 ACh：① ACh 分子中带正电荷的季铵阳离子头，以静电引力与 AChE 的阴离子部位相结合，同时 ACh 分子中的羰基碳与 AChE 酯解部位的丝氨酸的羟基以共价键结合，形成 ACh 与 AChE 的复合物；② ACh 的酯键断裂，乙酰基转移到 AChE 的丝氨酸羟基上，使丝氨酸乙酰化，从而生成乙酰化 AChE，并释放出胆碱；③乙酰化 AChE 迅速水解，分离出乙酸，并使 AChE 游离，酶的活性恢复(图 7-1)。

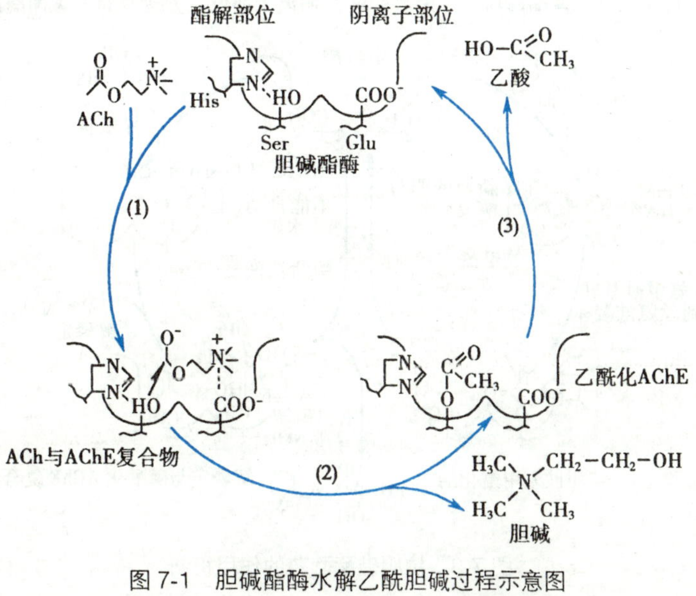

图 7-1 胆碱酯酶水解乙酰胆碱过程示意图

Glu：谷氨酸 Ser：丝氨基 His：组氨酸

第二节 抗胆碱酯酶药

抗胆碱酯酶药(anticholinesterase agents)也称间接作用的拟胆碱药(indirect-acting cholinomimetics)。与 ACh 一样，本类药物也能与 AChE 结合，但结合较牢固，水解较慢，使 AChE

笔记

活性受抑，导致胆碱能神经末梢释放的ACh堆积，产生拟胆碱作用。按药理学性质，抗ACh E药可分为易逆性抗AChE药和难逆性抗AChE药。后者主要为有机磷酸酯类，具毒理学意义。

一、易逆性抗胆碱酯酶药

（一）易逆性抗AChE药作用机制

多数易逆性抗AChE药分子结构中含有带正电荷的季铵基团和酯结构（图7-2），如新斯的明以季铵阳离子与AChE的阴离子部位结合，同时其分子中的羰基碳与AChE酯解部位的丝氨酸的羟基形成共价键，生成新斯的明与AChE的复合物；然后新斯的明中的二甲胺基甲酰基转移到丝氨酸羟基，生成二甲胺基甲酰化AChE，该酶中二甲胺基甲酰化丝氨酸缓慢水解，最后形成二甲胺基甲酸和复活的AChE。由于二甲胺基甲酰化AChE较乙酰化AChE水解速度慢，故酶的活性暂时消失，但比难逆性抗AChE药有机磷酸酯类短，因此属于易逆性抗AChE药（图7-3）。

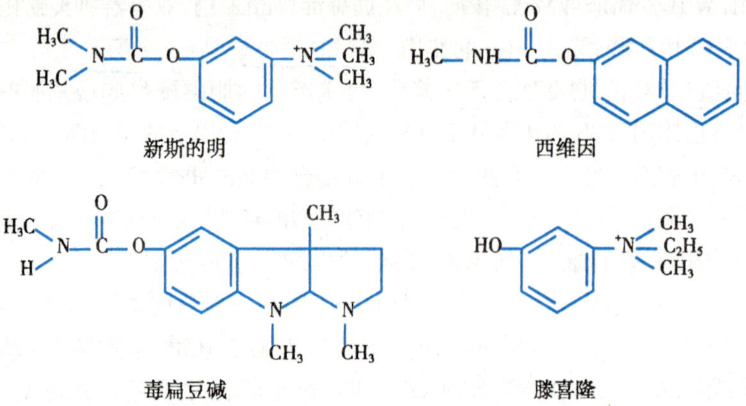

图7-2 易逆性抗胆碱酯酶药的化学结构

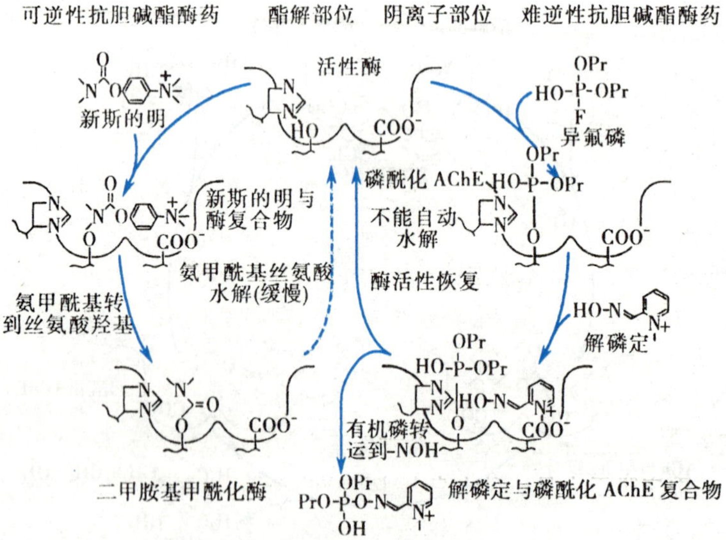

图7-3 抗胆碱酯酶药的作用机制

（二）易逆性抗AChE药一般特性

【药理作用】

1. 眼 本类药物结膜用药时所产生作用为结膜充血，并可使位于虹膜边缘的瞳孔括约肌收缩和睫状肌收缩，导致瞳孔缩小和睫状肌调节痉挛，使视力调节在近视状态。其中缩瞳作用可在几分钟内显现，30分钟达最大反应，持续数小时至数天不等，尽管瞳孔可缩小至“针尖样”大

笔记

小，但对光反射一般不消失，而晶状体调节障碍较为短暂，一般比缩瞳时间短。由于上述作用可促进房水回流，从而使升高的眼内压下降。

2. 胃肠道 不同药物对胃肠道平滑肌作用不同。新斯的明可促进胃平滑肌收缩及增加胃酸分泌，拮抗阿托品所致的胃张力下降及增强吗啡对胃的兴奋作用。当支配胃的双侧迷走神经切断后，新斯的明上述作用即被减弱。新斯的明对食管下段具有兴奋作用，在食管明显弛缓和扩张的患者，新斯的明能促进食管的蠕动，并增加其张力。此外，新斯的明尚可促进小肠、大肠(尤其是结肠)的活动，促进肠内容排出。

3. 骨骼肌神经肌肉接头 大多数强效抗 AChE 药对骨骼肌主要作用是通过其抑制神经肌肉接头 AChE，但亦有一定的直接兴奋作用(新斯的明)。一般认为抗 AChE 药可逆转由竞争性神经肌肉阻滞药引起的肌肉松弛，但并不能有效拮抗由除极化型肌松药引起的肌肉麻痹，因后者引起肌肉麻痹主要由于神经肌肉运动终板去极化所致。治疗剂量下，本类药物可适度增强内源性 ACh 的作用，导致骨骼肌收缩力增强，尤其对箭毒(curare)样竞争性神经肌肉阻滞剂所致的肌无力作用明显，对重症肌无力有效；大剂量时，由于体内堆积的 ACh 导致肌纤维震颤，继而整个运动单位的肌束震颤，随着体内 AChE 抑制程度的加重，肌张力逐渐下降，其作用与除极化型肌松药琥珀胆碱(succinylcholine)相似。

4. 其他 由于许多腺体如支气管腺体、泪腺、汗腺、唾液腺、胃腺(胃窦 G 细胞和壁细胞)、小肠及胰腺泡腺体等均受胆碱能节后纤维支配，故低剂量的抗 AChE 药即可增敏神经冲动所致的腺体分泌作用，较高剂量可增加基础分泌率。这类药物尚可引起细支气管和输尿管平滑肌收缩，使后者的蠕动增加。

抗 AChE 药对心血管系统作用较复杂，因为 ACh 可作用于神经节和节后纤维来影响心血管功能，而交感和副交感神经节兴奋后对心血管的效应常是相反的，因此最后效应为二者的综合结果。由于 ACh 对心脏的主要作用表现为心率减慢、心输出量下降(副交感神经对心脏的支配占优势)，故大剂量抗 AChE 药可引起血压下降，此作用也常与药物作用于延髓的血管运动中枢有关。

此外，抗 AChE 药对中枢各部位有一定兴奋作用，但在高剂量时，常引起抑制或麻痹，与血氧过低密切相关。

【体内过程】

毒扁豆碱易由胃肠道、皮下及黏膜吸收，并能透过血脑屏障。该药滴眼时如不压迫内眦，则可经鼻腔黏膜吸收而引起全身反应。注射给药时，其大多数在体内经血浆酯酶水解灭活，尿中排泄极少。新斯的明及其他季铵类药物(如吡斯的明)口服吸收差，且不易进入中枢神经系统。新斯的明和吡斯的明可被血浆酯酶水解，水解产物季醇(quaternary alcohols)及母体化合物经尿排泄，注射给药 $t_{1/2}$ 为 1~2 小时。

【临床应用】

1. 重症肌无力(myasthenia gravis) 为神经肌肉接头传递障碍所致慢性疾病，表现为受累骨骼肌极易疲劳。重症肌无力是一种自身免疫性疾病，主要为机体对自身突触后运动终板的 N_M 受体产生免疫反应，在患者血清中可见抗 N_M 受体的抗体，从而导致 N_M 受体数目减少。新斯的明、吡斯的明和安贝氯铵为治疗重症肌无力常规药物，常用来控制疾病症状。剂量必须控制在能改善临床症状为度。由于上述药物作用时间较短，故需反复给药。

2. 腹气胀和尿潴留 以新斯的明疗效较好，可用于手术后及其他原因引起的腹气胀及尿潴留。常用剂量为皮下或肌内注射每次 0.5mg，注射后 10~30 分钟可见肠蠕动增加，而口服溴化新斯的明 15~30mg，则需 2~4 小时起效。

3. 青光眼 以毒扁豆碱、地美溴铵较为多用。滴眼后可使瞳孔缩小，眼内压下降。闭角型青光眼常用本类药物进行短时的紧急治疗，长期疗法为手术治疗。开角型青光眼的发作具有逐

笔记

渐加重的特点，且常对手术治疗反应不佳，可用本类药物作长期治疗。

4. **解毒** 用于竞争性神经肌肉阻滞药过量时的解毒，主要用新斯的明、依酚氯铵和加兰他敏。也可用于M胆碱受体阻断剂如阿托品等药物中毒的解救，常用毒扁豆碱。因其可穿透血脑屏障，理论上也可用于治疗某些具有中枢抗胆碱作用的药物中毒，但同时毒扁豆碱本身可产生严重的中枢毒性，因此仅用于伴有体温升高或严重的室上性心动过速的中毒患者。

5. **阿尔茨海默病**（Alzheimer's disease，AD） 在进行性阿尔茨海默病的患者中观察到中枢部位，尤其是皮层下区域，如下橄榄核胆碱能神经元完整性缺陷。增加中枢神经系统内胆碱能神经递质的方法对AD症状具有改善作用。

1993年，美国FDA批准他克林（tacrine）用于轻、中度AD的治疗。但由于该药肝毒性发生率较高，需进行频繁的肝功能检查，从而限制了该药的使用。在接受3个月低剂量他克林治疗的患者中，30%患者丙氨酸转氨酶（alanine aminotransferase，ALT）值为正常人的3倍。停药后，90%患者的肝功能可恢复正常。其他不良反应为典型的AChE抑制所致的症状。

近年来，多奈哌齐（donepezil）已被批准用于临床。国外临床的多中心观察表明，每日口服本品5~10mg，连续21~81周，可改善AD患者的认知功能和整体的临床症状。一项长达55周的研究结果表明，该药物可延缓病情的进展。其不良反应主要为胆碱能神经的兴奋效应，常见恶心、腹泻和呕吐等。该药日服一次耐受性好，通常在晚上一次口服5mg，连续4~6周，如能耐受，则可逐渐增加到每日口服10mg。

利斯的明（rivastigmine）为一种长效的氨甲酰化抑制剂，近来已被批准在美国和欧洲使用。一般认为该药的疗效、耐受性和不良反应与多奈哌齐相似。

加兰他敏（galanthamin）也已被美国食品与药品管理局（FDA）批准用于AD的治疗，其不良反应与上述两药相似。

【不良反应】

详见以下各药及有机磷酸酯类。

（三）常用易逆性抗AChE药

1. **新斯的明**（neostigmine） 为季铵类化合物，其溴化物口服后吸收少而不规则，较少进入中枢。可抑制AChE活性而发挥完全拟胆碱作用，即通过ACh兴奋M、N胆碱受体；此外，尚能直接激动骨骼肌运动终板上的N_M受体，对骨骼肌兴奋作用较强，兴奋胃肠平滑肌的作用其次，对腺体、眼、心血管及支气管平滑肌作用弱。治疗重症肌无力时，可口服给药，也可皮下或肌内注射给药。本品静注给药时有一定危险性。新斯的明也常用于减轻由手术或其他原因引起的腹气胀及尿潴留。此外，尚可用于阵发性室上性心动过速和对抗竞争性神经肌肉阻滞药过量时的毒性反应。

新斯的明禁用于机械性肠或泌尿道梗阻患者。其不良反应主要与胆碱能神经过度兴奋有关。

2. **吡斯的明**（pyridostigmine） 作用类似于新斯的明，但起效缓慢，作用时间较长。由于口服吸收较差，故剂量较大。主要用于治疗重症肌无力，用法与新斯的明相似，疗程通常少于8周；亦可用于治疗麻痹性肠梗阻和术后尿潴留。

3. **依酚氯铵**（edrophonium chloride） 抗AChE作用明显减弱，但对骨骼肌仍有较强作用。本品显效较快，用药后可立即改善症状，使肌肉收缩力增强，但维持时间很短，5~15分钟后作用消失，故不宜作为治疗用药。常用于诊断重症肌无力，通常先快速静脉注射本品2mg，如在30~45秒后未见任何药物效应，可再静脉注射8mg药物，给药后如受试者出现短暂肌肉收缩改善，同时未见有舌肌纤维收缩症状（此反应常见于非重症肌无力的其他患者），则提示诊断阳性。在诊断用药时应准备阿托品，以防出现严重毒性反应。本品尚可用于鉴别在重症肌无力的治疗过程中症状未被控制是由于抗AChE药过量还是用量不足。如肌力增加，则提示治疗剂量不足；

如出现肌力减退，则提示治疗剂量过大。

4. **安贝氯铵**（ambenonium chloride，酶抑宁）　作用类似于新斯的明，但较持久，主要用于重症肌无力治疗，尤其是不能耐受新斯的明或吡斯的明患者。

5. **毒扁豆碱**（physostigmine，依色林，eserine）　为从西非毒扁豆（physostigma venenosum）的种子中提取的一种生物碱，现已人工合成。其结构为叔胺类化合物，可进入中枢。吸收后，外周作用与新斯的明相似，表现为M、N胆碱受体兴奋作用，但无直接兴奋受体的作用。进入中枢后，亦可抑制中枢AChE活性而产生作用（小剂量兴奋、大剂量抑制）。眼科应用时，其作用类似于毛果芸香碱，但较强而持久，表现为瞳孔缩小，眼内压下降，可维持1~2天。主要用途为局部用于治疗青光眼。与毛果芸香碱相比，本品奏效较快，刺激性较强，长期给药时，患者不易耐受。可先用本品滴眼数次，后改用毛果芸香碱维持疗效。本品滴眼后可致睫状肌收缩而引起调节痉挛，并可出现头痛。滴眼时应压迫内眦，以免药液流入鼻腔后吸收中毒。本品全身毒性反应较新斯的明严重，大剂量中毒时可致呼吸麻痹。

6. **地美溴铵**（demecarium bromide）　为一种作用时间较长的易逆性抗AChE药，主要用于青光眼治疗。滴眼后15~60分钟可见瞳孔缩小，可持续1周或更长时间，使用后24小时其降眼内压作用达高峰，并可持续9天以上。适用于治疗无晶状体畸形开角型青光眼及对其他药物无效的患者。

二、难逆性抗AChE药——有机磷酸酯类

有机磷酸酯类（organophosphate）主要作为农业和环境卫生杀虫剂，如敌百虫（dipterex）、乐果（rogor）、马拉硫磷（malathion）、敌敌畏（DDVP）、内吸磷（systox E1059）和对硫磷（parathion，605）等。有些则用作战争毒气（war gases），如沙林（sarin）、梭曼（soman）和塔崩（tabun）等。仅少数作为缩瞳药治疗青光眼，如乙硫磷（echothiophate iodide）和异氟磷（isoflurophate，dyflos）。

本类药物对人畜均有毒性，临床用药价值不大，但有毒理学意义，杀虫剂中毒已成为一个全球性的问题，尤其在发展中国家。职业性中毒最常见途径为经皮肤或呼吸道吸入，非职业性中毒则大多由口摄入。

【中毒机制】

有机磷酸酯类进入人体后，其亲电子性的磷原子与AChE酯解部位丝氨酸羟基上具有亲核性的氧原子以共价键结合，形成难以水解的磷酰化AChE，使AChE失去水解ACh的能力，造成ACh在体内大量积聚引起一系列中毒症状。若不及时抢救，AChE可在几分钟或几小时内“老化”。“老化”过程可能是磷酸化AChE的磷酰化基团上的一个烷氧基断裂，生成更为稳定的单烷氧基磷酰化AChE。此时，即使应用AChE复活药也难以使酶活性恢复，必须等待新生的AChE形成，才可水解ACh。此过程可能需要几周时间（图7-3）。

【中毒表现】

由于ACh的作用极其广泛，故中毒症状表现多样化，主要为毒蕈碱样（M样）和烟碱样（N样）症状，即为急性胆碱能危象（acute cholinergic crisis）。

1. **急性中毒**　主要表现为对胆碱能神经突触（包括胆碱能节后神经末梢及自主神经节部位）、胆碱能神经肌肉接头和中枢神经系统的影响。

（1）胆碱能神经突触：当有机磷酸酯类被呼吸道吸入后，全身中毒症状可在数分钟内出现。如经胃肠道或皮肤吸收，则中毒症状出现可有不同程度延缓，取决于所接触毒物的化学性质、脂溶性、是否需经体内活化、稳定性及磷酰化AChE的老化等因素。当人体吸入或经眼接触毒物蒸气或雾剂后，眼和呼吸道症状可首先出现，表现为瞳孔明显缩小、眼球疼痛、结膜充血、睫状肌痉挛、视力模糊和眼眉疼痛。随着药物的吸收，由于血压下降所致交感神经节的兴奋，缩瞳作用可能并不明显。也可见泪腺、鼻腔腺体、唾液腺、支气管和胃肠道腺体分泌增加。呼吸系统症状

笔记

还包括胸腔紧缩感及由于支气管平滑肌收缩、呼吸道腺体分泌增加所致的呼吸困难。当毒物由胃肠道摄入时，则胃肠道症状可首先出现，表现为厌食、恶心、呕吐、腹痛、腹泻等。当毒物经皮肤吸收中毒时，则首先可见与吸收部位最邻近区域出汗及肌束颤动。严重中毒时，可见自主神经节呈先兴奋、后抑制状态，产生复杂的自主神经综合效应，常可表现为口吐白沫、呼吸困难、流泪、阴茎勃起、大汗淋漓、大小便失禁、心率减慢和血压下降。

(2) 胆碱能神经肌肉接头：表现为肌无力、不自主肌束抽搐、震颤，并可导致明显的肌麻痹，严重时可引起呼吸肌麻痹。

(3) 中枢神经系统：除了脂溶性极低的毒物外，其他毒物均可进入血脑屏障而产生中枢作用，表现为先兴奋、不安，继而出现惊厥，后可转为抑制，出现意识模糊、共济失调、谵妄、反射消失、昏迷等症状。严重中毒晚期，则出现呼吸中枢麻痹所致的呼吸抑制，甚至呼吸停止和血管运动中枢抑制造成的血压下降甚或循环衰竭，危及生命。

急性有机磷酸酯类中毒死亡可发生在 5 分钟至 24 小时内，这取决于摄入体内的毒物种类、量、途径及其他因素等，死亡的主要原因为呼吸衰竭及继发性心血管功能障碍。

2. 慢性中毒　多发生于长期接触农药的人员，主要表现为血中 AChE 活性持续明显下降。临床体征为神经衰弱症候群、腹胀、多汗，偶见肌束颤动及瞳孔缩小。

【中毒诊断及防治】

1. 诊断　严重急性中毒的诊断主要依据毒物接触史和临床体征，对怀疑有轻度的急性中毒或慢性中毒的人，应测定其红细胞和血浆中的 AChE 活性。尽管 AChE 的活性在正常人群中差异极大，但中毒者在症状未出现前 AChE 的活性已明显降低至正常人群的平均水平以下。

2. 预防　按照预防为主的方针，严格执行农药生产、管理制度，并加强生产人员及使用农药人员的劳动保护措施及安全知识教育，这类中毒是可以预防的。

3. 急性中毒的治疗

(1) 消除毒物：一旦发现中毒，应立即把患者移出现场，去除污染的衣物。对由皮肤吸收者，应用温水和肥皂清洗皮肤。经口中毒者，应首先抽出胃液和毒物，并用微温的 2% 碳酸氢钠溶液或 1% 盐水反复洗胃，直至洗出液中不含农药味，然后给予硫酸镁导泻。敌百虫口服中毒时不用碱性溶液洗胃，因其在碱性溶液中可转化为毒性更强的敌敌畏。眼部染毒者，可用 2% 碳酸氢钠溶液或 0.9% 盐水冲洗数分钟。

(2) 解毒药物

1) 阿托品：为对症处理急性有机磷酸酯类中毒的特异性和高效能药物。阿托品能迅速对抗体内 ACh 的 M 样作用，表现为松弛多种平滑肌、抑制多种腺体分泌、加快心率和扩大瞳孔等，减轻或消除有机磷酸酯类中毒引起的恶心、呕吐、腹痛、大小便失禁、流涎、支气管分泌增多、呼吸困难、出汗、瞳孔缩小、心率减慢和血压下降等。由于阿托品对中枢的烟碱受体无明显作用，故对有机磷酸酯类中毒引起的中枢症状，如惊厥、躁动不安等对抗作用较差。开始时可用阿托品 2~4mg 静脉注射，亦可肌内注射。如无效，可每隔 5~10 分钟肌内注射 2mg，直至 M 胆碱受体兴奋症状消失或出现阿托品轻度中毒症状，即阿托品化。阿托品第 1 天用量常超过 200mg，达到阿托品化，并维持 48 小时。因阿托品不能使 AChE 复活，所以对中度或重度中毒患者必须采用阿托品与 AChE 复活药早期合并应用的治疗措施。

2) AChE 复活药：可使被有机磷酸酯类抑制的 AChE 恢复活性。目前常用的药物有氯解磷定、碘解磷定和双复磷等，详见第三节。

(3) 解毒药物的应用原则

1) 联合用药：阿托品能迅速缓解 M 样中毒症状。AChE 复活药不仅能恢复 AChE 的活性，还能直接与有机磷酸酯类结合，迅速改善 N 样中毒症状，对中枢中毒症状也有一定改善作用，故两者合用能取得较好疗效。

笔记

2）尽早用药：阿托品应尽量早期使用。磷酰化胆碱酯酶易“老化”，故 AChE 复活药也应及早使用。

3）足量用药：给药足量以保证快速和高效。阿托品足量的指标是：M 样中毒症状迅速消失或出现“阿托品化”，即瞳孔散大、口干、皮肤干燥、颜面潮红、肺部啰音显著减少或消失、心率加快等。但需注意避免阿托品中毒。AChE 复活药足量的指标是：N 样中毒症状全部消失，全血或红细胞中 AChE 活性分别恢复到 50%~60% 或 30% 以上。

4）重复用药：中、重度中毒或毒物不能从吸收部位彻底清除时，应重复给药，以巩固疗效。

（4）对症治疗

1）维持患者气道通畅，包括支气管内吸引术、人工呼吸、给氧。

2）用地西泮（5~10mg，静脉注射）控制持续惊厥。

3）抗休克。

4. 慢性中毒的解救 对于有机磷酸酯类慢性中毒，目前尚缺乏有效治疗方法，使用阿托品和 AChE 复活药疗效均不佳。如生产工人或长期接触者，发现 AChE 活性下降至 50% 以下时，不待症状出现，即应彻底脱离现场，以免中毒加深。

第三节 AChE 复活药

AChE 复活药是一类能使被有机磷酸酯类抑制的 AChE 恢复活性的药物。它们不但能使单用阿托品所不能控制的严重中毒病患得到解救，而且也可显著缩短一般中毒的病程。目前常用的药物有氯解磷定、碘解磷定和双复磷等。

氯 解 磷 定

氯解磷定（pralidoxime chloride，PAM-CL）水溶液较稳定，使用方便，可肌内注射或静脉给药，作用极快，不良反应较少，临床较为常用。

【药理作用】

1. 恢复 AChE 的活性 与磷酰化胆碱酯酶结合成复合物，复合物再裂解形成磷酰化氯解磷定，使胆碱酯酶游离而复活（图 7-3）。

2. 直接解毒作用 直接与体内游离的有机磷酸酯类结合，成为无毒的磷酰化氯解磷定从尿中排出，从而阻止游离的毒物继续抑制 AChE 活性。

【临床应用】

氯解磷定可明显减轻 N 样症状，对骨骼肌痉挛的抑制作用最为明显，能迅速抑制肌束颤动；对中枢神经系统的中毒症状也有一定改善作用；但对 M 样症状影响较小。故应与阿托品合用，以控制症状。

【不良反应】

治疗剂量的氯解磷定毒性较小，肌内注射局部有轻微疼痛。静脉注射过快（>500mg/min）可出现头痛、眩晕、乏力、视力模糊、恶心及心动过速。剂量过大（>8g/24h）时其本身也可以抑制 AChE，使神经肌肉传导阻滞，严重者呈癫痫样发作、抽搐、呼吸抑制。

碘 解 磷 定

碘解磷定（pralidoxime iodide，派姆，PAM）为最早应用的 AChE 复活药。药理作用和应用与氯解磷定相似。该药水溶性较低，水溶液不稳定，久置可释放出碘。

本品对不同有机磷酸酯类中毒疗效存在差异，如对内吸磷、马拉硫磷和对硫磷中毒疗效较好，对敌百虫、敌敌畏中毒疗效稍差，而对乐果中毒则无效。

笔记

Basic pharmacology of the indirect-acting cholinomimetics

The actions of acetylcholine released from autonomic and somatic motor nerves are terminated by a hydrolytic enzyme. This hydrolysis is accomplished by an enzyme called acetylcholinesterase, which is present in high concentrations in cholinergic synapses. The indirect-acting cholinomimetics inhibit the hydrolysis by acting at the active site of this enzyme. Beyond this primary effect, some cholinomimetics also have direct actions at nicotinic receptors. Currently, the main usage of these chemicals is as insecticides. Just a few of them have been used in therapeutic applications. These cholinomimetics share the same pharmacodynamic properties while demonstrate the different chemical and pharmacokinetic properties.

制剂及用法

溴化新斯的明(neostigmine bromide) 片剂,15mg,口服,每次15mg,每天45mg;极量每次30mg,每天100mg。

甲硫酸新斯的明(neostigmine methylsulfate) 注射剂,0.5mg/ml,1mg/2ml,皮下或肌内注射,每次0.25~1.0mg,每天1~3次;极量,每次1mg,每天5mg。

溴吡斯的明(pyridostigmine bromide) 片剂,60mg,口服,每次60mg,3次/天;极量,每次120mg,每天360mg。注射剂,1mg/ml,5mg/ml。

水杨酸毒扁豆碱(physostigmine salicylate) 滴眼液或眼膏,0.25%,每4小时一次,或按需要决定滴眼次数。溶液变红色后不可用。注射剂,0.5mg/ml,1mg/ml。

依酚氯铵(edrophonium chloride) 注射剂,10mg/ml,100mg/10ml,对抗肌松剂,肌内注射每次10mg,诊断重症肌无力,先静注2mg,如无反应,再静注8mg。

安贝氯铵(ambenonium chloride) 片剂,5mg,10mg,25mg,口服,每次5~25mg,3~4次/天。

氢溴酸加兰他敏(galanthamine hydrobromide) 片剂,5mg,口服,每次10mg,3次/天;注射剂,1mg/ml,2.5mg/ml,5mg/ml,肌内或皮下注射,每次2.5~10mg,1次/天。

地美溴铵(demecarium bromide) 滴眼液,0.125%~0.25%,1~2滴/次,滴眼,2次/周~2次/天。

盐酸他克林(tacrine hydrochloride) 片剂,10mg,20mg,口服每次10mg,3次/天。注射剂,15mg/ml,30mg/2ml。

(黄志力)

笔记

第八章　胆碱受体阻断药(I)——M胆碱受体阻断药

M胆碱受体阻断药(muscarinic cholinoceptor blocking drugs)阻碍乙酰胆碱(ACh)或胆碱受体激动药与平滑肌、心肌、腺体细胞、外周神经节和中枢神经系统的M胆碱受体结合，表现出胆碱能神经被阻断或抑制的效应，通常对N胆碱受体兴奋作用影响较小。但是，阿托品及其类似药物的季铵类衍生物具有较强的拮抗N胆碱受体的活性，可干扰外周神经节或神经肌肉的传递。在中枢神经系统如脊髓、皮层和皮层下中枢水平，其胆碱能传递涉及M和N胆碱受体的功能，大剂量或毒性剂量的阿托品及其相关药物通常对中枢神经系统具有先兴奋后抑制的作用；季铵类药物由于较难透过血脑屏障，因此对中枢的影响很小。

第一节　阿托品及其类似生物碱

本类药物包括阿托品、东莨菪碱和山莨菪碱等。多从茄科植物颠茄(atropa belladonna)、曼陀罗(datura stramonium)和洋金花(datura sp.)以及莨菪(hyoscyamus niger)和唐古特莨菪(scopolia tangutica)等天然植物中提取。

天然存在的生物碱为不稳定的左旋莨菪碱，在提取过程中可得到稳定的消旋莨菪碱(dl-hyoscyamine)，即为阿托品。东莨菪碱为左旋体，其作用较右旋体强许多倍。

【体内过程】天然生物碱和大多数的叔胺类M胆碱受体阻断药极易由肠道吸收，可透过眼结膜。某些药物如东莨菪碱在合适的赋形剂使用时，可透皮吸收。阿托品口服吸收迅速，1小时后血药浓度达峰值，生物利用度为50%。阿托品皮肤吸收差。相反，季铵类M胆碱受体阻断药肠道吸收差，口服吸收量仅为用药量的10%~30%，提示该类药物的极性高、脂溶性低。阿托品及其他叔胺类M胆碱受体阻断药吸收后可广泛分布于全身组织，口服30~60分钟后，中枢神经系统可达较高的药物浓度，尤其是东莨菪碱，可迅速、完全地进入中枢神经系统，故其中枢作用强于其他药物。而季铵类药物较难通过血脑屏障，其中枢作用较弱。阿托品可在体内迅速消除，$t_{1/2}$为2~4小时，50%~60%的药物以原形经尿排泄，其余可被水解，并与葡萄糖醛酸结合后从尿排出。阿托品用药后，其对副交感神经功能的拮抗作用可维持3~4小时，但对眼(虹膜和睫状肌)的作用可持续72小时或更久。

阿　托　品

【药理作用及机制】阿托品(atropine)作用机制为竞争性拮抗M胆碱受体。阿托品与M胆碱受体结合后，由于本身内在活性小，一般不产生激动作用，却能阻断ACh或胆碱受体激动药与受体结合，从而拮抗了它们对M受体的激动效应。研究提示竞争性拮抗药和ACh的结合位点在受体结构中的7个跨膜螺旋所形成的裂隙中，近年已有人在哺乳动物视紫红质结构中的视黄醇结合蛋白区域发现了该结合位点。

阿托品对外源性胆碱酯类的拮抗作用远大于其对内源性ACh的拮抗作用。因为阿托品为ACh的竞争性拮抗药，经胆碱能神经末梢所释放的内源性ACh离受体较近，在神经效应器接头内高浓度的ACh可拮抗阿托品的作用。

阿托品对M受体有较高选择性，但大剂量时对神经节的N受体也有阻断作用。阿托品对各种M受体亚型的选择性较低。

阿托品的作用广泛，随着剂量增加，各器官对药物的敏感性亦不同，可依次出现腺体分泌减

笔记

少、瞳孔扩大、心率加快、调节麻痹、胃肠道及膀胱平滑肌抑制，大剂量可出现中枢症状(表8-1)。

表8-1 阿托品作用与剂量关系

剂量	作用
0.5mg	轻度心率减慢、轻度口干、汗腺分泌减少
1.0mg	口干、口渴感，心率加快，有时心率可先减慢，轻度扩瞳
2.0mg	心率明显加快，心悸，明显口干，扩瞳，调节麻痹
5.0mg	上述所有症状加重，说话和吞咽困难，不安、疲劳，头痛，皮肤干燥，发热，排尿困难，肠蠕动减少
10.0mg	上述所有症状加重，脉细速，瞳孔极度扩大，极度视力模糊，皮肤潮红、热、干和猩红，运动失调，不安、激动、幻觉，谵妄和昏迷

1. 腺体 阿托品通过M胆碱受体的阻断作用抑制腺体分泌，对唾液腺(M_3受体亚型)与汗腺的作用最敏感。在用0.5mg阿托品时，即可见唾液腺及汗腺分泌减少；剂量增大，抑制作用更为显著(表8-1)。同时，泪腺及呼吸道腺体分泌也明显减少；较大剂量也减少胃液分泌。迷走神经虽可调节促胃液素引起的组胺释放和胃酸分泌，但促胃液素分泌不完全受迷走神经张力支配，而且阿托品不能阻断胃肠道激素和非胆碱能神经递质对胃酸分泌的调节作用，加之其同时抑制胃中HCO_3^-的分泌，故阿托品对胃酸浓度影响较小。

2. 眼 阿托品阻断M胆碱受体，使瞳孔括约肌和睫状肌松弛，出现扩瞳、眼内压升高和调节麻痹(图6-2)。上述作用在局部给药和全身用药时均可出现，应引起重视。

(1) 扩瞳：阿托品能阻断瞳孔括约肌上的M受体，致瞳孔括约肌松弛，使去甲肾上腺素能神经支配的瞳孔扩大肌功能占优势，瞳孔扩大。

(2) 眼内压升高：由于瞳孔扩大，使虹膜退向四周外缘，前房角间隙变窄，阻碍房水回流入巩膜静脉窦，造成眼内压升高。故青光眼患者禁用。

(3) 调节麻痹：阿托品能阻断睫状肌的M受体，使睫状肌松弛而退向外缘，悬韧带拉紧，晶状体变为扁平，屈光度降低，不能将近物清晰地成像于视网膜上，而造成视近物模糊不清，只适合看远物。这种不能调节视力的作用，称为调节麻痹。

3. 平滑肌 阿托品对多种内脏平滑肌有松弛作用，尤其对过度活动或痉挛的平滑肌作用更为显著。它可抑制胃肠道平滑肌痉挛，降低蠕动的幅度和频率，缓解胃肠绞痛。阿托品对胃肠括约肌作用常取决于括约肌的功能状态，如当胃幽门括约肌痉挛时，阿托品则具有一定松弛作用，但作用常较弱且不稳定。阿托品也可降低尿道和膀胱逼尿肌的张力和收缩幅度，常可解除由药物引起的输尿管张力增高。对膀胱收缩的抑制作用涉及多种M受体亚型，其中M_2受体最重要，而M_3受体与膀胱逼尿肌收缩有关。阿托品对胆管和子宫平滑肌作用较弱。

4. 心脏

(1) 心率：治疗量阿托品(0.4~0.6mg)可使部分患者心率短暂性轻度减慢，一般每分钟减少4~8次。这种心率减慢并不伴随血压与心输出量的变化。人体研究发现，选择性M_1胆碱受体阻断药哌仑西平也有减慢心率作用。如先用哌仑西平后再用阿托品，则阿托品减慢心率作用消失，提示此作用是由于阿托品阻断了副交感神经节后纤维上的M_1胆碱受体(即突触前膜M_1受体)，从而减弱了突触中ACh对递质释放的负反馈抑制作用所致。较大剂量的阿托品通过阻断窦房结M_2受体而解除了迷走神经对心脏的抑制作用，从而引起心率加快。心率加快的程度取决于迷走神经张力。在迷走神经张力高的青壮年，心率加快明显，如肌内注射2mg阿托品，心率可增加35~40次/分；阿托品对运动状态、婴幼儿和老年人的心率影响较小。

(2) 房室传导：阿托品可拮抗迷走神经过度兴奋所致的房室传导阻滞和心律失常。阿托品尚可缩短房室结的有效不应期，增加房颤或房扑患者的心室率。

5. 血管与血压 治疗量阿托品单独使用时对血管与血压无明显影响，这可能与多数血管床

笔记

缺乏胆碱能神经支配有关。但阿托品可完全拮抗由胆碱酯类药物所引起的外周血管扩张和血压下降。较大剂量的阿托品(偶见治疗量)可引起皮肤血管扩张,出现皮肤潮红、温热,尤以面颈部皮肤为甚。扩血管作用机制未明,可能是机体对阿托品引起的体温升高(由于出汗减少)后的代偿性散热反应,也可能是阿托品的直接扩血管作用。

6. 中枢神经系统 治疗量阿托品对中枢神经系统的影响不明显;较大剂量(1~2mg)可轻度兴奋延髓和大脑,5mg时中枢兴奋明显增强,中毒剂量(10mg以上)可见明显中枢中毒症状(表8-1)。继续增加剂量,可见中枢兴奋转为抑制,发生昏迷与呼吸麻痹,最后死于循环与呼吸衰竭。

【临床应用】

1. 解除平滑肌痉挛 适用于各种内脏绞痛,对胃肠绞痛,膀胱刺激症状如尿频、尿急等疗效较好,但对胆绞痛或肾绞痛疗效较差,常需与阿片类镇痛药合用。

2. 抑制腺体分泌 用于全身麻醉前给药,以减少呼吸道腺体及唾液腺分泌,防止分泌物阻塞呼吸道及吸入性肺炎的发生。也可用于严重的盗汗及流涎症的治疗。

3. 眼科

(1) 虹膜睫状体炎:0.5%~1%阿托品溶液滴眼,可松弛虹膜瞳孔括约肌和睫状肌,使之充分休息,有助于炎症消退。还可与缩瞳药交替应用预防虹膜与晶状体的粘连。

(2) 验光、眼底检查:眼内滴用阿托品可使睫状肌松弛,具有调节麻痹作用,此时由于晶状体固定,可准确测定晶状体的屈光度。亦可利用其扩瞳作用检查眼底。但阿托品作用持续时间较长,一般扩瞳作用可维持1~2周,调节麻痹作用也要维持2~3天,视力恢复较慢,现已少用。但儿童验光时仍用阿托品,因儿童的睫状肌调节功能较强,只有用阿托品才能使眼调节功能充分麻痹,从而正确检验屈光度的异常情况。

4. 缓慢型心律失常 阿托品可用于治疗迷走神经过度兴奋所致的窦性心动过缓、窦房阻滞、房室传导阻滞等缓慢型心律失常。在急性心肌梗死的早期,尤其是发生在下壁或后壁的急性心肌梗死,常有窦性心动过缓,严重时可因低血压及迷走神经张力过高,导致房室传导阻滞。阿托品可恢复心率以维持合适的血流动力学,从而改善患者的临床症状。但阿托品剂量需谨慎调节,剂量过低可致进一步的心动过缓,剂量过大则引起心率加快、增加心肌耗氧量而加重心肌梗死,并有引起室颤的危险。阿托品有时对晕厥伴过度的颈动脉窦反射患者的严重心动过缓也有效。本品对大多数的室性心律失常疗效差。在某些患者,阿托品可减轻伴有过缓心房率的室性早搏。

5. 抗休克 对暴发型流行性脑脊髓膜炎、中毒性菌痢、中毒性肺炎等所致的感染性休克患者,可用大剂量阿托品治疗,能解除血管痉挛,舒张外周血管,改善微循环。但对休克伴有高热或心率过快者,不宜用阿托品。

6. 解救有机磷酸酯类中毒(见第七章)。

【不良反应】 阿托品具有多种药理作用,临床上应用其某一种作用时,其他的作用则成为副作用。常见不良反应有口干、视力模糊、心率加快、瞳孔扩大及皮肤潮红等。随着剂量增大,其不良反应逐渐加重,甚至出现明显中枢中毒症状(表8-2)。此外,误服过量的颠茄果、曼陀罗果、洋金花或莨菪根茎等也可出现中毒症状。阿托品的最低致死量成人为80~130mg,儿童约为10mg。

阿托品中毒的解救主要为对症治疗。如属口服中毒,应立即洗胃、导泻,以促进毒物排出,并可用毒扁豆碱(成人1~4mg,儿童0.5mg)缓慢静脉注射,可迅速对抗阿托品中毒症状(包括谵妄与昏迷)。但由于毒扁豆碱体内代谢迅速,患者可在1~2小时内再度昏迷,故需反复给药。如患者有明显中枢兴奋时,可用地西泮对抗,但剂量不宜过大,以免与阿托品导致的中枢抑制作用产生协同作用。不可使用吩噻嗪类药物,因这类药物具有M受体阻断作用而加重阿托品中毒症状。此外,应对患者进行人工呼吸、敷以冰袋及乙醇擦浴以降低患者的体温,这对儿童中毒者更

笔记

为重要。

【禁忌证】 青光眼及前列腺肥大者禁用阿托品，可能加重后者排尿困难。

Mechanism of action of the muscarinic receptor-blocking drugs

Atropine and related muscarinic receptor-blocking drugs compete with acetylcholine or other muscarinic receptor agonists on a common binding site of the muscarinic receptor.

The effectiveness of muscarinic receptor-blocking drugs varies with the different tissues.

Atropine is highly selective for muscarinic receptors. Its potency at nicotinic receptors is much lower than that at muscarinic receptors.

Atropine does not distinguish among the different subgroups of muscarinic receptors. In contrast, other muscarinic receptor-blocking drugs do have moderate selectivity for certain subgroups.

东莨菪碱

东莨菪碱(scopolamine)在治疗剂量时即可引起中枢神经系统抑制，表现为困倦、遗忘、疲乏、少梦、快速动眼睡眠时相(REMS)缩短等。此外，尚有欣快作用，因此易造成药物滥用。东莨菪碱外周作用与阿托品相似，仅在作用强度上略有差异，其中抑制腺体分泌作用较阿托品强，扩瞳及调节麻痹作用较阿托品稍弱，对心血管系统作用较弱。

东莨菪碱主要用于麻醉前给药，不但能抑制腺体分泌，而且具有中枢抑制作用，因此优于阿托品。如患者同时伴有严重疼痛时，偶可发生与阿托品相似的兴奋不安、幻觉及谵妄等中枢症状。东莨菪碱亦可用于治疗晕动病，其机制可能与抑制前庭神经内耳功能或大脑皮层功能有关，可与苯海拉明合用以增加疗效。本品以预防给药效果较好，如已出现晕动病的症状如恶心、呕吐等再用药则疗效差。也可用于妊娠呕吐及放射病呕吐。此外，东莨菪碱对帕金森病也有一定疗效，可改善患者的流涎、震颤和肌肉强直等症状，可能与其中枢抗胆碱作用有关。我国中药麻醉的主药洋金花，其主要成分即为东莨菪碱，因此可用东莨菪碱来代替洋金花进行中药麻醉。

禁忌证同阿托品。

山莨菪碱

山莨菪碱(anisodamine)是从茄科植物唐古特莨菪中天然分离出的生物碱，为左旋品，简称654；人工合成的为消旋品，称654-2。具有与阿托品类似的药理作用，但其抑制唾液分泌和扩瞳作用仅为阿托品的1/20~1/10。因不易通过血脑屏障，故其中枢兴奋作用很弱。山莨菪碱可对抗ACh所致的平滑肌痉挛和抑制心血管作用，此作用与阿托品相似而稍弱，但其对血管痉挛的解痉作用的选择性相对较高。主要用于感染性休克，也可用于内脏平滑肌绞痛。不良反应和禁忌证与阿托品相似，但其毒性较低。

第二节　颠茄生物碱的合成、半合成代用品

阿托品用于眼科疾病时，作用时间过久；用于内科疾病时，副作用较多。针对这些缺点，通过改变其化学结构，合成了不少代用品，其中包括扩瞳药、解痉药和选择性M受体阻断药。

笔记

一、合成扩瞳药

目前临床主要用于扩瞳的药物有后马托品(homatropine)、托吡卡胺(tropicamide)、环喷托酯(cyclopentolate)和尤卡托品(eucatropine)等,这些药物与阿托品比较,其扩瞳作用维持时间明显缩短,故适合于一般的眼科检查。各药滴眼后作用比较见表8-2。

表8-2 几种扩瞳药滴眼作用的比较

药物	浓度(%)	扩瞳作用		调节麻痹作用	
		高峰(min)	消退(d)	高峰(h)	消退(d)
硫酸阿托品	1.0	30~40	7~10	1~3	7~12
氢溴酸后马托品	1.0~2.0	40~60	1~2	0.5~1	1~2
托吡卡胺	0.5~1.0	20~40	0.25	0.5	<0.25
环喷托酯	0.5	30~50	1	1	0.25~1
尤卡托品	2.0~5.0	30	1/12~1/4	(无作用)	

二、合成解痉药

(一)季铵类解痉药

异丙托溴铵(ipratropium bromide)为非选择性的M胆碱受体阻断药,而噻托溴铵(tiotropium bromide)具有M_1和M_3受体选择性阻断作用(与受体结合后的解离缓慢),但与M_2受体结合后解离迅速。注射给药时,异丙托溴铵可产生与阿托品类似的支气管扩张、心率加快和抑制呼吸道腺体分泌等作用。异丙托溴铵和噻托溴铵均无中枢作用。两药均可用于气道疾病的治疗,以减轻下呼吸道分泌物潴留。在正常人群中,两药吸入给药时可预防因吸入二氧化硫、臭氧和香烟等引起的支气管收缩,但对支气管哮喘或支气管高反应性患者疗效不满意。上述两药的主要临床用途为治疗慢性阻塞性肺部疾病。异丙托溴铵常以气雾剂吸入给药,而噻托溴铵以干粉注射给药。吸入给药时,其90%的药量可被吞服,因不易吸收,由粪便排泄。药物吸入30~90分钟后作用达高峰(噻托溴铵稍慢)。异丙托溴铵作用可维持4~6小时,噻托溴铵可持续24小时,故后者每天服药一次即可。

溴甲东莨菪碱(scopolamine methylbromide)无东莨菪碱的中枢作用,药效稍弱于阿托品,口服吸收少,作用时间较阿托品长,常用口服量(2.5mg)时,作用可维持6~8小时,主要用于胃肠道疾病的治疗。

溴甲后马托品(homatropine methylbromide)是后马托品的季铵类衍生物,抗毒蕈碱作用比阿托品弱,但神经节阻滞作用比较强。主要与二氢可待因酮(hydrocodone)组成复方制剂作为镇咳药,也可缓解胃肠绞痛及辅助治疗消化性溃疡。

溴化甲哌佐酯(mepenzolate bromide)外周作用与阿托品相似,可解除胃肠道痉挛和辅助治疗消化性溃疡。

溴丙胺太林(普鲁本辛,propantheline bromide)是一种临床常用合成解痉药,口服吸收不完全,食物可妨碍其吸收,故宜在饭前0.5~1小时服用,作用时间约为6小时。本品为非选择性M胆碱受体拮抗药。治疗量可明显抑制胃肠平滑肌,并能不同程度地减少胃液分泌。用于胃、十二指肠溃疡、胃肠痉挛和泌尿道痉挛,也可用于遗尿症及妊娠呕吐。不良反应类似于阿托品,中毒量可因神经肌肉接头传递阻断而引起呼吸麻痹。

此外尚有奥芬溴铵(oxyphenonium bromide)、格隆溴铵(glycopyrronium bromide)、戊沙溴铵(valethamate bromide)、地泊溴铵(diponium bromide)、喷噻溴铵(penthienate bromide)、异丙碘铵(isopropamide iodide)、溴哌喷酯(pipenzolate bromide)、甲硫酸二苯马尼(diphenatil metilsulfate)、羟

笔记

吡溴铵（oxypyrronium bromide）和依美溴铵（emepronium bromide）等药，均可用于缓解内脏平滑肌痉挛，作为消化性溃疡的辅助用药。

（二）叔胺类解痉药

本类药物有盐酸双环维林（dicyclomine hydrochloride）、盐酸黄酮哌酯（flavoxate hydrochloride）和氯化奥昔布宁（oxybutynin chloride）。这些药物尚有非选择性直接松弛平滑肌的作用，在治疗剂量下能减轻胃肠道、胆道、输尿管和子宫平滑肌痉挛。黄酮哌酯和奥昔布宁对膀胱平滑肌有较好解痉作用，但其口干和对眼睛的副作用可限制这些药物的持续使用。动物实验和临床研究表明，托特罗定（tolterodine）为一种强的 M 胆碱受体阻断药，对膀胱具有选择性作用。但离体受体的研究并未揭示其对单一的受体亚型具有选择性。托特罗定的体内代谢酶为 CYP2B6，形成 5-羟甲基代谢产物，该代谢产物具有与母体药物类似的药理活性，因此，CYP2B6 体内水平的差异并不影响该药的作用时间。

贝那替秦（胃复康，benactyzine）口服较易吸收，能缓解平滑肌痉挛，抑制胃液分泌，且有中枢安定作用。适用于兼有焦虑症的溃疡患者，亦可用于肠蠕动亢进及膀胱刺激症者。不良反应有口干、头晕及嗜睡等。

此外，叔胺类解痉药尚有羟苄利明（oxyphencyclimine）、阿地芬宁（adiphenine）、氨戊酰胺（aminopentamide）、甲卡拉芬（metcaraphen）、地芬明（diphemin）、丙哌维林（propiverine）和曲地碘铵（tridihexethyl iodide）等，这些药物均有非特异性内脏平滑肌解痉作用。

三、选择性 M 受体阻断药

阿托品合成或半合成的类似物，绝大多数对 M 胆碱受体亚型缺乏选择性，因此在临床使用时副作用较多。选择性 M 受体阻断药对受体的特异性较高，从而使副作用明显减少，有广泛的临床应用前景。

哌仑西平（pirenzepine）为选择性 M_1 受体阻断药，其结构式与丙米嗪相似，属三环类药物。其实，哌仑西平对 M_1 和 M_4 受体的亲和力均强，因此，并非为完全的 M_1 受体选择性药物。替仑西平（telenzepine）为哌仑西平同类物，但其对 M_1 受体的选择性阻断作用更强。二药在欧洲、日本和加拿大均用于与泌酸有关的消化性溃疡的治疗，可抑制胃酸及胃蛋白酶的分泌。哌仑西平在治疗剂量时较少出现口干和视力模糊等反应。且由于其脂溶性低而不易进入中枢，故无阿托品样中枢兴奋作用。有研究认为，上述二药还可用于慢性阻塞性支气管炎的治疗，可能与其拮抗迷走神经功能有关。在胃肠道和气道，M_1 受体阻断药可能作用于神经节的受体。

Tripitamine 和达非那新（darifenacin）分别为选择性的 M_2 和 M_3 胆碱受体阻断药，它们可用于对抗胆碱能性的心动过缓（M_2）和平滑肌活性过高或上皮细胞分泌增加（M_3）。目前达非那新缓释片已被 FDA 批准用于治疗尿失禁、尿频和尿急等膀胱活动过度症。来自某些青、绿色毒蛇（green and black mambas）的毒液中的多肽毒，对 M 胆碱受体的亚型（M_1 和 M_4）具有较高的选择性，但目前尚难以确定其临床价值。

制剂及用法

硫酸阿托品（atropine sulfate） 片剂，0.3mg，口服，每次 0.3~0.6mg，每天 3 次。注射剂，0.5mg/ml，1mg/2ml，5mg/ml，肌内或静脉注射，每次 0.5mg。滴眼液，0.5%，1%。眼膏，1%。极量，口服，每次 1mg，3mg/d；皮下注射或静脉注射，每次 2mg。

氢溴酸山莨菪碱（anisodamine hydrobromide） 片剂，5mg，10mg，口服每次 5~10mg，每天 3 次。注射剂，5mg/ml，10mg/ml，20mg/ml，静脉注射或肌内注射，每次 5~10mg，每天 1~2 次。

氢溴酸东莨菪碱（scopolamine hydrobromide） 片剂，0.2mg，口服，每次 0.2~0.3mg，3 次 / 天。注射剂，0.3mg/ml，0.5mg/ml，皮下或肌内注射，每次 0.2~0.5mg。极量，口服，每次 0.6mg，2mg/d；注

笔记

射，每次 0.5mg，1.5mg/d。

氢溴酸后马托品（homatropine hydrobromide）　滴眼液，1%~2%。

托吡卡胺（tropicamide）　滴眼液 0.5%，1~2 滴 / 次，如需产生调节麻痹作用，可用 1% 浓度，1~2 滴，5 分钟后重复 1 次，20~30 分钟后可再给药 1 次。

环喷托酯（cyclopentolate）　滴眼液，0.5%，1~2 滴，4 次 / 天。

尤卡托品（eucatropine）　滴眼液，2%~5%，1~2 滴 / 次。

溴丙胺太林（propantheline bromide）　片剂，15mg，口服，每次 15mg，3 次 / 天。

奥芬溴铵（oxyphenonium bromide）　片剂，5mg，10mg，口服，每次 5~10mg，3 次 / 天。注射剂 2mg/ml，肌内注射，每次 1~2mg，1 次 /6 小时。

格隆溴铵(glycopyrronium bromide)　片剂，0.5mg，1mg，口服，每次 1~2mg，2~3 次 / 天。注射剂，0.2mg/ml。

戊沙溴铵（valethamate bromide）　片剂，10mg，口服每次 10~20mg，3 次 / 天。注射剂，10mg/ml，20mg/2ml；肌内注射，每次 10mg。

地泊溴铵（diponium bromide）　片剂，15mg，口服，每次 15mg，3 次 / 天。

喷噻溴铵（penthienate bromide）　口服每次 2.5~5mg，3~4 次 / 天。

贝那替秦（benactyzine）　片剂，1mg，口服，每次 1~3mg，饭前，3 次 / 天。

双环维林（dicyclomine）　片剂，10mg，口服，每次 10~20mg，3~4 次 / 天。

羟苄利明（oxyphencyclimin）　口服，每次 5~10mg，2~3 次 / 天。

哌仑西平（pirenzepine）　片剂，25mg，口服每次 20~50mg，2 次 / 天。

（黄志力）

笔记

第九章　胆碱受体阻断药(Ⅱ)——N胆碱受体阻断药

第一节　神经节阻断药

【药理作用】 神经节阻断药(ganglionic blocking drugs)又称为 N_N 受体阻断药,能与神经节的 N_N 受体结合,竞争性地阻断 ACh 与受体结合,使 ACh 不能引起神经节细胞除极化,从而阻断了神经冲动在神经节中的传递。

这类药物对交感神经节和副交感神经节都有阻断作用,因此其综合效应常视两类神经对该器官支配以何者占优势而定。如交感神经对血管支配占优势,则用药后对血管主要为扩张作用,尤其对小动脉,使血管床血流量增加,加之静脉也扩张,回心血量减少及心输出量降低,结果使血压明显下降。又如在胃肠道、眼、膀胱等平滑肌和腺体则以副交感神经占优势,因此,用药后常出现便秘、扩瞳、口干、尿潴留及胃肠道分泌减少等。上述综合效应详见表 9-1。

表 9-1　植物神经节阻断后交感和副交感神经优势效应比较

作用部位	占优势的神经支配	神经节阻断效应
动脉	交感(肾上腺素能)	舒张;增加外周血流;低血压
静脉	交感(肾上腺素能)	舒张;回流减少;心输出量下降
心脏	副交感(胆碱能)	心动过速
虹膜	副交感(胆碱能)	瞳孔放大
睫状肌	副交感(胆碱能)	睫状体麻痹——远视
胃肠道	副交感(胆碱能)	蠕动减少;便秘;胃和胰腺分泌减少
膀胱	副交感(胆碱能)	尿潴留
唾液腺	副交感(胆碱能)	口干
汗腺	交感(肾上腺素能)	无汗
生殖器	交感和副交感	兴奋性减退

【临床应用】 曾用于抗高血压,但现在已被其他降压药取代。可用于麻醉时控制血压,以减少手术区出血。也可用于主动脉瘤手术,尤其是当禁忌使用 β 肾上腺素受体阻断剂时,此时应用神经节阻断药不仅能降压,而且能有效地防止因手术剥离而撕拉组织所造成交感神经反射,使患者血压不致明显升高。除了传统的降血压作用外,美卡拉明(mecamylamine,美加明)现在较广泛运用于对抗吸烟成瘾时的戒断治疗,而樟磺咪芬(trimetaphan,阿方那特)可以诱发组胺释放,使得其心血管反应即降压作用更为明显,由此限制了其临床应用。该类药物中的其他药物已基本不用。此类药物具有嗜睡、口干、便秘、排尿困难及视力模糊等副作用。

The brief introduction of the ganglion-blocking drugs

The ganglion-blocking drugs block the action of acetylcholine and similar agonists at the nicotinic receptors within both parasympathetic and sympathetic autonomic ganglia. Although the ganglion-blocking drugs are still important and useful in pharmacological and physiological research, they have been abandoned for clinical use due to their lack of selectivity.

笔记

Generalized ganglionic blockade may result also in atony of the bladder and gastrointestinal tract, cycloplegia, xerostomia, diminished perspiration, and, by abolishing circulatory reflex pathways, postural hypotension. These changes represent the generally undesirable features of ganglionic blockade, which severely limit the therapeutic efficacy of ganglionic blocking agents.

第二节　骨骼肌松弛药

骨骼肌松弛药(skeletal muscular relaxants)又称为N_M受体阻断药,能作用于神经肌肉接头后膜的N_M胆碱受体,产生神经肌肉阻滞的作用,故亦称为神经肌肉阻滞药(neuromuscular blocking agents),为全麻用药的重要组成部分。按其作用机制不同,可将其分为两类,即除极化型肌松药(depolarizing muscular relaxants)和非除极化型肌松药(nondepolarizing muscular relaxants)。肌松药只能使骨骼肌麻痹,而不产生麻醉作用,不能使患者的神志和感觉消失,也不产生遗忘作用。

一、除极化型肌松药

这类药物又称为非竞争型肌松药(noncompetitive muscular relaxants),其分子结构与ACh相似,与神经肌肉接头后膜的胆碱受体有较强亲和力,且在神经肌肉接头处不易被胆碱酯酶分解,因而产生与ACh相似但较持久的除极化作用,使神经肌肉接头后膜的N_M胆碱受体不能对ACh起反应,此时神经肌肉的阻滞方式已由除极化转变为非除极化,前者为Ⅰ相阻断,后者为Ⅱ相阻断,从而使骨骼肌松弛。其作用特点为:①最初可出现短时肌束颤动,与药物对不同部位的骨骼肌除极化出现的时间先后不同有关;②连续用药可产生快速耐受性;③抗胆碱酯酶药不仅不能拮抗其肌松作用,反能加强之,因此过量时不能用新斯的明解救;④治疗剂量并无神经节阻断作用;⑤目前临床应用的除极化型肌松药只有琥珀胆碱。

琥珀胆碱

琥珀胆碱(suxamethonium, succinylcholine)又称司可林(scoline),由琥珀酸和两个分子的胆碱组成。

【药理作用】 琥珀胆碱的肌松作用快而短暂,静脉注射10~30mg琥珀胆碱后,即可见短暂的肌束颤动,尤以胸腹部肌肉明显。起效时间为1~1.5分钟,2分钟时作用达高峰,持续时间为5~8分钟。肌松作用从颈部肌肉开始,逐渐波及肩胛、腹部和四肢。肌松部位以颈部和四肢肌肉最明显,面、舌、咽喉和咀嚼肌次之,而对呼吸肌麻痹作用不明显。

【体内过程】 琥珀胆碱进入体内后即可被血液和肝脏中的假性胆碱酯酶(丁酰胆碱酯酶)迅速水解为琥珀酰单胆碱,肌松作用明显减弱,然后可进一步水解为琥珀酸和胆碱,肌松作用消失。约2%的药物以原形经肾排泄,其余以代谢产物的形式从尿液中排出。

【临床应用】

1. **气管内插管、气管镜、食管镜检查等短时操作**　由于本品对喉肌松弛作用较强,静脉注射作用快而短暂,对喉肌麻痹力强,故适用于气管内插管及气管镜检查等短时操作。

2. **辅助麻醉**　静脉滴注可维持较长时间的肌松作用,便于在浅麻醉下进行外科手术,以减少麻醉药用量,保证手术安全。本药可引起强烈的窒息感,故对清醒患者禁用,可先用硫喷妥钠行静脉麻醉后,再给琥珀胆碱。成人短时外科手术,常用静脉注射剂量为0.2~1.0mg/kg,为延长肌松时间,可用5%葡萄糖配制为0.1%溶液静脉滴注,速度为每分钟20~40μg/kg,可维持肌松

笔记

作用。由于该药个体差异较大,故需按反应调节滴速,以获满意效果。

【不良反应】

1. **窒息** 过量可致呼吸肌麻痹,严重窒息可见于遗传性胆碱酯酶活性低下者,用时需备有人工呼吸机。

2. **眼内压升高** 该药物能使眼外骨骼肌短暂收缩,引起眼内压升高,故禁用于青光眼、白内障晶状体摘除术。

3. **肌束颤动** 琥珀胆碱产生肌松作用前有短暂肌束颤动,有25%~50%患者出现术后肩胛部、胸腹部肌肉疼痛,一般3~5天可自愈。

4. **血钾升高** 由于肌肉持久性除极化而释放钾离子,使血钾升高。如患者同时有大面积软组织损伤如烧伤、恶性肿瘤、肾功能损害及脑血管意外等疾患存在,则血钾可升高20%~30%,应禁用本药。

5. **心血管反应** 琥珀胆碱可兴奋自主神经系统的所有胆碱受体,引发各种心律失常,如心动过缓、心脏骤停以及室性节律障碍。在伴有烧伤或者神经肌肉病变时,给予琥珀胆碱可以导致骨骼肌中大量的钾离子释放,从而诱发心脏骤停。

6. **恶性高热** 属于遗传病之一,具有很高的死亡率(65%)。可以给予丹曲林(dantrolene)治疗。

7. **其他** 尚有增加腺体分泌,促进组胺释放等作用。

【药物相互作用】 本品在碱性溶液中可分解,故不宜与硫喷妥钠混合使用。凡可降低假性胆碱酯酶活性的药物都可使其作用增加,如胆碱酯酶抑制剂、环磷酰胺、氮芥等抗肿瘤药,普鲁卡因、可卡因等局麻药。有的氨基糖苷类抗生素如卡那霉素及多肽类抗生素如多黏菌素B也有肌肉松弛作用,与琥珀胆碱合用时,易致呼吸麻痹,应注意。

二、非除极化型肌松药

又称竞争型肌松药(competitive muscular relaxants)。这类药物能与ACh竞争神经肌肉接头的N_M胆碱受体,但不激动受体,能竞争性阻断ACh的除极化作用,使骨骼肌松弛。抗胆碱酯酶药可拮抗其肌松作用,故过量可用适量的新斯的明解救。

本类药物多为天然生物碱及其类似物,化学上属苄基异喹啉类(benzylisoquinolines),主要有筒箭毒碱、阿曲库铵、多库铵和米库铵等药;类固醇铵类(ammonio steroids),主要包括潘库铵、哌库铵、罗库铵和维库铵等药。由于体内过程不同,它们在起效时间和维持时间上存在差异。筒箭毒碱为经典药物,但其作用时间较长,用药后作用不易逆转,副作用多,目前临床已少用。

筒箭毒碱

筒箭毒碱(d-tubocurarine)是南美印第安人用数种植物制成的植物浸膏箭毒(curare)中提出的生物碱,右旋体具有活性。该药1942年首次应用于临床,是临床应用最早的典型非去极化型肌松药。该药口服难吸收,静脉注射后4~6分钟起效,快速运动肌如眼部肌肉首先松弛,而后可见四肢、颈部和躯干肌肉松弛,继之肋间肌松弛,出现腹式呼吸,如剂量加大,最终可致膈肌麻痹,患者呼吸停止。肌肉松弛恢复时,其次序与肌松时相反,即膈肌麻痹恢复最快。临床上可作为麻醉辅助药,用于胸腹手术和气管插管等。

本品还具有神经节阻断和释放组胺作用,可引起心率减慢、血压下降、支气管痉挛和唾液分泌增多等。大剂量引起呼吸肌麻痹时,可进行人工呼吸,并用新斯的明对抗。禁忌证为重症肌无力、支气管哮喘和严重休克。本品在临床上已较少应用。

笔记

其他药物

这些药物目前已基本上取代了传统的筒箭毒碱，用做麻醉辅助药，详见表9-2。

表9-2 非除极化型肌松药分类及其特点比较

药物	分类	药理特性	起效时间(min)	持续时间(min)	消除方式
筒箭毒碱(d-tubocurarine)	天然生物碱(环苄基异喹啉)	长效竞争性肌松药	4~6	80~120	肾脏消除肝脏清除
阿曲库铵(atracurium)	苄基异喹啉	中效竞争性肌松药	2~4	30~40	霍夫曼降解 血浆胆碱酯酶水解
多库铵(doxacurium)	苄基异喹啉	长效竞争性肌松药	4~6	90~120	肾脏消除肝脏代谢和清除
米库铵(mivacurium)	苄基异喹啉	短效竞争性肌松药	2~4	12~18	血浆胆碱酯酶水解
泮库铵(pancuronium)	类固醇铵	长效竞争性肌松药	4~6	120~180	肾脏消除肝脏代谢和清除
哌库铵(pipecuronium)	类固醇铵	长效竞争性肌松药	2~4	80~100	肾脏消除肝脏代谢和清除
罗库铵(rocuronium)	类固醇铵	中效竞争性肌松药	1~2	30~60	肝脏代谢肾脏消除
维库铵(vecuronium)	类固醇铵	中效竞争性肌松药	2~4	60~90	肝脏代谢和清除 肾脏消除

除极化肌松药与竞争性肌松药的主要区别，见表9-3。

表9-3 除极化肌松药(琥珀胆碱)与竞争性肌松药(筒箭毒碱)的比较

	琥珀胆碱	筒箭毒碱
前期给予氯化筒箭毒碱	拮抗效果	增强效果
前期给予琥珀胆碱	有时产生快速耐受，可能出现增强效果	无效，或拮抗效果
胆碱酯酶抑制剂作用效果	无拮抗效果	逆转效果
对运动终板的作用	部分、持久除极化	提高乙酰胆碱的作用阈值，无除极化作用
对横纹肌的初始兴奋效果	短暂的肌束震颤	无

制剂及用法

氯化琥珀胆碱(succinylcholine chloride) 注射剂，50mg/ml，100mg/2ml。用法见文内。

氯化筒箭毒碱(tubocurarine chloride) 注射剂，10mg/ml，剂量为75~150μg/kg。

苯磺阿曲库铵(atracurium besilate) 注射剂，25mg/5ml，50mg/10ml。

多库氯铵(doxacurium chloride) 注射剂，静脉注射，初始剂量为50~80μg/kg，维持剂量为5~10μg/kg。

米库氯铵(mivacurium chloride) 注射剂，初始剂量为70~150μg/kg，每15分钟给维持量100μg/kg。

笔记

泮库溴铵(pancuronium bromide) 注射剂,4mg/2ml,静脉注射初始剂量为40~100μg/kg,可追加10~20μg/kg。

哌库溴铵(pipecuronium bromide) 注射剂,每支4mg,静脉注射剂量为80~100μg/kg,肾功能不全者用量不超过40μg/kg。

罗库溴铵(rocuronium bromide) 注射剂,50mg/5ml,100mg/10ml,静脉注射初始剂量为600μg/kg,维持量150μg/kg;静脉滴注,每小时300~600μg/kg速度给药。

维库溴铵(vecuronium bromide) 注射剂,每支4mg,以所附溶剂溶解,静脉注射常用量为70~100μg/kg。

(臧伟进)

笔记

第十章　肾上腺素受体激动药

肾上腺素受体激动药（adrenoceptor agonists）是一类化学结构及药理作用和肾上腺素、去甲肾上腺素相似的药物，与肾上腺素受体结合并激动受体，产生肾上腺素样作用，又称拟肾上腺素药（adrenomimetic drugs）。它们都是胺类，作用亦与兴奋交感神经的效应相似，故又称拟交感胺类（sympathomimetic amines）。

第一节　构效关系及分类

一、构效关系

肾上腺素受体激动药的基本化学结构是β-苯乙胺（β-phenylethylamine）。当苯环α位或β位碳原子的氢及末端氨基被不同基团取代时，可人工合成多种肾上腺素受体激动药。这些基团既影响药物对α、β受体的亲和力及激动受体的能力，也影响药物的体内过程（表10-1）。

表 10-1　肾上腺素受体激动药的化学结构和受体选择性

名　称	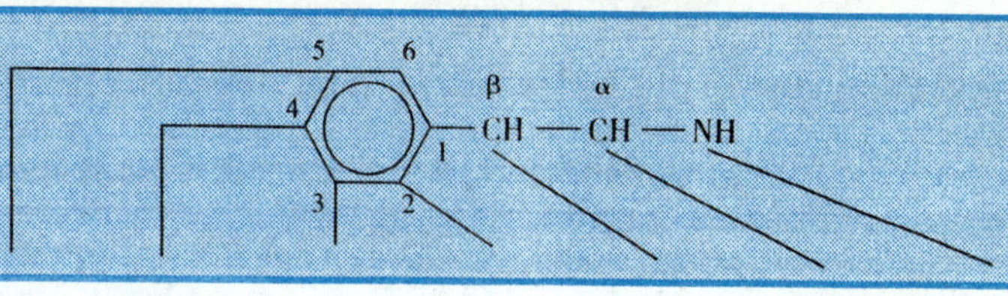						
1. α_1、α_2受体激动药							
去甲肾上腺素	H	OH	OH	H	OH	H	H
间羟胺	H	H	OH	H	OH	CH_3	H
2. α_1受体激动药							
去氧肾上腺素	H	H	OH	H	OH	H	CH_3
3. α、β受体激动药							
肾上腺素	H	OH	OH	H	OH	H	CH_3
多巴胺	H	OH	OH	H	H	H	H
麻黄碱	H	H	H	H	OH	CH_3	CH_3
4. β_1、β_2受体激动药							
异丙肾上腺素	H	OH	OH	H	OH	H	$CH(CH_3)-CH_3$
5. β_1受体激动药							
多巴酚丁胺（消旋）	H	OH	OH	H	H	H	①
6. β_2受体激动药							
沙丁胺醇	H	OH	CH_2-OH	H	OH	H	$C(CH_3)_2-CH_3$

说明：① 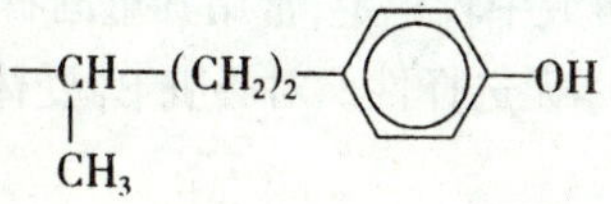

笔记

1. 苯环上化学基团的不同 肾上腺素、去甲肾上腺素、异丙肾上腺素和多巴胺等在苯环第3、4位碳上都有羟基，形成儿茶酚，故称儿茶酚胺类(catecholamines)。它们在外周产生明显的α、β受体激动作用，易被儿茶酚邻位转移酶(COMT)灭活，作用时间短，对中枢作用弱。如果去掉一个羟基，其外周作用将减弱，而作用时间延长，口服生物利用度增加。去掉两个羟基，则外周作用减弱，中枢作用加强，如麻黄碱。

2. 烷胺侧链α碳原子上氢被取代 被甲基取代(间羟胺和麻黄碱)，则不易被单胺氧化酶(MAO)代谢，作用时间延长；易被摄取-1所摄入，在神经元内存在时间长，促进递质释放。

3. 氨基氢原子被取代 药物对α、β受体选择性将发生变化。去甲肾上腺素氨基末端的氢被甲基取代，则为肾上腺素，可增加对β_1受体的活性；被异丙基取代，则为异丙肾上腺素，可进一步增加对β_1、β_2受体的作用，而对α受体的作用逐渐减弱。去氧肾上腺素虽然氨基上的氢被甲基取代，但由于苯环上缺少4位碳羟基，仅保留其对α受体的作用，而对β受体无明显作用。取代基团从甲基到叔丁基，对α受体的作用逐渐减弱，对β受体的作用却逐渐加强。

4. 光学异构体 碳链上的α碳和β碳如被其他基团取代，可形成光学异构体。在α碳上形成的左旋体，外周作用较强，如左旋去甲肾上腺素比右旋体作用强10倍以上。在α碳形成的右旋体，中枢兴奋作用较强，如右旋苯丙胺的中枢作用强于左旋苯丙胺。

二、分　类

按其对不同肾上腺素受体亚型的选择性而分为3大类：①α肾上腺素受体激动药(α-adrenoceptor agonists，α受体激动药)；②α、β肾上腺素受体激动药(α，β-adrenoceptor agonists，α、β受体激动药)；③β肾上腺素受体激动药(β-adrenoceptor agonists，β受体激动药)(表10-2)。

表10-2 拟肾上腺素药分类及基本作用的比较

分类	药物	对不同肾上腺素受体作用的比较			作用方式	
		α受体	β_1受体	β_2受体	直接作用于受体	释放递质
α受体激动药	去甲肾上腺素	+++	++	+−	+	
	间羟胺	++	+	+	+	+
	去氧肾上腺素	++	+−	+−	+	+/−
	甲氧明	++	−	−	+	−
α、β受体激动药	肾上腺素	++++	+++	+++	+	
	多巴胺	+	++	+−	+	+
	麻黄碱	++	++	++	+	+
β受体激动药	异丙肾上腺素	−	+++	+++	+	
	多巴酚丁胺	+	++	+	+	+/−

第二节 α肾上腺素受体激动药

去甲肾上腺素

去甲肾上腺素(noradrenaline，NA；norepinephrine，NE)是去甲肾上腺素能神经末梢释放的主要递质，肾上腺髓质亦少量分泌。药用的NA是人工合成品，化学性质不稳定，见光、遇热易分解，在中性尤其在碱性溶液中迅速氧化变色而失效，在酸性溶液中较稳定，常用其重酒石酸盐。

【药理作用】 激动α受体作用强大，对α_1和α_2受体无选择性。对心脏β_1受体作用较弱，对β_2受体几乎无作用(表10-2)。

笔记

【体内过程】 口服因局部作用使胃黏膜血管收缩而影响其吸收，在肠内易被碱性肠液破坏；皮下注射时，因血管剧烈收缩吸收很少，且易发生局部组织坏死，故一般采用静脉滴注给药。外源性去甲肾上腺素不易透过血脑屏障，很少到达脑组织。内源性和外源性去甲肾上腺素大部分被神经末梢摄取后，进入囊泡贮存(摄取 -1)；被非神经细胞摄取者，大多被 COMT 和 MAO 代谢而失活(摄取 -2)。代谢产物为活性很低的间甲去甲肾上腺素，其中一部分再经 MAO 的作用，脱胺形成 3- 甲氧 -4- 羟扁桃酸(vanillyl mandelic acid，VMA)，后者可与硫酸或葡萄糖醛酸结合，经肾脏排泄。由于去甲肾上腺素进入机体迅速被摄取和代谢，故作用短暂。

1. 血管　激动血管 α_1 受体，使血管收缩，主要使小动脉和小静脉收缩。皮肤黏膜血管收缩最明显，其次是肾脏血管。此外脑、肝、肠系膜甚至骨骼肌血管也呈收缩反应。动脉收缩使血流量减少，静脉的显著收缩使总外周阻力增加。冠状血管舒张，主要是由于心脏兴奋、心肌的代谢产物(腺苷等)增加所致，同时因血压升高，提高冠状血管的灌注压，故冠脉流量增加。激动血管壁的去甲肾上腺素能神经末梢突触前膜 α_2 受体，抑制去甲肾上腺素释放。

2. 心脏　较弱激动心脏的 β_1 受体，使心肌收缩性加强，心率加快，传导加速，心排出量增加。在整体情况下，心率由于血压升高而反射性减慢；另外，由于药物的强烈血管收缩作用，总外周阻力增高，增加了心脏的射血阻力，使心排出量不变或下降。剂量过大时，心脏自动节律性增加，可能引起心律失常，但较肾上腺素少见。

3. 血压　小剂量静脉滴注血管收缩作用尚不十分剧烈时，由于心脏兴奋使收缩压升高，而舒张压升高不明显，故脉压差加大(图 10-1)。较大剂量时，因血管强烈收缩使外周阻力明显增高，故收缩压升高的同时舒张压也明显升高，脉压差减小。

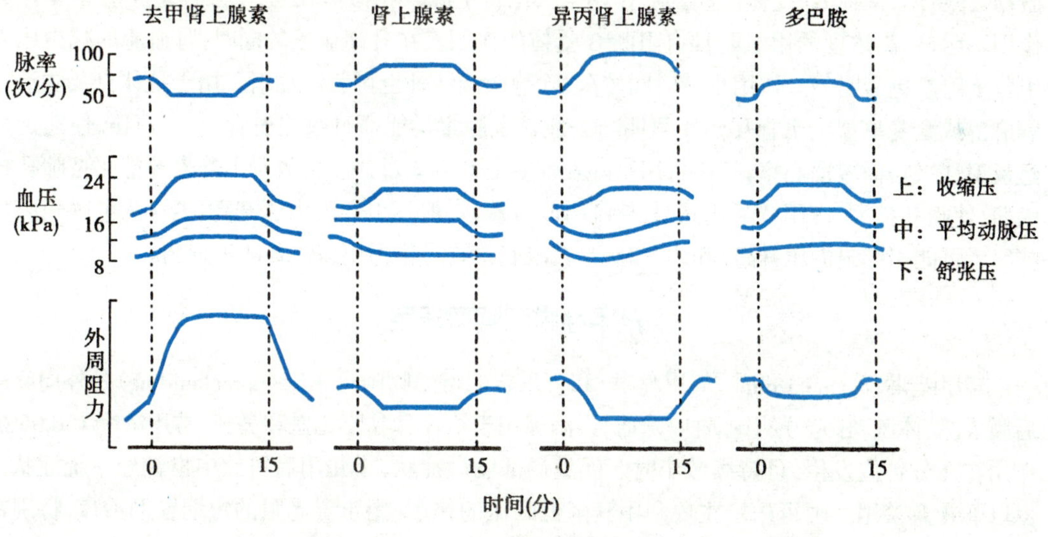

图 10-1　去甲肾上腺素、肾上腺素、异丙肾上腺素及多巴胺作用比较
(静脉滴注，除多巴胺 500μg/min 外，其余均 10μg/min)

4. 其他　对机体代谢的影响较弱，仅在大剂量时才出现血糖升高。对中枢神经系统的作用较弱。对于孕妇，可增加子宫收缩的频率。

【临床应用】 去甲肾上腺素仅限于早期神经源性休克以及嗜铬细胞瘤切除后或药物中毒时的低血压。本药稀释后口服，可使食管和胃黏膜血管收缩产生局部止血作用。

【不良反应及禁忌证】

1. 局部组织缺血坏死　静脉滴注时间过长、浓度过高或药液漏出血管，可引起局部缺血坏死，如发现外漏或注射部位皮肤苍白，应停止注射或更换注射部位，进行热敷，并用 α 受体阻断药酚妥拉明作局部浸润注射，以扩张血管。

笔记

2. 急性肾衰竭 滴注时间过长或剂量过大，可使肾脏血管剧烈收缩，产生少尿、无尿和肾实质损伤，故用药期间尿量应保持在每小时25ml以上。

伴有高血压、动脉硬化症、器质性心脏病、少尿、无尿、严重微循环障碍的患者及孕妇禁用。

间羟胺

间羟胺(metaraminol，阿拉明，aramine)，性质较稳定，主要作用是直接激动α受体，对β_1受体作用较弱。间羟胺也可被肾上腺素能神经末梢摄取进入囊泡，通过置换作用促使囊泡中的去甲肾上腺素释放，间接地发挥作用。短时间内连续应用，可因囊泡内去甲肾上腺素减少，使效应逐渐减弱，产生快速耐受性。在产生耐受性时，适当加用小剂量去甲肾上腺素可恢复或增强其升压作用。

间羟胺收缩血管，升高血压作用较去甲肾上腺素弱而持久，略增加心肌收缩性，使休克患者的心排出量增加。对心率的影响不明显，有时因血压升高反射性减慢心率，但很少引起心律失常；对肾脏血管的收缩作用较去甲肾上腺素弱，但仍能显著减少肾脏血流量。间羟胺可静滴也可肌内注射，故临床作为去甲肾上腺素的代用品，用于各种休克早期及手术后或脊髓麻醉后的休克。也可用于阵发性房性心动过速，特别是伴有低血压的患者，反射性减慢心率，并对窦房结可能具有直接抑制作用，使心率恢复正常。

去氧肾上腺素和甲氧明

去氧肾上腺素(phenylephrine，苯肾上腺素，neosynephrine)和甲氧明(methoxamine，甲氧胺，methoxamedrine)都是人工合成品。作用机制与间羟胺相似，不易被MAO代谢，可直接和间接地激动α_1受体，又称α_1受体激动药。作用与去甲肾上腺素相似但较弱，一般剂量时对β受体的作用不明显，高浓度的甲氧明具有阻断β受体的作用。在升高血压的同时，肾血流的减少比去甲肾上腺素更为明显。作用维持时间较久，除静脉滴注外也可肌内注射。用于抗休克及防治脊髓麻醉或全身麻醉的低血压。甲氧明与去氧肾上腺素均能通过收缩血管、升高血压，使迷走神经反射性兴奋而减慢心率，临床可用于阵发性室上性心动过速。去氧肾上腺素还能兴奋瞳孔扩大肌，使瞳孔扩大，作用较阿托品弱，持续时间较短，一般不引起眼内压升高(老年人虹膜角膜角狭窄者可能引起眼内压升高)和调节麻痹，在眼底检查时作为快速短效的扩瞳药。

羟甲唑啉和阿可乐定

羟甲唑啉(oxymetazoline，氧甲唑啉)和可乐定的衍生物阿可乐定(apraclonidine)是外周突触后膜α_2受体激动药。羟甲唑啉收缩血管，滴鼻用于治疗鼻黏膜充血和鼻炎，常用浓度为0.05%，作用在几分钟内发生，可持续数小时。偶见局部刺激症状，小儿用后可致中枢神经系统症状，2岁以下儿童禁用。阿可乐定主要利用其降低眼压的作用，用于青光眼的短期辅助治疗，特别在激光疗法之后，预防眼压回升。

美托咪啶(medetomidine)是新型高选择性α_2受体激动剂，在极低的浓度(纳摩尔水平)即产生效应，其有效成分是右旋异构体，目前临床广泛应用的是右美托咪啶(dexmedetomidine)，术前用药可减轻拟交感胺类药，如氯胺酮、地氟醚、异氟醚引起的血流动力学紊乱。

中枢α_2受体激动药包括可乐定(clonidine)及甲基多巴(methyldopa)，见抗高血压药章节。

第三节 α、β肾上腺素受体激动药

肾上腺素

肾上腺素(adrenaline，epinephrine)是肾上腺髓质的主要激素，其生物合成主要是在髓质

笔记

嗜铬细胞中首先形成去甲肾上腺素，然后进一步经苯乙胺 -N- 甲基转移酶（phenylethanolamine N-methyl transferase，PNMT）的作用，使去甲肾上腺素甲基化形成肾上腺素。药用肾上腺素可从家畜肾上腺提取或人工合成。理化性质与去甲肾上腺素相似。肾上腺素化学性质不稳定，见光易失效；在中性，尤其是碱性溶液中，易氧化变色失去活性。

【药理作用】肾上腺素主要激动 α 和 β 受体。作用与机体的生理病理状态、靶器官中肾上腺素受体亚型的分布、整体的反射作用和神经末梢突触间隙的反馈调节等因素有关。

1. 心脏　作用于心肌、传导系统和窦房结的 β_1 及 β_2 受体，加强心肌收缩性，加速传导，加快心率，提高心肌的兴奋性。对离体心肌的 β 型作用特征是加速收缩性发展的速率（正性缩率作用，positive klinotropic effect）。由于心肌收缩力增强，心率加快，故心排出量增加。肾上腺素舒张冠状血管，改善心肌的血液供应，且作用迅速。肾上腺素兴奋心脏，提高心肌代谢，使心肌耗氧量增加，剂量过大或静脉注射过快，可引起心律失常，出现期前收缩，甚至引起心室纤颤；当患者处于心肌缺血、缺氧及心力衰竭时，肾上腺素有可能使病情加重或引起快速性心律失常，如期前收缩、心动过速，甚至心室纤颤。

2. 血管　激动血管平滑肌上的 α 受体，血管收缩；激动 β_2 受体，血管舒张。体内各部位血管的肾上腺素受体的种类和密度各不相同，所以肾上腺素对血管的作用取决于各器官血管平滑肌上 α 及 β_2 受体的分布密度以及给药剂量的大小。小动脉及毛细血管前括约肌血管壁的肾上腺素受体密度高，血管收缩较明显；皮肤、黏膜、肾和胃肠道等器官的血管平滑肌 α 受体在数量上占优势，故以皮肤、黏膜血管收缩为最强烈；内脏血管，尤其是肾血管，也显著收缩；对脑和肺血管收缩作用十分微弱，有时由于血压升高而被动地舒张；而静脉和大动脉的肾上腺素受体密度低，故收缩作用较弱。而在骨骼肌和肝脏的血管平滑肌上 β_2 受体占优势，故小剂量的肾上腺素往往使这些血管舒张。肾上腺素也能舒张冠状血管，此作用可在不增加主动脉血压时发生，可能由下述 3 个因素引起：①兴奋冠脉血管 β_2 受体，血管舒张；②心脏的收缩期缩短，相对延长舒张期；③肾上腺素引起心肌收缩力增强和心肌耗氧量增加，从而促使心肌细胞释放扩血管的代谢产物腺苷（adenosine）。

3. 血压　在皮下注射治疗量肾上腺素或低浓度静脉滴注时，由于心脏兴奋，皮肤黏膜血管收缩，使收缩压和舒张压升高（图 10-1）；由于骨骼肌血管的舒张作用，抵消或超过了皮肤黏膜血管收缩作用的影响，故舒张压不变或下降；此时脉压差加大，身体各部位血液重新分配，有利于紧急状态下机体能量供应的需要。较大剂量静脉注射时，由于缩血管反应使收缩压和舒张压均升高。肾上腺素的典型血压改变多为双相反应，即给药后迅速出现明显的升压作用，而后出现微弱的降压反应，后者持续作用时间较长。如预给 α 受体阻断药，肾上腺素的升压作用可被翻转，呈现明显的降压反应，表现出肾上腺素对血管 β_2 受体的激动作用。

4. 平滑肌　肾上腺素对平滑肌的作用主要取决于器官组织上的肾上腺素受体的类型。激动支气管平滑肌的 β_2 受体，发挥强大的舒张支气管作用，并能抑制肥大细胞释放组胺等过敏性物质。激动支气管黏膜血管的 α 受体，使其收缩，降低毛细血管的通透性，有利于消除支气管黏膜水肿。使 β_1 受体占优势的胃肠平滑肌张力降低、自发性收缩频率和幅度减少；对子宫平滑肌的作用与性周期、充盈状态和给药剂量有关，妊娠末期能抑制子宫张力和收缩。肾上腺素的 β 受体激动作用可使膀胱逼尿肌舒张，α 受体激动作用使三角肌和括约肌收缩，由此引起排尿困难和尿潴留。

5. 代谢　肾上腺素能提高机体代谢，治疗剂量下，可使耗氧量升高 20%~30%。在人体，由于 α 受体和 β_2 受体的激动都可能致肝糖原分解，而肾上腺素兼具 α、β 作用，故其升高血糖作用较去甲肾上腺素显著。此外，肾上腺素降低外周组织对葡萄糖的摄取，部分原因与抑制胰岛素的释放有关。肾上腺素激活甘油三酯酶加速脂肪分解，使血液中游离脂肪酸升高，可能与激动 β_1、β_3 受体有关。

笔记

6. 中枢神经系统 肾上腺素不易透过血脑屏障，治疗量时一般无明显中枢兴奋现象，大剂量时出现中枢兴奋症状，如激动、呕吐、肌强直，甚至惊厥等。

【体内过程】 口服后在碱性肠液、肠黏膜及肝内易被破坏氧化失效，不能达到有效血药浓度。皮下注射因能收缩血管，故吸收缓慢，作用维持时间长，1小时左右。肌内注射的吸收速度远较皮下注射快，作用维持10~30分钟。肾上腺素在体内的摄取与代谢途径与去甲肾上腺素相似。静脉注射或滴注肾上腺素96小时后主要以代谢产物和少量原形经肾排泄。

【临床应用】

1. 心脏骤停 用于溺水、麻醉和手术过程中的意外、药物中毒、传染病和心脏传导阻滞等所致的心脏骤停，可用肾上腺素做心室内注射，使心脏重新起搏同时进行心脏按摩、人工呼吸和纠正酸中毒等措施。对电击所致的心脏骤停用肾上腺素配合心脏除颤器或利多卡因等除颤。

2. 过敏性疾病

(1) 过敏性休克：肾上腺素激动α受体，收缩小动脉和毛细血管前括约肌，降低毛细血管的通透性；激动β受体可改善心功能，缓解支气管痉挛；减少过敏介质释放，扩张冠状动脉，可迅速缓解过敏性休克的临床症状，挽救患者的生命，为治疗过敏性休克的首选药。应用时一般肌内或皮下注射给药，严重病例亦可用生理盐水稀释10倍后缓慢静脉注射，但必须控制注射速度和用量，以免引起血压骤升及心律失常等不良反应。

(2) 支气管哮喘：本品由于不良反应严重，仅用于急性发作者。

(3) 血管神经性水肿及血清病：肾上腺素可迅速缓解血管神经性水肿、血清病、荨麻疹、枯草热等变态反应性疾病的症状。

3. 局部应用 肾上腺素与局麻药配伍，可延缓局麻药的吸收，延长局麻药作用时间。一般局麻药中肾上腺素的浓度为1∶250 000，一次用量不超过0.3mg。将浸有肾上腺素的纱布或棉球(0.1%)用于鼻黏膜和齿龈表面，可使微血管收缩，用于局部止血。

4. 治疗青光眼 通过促进房水流出以及使β受体介导的眼内反应脱敏感化，降低眼内压。

【不良反应及禁忌证】 主要不良反应为心悸、烦躁、头痛和血压升高等。剂量过大时，α受体过度兴奋使血压骤升，有发生脑出血的危险，故老年人慎用。当β受体兴奋过强时，可使心肌耗氧量增加，引起心肌缺血和心律失常，甚至心室纤颤，故应严格掌握剂量。禁用于高血压、脑动脉硬化、器质性心脏病、糖尿病和甲状腺功能亢进症等。

多 巴 胺

多巴胺(dopamine，DA)是去甲肾上腺素生物合成的前体，药用的多巴胺是人工合成品。

【药理作用】 多巴胺主要激动α、β和外周的多巴胺受体，并促进神经末梢释放NA。

1. 心血管 多巴胺对心血管的作用与用药浓度有关，低浓度时主要与位于肾脏、肠系膜和冠脉的多巴胺受体(D_1)结合，通过激活腺苷酸环化酶，使细胞内cAMP水平提高而导致血管舒张。高浓度的多巴胺可作用于心脏β_1受体，使心肌收缩力增强，心排出量增加。

2. 血压 多巴胺在高剂量可增加收缩压，但对舒张压无明显影响或轻微增加，脉压差增大。由于心排出量增加，而肾和肠系膜血管阻力下降，其他血管阻力基本不变，总外周阻力变化不大。继续增加给药浓度，多巴胺可激动血管的α受体，导致血管收缩，引起总外周阻力增加，使血压升高，这一作用可被α受体阻断药所拮抗。

3. 肾脏 多巴胺在低浓度时作用于D_1受体，舒张肾血管，使肾血流量增加，肾小球的滤过率也增加。同时多巴胺具有排钠利尿作用，可能是多巴胺直接对肾小管D_1受体的作用。大剂量时兴奋肾血管的α受体，可使肾血管明显收缩。

【体内过程】 口服后易在肠和肝中被破坏而失效。一般用静脉滴注给药，在体内迅速经MAO和COMT代谢灭活，故作用时间短暂。因为多巴胺不易透过血脑屏障，所以外源性多巴胺

笔记

无中枢作用。

【临床应用】用于各种休克，如感染中毒性休克、心源性休克及出血性休克等。多巴胺作用时间短，需静脉滴注，可根据需要逐渐增加剂量。滴注给药时必须适当补充血容量，纠正酸中毒。用药时应监测心功能改变。

多巴胺与利尿药联合应用于急性肾衰竭。对急性心功能不全，具有改善血流动力学的作用。

【不良反应】一般较轻，偶见恶心、呕吐。如剂量过大或滴注太快可出现心动过速、心律失常和肾血管收缩导致肾功能下降等，一旦发生，应减慢滴注速度或停药。如仍不消失，可用酚妥拉明拮抗。

与单胺氧化酶抑制剂或三环类抗抑郁药合用时，多巴胺剂量应酌减。室性心律失常、闭塞性血管病、心肌梗死、动脉硬化和高血压患者慎用。嗜铬细胞瘤患者禁用。

麻黄碱

麻黄碱（ephedrine）是从中药麻黄中提取的生物碱。两千年前的《神农本草经》即有麻黄能"止咳逆上气"的记载。麻黄碱现已人工合成，药用其左旋体或消旋体。

【药理作用】麻黄碱可直接和间接激动肾上腺素受体，它的直接作用在不同组织可表现为激动 α_1、α_2、β_1 和 β_2 受体，另外可促进肾上腺素能神经末梢释放去甲肾上腺素而发挥间接作用。与肾上腺素比较，麻黄碱具有下列特点：①化学性质稳定，口服有效；②拟肾上腺素作用弱而持久；③中枢兴奋作用较显著；④易产生快速耐受性。

1. **心血管**　兴奋心脏，使心肌收缩力加强、心输出量增加。在整体情况下由于血压升高，反射性减慢心率，此作用可抵消其直接加快心率的作用，故心率变化不大。麻黄碱的升压作用出现缓慢，但维持时间较长。

2. **支气管平滑肌**　松弛支气管平滑肌作用较肾上腺素弱，起效慢，作用持久。

3. **中枢神经系统**　具有较显著的中枢兴奋作用，较大剂量可兴奋大脑和皮层下中枢，引起精神兴奋、不安和失眠等。

4. **快速耐受性**　麻黄碱短期内反复给药，作用逐渐减弱，称为快速耐受性（tachyphylaxis），也称脱敏（desensitization）。停药后可以恢复。每日用药小于 3 次则快速耐受性一般不明显。麻黄碱的快速耐受性产生的机制，一般认为有受体逐渐饱和与递质逐渐耗损两种因素。通过放射性配体结合实验证明，离体豚鼠肺组织在连续给予麻黄碱后，其与 β 受体的亲和力显著下降。

【体内过程】口服易吸收，可通过血脑屏障。小部分在体内经脱胺氧化而被代谢，大部分以原形经肾排泄，消除缓慢，故作用较肾上腺素持久。$t_{1/2}$ 为 3~6 小时。

【临床应用】

1. 用于预防支气管哮喘发作和轻症的治疗，对于重症急性发作疗效较差。
2. 消除鼻黏膜膜充血所引起的鼻塞，常用 0.5%~1.0% 溶液滴鼻，可明显改善黏膜肿胀。
3. 防治某些低血压状态，如用于防治硬膜外和蛛网膜下腔麻醉所引起的低血压。
4. 缓解荨麻疹和血管神经性水肿的皮肤黏膜症状。

【不良反应】有时出现中枢兴奋所致的不安、失眠等，晚间服用宜加镇静催眠药防止失眠。连续滴鼻治疗过久，可产生反跳性鼻黏膜充血或萎缩。禁忌证同肾上腺素。

伪麻黄碱

伪麻黄碱（pseudoephedrine）是麻黄碱的立体异构物，作用与麻黄碱相似，但升压作用和中枢作用较弱。口服易吸收，不易被 MAO 代谢，大部分以原形经肾排泄，$t_{1/2}$ 约数小时，主要用于鼻黏膜充血。不良反应参见麻黄碱。

笔记

美芬丁胺

美芬丁胺(mephentermine),为α、β受体激动药,药理作用与麻黄碱相似,通过直接作用于肾上腺素受体和间接促进递质释放两种机制发挥作用。本药能加强心肌收缩力,增加心排出量,略增加外周血管阻力,使收缩压和舒张压升高。其兴奋心脏的作用比异丙肾上腺素弱而持久。加快心率的作用不明显,较少引起心律失常。与麻黄碱相似,也具有中枢兴奋作用。进入体内的美芬丁胺经甲基化和羟基化后,最后以原形和代谢产物经肾排出,在酸性尿中排泄较快。

主要用于腰麻时预防血压下降;也可用于心源性休克或其他低血压,此外尚可用0.5%溶液滴鼻治疗鼻炎。本药可产生中枢兴奋症状,特别是过量时,可出现焦虑、精神兴奋;也可致血压过高和心律失常等。甲状腺功能亢进患者禁用,失血性休克慎用。

第四节 β肾上腺素受体激动药

异丙肾上腺素

异丙肾上腺素(isoprenaline,isoproterenol)是人工合成品,药用其盐酸盐,化学结构是去甲肾上腺素氨基上的氢原子被异丙基所取代,是经典的β_1、β_2受体激动剂。

【药理作用】 主要激动β受体,对β_1和β_2受体选择性很低。对α受体几乎无作用。

1. 心脏 对心脏β_1受体具有强大的激动作用,表现为正性肌力和正性频率作用,缩短收缩期和舒张期。与肾上腺素相比,异丙肾上腺素加快心率、加速传导的作用较强,心肌耗氧量明显增加,对窦房结有显著兴奋作用,也能引起心律失常,但较少产生心室颤动。

2. 血管和血压 对血管有舒张作用,主要是激动β_2受体使骨骼肌血管舒张,对肾血管和肠系膜血管舒张作用较弱,对冠状血管也有舒张作用,也有增加组织血流量的作用。由于心脏兴奋和外周血管舒张,使收缩压升高而舒张压略下降(图10-1),此时冠脉流量增加;但如静脉注射给药,则可引起舒张压明显下降,降低了冠状血管的灌注压,冠脉有效血流量不增加。

3. 支气管平滑肌 可激动β_2受体,舒张支气管平滑肌,作用比肾上腺素略强,并具有抑制组胺等过敏性物质释放的作用。但对支气管黏膜的血管无收缩作用,故消除黏膜水肿的作用不如肾上腺素。久用可产生耐受性。

4. 其他 能增加肝糖原、肌糖原分解,增加组织耗氧量。其升高血中游离脂肪酸作用与肾上腺素相似,而升高血糖作用较弱。

【体内过程】 口服易在肠黏膜与硫酸基结合而失效;气雾剂吸入给药,吸收较快;舌下含药因能舒张局部血管,少量可从黏膜下的舌下静脉丛迅速吸收。吸收后主要在肝及其他组织中被COMT所代谢。异丙肾上腺素较少被MAO代谢,也较少被去甲肾上腺素能神经所摄取,因此其作用维持时间较肾上腺素略长。

【临床应用】

1. 心搏骤停 异丙肾上腺素对停搏的心脏具有起搏作用,使心脏恢复跳动。适用于心室自身节律缓慢,高度房室传导阻滞或窦房结功能衰竭而并发的心脏骤停,常与去甲肾上腺素或间羟胺合用作心室内注射。

2. 房室传导阻滞 舌下含药或静脉滴注给药,治疗Ⅱ度、Ⅲ度房室传导阻滞。

3. 支气管哮喘 用于控制支气管哮喘急性发作,舌下或喷雾给药,疗效快而强。

4. 休克 适用于中心静脉压高、心输出量低的感染性休克,但要注意补液及心脏毒性。目前临床已少用。

【不良反应】 常见的是心悸、头晕。用药过程中应注意控制心率。在支气管哮喘患者,已

笔记

具缺氧状态，加之气雾剂剂量不易掌握，如剂量过大，可致心肌耗氧量增加，引起心律失常，甚至产生危险的心动过速及心室颤动。禁用于冠心病、心肌炎和甲状腺功能亢进症等。

多巴酚丁胺

多巴酚丁胺（dobutamine）为人工合成品，其化学结构和体内过程与多巴胺相似，口服无效，仅供静脉注射给药。

【药理作用】 主要激动 β_1 受体。

多巴酚丁胺是含有右旋多巴酚丁胺和左旋多巴酚丁胺的消旋体。前者阻断 α_1 受体，后者激动 α_1 受体，对 α 受体的作用因此而抵消。两者都激动 β 受体，但前者激动 β 受体作用为后者的 10 倍。消旋多巴酚丁胺的作用是两者的综合结果，主要表现激动 β_1 受体。

与异丙肾上腺素比较，本品的正性肌力作用比正性频率作用显著。很少增加心肌耗氧量，也较少引起心动过速；静滴速度过快或浓度过高时，则引起心率加快。这可能由于外周阻力变化不大和心脏 β_1 受体激动时正性肌力作用的参与。而外周阻力的稳定又可能是因为 α_1 受体介导的血管收缩作用与 β_2 受体介导的血管舒张作用相抵消所致。

【临床应用】 主要用于治疗心肌梗死并发心力衰竭，多巴酚丁胺可增加心肌收缩力，增加心输出量和降低肺毛细血管楔压，并使左室充盈压明显降低，使心功能改善，继发地促进排钠、排水、增加尿量，有利于消除水肿。

【不良反应】 用药期间可引起血压升高、心悸、头痛、气短等不良反应。偶致室性心律失常。梗阻型肥厚性心肌病患者禁用，因其可促进房室传导。心房纤颤、心肌梗死和高血压患者慎用。

其他 β_1 受体激动药有普瑞特罗（prenalterol）、扎莫特罗（xamoterol）等，主要用于慢性充血性心力衰竭的治疗。

β 受体激动药还包括选择性激动 β_2 受体的药物，常用的药物有：沙丁胺醇（salbutamol，羟甲叔丁肾上腺素）、特布他林（terbutaline，间羟叔丁肾上腺素）、克仑特罗（clenbuterol，双氯醇胺）、奥西那林（orciprenaline，间羟异丙肾上腺素）、沙美特罗（salmeterol）等，临床主要用于支气管哮喘的治疗。

目前还开发出选择性激动 β_3 受体的药物，约 30 余种。此类药物是含有羟基团的化合物，主要分为 3 种类型：芳乙醇胺类、芳氧丙醇胺类、其他类如唑烷衍生物等。具有抗肥胖、抗糖尿病、解除胃肠道平滑肌痉挛及抗炎等作用。

Adrenoceptor agonists are classified into three types

- α-adrenoceptor agonists, α, β-adrenoceptor agonists and β-adrenoceptor agonists, based on the selectivity for the main adrenoceptor subtypes.
- Noradrenaline and metaraminol show some selectivity for α-over β-adrenoceptors; Selective α_1-agonists include phenylephrine, oxymetazoline. Adrenaline and dopamine show little selectivity.
- Dobutamine which can increase cardiac contractility is a selective β_1-agonist. Selective β_2-agonists include salbutamol and terbutaline whose pharmacological effect is bronchodilatation.

Clinical uses of adrenoceptor agonists
—cardiac arrest and cardiogenic shock
—acute anaphylactic reactions
—asthma or nasal decongestion

笔记

制剂及用法

重酒石酸去甲肾上腺素(noradrenaline bitartrate) 注射剂,2mg 相当于去甲肾上腺素 1mg,一般以本品 2mg 加于 5% 葡萄糖注射液 500ml 中,静脉滴注,每分钟滴入 0.004~0.008mg。

重酒石酸间羟胺(metaraminol bitartrate) 注射剂,19mg 相当于间羟胺 10mg,肌内注射,间羟胺每次 10mg;或 10~20mg 以葡萄糖注射液 100ml 稀释后静脉滴注。极量静脉滴注每次 100mg(每分钟 0.2~0.4mg)。

盐酸去氧肾上腺素(phenylephrine hydrochloride) 注射剂,肌内注射,每次 2~5mg;或 10mg 以葡萄糖注射液 100ml 稀释后静脉滴注。极量:肌内注射每次 10mg,静脉滴注每分钟 0.18mg。

盐酸甲氧明(methoxamine hydrochloride) 注射剂,肌内注射,每次 10~20mg;或缓慢静脉注射,每次 5~10mg;或每次 20mg,用葡萄糖注射液稀释,缓慢静脉滴注。极量:肌内注射每次 20mg,60mg/d;静脉注射每次 10mg。

羟甲唑啉(oxymetazoline) 滴鼻,成人和 6 岁以上儿童一次 1~3 滴,早晨和睡前各 1 次。

阿可乐定(apraclonidine) 滴眼,0.5% 滴眼剂,2 次 / 天。

盐酸右美托咪啶(dexmedetomidine hydrochloride) 注射剂,给药前,本品需使用 0.9% 氯化钠溶液稀释。连续输注不可超过 24 小时。成人开始 10 分钟内静脉输注负荷剂量 1mg/kg,随后以每小时 0.2~0.7mg/kg 输注维持剂量。维持剂量的输注速率应调整至获得期望的镇静效果。

盐酸肾上腺素(adrenaline hydrochloride) 注射剂,皮下或肌内注射每次 0.25~0.5mg。必要时可心室内注射,每次 0.25~0.5mg,用生理盐水稀释 10 倍。极量:皮下注射每次 1mg。

盐酸多巴胺(dopamine hydrochloride) 注射剂,20mg 加入 5% 葡萄糖注射液 200~500ml 内,静脉滴注,75~100μg/min。极量:静脉滴注每分钟 20μg/kg。

盐酸麻黄碱(ephedrine hydrochloride) 口服,每次 25mg,3 次 / 天。皮下或肌内注射,每次 15~30mg。极量:口服、皮下或肌内注射,每次 0.06g,0.15g/d。

伪麻黄碱(pseudoephedrine) 口服,成人每次 30~60mg,3 次 / 天。

硫酸异丙肾上腺素(isoprenaline sulfate) 注射剂,静脉滴注,以 0.1~0.2mg 加于 5% 葡萄糖注射液 100~200ml 中,每分钟滴入 0.5~2ml 或按需要而定。

盐酸异丙肾上腺素(isoprenaline hydrochloride) 气雾剂,0.25% 气雾剂喷雾吸入,每次 0.1~0.4mg。舌下含,每次 10mg,3 次 / 天。极量:喷雾吸入,每次 0.4mg,2.4mg/d,舌下含,每次 20mg,60mg/d。

硫酸美芬丁胺注射液(mephentermine sulfate) 注射剂,肌内注射或静脉注射:一次 15~20mg,每隔 30~60 分钟可重复注射。静脉滴注:15~30mg 加入 5%~10% 葡萄糖注射液 100ml 中,以 30~50 滴 / 分钟的速度滴入,视血压情况调整滴速及用量。

(杨世杰)

笔记

第十一章　肾上腺素受体阻断药

肾上腺素受体阻断药（adrenoceptor blocking drugs）又称肾上腺素受体拮抗剂（adrenoceptor antagonists），能阻断肾上腺素受体从而拮抗去甲肾上腺素能神经递质或肾上腺素受体激动药的作用。对于整体动物，它们的作用强度取决于机体的去甲肾上腺素能神经张力。这类药物按对α和β肾上腺素受体选择性的不同，分为α受体阻断药、β受体阻断药及α、β受体阻断药三大类。

第一节　α肾上腺素受体阻断药

α受体阻断药能选择性地与α肾上腺素受体结合，其本身不激动或较弱激动肾上腺素受体，却能阻碍去甲肾上腺素能神经递质及肾上腺素受体激动药与α受体结合，从而产生抗肾上腺素作用。它们能将肾上腺素的升压作用翻转为降压作用，这个现象称为“肾上腺素作用的翻转”（adrenaline reversal）。这可解释为α受体阻断药选择性地阻断了与血管收缩有关的α受体，与血管舒张有关的β受体未被阻断，所以肾上腺素的血管收缩作用被取消，而血管舒张作用得以充分地表现出来。对于主要作用于血管α受体的去甲肾上腺素，它们只取消或减弱其升压效应而无“翻转作用”。对于主要作用于β受体的异丙肾上腺素的降压作用则无影响（图11-1）。

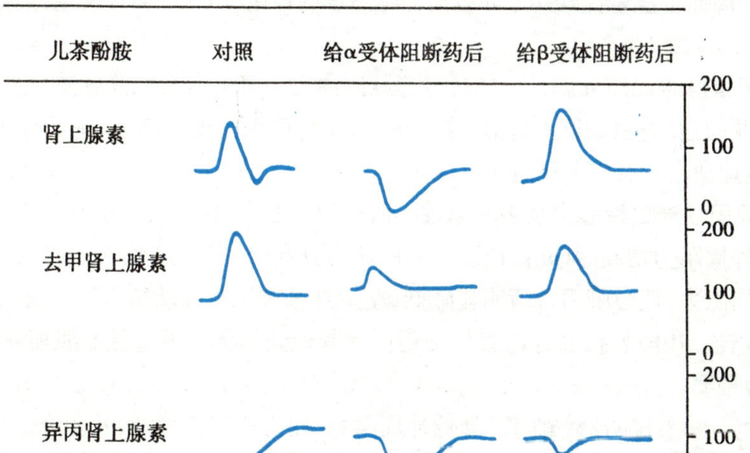

图11-1　给肾上腺素受体阻断药前后，儿茶酚胺对犬血压的作用

α受体阻断药具有较广泛的药理作用，根据这类药物对α_1、α_2受体的选择性不同，可将其分为三类：

1. 非选择性α受体阻断药

(1) 短效类：酚妥拉明、妥拉唑林

(2) 长效类：酚苄明

2. 选择性α_1受体阻断药　哌唑嗪（prazosin）

3. 选择性α_2受体阻断药　育亨宾（yohimbine）

笔记

一、非选择性 α 受体阻断药

酚妥拉明和妥拉唑林

酚妥拉明(phentolamine)和妥拉唑林(tolazoline)

【药理作用】酚妥拉明和妥拉唑林与 α 受体以氢键、离子键结合,较为疏松,易于解离,故能竞争性地阻断 α 受体,对 α_1、α_2 受体具有相似的亲和力,可拮抗肾上腺素的 α 型作用,使激动药的量效曲线平行右移,但增加激动药的剂量仍可达到最大效应。妥拉唑林作用稍弱。

1. 血管 酚妥拉明具有阻断血管平滑肌 α_1 受体和直接扩张血管作用。静脉注射能使血管舒张,血压下降,静脉和小静脉扩张明显,舒张小动脉使肺动脉压下降,外周血管阻力降低。

2. 心脏 酚妥拉明可兴奋心脏,使心肌收缩力增强,心率加快,心输出量增加。这种兴奋作用部分由血管舒张、血压下降,反射性兴奋交感神经引起;部分是阻断神经末梢突触前膜 α_2 受体,从而促进去甲肾上腺素释放,激动心脏 β_1 受体的结果。偶致心律失常。此外,酚妥拉明尚具有阻断 K^+ 通道的作用。

3. 其他 本药也能阻断 5-羟色胺(5-HT)受体,激动 M 胆碱受体和 H_1、H_2 受体,促进肥大细胞释放组胺。其兴奋胃肠道平滑肌的作用可被阿托品拮抗。酚妥拉明可引起皮肤潮红等。妥拉唑林可增加唾液腺、汗腺等分泌。

【体内过程】酚妥拉明生物利用度低,口服效果仅为注射给药的 20%。口服后 30 分钟血药浓度达峰值,作用维持 3~6 小时;肌内注射作用维持 30~45 分钟。大多以无活性的代谢物从尿中排泄。妥拉唑林口服吸收缓慢,排泄较快,以注射给药为主。

【临床应用】

1. 治疗外周血管痉挛性疾病 如肢端动脉痉挛的雷诺综合征、血栓闭塞性脉管炎及冻伤后遗症。

2. 去甲肾上腺素滴注外漏 长期过量静脉滴注去甲肾上腺素或静脉滴注去甲肾上腺素外漏时,可致皮肤缺血、苍白和剧烈疼痛,甚至坏死,此时可用酚妥拉明 10mg 或妥拉唑林 25mg 溶于 10~20ml 生理盐水中做皮下浸润注射。

3. 治疗顽固性充血性心力衰竭和急性心肌梗死 心力衰竭时,由于心输出量不足,导致交感张力增加、外周阻力增高、肺充血以及肺动脉压力升高,易产生肺水肿。应用酚妥拉明可扩张血管、降低外周阻力,使心脏后负荷明显降低、左室舒张末压与肺动脉压下降、心输出量增加,心力衰竭得以减轻。用酚妥拉明等血管扩张药治疗其他药物无效的急性心肌梗死及充血性心脏病所致的心力衰竭。

4. 抗休克 酚妥拉明舒张血管,降低外周阻力,使心输出量增加,并能降低肺循环阻力,防止肺水肿的发生,从而改善休克状态时的内脏血液灌注,解除微循环障碍。尤其对休克症状改善不佳而左室充盈压增高者疗效好。适用于感染性、心源性和神经源性休克。但给药前必须补足血容量。有人主张合用去甲肾上腺素,目的是对抗去甲肾上腺素强大的 α_1 受体激动作用,使血管收缩作用不致过分剧烈,并保留对心脏 β_1 受体的激动作用,使心收缩力增加,提高其抗休克的疗效,减少毒性反应。

5. 肾上腺嗜铬细胞瘤 酚妥拉明降低嗜铬细胞瘤所致的高血压,用于肾上腺嗜铬细胞瘤的鉴别诊断、骤发高血压危象以及手术前的准备。作鉴别诊断试验时,可引起严重低血压,曾有致死的报道,故应特别慎重。

6. 药物引起的高血压 用于肾上腺素等拟交感胺药物过量所致的高血压。亦可用于突然停用可乐定或应用单胺氧化酶抑制药患者食用富含酪胺食物后出现的高血压危象。

7. 其他 妥拉唑林可用于治疗新生儿的持续性肺动脉高压症,酚妥拉明口服或直接阴茎海

笔记

绵体内注射用于诊断或治疗阳痿。

Clinical uses of α-adrenoceptor antagonists

- Peripheral vascular occlusive diseases (e.g. Raynaud's phenomenon).
- Local vasoconstrictor excess: phentolamine is useful to reverse the intense local vasoconstriction caused by inadvertent infiltration of NA into subcutaneous tissue during intravenous administration.
- Pheochromocytoma: phenoxybenzamine is used in conjunction with β-receptor antagoists in preparation for surgery.
- Hypertension (e.g. prazosin, doxazosin and terazosin).
- Benign prostatic hypertrophy (especially tamsolusin).

【不良反应】 常见的反应有低血压，胃肠平滑肌兴奋所致的腹痛、腹泻、呕吐和诱发溃疡病。静脉给药可能引起严重的心律失常和心绞痛，因此需缓慢注射或滴注。胃炎、胃十二指肠溃疡病、冠心病患者慎用。

酚 苄 明

酚苄明(phenoxybenzamine，苯苄胺，dibenzyline)。

【药理作用】 酚苄明可与 α 受体形成牢固的共价键。在离体实验时，即使应用大剂量去甲肾上腺素也难以完全对抗其作用，需待药物从体内清除后，α 受体阻断作用才能消失，属于长效非竞争性 α 受体阻断药。酚苄明具有起效慢、作用强而持久的特点。

酚苄明能舒张血管，降低外周阻力，降低血压，其作用强度与交感神经兴奋性有关。对于静卧的正常人，酚苄明的降压作用不明显。但当伴有代偿性交感性血管收缩，如血容量减少或直立时，就会引起显著的血压下降。由于血压下降所引起反射作用，以及阻断突触前膜 $α_2$ 受体作用和对摄取 -1、摄取 -2 的抑制作用，可使心率加快。酚苄明除阻断 α 受体外，在高浓度应用时，还具有抗 5-HT 及抗组胺作用。

【体内过程】 口服吸收达 20%~30%。因局部刺激性强，不作肌内或皮下注射。静脉注射酚苄明后，其分子中的氯乙胺基需环化形成乙撑亚胺基，才能与 α 受体牢固结合，阻断 α 受体，故起效慢，1 小时后达到最大效应，但作用强大；本品的脂溶性高，大剂量用药可蓄积于脂肪组织中，然后缓慢释放，故作用持久。主要经肝代谢，经肾及胆汁排泄。一次用药，12 小时排泄 50%，24 小时排泄 80%，作用可维持 3~4 天。

【临床应用】

1. **用于外周血管痉挛性疾病。**

2. **抗休克** 适用于治疗感染性休克。

3. **治疗嗜铬细胞瘤** 对不宜手术或恶性嗜铬细胞瘤的患者，可持续应用。也用于嗜铬细胞瘤术前准备。

4. **治疗良性前列腺增生** 用于前列腺增生引起的阻塞性排尿困难，可明显改善症状，可能与阻断前列腺和膀胱底部的 α 受体有关。

【不良反应】 常见直立性低血压、反射性心动过速、心律失常及鼻塞；口服可致恶心、呕吐、嗜睡及疲乏等。静脉注射或用于休克时必须缓慢给药并且密切监护。

笔记

二、选择性 α_1 受体阻断药

选择性 α_1 受体阻断药对动脉和静脉的 α_1 受体有较高的选择性阻断作用，对去甲肾上腺素能神经末梢突触前膜 α_2 受体无明显作用，因此在拮抗去甲肾上腺素和肾上腺素的升压作用同时，无促进神经末梢释放去甲肾上腺素及明显加快心率的作用。

坦 洛 新

坦洛新(tamsulosin)结构与其他 α_1 受体阻断药不同，生物利用度高，$t_{1/2}$ 为 9~15 小时，对 α_{1A} 受体的阻断作用明显强于对 α_{1B} 受体阻断作用。对良性前列腺肥大疗效好，由此认为 α_{1A} 受体亚型可能是控制前列腺平滑肌最重要的 α 受体亚型。研究表明 α_{1A} 受体主要存在于前列腺，而 α_{1B} 受体主要存在于血管，所以尽管非选择性 α 受体阻断药酚苄明、选择性 α_1 受体阻断药如哌唑嗪和 α_{1A} 受体阻断药均可用于治疗良性前列腺肥大，改善排尿困难，但对于心血管的影响明显不同，酚苄明可降低血压和引起心悸，哌唑嗪降低血压，而坦洛新则对心率和血压无明显影响。

三、选择性 α_2 受体阻断药

育 亨 宾

育亨宾(yohimbine)为选择性 α_2 受体阻断药。α_2 受体在介导交感神经系统反应中起重要作用，包括中枢与外周。育亨宾易进入中枢神经系统，阻断 α_2 受体，可促进去甲肾上腺素能神经末梢释放去甲肾上腺素，增加交感神经张力，导致血压升高，心率加快。育亨宾也是 5-HT 的拮抗剂。

育亨宾主要用做实验研究中的工具药，并可用于治疗男性性功能障碍及糖尿病患者的神经病变。

选择性高的 α_2 受体阻断药如咪唑克生(idazoxan)，适用于抑郁症的治疗。

第二节 β 肾上腺素受体阻断药

β 肾上腺素受体阻断药(β-adrenoceptor blockers，β-adrenoceptor antagonists)能与去甲肾上腺素能神经递质或肾上腺素受体激动药竞争 β 受体，从而拮抗其 β 型拟肾上腺素作用。它们与激动药呈典型的竞争性拮抗(图 11-2)。β 肾上腺素受体阻断药可分为非选择性的(β_1、β_2 受体阻断药)和选择性的(β_1 受体阻断药)两类。在 β 受体阻断药物中，部分具有内在拟交感活性，因此本类药物又可分为有内在拟交感活性及无内在拟交感活性两类。

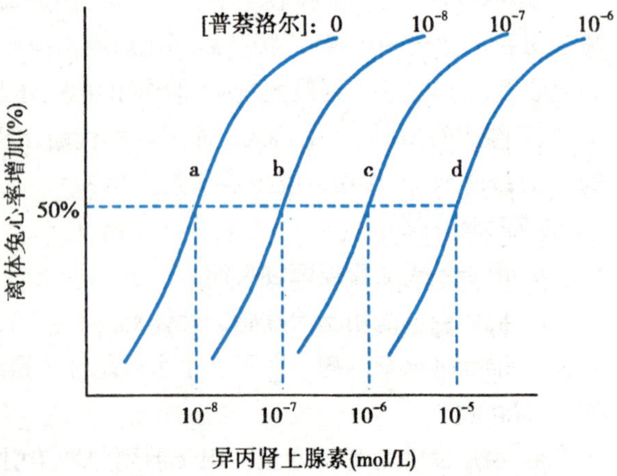

图 11-2 普萘洛尔的典型竞争性拮抗曲线

【药理作用】

1. β 受体阻断作用

(1) 心血管系统：在整体实验中，β 受体阻断药的作用取决于机体去甲肾上腺素能神经张力以及药物对 β 受体亚型的选择性，例如，它对正常人休息时心脏的作用较弱，当心脏交感神经张力增高时(运动或病理状态)，对心脏的抑制作用明显，主要表现为心率减慢，心肌收缩力减弱，心输出量减少，心肌耗氧量下降，血压略降。β 受体阻断药还能延缓心房和房室结

笔记

的传导，延长心电图的P-R间期（房室传导时间）。应用β受体阻断药普萘洛尔引起肝、肾和骨骼肌等血流量减少，一方面来自其对血管β_2受体的阻断作用，另一方面与其抑制心脏功能，反射性兴奋交感神经，使血管收缩、外周阻力增加有关。β受体阻断药对正常人血压影响不明显，而对高血压患者具有降压作用。本类药物用于治疗高血压病，疗效可靠，但其降压机制复杂，可能涉及药物对多种系统β受体阻断的结果。

(2) 支气管平滑肌：非选择性的β受体阻断药阻断支气管平滑肌的β_2受体，收缩支气管平滑肌而增加呼吸道阻力。但这种作用较弱，对正常人影响较少，只有在支气管哮喘或慢性阻塞性肺疾病的患者，有时可诱发或加重哮喘。选择性β_1受体阻断药的此作用较弱。

(3) 代谢

1) 脂肪代谢：一般认为人类脂肪的分解主要与激动β_1、β_3受体有关，近年β_3受体研究较多，认为存在于脂肪细胞中的β_3受体介导脂肪分解，最近人类β_3受体已被克隆。长期应用非选择性β受体阻断药可以增加血浆中极低密度脂蛋白（VLDL），中度升高血浆甘油三酯，降低高密度脂蛋白（HDL），而低密度脂蛋白（LDL）浓度无变化，减少游离脂肪酸自脂肪组织的释放，增加冠状动脉粥样硬化性心脏病的危险性。选择性的β_1受体阻断药对脂肪代谢作用较弱，其作用机制尚待研究。

2) 糖代谢：肝糖原的分解与激动α_1和β_2受体有关，儿茶酚胺增加肝糖原的分解，可在低血糖时动员葡萄糖。当β受体阻断药与α受体阻断药合用时则可拮抗肾上腺素的升高血糖的作用。普萘洛尔并不影响正常人的血糖水平，也不影响胰岛素的降低血糖作用，但能延缓用胰岛素后血糖水平的恢复。可能是其抑制了低血糖引起儿茶酚胺释放所致的糖原分解。β受体阻断药往往会掩盖低血糖症状如心悸等，从而延误了低血糖的及时诊断。

3) 甲状腺功能亢进时，β受体阻断药不仅能对抗机体对儿茶酚胺的敏感性增高，而且也可抑制甲状腺素（T_4）转变为三碘甲状腺原氨酸（T_3）的过程，有效控制甲亢的症状。

(4) 肾素：β受体阻断药通过阻断肾小球旁器细胞的β_1受体而抑制肾素的释放，这可能是其降血压作用原因之一。

2. 内在拟交感活性　有些β肾上腺素受体阻断药能阻断β受体外，对β受体亦具有部分激动作用（partial agonistic action），也称内在拟交感活性（intrinsic sympathomimetic activity，ISA）。由于这种作用较弱，通常被其β受体阻断作用所掩盖。若对实验动物预先给予利血平以耗竭体内儿茶酚胺，使药物的β阻断作用无从发挥，这时再用具有ISA的β受体阻断药，其激动β受体的作用即可表现出来，引起心率加快、心输出量增加等。ISA较强的药物在临床应用时，其抑制心肌收缩力、减慢心率和收缩支气管作用较不具ISA的药物为弱。

3. 膜稳定作用　实验证明，有些β受体阻断药具有局部麻醉作用（local anesthetic action）和奎尼丁样作用，这两种作用都由于其降低细胞膜对离子的通透性所致，故称为膜稳定作用。对人离体心肌细胞的膜稳定作用仅在高于临床有效血浓度几十倍时发生。此外，无膜稳定作用的β受体阻断药对心律失常仍然有效。因此认为这一作用在常用量时与其治疗作用无明显相关。

4. 眼　降低眼内压，治疗青光眼，其作用机制可能是通过阻断睫状体的β受体，减少cAMP生成，进而减少房水产生。

【体内过程】　β受体阻断药的体内过程特点与各类药的脂溶性有关。β受体阻断药口服后自小肠吸收，但由于受脂溶性及首关消除的影响，其生物利用度个体差异较大。如普萘洛尔、美托洛尔等口服容易吸收，而生物利用度低；吲哚洛尔、阿替洛尔生物利用度相对较高。进入血液循环的β受体阻断药一般能分布到全身各组织，高脂溶性和低血浆蛋白结合率的β受体阻断药，分布容积较大。脂溶性高的药物主要在肝脏代谢，少量以原形随尿排泄。本类药物的半衰期多数在3~6小时，纳多洛尔的半衰期可达10~20小时，属长效β受体阻断药。脂溶性小的药物，如阿替洛尔、纳多洛尔主要以原形经肾脏排泄。由于本类药物主要由肝代谢、肾排泄，对肝、

笔记

肾功能不良者应调整剂量或慎用，见表 11-1。

表 11-1 β 受体阻断药分类及药理学特性

药物名称	内在拟交感活性	膜稳定作用	脂溶性(lgKp*)	生物利用度(%)	血浆半衰期(h)	首关消除(%)	主要消除器官
非选择性 β 受体阻断药							
普萘洛尔(propranolol)	–	++	3.65	30	3~5	60~70	肝
纳多洛尔(nadolol)	–	–	0.71	30~40	14~24	0	肾
噻吗洛尔(timolol)	–	–	–	75	3~5	25~30	肝
吲哚洛尔(pindolol)	++	+	1.75	90	3~4	10~20	肝、肾
选择性 β 受体阻断药							
美托洛尔(metoprolol)	–	+–	2.15	50	3~4	25~60	肝
阿替洛尔(atenolol)	–	–	0.23	40	5~8	0~10	肾
α、β 受体阻断药							
醋丁洛尔(acebutolol)	+	+	1.9	40	2~4	30	肝
拉贝洛尔(labetalol)	+–	+–	–	20~40	4~6	60	肝

* 辛醇 / 水分配系数

【临床应用】

1. 心律失常 对多种原因引起的快速型心律失常有效，尤其对运动或情绪紧张、激动所致心律失常或因心肌缺血、强心苷中毒引起的心律失常疗效好。

2. 心绞痛和心肌梗死 对心绞痛有良好的疗效。对心肌梗死，早期应用普萘洛尔、美托洛尔和噻吗洛尔等均可降低心肌梗死患者的复发和猝死率。

3. 高血压 β 受体阻断药是治疗高血压的基础药物。

4. 充血性心力衰竭 β 受体阻断药对扩张型心肌病的心衰治疗作用明显，现认为与以下几方面因素有关：①改善心脏舒张功能；②缓解由儿茶酚胺引起的心脏损害；③抑制前列腺素或肾素所致的缩血管作用；④使 β 受体上调，恢复心肌对内源性儿茶酚胺的敏感性。

5. 甲状腺功能亢进 近年将普萘洛尔用于治疗甲状腺功能亢进(甲亢)。甲亢时儿茶酚胺的过度作用，引起的多种症状与 β 受体兴奋有关，特别是心脏和代谢方面的异常，因此应用 β 受体阻断药治疗效果明显。

6. 其他 噻吗洛尔局部应用减少房水形成，降低眼内压，用于治疗原发性开角型青光眼。新开发的治疗青光眼的 β 受体阻断药有左布诺洛尔(levobunolol)、美替洛尔(metipranolol)等。另外，β 受体阻断药还可用于偏头痛、减轻肌肉震颤以及酒精中毒等。

Clinical uses of β-adrenoceptor antagonists

- Cardiac dysrhythmias: propranolol is effective in the treatment of both supraventricular and ventricular arrhythmias.
- Angina pectoris and myocardial infarction: long-term use of timolol, propranolol, or metoprolol in patients with a myocardial infarction prolongs survival.
- Hypertension.
- Other uses

—thyrotoxicosis, as adjunct to definitive treatment.

—anxiety

—glaucoma

笔记

【不良反应及禁忌证】 一般不良反应有恶心、呕吐、轻度腹泻等消化道症状，偶见过敏性皮疹和血小板减少等。严重的不良反应常与应用不当有关，可导致严重后果，主要包括：

1. 心血管反应 由于对心脏 β_1 受体的阻断作用，出现心脏功能抑制，特别是心功能不全、窦性心动过缓和房室传导阻滞的患者，由于其心脏活动中交感神经占优势，故对本类药物敏感性提高，加重病情，甚至引起重度心功能不全、肺水肿、房室传导完全阻滞以致心搏骤停等严重后果。具有 ISA 的 β 受体阻断药较少出现心动过缓、负性肌力等心功能抑制现象。同时服用维拉帕米或用于抗心律失常时应特别注意缓慢性心律失常。对血管平滑肌 β_2 受体阻断作用，可使外周血管收缩甚至痉挛，导致四肢发冷、皮肤苍白或发绀，出现雷诺症状或间歇跛行，甚至可引起脚趾溃烂和坏死。

2. 诱发或加重支气管哮喘 由于对支气管平滑肌 β_2 受体的阻断作用，非选择性 β 受体阻断药可使呼吸道阻力增加，诱发或加剧哮喘，选择性 β_1 受体阻断药及具有内在拟交感活性的药物，一般不引起上述的不良反应，但这类药物的选择性往往是相对的，故对哮喘患者仍应慎重。

3. 反跳现象 长期应用 β 受体阻断药时如突然停药，可引起原来病情加重，如血压上升、严重心律失常或心绞痛发作次数增加，甚至产生急性心肌梗死或猝死，此种现象称为停药反跳(rebound)。其机制与受体向上调节有关。因此在病情控制后应逐渐减量直至停药。

4. 其他 偶见眼 - 皮肤黏膜综合征，个别患者有幻觉、失眠和抑郁症状。少数人可出现低血糖及加强降血糖药的降血糖作用，掩盖低血糖时出汗和心悸的症状而出现严重后果，此时，可慎重选用具有 β_1 受体选择性的药物。

禁忌证：禁用于严重左室心功能不全、窦性心动过缓、重度房室传导阻滞和支气管哮喘的患者。心肌梗死患者及肝功能不良者应慎用。

一、非选择性 β 受体阻断药

普萘洛尔

普萘洛尔(propranolol，心得安)是等量的左旋和右旋异构体的消旋品，仅左旋体有阻断 β 受体的活性。

【药理作用及临床应用】 普萘洛尔具有较强的 β 受体阻断作用，对 β_1 和 β_2 受体的选择性很低，无内在拟交感活性。用药后心率减慢，心肌收缩力和心输出量降低，冠脉血流量下降，心肌耗氧量明显减少，对高血压患者可使其血压下降，支气管阻力也有一定程度的增高。用于治疗心律失常、心绞痛、高血压、甲状腺功能亢进等。

【体内过程】 口服吸收率大于 90%，主要在肝脏代谢，其代谢产物为 4- 羟普萘洛尔，仍具有 β 受体阻断药的活性。首关消除率 60%~70%，生物利用度仅为 30%。口服后血浆药物达峰时间为 1~3h，$t_{1/2}$ 为 2~5 小时。老年人肝功能减退，$t_{1/2}$ 可延长。当长期或大剂量给药时，肝的消除能力饱和，其生物利用度可提高。血浆蛋白结合率大于 90%。易于通过血脑屏障和胎盘屏障，也可分泌于乳汁中。其代谢产物 90% 以上经肾排泄。不同个体口服相同剂量的普萘洛尔，血浆药物浓度相差可达 25 倍，这可能由于肝消除功能不同所致。因此临床用药需从小剂量开始，逐渐增加到适当剂量。

纳多洛尔

纳多洛尔(nadolol，羟萘心安)对 β_1 和 β_2 受体的亲和力大致相同，阻断作用持续时间长，$t_{1/2}$ 为 10~12 小时，缺乏膜稳定性和内在拟交感活性。其他作用与普萘洛尔相似，但强度约为普萘洛尔的 6 倍。且可增加肾血流量，所以在肾功能不全且需用 β 受体阻断药者可首选此药。纳多洛尔在体内代谢不完全，主要以原形经肾脏排泄，由于半衰期长，可每天给药一次。在肾功能不

笔记

全时可在体内蓄积，应注意调整剂量。

噻吗洛尔

噻吗洛尔（timolol，噻吗心安）是已知作用最强的β受体阻断药。既无内在拟交感活性，也无膜稳定作用，有中等程度的首关消除。常用其滴眼剂降低眼内压治疗青光眼，作用机制主要在于减少房水的生成。本品0.1%~0.5%溶液的疗效与毛果芸香碱1%~4%溶液相近或较优，每天滴眼两次即可，无缩瞳和调节痉挛等不良反应。局部应用对心率及血压无明显影响。治疗青光眼时可被吸收，其副作用发生于易感的患者，如哮喘或心功能不全者。

吲哚洛尔

吲哚洛尔（pindolol，心得静）作用类似普萘洛尔，其强度为普萘洛尔的6~15倍，且有较强的内在拟交感活性，主要表现在激动β_2受体方面。激动血管平滑肌β_2受体所致的舒张血管作用有利于高血压的治疗。对于心肌所含少量β_2受体（人心室肌β_1与β_2受体比率为74∶26，心房为86∶14）的激动，又可减少其心肌抑制作用。

其他此类药物还有索他洛尔（sotalol，甲磺胺心安）、布拉洛尔（bupranolol，氯甲苯心安）、二氯异丙肾上腺素（dichloroisoprenaline）、氧烯洛尔（oxprenolol，心得平）、阿普洛尔（alprenolol，心得舒）、莫普洛尔（moprolol，甲氧苯心安）、托利洛尔（toliprolol，甲苯心安）、卡波洛尔（carbonolol，喹诺酮心安）、硝苯洛尔（nifenalol，硝苯心定）、丙萘洛尔（pronethalol，萘心定）等。

二、选择性β_1受体阻断药

阿替洛尔和美托洛尔

阿替洛尔（atenolol，氨酰心安）和美托洛尔（metoprolol）对β_1受体有选择性阻断作用，缺乏内在拟交感活性，对β_2受体作用较弱，故增加呼吸道阻力作用较轻，但对哮喘患者仍需慎用。临床试验证明，阿替洛尔每天75~600mg的降压效果比普萘洛尔每天60~480mg为佳。阿替洛尔的$t_{1/2}$和作用维持时间均较普萘洛尔和美托洛尔长，临床应用时每天口服一次即可，而普萘洛尔和美托洛尔则需每天2~3次。

此类药物还有妥拉洛尔（tolamolol，胺甲苯心安）、倍他洛尔（betaxolol，倍他心安）、普拉洛尔（practolol，心得宁）、醋丁洛尔（acebutolol，醋丁酰心安）等。

第三节　α、β肾上腺素受体阻断药

本类药物对α、β受体的阻断作用选择性不强，临床主要用于高血压的治疗，以拉贝洛尔为代表，其他药物还有布新洛尔（bucindolol）、阿罗洛尔（arotinolol）和氨磺洛尔（amosulalol）、卡维地洛（carvedilol）等。

拉贝洛尔

拉贝洛尔（labetalol，柳胺苄心定）

【药理作用及临床应用】 拉贝洛尔由于在化学结构上有两个化学中心，有4种立体异构体，即(R,R)-、(R,S)-、(S,R)-及(S,S)-拉贝洛尔，其药理学特性较复杂，每一种异构体可显示不同的活性，阻断受体的选择性各不相同，(R,R)-型主要阻断β受体；(S,R)-型几乎没有β受体阻断作用，对α受体的阻断作用最强；(R,S)-型几乎没有α、β受体阻断活性；(S,S)-型缺乏β受体阻断作用；(R,R)-型对β_2受体具有某些内在拟交感活性，可引起血管舒张。临床应用的

笔记

拉贝洛尔为消旋混合物，所以兼有 α、β 受体的阻断作用，对 β 受体的阻断作用约为普萘洛尔的 1/2.5，α 受体的阻断作用为酚妥拉明的 1/10~1/6，对 β 受体的阻断作用强于对 α 受体阻断作用的 5~10 倍。由于对 $β_2$ 受体的内在拟交感活性及药物的直接作用，可使血管舒张，增加肾血流量。

拉贝洛尔多用于中度和重度的高血压、心绞痛，静注可用于高血压危象，它与单纯 β 受体阻断药相比能降低卧位血压和外周阻力，一般不降低心输出量，可降低立位血压，引起直立性低血压。

【体内过程】 口服可吸收，部分可被首关消除，生物利用度 20%~40%，口服个体差异大，易受胃肠道内容物的影响。拉贝洛尔的 $t_{1/2}$ 为 4~6 小时，血浆蛋白结合率为 50%。约有 99% 在肝脏迅速代谢，少量以原形经肾脏排出。

【不良反应】 常见不良反应有眩晕、乏力、恶心等。哮喘及心功能不全者禁用。儿童、孕妇及脑出血者忌用静注。注射液不能与葡萄糖盐水混合滴注。

阿罗洛尔

阿罗洛尔（arottnolol）口服后，两小时血药浓度达高峰，$t_{1/2}$ 约为 10 小时，连续给药无蓄积性。在体内代谢后仍保持一定的药理活性，其代谢产物部分经肾排泄，部分经粪便排泄。

【药理作用及临床应用】 本品为非选择性 α、β 受体阻断药，与拉贝洛尔相比，α 受体阻断作用强于 β 受体阻断作用，其作用比大致为 1∶8。临床观察表明可降低心肌收缩力，减慢心率，减少心肌耗氧量，减少心输出量。适宜的 α 受体阻断作用，在不使末梢血管阻力升高的情况下，呈现 β 受体阻断作用而降压。可用于高血压、心绞痛及室上性心动过速的治疗，对高血压合并冠心病者疗效佳，可提高生存率。本品亦可用于原发性震颤的治疗，一般从每天 10mg 开始，最多不超过 30mg。长期应用要定期监测心、肝、肾功能。如有心动过缓或低血压应减量或停药。

【不良反应及应用注意】 本品少见的不良反应有乏力、胸痛、头晕、稀便及肝脏转氨酶升高等。罕见的不良反应可见心悸、心动过缓、心衰加重、周围循环障碍、消化不良、皮疹及荨麻疹等。孕妇及哺乳期妇女禁用。

卡维地洛

卡维地洛（carvedilol）是一个新型的同时具有 $α_1$、$β_1$ 和 $β_2$ 受体阻断作用的药物，无内源性拟交感神经活性，高浓度时有钙拮抗作用，还具有抗氧化作用、抑制心肌细胞凋亡、抑制心肌重塑等多种作用。它是左旋体和右旋体的混合物，前者具有 $α_1$ 和 $β_1$ 受体阻断作用，后者只具有 $α_1$ 受体阻断作用，整体 $α_1$ 和 β 受体阻断作用的比率为 1∶10，因此阻断 $α_1$ 受体引起的不良反应明显减少。卡维地洛是邻位取代的苯氧乙胺衍生物，其抗氧化作用的结构基础在于其侧链上的咪唑集团。能消除体内产生过量的自由基，抑制氧自由基诱导的脂质过氧化，保护细胞免受损伤。

卡维地洛 1995 年被美国 FDA 批准用于原发性高血压，1997 年批准用于治疗充血性心力衰竭，是此类药物中第一个被正式批准用于治疗心衰的 β 受体阻断药。本药用于治疗充血性心力衰竭可以明显改善症状，提高射血分数，防止和逆转心力衰竭进展过程中出现的心肌重塑，提高生活质量，降低心衰患者的住院率和病死率。

卡维地洛用于治疗轻、中度高血压疗效与其他 β 受体阻断药、硝苯地平等类似。用药量应从小剂量开始（首次 3.125~6.25mg，2 次 / 天），根据病情需要每两周增量一次，最大剂量可用到每次 50mg，每天两次。

制剂及用法

甲磺酸酚妥拉明（phentolamine methanesulfonate） 注射剂，肌内或静脉注射，每次 5mg。

笔记

盐酸妥拉唑啉(tolazoline hydrochloride) 口服,每次25mg,3次/天。肌内注射,每次25mg。

盐酸酚苄明(phenoxybenzamine hydrochloride) 注射剂,口服,每次10~20mg,2次/天。抗休克,0.5~1mg/kg,加入5%葡萄糖注射液200~500ml中静脉滴注,最快不得少于两小时内滴完。

盐酸坦洛新(tamsulosin hydrochloride) 口服,推荐剂量为成人0.2mg/d,饭后一次服用;可根据年龄和症状酌情增减剂量。

盐酸普萘洛尔(propranolol hydrochloride) 抗心绞痛及抗高血压,口服,每次10mg,3次/天,每4~5天增加10mg,直至每天80~100mg或至症状明显减轻或消失。抗心律失常,口服,每次10~20mg,3次/天。静脉滴注每次2.5~5mg,以5%葡萄糖注射液100ml稀释静滴,按需要调整滴速。

噻吗洛尔(timolol) 滴眼,0.25%滴眼剂,2次/天。

阿替洛尔(atenolol) 口服,每次100mg,1次/天。

美托洛尔(metoprolol) 口服,每次50~100mg,2次/天。急需时缓慢静脉注射,每次5mg。

拉贝洛尔(labetalol) 口服,每次100mg,2~3次/天。静脉注射,每次100~200mg。

阿罗洛尔(arottnolol) 口服,每次10mg,2次/天。

卡维地洛(carvedilol) 口服,每次10~20mg,2次/天。

(杨世杰)

笔记

第十二章　中枢神经系统药理学概论

人体生命活动过程中的生理功能主要依赖神经和内分泌(体液)两大系统进行调节,而中枢神经系统(central nervous system,CNS)则起主导和协调作用,以维持内环境的稳定和对环境变化作出即时反应。CNS 的结构和功能远较外周神经系统复杂,含有大量神经元,神经元间有多种形式的突触联系,由多种神经递质传递信息,通过激活相应的受体与离子通道和逐级放大的细胞内信号转导途径偶联,从而介导繁杂的功能调节。目前临床使用的药物大多能影响CNS 的功能,产生相应的中枢作用,其中有些被用于临床治疗用途,有些则成为导致不良反应的基础,甚至产生生理和(或)精神依赖性而成为严重的社会问题。作用于 CNS 的药物主要通过影响中枢突触传递的不同环节(如递质、受体、受体后的信号转导等),从而改变人体的生理功能。

第一节　中枢神经系统的细胞学基础

一、神　经　元

神经元是 CNS 的基本结构和功能单位,人脑内的神经元总数 10^{10}~10^{12} 个。神经元最主要的功能是传递信息,包括生物电和化学信息。突触是神经元间或神经元与效应器间实现信息传递的部位。典型的神经元由树突、胞体和轴索三个部分组成。胞体内含有特别大的细胞核和各种合成细胞生命活动物质所需要的细胞器如粗面内质网、高尔基器、线粒体、溶酶体等,这些细胞器的功能与其他组织细胞的细胞器相同。神经元胞质中尚含有内涵物,包括一些致密小体和色素颗粒如脂褐素等,内涵物出现于成年期,随年龄增长而增加。神经元的细胞骨架与其他细胞一样,由丝状结构组成,包括微管、微丝和神经细丝,由这些成分组成的框架,支持延长的神经元突起包括树突和轴突调节神经元的形状,也参与神经元内物质的运输如轴浆快相运输等。在病理状态如慢性铝中毒脑病、老年性痴呆症时,受累神经元微管出现异常磷酸化,与神经纤维缠结的形成有关。

二、神经胶质细胞

神经胶质细胞(neuroglia)是脑内主要的细胞类型,在人脑其数量占 90% 左右,是神经元数量的 10 倍之多,按形态可分为星形胶质细胞、少突胶质细胞、小胶质细胞和室管膜细胞,星形胶质细胞是神经胶质细胞的主要组分。脑内神经元间的空隙几乎全由胶质细胞所填充,包围在脑毛细血管周围的细胞以及室管膜细胞都是胶质细胞。髓鞘由 Schwann 细胞包围裹叠而成,也是一种少突胶质细胞。因此,CNS 几乎不存在细胞间隙。

传统认为胶质细胞的主要功能是支持、营养和绝缘作用,维持神经组织内环境的稳定,在CNS 发育过程中具有引导神经元走向的作用。突触周围的胶质细胞通过摄取递质而参与递质的灭活过程(如星形胶质细胞对谷氨酸的再摄取),防止递质弥散。目前对胶质细胞的认识已远远超越支持和营养作用的被动角色,证实胶质细胞的功能状态对于神经元的存活至关重要,决定着几乎所有脑疾病的发生、发展和转归,脑病理学在很大程度上就是胶质细胞病理学。近年已确定星形胶质细胞能够释放谷氨酸、ATP 和 D- 丝氨酸等胶质递质(gliotransmitters),通过胶质传递对脑环境和功能稳态的维持、突触信息的传递与整合、突触可塑性等发挥调控作用。无疑,

笔记

神经胶质细胞研究的成果势必改写一个多世纪以来以神经元为中心的神经药理学基础，神经胶质细胞已经成为重大脑疾病（如帕金森病、老年性痴呆症、脑卒中、精神分裂症、药物成瘾等）临床治疗学突破和研发理想治疗药物的重要靶标。

三、神经环路

神经元参与神经调节往往是通过不同神经元组成的各种神经环路（neuronal circuit）进行的，通过这些神经环路对大量繁杂信息进行处理和整合。神经环路中能进行信息传递作用的部位是突触。一个神经元的树突或胞体能够接受许多轴突末梢的突触联系，这些轴突可以来自一个神经元，也可以来自多个神经元，这种多信息影响同一个神经元的调节方式称为聚合。一个神经元也可以同时与多个神经元建立突触联系，使信息放大，这种方式称为辐散。CNS中各种不同的神经环路均包含多次的辐散与聚合形式，使信息处理出现扩散或聚合、时空模式的叠加，构成复杂的神经网络，使信息加工、整合更为精细，调节活动更加准确、协调、和谐。神经元的树突、轴突与其他神经元各个部分均可建立突触联系，构成具有各种特殊功能的微环路。

CNS存有大量具有短轴突、胞体较小的中间神经元，人脑中间神经元数目占神经元总数的99%，这些中间神经元参与脑内各核团间或核团内局部神经环路的组成。中间神经元在CNS的作用显得越来越重要，CNS活动的复杂性主要是由神经环路的多样性决定的。同样的传入信息可经不同途径传递到脑内各级中枢，也可通过不同的途径传至效应器。许多中间神经元又与各种长投射系统的神经元建立联系组成复杂、多形式的局部神经环路，对信息进行深加工并不断对传递的信息进行调制。不同水平的神经环路的基本处理形式也许很相似，但在对某一具体行为调节时，不同等级或水平上信息处理的相对重要性及各环路之间的相互作用则有相应的变化，使神经调节更加复杂。

四、突触与信息传递

神经元的主要功能是传递信息，神经元之间或神经元与效应细胞之间的信息传递主要通过突触进行。突触由突触前组分、突触后组分和突触间隙等基本结构构成。根据突触传递（synaptic transmission）的方式及结构特点，突触分为电突触、化学性突触和混合性突触。在哺乳动物脑内，除少部分脑区存在一些电突触外，几乎所有的突触都是化学性突触，是CNS中最重要的信息传递结构。CNS中神经元间的联系大多是依靠化学突触完成的。神经元之间也存在电偶联，这种偶联在神经元同步去极化中发挥一定作用，但是这种电偶联并不是药物作用的重要位点。

神经递质把信息从突触前神经元传递到突触后神经元。突触前神经元兴奋时，峰电位沿细胞膜传播到突触前膜，引起膜去极化，开启电压依赖性钙通道，胞外钙内流，胞内游离钙升高。钙与钙调素结合，激活了钙调素依赖性蛋白激酶，使蛋白激酶B（PKB）磷酸化，导致一些底物蛋白磷酸化。突触前膜内含有神经递质的囊泡，静息时通过突触素Ⅰ（synapsin Ⅰ）固定在神经元末梢的骨架——微管或长丝上，囊泡膜上的突触蛋白Ⅰ被PKB磷酸化后，囊泡从固定点脱落。通过一些突触蛋白的作用，突触囊泡到达突触前膜活动区。神经冲动传递到突触前膜通常只能使锚定在突触前膜的囊泡与突触前膜融合并释放到突触间隙，经胞裂外排，以量子形式释放。神经递质经弥散而作用于突触后膜上的受体，触发突触后一系列生化或膜电位变化，产生突触后效应，完成突触间的信息传递。

释放的神经递质需要迅速消除而终止其作用，以保证突触的传递效率；另一方面又需回收突触囊泡蛋白，通过神经末梢膜的内吞合成新的囊泡，形成囊泡的再循环，以利新一轮递质的合成、贮存和释放。突触间隙递质的消除主要是通过突触前膜及神经胶质细胞的摄取或酶解作用完成，突触前膜摄取是最常见的递质回收机制。

笔记

突触传递的过程主要包括神经递质的合成和贮存、突触前膜去极化和胞外钙内流触发递质的释放、递质与突触后受体结合引起突触后生物学效应、释放后的递质消除及囊泡的再循环。神经递质的释放受到突触前膜受体的反馈调控，改变进入末梢的钙离子量及其对钙离子的敏感性等均能调节递质的释放。

以往认为突触传递是单向的，信息只从突触前传递到突触后。目前已证实脑内存在交互突触，信息既可从突触前传递到突触后，也可从突触后传递到突触前。此外，腺苷、腺苷三磷酸（ATP）、一氧化氮（NO）、花生四烯酸、血小板活化因子等均可作为逆行信使分子，应答突触前传递的信息而逆行弥散至突触前神经元调节突触前神经元活动和递质的合成与释放。

第二节　中枢神经递质及其受体

近年不断发现有神经活性物质随突触前膜去极化从末梢释放，其中既包括经典的小分子神经递质如 ACh、NE、DA 等，也包括日益增多的神经肽类物质如 P 物质、阿片肽类等，这些活性物质被分为神经递质（neurotransmitter）、神经调质（neuromodulator）和神经激素（neurohormone）。神经递质是指神经末梢释放，作用于突触后膜受体，导致离子通道开放并形成兴奋性突触后电位或抑制性突触后电位的化学物质，其特点是传递信息快、作用强、选择性高。神经调质也是由神经元释放，但其本身不具递质活性，大多与 G 蛋白偶联的受体结合后诱发缓慢的突触前或突触后电位，并不直接引起突触后生物学效应，却能调制神经递质在突触前的释放及突触后细胞的兴奋性，调制突触后细胞对递质的反应。神经调质的作用开始慢而持久，但范围较广。目前备受重视的 NO、花生四烯酸等也是重要的神经调质，可由神经组织或非神经组织生成。神经激素也是神经末梢释放的化学物质，主要是神经肽类。神经激素释放后进入血液循环到达远隔的靶器官发挥作用，例如下丘脑释放一系列调节激素，这些激素进入垂体门脉系统，在垂体前叶发挥其调节分泌的作用。氨基酸类是递质，乙酰胆碱和单胺类既是递质又是调质，主要视作用于何处的受体而定。而肽类少数是递质，多数是调质或神经激素。多种神经递质及调质的存在及两者共存于同一神经末梢，使神经传递和调节的形式更加精细和多样化。另外，一些由非神经元细胞释放的神经营养因子主要通过作用于与酪氨酸蛋白激酶偶联的受体而调节基因表达，控制神经元的生长和表型特征；一些细胞因子、化学因子、生长因子、类固醇激素等主要通过影响基因转录而调控脑内一些长时程的变化，如突触可塑性和重构等。

一、乙酰胆碱

乙酰胆碱（acetylcholine，ACh）是第一个被发现的脑内神经递质。由于至今仍缺乏高灵敏的检测脑内 ACh 的方法，对脑内 ACh 的认识远落后于单胺类递质。

（一）中枢乙酰胆碱能通路

脑内 ACh 的合成、贮存、释放、与受体相互作用及其灭活等突触传递过程与外周胆碱能神经元相同。脑内的胆碱能神经元分布上存在两种类型：①局部分布的中间神经元，参与局部神经回路的组成。在纹状体、隔核、伏隔核、嗅结节等神经核团均存有较多的胆碱能中间神经元，尤以纹状体最多。②胆碱能投射神经元，这些神经元在脑内分布较集中，分别组成胆碱能基底前脑复合体和胆碱能脑桥 - 中脑 - 被盖复合体。老年性痴呆症的病理改变中，基底前脑复合体胆碱能神经元明显丢失是突出的病理特征之一。

（二）脑内乙酰胆碱受体

绝大多数脑内胆碱能受体是 M 受体，N 受体仅占不到 10%。脑内的 M 或 N 受体的药理特性与外周相似。M 受体属 G 蛋白偶联受体，由单一肽链组成，含有 7 个跨膜区段。目前已经发现 5 种不同亚型的 M 受体（M_1~M_5），其中 M_1、M_3 和 M_5 通过 G 蛋白和磷脂酶 C 与膜磷脂酰肌醇水解偶联，IP_3 和 DG 是它们的第二信使分子，M_2 和 M_4 亚型受体亦通过 G 蛋白，抑制腺苷酸环化

笔记

酶而降低胞内 cAMP，或作用于离子通道，在不同组织细胞，M_2 和 M_4 受体与 G 蛋白可偶联不同的第二信使系统，引起生物学效应。阿托品、东莨菪碱等目前常用的 M 受体阻断药与上述亚型受体均有相似的亲和力。M 受体在脑内分布广泛，密度较高的脑区包括大脑皮层、海马、纹状体、伏隔核、隔核、缰核、脚间核、上丘、下丘和顶盖前区等。脑内以 M_1 受体为主，占 M 受体总数的 50%~80%。

有关脑内 N 受体的药理特性和功能目前所知甚少。直至最近，采用基因克隆与重组等分子生物学技术，脑内 N 受体的研究才有较大的进展。中枢 N 受体属于配体门控受体离子通道的大家族。受体被激动后可开放受体离子通道，增加 Na^+、K^+ 和 Ca^{2+} 的通透性，引起膜去极化，产生突触后兴奋效应。

(三) 中枢乙酰胆碱的功能

中枢 ACh 主要涉及觉醒、学习、记忆和运动调节。脑干的上行激动系统包含有胆碱能纤维，该系统的激活对于维持觉醒状态发挥重要作用。学习、记忆功能障碍是老年性痴呆的突出症状，病理研究显示梅奈特(Meynert)基底核胆碱能神经元明显减少，神经元丢失的程度与学习记忆障碍的程度密切相关。目前临床使用的治疗老年性痴呆症药物大多是中枢拟胆碱药。

纹状体是人类调节锥体外系运动的最高级中枢。ACh 与多巴胺两系统功能间的平衡失调则会导致严重的神经系统疾患。如多巴胺系统功能低下使 ACh 系统功能相对亢进，可出现帕金森病的症状；相反，则出现亨廷顿(Huntington)舞蹈病的症状。治疗前者可使用 M 受体阻断药，后者可使用 M 受体激动药。

二、γ-氨基丁酸

γ-氨基丁酸(γ-aminobutyric acid，GABA)是脑内最重要的抑制性神经递质，广泛非均匀分布在哺乳动物脑内，脑内约 30% 左右的突触以 GABA 为神经递质，外周组织仅含微量。脑内 GABA 是通过谷氨酸经谷氨酸脱羧酶脱羧而成。GABA 能神经元兴奋时，GABA 被神经末梢释放到突触间隙后，终止递质的作用主要依赖突触前膜和胶质细胞摄取 GABA。脑内广泛存在 GABA 能神经元，主要分布在大脑皮层、海马和小脑。目前仅发现两条长轴突投射的 GABA 能通路：小脑 - 前庭外侧核通路，从小脑普肯耶细胞投射到小脑深部核团及脑干的前庭核；另一通路是从纹状体投射到中脑黑质。黑质是脑内 GABA 浓度最高的脑区。

GABA 受体被分为 $GABA_A$、$GABA_B$ 和 $GABA_C$ 三型。脑内 GABA 受体主要是 $GABA_A$ 受体，$GABA_B$ 受体较少，$GABA_C$ 受体目前仅发现在视网膜。$GABA_A$ 受体与烟碱受体相同是化学门控离子通道受体家族的成员，是镇静催眠药和一些抗癫痫药的作用靶点；$GABA_B$ 受体则属 G 蛋白偶联受体家族。

(一) $GABA_A$ 受体

$GABA_A$ 受体是镇静催眠药的作用靶点。$GABA_A$ 受体由 5 种不同的亚基组成(α、β、γ、δ 和 ρ)，每个亚基都是一条多肽链，含有 4 个跨膜区，5 个亚基围绕组成中空的氯离子通道。在 β 亚基上有 GABA 的结合点，在其他部位也存在一些调节 GABA 受体氯离子通道的位点，这些调节点包括：苯二氮䓬类(BZ)、巴比妥类、印防己毒素等离子通道阻滞药、类固醇和兴奋剂的结合点。上述药物与相应的位点结合可引起 $GABA_A$ 受体构象改变，影响与 GABA 的亲和力和氯通道的氯电导变化。其中以 BZ 调节点最引人注目。BZ 位点在 α 亚基上，BZ 位点的激动剂如地西泮和氯硝基西泮、反相激动剂如 β- 咔啉(β-carboline)和拮抗剂氟马西尼(flumazenil)等均可与 α 亚基结合，氟马西尼可拮抗 BZ 激动剂和反相激动剂的作用。BZ 激动剂与 α 亚基结合后可增强受体与 GABA 的亲和力，增加氯通道的开放频率，增强 GABA 能神经元的传递作用，产生抗焦虑、镇静催眠、抗惊厥等作用。反相激动剂与 BZ 结合位点结合则产生拮抗 GABA 的作用，可诱发焦虑、惊厥。苯巴比妥类及印防己毒素主要作用在氯离子通道，分别延长开启或阻塞离

笔记

子通道。

（二）$GABA_B$ 受体和 $GABA_C$ 受体

$GABA_B$ 受体激活后通过 G 蛋白及第二信使系统如 cAMP 或 IP_3 介导 K^+ 通道开放或 Ca^{2+} 通道关闭，但不影响氯离子通透性。在突触后，K^+ 通道开放可诱导迟缓的抑制性突触后电位（IPSP），而不是 $GABA_A$ 受体诱导的快速 IPSP。$GABA_B$ 受体主要分布在突触前末梢，通过关闭 Ca^{2+} 通道而负反馈调节神经递质的释放。因此，无论在突触前或突触后的 $GABA_B$ 受体均介导抑制性效应。

$GABA_C$ 受体主要分布在视网膜，受体本身也是氯离子通道，激活可引起 Cl^- 内流，产生快速的 IPSP。苯二氮䓬类和巴比妥类对 $GABA_C$ 受体无变构调节作用，印防己毒素却可阻滞 $GABA_C$ 受体的 Cl^- 通道。

GABA 通过激活不同 GABA 亚型受体而产生突触前或突触后抑制效应。BZ 和巴比妥类药物通过增强中枢 GABA 能系统传递功能，产生镇静、抗焦虑、抗惊厥等作用。新近的研究发现 GABA 在癫痫、老年性痴呆症、帕金森病和亨廷顿病的发病机制中也具有重要作用。此外，GABA 还参与疼痛、神经内分泌和摄食行为的调节。

三、兴奋性氨基酸

谷氨酸（glutamate，Glu）是 CNS 内主要的兴奋性递质，脑内 50% 以上的突触是以 Glu 为递质的兴奋性突触，大脑皮层投射到纹状体、丘脑、黑质、红核、楔核、脊髓的纤维，内嗅皮层至海马下脚及海马投射到隔核、斜角带核、伏隔核、新纹状体等核团的投射纤维都是 Glu 能纤维。除 Glu 外，天冬氨酸也发挥相似的作用。Glu 是哺乳动物脑内含量最高的氨基酸，是体内物质代谢的中间产物，也是合成 GABA 的前体物质。目前尚无法区别作为中间代谢产物的 Glu 与作为神经递质的 Glu。一般认为谷氨酰胺酶水解谷氨酰胺生成的 Glu 是合成 Glu 递质的途径。作为递质的 Glu 可贮存在突触囊泡内，也存在于末梢的胞质中。

Glu 或天冬氨酸被释放后，与不同的兴奋性氨基酸受体结合，诱发突触后神经元兴奋，产生 EPSP。Glu 受体可因它们对不同激动剂的选择性分为三类：N- 甲基 -D- 天冬氨酸（NMDA）能选择性激活的受体称为 NMDA 受体；对 α- 氨基羧甲基噁唑丙酸（AMPA）有较高敏感性的受体称为 AMPA 受体；对海人藻酸（kainic acid，KA）敏感的受体称为 KA 受体。这三类受体均属配体门控离子通道受体。20 世纪 80 年代中期发现一类与 G 蛋白偶联的 Glu 受体，被激活后影响磷脂酰肌醇代谢或腺苷酸环化酶的活性，导致突触后第二信使如 IP_3、DG、cAMP 浓度的变化，故称为亲代谢型谷氨酸受体。

（一）NMDA 受体

NMDA 受体在脑内广泛分布，但在海马及大脑皮层分布最密集。NMDA 受体已经成为多种神经精神疾病治疗药物研制的重要靶标。NMDA 受体激动时，其偶联的阳离子通道开放，除 Na^+、K^+ 离子通过外，还允许 Ca^{2+} 离子通过，高钙电导是 NMDA 受体的特点之一，也是 NMDA 受体与 Glu 兴奋性神经毒性、长时程突触加强（LTP）、记忆学习行为密切相关的原因。

（二）非 NMDA 受体

非 NMDA 受体包括 AMPA 受体及 KA 受体，也是化学门控离子通道受体。受体兴奋时离子通道开启仅允许 Na^+、K^+ 单价阳离子进出，胞外 Na^+ 内流引起突触后膜去极化，诱发快速的 EPSP，参与兴奋性突触的传递。非 NMDA 受体与 NMDA 受体在突触传递及 Glu 的兴奋神经毒性作用中有协同作用。AMPA 受体在脑内的分布与 NMDA 受体几乎平行，提示这两种受体在突触传递过程中的协同关系。

（三）亲代谢型谷氨酸受体

亲代谢型谷氨酸受体（metabotropic glutamate receptors，mGluRs）通过 G 蛋白与不同的第二

笔记

信使系统偶联，改变第二信使的胞内浓度，触发较缓慢的生物学效应。目前已克隆出 8 种不同亚型的 mGluRs（$mGluR_1$~$mGluR_8$）。根据一级结构的相似性、偶联的信号转导途径及药理学特性的差异，将 8 种 mGluRs 亚型分成 3 组：第 1 组包括 $mGluR_1$ 和 $mGluR_5$，通过 G 蛋白激活磷脂酶 C，促进磷脂酰肌醇（PI）水解，使 IP_3 及 DG 升高，导致 K^+ 通道关闭使膜去极化，产生兴奋效应，与分布在同一神经元上的 NMDA 受体和非 NMDA 受体有协同作用；第 2 组包括 $mGluR_2$ 和 $mGluR_3$，受体激活后通过 Gi 蛋白偶联腺苷酸环化酶（AC），使胞内 cAMP 下降而介导生物学效应；第 3 组包括 $mGluR_4$ 和 $mGluR_{6-8}$，这组受体也通过 Gi 蛋白与 AC 相偶联。第 2 组和第 3 组 mGluRs 可分布在 Glu 能神经末梢上，作为自身受体，对神经递质释放产生负反馈调节作用。mGlusR 自身受体的作用可拮抗 Glu 的兴奋性神经毒性，产生保护神经元的作用。在海马 CA3 区，LTP 的形成依赖 mGluRs 功能的表达。

兴奋性氨基酸通过上述受体的介导，不但参与快速的兴奋性突触传导，而且在学习、记忆、神经元的可塑性、神经系统发育及一些疾病发病机制如缺血性脑病、低血糖脑损害、癫痫、脑外伤和老年性中枢退行性疾病等发挥重要作用。

四、去甲肾上腺素

脑内去甲肾上腺素（noradrenaline，NA）能突触传递的基本过程包括递质合成、贮存、释放、与受体相互作用和递质的灭活与外周神经系统相似。对脑内儿茶酚胺类递质和 5-HT 递质摄取转运体的研究日益受到重视，临床上一些药物如抗抑郁药的主要作用机制就是抑制这些再摄取转运系统，间接增强了 NA 能、5-HT 能和 DA 能的传递功能。苯丙胺、可卡因的药理作用也与抑制上述转运系统相关。

脑内 NA 能神经元胞体分布相对集中在脑桥及延髓，但 NA 能神经元胞体密集在蓝斑核，从蓝斑核向前脑方向发出 3 束投射纤维，分别是中央被盖束、中央灰质背纵束和腹侧被盖——内侧前脑束。3 束纤维主要同侧上行支配大脑皮层各区、边缘系统包括扣带回、杏仁核，海马、下丘脑和中脑被盖等核团、丘脑和上、下丘、蓝斑核，另发出投射纤维到小脑，终止于小脑皮质和中央核群。蓝斑核下行 NA 能纤维投射到延髓及脊髓。除蓝斑核外，在脑桥延脑外侧大脑脚被盖网状结构中较松散聚集着一些 NA 能神经元核团，它们发出的投射纤维混合在蓝斑核的上述投射束投射到不同脑区。基底前脑和隔区的 NA 能纤维主要来源于这些非蓝斑核 NA 能神经元。

五、多 巴 胺

多巴胺（dopamine，DA）是脑内最重要的一种神经递质。DA 神经元在 CNS 的分布相对集中，投射通路清晰，支配范围局限，在大脑的运动控制、情感思维和神经内分泌方面发挥重要的生理作用，与帕金森病、精神分裂症、药物依赖与成瘾的发生发展密切相关。

（一）中枢 DA 神经系统及其生理功能

哺乳动物脑内 DA 神经元主要从中脑和下丘脑投射到其支配区域，调节其生理功能。脑内 DA 能神经纤维主要投射至纹状体、广泛的边缘系统和新皮质。人类中枢主要存在 4 条 DA 通路：①黑质 - 纹状体通路：其胞体位于黑质致密区（A_9），主要支配纹状体，该通路所含有的 DA 含量占全脑的 70% 以上，是锥体外系运动功能的高级中枢，各种原因减弱该通路的 DA 功能均可导致帕金森病。反之，该通路的功能亢进时，则出现多动症。②中脑 - 边缘通路：其胞体位于顶盖腹侧区（A_{10}），主要支配伏膈核和嗅结节。③中脑 - 皮层通路：其胞体主要位于顶盖腹侧区，支配大脑皮层的一些区域，如前额叶、扣带回、内嗅脑和梨状回的皮层。中脑 - 边缘通路和中脑 - 皮层通路主要调控人类的精神活动，前者主要调控情绪反应，后者则主要参与认知、思想、感觉和推理能力的调控。目前认为 I 型精神分裂症主要与这两个 DA 通路功能亢进

笔记

相关。④结节-漏斗通路：其胞体主要位于弓状核和室周核，DA 神经末梢终止在漏斗核和正中隆起，主要调控垂体激素的分泌，如抑制催乳素的分泌、促进促肾上腺皮质激素和生长激素的分泌等。

(二) DA 受体及其亚型

20 世纪 80 年代，根据应用选择性配基的研究结果及其与信号转导途径的偶联关系，将 DA 受体确定为 D_1 和 D_2 两种亚型，至今仍被许多教材沿用。后来应用重组 DNA 克隆技术确定脑内存在 5 种 DA 亚型受体（D_1、D_2、D_3、D_4 和 D_5），其中 D_1 和 D_5 亚型受体在药理学特征上符合上述的 D_1 亚型受体，而 D_2、D_3、D_4 受体则与上述的 D_2 亚型受体相符合，因此分别被称为 D_1 样受体（D_1-like receptors）和 D_2 样受体（D_2-like receptors）。黑质纹状体通路主要存在 D_1 样受体（D_1 和 D_5 亚型）和 D_2 样受体（D_2 和 D_3 亚型），其中 D_3 亚型主要为突触前 DA 受体，即 DA 自身受体，主要参与 DA 神经元自身功能（放电、递质的合成和释放）的负反馈调控；中脑-边缘通路和中脑-皮质通路主要存在 D_2 样受体（D_2、D_3 和 D_4 亚型）。D_4 亚型受体特异存在于这两个 DA 通路。D_4 亚型受体与精神分裂症的发生发展密切相关，目前仅发现氯氮平对其具有高亲和力。结节-漏斗系统主要存在 D_2 样受体中的 D_2 亚型，是研究 D_2 亚型受体的理想生物材料。

(三) DA 受体与神经精神疾病

各种病理因素导致黑质-纹状体通路的 DA 功能减弱均可导致帕金森病，目前临床使用的抗帕金森病药主要是据此学说而研发的，机制在于补充 DA 的绝对不足。精神分裂症（尤其是Ⅰ型）则是由于中脑-边缘通路和中脑-皮层通路的 D_2 样受体功能亢进所致。因此，目前临床治疗精神分裂症的药物大多是 DA 受体拮抗药。

(四) DA 转运体

释放到突触间隙的 DA 的灭活主要依赖于突触前膜的 DA 转运体的再摄取。已经阐明 DA 转运体与许多神经精神疾病的发生发展相关，如：可卡因成瘾的主要机制在于对 DA 转运体的抑制，DA 转运体功能的减退是帕金森病早期的重要病理机制之一。因此，DA 转运体是研发神经精神疾病治疗药物的重要靶标。

六、5-羟色胺

5-羟色胺（5-Hydroxytryptamine，5-HT）能神经元与 NA 能神经元的分布相似，主要集中在脑桥、延髓中线旁的中缝核群，共组成 9 个 5-HT 能神经核团（B_1~B_9），以中脑核群含量最高，而黑质、红核、丘脑及丘脑下部、杏仁核、壳核、尾核和海马含量较低。

脑内 5-HT 神经元主要在末梢合成 5-HT，色氨酸在色氨酸羟化酶的催化下生成 5-羟色氨酸，再经脱羧酶的作用成为 5-HT。5-HT 的贮存、释放和灭活均与 NA、DA 等儿茶酚胺递质相似。突触前膜 5-HT 摄取转运体与 NA、DA、GABA 和甘氨酸的转运体属同一家族。5-HT 转运体是抗抑郁症药的主要作用靶标，目前临床使用的抗抑郁症药的主要治疗机制就是抑制 5-HT、DA 和 NA 的再摄取。

脑内 5-HT 具有广泛的功能，参与心血管活动、觉醒-睡眠周期、痛觉、精神情感活动和下丘脑-垂体的神经内分泌活动的调节。脑内存在众多的 5-HT 受体亚型，与不同的信号传导系统偶联，受体亚型分布也存在不同的模式，使单一的一种物质 5-HT 能同时在不同的脑区产生不同的效应，体现了脑对信息处理的多样性和灵活性。

(一) $5\text{-}HT_1$ 受体

已克隆出 14 种不同亚型的 5-HT 受体，根据受体偶联的信号转导系统及其氨基酸顺序的同源性，把 5-HT 受体分成 7 种亚型（$5\text{-}HT_{1\sim7}$），每种亚型受体又存在不同的亚亚型。$5\text{-}HT_1$ 受体又分为 $5\text{-}HT_{1A}$ 和 $5\text{-}HT_{1B}$ 两个亚型。$5\text{-}HT_1$ 受体尽管亚型不同，但均通过 Gi/Go 蛋白抑制 AC 而使 cAMP 下降引起生物学效应。$5\text{-}HT_1$ 受体可分为 5 个亚亚型（$5\text{-}HT_{1A、1B、1D、1E、1F}$）。$5\text{-}HT_{1A}$ 受体主要

笔记

分布在边缘系统和5-HT神经元。5-HT_{1B}和5-HT_{1D}受体主要分布在基底神经节和黑质，可作为突触前自身受体，负反馈调节递质释放。

(二) 5-HT_2受体

5-HT_2受体均通过Gq蛋白激活磷脂酶C，促进磷脂酰肌醇代谢。因对不同阻断药的亲和力差异，5-HT_2受体可分为$5\text{-HT}_{2A\sim C}$三种亚型。5-HT_{2A}受体主要分布在大脑皮层，5-HT_{2C}的分子结构和药理特性均与5-HT_{2A}相似，分布在边缘系统、基底节和黑质等脑区及脑脉络丛。激活5-HT_{2A}受体可兴奋面神经核的运动神经元和脊髓运动神经元，5-HT_{2A}的分布与作用迄今还不清楚。

(三) 5-HT_3受体

5-HT_3受体是5-HT受体中唯一的配体门控离子通道受体。5-HT_3受体集中在延髓极后区和孤束核，大脑皮层、海马和内侧缰核也有分布，激活5-HT_3受体可引起快速的EPSP，易出现受体脱敏，但易恢复。5-HT_3受体通道可通过Na^+和K^+的跨膜转运而引起膜去极化。中枢5-HT_3受体与痛觉传递、焦虑、认知、药物依赖等有关。5-HT_3受体阻断药具有很强的镇吐作用，可用于肿瘤化疗的辅助治疗。

(四) $5\text{-HT}_{4\text{-}7}$受体

除5-HT_5受体外，其他受体均与Gs蛋白/AC偶联，增加胞内cAMP。5-HT_4受体主要分布于海马、嗅结节、四叠体、伏隔核、黑质、苍白球和大脑皮层，可能参与情感、精神运动、觉醒、视觉和学习记忆等活动；5-HT_5受体已克隆出两种受体基因5-HT_{5A}和5-HT_{5B}，前者分布在大脑皮层、海马、缰核、嗅结节等脑区，后者仅局限于缰核和海马CA_1区，功能及信号转导系统还不清楚；5-HT_6主要分布于纹状体、嗅结节、大脑皮层和海马等脑区；5-HT_7受体主要位于丘脑和海马CA_3区，功能还不清楚。

七、组　胺

含组胺(histamine)的神经元主要位于下丘脑结节乳头核和中脑的网状结构，发出上、下行纤维。上行纤维经内侧前脑束弥散投射到端脑，下行纤维可投射到低位脑干及脊髓。脑内组胺的生理作用目前还不清楚，可能参与饮水、摄食、体温调节、觉醒和激素分泌的调节。临床上影响脑内组胺作用的药物用途有限，其中枢作用往往是药物副作用的基础。

组胺受体被分为H_1、H_2和H_3受体。H_1和H_2受体是G蛋白偶联受体，前者通过Gq蛋白偶联磷脂酶C促进磷脂肌醇代谢，增加IP_3和DG，后者与Gs蛋白结合偶联AC，升高cAMP。H_3受体的信号转导途径目前不清楚。

H_1受体可能与觉醒有关。随着H_2选择性阻断药西咪替丁治疗溃疡病的应用，目前已推出系列H_2受体阻断药，能进入中枢的选择性H_2受体的阻断药只有佐兰替丁(zolamtidine)。H_3受体被认为是位于突触前膜的受体，激活H_3受体可减少组胺及其他单胺递质和神经肽的释放和递质的合成。

八、神　经　肽

20世纪50年代中期从下丘脑分离纯化出加压素和催产素，是最早确定的神经肽(neuropeptides)。随后相继在脑内发现多种神经肽，但至今许多神经肽的确切功能仍不清楚。目前所知作为激素发挥作用的神经肽仅占少部分，大多数神经肽参与突触信息传递，发挥神经递质或调质的作用。本节仅着重述及与突触传递有关的共同特性。

(一) 神经肽的代谢

具有合成、释放神经肽的神经元称为肽能神经元。神经肽与经典神经递质的合成、贮存、释放、与受体相互作用及灭活方式都不同。神经肽是多肽，与其他蛋白、多肽合成一样，受基因

笔记

DNA 模板控制，经转录成 mRNA 后在核糖体翻译。往往先合成神经肽的前体后被输入粗面内质网经一系列酶的修饰加工成为神经肽原，再从神经肽原转化为有活性的神经肽。储存神经肽的囊泡明显比储存经典小分子神经递质的囊泡大，常常在这些致密大囊泡中同时贮存经典递质及神经肽。

作为神经递质的多肽如初级痛觉传入纤维中的 P 物质，可释放到突触间隙，与突触后受体作用完成递质功能。目前所知，多数神经肽常与经典递质共存，在突触传递过程中扮演神经调质的角色。装有神经肽的大囊泡往往从突触外区释放，以非突触传递形式弥散到附近细胞，即以旁分泌的形式起作用，影响范围比神经递质大，反应潜伏期较长。神经肽还可作为神经激素从神经元释放出来后作用于远处细胞发挥激素作用，如神经垂体释放的加压素、催产素等。

神经肽起效慢，降解也较慢，作用时间相对较长。但有些神经肽如十肽的血管紧张素 Ⅰ 经酶解后成为活性更强的八肽的血管紧张素 Ⅱ 发挥生理作用。

（二）神经肽受体

各种神经肽都有各自的受体及不同的受体亚型，几乎所有的神经肽受体都属 G 蛋白偶联受体家族。阿片受体 μ、δ、κ 受体通过 Gi/Go 蛋白与腺苷酸环化酶或钙通道、钾通道偶联，引起 cAMP 下降或膜对 Ca^{2+}、K^{+} 通透性改变。

总而言之，经典小分子神经递质较易合成，更新率快，释放后迅速灭活及重新利用，效应潜伏期及持续时间较短，适宜于完成快速而精确的神经活动。相反，神经肽合成复杂，更新慢，释放量较少，失活也较缓慢，效应潜伏期与作用时间较长，效应较弥散，影响范围广，适合于调节缓慢而持久的神经活动。经典递质与神经肽的作用相辅相成，使信息加工更精细，调节活动更精确、协调、和谐。

第三节　中枢神经系统药理学特点

尽管 CNS 功能非常复杂，但就其功能水平而言，不外乎兴奋和抑制，因此，将作用于 CNS 的药物分为中枢兴奋药和中枢抑制药两大类。从整体水平来看，中枢神经兴奋时，其兴奋性自弱到强表现为欣快、失眠、不安、幻觉、妄想、躁狂、惊厥等；中枢神经抑制则表现为镇静、抑郁、睡眠、昏迷等。进化程度高的脑组织对药物的敏感性高，大脑皮层的抑制功能又比兴奋功能敏感，易受药物影响。延髓的生命中枢则较稳定，只有在极度抑制状态时才出现血压下降、呼吸停止。药物可对中枢某种特殊功能产生选择性作用，如镇痛、抗精神病、解热等。

绝大多数中枢药物的作用方式是影响突触化学传递的某一环节，引起相应的功能变化，例如，影响递质的合成、储存、释放和灭活过程，激动或拮抗受体等。凡是使抑制性递质释放增多或激动抑制性受体，均可引起抑制性效应，反之，则引起兴奋；凡是使兴奋性递质释放增多或激动兴奋性受体，引起兴奋效应，反之，则导致抑制。因此，研究药物对递质和受体的影响是阐明中枢药物作用复杂性的关键环节，而对细胞内信使和离子通道及其基因调控的研究则可进一步阐释药物作用的机制。

尚有少数药物只一般地影响神经细胞的能量代谢或膜稳定性。药物的效应除随剂量增加外，还表现为作用范围的扩大。这类药物无竞争性拮抗药或特效解毒药，此类药物亦称非特异性作用药物，例如全身麻醉药等。

作用于 CNS 药物的作用方式与作用于传出神经的药物相似，也可按其对递质和受体的作用进行分类（表 12-1）。表内基本概括了本教材涉及的所有作用于 CNS 药物的主要药理作用、作用靶点和机制。

笔记

表 12-1 作用于中枢神经系统的药物按作用机理分类

作用靶点	作用机制	代表性药物	主要药理作用或应用
ACh 受体	激动 M_1 受体	毛果芸香碱	觉醒
	阻断 M_1 受体	哌仑西平、东莨菪碱	中枢抑制、抗帕金森病
	激动 M_2 受体	6-β-乙酰氧基去甲托烷	中枢抑制
	阻断 M_2 受体	阿托品	中枢兴奋
	激动 N 受体	烟碱	惊厥
	抑制胆碱酯酶	毒扁豆碱、他可林	催醒、抗老年性痴呆
NA 受体	促进 NA 释放	麻黄碱、苯丙胺	中枢兴奋
	抑制 NA 释放	锂盐	抗躁狂
	抑制 NA 摄取	可卡因、丙米嗪	欣快、抗抑郁
	抑制 NA 灭活	单胺氧化酶抑制剂	抗抑郁
	耗竭 NA 贮存	利血平	安定、抑郁
	激动 α 受体	去甲肾上腺素	兴奋
	激动 α_2 受体	可乐定	降血压、镇静
	阻断 α_2 受体	育亨宾	升血压、兴奋
	阻断 β 受体	普萘洛尔	降血压、恶梦、幻觉
DA 受体	激动 DA 受体	去水吗啡	催吐
	阻断 DA 受体	氯丙嗪、氯氮平、舒必利	安定、抗精神病、镇吐
	合成 DA	左旋多巴	抗帕金森病
5-HT 受体	激动 5-HT 受体	麦角酸二乙胺	精神紊乱、幻觉、欣快
	阻断 5-HT 受体	二甲麦角新碱	中枢抑制
GABA 受体	激动 GABA 受体	蝇蕈醇	精神紊乱、抑制兴奋、阵挛抽搐、抗
	阻断 GABA 受体	荷包牡丹碱	焦虑、抗镇静、催眠、抗惊厥
	增强 GABA 作用	苯二氮䓬类	
Gly 受体	阻断 Gly 受体	士的宁	兴奋、强直惊厥
H 受体	阻断 H_1 受体	苯海拉明	抑制、抗晕动、抗过敏
	阻断 H_2 受体	西米替丁	精神紊乱
阿片受体	激动阿片受体	阿片类(吗啡、哌替啶)	镇痛、镇静、呼吸抑制
	阻断阿片受体	纳洛酮	吗啡中毒
细胞膜	稳定	乙醚等	全身麻醉

Neurotransmission and the Center nervous System

- Drugs that affect the central nervous system (CNS) can selectively relieve pain, reduce fever, suppress disordered movement, include sleep or arousal, reduce the desire to eat, or allay the tendency to vomit.
- Selectively acting drugs can be used to treat anxiety, mania, depression, or schizophrenia and do so without altering consciousness.
- Approaches to the elucidation of the sites and mechanisms of action of CNS drugs demand an understanding of the cellular and molecular biology of the brain. Although knowledge of the anatomy, physiology, and chemistry of the nervous system is far from completely, the acceleration of interdisciplinary research on the CNS has led to remarkable progress.

笔记

(胡 刚)

第十三章　全身麻醉药

全身麻醉药(general anesthetics)简称全麻药,是具有麻醉作用,能可逆性抑制中枢神经系统功能,引起暂时性感觉、意识和反射消失,骨骼肌松弛,以便进行外科手术的药物。麻醉作用包括镇痛、催眠、肌松、遗忘、意识消失、抑制异常应激反应等诸多方面,镇痛作用是其中最基本、最重要的作用。全身麻醉药分为吸入性麻醉药和静脉麻醉药。

- General anesthetics act in the CNS to reversibly induce loss of consciousness, sense (especially pain) and reflexes as well as skeletal muscle relaxation. This allows patients to undergo surgical or other painful procedures without their awareness.
- The main inhalational anesthetics used today are halothane, nitrous oxide, isoflurane and enflurane. Ether is still used in some countries.
- Intravenous anesthetics are mostly used for induction of anesthesia, followed by inhalational agents.

第一节　吸入性麻醉药

吸入性麻醉药(inhalational anesthetics)是挥发性液体或气体的全麻药,经呼吸道吸入给药。前者如乙醚(ether)、氟烷(halothane)、异氟烷(isoflurane)、恩氟烷(enflurane)和七氟烷(sevoflurane)等,后者如氧化亚氮(nitrous oxide)。给药后由呼吸道经肺泡吸收,麻醉深度可通过对吸入气体中的全麻药浓度(分压)进行调节控制并维持其效应在满足手术需要的深度。

【作用机制】 全麻药作用机制有各种学说,目前尚未有定论。脂质学说是各种学说的基础,其依据是化学结构各异的全麻药均有较高脂溶性,且脂溶性越高,麻醉作用越强。据此认为脂溶性较高的全麻药容易融入神经细胞胞膜的脂质层,引起胞膜物理和化学性改变,使膜受体蛋白及钠、钾通道发生构象和功能的改变,影响神经细胞除极或递质的释放,由此广泛抑制神经冲动的传递,引起全身麻醉的效应。随着研究手段的改进,全身麻醉的作用机制从最初的"脂质学说",发展到现在的"蛋白质学说",即全麻药可与中枢神经系统中许多靶位相结合而发挥作用,并进一步证实这些靶位主要是配体门控离子通道。全麻药可以通过抑制兴奋性突触和增强抑制性突触的传递功能而发挥作用,其特异性的机制是干扰配体门控离子通道的功能。中枢抑制性神经递质 GABA 的受体 $GABA_A$ 受体组成神经细胞膜上的 Cl^- 通道,绝大多数的全麻药都可以与 $GABA_A$ 受体上的一些特殊位点结合,提高 $GABA_A$ 受体对 GABA 的敏感性,增加 Cl^- 通道开放,使细胞膜超极化,导致中枢神经系统的抑制而产生全身麻醉的效应。全身麻醉药的镇痛作用与 $GABA_A$ 受体、NMDA 受体、甘氨酸受体、阿片受体和神经元烟碱受体有关。

【吸入麻醉分期】 吸入麻醉时,给药剂量与麻醉深度有明显的量效关系并有相应特征性表现。为了掌控临床麻醉的深度和避免过度麻醉的危险,常以麻醉分期最明显乙醚麻醉为代表药,将麻醉深度分为四期,简介如下:

第一期(镇痛期)是指从麻醉给药开始到患者意识完全消失,出现镇痛及健忘的麻醉状态,这与大脑皮质和网状结构上行激活系统受到抑制有关。第二期(兴奋期)是指从意识和感觉消

笔记

失到第三期即外科麻醉期开始。患者表现为兴奋躁动、呼吸不规则、血压不稳定,是皮层下中枢脱抑制的表现。第一、二期合称为麻醉诱导期,在诱导期内,容易出现喉头痉挛、心搏骤停等麻醉意外,不宜做任何手术或外科检查。现今常用诱导麻醉快速达到外科麻醉期。第三期(外科麻醉期)患者恢复安静,呼吸和血压平稳为本期开始的标志。随着麻醉再加深,皮质下中枢(间脑、中脑、脑桥)自上而下逐渐受到抑制,脊髓则由下而上被抑制。外科麻醉期可细分为四级,一般手术都在第三级进行,在临近麻醉的第四级时出现呼吸明显抑制,发绀,血压下降,表明麻醉深度涉及延髓生命中枢,应立即停药或减量。第四期(延髓麻醉期)时呼吸停止,血压剧降。如出现延髓麻醉状态,必须立即停药,进行人工呼吸,心脏按压,争分夺秒全力进行复苏。

上述分期是早期单用乙醚麻醉的典型四期分期的表现。现在临床常用诱导麻醉(多药复合麻醉),目的是避开可产生麻醉意外的麻醉第一、二期,快速进入外科麻醉期。因而,麻醉分期尤其是麻醉第三、四期的表现仍有重要意义,可衡量临床各种麻醉的深度,防止麻醉过深而发生意外。临床上吸入性全身麻醉经常维持在三期的一至二级,手术完毕停药后,患者将沿着与麻醉相反的顺序逐渐恢复,但通常没有第二期的兴奋期表现。

【体内过程】 吸入性麻醉药都是脂溶性高的挥发性液体或气体,容易透过肺泡的生物膜吸收,分布至中枢神经系统(脑组织)。依据量效关系,吸入麻醉药浓度越高,吸收速率越快,全麻越迅速,跨越外科麻醉期四期分级的速度越快。

在常压(一个大气压)下,能使50%患者痛觉消失的肺泡气体中全麻药的浓度称为最小肺泡浓度(minimal alveolar concentration,MAC)。各种吸入性全麻药都有恒定的MAC值,数值越低,该药物的麻醉作用越强。此外,肺通气量和肺部的血流量也呈正比例影响吸入麻醉药的吸收量和速率。

全麻药以气体状态经肺泡吸收入血,经血液转运进入脑组织,依据量效关系而产生效应,即药物经过气-血与血-脑过程(由肺泡气经血转运到脑组织)而发挥作用。全麻药在血中的溶解度通常用血中药物浓度与吸入气体中药物浓度达到平衡时的比值即血/气分布系数表示。血/气分布系数大的药物,在血液中溶解度大,溶解量大。因此,肺泡、血中和脑内的药物分压上升比较缓慢,麻醉诱导时间长。血/气分布系数小的药物,在血液中溶解度小,溶解量小,在肺泡气、血中和脑内的药物分压能快速提高,麻醉诱导时间较短。

麻醉药物吸收后随即分布转运到各个器官,其分布药量和速率依赖于该器官的血流供应量。在休息状态时每分钟平均流量,每100g脑组织为54ml,而肌肉只有3~4ml,脂肪组织更少,因此麻醉药进入脑组织比进入肌肉和脂肪的速率快。脂溶性高的全麻药容易进入类脂质含量丰富的脑组织。血中药物浓度与脑组织中药物浓度达到平衡时的比值即脑/血分配系数。脑/血分配系数大,进入脑组织的药量大,麻醉效应强而持久。

当停止给药后,机体组织中未经代谢的原形药物随血流经过肺泡排出。脑/血和血/气分配系数较低的药物易被血液带走,苏醒快。相反则苏醒慢。

全身血液每半分钟可通过肺一次,因此吸入性麻醉药由肺进入血液极快,肺的通气量正常时,麻醉药从肺排出也较快。常用吸入性麻醉药的特性比较见表13-1。

表13-1 吸入性麻醉药的特性比较

	氧化亚氮	乙醚	氟烷	恩氟烷	异氟烷
血/气分布系数	0.47	12.10	2.30	1.80	1.40
脑/血分布系数	1.06	1.14	2.30~3.50	1.45	4.00
MAC(%)	100.0	1.92	0.75	1.68	1.15
诱导用吸入气浓度(%)	80.0	10.0~30.0	1.00~4.00	2.00~2.50	1.50~3.00
维持用吸入气浓度(%)	50.0~70.0	4.00~5.00	1.50~2.00	1.50~2.00	1.00~1.50
诱导期	快	很慢	快	快	快
骨骼肌松弛	很差	很好	差	好	好

笔记

【常用药物】 麻醉乙醚(anesthetic ether)是经典麻醉药,为无色澄明易挥发的液体,有特异臭味,易燃易爆,易氧化生成过氧化物及乙醛而产生毒性。麻醉浓度的乙醚对呼吸功能和血压几乎无影响,对心、肝、肾的毒性也小。乙醚尚有箭毒样作用,故肌肉松弛作用较强。但乙醚的麻醉诱导期和苏醒期较长,易发生麻醉意外。其特异臭味可刺激气管黏液分泌,易引起吸入性肺炎。加上易燃、易爆等缺点,现代手术室已少用,但使用简便,在野战、救灾等情况下仍有重要价值。

氟烷(halothane)为无色透明液体,沸点50.2℃,但化学性质不稳定,不燃不爆。氟烷血/气分布系数小,MAC为0.75%,麻醉作用快而强,麻醉诱导期短而苏醒快。但氟烷的肌松和镇痛作用较弱;还能扩张脑血管,升高颅内压;增加心肌对儿茶酚胺的敏感性,诱发心律失常等。可致子宫肌松弛而诱发产后出血,禁用于难产或剖宫产患者。反复应用偶致肝炎或肝坏死,现已经被更安全的药物替代。

恩氟烷(enflurane)、异氟烷(isoflurane)是目前较为常用的吸入性麻醉药。两者是同分异构物,和氟烷比较,MAC稍大,麻醉诱导平稳、迅速和舒适,麻醉停药后苏醒快。麻醉时肌肉松弛良好,不增加心肌对儿茶酚胺的敏感性。反复使用对肝无明显副作用,偶有恶心呕吐。

七氟烷(sevoflurane)结构与异氟烷相似,其特点是对心肺功能影响较小,血/气分布系数低,麻醉诱导和苏醒均较快。目前广泛用于诱导和维持麻醉。

氧化亚氮(nitrous oxide,又名笑气)是最早的麻醉药。为无色、味甜、无刺激性液态气体,性质稳定,不燃不爆,在体内不代谢,绝大多数经肺以原形呼出。脂溶性低,血/气分配系数仅为0.47,诱导期短而苏醒快,患者感觉舒适愉快。镇痛作用强,对呼吸和肝、肾功能无不良影响。但对心肌略有抑制作用。氧化亚氮的MAC值超过100,麻醉效能很低,需与其他麻醉药配伍方可达满意的麻醉效果,主要用于诱导麻醉或与其他全身麻醉药配伍使用。

第二节 静脉麻醉药

常用的静脉麻醉药(intravenous anesthetics)有硫喷妥钠、氯胺酮、丙泊酚(propofol)和依托咪酯(etomidate)等。

硫喷妥钠(pentothal sodium)为超短效作用的巴比妥类药物。脂溶性高,静脉注射后几秒钟即可进入脑组织,麻醉作用迅速,无兴奋期。但由于此药在体内迅速重新分布,从脑组织转运到肌肉和脂肪等组织,因而作用维持时间短,脑中 $t_{1/2}$ 仅5分钟。硫喷妥钠的镇痛效应差,肌肉松弛不完全,临床主要用于诱导麻醉、基础麻醉和脓肿的切开引流、骨折、脱臼的闭合复位等短时手术。

硫喷妥钠对呼吸中枢有明显抑制作用,新生儿、婴幼儿禁用。易诱发喉头和支气管痉挛,支气管哮喘者禁用。

氯胺酮(ketamine)为中枢兴奋性氨基酸递质NMDA受体的特异性阻断剂,能阻断痛觉冲动向丘脑和新皮层的传导,同时又能兴奋脑干及边缘系统。引起意识模糊,短暂性记忆缺失及满意的镇痛效应,但意识并未完全消失,常有梦幻,肌张力增加,血压上升,此状态又称分离麻醉(dissociative anesthesia)。

氯胺酮麻醉时对体表镇痛作用明显,内脏镇痛作用差,但诱导迅速。对呼吸影响轻微,对心血管具有明显兴奋作用。用于短时的体表小手术,如烧伤清创、切痂、植皮等。

丙泊酚(propofol)对中枢神经有抑制作用,产生良好的镇静、催眠效应,起效快,作用时间短,苏醒迅速,无蓄积作用。能抑制咽喉反射,有利于气管插管,能降低颅内压和眼压,减少脑耗氧量及脑血流量。镇痛作用微弱,对循环系统有抑制作用,表现为血压下降,外周血管阻力降低,可用于门诊短小手术的辅助用药,也可作为全麻诱导、维持及镇静催眠辅助用药。

笔记

依托咪酯(etomidate)为强效、超短效、非巴比妥类催眠药,静脉注射后几秒内意识丧失,睡眠时间持续5分钟,无明显镇痛作用,故作诱导麻醉时常需加用镇痛药、肌松药或吸入麻醉药。对心脏功能影响小,尤其适用于冠心病、瓣膜病和其他心脏功能差的患者。主要缺点是恢复期恶心、呕吐发生率高达50%,并可抑制肾上腺皮质激素合成。

第三节　复合麻醉

复合麻醉是指同时或先后应用两种以上麻醉药物或其他辅助药物,以达到完善的手术中和术后镇痛及满意的外科手术条件。目前各种全麻药单独应用都不够理想。为克服其不足,常采用联合用药或辅以其他药物,此即复合麻醉,参见表13-2。

表13-2　复合麻醉药

用药目的	常用药物	用药目的	常用药物
镇静、解除精神紧张	巴比妥类、地西泮	骨骼肌松弛	琥珀胆碱、筒箭毒碱类
短暂性记忆缺失	苯二氮䓬、氯胺酮、东莨菪碱	抑制迷走神经反射	阿托品类
基础麻醉	巴比妥类、水合氯醛	降温	氯丙嗪
诱导麻醉	硫喷妥钠、氧化亚氮	控制性降压	硝普钠、钙拮抗剂
镇痛	阿片类		

1. 麻醉前给药(premedication)　指患者进入手术室前应用的药物。手术前夜常用镇静催眠药如苯巴比妥或地西泮,使患者消除紧张情绪。在手术前,服地西泮使患者产生短暂记忆缺失,消除紧张或恐惧感觉。注射镇痛药可在较浅麻醉分期获得满意的镇痛效果,注射M受体阻断药可防止唾液及支气管分泌物所致的吸入性肺炎,并防止反射性心律失常。

2. 基础麻醉(basal anesthesia)　进入手术室前给予较大剂量催眠药,如巴比妥类等,使患者达深睡状态,在此基础上进行麻醉,可使药量减少,麻醉平稳。常用于小儿麻醉。

3. 诱导麻醉(induction of anesthesia)　应用诱导期短的硫喷妥钠或氧化亚氮,使迅速进入外科麻醉期,避免诱导期的不良反应,然后改用其他药物维持麻醉。

4. 合用肌松药　在麻醉时合用肌松药阿奇库铵、琥珀胆碱或筒箭毒碱,以满足手术时肌肉松弛的要求。

5. 低温麻醉(hypothermal anesthesia)　合用氯丙嗪使体温在物理降温时下降至较低水平(28~30℃),降低心、脑等生命器官的耗氧量,以便于截止血流,进行心脏直视手术。

6. 控制性降压(controlled hypotension)　加用短效血管扩张药硝普钠或钙拮抗剂使血压适度适时下降,并抬高手术部位,以减少出血。常用于止血难度大的脑科手术。

7. 神经安定镇痛术(neuroleptanalgesia)　常用氟哌利多及芬太尼按50∶1制成的合剂作静脉注射,使患者达到意识模糊,自主动作停止,痛觉消失,适用于外科小手术,如同时加用氧化亚氮及肌松药则可达满意的外科麻醉,称为神经安定麻醉(neuroleptanesthesia)。

制剂及用法

麻醉乙醚(anesthetic ether)　含3%乙醇的密封棕色小瓶制剂,每瓶100ml,150ml,250ml。用量按手术需要及麻醉方式而定。

氟烷(halothane)　每瓶20ml,用量按需而定。

异氟烷(isoflurane)　每瓶100ml,用量按需而定。

恩氟烷(enflurane)　每瓶20ml,250ml,用量按需而定。

七氟烷(sevoflurane)　每瓶10ml,250ml,用量按需而定。

笔记

氧化亚氮(nitrous oxide)　钢瓶装，液化气体。

硫喷妥钠(thiopental sodium)　粉针剂，每瓶0.5g，用时配2.5%溶液缓慢静注，一次极量1g，静滴一天极量2g。

神经安定镇痛合剂(innovar)　每瓶2ml，5ml。每ml含氟哌利多2.5mg，芬太尼0.05mg。剂量0.1ml/kg静注或肌注。

盐酸氯胺酮(ketamine hydrochloride)　10mg/ml，50mg/ml。静脉诱导麻醉，1~2mg/kg，维持用量每次0.5mg/kg。

丙泊酚(propofol)　注射剂，200mg/20ml。诱导麻醉，40mg/10s。维持麻醉，静脉滴注。

(颜光美)

笔记

第十四章　局部麻醉药

局部麻醉药(local anaesthetics)简称局麻药，是一类以适当的浓度应用于局部神经末梢或神经干周围，在意识清醒的条件下可使局部痛觉等感觉暂时消失的药物。本类药物能暂时、完全和可逆性地阻断神经冲动的产生和传导，局麻作用消失后，神经功能可完全恢复，同时对各类组织无损伤作用。

【构效关系】 常用局麻药在化学结构上由三部分组成，即芳香族环、中间链和胺基团，中间链可为酯链或酰胺链，它可直接影响本类药物的作用。根据中间链的结构，可将常用局麻药分为两类：第一类为酯类，结构中具有—COO—基团，属于这一类的药物有普鲁卡因、丁卡因等；第二类为酰胺类，结构中具有—CONH—基团，属于这一类的药物有利多卡因、布比卡因等(表 14-1)。

表 14-1　常用局麻药比较表

分类	化学结构			pK_a	相对强度(比值)	相对毒性(比值)	作用持续时间(小时)	一次极量(mg)
	亲脂基团	中间链	亲水基团					
酯类								
普鲁卡因	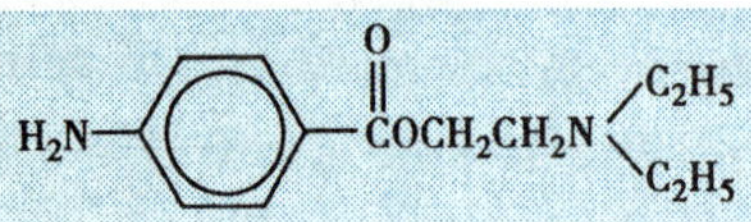			8.90	1	1	1	1000
丁卡因	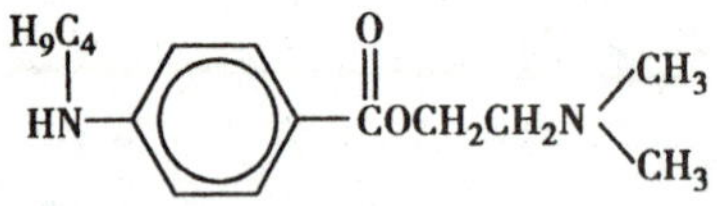			8.45	10	10	2~3	100
酰胺类								
利多卡因	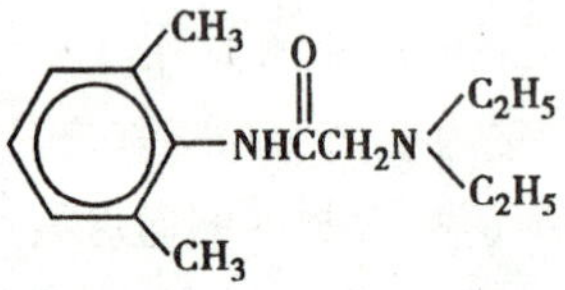			7.90	2	2	1~1.5	500
布比卡因	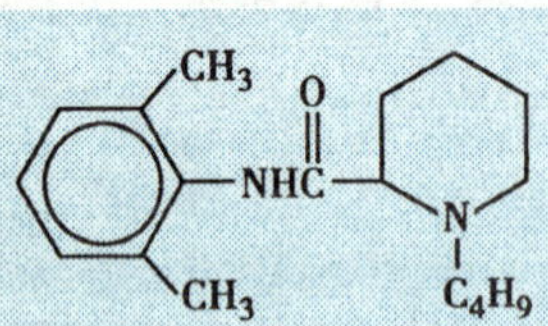			8.20	6.50	>4		150

芳香族环具有疏水亲脂性；胺基团属弱碱性，也具有疏水亲脂性，但与氢离子结合后具有疏脂亲水性，因此局麻药具有亲脂疏水性和亲水疏脂性的双重性。亲脂基团或亲脂性可增强局麻作用效果，有利于药物与相应位点的结合与分离，与药物发生作用直接相关。

【药理作用及机制】

1. 局麻作用 局麻药可作用于神经，提高产生神经冲动所需的阈电位，抑制动作电位去极化上升的速度，延长动作电位的不应期，甚至使神经细胞丧失兴奋性及传导性。局麻药的作用与神经细胞或神经纤维的直径大小及神经组织的解剖特点有关。一般规律是神经纤维末梢、神经节及中枢神经系统的突触部位对局麻药最为敏感，细神经纤维比粗神经纤维更易被阻断。对无髓鞘的交感、副交感神经节后纤维在低浓度时可显效。对有髓鞘的感觉和运动神经纤维则需高浓度才能产生作用。对混合神经产生作用时，首先消失的是持续性钝痛（如压痛），其次是短暂性锐痛，继之依次为冷觉、温觉、触觉、压觉消失，最后发生运动麻痹。进行蛛网膜下腔麻醉时，首先阻断自主神经，继而按上述顺序产生麻醉作用。神经冲动传导的恢复则按相反的顺序进行。

Local anaesthetics (LAs)

- LAs are either esters or amides. Esters include procaine and tetracaine, amides include lidocaine, bupivacaine and ropivacaine.
- LAs block action potential generation by blocking voltage-gated Na^+ channels.
- Many LAs show use-dependence (the more channels are opened, the greater the block becomes).
- Side effects of LAs involve the central nervous and cardiovascular systems.

2. 作用机制 神经动作电位的产生是由于神经受刺激时引起膜通透性的改变，产生 Na^+ 内流和 K^+ 外流。局麻药的作用是阻止这种通透性的改变，使 Na^+ 在其作用期间内不能进入细胞。局麻药作用机制的学说较多，目前公认的是局麻药阻断神经细胞膜上的电压门控性 Na^+ 通道（voltage-gated Na^+-channels），使传导阻滞，产生局麻作用。实验证明，用 4 种局麻药进行乌贼巨大神经轴索内灌流给药时，可产生传导阻滞，而轴索外灌流则不引起明显作用。进一步研究认为本类药物不是作用于细胞膜的外表面，而是以其非解离型进入神经细胞内，以解离型作用在神经细胞膜的内表面，与 Na^+ 通道的一种或多种特异性结合位点结合，产生 Na^+ 通道阻断作用。因此，局麻药具有亲脂性、非解离型是透入神经的必要条件，而透入神经后则须转变为解离型带电的阳离子才能发挥作用。不同局麻药的解离型 / 非解离型的比例各不相同，例如盐酸普鲁卡因只有 2.5% 为非解离型，而利多卡因则为 25%。所以局麻药的解离速率、解离常数（pK_a）及体液 pH 与局麻作用密切相关。局麻药的作用又具有频率和电压依赖性。频率依赖性即使用依赖性（use dependence），在静息状态及静息膜电位增加的情况下，局麻药的作用较弱，增加电刺激频率则使其局麻作用明显加强，这可能是由于在细胞内解离型的局麻药只有在 Na^+ 通道处于开放状态才能进入其结合位点而产生 Na^+ 通道阻断作用，开放的钠通道数目越多，其受阻滞作用越大，因此，处于兴奋状态的神经较静息状态的神经对局麻药敏感。除阻断 Na^+ 通道外，局麻药还能与细胞膜蛋白结合阻断 K^+ 通道，产生这种作用常需高浓度，对静息膜电位无明显和持续性的影响。

【临床应用】

1. 表面麻醉（surface anaesthesia） 是将穿透性强的局麻药根据需要涂于黏膜表面，使黏膜下神经末梢麻醉。用于眼、鼻、口腔、咽喉、气管、食管和泌尿生殖道黏膜的浅表手术。如耳鼻喉科手术前咽喉喷雾法麻醉，常选用丁卡因。其优点是既有麻醉作用又有缩血管作用，能减少手术创面的出血。

2. 浸润麻醉（infiltration anaesthesia） 是将局麻药溶液注入皮下或手术视野附近的组织，使局部神经末梢麻醉。根据需要可在溶液中加少量肾上腺素，可减缓局麻药的吸收，延长作用时间。浸润麻醉的优点是麻醉效果好，对机体的正常功能无影响。缺点是用量较大，麻醉区域较小，在做较大的手术时，因所需药量较大而易产生全身毒性反应。可选用利多卡因、普鲁卡因。

3. 传导麻醉（conduction anaesthesia） 是将局麻药注射到外周神经干附近，阻断神经冲动传导，使该神经所分布的区域麻醉。阻断神经干所需的局麻药浓度较麻醉神经末梢所需的浓度高，

笔记

但用量较小，麻醉区域较大。可选用利多卡因、普鲁卡因和布比卡因。为延长麻醉时间，也可将布比卡因和利多卡因合用。

4. 蛛网膜下腔麻醉（subarachnoidal anaesthesia） 又称脊髓麻醉或腰麻（spinal anaesthesia），是将麻醉药注入腰椎蛛网膜下腔，麻醉该部位的脊神经根。首先被阻断的是交感神经纤维，其次是感觉纤维，最后是运动纤维。常用于下腹部和下肢手术。常用药物为利多卡因、丁卡因和普鲁卡因。药物在脊髓管内的扩散受患者体位、姿势、药量、注射力量和溶液比重的影响。普鲁卡因溶液通常比脑脊液的比重高，为了控制药物扩散，通常将其配成高比重或低比重溶液。如用放出的脑脊液溶解或在局麻药中加 10% 葡萄糖溶液，其比重高于脑脊液，用蒸馏水配制溶液的比重可低于脑脊液。患者取坐位或头高位时，高比重溶液可扩散到硬脊膜腔的最低部位，相反，如采用低比重溶液有扩散入颅腔的危险。

脊髓麻醉的主要危险是呼吸麻痹和血压下降，后者主要是由于静脉和小静脉失去神经支配后显著扩张所致，其扩张的程度由管腔的静脉压决定。静脉血容量增大时会引起心输出量和血压的显著下降，因此维持足够的静脉血回流心脏至关重要。可取轻度的头低位（10°~15°）或预先应用麻黄碱预防。

5. 硬膜外麻醉（epidural anaesthesia） 是将药液注入硬膜外腔，麻醉药沿着神经鞘扩散，穿过椎间孔阻断神经根。硬膜外腔终止于枕骨大孔，不与颅腔相通，药液不扩散至脑组织，无腰麻时头痛或脑脊膜刺激现象。但硬膜外麻醉用药量较腰麻大 5~10 倍，如误入蛛网膜下腔，可引起严重的毒性反应。硬膜外麻醉也可引起外周血管扩张、血压下降及心脏抑制，可应用麻黄碱防治。常用药物为利多卡因、布比卡因及罗哌卡因等。

6. 区域镇痛（regional analgesia） 近年来，外周神经阻滞技术及局麻药的发展为患者提供了更理想的围术期镇痛的有效方法，通常与阿片类药物联合应用，可减少阿片类药物的用量。酰胺类局麻药如布比卡因、左旋布比卡因及罗哌卡因在区域镇痛中运用最为广泛，尤其是罗哌卡因，具有感觉和运动阻滞分离的特点，使其成为区域镇痛的首选药。

【不良反应及防治】

1. 毒性反应 局麻药的剂量或浓度过高或误将药物注入血管时引起的全身作用，主要表现为中枢神经和心血管系统的毒性。

(1) 中枢神经系统：局麻药对中枢神经系统的作用是先兴奋后抑制。初期表现为眩晕、惊恐不安、多言、震颤和焦虑，甚至发生神志错乱和阵挛性惊厥。中枢过度兴奋可转为抑制，之后患者可进入昏迷和呼吸衰竭状态。由于中枢抑制性神经元对局麻药比较敏感，中枢神经系统的兴奋、抑制的不平衡，中枢神经系统脱抑制而出现兴奋症状。局麻药引起的惊厥是边缘系统兴奋灶向外周扩散所致，静脉注射地西泮可加强边缘系统 GABA 能神经元的抑制作用，可防止惊厥发作。中毒晚期维持呼吸是很重要的。普鲁卡因易影响中枢神经系统，因此常被利多卡因取代。可卡因可引起欣快和一定程度的情绪及行为影响。

(2) 心血管系统：局麻药对心肌细胞膜具有膜稳定作用，吸收后可降低心肌兴奋性，使心肌收缩力减弱，传导减慢，不应期延长。多数局麻药可使小动脉扩张，血压下降，因此在血药浓度过高时可引起血压下降，甚至休克等心血管反应，特别是药物误入血管内更易发生，高浓度局麻药对心血管的作用常发生在对中枢神经系统的作用之后，偶有少数人应用小剂量突发心室纤颤导致死亡。布比卡因较易发生室性心动过速和心室纤颤，而利多卡因则具有抗室性心律失常作用。

防治：应以预防为主，掌握药物浓度和一次允许的极量，采用分次小剂量注射的方法。小儿、孕妇、肾功能不全患者应适当减量。

2. 变态反应 较为少见，在少量用药后立即发生类似过量中毒的症状，出现荨麻疹、支气管痉挛及喉头水肿等症状。一般认为酯类局麻药比酰胺类发生变态反应为多，如普鲁卡因可引起过敏反应。

笔记

防治：询问变态反应史和家庭史，麻醉前做试敏，用药时可先给予小剂量，若患者无特殊主诉和异常再给予适当剂量。另外局麻前给以适当巴比妥类药物，使局麻药分解加快，一旦发生变态反应，应立即停药，并适当应用肾上腺皮质激素、肾上腺素、抗组胺药。

【常用局麻药】

1. **普鲁卡因**(procaine) 又名奴佛卡因(novocaine)，毒性较小，是常用的局麻药之一。本药属短效酯类局麻药，亲脂性低，对黏膜的穿透力弱。一般不用于表面麻醉，常局部注射用于浸润麻醉、传导麻醉、蛛网膜下腔麻醉和硬膜外麻醉。注射给药后1~3分钟起效，可维持30~45分钟，加用肾上腺素后维持时间可延长20%。普鲁卡因在血浆中能被酯酶水解，转变为对氨苯甲酸(PABA)和二乙氨基乙醇，前者能对抗磺胺类药物的抗菌作用，故应避免与磺胺类药物同时应用。普鲁卡因也可用于损伤部位的局部封闭。过量应用可引起中枢神经系统和心血管反应。有时可引起过敏反应，故用药前应做皮肤过敏试验，但皮试阴性者仍可发生过敏反应。

2. **利多卡因**(lidocaine) 又名赛罗卡因(xylocaine)，是目前应用最多的局麻药。相同浓度下与普鲁卡因相比，利多卡因具有起效快、作用强而持久、穿透力强及安全范围较大等特点，同时无扩张血管作用及对组织几乎没有刺激性。可用于多种形式的局部麻醉，有全能麻醉药之称，主要用于传导麻醉和硬膜外麻醉。利多卡因属酰胺类，在肝脏被肝微粒体酶水解失活，但代谢较慢，$t_{1/2}$为90分钟，作用持续时间为1~2小时。此药反复应用后可产生快速耐受性。利多卡因的毒性大小与所用药液的浓度有关，增加浓度可相应增加毒性反应。中毒反应来势凶猛，应注意合理用药。本药也可用于心律失常的治疗，对普鲁卡因过敏者可选用此药。

3. **丁卡因**(tetracaine) 又称地卡因(dicaine)。化学结构与普鲁卡因相似，属于酯类局麻药。其麻醉强度比普鲁卡因强10倍，毒性大10~12倍。本药对黏膜的穿透力强，常用于表面麻醉。以0.5%~1%溶液滴眼，无角膜损伤等不良反应。作用迅速，1~3分钟显效，作用持续为2~3小时。本药也可用于传导麻醉、腰麻和硬膜外麻醉，因毒性大，一般不用于浸润麻醉。丁卡因主要在肝脏代谢，但转化、降解速度缓慢，加之吸收迅速，易发生毒性反应。

4. **布比卡因**(bupivacaine) 又称麻卡因(marcaine)，属酰胺类局麻药，化学结构与利多卡因相似，局麻作用较利多卡因强4~5倍，作用持续时间长，可达5~10小时。本药主要用于浸润麻醉、传导麻醉和硬膜外麻醉。与等效剂量利多卡因相比，可产生严重的心脏毒性，并难以治疗，特别在酸中毒、低氧血症时尤为严重。

左旋布比卡因(levobupivacaine)为新型长效局麻药，作为布比卡因的异构体，相对毒性较低，但现代小剂量应用局麻药的观点，很大程度上减少了局麻药毒性反应的发生率，临床需要较大剂量局麻药及局麻药持续应用时，其优越性显得十分重要。

5. **罗哌卡因**(ropivacaine) 化学结构类似布比卡因，其阻断痛觉的作用较强而对运动的作用较弱，作用时间短，使患者能够尽早离床活动并缩短住院时间，对心肌的毒性比布比卡因小，有明显的收缩血管作用，使用时无需加入肾上腺素。适用于硬膜外、臂丛阻滞和局部浸润麻醉。它对子宫和胎盘血流几乎无影响，故适用于产科手术麻醉。

利多卡因与布比卡因广泛应用于临床，罗哌卡因和左旋布比卡因作为新型的长效局麻药，临床与基础研究资料均证实其临床应用的安全性和有效性。从麻醉效能看，布比卡因＞左旋布比卡因＞罗哌卡因，但后两者具有毒性低、时效长、具有良好的耐受性等特性，使其成为目前麻醉用药的重要选择，也是布比卡因较为理想的替代药物。

6. **辛可卡因**(cinchocaine) 又名地布卡因(dibucaine)，为长效局麻药。起效15~20分钟，麻醉时效3~4小时。麻醉作用和毒性均为普鲁卡因的12~15倍。主要在肝脏代谢，代谢产物大部分由肾脏排泄。主要用于表面麻醉、脊麻等。

7. **依替卡因**(etidocaine) 为长效局麻药。起效快，麻醉作用为利多卡因的2~3倍，对感觉和运动神经阻滞都较好，因此主要用于需要肌松的手术麻醉，而在分娩镇痛或术后镇痛方面应

笔记

用有限。局部和全身的毒性较大。

8. **甲哌卡因**(mepivacaine) 又名卡波卡因(carbocaine)。麻醉作用、毒性与利多卡因相似,但维持时间较长(2 小时以上),有微弱的直接收缩血管作用。主要在肝脏代谢,以葡萄糖醛酸结合的形式由肾脏排出,仅有 1%~6% 以原形出现于尿液。与利多卡因相比,其血中浓度要高 50%,母体内浓度高势必通过胎盘向胎儿转移,故不适用于产科手术。用于局部浸润、神经阻滞、硬膜外阻滞和脊麻。

9. **丙胺卡因**(prilocaine) 起效较快,约 10 分钟。时效与利多卡因相似,2.5~3 小时。代谢快,降解产物 α- 甲苯胺可使低铁血红蛋白氧化成高铁血红蛋白,临床表现为青紫、血氧饱和度下降以及血红蛋白尿等。该药可透过胎盘。主要用于浸润麻醉、神经阻滞、硬膜外阻滞等,也可用于静脉内局麻。

制剂及用法

盐酸普鲁卡因(procaine hydrochloride) 注射剂:25mg/10ml;50mg/10ml;40mg/2ml;每支 150mg(粉针)。浸润麻醉用 0.5%~1% 等渗液。传导麻醉、腰麻及硬膜外麻醉均可用 2% 溶液。一次极量 1000mg。腰麻不宜超过 200mg。

盐酸丁卡因(tetracaine hydrochloride) 注射剂:50mg/5ml。表面麻醉用 0.25%~1% 溶液,传导麻醉、腰麻及硬膜外麻醉可用 0.2% 溶液。腰麻不宜超过 6mg。

盐酸利多卡因(lidocaine hydrochloride) 注射剂:200mg/10ml;400mg/20ml。浸润麻醉用 0.25%~0.5% 溶液,表面麻醉、硬膜外麻醉均用 1%~2% 溶液。一次极量 500mg。腰麻不宜超过 100mg。

盐酸布比卡因(bupivacaine hydrochloride) 注射剂:12.5mg/5ml;37.5mg/5ml。浸润麻醉用 0.25% 溶液,传导麻醉用 0.25%~0.5% 溶液,硬膜外麻醉用 0.5%~0.75% 溶液。极量:一次 200mg;一天 400mg。

左旋布比卡因(levobupivacaine) 注射剂:蛛网膜下腔麻醉用 0.5%~0.75% 溶液,总量 100~200mg。

盐酸罗哌卡因(ropivacaine hydrochloride) 注射剂,常用浓度为 0.5%~1%。浸润麻醉用 0.5% 溶液,总量 100~200mg。

辛可卡因(cinchocaine) 0.3%~0.5% 软膏制剂,可供皮肤和黏膜表面局麻用。蛛网膜下腔阻滞,一般用 0.2%~0.5% 重比重液,剂量 5.0~7.5~10mg。

依替卡因(etidocaine) 适用于浸润麻醉、神经阻滞和硬膜外阻滞。0.5%~1.0% 溶液适用于神经阻滞,1.0%~1.5% 则适用于硬膜外阻滞,成人一次用量 150~300mg。

(杨世杰)

笔记

第十五章　镇静催眠药

镇静催眠药(sedative-hypnotics)是一类抑制中枢神经系统功能、起镇静催眠作用的药物。小剂量时引起安静或嗜睡的镇静作用,较大剂量时引起类似生理性睡眠的催眠作用。传统的镇静催眠药为巴比妥类,在更大剂量时可深度抑制中枢,引起麻醉,严重者出现昏迷、呼吸循环衰竭而致死。苯二氮䓬类有镇静催眠作用,还有抗焦虑、抗惊厥和抗癫痫作用。由于安全范围大,几乎无麻醉或致死作用,不良反应较少,已基本上取代了传统的药物如巴比妥类(barbiturates)和水合氯醛(chloral hydrate)的镇静催眠用途,为目前最常用的药物。研究表明,催眠药增加抑郁症发生率。故当有抑郁症危险性时,应避免服催眠药,选择镇静性抗抑郁药。

常用的镇静催眠药可分为三类:苯二氮䓬类、巴比妥类及非苯二氮䓬类。

第一节　苯二氮䓬类

苯二氮䓬类(benzodiazepines,BZ)药物的基本化学结构为1,4-苯并二氮䓬。目前在临床应用的有20多种同类化学结构的药物,其抗焦虑、镇静催眠、抗惊厥、肌肉松弛作用各有侧重。苯二氮䓬类根据各个药物(及其活性代谢物)的消除半衰期的长短可分为三类:长效类如地西泮(diazepam);中效类如劳拉西泮(lorazepam);短效类如三唑仑(triazolam)等(表15-1)。

表15-1　常用苯二氮䓬类药物作用时间及分类

作用时间	药物	达峰浓度时间(h)	$t_{1/2}$(h)	代谢物 $t_{1/2}$(h)
短效类	三唑仑(triazolam)	1	2~3	有活性(7)
(3~8小时)	奥沙西泮(oxazepam)	2~4	10~20	无活性
中效类	阿普唑仑(alprazolam)	1~2	12~15	无活性
(10~20小时)	艾司唑仑(estazolam)	2	10~24	无活性
	劳拉西泮(lorazepam)	2	10~20	无活性
	替马西泮(temazepam)	2~3	10~40	无活性
	氯硝西泮(clonazepam)	1	24~48	弱活性
长效类	地西泮(diazepam)	1~2	20~80	有活性(80)
(24~72小时)	氟西泮(flurazepam)	1~2	40~100	有活性(80)
	氯氮䓬(chlordiazepoxide)	2~4	15~40	有活性(80)
	夸西泮(quazepam)	2	30~100	有活性(73)

【药理作用与临床应用】

1. 抗焦虑作用　焦虑是多种精神失常的常见症状,患者多有恐惧、紧张、忧虑、失眠并伴有心悸、出汗、震颤等症状。苯二氮䓬类抗焦虑作用是通过对边缘系统中的BZ受体的作用而实现的,选择性较高,小剂量即可明显改善上述症状,对各种原因引起的焦虑均有显著疗效。主要用于焦虑症。

2. 镇静催眠作用　苯二氮䓬类随着剂量增大,出现镇静及催眠作用。能明显缩短入睡时间,显著延长睡眠持续时间,减少觉醒次数。主要延长非快动眼睡眠(NREMS)的第2期,对快动眼睡眠(REMS)的影响较小,停药后出现反跳性REMS睡眠延长较巴比妥类轻,其依赖性和戒断症状也较轻微。缩短第3期和第4期的NREMS睡眠,减少发生于此期的夜惊或梦游症。

3. 抗惊厥、抗癫痫作用　苯二氮䓬类有抗惊厥作用,临床上可用于辅助治疗破伤风、子痫、小儿高热惊厥及药物中毒性惊厥。地西泮静脉注射是目前治疗癫痫持续状态的首选药物。

笔记

4. **中枢性肌肉松弛作用** 苯二氮䓬类有较强的肌肉松弛作用，可缓解动物的去大脑僵直，也可缓解人类大脑损伤所致的肌肉僵直。

5. **其他** 较大剂量可致暂时性记忆缺失。一般剂量对正常人呼吸功能无影响，较大剂量可轻度抑制肺泡换气功能，有时可致呼吸性酸中毒，对慢性阻塞性肺部疾病患者，上述作用可加剧。对心血管系统，小剂量作用轻微，较大剂量可降低血压、减慢心率。常用作心脏电击复律及各种内窥镜检查前用药。

【作用机制】 目前认为，苯二氮䓬类的中枢作用主要与药物加强中枢抑制性神经递质γ-氨基丁酸（GABA）功能有关，还可能和药物作用于不同部位的 $GABA_A$ 受体密切相关。$GABA_A$ 是一个大分子复合体，为神经元膜上的配体-门控性 Cl^- 通道。在 Cl^- 通道周围含有5个结合位点（binding sites），包括γ-氨基丁酸（GABA）、苯二氮䓬类、巴比妥类（barbiturates）、印防己毒素（picrotoxin）和乙醇（ethanol）等（图15-1A）。$GABA_A$ 受体含有14个不同的亚单位，按其氨基酸排列次序可分为α、β、γ、δ亚单位（图15-1B）。GABA作用于 $GABA_A$ 受体，使细胞膜对 Cl^- 通透性增加，Cl^- 大量进入细胞膜内引起膜超极化，使神经元兴奋性降低。苯二氮䓬类与 $GABA_A$ 受体复合物上的BZ受点结合，可以诱导受体发生构象变化，促进GABA与 $GABA_A$ 受体结合，增加 Cl^- 通道开放的频率而增加 Cl^- 内流，产生中枢抑制效应。巴比妥类药物结合 $GABA_A$ 受体的巴比妥类受点，通过增加GABA与 $GABA_A$ 受体的亲和力并通过延长 Cl^- 通道开放时间而增加 Cl^- 内流，增强GABA的抑制作用。

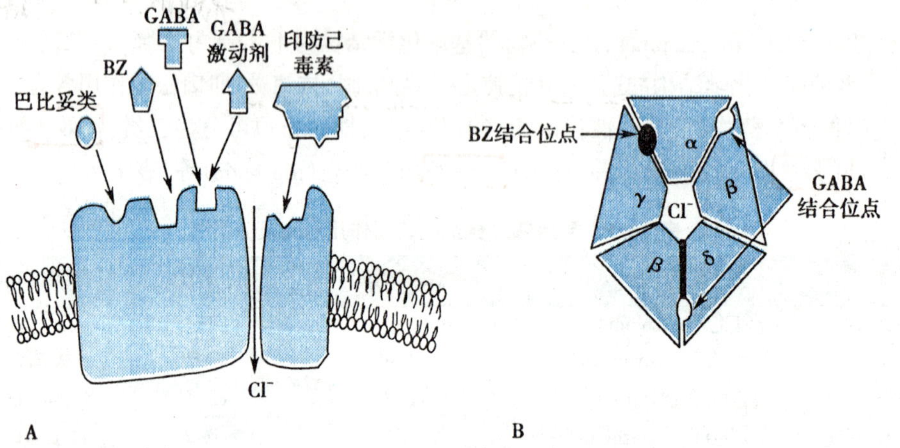

图15-1 $GABA_A$ 受体氯离子通道复合体模式图

【体内过程】 苯二氮䓬类口服后吸收迅速而完全，经0.5~1.5小时达峰浓度。肌内注射，吸收缓慢而不规则。临床上急需发挥疗效时应静脉注射给药。地西泮脂溶性高，易透过血脑屏障和胎盘屏障。与血浆蛋白结合率高达95%以上。地西泮在肝脏代谢，主要活性代谢物为去甲西泮（desmethyldiazepam），还有奥沙西泮（oxazepam）和替马西泮（temazepam），最后形成葡萄糖醛酸结合物由尿排出（图15-2）。

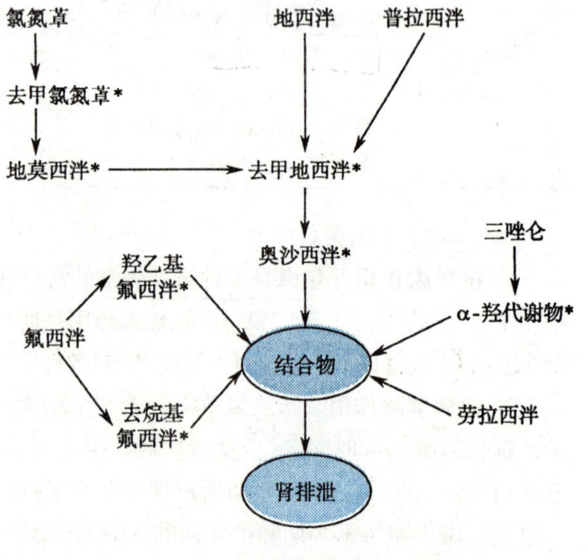

图15-2 苯二氮䓬类的代谢过程
*活性代谢产物

【不良反应】　苯二氮䓬类毒性较小，安全范围大，很少因用量过大而引起死亡。苯二氮䓬类药物过量中毒可用氟马西尼（flumazenil，安易醒）进行鉴别诊断和抢救。氟马西尼是苯二氮䓬结合位点的拮抗剂，特异地竞争性拮抗苯二氮䓬类衍生物与 $GABA_A$ 受体上特异性结合位点，但对巴比妥类和其他中枢抑制药引起的中毒无效。

最常见的不良反应是嗜睡、头晕、乏力和记忆力下降。大剂量时偶见共济失调。静脉注射速度过快可引起呼吸和循环功能抑制，严重者可致呼吸及心搏停止。与其他中枢抑制药、乙醇合用时，中枢抑制作用增强，加重嗜睡、昏睡、呼吸抑制、昏迷，严重者可致死。长期应用仍可产生耐受性，需增加剂量。久服可发生依赖性和成瘾，停用可出现反跳现象和戒断症状，表现为失眠、焦虑、兴奋、心动过速、呕吐、出汗及震颤，甚至惊厥。

第二节　巴比妥类

巴比妥类（barbiturates）是巴比妥酸的衍生物。巴比妥酸本身并无中枢抑制作用，用不同基团取代 C_5 上的两个氢原子后，可获得一系列中枢抑制药。这些药产生中枢抑制强弱不等的镇静催眠作用。取代基长而有分支（如异戊巴比妥）或双键（如司可巴比妥），则作用强而短；若其中一个氢原子被苯基取代（如苯巴比妥），则具有较强的抗惊厥、抗癫痫作用；若 C_2 的 O 被 S 取代（如硫喷妥钠），则脂溶性增高，作用迅速，但维持时间缩短（表 15-2）。

表 15-2　巴比妥类作用与用途比较表

亚类	药物	显效时间（h）	作用维持时间（h）	主要用途
长效	苯巴比妥	0.5~1	6~8	抗惊厥
	巴比妥	0.5~1	6~8	镇静催眠
中效	戊巴比妥	0.25~0.5	3~6	抗惊厥
	异戊巴比妥	0.25~0.5	3~6	镇静催眠
短效	司可巴比妥	0.25	2~3	抗惊厥、镇静催眠
超短效	硫喷妥钠	静脉注射，立即	0.25	静脉麻醉

【药理作用和临床用途】　巴比妥类对中枢神经系统有普遍性抑制作用。其随着剂量的增加，中枢抑制作用由弱变强，相应表现为镇静、催眠、抗惊厥及抗癫痫、麻醉等作用。大剂量对心血管系统也有抑制作用。10 倍催眠量可引起呼吸中枢麻痹而致死。由于安全性差，易发生依赖性，其应用已日渐减少，目前在临床上主要用于抗惊厥、抗癫痫和麻醉。

1. 镇静催眠　小剂量巴比妥类药物可起到镇静作用，可缓解焦虑、烦躁不安状态。中等剂量可催眠，即缩短入睡时间，减少觉醒次数和延长睡眠时间。巴比妥类药物品种不同，起效时间和持续时间不同。巴比妥类药物可改变正常睡眠模式，缩短 REMS 睡眠，引起非生理性睡眠。久用停药后，可"反跳性"地显著延长 REMS 睡眠时相，伴有多梦，引起睡眠障碍。因此，巴比妥类越来越少用于镇静催眠。

巴比妥类药物在非麻醉剂量时主要抑制多突触反应。减弱易化，增强抑制，与其激活 $GABA_A$ 受体有关。在没有 GABA 时，巴比妥类能模拟 GABA 的作用，增加 Cl^- 的通透性，使细胞膜超极化。与 BZ 药物增加 Cl^- 通道的开放频率不同，巴比妥类主要延长 Cl^- 通道的开放时间。此外，巴比妥类还可减弱或阻断谷氨酸作用于相应的受体后去极化导致的兴奋性反应，引起中枢抑制作用。

2. 抗惊厥　苯巴比妥有较强的抗惊厥作用及抗癫痫作用。临床用于癫痫大发作和癫痫持续状态的治疗。也应用于小儿高热、破伤风、子痫、脑膜炎、脑炎及中枢兴奋药引起的惊厥。详见第十六章。

笔记

3. 麻醉 硫喷妥钠可用做静脉麻醉。详见第十三章。

【不良反应】 催眠剂量的巴比妥类可致眩晕、困倦,精细运动不协调。偶可引起剥脱性皮炎等严重过敏反应。中等剂量可轻度抑制呼吸中枢,严重肺功能不全和颅脑损伤所致呼吸抑制者禁用。其肝药酶诱导作用可加速其他药物的代谢,影响药效。

长期连续服用巴比妥类药物可使患者产生对该药的精神依赖性和躯体依赖性,迫使患者继续用药,终至成瘾。成瘾后停药,出现戒断症状,表现为激动、失眠、焦虑,甚至惊厥。

第三节 非苯二氮䓬类镇静催眠药

水合氯醛(chloral hydrate)是三氯乙醛的水合物,口服吸收迅速,在肝中代谢为作用更强的三氯乙醇。口服15分钟起效,催眠作用维持6~8小时。不缩短REMS睡眠,无宿醉后遗效应。可用于顽固性失眠或对其他催眠药效果不佳的患者。大剂量有抗惊厥作用,可用于小儿高热、子痫以及破伤风等惊厥。安全范围较小,使用时应注意。口服因其具有强烈的胃黏膜刺激性,易引起恶心、呕吐及上腹部不适等,不宜用于胃炎及溃疡患者。大剂量能抑制心肌收缩,缩短心肌不应期,过量对心、肝、肾实质性脏器有损害,故对严重心、肝、肾疾病患者禁用。一般以10%溶液口服。直肠给药,以减少刺激性。久用可产生耐受和成瘾,戒断症状较严重,应防止滥用。

甲丙氨酯(meprobamate)又称眠尔通、格鲁米特(glutethimide)和甲喹酮(methaqualone)也都有镇静催眠作用,但久服都可成瘾。

丁螺环酮(buspirone)是一种新的非苯二氮䓬类,抗焦虑作用与地西泮相似,但无镇静、肌肉松弛和抗惊厥作用。许多资料表明,中枢神经系统5-HT是引起焦虑紊乱的重要递质。丁螺环酮为5-HT_{1A}受体的部分激动剂,激动突触前5-HT_{1A}受体,反馈抑制5-HT释放,而发挥抗焦虑作用。它对$GABA_A$受体并无作用。其抗焦虑作用在服药后1~2周才能显效,4周达到最大效应。口服吸收好,首关效应明显,在肝中代谢,$t_{1/2}$ 2~4小时。临床适用于焦虑性激动、内心不安和紧张等急慢性焦虑状态。不良反应有头晕、头痛及胃肠功能紊乱等,无明显的生理依赖性和成瘾性。

唑吡坦(zolpidem)又名思诺思(stilnox)为新型非苯二氮䓬类镇静催眠药。能选择性激动$GABA_A$受体上的BZ_1受点调节氯离子通道,药理作用类似苯二氮䓬类,但抗焦虑、中枢性骨骼肌松弛和抗惊厥作用很弱,仅用于镇静和催眠。唑吡坦对正常睡眠时相干扰少,可缩短睡眠潜伏期,减少觉醒次数和延长总睡眠时间。后遗效应、耐受性、药物依赖性和停药戒断症状轻微。安全范围大,但与其他中枢抑制药(如乙醇)合用可引起严重的呼吸抑制。唑吡坦中毒时可用氟马西尼解救。15岁以下的儿童、孕妇和哺乳期妇女禁用。老年人应从常用量的半量开始服用。

佐匹克隆(zopiclone)又称唑比酮,是第三代镇静催眠药物的代表,具有镇静、抗焦虑、抗惊厥和肌肉松弛作用。长期的临床试验及应用显示该药具有疗效确切,不良反应较少的特点。佐匹克隆与其他镇静催眠药相比较的优点为:作用迅速并且能有效达6小时,使患者入睡快且能保持充足的睡眠深度,比苯二氮䓬类药物更轻的后遗效应和宿醉现象。长期使用无明显的耐药和停药反跳现象。最新药物右旋佐匹克隆为佐匹克隆的右旋异构体,药效是母体的两倍,但毒性小于母体的一半。

扎来普隆(zaleplon)属于新型非苯二氮䓬类药,具有镇静催眠、抗焦虑、抗惊厥和肌肉松弛作用。通过选择性激动$GABA_A$受体复合物的ω1和ω2位点而产生中枢抑制作用。具有良好的耐受性,并且长期使用几无依赖性。适用于成人入睡困难的短期治疗,能够有效缩短入睡时间。服用超过4小时,次晨的后遗作用小。副作用类似其他镇静催眠药,成瘾性比较:苯二氮䓬类>佐匹克隆>唑吡坦>扎来普隆。

笔记

制剂及用法

地西泮(diazepam,安定) 抗焦虑、镇静:每次2.5~5mg,3次/天。注射剂:10mg/2ml。癫痫持续状态:每次5~20mg,缓慢静脉注射。再发作时可反复应用。心脏电复律:每2~3分钟静脉注射5mg,至出现嗜睡、语言含糊或入睡。常用量:10~25mg。

氯氮䓬(chlordiazepoxide,利眠宁) 抗焦虑、镇静:每次5~10mg,3次/天。催眠10~20mg,睡前服。

氟西泮(flurazepam,氟安定) 催眠:每次15~30mg,睡前服。

奥沙西泮(oxazepanl,去甲羟安定) 每次15~30mg,3次/天。

三唑仑(triazolam) 催眠:每次0.25~0.5mg,睡前服。

苯巴比妥(phenobarbital,luminal,鲁米那) 镇静:每次15~30mg;催眠:每次60~100mg,睡前服。抗癫痫:大发作从小剂量开始,每次15~30mg,3次/天,最大剂量每次60mg,3次/天。

苯巴比妥钠(phenobarbital sodium) 抗惊厥:每次0.1~0.2g,肌内注射。癫痫持续状态:每次0.1~0.2g,缓慢静脉注射。

异戊巴比妥(amobarbital) 催眠:每次0.1~0.2g,睡前服。

司可巴比妥(secobarbital,seconal) 催眠:每次0.1~0.2g,睡前服。麻醉前给药:每次0.2~0.3g。

硫喷妥钠(thiopental sodium) 临用前配成1.25%~2.5%溶液,缓慢静脉注射,至患者入睡为止。极量:每次1g。

水合氯醛(chloral hydrate) 10%溶液,催眠:每次5~10ml,睡前服。抗惊厥:每次10~20ml。

甲丙氨酯(meprobamate,眠尔通,安宁) 镇静、抗焦虑:每次0.2~0.4g,3次/天。催眠:每次0.4~0.8g,睡前服。

甲喹酮(meprobamate) 催眠,每次0.1~0.2g,睡前服。

格鲁米特(glutethimide) 催眠:每次0.25~0.5g,睡前服。

丁螺环酮(buspirone) 抗焦虑:每次5~10mg,3次/天。

唑吡坦(zolpidem,思诺思) 催眠:成人,每次5~10mg,睡前服;老年人,开始每次5mg,睡前服。

佐匹克隆(zopiclone,唑比酮) 催眠:成人,每次7.5mg,睡前服;老年人,开始每次3.75mg,睡前服。

扎来普隆(zaleplon) 催眠:成人,10mg/次,睡前服;老年人,开始每次5mg,睡前服。连续服用不超过10天。

(颜光美)

笔记

第十六章　抗癫痫药和抗惊厥药

第一节　抗 癫 痫 药

癫痫(epilepsy)是由脑组织局部病灶的神经元异常高频放电，并向周围扩散，导致大脑功能短暂失调综合征。主要临床表现为突然发作，短暂运动、感觉、意识、精神异常，反复发作，发作时伴有异常脑电图。根据癫痫发作的临床表现，可以将其分为局限性发作和全身性发作(表 16-1)。

Epilepsy is widespread among the general population. It is the second most common neurologic disorder after stroke. Epilepsy is not a single entity but, instead, is a family of different recurrent seizure disorders that have in common the sudden, excessive, and synchronous discharge of cerebral neurons. This results in abnormal movement or perceptions that are of short duration but tend to recur. The site of the electric discharge determines the symptoms that are produced. Although the drug therapy is the most widely effective mode for the treatment of epilepsy, it is not 100 percent effective in all patients. For example, it is frequently hindered by poor patient adherence, and it is often complicated by drug interactions. However, seizures can be controlled completely in approximately fifty percent of epileptic patients, and meaningful improvement is achieved in at least half of the remaining patients. Drugs that are effective in seizure reduction can either block the initiation of the electrical discharge from the focal area or, more commonly, prevent the spread of the abnormal electrical discharge to adjacent brain areas. They accomplish this by a verity of mechanisms, including blockade of voltage-gated channels (Na^{+} or Ca^{2+}), enhancement of inhibitory GABA impulses, or interference with excitatory Glutamate transmission.

表 16-1　癫痫发作分类表

发作分类	临 床 特 征	治 疗 药 物
局限性发作		
1. 单纯性局限性发作	局部肢体运动或感觉异常，持续 20~60 秒	卡马西平、苯妥英钠、苯巴比妥、抗痫灵
2. 复合性局限性发作(神经运动性发作)	冲动性神经异常，无意识的运动，如唇抽动、摇头等。病灶在颞叶和额叶，持续 30 秒 ~2 分钟	卡马西平、苯妥英钠、扑米酮、丙戊酸钠、拉英酸钠
全身性发作		
1. 失神性发作(小发作)	多见于儿童，短暂的意识突然丧失，EEG 呈 3Hz/s 高幅左右对称的同步化棘波，持续 30 秒内	乙琥胺、氯硝西泮、丙戊酸钠、拉莫三嗪

笔记

续表

发作分类	临床特征	治疗药物
2. 肌阵挛性发作	依年龄可分为婴儿、儿童和青春期肌阵挛，部分肌群发生短暂的（约1秒）休克样抽动，EEG表现为特有的短暂暴发性多棘波	首选糖皮质激素、丙戊酸钠、氯硝西泮
3. 强直-阵挛性发作（大发作）	意识突然丧失，全身强直-阵挛性抽搐，继之较长时间的中枢神经系统功能全面抑制，持续数分钟，EEG呈高幅棘慢波或棘波	卡马西平、苯巴比妥、苯妥英钠、扑米酮、丙戊酸钠
4. 癫痫持续状态	指大发作持续状态，反复抽搐，持续昏迷，不及时解救危及生命	地西泮、劳拉西泮、苯妥英钠、苯巴比妥

局限性发作的患者占癫痫发病率的60%左右。其中一部分病例是由于遗传因素所致，另一部分病例是由于脑寄生虫、脑血管畸形、脑肿瘤及脑外伤等损伤造成大脑皮层病灶。这种病灶可通过CT或核磁共振成像技术进行鉴别诊断。全身发作的病例占总病例数的40%左右，其病因往往与遗传因素相关。例如占癫痫总病例10%的幼年肌阵挛性癫痫（juvenil myoclonic epilepsy）就是一种具有明显家族发病倾向，但又不符合孟德尔遗传规律的疾病。现在认为这可能是一种涉及多基因调控的遗传疾病。

神经元活动的协调有赖于细胞膜上兴奋性和抑制性递质活动的平衡。癫痫的形成往往起源于局部兴奋性递质谷氨酸和抑制性递质γ-氨基丁酸（GABA）的失衡。而全身性癫痫发作则有赖于大量神经网络异常同步化，特别是皮层和皮层下，例如下丘脑神经元的同步化。

谷氨酸受体激活导致的Na^+和Ca^{2+}内流能造成神经元去极化，而$GABA_B$受体激活导致的K^+外流以及$GABA_A$受体激活所致的Cl^-内流能造成超极化。上述递质和通道调节的失衡会造成神经元复极化不完全，膜电位就处于较高的水平，距离其点燃的阈值较近，形成一种不稳定状态，易于发生神经元动作电位的突然发放。通过强直后增强的反馈机制，此点的发放会多次重复发生，形成类似癫痫的状态。与这种解释一致的证据如下：已经发现某些先天性癫痫病的脑细胞的离子通道蛋白发生突变。此外还发现一些癫痫患者脑中与膜离子泵相关的ATP酶的活性降低。

癫痫发病率很高，占总人口的1%，仅次于脑卒中，是排名第二位的神经系统疾病，而且是一种症状复杂、反复发作的慢性疾病。虽然大部分患者（80%）经过正规的治疗可以达到控制病情的目的，但仍有相当一部分患者的病情难以控制。目前癫痫的治疗仍以对症治疗药物为主，其用药目的在于减少或阻止发作，尚无法有效地预防和治愈此疾病，因此癫痫的治疗往往需要终身服药。由于大多数药物存在不良反应，长期使用令患者难于接受，故而造成治疗的间断及病情的反复。

常用抗癫痫药的主要作用是抑制病灶区神经元的异常放电或遏制异常放电向正常组织扩散，从而控制癫痫发作。作用机制多与增强中枢性抑制递质GABA的作用或干扰Na^+、K^+、Ca^{2+}等离子通道，发挥膜稳定作用有关。

第二节　常用抗癫痫药物

苯妥英钠

苯妥英钠（phenytoin sodium）又称大仑丁（dilantin），属乙内酰脲类，是1938年开始使用的非

笔记

镇静催眠性抗癫痫药。

【药理作用及机制】 苯妥英钠的作用较复杂，研究表明本品不能抑制癫痫病灶异常放电，但可阻止它向正常脑组织扩散。这可能与其抑制突触传递的强直后增强(posttetanic potentiation, PTP)有关。PTP是指反复高频电刺激(强直刺激)突触前神经纤维，引起突触传递的易化，再以单个刺激作用于突触前神经元，使突触后纤维的反应较未经强直刺激前为强。在癫痫病灶异常放电的扩散过程中PTP也起易化作用，治疗浓度的苯妥英钠选择性地抑制PTP形成，使异常放电的扩散受到阻抑。

本药具有膜稳定作用，可降低细胞膜对Na^+和Ca^{2+}的通透性，抑制Na^+和Ca^{2+}内流，导致动作电位不易产生。这种作用除与其抗癫痫作用有关外，也是其治疗三叉神经痛等中枢疼痛综合征和抗心律失常的药理作用基础。苯妥英钠产生膜稳定作用的机制有以下3个方面：

1. **阻断电压依赖性钠通道** 使钠依赖性动作电位不能形成。这也是本品具有抗惊厥作用的主要机制。

2. **阻断电压依赖性钙通道** 治疗浓度的苯妥英钠能选择性阻断L(longlasting)型和N(neuronal)型Ca^{2+}通道，但对哺乳动物丘脑神经元的T(transient)型Ca^{2+}通道无阻断作用，这可能是其治疗失神性发作无效的原因。

3. **对钙调素激酶系统的影响** Ca^{2+}的第二信使作用是通过Ca^{2+}-受体蛋白-钙调素(calmodulince)及其偶联的激酶系统介导的。本品通过抑制钙调素激酶的活性，影响突触传递功能；通过抑制突触前膜的磷酸化过程，使Ca^{2+}依赖性释放过程减弱，减少谷氨酸等兴奋性神经递质的释放；抑制突触后膜的磷酸化，可减弱递质与受体结合后引起的去极化反应，加上对Ca^{2+}通道的阻断作用，共同产生稳定细胞膜作用。

【体内过程】 苯妥英钠为一种弱酸，pK_a为8.3，难溶于水，其钠盐制品呈强碱性(pH=10.4)，刺激性大，故不宜作肌内注射。口服吸收不规则，每日给药0.3~0.6g，连续服药，须经6~10天才能达到有效血药浓度(10~20μg/ml)，血浆蛋白结合率85%~90%，全身分布，Vd值为0.6L/kg。主要被肝药酶代谢为羟基苯基衍生物而失活，以原形由尿排出者不足5%。静脉注射用于治疗癫痫持续状态，血药浓度低于10μg/ml时按一级动力学消除，$t_{1/2}$约20小时。高于此浓度时，则按零级动力学消除，血浆$t_{1/2}$可延至60小时，这可能与羟化反应已饱和有关。羟化代谢能力受遗传基因影响，个体差异大，应用时要注意剂量个体化，最好在血药浓度监控下给药。

【临床作用】

1. 治疗大发作和局限性发作的首选药物，但对小发作(失神发作)无效，甚至会使病情恶化。
2. 治疗三叉神经痛和舌咽神经痛等中枢疼痛综合征。
3. 抗心律失常 见第二十二章。

【不良反应及与注意事项】

1. **局部刺激** 本药局部刺激性较大，口服可引起厌食、恶心、呕吐和腹痛等症状，故宜饭后服用。静脉注射可发生静脉炎。

2. **齿龈增生** 长期应用出现齿龈增生，多见于儿童和青少年，发生率约20%，这与药物自唾液排出刺激胶原组织增生有关。一般停药3~6个月后可自行消退。

3. **神经系统反应** 药量过大引起中毒，表现为眼球震颤、复视、眩晕、共济失调等。严重者可出现语言障碍、精神错乱或昏迷等。

4. **血液系统反应** 由于本品抑制叶酸(folinic acid)的吸收并加速其代谢，以及抑制二氢叶酸还原酶活性，长期用药导致叶酸缺乏，可致巨幼红细胞性贫血，宜用甲酰四氢叶酸防治。

5. **骨骼系统反应** 通过诱导肝药酶而加速维生素D的代谢，长期应用可致低钙血症、佝偻病样改变和骨软化症，必要时应用维生素D预防。

6. **过敏反应** 可发生皮疹、血小板减少、粒细胞缺乏、再生障碍性贫血。

笔记

7. 其他反应　偶见男性乳房增大、女性多毛症、淋巴结肿大等。偶见致畸胎，故孕妇慎用。久服骤停可使癫痫发作加剧，甚至诱发癫痫持续状态。

【药物相互作用】　苯二氮䓬类、磺胺类、水杨酸类及口服抗凝药等可与本品竞争血浆蛋白的结合部位，使本品游离型血药浓度增加。异烟肼、氯霉素等通过抑制肝药酶可提高本品的血药浓度；而苯巴比妥和卡马西平等通过肝药酶诱导作用加速本品的代谢而降低其血药浓度和药效。

卡马西平

卡马西平（carbamazepine）又称酰胺咪嗪，最初用于治疗三叉神经痛，20世纪70年代开始用于治疗癫痫。

【药理作用及机制】　卡马西平的作用机制类似苯妥英钠，治疗浓度时能阻滞 Na^+ 通道，抑制癫痫病灶及其周围神经元放电。同时还能增强中枢性抑制递质GABA在突触后的作用。

【体内过程】　本品口服后吸收缓慢且不规则，2~4小时血浆浓度达高峰，有效血药浓度为4~10μg/ml，血浆蛋白结合率为75%~80%。在体内主要代谢为环氧化物仍有抗癫痫作用，效果与母药相似。脑脊液中浓度可达血药浓度的50%。单次给药 $t_{1/2}$ 可缩短至15~20小时。

【临床应用】　本品系广谱抗癫痫药，对多种癫痫的动物模型均有治疗作用，是治疗单纯性局限性发作和大发作的首选药物之一，同时还有抗复合性局限性发作和小发作的作用。对癫痫并发的精神症状亦有效果。治疗神经痛效果优于苯妥英钠。临床上还可用于治疗尿崩症。本品还具有很强的抗抑郁作用，对锂盐无效的躁狂症、抑郁症也有效。

【不良反应】　常见的不良反应有：眩晕、视力模糊、恶心呕吐、共济失调、手指震颤、水钠潴留，亦可有皮疹和心血管反应。不需中断治疗，一周左右逐渐消退。

偶见严重的不良反应有骨髓抑制（如再生障碍性贫血、粒细胞缺乏、血小板减少），肝损害等。

【药物相互作用】　卡马西平可诱导肝药酶，增强其他药物的代谢速率，如去氧苯巴比妥、苯妥英钠、乙琥胺、丙戊酸钠和氯硝西泮。

苯巴比妥

苯巴比妥（phenobarbital，又称鲁米那，luminal）是1921年用于抗癫痫的第一个有机化合物，至今仍以起效快、疗效好、毒性小和价格低而广泛用于临床。

【药理作用及机制】　本品既能抑制病灶的异常放电，又能抑制异常放电的扩散。其抗癫痫作用机制可能与以下作用有关：①与突触后膜上的GABA-苯二氮䓬大分子受体的一个变构调节单位结合，增加GABA介导的 Cl^- 内流，导致膜超极化，降低膜兴奋性；②阻断突触前膜 Ca^{2+} 的摄取，减少 Ca^{2+} 依赖性的神经递质（NE，ACh和谷氨酸等）的释放。此外在较高浓度时也可阻断 Na^+ 和 Ca^{2+}（L型和N型）通道。

【临床应用】　本品对大多数惊厥动物模型有效，临床上主要用于治疗癫痫大发作及癫痫持续状态，对单纯的局限性发作及精神运动性发作也有效，对小发作和婴儿痉挛效果差。苯巴比妥作为镇静催眠药，大剂量对中枢抑制作用明显，均不作为首选药，在控制癫痫持续状态时，临床更倾向于用戊巴比妥钠静脉注射。

【不良反应及注意事项】　本品系镇静催眠药物（不良反应参见第十五章），用药初期易出现嗜睡、精神萎靡等副作用，长期使用易产生耐受性。本药为肝药酶诱导剂，与其他药物联合应用时应注意相互影响。

扑米酮

扑米酮（primidone）又称去氧苯比妥或扑痫酮，化学结构类似苯巴比妥。其活性代谢产物为

笔记

苯巴比妥和苯乙基丙二酰胺。与苯妥英钠和卡马西平合用有协同作用，与苯巴比妥合用无意义。本品与苯巴比妥相比无特殊优点，且价格较贵，仅用于其他药物无效的患者。

常见不良反应有中枢神经系统症状：镇静、嗜睡、眩晕、复视、共济失调等；血液系统毒性反应有：白细胞减少、血小板减少、贫血等。用药期间应注意检查血象，严重肝、肾功能不全者禁用。

乙琥胺

乙琥胺（ethosuximide）属琥珀酰亚胺类。

【药理作用及机制】 乙琥胺的作用与抑制T型Ca^{2+}通道有关。丘脑在小发作时出现的3Hz异常放电中起重要作用，还可抑制丘脑细胞低阈值T型Ca^{2+}电流，从而抑制3Hz异常放电的发生。乙琥胺在临床用药浓度高于治疗浓度时，还可以抑制Na^{+}-K^{+}-ATP酶，抑制GABA转氨酶的作用。

【体内过程】 口服后吸收完全，3小时血药浓度达高峰，有效血药浓度为40~100μg/ml，血浆蛋白结合率低，其表观分布容积为0.7L/Kg。儿童需4~6天血浆药物浓度达稳定水平，成人需要更长时间。儿童血浆$t_{1/2}$约30小时，成人$t_{1/2}$为40~50小时。大约25%的乙琥胺以原形从尿排出，其余在肝脏代谢失活，主要代谢产物是羟乙基衍生物。

【临床应用】 乙琥胺可对抗戊四氮引起的阵挛性惊厥。临床治疗小发作（失神性发作）的首选药，其疗效虽稍逊于氯硝西泮，但副作用及耐受性的产生较少，对其他类型癫痫无效。

【不良反应】 乙琥胺毒性低，常见的副作用为胃肠道反应，其次为中枢神经系统症状。有神经病史者慎用，易引起精神行为异常，表现为焦虑、抑郁、短暂的意识丧失、攻击行为、多动、精神不集中和幻听等。偶见嗜酸性粒细胞缺乏症或粒细胞缺失症，严重者发生再生障碍性贫血。

丙戊酸钠

丙戊酸钠（sodium valproate），化学名为二丙基醋酸钠。1882年作为有机酶被合成，1963年发现它对多种惊厥动物模型均有疗效，1964年用于治疗癫痫获得成功。

【药理作用及机制】 本品不抑制癫痫病灶放电，但能阻止病灶异常放电的扩散。实验证明其抗癫痫作用机制与GABA有关，它是GABA转氨酶和琥珀酸半醛脱氢酶抑制剂，能减少GABA代谢，增加脑内GABA含量；还能提高谷氨酸脱羧酶活性，使GABA生成增多，并能提高突触后膜对GABA的反应性，从而增强GABA能神经突触后抑制作用。此外，本品抑制Na^{+}通道，减弱T型Ca^{2+}电流，抑制起源于丘脑的3Hz异常放电。

【体内过程】 口服吸收完全而迅速。有效血药浓度为30~100μg/ml，血浆蛋白结合率为90%，*Vd*为0.2L/kg，大部分以原形排出，小部分经β氧化后与葡萄糖醛酸结合从尿中排出，血浆$t_{1/2}$约15小时。

【临床应用】 本品为广谱抗癫痫药，临床上对各类型癫痫都有一定疗效，对大发作疗效不及苯妥英钠、苯巴比妥，对小发作优于乙琥胺，但因其肝脏毒性不作为首选药物。对复杂部分性发作疗效近似卡马西平，对非典型的小发作疗效不及氯硝西泮。它是大发作合并小发作时的首选药物，对其他药物未能控制的顽固性癫痫也有效。

【不良反应】 消化系统症状：常见恶心、呕吐和腹痛等症状，故宜饭后服用。中枢神经系统反应少，主要表现为嗜睡、平衡失调、乏力、震颤等。严重的毒性为多发生肝损害，30%患者在服药几个月内出现无症状性肝功能异常，主要表现为天门冬氨酸氨基转移酶升高。偶见重症肝炎、急性胰腺炎和高氨血症。少数患者表现皮疹、脱发、血小板减少和血小板聚集障碍所致的出血时间延长。用药期间应定期检查肝功能和血象。

【药物相互作用】 口服吸收良好，生物利用度在80%以上。本品能显著提高苯妥英钠、苯巴比妥、氯硝西泮和乙琥胺的血药浓度。而苯妥英钠、苯巴比妥、扑米酮和卡马西平则能降低丙

笔记

戊酸钠的血药浓度和抗癫痫作用。

苯二氮䓬类

苯二氮䓬类（benzodiazepine，BZ）具有抗惊厥及抗癫痫作用，可抑制病灶放电向周围扩散，但不能消除这种异常放电。仅为癫痫持续状态的首选药。常用的药物有地西泮、硝西泮、氯硝西泮和劳拉西泮。

1. 地西泮（diazepam，安定）　是治疗癫痫持续状态的首选药物，静脉注射显效快且较其他药物安全。在癫痫持续状态的急性期，地西泮与劳拉西泮（lorazepam）联用作用持续时间更长，致使肌痉挛消失，然后用苯妥英钠静脉注射维持疗效。静脉注射时注意防止呼吸抑制。

2. 硝西泮（nitrazepam，硝基安定）　主要用于癫痫小发作，特别是肌阵挛性发作及婴儿痉挛等。

3. 氯硝西泮（clonazepam，氯硝安定）　抗癫痫谱较广，对癫痫小发作疗效较地西泮好，对肌阵挛性发作、婴儿痉挛也有效。静脉注射还可治疗癫痫持续状态。其抗癫痫作用机制主要是与增强脑内 GABA 抑制功能有关。氯硝西泮不良反应一般较轻，常见中枢神经系统反应和消化系统症状，停药后可恢复。但易产生耐受性，久服突然停药可加剧癫痫发作，甚至诱发癫痫持续状态。故乙琥胺仍为小发作的首选药。

氟桂利嗪

氟桂利嗪（flunarizine）为双氟化哌叮衍生物，是强效钙拮抗药，近年来发现它具有较强的抗惊厥作用，对多种动物癫痫模型均有不同程度的治疗作用，对抗电休克惊厥作用较强，而对戊四氮引起的阵挛性惊厥无效。临床适用于各型癫痫，尤其对局限性发作、大发作效果较好。

本品的抗癫痫作用机制除与阻断 T 型和 L 型 Ca^{2+} 通道有关外，还能选择性阻断电压依赖性 Na^+ 通道。口服易吸收，其 $t_{1/2}$ 为 19~22 天，99% 与血浆蛋白结合，然后分布到组织中去。本药是一种安全有效的抗癫痫药，常见不良反应为困倦和体重增加。

抗痫灵

抗痫灵（antiepilepsirin）为桂皮酰胺类，是我国合成的抗癫痫药物，治疗癫痫已有近 20 年历史。本品为广谱抗癫痫药，对各型癫痫均有不同程度的疗效，对大发作效果明显。其作用机制可能与升高脑内 5-HT 含量有关。长期服用未见肝、肾和造血系统毒性作用。

拉莫三嗪

拉莫三嗪（lamotrigine）为苯三嗪类衍生物，是较新的抗癫痫药。作用特点类似苯妥英钠和卡马西平。

【药理作用及机制】　拉莫三嗪为电压敏感性 Na^+ 通道阻滞剂，通过减少 Na^+ 通道的 Na^+ 内流而增加神经元的稳定性。在体外培养神经元中，可抑制兴奋性神经递质谷氨酸诱发的爆发性放电；阻滞癫痫病灶快速放电和神经元去极化，从而阻止病灶异常放电，但不影响正常神经兴奋传导。

【体内过程】　拉莫三嗪口服吸收快而完全，生物利用度为 98%。达峰时间为 0.5~5.0 小时，平均 2~3 小时，血浆蛋白结合率约 55%，表观分布容积为 0.9~1.3L/kg，半衰期为 6.4~30.4 小时(平均 12.6 小时)。本品在肝脏代谢，其消除主要以葡萄糖醛酸结合的形式由肾脏排出，尿中排出的原形药少于 10%，2% 通过粪便排泄。其代谢产物无生物活性。与其他抗癫痫药合用时，将改变本品代谢时间，如与酶诱导剂卡马西平、苯妥英合用时，平均半衰期缩短约一半。

【临床应用】　本品可作为成人局限性发作的辅助治疗药，约有 25% 患者的发作频率降低

笔记

50%。单独使用可治疗全身性发作,疗效类似卡马西平,对失神发作也有效。临床上多与其他抗癫痫药合用治疗一些难治性癫痫。

【不良反应】 常见不良反应为中枢神经系统反应及胃肠道反应,包括:头痛、头晕、嗜睡、视物模糊、复视、共济失调、皮疹、便秘、恶心、呕吐;较少见的不良反应有变态反应、面部皮肤水肿及弥散性血管内凝血。

托吡酯

托吡酯(topiramate)为磺酸基取代的单糖衍生物,是1995年上市的新型广谱抗癫痫药。本品可抑制电压依赖性 Na^+ 通道;提高GABA激活 $GABA_A$ 受体的频率,增加GABA诱导的 Cl^- 内流;通过兴奋性氨基酸的AMPA亚型受体抑制谷氨酸介导的兴奋作用。主要用于局限性发作和大发作,尤其可作为辅助药物治疗难治性癫痫。口服易吸收,主要以原形由肾脏排出。常见的不良反应为中枢神经系统症状,动物实验有致畸报道,孕妇慎用。

抗癫痫药物治疗注意事项

癫痫是一种慢性疾病,需长期用药。在用药期间注意以下几点:

1. 根据发作类型合理选用抗癫痫药物(表16-1)。

2. 单纯型癫痫最好选用一种有效药物,一般从小剂量开始逐渐增加剂量,达到理想效果后进行维持治疗。

3. 治疗过程中不宜突然停药,抗癫痫药发挥疗效后再逐渐停用。症状完全控制后,还要维持治疗2~3年再逐渐停药,以防复发。

4. 治疗中亦不可随便更换药物。需更换药物时,应采取逐渐过渡换药,即在原药基础上加用新药,待其发挥疗效后,再逐渐撤销原药。

5. 长期用药应注意毒副作用,特别是血象、肝功能等应定期检查。

6. 孕妇服用抗癫痫药引起畸胎及死胎概率较高,应注意。

第三节　抗惊厥药

惊厥是中枢神经系统过度兴奋的一种症状,表现为全身骨骼肌不自主地强烈收缩,多见于小儿高热、子痫、破伤风、癫痫大发作和中枢兴奋药中毒等。常用抗惊厥药包括巴比妥类、苯二氮䓬类中的部分药物、水合氯醛以及硫酸镁。

硫酸镁

硫酸镁(magnesium sulfate)可因给药途径不同而产生不同的药理作用。口服给药很少吸收,有泻下和利胆作用(见第三十二章),外用热敷可消炎去肿,注射给药则产生全身作用。

【药理作用及机制】 Mg^{2+} 主要存在于细胞内液,细胞外液仅占5%。血液中 Mg^{2+} 为2~3.5mg/100ml,低于此浓度时,神经及肌肉的兴奋性升高。Mg^{2+} 参与多种酶活性的调节,影响神经冲动传递和肌肉应激性维持。注射硫酸镁能抑制中枢及外周神经系统,使骨骼肌、心肌、血管平滑肌松弛,从而发挥肌松作用和降压作用。作用机制可能是由于 Mg^{2+} 和 Ca^{2+} 化学性质相似,可以特异地竞争 Ca^{2+} 受体,拮抗 Ca^{2+} 的作用。如运动神经末梢ACh的释放过程需要 Ca^{2+} 参与,而 Mg^{2+} 竞争拮抗 Ca^{2+} 的这种作用,干扰ACh的释放,使神经肌肉接头处ACh减少,导致骨骼肌松弛。同时 Mg^{2+} 也作用于中枢神经系统,引起感觉及意识丧失。

【临床应用】 临床上主要用于缓解子痫、破伤风等惊厥,也常用于高血压危象。

【不良反应及注意事项】 硫酸镁注射的安全范围很窄,血镁过高即可抑制延髓呼吸中枢和血管运动中枢,引起呼吸抑制、血压骤降和心脏骤停。肌腱反射消失是呼吸抑制的先兆,连续注

笔记

射过程中应经常检查肌腱反射。中毒时应立即进行人工呼吸，并缓慢注射氯化钙和葡萄糖酸钙加以对抗。

制剂及用法

苯妥英钠（phenytoin sodium） 片剂：成人常用量：每日 250~300mg，开始时 100mg，每日两次，1~3 周内增加至 250~300mg，分 3 次口服，极量一次 300mg，由于个体差异大，用药需个体化。小儿常用量：开始每日 5mg/kg，分 2~3 次服用，按需调整，以每日不超过 250mg 为度。维持量为 4~8mg/kg 或按体表面积 250mg/m^2，分 2~3 次服用，如有条件可进行血药浓度监测。注射剂：用于癫痫持续状态：若患者未用过苯妥英钠，可用 0.25~0.5g，加 5% 葡萄糖 20~40ml，在 6~10 分钟内缓慢静脉注射。

卡马西平（carbamazepine，酰胺咪嗪） 片剂：开始剂量：100mg，2 次 / 天，以后逐渐增至 600~900mg/d 分次服用。直到出现疗效为止，注意个体化。用于抗癫痫时，剂量可偏大。用于三叉神经痛等，剂量一般宜小。最高量每日不超过 1.2g。

扑米酮（primidone） 片剂：开始 50mg，3 次 / 天；渐增至 0.25g，3 次 / 天。维持量一般为 250mg，3 次 / 天，每日最大剂量不超过 1.5g。

乙琥胺（ethosuximide） 儿童 15~35mg/（kg·d）；成人 0.6~1.8g/d，分 3 次服。至满意控制症状而副作用最小为维持剂量。

丙戊酸钠（sodium valproate） 儿童一日 20~40mg/kg，分 3~4 次服用；成人初始剂量一次 0.2g，3 次 / 天，每日 0.6g，每隔 3 天增加 0.2g，直至控制发作，就餐时或餐后服用。

氯硝西泮（clonazepam，氯硝安定） 口服，起始量：儿童 0.01~0.03mg/（kg·d），成人初始剂量 1mg/d，分 3~4 次服。每隔 2~3 天增加 0.5~1mg，至发作控制，3~4 周后改用维持量 4~8mg/d。最大耐受量：儿童 0.2mg/（kg·d），成人 20mg/d。

地西泮（diazepam，安定） 用于癫痫持续状态，5~10mg 静脉注射，间隔 10~15 分钟一次，最大量可至 30mg。注射速度以不超过 5mg/min 为宜。必要时在 2~4 小时内重复上述方案。亦可静脉滴入，至发作停止。

拉莫三嗪（lamotrigine） 片剂：25mg，100mg，150mg，200mg。用法用量：单独使用：初始剂量 25mg，每日一次。两周后可增至 50mg，1 次 / 天，两周后可酌情增加剂量，最大增加量为 50~100mg，此后，每隔 1~2 周可增加剂量一次，直至达到最佳疗效，一般须经 6~8 周。通常有效维持量为 100~200mg/d，一次或分两次服用。

抗痫灵（antilepilepsnrin） 口服：每次 50~100mg，每日 2~3 次。儿童酌减。

托吡酯（topiramate） 起始每晚口服 50mg，服用一周后可增加剂量 50~100mg，分 2 次服用，根据临床情况，也可每日服用 1 次。

硫酸镁（magnesium sulfate） 每次 1.25~2.5g，肌内注射或静脉滴注。静脉滴注时以 5% 葡萄糖注射液将硫酸镁稀释成 1% 浓度进行滴注，直至惊厥停止。使用时宜备有氯化钙或葡萄糖酸钙注射液，以备过量时作静脉注射对抗。

（叶菜英）

笔记

第十七章 治疗中枢神经系统退行性疾病药

PD is a kind of degenerative disease of the basal ganglia causing tremor at rest, muscle rigidity, hypokinesia, often with dementia. Commonly used medications that are effective in the treatment of PD fall into the following categories: L-dopa, AADC inhibitor-carbidopa, MAO-B inhibitors, COMT inhibitors, dopamine receptor agonist, drugs that release dopamine and acetylcholine antagonists.

AD is characterized by progressive impairment of memory and cognitive functions and may lead to a completely vegetative state. Drugs used in the treatment of AD are acetylcholinesterase inhibitors, muscarinic receptor agonists and noncompetitive NMDA receptor antagonist.

中枢神经系统退行性疾病是指一组由慢性进行性中枢神经组织退行性变性而产生的疾病的总称。主要包括帕金森病(Parkinson's disease, PD)、阿尔茨海默病(Alzheimer's disease, AD)、亨廷顿病(Huntington disease, HD)、肌萎缩侧索硬化症(amyotrophic lateral sclerosis, ALS)等。虽然本组疾病的病因及病变的部位各不相同,但神经细胞发生退行性病理学改变是其共同的特征,其确切病因和发病机制尚不清楚。在众多假说中,兴奋毒性(excitotoxicity)、细胞凋亡(apoptosis)和氧化应激(oxidative stress)等假说较受重视。神经兴奋毒性假说认为某些原因引起的兴奋性递质谷氨酸的大量释放,通过激动 AMPA 受体、NMDA 受体和代谢型谷氨酸受体以及通过膜去极化激活电压依赖性钙通道,使 Ca^{2+} 大量内流,导致胞内钙超负荷,后者进一步激活一系列胞内机制最终导致神经元选择性损伤(selective vulnerability)。神经细胞凋亡一般认为是由于某种特殊的生长因子缺乏而导致基因转录改变和某种特殊"细胞凋亡蛋白"被激活,其最后死亡过程可能与蛋白酶 caspase 家族激活有关。氧化应激是指细胞内线粒体氧化磷酸化过程中所产生的氧自由基过多或体内氧自由基清除功能减弱所导致的一种失衡状态,过多的氧自由基将会攻击某些关键酶、生物膜类脂和 DNA,最终导致细胞死亡。

流行病学调查结果显示,帕金森病和阿尔茨海默病主要发生于中老年人。随着社会发展,人口老龄化问题日益突出,本组疾病是仅次于心血管疾病和癌症的严重影响人类健康和生活质量的第三位因素。但是,除帕金森病患者通过合理用药可延长其寿命和提高生活质量外,其余疾病的治疗效果还难以令人满意。随着分子生物学、神经科学及行为科学等各学科的快速发展,有关本组疾病的发病原因、发病机制及相应的药物和其他治疗手段在未来数年内将会有新的突破。

本章重点介绍治疗帕金森病和阿尔茨海默病药。

第一节 抗帕金森病药

一、帕金森病发病机制简介

笔记

帕金森病(Parkinson's disease, PD)又称震颤麻痹(paralysis agitans),是一种主要表现为进行

性的锥体外系功能障碍的中枢神经系统退行性疾病。因英国人 James. Parkinson 于 1817 年首先描述而得名。其典型症状为静止震颤(resting tremor)、肌肉强直(muscular rigidity)、运动迟缓(bradykinesia)和共济失调。临床上按不同病因分为:原发性、动脉硬化性、脑炎后遗症和化学药物中毒性(如 Mn^{2+}、CO、抗精神病药物中毒)等四类,它们均出现相同的主要症状,总称为帕金森综合征(Parkinsonism)。

PD 的发病原因及机制尚不清楚。1960 年,奥地利医生 Hornykiewicz 首先发现原发性 PD 患者的黑质和纹状体内多巴胺含量极度减少。其后研究又发现 PD 患者黑质多巴胺能神经元几乎完全脱失,其分布于纹状体的神经末梢退行性变性。以此为基础提出的发病机制假说即"多巴胺学说"。该学说认为,帕金森病是因纹状体内多巴胺(dopamine,DA)减少或缺乏所致,其原发性因素是黑质内多巴胺能神经元退行性病变。黑质中多巴胺能神经元发出上行纤维到达纹状体,其末梢与尾-壳核神经元形成突触,以 DA 为递质,对脊髓前角运动神经元起抑制作用;另一方面,尾核中的胆碱能神经元与尾-壳核神经元形成突触,以乙酰胆碱(acetylcholine,ACh)为递质,对脊髓前角运动神经元起兴奋作用。正常时这两条通路功能处于平衡状态,共同调节运动功能。帕金森病患者因黑质病变,DA 合成减少,使纹状体 DA 含量减少,造成黑质-纹状体通路多巴胺能神经功能减弱,胆碱能神经功能相对占优势,因而出现肌张力增高症状。该学说得到许多事实支持:死于帕金森病的患者纹状体中 DA 含量仅为正常人的 5%~10%;提高脑内 DA 含量或应用 DA 受体激动药可显著缓解震颤麻痹等症状;耗竭黑质-纹状体内 DA、用神经毒素 MPTP 选择性地破坏黑质 DA 能神经元或长期使用 DA 受体拮抗药可导致震颤麻痹;胆碱受体药阻断药可缓解帕金森病的某些症状。

目前有关 PD 的病因,比较肯定的学说是"氧化应激"学说:一般情况下,DA 通过单胺氧化酶(MAO)催化氧化脱胺代谢,所产生的过氧化氢(H_2O_2)能被抗氧化系统清除掉。但在氧化应激时,DA 的氧化代谢是多途径的,产生大量的 H_2O_2 和超氧阴离子($O^{2-}\cdot$),在黑质部位 Fe^{2+} 催化下,进一步生成毒性更大的羟自由基($OH\cdot$),而此时黑质线粒体呼吸链的复合物 I(complex I)活性下降,抗氧化物(特别是谷胱甘肽)消失,无法清除自由基,因此,自由基通过氧化神经膜类脂,破坏 DA 神经元膜功能或直接破坏细胞 DNA,最终导致神经元变性。这一学说得到如下事实支持:即在 PD 患者的黑质中发现"两多两少":Fe(尤其是 Fe^{2+})增加,$O^{2-}\cdot$ 和 $OH\cdot$ 增加;抗氧化物谷胱甘肽几乎消失,complex I 功能严重不足。

现已知,脑内 DA 受体可分为 D_1~D_5 五个亚型,均为 G 蛋白偶联受体,分子结构由 7 个跨膜结构域组成。其中 D_1、D_5 胞内 C 端片段较长,被称为 D_1 类受体,总体上起兴奋性作用;D_2、D_3、D_4 第三个胞内片段较长,被称为 D_2 类受体,总体上起抑制性作用(表 17-1)。

表 17-1　中枢神经系统多巴胺受体分类及特性

	亚型	分布	效　应
D_1 类受体	D_1	纹状体、新皮质	cAMP ↑,PIP_2 水解 ↑,$[Ca^{2+}]_i$ ↑,PKC 激活
	D_5	海马、下丘脑	
D_2 类受体	D_2	纹状体、黑质致密部、垂体	cAMP ↓,钾电流 ↑,钙电流 ↓
	D_3	嗅结节、伏隔核、下丘脑	
	D_4	额皮质、髓质、中脑	

经典的抗帕金森病药主要包括拟多巴胺类药和抗胆碱药两类。前者通过直接补充 DA 前体物或抑制 DA 降解而产生作用;后者通过拮抗相对过高的胆碱能神经功能而缓解症状。两药合用可增加疗效,其总体目标是恢复多巴胺能和胆碱能神经系统功能的平衡状态。氧化应激学说为 PD 的治疗带来新的思路,即从治疗征候群方向转向预防 DA 神经元自身中毒的问题。如现已证明司来吉兰除具有选择性地抑制 MAO-B 外,更重要的作用是一种有效的自由基清除剂

笔记

(free radical scavenger)。此外,DA 受体及其亚型选择性激动药也已成为 PD 治疗的亮点。其他新的治疗手段如胚胎干细胞移植、基因干预治疗等正在探索之中。

二、拟多巴胺类药

(一) 多巴胺的前体药

左旋多巴

左旋多巴(L-DOPA,levodopa)是由酪氨酸形成儿茶酚胺的中间产物,即 DA 的前体,现已人工合成。

【体内过程】 口服后经小肠芳香族氨基酸转运体迅速吸收,0.5~2 小时达峰值。血浆 $t_{1/2}$ 较短,1~3 小时。食物中的其他氨基酸可与左旋多巴竞争同一转运载体,从而减少药物的吸收。胃排空延缓、胃酸 pH 偏低或高蛋白饮食等,均可降低其生物利用度。口服后极大部分在肠黏膜、肝和其他外周组织被 L- 芳香族氨基酸脱羧酶(L-amino acid decarboxylase,AADC)脱羧成为多巴胺,仅 1% 左右的 L-DOPA 能进入中枢神经系统发挥疗效。L-DOPA 在外周脱羧形成多巴胺后,易引起不良反应,主要有恶心、呕吐。若同时合用 AADC 抑制药,可减少外周 DA 生成,使左旋多巴更多地进入脑内,增加血和脑内 L-DOPA 达 3~4 倍,转化为 DA 而生效,并可减少不良反应。L-DOPA 生成的多巴胺一部分通过突触前的摄取机制返回多巴胺能神经末梢,另一部分被单胺氧化酶(MAO)或儿茶酚胺 -O- 甲基转移酶(COMT)代谢,经肾排泄。

【药理作用及机制】 PD 患者的黑质多巴胺能神经元退行性变,酪氨酸羟化酶(tyrosine hydroxylase)同步减少,使脑内酪氨酸转化为 L-DOPA 极度减少,但将 L-DOPA 转化为多巴胺的能力仍存在。L-DOPA 是多巴胺的前体,通过血脑屏障后,补充纹状体中多巴胺的不足而发挥治疗作用。但 L-DOPA 究竟是被残存神经元利用而增加多巴胺的合成和释放,还是在细胞外被转化成多巴胺后直接"溢流"(flooding)到突触间隙而激活突触后膜受体,这一点尚不清楚。动物实验显示,即使没有 DA 能神经末梢存在,L-DOPA 仍有作用。但另一方面,临床上 L-DOPA 疗效随病情发展而降低又提示其作用可能依赖于残存的神经元。多巴胺因不易通过血脑屏障,不能用于治疗 PD。

【临床应用】 治疗各种类型的 PD 患者,不论年龄和性别差异和病程长短均适用,但对吩噻嗪类等抗精神病药所引起的帕金森综合征无效。其作用特点为:①疗效与黑质纹状体病损程度相关,轻症或较年轻患者疗效好,重症或年老体弱者疗效较差;②对肌肉僵直和运动困难的疗效好,对肌肉震颤的疗效差;③起效慢,用药 2~3 周出现体征改善,用药 1~6 个月后疗效最强。

用药早期,L-DOPA 可使 80% 的 PD 患者症状明显改善,其中 20% 的患者可恢复到正常运动状态。服用后先改善肌肉强直和运动迟缓,后改善肌肉震颤;其他运动功能如姿态、步态联合动作、面部表情、言语、书写、吞咽、呼吸均可改善。也可使情绪好转,对周围事物反应增加,但对痴呆症状效果不明显。随着用药时间的延长,本品的疗效逐渐下降,3~5 年后疗效已不显著。其原因可能与病程的进展、受体下调以及其他补偿机制有关。此阶段,有些患者对 L-DOPA 的缓冲能力(buffering capacity)丧失,疗效出现波动,最后发展为药效消失(wearing-off),同时服用 COMT 抑制药恩他卡朋(entacapone)对此有一定预防作用。据统计,服用 L-DOPA 的 PD 患者的寿命与未服者相比明显延长、生活质量明显提高。

【不良反应】 不良反应分为早期和长期两大类。

1. 早期反应

(1) 胃肠道反应:治疗早期约 80% 患者出现厌食、恶心、呕吐,数周后能耐受,应用 AADC 抑制药后可明显减少。此乃 L-DOPA 在外周和中枢脱羧成 DA,分别直接刺激胃肠道和兴奋延髓催吐化学感受区 D_2 受体之故,D_2 受体阻断药多潘立酮(domperidone,吗丁啉)是消除恶心、呕吐

笔记

的有效药。还可引起腹胀、腹痛和腹泻等。饭后服药或剂量递增速度减慢，可减轻上述症状。偶见溃疡出血或穿孔。

(2) 心血管反应：治疗初期 30% 患者出现直立性低血压，其原因可能是外周形成的 DA 一方面作用于交感神经末梢，反馈性抑制交感神经末梢释放 NA，另一方面作用于血管壁的 DA 受体，舒张血管。还有些患者出现心律不齐，主要是由于新生的多巴胺作用于心脏 β 受体的缘故。可用 β 受体阻断药加以治疗。

2. 长期反应

(1) 运动过多症（hyperkinesia）：是异常动作舞蹈症的总称，也称为运动障碍。是由于服用大量 L-DOPA 后，多巴胺受体过度兴奋，出现手足、躯体和舌的不自主运动，服用两年以上者发生率达 90%。有报道多巴胺受体拮抗药左旋千金藤啶碱（L-stepholidine）可减轻不自主运动。

(2) 症状波动：服药 3~5 年后，有 40%~80% 患者出现症状快速波动，重则出现“开 - 关反应”（on-off response）。“开”时活动正常或几近正常，而“关”时突然出现严重的 PD 症状。症状波动的发生与 PD 的发展导致多巴胺的储存能力下降有关，此时患者更依赖于 L-DOPA 转运入脑的速率以满足多巴胺的生成。为减轻症状波动，可使用 L-DOPA/AADC 抑制药缓释剂或用多巴胺受体激动药，或加用 MAO 抑制药如司来吉兰等，也可调整用药方法，即改用静脉滴注、增加服药次数而不增加或减少药物剂量等。

(3) 精神症状：出现精神错乱的病例占 10%~15%，有逼真的梦幻、幻想、幻视等，也有抑郁症等精神病症状，可能与 DA 作用于皮质下边缘系统有关，只能用非经典安定药如氯氮平（clozapine）治疗，它不引起或加重 PD 患者锥体外系运动功能失调，或迟发性运动失调。

【药物相互作用】 维生素 B_6 是多巴脱羧酶的辅基，能加速 L-DOPA 在外周组织转化成 DA，可增强 L-DOPA 的外周副作用，降低疗效；抗精神病药物，如吩噻嗪类和丁酰苯类均能阻滞黑质 - 纹状体多巴胺通路功能，利舍平耗竭黑质纹状体中的多巴胺，它们均能引起锥体外系运动失调，出现药源性 PD，对抗 L-DOPA 的疗效；抗抑郁药能引起直立性低血压，加强 L-DOPA 的副作用。以上药物不能与 L-DOPA 合用。

（二）左旋多巴的增效药

1. 氨基酸脱羧酶（AADC）抑制药

卡比多巴

卡比多巴（carbidopa）又称 α- 甲基多巴肼、洛得新。卡比多巴不能通过血脑屏障，与 L-DOPA 合用时，仅能抑制外周 AADC。此时，由于 L-DOPA 在外周的脱羧作用被抑制，进入中枢神经系统的 L-DOPA 增加，使用量可减少 75%，而使不良反应明显减少，症状波动减轻，作用不受维生素 B_6 的干扰。本品与 L-DOPA 组成的复方制剂称为心宁美（sinemet），混合比例为 1∶4 或 1∶10，现有心宁美控释剂（sinemet CR）。

苄丝肼

苄丝肼（benserazide），又称羟苄丝肼、色丝肼。与 L-DOPA 组成的复方制剂美多巴（madopa，madopar），比例为 1∶4，其作用特性与心宁美相同。

2. MAO-B 抑制药 人体内单胺氧化酶（MAO）分为 A、B 两型，MAO-A 主要分布于肠道，其功能是对食物、肠道内和血液循环中的单胺进行氧化脱氨代谢；MAO-B 主要分布于黑质 - 纹状体，其功能是降解 DA。

司来吉兰

司来吉兰（selegiline）又称丙炔苯丙胺（deprenyl）。低剂量（<10mg/d）可选择性抑制中枢神经

系统 MAO-B,能迅速通过血脑屏障,降低脑内 DA 降解代谢,使多巴胺浓度增加,有效时间延长。本品与 L-DOPA 合用后,能增加疗效,降低 L-DOPA 用量,减少外周副反应,并能消除长期单独使用 L-DOPA 出现的"开 - 关反应"。临床长期试验表明,两者合用更有利于缓解症状,延长患者寿命。近来发现司来吉兰作为神经保护剂能优先抑制黑质 - 纹状体的超氧阴离子(O^{2-}·)和羟自由基 OH·形成,延迟神经元变性和 O^{2-}·PD 发展。临床上将司来吉兰与抗氧化剂维生素 E 联合应用治疗 PD,称 DATATOP 方案(deprenyl and tocopherol antioxidative therapy of Parkinsonism),但确切效果尚不肯定,有待大范围临床观察。本品低剂量对外周 MAO-A 无作用,肠道和血液中 DA 和酪胺代谢不受影响,不会产生 MAO 非选择性抑制剂所引起的高血压危象,但大剂量(>10mg/d)亦可抑制 MAO-A,应避免使用。司来吉兰代谢产物为苯丙胺和甲基苯丙胺,可引起焦虑、失眠、幻觉等精神症状。慎与哌替啶、三环类抗抑郁药或其他 MAO 抑制药合用。

3. COMT 抑制药 L-DOPA 代谢有两条途径:由 AADC 脱羧转化为多巴胺,经 COMT 代谢转化成 3-O- 甲基多巴(3-OMD),后者又可与 L-DOPA 竞争转运载体而影响 L-DOPA 的吸收和进入脑组织。因此,抑制 COMT 就显得尤为重要:既可降低 L-DOPA 的降解,又可减少 3-OMD 对其转运入脑的竞争性抑制作用,提高 L-DOPA 的生物利用度和在纹状体中的浓度。近来发现三种 COMT 抑制药:硝替卡朋、托卡朋、恩他卡朋,它们的抑制作用强,毒性低。

硝替卡朋

硝替卡朋(nitecapone)增加纹状体中 L-DOPA 和多巴胺。因不易通过血脑屏障,当与卡比多巴合用时,它只抑制外周的 COMT,而不影响脑内 COMT,增加纹状体中 L-DOPA 生物利用度。

托卡朋和恩他卡朋

托卡朋(tolcapone)和恩他卡朋(entacapone)为新型 COMT 抑制药,能延长 L-DOPA 半衰期,稳定血浆浓度,使更多的 L-DOPA 进入脑组织,安全而有效地延长症状波动患者"开"的时间。其中托卡朋是唯一能同时抑制外周和中枢 COMT 的药物,比恩他卡朋生物利用度高,半衰期长,COMT 抑制作用也更强,而恩他卡朋仅抑制外周 COMT。两者均可明显改善病情稳定的 PD 患者日常生活能力和运动功能,尤适用于伴有症状波动的患者。托卡朋的主要不良反应为肝损害,甚至出现暴发性肝功能衰竭,因此仅适用于其他抗 PD 药物无效时,且应用时需严密监测肝功能。

(三) 多巴胺受体激动药

溴隐亭

溴隐亭(bromocriptine)又称溴麦角隐亭、溴麦亭,为 D_2 类受体(含 D_2、D_3、D_4 受体)强激动剂,对 D_1 类受体(含 D_1、D_5 受体)具有部分拮抗作用;对外周多巴胺受体、α 受体也有较弱的激动作用。小剂量溴隐亭首先激动结节 - 漏斗通路 D_2 受体,抑制催乳素和生长激素分泌,用于治疗泌乳闭经综合征和肢端肥大症;增大剂量可激动黑质 - 纹状体多巴胺通路的 D_2 受体,与 L-DOPA 合用治疗 PD 取得较好疗效,能减少症状波动。

不良反应较多,消化系统常见食欲减低、恶心、呕吐、便秘,对消化性溃疡患者可诱发出血。用药初期,心血管系统常见直立性低血压。长期用药可出现无痛性手指血管痉挛,减少药量可缓解;也可诱发心律失常,一旦出现应立即停药。运动功能障碍方面的不良反应类似于左旋多巴。精神系统症状比左旋多巴更常见且严重,如幻觉、错觉和思维混乱等,停药后可消失。其他不良反应包括头痛、鼻塞、腹膜和胸膜纤维化、红斑性肢痛。

利修来得

笔记

利修来得(lisuride)为 D_2 类受体激动药、D_1 类受体弱拮抗药,激动作用比溴隐亭强 1000 倍,用于治疗 PD 的优点有改善运动功能障碍、减少严重的"开 - 关反应"和 L-DOPA 引起的运动过多症(即异常动作舞蹈症)。

罗匹尼罗和普拉克索

罗匹尼罗(ropinirole)和普拉克索(pramipexole)均为非麦角生物碱类新型 DA 受体激动药，能选择性地激动 D_2 类受体(特别是 D_2、D_3 受体)，而对 D_1 类受体几乎没有作用。相对溴隐亭和培高利特而言，本类药物患者耐受性好，用药剂量可很快增加，一周以内即可达治疗浓度，虽也可引起恶心和乏力，但胃肠道反应较小。本类药物的出现给多巴胺受体激动药的临床应用带来了新的趋向。由于患者对其耐受性较好，临床上越来越多地作为 PD 的早期治疗药物，而不是仅仅作为 L-DOPA 的辅助药物。其主要原因是：①由于其作用时间相对较长，较 L-DOPA 更不易引起"开 - 关反应"和运动障碍；②有观点认为 L-DOPA 会促进氧化应激，因而会加快多巴胺能神经元的脱失。最近的大样本对照试验表明，本类药物作为早期治疗用药较 L-DOPA 更少引起症状波动，如果该结论被进一步证实，将极大地提高本类药物在 PD 治疗中的地位。但罗匹尼罗和普拉克索仍具有拟多巴胺类药共有的不良反应，如恶心、直立性低血压和运动功能障碍等。作为辅助用药可引起幻觉和精神错乱。已证实服用罗匹尼罗和普拉克索的患者在驾车时，出现突发性睡眠(sudden sleep attack)，酿成交通事故，故服药期间禁止从事驾驶和高警觉性工作。

阿扑吗啡

阿扑吗啡(apomorphine)又称去水吗啡，为多巴胺受体激动药，可用于治疗 PD，改善严重的"开 - 关反应"，但长期用药会引起 QT 间期延长，肾功能损害和精神症状。仅用于其他药物，如多巴胺激动药或 COMT 抑制药对"开 - 关反应"无效时。

(四) 促多巴胺释放药

金刚烷胺

金刚烷胺(amantadine)又称金刚烷。可能通过多种方式加强多巴胺的功能，如促进 L-DOPA 进入脑循环，增加多巴胺合成、释放和减少多巴胺重摄取、较弱的抗胆碱作用等，表现出多巴胺受体激动药的作用。近年来认为其作用机制与拮抗 NMDA 受体有关。其抗帕金森病的特点为：用药后显效快，作用持续时间短，应用数天即可获得最大疗效，但连用 6~8 周后疗效逐渐减弱，对 PD 的肌肉强直、震颤和运动障碍的缓解作用较强，优于抗胆碱药物，但不及 L-DOPA。长期用药时常见下肢皮肤出现网状青斑，可能与儿茶酚胺释放引起外周血管收缩有关。此外，可引起精神不安、失眠和运动失调等。偶致惊厥，癫痫患者禁用。

三、抗胆碱药

M 受体阻断药对早期 PD 患者有较好的治疗效果，对晚期严重 PD 患者的疗效差，可与 L-DOPA 合用。阿托品、东莨菪碱是最早用于治疗 PD 的 M 胆碱受体阻断药，但因外周抗胆碱作用引起的副作用大，因此现主要使用合成的中枢性 M 胆碱受体阻断药。

苯海索

苯海索(benzhexol，安坦)口服易吸收，通过拮抗胆碱受体而减弱黑质 - 纹状体通路中 ACh 的作用，抗震颤效果好，也能改善运动障碍和肌肉强直；外周抗胆碱作用为阿托品的 1/10~1/3，对少数不能接受 L-DOPA 或多巴胺受体激动药的 PD 患者，可用本药治疗。副作用与阿托品相同，但症状较轻。禁用于青光眼和前列腺肥大患者。对 PD 疗效有限，副作用较多，现已少用。有人

笔记

认为本类药可加重PD患者的痴呆症状，该症状明显者慎用。

本类药物可阻断中枢M受体，抑制黑质-纹状体通路中ACh的作用，对帕金森病的震颤和僵直有效，但对动作迟缓无效。其疗效不如左旋多巴，临床上主要用于早期轻症患者、不能耐受左旋多巴或禁用左旋多巴的患者、抗精神病药所致的帕金森综合征。

苯扎托品

苯扎托品（benzatropine，苄托品），作用近似阿托品，具有抗胆碱作用，同时还有抗组胺、局部麻醉作用和大脑皮层抑制作用。临床应用及不良反应同苯海索。

第二节 治疗阿尔茨海默病药

一、阿尔茨海默病发病机制简介

老年性痴呆症可分为原发性痴呆症、血管性痴呆症（vascular dementia）和两者的混合型，前者又称阿尔茨海默病（Alzheimer's disease，AD），是一种与年龄高度相关的、以进行性认知障碍和记忆力损害为主的中枢神经系统退行性疾病。表现为记忆力、判断力、抽象思维等一般智力的丧失，但视力、运动能力等则不受影响。AD占老年性痴呆症患者总数的70%左右，其发病率在65岁人群为5%，在95岁人群则高达90%以上，我国65岁以上老人的患病率为4%左右。该病总病程为3~20年，确诊后平均存活时间为10年左右。本病要经历两种死亡，首先是精神死亡，然后是肉体死亡，给患者本人、家庭和社会带来相当沉重的负担。随着人类寿命的延长和社会老龄化问题的日益突出，AD患者的数量和比例将持续增高。

AD与老化有关，但与正常老化又有本质区别，其发病机制目前尚未完全明确，学术界提出的假说有十余种，但目前研究较多、比较被认可的主要有胆碱能学说、β-淀粉样蛋白毒性学说、Tau蛋白过度磷酸化和氧化应激学说等。在AD患者的大脑中发现胆碱能神经元明显减少，胆碱能活性降低，这些被认为与AD的认知症状有关。此外，AD患者最具特征的两大病理学变化为β-淀粉样蛋白（β-amyloid protein，Aβ）沉积形成的老年斑（senile plaques，SP）和细胞内异常磷酸化的Tau蛋白聚集形成的神经纤维缠结（NFTs）。最近的研究表明，淀粉样蛋白沉积与淀粉样蛋白前体（amyloid precursor protein，APP）的变异及其转化过程发生改变有关。APP由位于第21号染色体上的APP基因编码，可由β-分泌酶（β-secretase）剪切成Aβ，敲除该酶的编码基因BACE-1（β-site APP cleaving enzyme 1）可使Aβ缺失。但Aβ沉积为何导致神经元退行性变则不清楚，有证据提示是通过炎症反应、氧化应激或诱导Tau蛋白过度磷酸化实现的，近年来也有人提出细胞内可溶性的Aβ可能是AD发病的早期诱因。Tau蛋白是一种神经元微管结合相关蛋白，具有调节和维持微管稳定性的作用。正常状态下人体内Tau蛋白的磷酸化/去磷酸化水平保持平衡，从而促进微管蛋白聚集成微管并增强其稳定性。在AD患者脑中，Tau蛋白过度磷酸化，失去与微管结合的能力，聚集形成的NFT沉积于脑中则导致神经元变性，引起神经元细胞的凋亡。此外，氧化应激、神经兴奋毒性等假说亦受到重视。上述关于AD发病机制的研究进展将为AD的药物治疗提供新的靶点。

尽管有关AD的研究进展很快，但迄今尚无十分有效的治疗方法。现有的药物治疗基于以下理由：AD主要表现为认知和记忆障碍，而认知和记忆障碍的主要解剖基础为海马组织结构的萎缩，功能基础主要为胆碱能神经兴奋传递障碍和中枢神经系统内乙酰胆碱受体变性，神经元数目减少等。目前采用的比较特异性的治疗策略是增加中枢胆碱能神经功能，其中胆碱酯酶抑制药效果相对肯定，M受体激动药正在临床试验中。其他如β-分泌酶抑制剂、AD疫苗、非甾体类抗炎药、氧自由基清除剂、雌激素、神经生长因子及其增强剂也正在研究开发中。

笔记

二、胆碱酯酶抑制药

他 克 林

他克林(tacrine)是美国FDA批准的第一个治疗AD的药物,因有严重不良反应,特别是肝毒性,现已很少应用。

本品属第一代可逆性胆碱酯酶(acetylcholinesterase,AChE)抑制药,其对AD的治疗作用是多方面共同作用的结果。通过抑制AChE而增加ACh的含量,它既可抑制血浆中的AChE,又可抑制组织中的AChE。它可直接激动M型受体和N型受体,对M胆碱受体的亲和力是N胆碱受体的100倍。此外,还可通过M_1受体促进ACh的释放。可间接增加NMDA、5-HT等递质的浓度。本品还可促进脑组织对葡萄糖的利用,改善由药物、缺氧、老化等引起的实验动物学习记忆能力的降低。

本品对轻、中度AD患者的疗效较为肯定,最常见的不良反应为肝毒性,也是限制其临床应用的主要原因。约50%患者在治疗初期12周出现谷丙转氨酶(ALT)升高,多数患者于停药3周内可恢复,再次治疗可出现反跳且ALT升高出现更快,约75%的患者可耐受再次治疗,其机制尚不清楚,一般认为是本药的代谢产物介导的毒性所致。1/3患者用药后有胃肠道反应,如胃肠痉挛、厌食、恶心、呕吐、腹泻、消化不良等,大剂量应用可出现胆碱综合征,女性多见。

多奈哌齐

【体内过程】 多奈哌齐(donepezil)口服后吸收良好,进食和服药时间对药物吸收无影响,生物利用度为100%,达峰时间3~4小时,半衰期长,$t_{1/2}$约为70小时,故可每天服用1次。药物主要由肝药酶代谢,代谢产物中6-O-脱甲基衍生物的体外抗AChE活性与母体药物相同,主要经肾脏排泄,少量以原药形式随尿排出。与他克林相比,外周不良反应很少,患者耐受性较好。

【药理作用】 本品为第二代可逆性中枢AChE抑制药。通过抑制AChE来增加中枢ACh的含量,对丁酰胆碱酯酶无作用。与第一代他克林相比,多奈哌齐对中枢AChE有更高的选择性和专属性,半衰期较长,能改善轻度至中度AD患者的认知能力和临床综合功能。

【临床应用】 用于改善患者的认知功能,延缓病情发展。用于轻度至中度AD患者。具有剂量小、毒性低和价格相对较低等优点。

【不良反应】 肝毒性及外周抗胆碱副作用,较同类药物他克林轻。不良反应有:①全身反应,较常见的有流感样胸痛、牙痛等;②心血管系统反应,如高血压、血管扩张、低血压、心房颤动等;③胃肠道反应,如大便失禁、胃肠道出血、腹部胀痛等;④神经系统反应,如谵妄、震颤、眩晕、易怒、感觉异常等;⑤其他,如失水、尿失禁、呼吸困难、视物模糊等。

【药物相互作用】 当蛋白结合浓度小于300ng/ml时,与洋地黄、华法林联用会影响后两者的蛋白结合率和疗效。治疗剂量时并不影响其他药物的代谢。

利凡斯的明

利凡斯的明(rivastigmine,卡巴拉汀)属于第二代AChE抑制药,能选择性地抑制大鼠大脑皮层和海马中的AChE活性,而对纹状体、脑桥以及心脏的AChE活性抑制力很小。本品可改善AD患者胆碱能神经介导的认知功能障碍,提高认知能力,如记忆力、注意力和方位感,尚可减慢淀粉样蛋白前体(APP)的形成。利凡斯的明口服迅速吸收,约1小时达到C_{max},血浆蛋白结合率约为40%,易透过血脑屏障。临床试验表明,本品具有安全、耐受性好、不良反应轻等优点,且无外周活性,尤其适用于伴有心脏、肝脏以及肾脏等疾病的AD患者,是极有前途的AD治疗药。主要不良反应有恶心、呕吐、乏力、眩晕、精神混乱、嗜睡、腹痛和腹泻等,继续服用一段时间或减

笔记

量一般可消失。国内临床试验资料显示，除消化道不良反应发生率略高于多奈哌齐，其他不良反应与多奈哌齐相似。禁用于严重肝、肾损害患者及哺乳期妇女。病窦综合征、房室传导阻滞、消化性溃疡、哮喘、癫痫、肝或肾功能中度受损患者慎用。

加兰他敏

加兰他敏（galantamine）属于第二代AChE抑制药，对神经元中的AChE有高度选择性，抑制神经元中AChE的能力比抑制血液中丁酰胆碱酯酶的能力强50倍，是AChE竞争性抑制药。在胆碱能高度不足的区域（如突触后区域）活性最大。用于治疗轻、中度AD，临床有效率为50%~60%，疗效与他克林相当，但无肝毒性。用药后6~8周治疗效果开始明显。本品可能成为AD治疗的首选药。主要不良反应表现为治疗早期（2~3周）患者可有恶心、呕吐及腹泻等胃肠道反应，稍后即消失。

石杉碱甲

石杉碱甲（huperzine A，哈伯因）是我国学者于1982年从石杉科植物千层塔（huperzia serrata）中分离得到的一种新生物碱。

【体内过程】 口服吸收迅速、完全，生物利用度为96.9%，易通过血脑屏障。原形药物及代谢产物经肾排出。

【药理作用】 为强效、可逆性胆碱酯酶抑制药，有很强的拟胆碱活性，能易化神经肌肉接头递质传递。对改善衰老性记忆障碍及老年痴呆患者的记忆功能有良好作用；在改善认知功能方面，比高压氧治疗效果显著。

【临床应用】 用于老年性记忆功能减退及AD患者，改善其记忆和认知能力。

【不良反应】 常见不良反应有恶心、头晕、多汗、腹痛、视物模糊等，一般可自行消失，严重者可用阿托品拮抗。有严重心动过缓、低血压及心绞痛、哮喘、肠梗阻患者慎用。

美曲磷酯

美曲磷酯（metrifonate）又称敌百虫，是第一个AChE抑制药，原用作杀虫剂，直到20世纪80年代才被试用于治疗AD，是目前用于AD治疗的唯一以无活性前药形式存在的AChE抑制药，服用数小时后转化为活性的代谢产物而发挥持久的疗效。本品还能显著提高大鼠脑内多巴胺和去甲肾上腺素浓度，易化记忆过程，能同时改善AD患者的行为和认知功能，且可使患者的幻觉、抑郁、焦虑、情感淡漠症状明显改善。主要用于轻、中度AD。不良反应少而轻，偶有腹泻、腿痉挛、鼻炎等症状，继续使用会自行消失。

三、NMDA受体非竞争性拮抗药

美金刚

美金刚（memantine，美金刚胺）是使用依赖性的NMDA受体非竞争性拮抗药，可与NMDA受体上的环苯己哌啶（phencyclidine）结合位点结合。当谷氨酸以病理量释放时，美金刚可减少谷氨酸的神经毒性作用；当谷氨酸释放过少时，美金刚可改善记忆过程所需谷氨酸的传递。临床研究表明，该药能显著改善轻度至中度血管性痴呆症患者的认知能力，而且对较严重的患者效果更好；对中度至重度的老年痴呆症患者，还可显著改善其动作能力、认知障碍和社会行为。美金刚是第一个用于治疗晚期AD的NMDA受体非竞争性拮抗药，将美金刚与AChE抑制药同时使用效果更好。

笔记

不良反应及注意事项：①服后有轻微眩晕、不安、头重、口干等。饮酒可能加重不良反应。

②肝功能不良、意识紊乱患者以及孕妇、哺乳期妇女禁用。③肾功能不良时减量。

四、M胆碱受体激动药

目前研究较多的M胆碱受体激动药主要是M_1受体激动药。因为AD患者病程中脑内的M_1受体无损伤，所以M_1受体激动药可以通过激活脑内胆碱能神经末梢的突触后膜M_1受体，直接增强胆碱能神经功能。此外，M_1受体激动药还能逆转Aβ诱导的神经元损伤，促进神经元生长，减少Tau蛋白的磷酸化，所以具有一定的神经保护作用。目前，M_1受体激动药及变构激动药处于临床研究阶段，具有恢复或者部分恢复AD患者的认知功能，改善AD患者痴呆症状的作用。

咕诺美林

咕诺美林(xanomeline)是M_1受体选择性激动药，对M_2、M_3、M_4受体作用很弱，为目前发现的选择性最高的M_1受体激动药。口服易吸收，易通过血脑屏障，大脑皮层和纹状体摄取率较高。临床试验表明，本品高剂量口服可明显改善AD患者的认知功能和行为能力。但因易引起胃肠道和心血管方面的不良反应，现拟改为皮肤给药。本品将成为第一个能有效治疗AD的M胆碱受体激动药。

沙可美林

沙可美林(sabcomeline)常用其盐酸盐，为相对选择性M_1受体激动药，对M_1受体的选择性比M_2受体高100倍。动物实验表明，本品能逆转DA诱导产生的认知缺陷，提高认知能力。临床试验亦显示，AD患者服用本品的第4周起效，认知能力得到显著提高，具有安全、耐受性好等优点。口服后1~2小时血药浓度达峰值，$t_{1/2}$为6~10小时。血药浓度超过0.3μg/L易发生不良反应，常见不良反应有轻微出汗等。

制剂与用法

左旋多巴(L-DOPA) 口服每次0.25g，2~3次/天，以后每隔3~7天每日增加100~750mg，维持量3~5g/d，分3~4次饭后服。

卡比多巴(carbidopa) 与左旋多巴混合制成胶囊称心宁美(sinemet)。治疗应以小剂量为宜，3次/天，隔2~3天增加1/2~1片，每日剂量不超过750mg(即卡比多巴75mg，左旋多巴750mg)。

盐酸苄丝肼(benserazide hydrochloride) 与左旋多巴组成复方胶囊制剂即美多巴(madopa)。开始时本品25mg，左旋多巴100mg，3次/天，每日剂量本品不超过250mg，左旋多巴不超过1000mg。

盐酸司来吉兰(selegiline hydrochloride) 开始每日清晨口服5mg。需要时增加至一日2次，上午及中午各5mg。

托卡朋(tolcapone) 每次100mg，3次/天。首次与L-DOPA同服，其后分别于6小时和12小时后服第二次、第三次，同时L-DOPA剂量需视病情调整。

甲磺酸溴隐亭(lergotrile mesylate) 从小剂量开始，0.625mg(1/4片)/d，后每2~4周增加2.5mg，10~25mg/d。

甲磺酸培高利特(pergolide mesylate) 开始0.05~0.1mg/d，逐渐增加剂量，平均可达2.4mg/d。

罗匹尼罗(ropinirole) 3~24mg/d，分3次服，起始剂量每次0.25mg，3次/天，然后每周加倍。可与食物同服，以减少恶心。

普拉克索(pramipexole) 4.5mg/d，分三次服。起始剂量每次0.375mg，3次/天，逐渐加量，7周内达推荐剂量。

盐酸金刚烷胺(amatadine hydrochloride) 1~2次/天，每日最大量为400mg。

笔记

盐酸苯海索(trihexyphenidyl hydrochloride) 开始每次1~2mg,3次/天,以后递增,每日不超过20mg。

甲磺酸苯扎托品(benzatropine mesylate) 从小剂量开始,3mg/d,分次口服。紧急时可以静脉注射或肌内注射1~2mg。

他克林(tacrine) 肌内注射每次15~30mg,口服每次10mg,3次/天,最高160mg/d,宜每周检查肝功能。

多奈哌齐(donepezil) 口服0.03mg/d、0.1mg/d或0.3mg/d,每晚1次,3~6个月为一疗程。

利凡斯的明(rivastigmine) 胶囊1mg、1.5mg、3mg、4.5mg、6mg。起始剂量1.5mg/次,2周后,剂量增加,最大剂量12mg/d。

加兰他敏(galantamine) 口服30~60mg/d,分3~4次服,8~10周/疗程。

石杉碱甲(Huperzine A) 每次0.15~0.25mg,3次/天,剂量超过0.25mg时记忆功能反而减退。

美金刚(memantine) 每日最大剂量20mg,为减少副作用的发生,治疗第1周的剂量为每日5mg,第2周每日10mg,第3周每日15mg,第4周开始以后每日20mg。

(陈建国)

笔记

第十八章　抗精神失常药

精神失常是由多种病理因素导致的精神活动障碍的一大类疾病，包括精神分裂症、躁狂症、忧郁症和焦虑症。治疗这些疾病的药物统称为抗精神失常药。根据其临床用途分为抗精神病药物（antipsychotic drugs）、抗躁狂症药物（antimanic drugs）、抗抑郁症药物（antidepressants）和抗焦虑症药物（anxiolytics）。常用的抗焦虑症药苯二氮䓬类已在镇静催眠药章节述及。

第一节　抗精神病药

精神分裂症（schizophrenia）是一组以思维、情感、行为之间不协调，精神活动与现实脱离为主要特征的最常见的一类精神病。根据临床症状，将精神分裂症分为Ⅰ型和Ⅱ型，前者以阳性症状（幻觉和妄想）为主，后者则以阴性症状（情感淡漠、主动性缺乏等）为主。本节述及的药物大多对Ⅰ型治疗效果好，对Ⅱ型则效果较差甚至无效。抗精神病药也称作神经安定药（neuroleptic drug），主要用于治疗精神分裂症，对其他精神病的躁狂症状也有效。这类药物大多是强效多巴胺受体拮抗剂，在发挥治疗作用的同时，大多药物可引起情绪冷漠、精神运动迟缓和运动障碍等不良反应。根据化学结构，将抗精神分裂症药分为四类：吩噻嗪类（phenothiazines）、硫杂蒽类（thioxanthenes）、丁酰苯类（butyrophenones）及其他。这些抗精神分裂症药大多具有相似的药理作用机制，故在此一并阐述。

【作用机制】

1. 阻断中脑-边缘系统和中脑-皮层系统多巴胺受体　对精神分裂症的病因先后已提出过许多假说，但迄今为止，只有中脑-边缘通路和中脑-皮层通路 DA 系统功能亢进的学说得到了广泛的认可。该假说认为精神分裂症是由于中枢 DA 系统功能亢进所致。许多研究资料支持该病因学说，如：促进 DA 释放的苯丙胺可致急性或慢性妄想型精神分裂症，加剧精神分裂症的症状；减少 DA 的合成和储存能改善病情；未经治疗的Ⅰ型患者，死后病理检查发现其壳核和伏隔核 DA 受体（尤其是 D_2 样受体）数目显著增加；目前临床使用的各种高效价抗精神病药物大多是强效 DA 受体拮抗剂，对Ⅰ型精神分裂症均有较好的疗效。

DA 是中枢神经系统内最重要的神经递质之一，其通过与脑内 DA 受体结合后参与人类神经精神活动的调节（详见第十二章），其功能亢进或减弱均可导致严重的神经精神疾病。目前认为，吩噻嗪类等抗精神病药主要通过阻断中脑-边缘通路和中脑-皮层通路的 D_2 样受体而发挥疗效。值得指出的是，目前临床使用的大多抗精神病药物并不是选择性 D_2 样受体拮抗剂，因此，在发挥疗效的同时，均引起不同程度的锥体外系副作用，这是由于这些药物非特异性拮抗黑质-纹状体通路的 DA 受体所致。

2. 阻断 5-HT 受体　一些目前临床常用的非经典抗精神病药物如氯氮平（clozapine）和利培酮（risperidone）的抗精神病作用主要是通过阻断 5-HT 受体而实现的。其中，氯氮平是选择性 D4 亚型受体拮抗剂，对其他 DA 亚型受体几无亲和力，对 M 胆碱受体和 α 肾上腺素受体也有较高的亲和力；利培酮拮抗 5-HT_2 亚型受体的作用显著强于其拮抗 D_2 亚型受体的作用。因此，即使长期应用氯氮平和利培酮也几无锥体外系反应发生。

笔记

- **Schizophrenia** is associated with increased dopaminergic activity in the limbic structures of the brain. There is an increased number of dopamine-D_2-like receptors in the brain and there may be receptor supersensitivity and overprodution of dopamine, or reduced destruction due to enzyme abnormalities or deficiencies.
- **Neuroleptic dugs** (also called antischizophrenic drugs, antipsychotic drugs, or major tranquilizers) are used primarily to treat schizophrenia but are also effective in other psychotic states, such as manic states and delirium.
- **The traditional neuroleptic drugs** are competitive inhibitors at a variety of dopamine receptors, but their antipsychotic effects reflect competitive blocking of dopamine receptors. In contrast, the newer "atypical" antipsychotic drugs appear to owe their unique activity to blockade of serotonin receptors.
- **Chlorpromazine**, the prototype of the neuroleptic agents, is used infrequently because of its high incidence of serious side effects. Neuroleptic drugs are not curative and do not eliminate the fundamental thinking disorder, but often do permit the psychotic patient to function in a supportive environment.

一、吩噻嗪类

吩噻嗪是由硫、氮联结两个苯环的一种三环结构，其 2、10 位被不同基团取代则获得本节述及的吩噻嗪类抗精神病药物。

氯丙嗪（chlorpromazine）是吩噻嗪类药物的典型代表，也是应用最广泛的抗精神病药物。氯丙嗪始于 1952 年在法国治疗兴奋性躁动患者获得成功，它不仅控制了患者的兴奋，而且对其他精神症状也有效。其后，又相继发现了对精神分裂症具有治疗作用的多个衍生物，这类药物统称为吩噻嗪类抗精神病药物。根据 C_{10} 侧链不同，又被分为二甲胺类、哌嗪类和哌啶类。

氯 丙 嗪

氯丙嗪又名冬眠灵（wintermine），主要拮抗脑内边缘系统多巴胺（dopamine，DA）受体，这是其抗精神病作用的主要机制。氯丙嗪也能拮抗肾上腺素 α 受体和 M 胆碱受体，因此其药理作用广泛，这是其长期应用产生严重不良反应的基础。DA 能神经元并不只存在于边缘系统，如 D_2 样受体也分布在黑质纹状体系统（锥体外系）以及其他区域（如下丘脑控制激素释放因子处）。因此，DA 受体拮抗剂氯丙嗪虽可改善精神分裂症症状，但长期应用也可导致锥体外系运动障碍和内分泌改变。尽管氯丙嗪选择性较低，但作为第一个精神安定药及抗精神失常药，目前在临床治疗中仍发挥着巨大的作用。

【药理作用及机制】

1. 对中枢神经系统的作用

（1）抗精神病作用：氯丙嗪对中枢神经系统有较强的抑制作用，也称神经安定作用（neuroleptic effect）。氯丙嗪能显著控制活动状态和躁狂状态而又不损伤感觉能力；能显著减少动物自发活动，易诱导入睡，但动物对刺激有良好的觉醒反应；与巴比妥类催眠药不同，加大剂量也不引起麻醉。正常人口服治疗量氯丙嗪后，出现安静、活动减少、感情淡漠和注意力下降、对周围事物不感兴趣、答话缓滞，而理智正常，在安静环境下易入睡，但易唤醒，醒后神态清楚，随后又易入睡。精神分裂症患者服用氯丙嗪后则显现良好的抗精神病作用，能迅速控制兴奋躁动状态，大剂量连续用药能消除患者的幻觉和妄想等症状，减轻思维障碍，使患者恢复理智，情

笔记

绪安定，生活自理。对抑郁无效，甚至可使之加剧。

氯丙嗪等吩噻嗪类药物主要是通过拮抗中脑-边缘系统和中脑-皮层系统的D_2样受体而发挥疗效的。但是，由于氯丙嗪对这两个通路和黑质-纹状体通路的D_2样受体的亲和力几无差异，因此，在长期应用氯丙嗪的患者中，锥体外系反应的发生率较高。

(2) 镇吐作用：氯丙嗪具有较强的镇吐作用。小剂量时即可对抗DA受体激动剂阿扑吗啡(apomorphine)引起的呕吐反应，这是其拮抗了延髓第四脑室底部的催吐化学感受区的D_2受体的结果。大剂量的氯丙嗪直接抑制呕吐中枢。但是，氯丙嗪不能对抗前庭刺激引起的呕吐。对顽固性呃逆有效，其机制是氯丙嗪抑制位于延髓与催吐化学感受区旁呃逆的中枢调节部位。

(3) 对体温调节的作用：氯丙嗪对下丘脑体温调节中枢有很强的抑制作用，与解热镇痛药不同，氯丙嗪不但降低发热机体的体温，也能降低正常体温。氯丙嗪的降温作用随外界环境温度而变化，环境温度愈低其降温作用愈显著，与物理降温同时应用，则有协同降温作用；在炎热天气，氯丙嗪却可使体温升高，这是其干扰了机体正常散热机制的结果。

2. 对自主神经系统的作用　氯丙嗪能拮抗肾上腺素α受体和M胆碱受体。拮抗α受体可致血管扩张、血压下降，但由于连续用药可产生耐受性，且有较多副作用，故不适合于高血压的治疗。拮抗M胆碱受体作用较弱，引起口干、便秘、视力模糊。

3. 对内分泌系统的影响　结节-漏斗系统中的D_2亚型受体可促使下丘脑分泌多种激素，如催乳素释放抑制因子、卵泡刺激素释放因子、黄体生成素释放因子和ACTH等。氯丙嗪拮抗D_2亚型受体，增加催乳素的分泌，抑制促性腺激素和糖皮质激素的分泌。氯丙嗪也可抑制垂体生长激素的分泌，可试用于巨人症的治疗。

【体内过程】　氯丙嗪口服后吸收慢而不规则，到达血药浓度峰值的时间为2~4小时。肌内注射吸收迅速，到达血液后，90%以上与血浆蛋白结合。氯丙嗪分布于全身，脑、肺、肝、脾、肾中较多，其中脑内浓度可达血浆浓度的10倍。主要在肝经P_{450}系统代谢为多种产物，经肾排泄。因其脂溶性高，易蓄积于脂肪组织，停药后数周乃至半年后，尿中仍可检出其代谢物。不同个体口服相同剂量的氯丙嗪后血药浓度可差10倍以上，故给药剂量应个体化。氯丙嗪在体内的消除和代谢随年龄而递减，故老年患者须减量。

【临床应用】

1. 精神分裂症　氯丙嗪能够显著缓解阳性症状，如进攻、亢进、妄想、幻觉等。但对冷漠等阴性症状效果不显著。急性期时药物起效较快。氯丙嗪主要用于Ⅰ型精神分裂症(精神运动性兴奋和幻觉妄想为主)的治疗，尤其对急性患者效果显著，但不能根治，需长期用药，甚至终身治疗；对慢性精神分裂症患者疗效较差。对Ⅱ型精神分裂症患者无效甚至加重病情。氯丙嗪对其他精神病伴有的兴奋、躁动、紧张、幻觉和妄想等症状也有显著疗效。对各种器质性精神病(如脑动脉硬化性精神病、感染中毒性精神病等)和症状性精神病的兴奋、幻觉和妄想症状也有效，但剂量要小，症状控制后须立即停药。

氯丙嗪已在临床使用50多年，证明该药治疗精神病安全有效，至今国内许多精神科医师仍将其列为治疗精神分裂症的首选药。主要用于治疗具有精神病性症状如幻觉、妄想、思维、行为障碍(如紧张症、刻板症等)的各种精神病，特别是急性发作和具有明显阳性症状的精神分裂症患者。由于氯丙嗪具有较强的神经安定作用，对兴奋、激越、焦虑、攻击、躁狂等症状均有良好疗效。用于临床急诊或急性期治疗，可首先采用25~50mg氯丙嗪与等量异丙嗪混合深部肌内注射或静脉滴注，快速有效地控制兴奋和急性精神病性症状，然后视病情制定进一步的治疗方案。

2. 呕吐和顽固性呃逆　氯丙嗪对多种药物(如洋地黄、吗啡、四环素等)和疾病(如尿毒症和恶性肿瘤)引起的呕吐具有显著的镇吐作用。对顽固性呃逆具有显著疗效。对晕动症无效。

笔记

3. 低温麻醉与人工冬眠 物理降温(冰袋、冰浴)配合氯丙嗪应用可降低患者体温,因而可用于低温麻醉。氯丙嗪与其他中枢抑制药(哌替啶、异丙嗪)合用,则可使患者深睡,体温、基础代谢及组织耗氧量均降低,增强患者对缺氧的耐受力,减轻机体对伤害性刺激的反应,并可使自主神经传导阻滞及中枢神经系统反应性降低,机体处于这种状态,称为"人工冬眠",有利于机体度过危险的缺氧缺能阶段,为进行其他有效的对因治疗争得时间。人工冬眠多用于严重创伤、感染性休克、高热惊厥、中枢性高热及甲状腺危象等病症的辅助治疗。

【不良反应】 由于氯丙嗪的药理作用广泛,所以不良反应也较多。

1. 常见不良反应 中枢抑制症状(嗜睡、淡漠、无力等)、M 受体拮抗症状(视力模糊、口干、无汗、便秘、眼压升高等)和 α 受体拮抗症状(鼻塞、血压下降、直立性低血压及反射性心悸等)。由于局部刺激性较强,可用深部肌内注射。静脉注射可致血栓性静脉炎,应以生理盐水或葡萄糖注射液稀释后缓慢注射。为防止体位性低血压,注射给药后立即卧床休息 2 小时左右,然后缓慢起立。

2. 锥体外系反应 长期大量服用氯丙嗪可出现 3 种反应:①帕金森综合征(parkinsonism):表现为肌张力增高、面容呆板、动作迟缓、肌肉震颤、流涎等;②静坐不能(akathisia):患者表现坐立不安、反复徘徊;③急性肌张力障碍(acute dystonia):多出现在用药后第一天至第五天。由于舌、面、颈及背部肌肉痉挛,患者可出现强迫性张口、伸舌、斜颈、呼吸运动障碍及吞咽困难。以上 3 种反应是由于氯丙嗪拮抗了黑质-纹状体通路的 D_2 样受体,使纹状体中的 DA 功能减弱、ACh 的功能增强而引起的,可用减少药量、停药来减轻或消除,也可用抗胆碱药以缓解。

此外,长期服用氯丙嗪后,部分患者还可引起一种特殊而持久的运动障碍,称为迟发性运动障碍(tardive dyskinesia,TD),表现为口-面部不自主的刻板运动,广泛性舞蹈样手足徐动症,停药后仍长期不消失。其机制可能是因 DA 受体长期被拮抗、受体敏感性增加或反馈性促进突触前膜 DA 释放增加所致。此反应难以治疗,用抗胆碱药反使症状加重,抗 DA 药使此反应减轻。TD 尤易侵袭那些器质性脑疾患者,因此,老年患者应尽量避免使用这类药物。约有 20% 的患者服用氯丙嗪后出现 TD,病程长的可高达 40%。尽管 TD 症状通常较轻,但一旦发展为严重病例,则进一步恶化患者的生活质量。

3. 精神异常 氯丙嗪本身可以引起精神异常,如意识障碍、萎靡、淡漠、兴奋、躁动、消极、抑郁、幻觉、妄想等,应与原有疾病加以鉴别,一旦发生应立即减量或停药。

4. 惊厥与癫痫 少数患者用药过程中出现局部或全身抽搐,脑电有癫痫样放电,有惊厥或癫痫史者更易发生,应慎用,必要时加用抗癫痫药物。

5. 过敏反应 常见症状有皮疹、接触性皮炎。少数患者出现肝损害、黄疸,也可出现粒细胞减少、溶血性贫血和再生障碍性贫血等。

6. 心血管和内分泌系统反应 直立性低血压,持续性低血压休克,多见于年老伴动脉硬化、高血压患者;心电图异常,心律失常。长期用药还会引起内分泌系统紊乱,如乳腺增大、泌乳、月经停止、抑制儿童生长等。主要是由于氯丙嗪拮抗了 DA 介导的下丘脑催乳素释放抑制途径,引起高催乳素血症,导致乳漏、闭经及妊娠试验假阳性;正常的男性激素向雌激素转变受到影响时会导致性欲的增强。性功能障碍(阳痿、闭经)的出现可能会使得患者不合作。

7. 急性中毒 一次吞服大剂量氯丙嗪后,可致急性中毒,患者出现昏睡、血压下降至休克水平,并出现心肌损害,如心动过速、心电图异常(P-R 间期或 Q-T 间期延长,T 波低平或倒置),此时应立即对症治疗。

【药物相互作用及禁忌证】 氯丙嗪能增强其他一些药物的中枢抑制作用,如乙醇、镇静催眠药、抗组胺药、镇痛药等,联合使用时注意调整剂量。特别是当与吗啡、哌替啶(度冷丁)等合用时要注意呼吸抑制和降低血压的问题。此类药物抑制 DA 受体激动剂、左旋多巴的作用。氯丙嗪的去甲基代谢物可以拮抗胍乙啶的降压作用,可能是阻止后者被摄入神经末梢。某些肝药

笔记

酶诱导剂如苯妥英钠、卡马西平等可加速氯丙嗪的代谢，应注意适当调节剂量。

氯丙嗪能降低惊厥阈，诱发癫痫，故有癫痫及惊厥史者禁用；氯丙嗪能升高眼压，青光眼患者禁用；乳腺增生症和乳腺癌患者禁用；对冠心病患者易致猝死，应慎用。

其他吩噻嗪类药物

吩噻嗪中侧链为哌嗪环者有奋乃静（perphenazine）、氟奋乃静（fluphenazine）及三氟拉嗪（trifluoperazine）。

奋乃静作用较氯丙嗪缓和，对心血管系统、肝脏及造血系统的副作用较氯丙嗪轻。除镇静作用、控制精神运动兴奋作用次于氯丙嗪外，其他同氯丙嗪。奋乃静对慢性精神分裂症的疗效则高于氯丙嗪。

三氟拉嗪和氟奋乃静的中枢镇静作用较弱，且具有兴奋和激活作用。除有明显的抗幻觉妄想作用外，此两药对行为退缩、情感淡漠等症状有较好疗效，适用于精神分裂症偏执型和慢性精神分裂症。

硫利达嗪（甲硫达嗪，thioridazine）的侧链为哌啶环，此药有明显的镇静作用，抗幻觉妄想作用不如氯丙嗪，锥体外系副作用小，老年人易耐受，作用缓和为其优点。各药特点见表 18-1。

表 18-1　常用抗精神病药作用比较

药物	抗精神病剂量（mg/d）	副作用		
		镇静作用	锥体外系反应	降压作用
氯丙嗪	25~300	+++	++	+++（肌肉注射） ++（口服）
氟奋乃静	2~20	+	+++	++
三氟拉嗪	5~20	+	+++	+
奋乃静	8~32	++	+++	+
硫利达嗪	150~300	+++	+	+++
氟哌啶醇	10~80	+	+++	++
氯氮平	12.5~300	++		+++
利培酮	1~8	+	+	++

+++ 强；++ 次强；+ 弱

二、硫杂蒽类

硫杂蒽类（thioxanthenes）的基本结构与吩噻嗪类相似，但在吩噻嗪环上第 10 位的氮原子被碳原子取代，所以此类药物的基本药理作用与吩噻嗪类也极为相似。

氯普噻吨

氯普噻吨（chlorprothixene），也称泰尔登（tardan），又名氯丙硫蒽，是该类药的代表，其结构与三环类抗抑郁药相似，故有较弱的抗抑郁作用。其调整情绪、控制焦虑抑郁的作用较氯丙嗪强，但抗幻觉妄想作用不及氯丙嗪。氯普噻吨适用于带有强迫状态或焦虑抑郁情绪的精神分裂症、焦虑性神经官能症以及更年期抑郁症患者。由于其抗肾上腺素与抗胆碱作用较弱，故不良反应较轻，锥体外系症状也较少。

氟哌噻吨

氟哌噻吨（flupenthixol）也称三氟噻吨，抗精神病作用与氯丙嗪相似，但具有特殊的激动效应，故禁用于躁狂症患者。氟哌噻吨也用于治疗抑郁症或伴焦虑的抑郁症。血浆蛋白结合

笔记

率 >95%，血浆 $t_{1/2}$ 为 35 小时，V_d 为 14L/kg。

治疗精神病的剂量，口服其盐酸盐每次 3~9mg，2 次 / 天，最大剂量 18mg/d。长效制剂氟哌噻吨癸酸酯，可深部肌内注射，第一次 20mg，隔 2~4 周根据患者的反应给予 20~40mg。

该药低剂量具有一定的抗抑郁焦虑的效果，口服 0.5~3mg 可用于治疗焦虑和轻度抑郁，每天最后一次用药不得迟于午后 4 点，用药一周无效应停药。

氟哌噻吨镇静作用弱，但锥体外系反应常见。偶有猝死报道。

三、丁酰苯类

尽管丁酰苯类（butyrophenones）的化学结构与吩噻嗪类完全不同，但其药理作用和临床应用与吩噻嗪类相似。

氟哌啶醇

氟哌啶醇（haloperidol）是第一个合成的丁酰苯类药物，是这类药物的典型代表。其化学结构与氯丙嗪完全不同，却能选择性拮抗 D_2 样受体，有很强的抗精神病作用。口服后 2~6 小时血药浓度达高峰，作用可持续 3 天。氟哌啶醇不仅可显著控制各种精神运动兴奋的作用，同时对慢性症状有较好疗效。其锥体外系副作用发生率高、程度严重，但由于其对心血管系统的副作用较轻、对肝功能影响小而保留其临床应用价值。

氟哌利多

氟哌利多（droperidol）也称氟哌啶。氟哌利多在体内代谢快，作用维持时间短，作用时间 6 小时左右，知觉的改变约 12 小时，作用与氟哌啶醇相似。临床上主要用于增强镇痛药的作用，如与芬太尼配合使用，使患者处于一种特殊的麻醉状态：痛觉消失、精神恍惚、对环境淡漠，被称为神经阻滞镇痛术（neuroleptanalgesia），作为一种外科麻醉，可以进行小的手术如烧伤清创、窥镜检查、造影等，其特点是集镇痛、安定、镇吐、抗休克作用于一体。也用于麻醉前给药、镇吐、控制精神患者的攻击行为。

氟哌利多吸收快，肌内注射后起效时间几乎与静脉注射相同，在体内广泛代谢，75% 从尿中排除，其余从粪便中排泄。血浆 $t_{1/2}$ 分两部分，开始为 10 分钟，最终为 2.2 小时。因为其作用时间比芬太尼长，故第二次重复给药一般只给芬太尼，避免氟哌利多蓄积。

匹莫齐特

匹莫齐特（pimozide）为氟哌利多的双氟苯衍生物，临床上用于治疗精神分裂症、躁狂症和秽语综合征。此药有较好的抗幻觉、妄想作用，并使慢性退缩被动的患者活跃起来。与氯丙嗪相比，其镇静、降压、抗胆碱等副作用较弱，而锥体外系反应则较强。匹莫齐特易引起室性心律失常和心电图异常（如 QT 间期延长、T 波改变），故对伴有心脏病的患者禁用。

四、其他抗精神病药物

五氟利多

五氟利多（penfluridol）属二苯基丁酰哌啶类（diphenylbutylpiperidines），是口服长效抗精神分裂症药，一次用药疗效可维持一周。其长效的原因可能与贮存于脂肪组织，从而缓慢释放入血有关。五氟利多能阻断 D_2 样受体，有较强的抗精神病作用，亦可镇吐。对精神分裂症的疗效与氟哌啶醇相似，镇静作用较弱，适用于急慢性精神分裂症，尤其适用于慢性患者，对幻觉、妄想、退缩均有较好疗效。五氟利多的副作用以锥体外系反应最常见。

舒必利

舒必利(sulpiride)属苯甲酰胺类，选择性地拮抗中脑-边缘系统 D_2 受体。对紧张型精神分裂症疗效高，奏效也较快，有药物电休克之称。此药有改善患者与周围的接触、活跃情绪、减轻幻觉和妄想的作用，对情绪低落、忧郁等症状也有治疗作用，对长期用其他药物无效的难治性病例也有一定疗效。舒必利对中脑-边缘系统的 D_2 受体有高度亲和力，对纹状体的亲和力较低，因此其锥体外系不良反应较少。

氯氮平

氯氮平(clozapine)属于苯二氮䓬类，为新型抗精神病药。目前在我国许多地区已将其作为治疗精神分裂症的首选药。

氯氮平为一广谱神经安定药，对精神分裂症的疗效与氯丙嗪相当，但起效迅速，多在一周内见效；抗精神病作用强，也适用于慢性患者；氯氮平对其他抗精神病药无效的精神分裂症的阴性和阳性症状都有治疗作用。氯氮平是选择性 D_4 亚型受体拮抗药，其特别的优点是几无锥体外系反应，与其特异性拮抗中脑边缘系统和中脑皮层系统的 D_4 亚型受体、对黑质-纹状体系统的 D_2 和 D_3 亚型受体几无亲和力有关。氯氮平主要用于其他抗精神病药无效或锥体外系反应过强的患者。新近也有报道氯氮平抗精神病的治疗机制涉及阻断 $5\text{-}HT_{2A}$ 和 DA 受体、协调 5-HT 与 DA 系统的相互作用和平衡，因此，氯氮平也被称为 5-HT-DA 受体阻断剂(serotonin-dopamine antagonists，SDA)，并由此提出了精神分裂症的 DA 与 5-HT 平衡障碍的病因学说。

氯氮平也可用于长期给予氯丙嗪等抗精神病药物引起的迟发运动障碍，可获明显改善，原有精神疾病也得到控制。氯氮平对情感淡漠和逻辑思维障碍的改善较差。

氯氮平具有抗胆碱作用、抗组胺作用、抗 α 肾上腺素能作用，几乎无锥体外系反应和内分泌紊乱等不良反应，但可引起粒细胞减少，严重者可致粒细胞缺乏(女性多于男性)，可能由于免疫反应引起，因此，用药前及用药期间须做白细胞计数检查。亦有引起染色体畸变的报道。

利培酮

利培酮(risperidone)是第二代非典型抗精神病药物。利培酮对 5-HT 受体和 D_2 亚型受体均有拮抗作用，但对前者的作用显著强于后者。利培酮对精神分裂症阳性症状如幻觉、妄想、思维障碍等以及阴性症状均有疗效。适于治疗首发急性和慢性患者。不同于其他药物的是该药对精神分裂症患者的认知功能障碍和继发性抑郁亦具治疗作用。由于利培酮有效剂量小，用药方便、见效快，锥体外系反应轻，且抗胆碱样作用及镇静作用弱，易被患者耐受，治疗依从性优于其他抗精神病药。自 20 世纪 90 年代推广应用于临床以来，已成为治疗精神分裂症的一线药物。

第二节　抗躁狂症药

抗躁狂症药物(antimanic drugs)主要用于治疗躁狂症，上述抗精神病药物也常用于治疗躁狂症，此外，一些抗癫痫药如卡马西平和丙戊酸钠抗躁狂也有效。目前临床最常用的是碳酸锂，也有枸橼酸盐，在此仅以碳酸锂为代表加以介绍。

碳酸锂

碳酸锂(lithium carbonate)于 1949 年介绍到临床，用于治疗躁狂症。躁狂症的特征是情绪高涨、烦躁不安、活动过度和思维、言语不能自制。临床主要应用抗精神病药和碳酸锂控制和治疗这些症状。

笔记

碳酸锂主要是锂离子发挥药理作用，治疗剂量对正常人的精神行为没有明显的影响。尽管研究已经发现锂离子在细胞水平具有多方面的作用，但其情绪安定作用的确切机制目前仍不清楚。目前认为其治疗机制主要在于：①在治疗浓度抑制去极化和 Ca^{2+} 依赖的 NA 和 DA 从神经末梢释放，而不影响或促进 5-HT 的释放；②摄取突触间隙中儿茶酚胺，并增加其灭活；③抑制腺苷酸环化酶和磷脂酶 C 所介导的反应；④影响 Na^{+}、Ca^{2+}、Mg^{2+} 的分布，影响葡萄糖的代谢。

锂盐对躁狂症患者有显著疗效，特别是对急性躁狂和轻度躁狂疗效显著，有效率为 80%。碳酸锂主要用于抗躁狂，但有时对抑郁症也有效，故有情绪稳定药（mood-stabilizing）之称。碳酸锂还可用于治疗躁狂抑郁症（manic-depressive psychosis），该症的特点是躁狂和抑郁的双向循环发生。长期重复使用碳酸锂不仅可以减少躁狂复发，对预防抑郁复发也有效，但对抑郁的作用不如躁狂显著。

碳酸锂口服吸收快，血药浓度高峰出现于服药后 2~4 小时。锂离子先分布于细胞外液，然后逐渐蓄积于细胞内。不与血浆蛋白结合，$t_{1/2}$ 为 18~36 小时。锂虽吸收快，但通过血脑屏障进入脑组织和神经细胞需要一定时间，因此，锂盐显效较慢。碳酸锂主要自肾排泄，约 80% 由肾小球滤过的锂在近曲小管与 Na^{+} 竞争重吸收，故增加钠摄入可促进其排泄，而缺钠或肾小球滤出减少时，可导致体内锂潴留，引起中毒。

锂盐不良反应较多，安全范围窄，最适浓度为 0.8~1.5mmol/L 之间，超过 2mmol/L 即出现中毒症状。轻度的毒性症状包括恶心、呕吐、腹痛、腹泻和细微震颤；较严重的毒性反应涉及神经系统，包括精神紊乱、反射亢进、明显震颤、发音困难、惊厥，直至昏迷与死亡。由于该药治疗指数很低，测定血药浓度至关重要。当血药浓度升至 1.6mmol/L 时，应立即停药。

第三节 抗抑郁症药

抗抑郁症药（antidepressant drugs）是主要用于治疗情绪低落、抑郁消极的一类药物。各种抗抑郁药物均可使 70% 左右的抑郁患者病情显著改善，长期治疗可使反复发作的抑郁减少复发。抗抑郁症药对焦虑性障碍、惊恐发作、强迫性障碍及恐惧症也有效。丙米嗪和选择性 5-HT 重摄取抑制剂对非情感性障碍如遗尿症、贪食症等也有效。

临床目前使用的抗抑郁症药包括三环类抗抑郁症药（抑制 NA、5-HT 再摄取的药物）、NA 再摄取抑制剂、5-HT 再摄取抑制药及其他抗抑郁药。这些药物大多以单胺学说作为抑郁症发病机制并在此基础上建立动物模型研发获得的，所以在药理作用、临床应用和不良反应等方面具有许多相似之处。就不良反应而论，因增加 5-HT 和阻断 α 受体而影响睡眠和血压，因阻断 M 受体引起口干、便秘、视力模糊，NA 增加和 M 受体的阻断可致心律失常，中枢和外周自主神经功能的失衡也会诱发惊厥、性功能障碍和摄食、体重的改变等。

一、三环类抗抑郁症药

由于这些药物结构中都有 2 个苯环和 1 个杂环，故统称为三环类抗抑郁症药（tricyclic antidepressants，TCAs），在结构上与酚噻嗪类有一定相关性。常用的有丙米嗪（imipramine）、地昔帕明（desipramine）、阿米替林（amitriptyline）、多塞平（多虑平，doxepin）等。

在作用机制上，三环类抗抑郁症药属于非选择性单胺摄取抑制剂，主要抑制 NA 和 5-HT 的再摄取，从而增加突触间隙这两种递质的浓度。TCAs 以及文拉法辛（venlafaxine）具有阻断上述神经递质再摄取的作用，使突触间隙的 5-HT 和 NA 增加而发挥抗抑郁作用。大多数 TCAs 具有抗胆碱作用，引起口干、便秘、排尿困难等副作用。此外 TCAs 还阻断 $α_1$ 肾上腺素受体和 H_1（组胺）受体而引起过度镇静。

笔记

丙米嗪

丙米嗪(imipramine,米帕明)。

【药理作用及机制】

1. 对中枢神经系统的作用　正常人服用后出现安静、嗜睡、血压稍降、头晕、目眩,并常出现口干、视力模糊等抗胆碱反应,连用数天后这些症状可能加重,甚至出现注意力不集中和思维能力下降。但抑郁症患者连续服药后,出现精神振奋现象,连续2~3周后疗效才显著,使情绪高涨,症状减轻。

目前认为,丙米嗪抗抑郁作用的主要机制是阻断NA、5-HT在神经末梢的再摄取,从而使突触间隙的递质浓度增高,促进突触传递功能。

2. 对自主神经系统的作用　治疗量丙米嗪有显著阻断M胆碱受体的作用,表现为视力模糊、口干、便秘和尿潴留等。

3. 对心血管系统的作用　治疗量丙米嗪可降低血压,致心律失常,其中心动过速较常见。心电图可出现T波倒置或低平。这些不良反应可能与该药阻断单胺类再摄取从而引起心肌中NA浓度增高有关。另外,丙米嗪对心肌有奎尼丁样直接抑制效应,故心血管病患者慎用。

【体内过程】　丙米嗪口服吸收良好,2~8小时血药浓度达高峰,血浆$t_{1/2}$为10~20小时。在体内丙米嗪广泛分布于各组织,以脑、肝、肾及心脏分布较多。丙米嗪主要在肝内经药酶代谢,通过氧化变成2-羟基代谢物,并与葡萄糖醛酸结合,自尿排出。

【临床应用】

1. 治疗抑郁症　用于各种原因引起的抑郁症,对内源性抑郁症、更年期抑郁症效果较好。对反应性抑郁症次之,对精神病的抑郁成分效果较差。此外,抗抑郁药也可用于强迫症的治疗。治疗剂量:开始时每次25mg,3次/天,逐渐增加到每次50mg,3~4次/天,严重病例最高可用到300mg/d。

2. 治疗遗尿症　对于儿童遗尿可试用丙米嗪治疗,剂量依年龄而定,睡前口服,疗程以3个月为限。

3. 焦虑和恐惧症　对伴有焦虑的抑郁症患者疗效显著,对恐惧症也有效。

【不良反应】　常见的不良反应有口干、扩瞳、视力模糊、便秘、排尿困难和心动过速等抗胆碱作用,还出现多汗、无力、头晕、失眠、皮疹、体位性低血压、反射亢进、共济失调、肝功能异常、粒细胞缺乏症等。因抗抑郁药易致尿潴留和升高眼内压,故前列腺肥大、青光眼患者禁用。

【药物相互作用】　三环类与血浆蛋白的结合能被苯妥英钠、保泰松、阿司匹林、东莨菪碱和吩噻嗪竞争而减少。如和单胺氧化酶抑制剂(MAOI)合用,可引起血压明显升高、高热和惊厥。这是由于三环类抑制NA再摄取、MAOI减少NA灭活、使NA浓度增高所致。三环类还能增强中枢抑制药的作用,如与抗精神病药、抗帕金森病药合用时,其抗胆碱作用可相互增强。此外,抗抑郁药还能对抗胍乙啶及可乐定的降压作用。

阿米替林

阿米替林(amitriptyline)又名依拉维,是临床上常用的三环类抗抑郁药,其药理学特性及临床应用与丙米嗪极为相似,与后者相比,阿米替林对5-HT再摄取的抑制作用明显强于对NA再摄取的抑制;镇静作用和抗胆碱作用也较强。鉴于阿米替林有较强的镇静催眠作用,主张每天口服一次,从25mg开始逐渐增加剂量,甚至用到150mg,睡前口服。口服后可稳定地从胃肠道吸收,但剂量过大可延缓吸收。在肝脏生成活性代谢物去甲替林,最终代谢物以游离型或结合型从尿中排除。在体内与蛋白质广泛结合,$t_{1/2}$为9~36小时。

阿米替林的不良反应与丙米嗪相似,但比丙米嗪严重,偶有加重糖尿病症状的报道。禁忌

笔记

证与丙米嗪相同。

氯米帕明

氯米帕明(clomipramine)又名氯丙米嗪,药理作用和应用类似于丙米嗪,但对5-HT再摄取有较强的抑制作用,而其体内活性代谢物去甲氯丙米嗪则对NA再摄取有相对强的抑制作用。临床上用于抑郁症、强迫症、恐惧症和发作性睡眠引起的肌肉松弛。不良反应及注意事项与丙米嗪相同。

多塞平

多塞平(doxepin)又名多虑平,作用与丙米嗪类似,抗抑郁作用比后者弱,抗焦虑作用强,镇静作用和对血压影响也比丙米嗪强,但对心脏影响较小。

对伴有焦虑症状的抑郁症疗效最佳,焦虑、紧张、情绪低落、行动迟缓等症状数日后即可缓解,达显效需2~3周。也可用于治疗消化性溃疡。

不良反应和注意事项与丙米嗪类似。慎用于儿童和孕妇,老年患者应适当减量。

二、NA摄取抑制药

该类药物选择性抑制NA的再摄取,用于以脑内NA缺乏为主的抑郁症,尤其适用于尿检MH-PG(NA的代谢物)显著减少的患者。这类药物的特点是奏效快,而镇静作用、抗胆碱作用和降压作用均比TCAs弱。

地昔帕明

地昔帕明(desipramine)又名去甲丙米嗪。

【药理作用及机制】 地昔帕明在去甲肾上腺能神经末梢是一强NA摄取抑制剂,其效率为抑制5-HT摄取的100倍以上。对DA的摄取亦有一定的抑制作用。对H_1受体有强拮抗作用。对α受体和M受体拮抗作用较弱。

对轻、中度的抑郁症疗效好。有轻度镇静作用,缩短REM睡眠,但延长了深睡眠。血压和心率轻度增加,有时也会出现体位性低血压,可能是由于抑制NA再摄取、阻断α受体作用所致。

【体内过程】 口服快速吸收,2~6小时达药峰浓度,血浆蛋白结合率为90%,在肝脏代谢生成具有活性的去甲丙米嗪,主要在尿中排泄,少量经胆汁排泻,其中原形占5%。

【临床应用】 治疗抑郁症开始口服剂量每次25mg,3次/天,逐渐增加到每次50mg,3~4次/天,需要时最大可用到300mg/d。老年人应适当减量。

【不良反应】 与丙米嗪相比,不良反应较小,但对心脏影响与丙米嗪相似。过量则导致血压降低、心律失常、震颤、惊厥、口干、便秘等。

【药物相互作用】 不能与拟交感胺类药物合用,因会明显增强后者的作用;同样,与MAO抑制剂合用也要慎重;与胍乙啶及作用于肾上腺素能神经末梢的降压药合用会明显降低降压效果,因为抑制了药物经胺泵摄取进入末梢。

马普替林

马普替林(maprotiline)。

【药理作用及机制】 为选择性NA再摄取抑制剂,对5-HT摄取几无影响。抗胆碱作用与丙米嗪类似,远比阿米替林弱。其镇静作用和对血压的影响与丙米嗪类似。与其他三环类抗抑郁药一样,用药2~3周后才充分发挥疗效。对睡眠的影响与丙米嗪不同,延长REM睡眠时间。

笔记

对心脏的影响也与三环类抗抑郁药一样，延长 QT 间期，增加心率。

【体内过程】 马普替林口服后吸收缓慢但能完全吸收，9~16 小时达血浆药物峰浓度，广泛分布于全身组织，肺、肾、心、脑和肾上腺的药物浓度均高于血液，血浆蛋白结合率约 90%。

【临床应用】 治疗抑郁症与丙米嗪相似，开始口服剂量每天 25~75mg/d，分 3 次服用；逐渐增加到 150mg/d，对于严重病例最大可用到 225mg/d。因为半衰期较长，也可晚间一次服用。

【不良反应】 治疗剂量可见口干、便秘、眩晕、头痛、心悸等。也有用药后出现皮炎和皮疹的报道。能增强拟交感胺药物作用，减弱降压药物反应等。

去甲替林

去甲替林（nortriptyline）。

【药理作用及机制】 药理作用与阿米替林相似，但本药抑制 NA 摄取远强于对 5-HT 的摄取。与母药阿米替林相比，其镇静、抗胆碱、降低血压作用及对心脏的影响和诱发惊厥作用均较弱。有助于抑郁症患者入睡，但缩短 REM 睡眠时间。由于阻断 α_1 受体可致直立性低血压，由于抗胆碱作用可致心率加快。

去甲替林治疗内源性抑郁症效果优于反应性抑郁症，比其他三环类抗抑郁药治疗显效快。

【体内过程】 口服后完全从胃肠道吸收，血浆蛋白结合率为 90%~95%，V_d 值为 14~40L/kg，62% 以代谢物形式从尿中排泄，肾衰竭患者也可安全使用本药，血浆 $t_{1/2}$ 为 18~60 小时。

【不良反应】 其镇静作用、抗胆碱作用、降低血压作用、对心脏的影响等虽均比丙米嗪弱，但仍要注意过量引起的心律失常，尤其是心肌梗死的恢复期、传导阻滞或原有心律失常的患者，用药不慎会加重病情。双相抑郁症患者可引起躁狂症发作，应注意。本药像三环类抗抑郁症药物一样，可降低惊厥发作阈，癫痫患者应慎用。

三、5-HT 再摄取抑制药

虽然三环类抗抑郁药（TCAs）疗效确切，但仍有 20%~30% 的患者无效，副作用较多，患者对药物的耐受性差，过量易引起中毒甚至死亡。从 20 世纪 70 年代起开始研制的选择性 5-HT 再摄取抑制剂与 TCAs 的结构迥然不同，但对 5-HT 再摄取的抑制作用选择性更强，对其他递质和受体作用甚微，既保留了 TCAs 相似的疗效，也克服了 TCAs 的诸多不良反应。这类药物包括临床常用的氟西汀、帕罗西汀、舍曲林等，很少引起镇静作用，也不损害精神运动功能。对心血管和自主神经系统功能影响很小。这类药物还具有抗抑郁和抗焦虑双重作用，其抗抑郁效果也需要 2~3 周才显现出来。

这类药物多用于脑内 5-HT 减少所致的抑郁症，也可用于病因不清但其他药物疗效不佳或不能耐受其他药物的抑郁症患者。

氟西汀

氟西汀（fluoxetine）又名百忧解。

【药理作用及机制】 是一种强效选择性 5-HT 摄取抑制剂，比抑制 NA 摄取作用强 200 倍。氟西汀对肾上腺素受体、组胺受体、GABAB 受体、M 受体、5-HT 受体几乎没有亲和力。对抑郁症的疗效与 TCAs 相当，耐受性与安全性优于 TCAs。此外，该药对强迫症、贪食症亦有效。

【体内过程】 口服吸收良好，达峰值时间 6~8 小时，血浆蛋白结合率 80%~95%；给予单个剂量时 $t_{1/2}$ 为 48~72 小时，在肝脏经 P_{450}-$2D_6$ 代谢生成去甲基活性代谢物去甲氟西汀，其活性与母体相同，但半衰期较长。

【临床应用】

1. **治疗抑郁症** 常用剂量 20~40mg/d，1 次服用，需要时可用到 80mg/d。因药物在肝脏代谢，

笔记

肝功能不好时可采取隔日疗法。

2. 治疗神经性贪食症 剂量60mg/d可有效控制摄食量。

【不良反应】 偶有恶心呕吐、头痛头晕、乏力失眠、厌食、体重下降、震颤、惊厥、性欲降低等。肝病者服用后半衰期延长，须慎用。肾功能不全者，长期用药须减量，延长服药间隔时间。氟西汀与MAO抑制剂合用时须警惕“5-HT综合征”的发生，初期主要表现为不安、激越、恶心、呕吐或腹泻，随后高热、强直、肌阵挛或震颤、自主神经功能紊乱、心动过速、高血压、意识障碍，最后可引起痉挛和昏迷，严重者可致死，应引起临床重视。心血管疾病、糖尿病者应慎用。

帕罗西汀

帕罗西汀(paroxetine)又名赛洛特，为强效5-HT摄取抑制剂，增高突触间隙递质浓度而发挥治疗抑郁症的作用。口服吸收良好，$t_{1/2}$为21小时。抗抑郁疗效与TCAs相当，而抗胆碱、体重增加、对心脏影响及镇静等副作用均较TCAs弱。

常见不良反应为口干、便秘、视力模糊、震颤、头痛、恶心等。禁与MAO抑制剂联用，避免显著升高脑内5-HT水平而致“血清素综合征”。

舍曲林

舍曲林(sertraline)又名郁乐复，是一选择性抑制5-HT再摄取的抗抑郁药，可用于各类抑郁症的治疗，并对强迫症有效。主要不良反应为口干、恶心、腹泻、男性射精延迟、震颤、出汗等。该药与其他药物的相互作用临床经验不多，借鉴氟西汀的经验，禁与MAO抑制剂合用。

四、其他抗抑郁药

曲唑酮

曲唑酮(trazodone)不增强L-DAPA的行为效应，不具抑制单胺氧化酶的活性和抗胆碱效应，也不增强5-HT前体物质5-HTP的行为效应。但在不影响非条件反应的剂量时就可减少小鼠的条件性回避反应，保护小鼠减轻苯丙胺基团毒性等。曲唑酮有镇静作用，但抑制REM睡眠。

曲唑酮具有抗精神失常药物的一些特点，但又与之不完全相同。其抗抑郁作用机制可能与抑制5-HT摄取有关，但目前还不清楚。具有α_2受体阻断剂的特点，可翻转可乐定的中枢性心血管效应。

曲唑酮用于治疗抑郁症，具有镇静作用，适于夜间给药。无M受体阻断作用，也不影响NA的再摄取，所以对心血管系统无显著影响。也少见口干、便秘等不良反应，是一个较安全的抗抑郁药。不良反应较少，偶有恶心、呕吐、体重下降、心悸、直立性低血压等，过量中毒会出现惊厥、呼吸停止等。

【体内过程】 口服后吸收快速、完全，2小时血药浓度达高峰，血浆蛋白结合率为89%~95%。在肝脏代谢，其中间代谢物氯苯哌嗪在动物实验仍显示抗抑郁活性，主要以代谢物的形式从尿中排泄。

米安舍林

米安舍林(mianserin)为一种四环类抗抑郁药。对突触前α_2肾上腺素受体有阻断作用。其治疗抑郁症的作用机制是通过抑制负反馈而使突触前NA释放增多。疗效与TCAs相当，而较少抗胆碱能样副作用。常见头晕、嗜睡等。

笔记

米 氮 平

米氮平(mirtazapine)通过阻断突触前α_2肾上腺素受体而增加NA的释放，间接提高5-HT的更新率而发挥抗抑郁作用，抗抑郁效果与阿米替林相当，其抗胆碱样不良反应及5-HT样不良反应(恶心、头痛、性功能障碍等)较轻。主要不良反应为食欲增加及嗜睡。

Antidepressants

All clinically useful antidepressant drugs (also called thymoleptics) potentiate, either directly or indirectly, the actions of norepinephrine, and/or serotonin in the brain.

Tricyclic/polycyclic Antidepressants The tricyclic and polycyclic antidepressants block norepinephrine, and serotonin uptake into the neuron. The important drugs in this group are imipramine, the prototype, amitriptyline, desipramine, a demethylated derivative of imipramine, nortriptyline, protriptyline, and doxepin. Amoxapine and maprotiline are termed "second generation" to distinguish them from the older tricyclic antidepressants. All the tricyclic antidepressants (TCAs) have similar therapeutic efficacy, and the choice of drug depends on tolerance of side effects and duration of action.

Selective Serotonin-reuptake Inhibitors The selective serotonin-reuptake inhibitors (SSRI) are a new group of chemically unique antidepressant drugs that specifically inhibit serotonin reuptake. Compared with tricyclic antidepressants, the SSRIs cause fewer anticholinergic effects and lower cardiotoxicity.

制剂及用法

盐酸氯丙嗪(chlorpromazine hydrochloride) 一般口服量每次12.5~50mg，3次/天。肌内注射，每次25~50mg。治疗精神病宜从小剂量开始，轻症300mg/d，重症600~800mg/d，好转后逐渐减用维持量(50~100mg/d)。拒服药者每次用50~100mg，加于25%葡萄糖注射液20ml内，缓慢静脉注射。

奋乃静(perphenazine) 一般每次2~4mg，3次/天。每次5~10mg，肌内注射。治疗精神病：轻症20~30mg/d。重症40~60mg/d，分2次肌内注射。

盐酸三氟拉嗪(trifluperazine hydrochloride) 10~30mg/d，分3次服。

盐酸氟奋乃静(fluphenazine hydrochloride) 2~20mg/d。

氟奋乃静癸酸酯(fluphenazine decanoate) 每2周25mg，肌内注射。

哌泊噻嗪(pipotiazine) 注射剂。深部肌注，一周后根据情况再注射50~100mg。一般每4周1次，每次100mg，8~16周为一疗程。

氯普噻吨(chlorprothixene) 轻症150mg/d，重症300~600mg/d，口服。

氟哌啶醇(haloperidol) 口服每次2~10mg，3次/天。肌内注射，每次5mg。

氟哌利多(droperidol) 治疗精神分裂症：10~30mg/d，分1~2次，肌内注射。神经安定镇静术：每次5mg，加入芬太尼0.1mg，在2~3分钟内缓慢静脉注入，5~6分钟内如未达一级浅麻状态，可追加半量至一倍量。麻醉前给药：手术前半小时肌内注射2.5~5mg。

盐酸丙米嗪(imipramine hydrochloride) 每次25~75mg，3次/天。年老体弱者每天自12.5mg开始，逐渐增量。

阿米替林(amitriptyline) 75~150mg/d，分3次口服。

笔记

氯米帕明(clomipramine) 治疗抑郁症，开始口服剂量50~100mg/d，逐渐增加到200mg/d，最大用量为250mg/d，分次服用，也有人主张睡前一次性口服。

马普替林(maprotiline) 开始25~75mg/d，分次服，至少2周，然后根据病情每天增加25mg，有效治疗量一般为150mg/d。

氟西汀(fluoxetine) 开始20mg/d，早餐后服。有效治疗量20~40mg/d，1次/天。

文拉法辛(venlafaxine) 开始75mg/d，分2~3次服，以后随病情可迅速增至225~375mg/d。

碳酸锂(lithium carbonate) 由小剂量开始，0.5g/d，递增至0.9~1.8g/d，分3~4次口服。

丁螺环酮(buspirone) 口服，每次5~10mg，3次/天。

（胡 刚）

笔记

第十九章 镇 痛 药

Analgesics are drugs that act on specific receptors in the CNS to reduce perception of pain. They include opioid receptor agonists (e.g. morphine, pethidine and fentanyl), opioid receptor partial agonists and mixed agonists/antagonists (e.g. pentazocine, butorphanol and nalbuphine) and other analgesics (e.g. tramadol, bucinnazine).

There are three classes of opioid receptors: μ, δ, κ. They are linked through G-proteins to inhibit adenylate cyclase. They also facilitate opening of potassium channels and inhibit opening of calcium channels. μ-receptors are thought to be responsible for most of the analgesic effects of opioids, and for some major unwanted effects. Opioid analgesics relieve the pain by mimicking the function of the endogenous opioid peptides, which activate the opioid receptors.

第一节 概 述

疼痛是一种因实际的或潜在的组织损伤而产生的痛苦感觉，常伴有不愉快的情绪或心血管和呼吸方面的变化。它既是机体的一种保护性反应，提醒机体避开或处理伤害，也是临床许多疾病的常见症状。剧烈疼痛不仅给患者带来痛苦和紧张不安等情绪反应，还可引起机体生理功能紊乱，甚至诱发休克。控制疼痛是临床药物治疗的主要目的之一。

根据痛觉冲动的发生部位，疼痛可分为躯体痛、内脏痛和神经性痛三种类型。躯体痛是由于身体表面和深层组织的痛觉感受器受到各类伤害性刺激所致，又可分为急性痛（亦称锐痛）和慢性痛（亦称钝痛）两种。前者为尖锐而定位清楚的刺痛，伤害性刺激达到阈值后立即发生，刺激撤除后很快消失；后者为强烈而定位模糊的“烧灼痛”，发生较慢，持续时间较长。内脏痛是由于内脏器官、体腔壁浆膜及盆腔器官组织的痛觉感受器受到炎症、压力、摩擦或牵拉等刺激所致。神经性痛是由于神经系统损伤或受到肿瘤压迫或浸润所致。

疼痛的调控是一个非常复杂的过程。一般认为，谷氨酸和神经肽类是伤害性感觉传入神经末梢释放的主要递质，两者同时释放，对突触后神经元产生不同的生理作用。谷氨酸被释放后仅局限于该突触间隙内，作用于突触后膜的 NMDA 受体和 AMPA 受体而将痛觉信号传递给下一级神经元。因其作用发生和消除均很快，故称快递质。P 物质（SP）等神经肽被释放后则扩散到一定范围且同时持续影响多个神经元的兴奋性而使疼痛信号扩散。因其作用缓慢而持久，故称慢递质。但谷氨酸和神经肽类可协同调节突触后神经元放电特性，这可能与神经肽类增加和延长谷氨酸的作用有关。目前有关疼痛调控机制的主导学说是 Wall 和 Melzack 于 1965 年提出的“闸门学说”。该学说认为脊髓胶质区感觉神经元同时接受外周感觉神经末梢的感觉信号和中枢下行抑制系统的调节信号，形成痛觉控制的“闸门”，当感觉信号强度超过闸门阈值，即产生痛觉。近年亦提出痛觉过敏（hyperalgesia）和痛觉超敏（allodynia）的发生机制与外周伤害性感受器增敏和中枢突触传递长时程增强（long-term potentiation）现象有关，后者是一种近年发现的突触传递效能的可塑性改变现象，即突触传递在某种因素的作用下，同样强度的突触前刺激可以

笔记

引起更大的突触后信号，且可长时间维持。

阿片（opium）为罂粟科植物罂粟未成熟蒴果浆汁的干燥物，其药理功效早在公元前3世纪即有文献记载，在公元16世纪已被广泛地用于镇痛、止咳、止泻、镇静、催眠。现已知阿片含有20余种生物碱，其中仅有吗啡、可待因和罂粟碱（papaverine）具有临床药用价值。阿片类药物（opiates）是源自阿片的天然药物及其半合成衍生物的总称。机体内能与阿片类药物结合的受体称之为阿片受体（opioid receptor）。因绝大多数镇痛药均通过激动阿片受体而起作用，故又称阿片类镇痛药（opioid analgesics）。

广义的镇痛药（analgesics）包括麻醉性镇痛药和非麻醉性镇痛药。本章介绍的镇痛药是指通过激动中枢神经系统特定部位的阿片受体，而产生镇痛作用，并同时缓解疼痛引起的不愉快情绪的药物。因其镇痛作用与激动阿片受体有关，且易产生药物依赖性（dependence）或成瘾性，易导致药物滥用（drug abuse）及停药戒断综合征（withdrawal syndrome），故称阿片类镇痛药（opioid analgesics）或麻醉性镇痛药（narcotic analgesics）、成瘾性镇痛药（addictive analgesics）。本类药中的绝大多数被归入管制药品之列，其生产、运输、销售和使用必须严格遵守“国际禁毒公约”和我国的有关法规如“中华人民共和国药品管理法”（2001）、“麻醉药品管理办法”（1987）等。非麻醉性镇痛药的镇痛作用则与阿片受体无关。

由于疼痛是很多疾病的重要表现，其特点可作为疾病诊断依据，故在诊断未明确之前，应慎用镇痛药，以免掩盖病情，贻误诊断和治疗。此外，因其反复应用易成瘾，故即使有用药指征，亦应尽量减少用药次数和剂量。

第二节 阿片受体和内源性阿片肽

1962年我国学者邹刚、张昌绍等证明吗啡镇痛作用部位在中枢第三脑室周围灰质。1973年Snyder及其同事首先找到了阿片类药物能被特异性受体识别的直接证据。其后的药理学实验结果提示，有多于一种以上的受体类型存在。这一推论在1992年通过受体分子克隆技术得到证实。现有结果表明，机体内主要由μ（包括μ_1、μ_2）、δ（包括δ_1、δ_2）、κ（包括κ_1、κ_2、κ_2）三类阿片受体介导阿片类药物的药理效应，其相应的基因为MOR、DOR和KOR，但其结构、分布及效应特点尚不清楚。吗啡的主要药理效应如镇痛、镇静、呼吸抑制、缩瞳、欣快及依赖性等主要由μ受体介导。此外，是否存在第四种受体——σ受体尚有争论。

氨基酸序列分析表明，μ、δ和κ受体均有7个跨膜区，分别由372、380和400个氨基酸残基组成，3种阿片受体氨基酸序列同源性高达60%，属于G蛋白偶联受体。阿片受体C末端至半胱氨酸残基区域高度保守，通过与百日咳毒素（pertussis toxin）敏感型G蛋白偶联而抑制腺苷酸环化酶活性，激活受体门控性K^+通道和抑制电压门控性Ca^{2+}通道，从而减少神经递质释放和阻断痛觉传递。

阿片受体主要存在于下丘脑、中脑导水管周围灰质、蓝斑核和脊髓背角区，强烈提示机体内存在内源性的阿片样物质。1975年，Hughes和Kosterlitz成功地从脑内分离出两种五肽，即甲硫氨酸脑啡肽（met-enkephalin）、亮氨酸脑啡肽（leu-enkephalin），并证明它们能与吗啡类药物竞争受体且具有吗啡样药理作用，这一杰出的工作对阿片类镇痛药作用机制的研究具有划时代的意义。其后又陆续发现β-内啡肽（β-endorphin）、强啡肽A和B（dynorphin A、B）以及内吗啡肽Ⅰ和Ⅱ（endomorphin Ⅰ、Ⅱ）等约20种与阿片类药物作用相似的肽，统称为内源性阿片肽（endogenous opioid peptides）。阿片肽在体内分布广泛，除中枢神经系统外，也分布于植物神经节、肾上腺、消化道等组织和器官。在脑内，阿片肽的分布与阿片受体分布近似，广泛分布于纹状体、杏仁核、下丘脑、中脑导水管周围灰质、低位脑干、脊髓胶质区等许多核区。虽然阿片肽由不同前体经蛋白酶切降解而成，但多数在N端有相同氨基酸序列（Tyr-Gly-Gly-Phe）。阿片肽起着神经递质或

笔记

神经调质(调节神经递质释放)或神经激素的作用,往往与其他神经递质共存,对痛觉、神经内分泌、心血管活动和免疫反应起重要调节作用。阿片肽与阿片受体特异性结合产生吗啡样作用,其效应可被阿片受体拮抗药纳洛酮所阻断。此外,自1980年开始,已人工合成许多阿片肽类物质,其中有些能特异性地激动某种受体,如DAMGO激动μ受体,DPDPE激动δ受体,U-50488和U-69593激动κ受体。相应的拮抗药分别为:CTOP、natrindole、binaltorphimine,这些工具药的出现为阿片受体的研究提供了有力的手段。根据阿片类药物对不同亚型阿片受体亲和力及内在活性的不同,将药物分为阿片受体激动药、部分激动药和拮抗药(表19-1)。

表19-1 阿片肽及药物对阿片受体亚型的影响

阿片肽或药物	阿片受体亚型			阿片肽或药物	阿片受体亚型		
	μ	δ	κ		μ	δ	κ
阿片肽类				芬太尼	+++	+	
β-内啡肽	+++	+++	+++	二氢埃托啡	+++	+	+
亮氨酸脑啡肽	+	+++		部分激动药			
甲硫氨酸脑啡肽	++	+++		喷他佐辛	P	+	++
强啡肽	++	+	+++	布托洛啡	P	+	+++
内吗啡肽	+++			丁丙诺啡	P	–	++
激动药				纳布啡	--		++
吗啡	+++	+	++	拮抗药			
可待因	+	+	+	纳洛酮	---	–	--
哌替啶	++	+	+	纳曲酮	---	–	---
美沙酮	+++						

注:"+":激动药;"–":拮抗药;"P":部分激动药

1994年Bunzow和Mollereau两个实验室同时克隆出阿片受体样受体(opioid receptor-like receptor,ORL-R),因该受体与当时已知的阿片受体激动药的亲和力极低,故又称孤儿阿片受体(orphan opioid receptor)。1995年Meunier和Reinscheid实验室分别克隆出内源性配体(17肽),其化学结构与强啡肽高度相似,能选择性激活孤儿受体,称为孤啡肽(orphanin FQ)或痛敏肽(nociceptin)。因此ORL-R又称痛敏肽/孤啡肽受体(nociceptin/orphanin FQ receptor,N/OFQ-R)。伤害肽/孤啡肽受体广泛分布于中枢神经系统如下丘脑、中脑导水管周围灰质、蓝斑核和脊髓背角等部位,特别是在中枢下行痛觉控制环路有高表达,从而参与痛觉的感受和调控过程,但其效应似乎与机体疼痛的状态有关,如内源性镇痛环路可以被伤害肽/孤啡肽阻断,而痛觉过敏也可被伤害肽/孤啡肽阻断。此外,孤啡肽受体也参与阿片类药物耐受和药物依赖性的形成,也与机体应激反应、摄食行为和学习记忆过程有关。

根据药理作用机制,阿片类镇痛药可分为3类:①吗啡及其相关阿片受体激动药;②阿片受体部分激动药和激动-拮抗药;③其他镇痛药。

第三节 吗啡及其相关阿片受体激动药

吗 啡

吗啡属于菲类生物碱,由德国学者Sertürner于1803年首次从阿片中分离出来,以希腊梦神Morpheus的名字命名。可待因是1832年Robiquet发现的阿片中另一重要菲类生物碱,也能产生阿片样作用,但镇痛作用较吗啡弱。罂粟碱由Merck于1848年发现,属于苄基异喹啉类生物碱,具有松弛平滑肌、舒张血管作用。

笔记

【构效关系】 吗啡(morphine)是阿片中的主要生物碱，含量高达10%，其化学结构于1902年确定，基本骨架是以A、B、C、D环构成的氢化菲核。其中环A与环C间以氧桥形式连接，环B与环D相稠合(图19-1)。环A上的酚羟基和环C上的醇羟基具有重要的药理作用。当环A上酚羟基的氢原子被甲基取代，成为可待因，其镇痛作用减弱；当环A和环C上的羟基均被甲氧基取代，成为蒂巴因(thebaine)，无镇痛作用，但经结构修饰可产生具有强大镇痛作用的药物如埃托啡(etorphine)；叔胺氮上甲基被烯丙基取代，则变成吗啡的拮抗药如烯丙吗啡(nalorphine)和纳洛酮；破坏氧桥以及17位无侧链形成阿扑吗啡(apomorphine)，成为多巴胺激动药，失去镇痛作用而产生很强的催吐作用。3位和6位羟基被取代可改变药代动力学特性，如可待因生物利用度高于吗啡，二醋吗啡(diamorphine，海洛因)易通过血脑屏障(表19-2)。

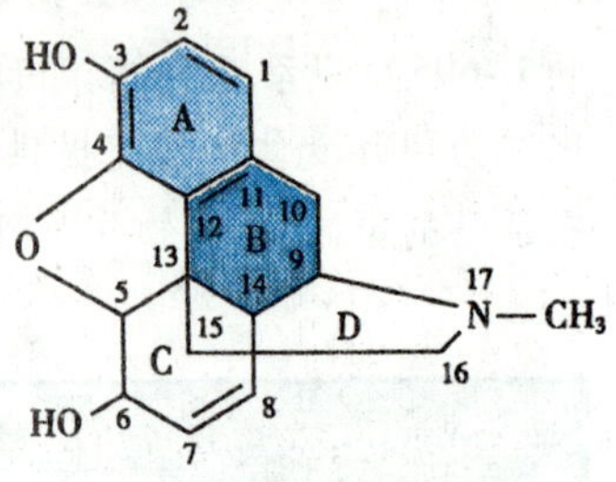

图19-1 菲核化学结构

表19-2 吗啡及其衍生物的化学结构

药物	取代部位和基团				效应特点
	3	6	14	17	
吗啡	—OH	—OH	—H	—CH_3	激动药
可待因	—OCH_3	—OH	—H	—CH_3	激动药
海洛因	—$OCOCH_3$	—$OCOCH_3$	—H	—CH_3	激动药
烯丙吗啡	—OH	—OH	—H	—$CH_2CH{=}CH_2$	部分激动药
纳洛酮	—OH	=O (C_7-C_8为单键)	—OH	—$CH_2CH{=}CH_2$	拮抗药

【药理作用】

1. 中枢神经系统

(1)镇痛作用：吗啡具有强大的镇痛作用，对绝大多数急性痛和慢性痛的镇痛效果良好，对持续性慢性钝痛作用大于间断性锐痛，对神经性疼痛的效果较差。皮下注射5~10mg能明显减轻或消除疼痛。椎管内注射可产生节段性镇痛，不影响意识和其他感觉。一次给药，镇痛作用可持续4~6小时，主要与其激动脊髓胶质区、丘脑内侧、脑室及导水管周围灰质的阿片受体有关。

(2)镇静、致欣快作用：吗啡能改善由疼痛所引起的焦虑、紧张、恐惧等情绪反应，产生镇静作用，提高对疼痛的耐受力。给药后，患者常出现嗜睡、精神朦胧、理智障碍等，在安静环境易诱导入睡，但易被唤醒。吗啡还可引起欣快症(euphoria)，表现为满足感和飘然欲仙等，且对正处于疼痛折磨的患者十分明显，而对已适应慢性疼痛的患者则不显著或引起烦躁不安，这也是吗啡镇痛效果良好的重要因素，同时也是造成强迫用药的重要原因。吗啡改变情绪的作用机制尚未明了，可能与激活边缘系统和蓝斑核的阿片受体，以及中脑边缘叶的中脑腹侧背盖区——伏隔核多巴胺能神经通路与阿片受体/肽系统的相互作用有关。

(3)抑制呼吸：治疗量即可抑制呼吸，使呼吸频率减慢、潮气量降低、每分通气量减少，其中呼吸频率减慢尤为突出，并随剂量增加而作用增强，急性中毒时呼吸频率可减慢至3~4次/分钟，呼吸抑制是吗啡急性中毒致死的主要原因。呼吸抑制发生的快慢及程度与给药途径密切相关，静脉注射吗啡5~10分钟或肌内注射30~90分钟时呼吸抑制最为明显。与麻醉药、镇静催眠药及酒精等合用，加重其呼吸抑制，但与全麻药和其他中枢抑制药不同，吗啡抑制呼吸的同时，不伴有对延髓心血管中枢的抑制，该作用与其降低脑干呼吸中枢对血液CO_2张力的敏感性，以及抑制脑桥呼吸调节中枢有关。

笔记

(4)镇咳：直接抑制延髓咳嗽中枢，使咳嗽反射减轻或消失，产生镇咳作用。该作用与其镇痛和呼吸抑制作用无关，可能与激动延髓孤束核阿片受体有关，具体机制尚不清楚。

(5) 缩瞳：吗啡可兴奋支配瞳孔的副交感神经，引起瞳孔括约肌收缩，使瞳孔缩小。吗啡中毒时瞳孔极度缩小，针尖样瞳孔为其中毒特征。吗啡缩瞳作用不产生耐受性，治疗量尚可降低正常人和青光眼患者眼内压。

(6) 其他中枢作用：吗啡作用于下丘脑体温调节中枢，改变体温调定点，使体温略有降低，但长期大剂量应用，体温反而升高；兴奋延髓催吐化学感受区，引起恶心和呕吐；抑制下丘脑释放促性腺激素释放激素（GnRH）和促肾上腺皮质激素释放激素（CRH），从而降低血浆促肾上腺皮质激素（ACTH）、黄体生成素（LH）、卵泡刺激素（FSH）的浓度。

2. 平滑肌

(1) 胃肠道平滑肌：吗啡减慢胃蠕动，使胃排空延迟，提高胃窦部及十二指肠上部的张力，易致食物反流，减少其他药物吸收；提高小肠及大肠平滑肌张力，减弱推进性蠕动，延缓肠内容物通过，促使水分吸收增加，并抑制消化腺的分泌；提高回盲瓣及肛门括约肌张力，加之对中枢的抑制作用，使便意和排便反射减弱，因而易引起便秘。

(2) 胆道平滑肌：治疗量吗啡引起胆道奥狄括约肌痉挛性收缩，使胆总管压 15 分钟内升高 10 倍，并持续 2 小时以上。胆囊内压亦明显提高，可致上腹不适甚至胆绞痛，阿托品可部分缓解。

(3) 其他平滑肌：吗啡降低子宫张力、收缩频率和收缩幅度，延长产妇分娩时程；提高膀胱外括约肌张力和膀胱容积，可引起尿潴留；治疗量对支气管平滑肌兴奋作用不明显，但大剂量可引起支气管收缩，诱发或加重哮喘，可能与其促进柱状细胞释放组胺有关。

3. 心血管系统 吗啡对心率及节律均无明显影响，能扩张血管，降低外周阻力，当患者由仰卧位转为直立时可发生直立性低血压，部分与其促进组胺释放有关。治疗量吗啡仅轻度降低心肌氧耗量和左室舒张末压。此外，吗啡类药物能模拟缺血性预适应（ischemic preconditioning, IPC）对心肌缺血性损伤的保护作用，减小梗死病灶，减少心肌细胞死亡，其机制可能与吗啡类药物作用于 δ_1 受体而激活线粒体 K_{ATP} 通道有关。吗啡对脑循环影响很小，但因抑制呼吸使体内 CO_2 蓄积，引起脑血管扩张和阻力降低，导致脑血流增加和颅内压增高。

4. 免疫系统 吗啡对免疫系统有抑制作用，包括抑制淋巴细胞增殖，减少细胞因子的分泌，减弱自然杀伤细胞的细胞毒作用，这主要与激动 μ 受体有关。也可抑制人类免疫缺陷病毒（human immunodeficiency virus, HIV）蛋白诱导的免疫反应，这可能是吗啡吸食者易感 HIV 病毒的主要原因。

【作用机制】 现认为内源性阿片肽和阿片受体共同组成机体的抗痛系统，阿片类药物的镇痛作用是同时通过直接抑制源自脊髓背角的痛觉上行传入通路和激活源自中脑的痛觉下行控制环路来实现的。痛觉传入神经末梢通过释放谷氨酸、SP 等递质而将痛觉冲动传向中枢，内源性阿片肽由特定的神经元释放后可激动脊髓感觉神经突触前、后膜上的阿片受体，通过百日咳毒素敏感的 G 蛋白偶联机制，抑制腺苷酸环化酶、促进 K^+ 外流、减少 Ca^{2+} 内流，使突触前膜递质释放减少、突触后膜超极化，最终减弱或阻滞痛觉信号的传递，产生镇痛作用。同时内源性阿片肽还可通过增加中枢下行抑制系统对脊髓背角感觉神经元的抑制作用而产生镇痛作用（图 19-2）。吗啡的镇痛作用是通过激动脊髓胶质区、丘脑内侧、脑室及导水管周围灰质等部位的阿片受体，主要是 μ 受体，模拟内源性阿片肽对痛觉的调制功能而产生镇痛作用。其缓解疼痛所引起的不愉快、焦虑等情绪和致欣快的药理作用则与其激活中脑边缘系统和蓝斑的阿片受体而影响多巴胺能神经功能有关。

【体内过程】 口服后易从胃肠道吸收，但首关消除强，生物利用度约为 25%。常注射给药，皮下注射 30 分钟后吸收 60%，硬膜外或椎管内注射可快速渗入脊髓发挥作用。本品吸收后约 1/3 与血浆蛋白结合，游离型吗啡迅速分布于全身各组织器官，尤以肺、肝、肾和脾等血流丰富的组织中浓度最高。该药在组织滞留时间短，一次用药 24 小时后组织药物浓度几乎检测不到。

笔记

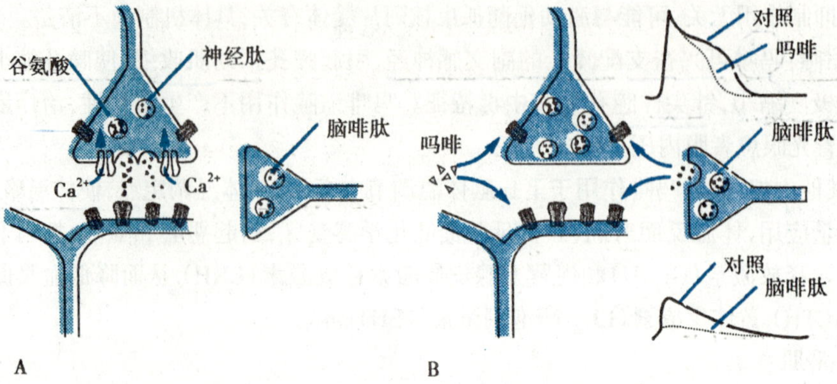

图 19-2 吗啡镇痛作用机制示意图

A. 脊髓背角痛觉传入。谷氨酸和神经肽是伤害性感觉传入末梢释放的主要神经递质，突触前、后膜均接受含脑啡肽的中间神经元调控，后者受中枢下行抑制通路控制；B. 内源性脑啡肽或外源性吗啡作用于突触前、后膜的阿片受体，导致 Ca^{2+} 内流减少，K^+ 外流增加，使突触前膜神经递质释放减少、突触后膜超极化，从而抑制痛觉传入。右上角插图：阿片类缩短突触前末梢动作电位时程（APD）；右下角插图：阿片类减弱兴奋性突触后电位（EPSP）

本品脂溶性较低，仅有少量通过血脑屏障，但足以发挥中枢性药理作用。吗啡在肝内与葡萄糖醛酸结合，代谢产物吗啡 -6- 葡萄糖醛酸具有药理活性，且活性比吗啡强。动物静脉注射等量吗啡 -6- 葡萄糖醛酸，其镇痛强度是吗啡的两倍，而直接脑内或椎管内注射，作用强度为吗啡的 100 倍。吗啡主要以吗啡 -6- 葡萄糖醛酸的形式经肾排泄，肾功能减退者和老年患者排泄缓慢，易致蓄积效应，少量经乳腺排泄，也可通过胎盘进入胎儿体内。吗啡血浆 $t_{1/2}$ 为 2~3 小时，而吗啡 -6- 葡萄糖醛酸血浆 $t_{1/2}$ 稍长于吗啡。

【临床应用】

1. 镇痛 吗啡对多种原因引起的疼痛均有效，可缓解或消除严重创伤、烧伤、手术等引起的剧痛和晚期癌症疼痛；对内脏平滑肌痉挛引起的绞痛，如胆绞痛和肾绞痛加用 M 胆碱受体阻断药如阿托品可有效缓解；对心肌梗死引起的剧痛，除能缓解疼痛和减轻焦虑外，其扩血管作用可减轻患者心脏负担，但对神经压迫性疼痛疗效较差。吗啡镇痛效果与个体对药物的敏感性以及疼痛程度有关，应根据不同患者对药物的反应性来调整用量。久用易成瘾，除癌症剧痛外，一般仅短期应用于其他镇痛药无效时。诊断未明前慎用，以免掩盖病情而延误诊断。

2. 心源性哮喘 对于左心衰竭突发急性肺水肿所致呼吸困难（心源性哮喘），除应用强心苷、氨茶碱及吸入氧气外，静脉注射吗啡可迅速缓解患者气促和窒息感，促进肺水肿液的吸收。其机制可能是由于吗啡扩张外周血管，降低外周阻力，减轻心脏前、后负荷，有利于肺水肿的消除；其镇静作用又有利于消除患者的焦虑、恐惧情绪。此外，吗啡降低呼吸中枢对 CO_2 的敏感性，减弱过度的反射性呼吸兴奋，使急促浅表的呼吸得以缓解，也有利于心源性哮喘的治疗。但伴有休克、昏迷、严重肺部疾患或痰液过多时禁用。对其他原因引起的肺水肿，如尿毒症所致肺水肿，也可应用吗啡。

3. 止泻 适用于减轻急、慢性消耗性腹泻症状，可选用阿片酊或复方樟脑酊。如伴有细菌感染，应同时服用抗生素。

【不良反应】

1. 治疗量吗啡可引起眩晕、恶心、呕吐、便秘、呼吸抑制、尿少、排尿困难（老年多见）、胆道压力升高甚至胆绞痛、直立性低血压（低血容量者易发生）和免疫抑制等。偶见烦躁不安等情绪改变。

笔记

2. 耐受性及依赖性 长期反复应用阿片类药物易产生耐受性（tolerance）和药物依赖性。

前者是指长期用药后中枢神经系统对其敏感性降低，需要增加剂量才能达到原来的药效。其原因可能与血脑屏障中一种 P- 糖蛋白表达增加，使吗啡难以通过血脑屏障，以及孤啡肽生成增加拮抗阿片类药物作用有关。吗啡按常规剂量连用 2~3 周即可产生耐受性。剂量越大，给药间隔越短，耐受发生越快越强，且与其他阿片类药物有交叉耐受性。后者表现为躯体依赖性（physical dependence），停药后出现戒断症状（withdrawal syndrome），甚至意识丧失，患者出现病态人格，有明显强迫性觅药行为（compulsive drug-seeking behavior），即出现成瘾性（addiction）。

3. 急性中毒 吗啡过量可引起急性中毒，主要表现为昏迷、深度呼吸抑制以及瞳孔极度缩小（针尖样瞳孔），常伴有血压下降、严重缺氧以及尿潴留。呼吸麻痹是致死的主要原因。抢救措施为人工呼吸、适量给氧以及静脉注射阿片受体阻断药纳洛酮。

【禁忌证】 吗啡对抗缩宫素对子宫的兴奋作用而延长产程，且能通过胎盘屏障或经乳汁分泌，抑制新生儿和婴儿呼吸，故禁用于分娩止痛和哺乳期妇女止痛。因抑制呼吸、抑制咳嗽反射以及促组胺释放可致支气管收缩，禁用于支气管哮喘及肺心病患者。颅脑损伤所致颅内压增高的患者、肝功能严重减退患者及新生儿和婴儿禁用。

可 待 因

可待因（codeine）又称甲基吗啡。口服易吸收，生物利用度为 60%，血浆 $t_{1/2}$ 为 2~4 小时，过量时可延长至 6 小时。大部分在肝内代谢，约 10% 脱甲基为吗啡。代谢产物及少量原形（10%）经肾排泄。

可待因与阿片受体亲和力低，药理作用与吗啡相似，但作用较吗啡弱，镇痛作用为吗啡的 1/12~1/10，镇咳作用为吗啡的 1/4，对呼吸中枢抑制也较轻，无明显的镇静作用。临床上用于中等程度疼痛和剧烈干咳。无明显便秘、尿潴留及直立性低血压等副作用，欣快及成瘾性也低于吗啡，但仍属限制性应用的精神药品。

哌 替 啶

哌替啶（pethidine）又名度冷丁（dolantin）、麦啶（meperidine），为苯基哌啶衍生物，于 1937 年在人工合成阿托品类似物时发现其具有吗啡样作用，是目前临床常用的人工合成镇痛药。

【药理作用】 哌替啶主要激动 μ 型阿片受体，药理作用与吗啡基本相同，镇痛作用弱于吗啡，其效价强度为吗啡的 1/10~1/7，作用持续时间较短，为 2~4 小时。镇静、呼吸抑制、致欣快和扩血管作用与吗啡相当。本品也能提高平滑肌和括约肌的张力，但因作用时间短，较少引起便秘和尿潴留。大剂量哌替啶也可引起支气管平滑肌收缩，无明显中枢性镇咳作用；有轻微的子宫兴奋作用，但对妊娠末期子宫收缩无影响，也不对抗缩宫素的作用，故不延缓产程。

【体内过程】 口服易吸收，口服生物利用度为 40%~60%，皮下或肌内注射吸收更迅速，起效更快，故临床常用注射给药。血浆蛋白结合率为 60%，可通过胎盘屏障，进入胎儿体内。血浆 $t_{1/2}$ 为 3 小时，肝硬化患者 $t_{1/2}$ 显著延长。哌替啶在肝内代谢为哌替啶酸和去甲哌替啶，两者再以结合形式经肾排泄，仅少量以原形排出。去甲哌替啶血浆 $t_{1/2}$ 为 15~20 小时，肾功能不良或反复大剂量应用可能引起其蓄积。此外，去甲哌替啶有中枢兴奋作用，因此反复大量使用哌替啶可引起肌肉震颤、抽搐甚至惊厥。

【临床应用】

1. 镇痛 哌替啶镇痛作用虽较吗啡弱，但成瘾性较吗啡轻，产生也较慢，现已取代吗啡用于创伤、手术后及晚期癌症等各种原因引起的剧痛，用于内脏绞痛须加用阿托品。鉴于新生儿对哌替啶的呼吸抑制作用极为敏感，因此产妇临产前 2~4 小时内不宜使用。

2. 心源性哮喘 哌替啶可替代吗啡作为心源性哮喘的辅助治疗，且效果良好。其机制与吗啡相同。

笔记

3. **麻醉前给药及人工冬眠** 麻醉前给予哌替啶，能使患者安静，消除患者术前紧张和恐惧情绪，减少麻醉药用量并缩短诱导期。本品与氯丙嗪、异丙嗪组成冬眠合剂，以降低需人工冬眠患者的基础代谢。

【不良反应】 治疗量时不良反应与吗啡相似，可致眩晕、出汗、口干、恶心、呕吐、心悸和直立性低血压等。剂量过大可明显抑制呼吸。偶可致震颤、肌肉痉挛、反射亢进甚至惊厥，中毒解救时可配合抗惊厥药。久用产生耐受性和依赖性。禁忌证与吗啡相同。

【药物相互作用】 本品与单胺氧化酶抑制药合用可引起谵妄、高热、多汗、惊厥、严重呼吸抑制、昏迷甚至死亡。氯丙嗪、异丙嗪和三环类抗抑郁药加重哌替啶的呼吸抑制作用，可加强双香豆素等抗凝血药的作用，合用时应酌情减量。与氨茶碱、肝素钠、磺胺嘧啶、呋塞米、头孢哌酮等药配伍，易产生混浊或沉淀。

美沙酮

美沙酮（methadone）为μ受体激动药，是左、右旋异构体各半的消旋体，镇痛作用主要为左旋美沙酮，作用强度为右旋美沙酮的50倍。

【药理作用】 美沙酮镇痛作用强度与吗啡相当，但持续时间较长，镇静、抑制呼吸、缩瞳、引起便秘及升高胆道内压等作用较吗啡弱。由于本品先与各种组织中蛋白结合，再缓慢释放入血，因此与吗啡等短效药物相比，耐受性与成瘾性发生较慢，戒断症状略轻。口服美沙酮后再注射吗啡不能引起原有的欣快感，亦不出现戒断症状，因而使吗啡等的成瘾性减弱，并能减少吗啡或海洛因成瘾者自我注射带来的血液传播性疾病的危险。因此，美沙酮被广泛用于治疗吗啡和海洛因成瘾，即使不能根治，但至少有很大的改善。

【体内过程】 口服吸收良好，30分钟起效，4小时达血药高峰，皮下或肌内注射达峰更快，为1~2小时。血浆蛋白结合率为90%，血浆 $t_{1/2}$ 为15~40小时，主要在肝脏代谢为去甲美沙酮，随尿、胆汁或粪便排泄。酸化尿液可增加其排泄。美沙酮与各种组织包括脑组织中蛋白结合，反复给予美沙酮可在组织中蓄积，停药后组织中药物再缓慢释放入血。

【临床应用】 适用于创伤、手术及晚期癌症等所致剧痛，亦可用于吗啡、海洛因等成瘾的脱毒治疗。

【不良反应】 一般为恶心、呕吐、便秘、头晕、口干和抑郁等。长期用药易致多汗、淋巴细胞数增多、血浆白蛋白和糖蛋白以及催乳素含量升高。皮下注射有局部刺激作用，可致疼痛和硬结。禁用于分娩止痛，以免影响产程和抑制胎儿呼吸。用于阿片成瘾者的替代治疗时，肺水肿是过量中毒的主要死因。

芬太尼及其同系物

芬太尼（fentanyl）为μ受体激动药，属短效镇痛药。作用与吗啡相似，镇痛效力为吗啡的100倍。起效快，静脉注射后1分钟起效，5分钟达高峰，维持约10分钟；肌内注射15分钟起效，维持1~2小时。血浆蛋白结合率为84%，经肝脏代谢而失活，血浆 $t_{1/2}$ 为3~4小时。主要用于麻醉辅助用药和静脉复合麻醉，或与氟哌利多（droperidol）合用产生神经阻滞镇痛，适用于外科小手术。亦可通过硬膜外或蛛网膜下腔给药治疗急性手术后痛和慢性痛。此外，芬太尼透皮贴可使血药浓度维持72小时，镇痛效果稳定，使用方便，适用于中至重度癌痛的患者。不良反应有眩晕、恶心、呕吐及胆道括约肌痉挛。大剂量可产生明显肌肉僵直（与抑制纹状体多巴胺能神经功能有关，可用纳洛酮拮抗）。静脉注射过快可致呼吸抑制。反复用药能产生依赖性，不宜与单胺氧化酶抑制药合用。禁用于支气管哮喘、重症肌无力、颅脑肿瘤或外伤引起昏迷的患者以及两岁以下儿童。

笔记

舒芬太尼（sufentanil）和阿芬太尼（alfentanil）均为芬太尼的类似物，主要作用于μ受体，

对 δ 和 κ 受体作用较弱。舒芬太尼的镇痛作用强于芬太尼，是吗啡的 1000 倍，而阿芬太尼弱于芬太尼。两药起效快，作用时间短，尤以阿芬太尼突出，故称为超短效镇痛药。两药血浆蛋白结合率为 90%，阿芬太尼血浆 $t_{1/2}$ 为 1~2 小时，舒芬太尼血浆 $t_{1/2}$ 为 2~3 小时。两药均在肝脏代谢失活后经肾排泄，约 1% 以原形经尿排出。对心血管系统影响小，常用于心血管手术麻醉。阿芬太尼由于其药代动力学特点，很少蓄积，短时间手术可采用分次静脉注射，长时间手术可采用持续静脉滴注。

瑞芬太尼（remifentanil）为新型芬太尼衍生物，μ 受体激动药。注射后起效快，被体内的酯酶快速水解，作用时间短，为短效镇痛药。瑞芬太尼与芬太尼的镇痛作用相似，重复和持续输注无体内蓄积，主要用于全麻诱导及静脉全身麻醉，也可用于术后镇痛和分娩镇痛。

二氢埃托啡

二氢埃托啡（dihydroetorphine）为我国研制的强效镇痛药，主要激动 μ 受体，对 δ、κ 受体作用弱。本品是迄今临床应用中镇痛效应最强的药物，镇痛强度为吗啡的 6000~10 000 倍。用于各种急性重度疼痛的镇痛，如重度创伤性疼痛和哌替啶、吗啡等无效的顽固性疼痛和晚期癌症疼痛。因依赖性强，目前临床已基本不使用。

第四节　阿片受体部分激动药和激动—拮抗药

阿片受体部分激动药在小剂量或单独使用时，可激动某型阿片受体，呈现镇痛等作用；当剂量加大或与激动药合用时，又可拮抗该受体。此外，某些阿片类药物对某一亚型的阿片受体起激动作用，而对另一亚型的阿片受体则起拮抗作用，因此被称为阿片受体混合型激动—拮抗药（mixed agonists/antagonists）。此外，本类药物以镇痛作用为主，呼吸抑制作用较弱，成瘾性较小，但有拟精神失常等副作用。

喷他佐辛

喷他佐辛（pentazocine）又名镇痛新，为阿片受体部分激动药，可激动 κ 受体和拮抗 μ 受体。

【药理作用】 镇痛作用为吗啡的 1/3，呼吸抑制作用为吗啡的 1/2，但剂量超过 30mg 时，呼吸抑制程度并不随剂量增加而加重，故相对较安全。大剂量(60~90mg)则可产生烦躁不安、梦魇、幻觉等精神症状，可用纳洛酮拮抗。对胃肠道平滑肌的兴奋作用比吗啡弱。对心血管系统的作用与吗啡不同，大剂量可加快心率和升高血压，这与其升高血中儿茶酚胺浓度有关。冠心病患者静脉注射本药能提高平均主动脉压、左室舒张末压，增加心脏做功。

【体内过程】 口服、皮下和肌内注射均吸收良好，口服首关消除明显，仅 20% 药物进入体循环，血药浓度与其镇痛作用强度、持续时间相一致。肌内注射 15 分钟 ~1 小时、口服后 1~3 小时镇痛作用最明显。血浆蛋白结合率为 60%，血浆 $t_{1/2}$ 为 4~5 小时，可通过胎盘屏障，但较哌替啶少。主要经肝脏代谢，代谢速率个体差异较大，是其镇痛效果个体差异大的主要原因。60%~70% 以代谢物形式和少量以原形经肾排泄。

【临床应用】 喷他佐辛有轻度 μ 受体拮抗作用，成瘾性小，在药政管理上已列入非麻醉品。适用于各种慢性疼痛，对剧痛的止痛效果不及吗啡。口服用药可减少不良反应的发生。由于本品仍有产生依赖性的倾向，仍不能作为理想的吗啡替代品。

【不良反应】 常见有镇静、嗜睡、眩晕、出汗、轻微头痛，恶心、呕吐少见。剂量增大能引起烦躁、幻觉、噩梦、血压升高、心率增快、思维障碍和发音困难等。局部反复注射，可使局部组织产生无菌性脓肿、溃疡和瘢痕形成，应常更换注射部位。经常或反复使用，可产生吗啡样躯体依赖性，但戒断症状比吗啡轻，此时应逐渐减量至停药，与吗啡合用可加重其戒断症状。因能增加

笔记

心脏负荷，故不适用于心肌梗死时的疼痛。

布托啡诺

布托啡诺（butorphanol）常用其酒石酸盐（又名stadol）。

【药理作用】 布托啡诺为阿片受体部分激动药，即激动κ受体，对μ受体有弱的竞争性拮抗作用。镇痛效力和呼吸抑制作用为吗啡的3.5~7倍，但呼吸抑制程度不随剂量增加而加重。对胃肠道平滑肌兴奋作用较吗啡弱。本品可增加外周血管阻力和肺血管阻力，因而增加心脏做功。

【体内过程】 口服可吸收，首关消除明显，生物利用度低（<17%）。肌内注射吸收迅速而完全，10分钟起效，30~60分钟血药浓度达高峰，持续时间为4~6小时，血浆$t_{1/2}$为4~5小时，老年人或肾功能减退患者血浆$t_{1/2}$延长。血浆蛋白结合率为80%，主要经肝脏代谢，大部分代谢产物和少量原形（5%）随尿排出。

【临床应用】 用于缓解中、重度疼痛，如术后、外伤和癌症疼痛以及肾或胆绞痛等，对急性疼痛的止痛效果好于慢性疼痛。也可作麻醉前用药。

【不良反应】 常见有镇静、乏力、出汗，个别出现嗜睡、头痛、眩晕、飘浮感、精神错乱等。久用产生依赖性。

丁丙诺啡

丁丙诺啡（buprenorphine）是一种半合成、高脂溶性的阿片受体部分激动药。以激动μ受体和κ受体为主，对δ受体有拮抗作用。其镇痛效力为吗啡的25倍，作用时间长。与喷他佐辛相比，较少引起烦躁等精神症状，但更易引起呼吸抑制。成瘾性比吗啡小，海洛因成瘾者服用后，能较好地控制毒瘾。临床应用同布托啡诺，也可用于吗啡或海洛因成瘾的脱毒治疗。

纳布啡

纳布啡（nalbuphine）对μ受体的拮抗作用比布托啡诺强，对κ受体的激动作用比布托啡诺弱。镇痛作用稍弱于吗啡，呼吸抑制作用较轻，依赖性小，戒断症状轻。不增加心脏负荷，可用于心肌梗死和心绞痛患者的止痛。纳洛酮可拮抗本品的镇痛及呼吸抑制作用。临床应用同布托啡诺。

美普他酚

美普他酚（meptazinol）为μ受体的激动—拮抗药，化学结构与吗啡相似，为强效镇痛药。主要用于中重度疼痛的治疗，如外伤、术后、产科疼痛及肾绞痛等。常用给药途径有口服、肌内注射和静脉注射。本品不良反应较轻，尤其是呼吸抑制作用较弱。与其他阿片类药物相比，本品基本无成瘾性。

第五节 其他镇痛药

曲马多

曲马多（tramadol）为合成的可待因类似物，具有较弱的μ受体激动作用，与μ受体的亲和力为吗啡的1/6000，并能抑制去甲肾上腺素和5-羟色胺再摄取。镇痛效力与喷他佐辛相当，镇咳效力为可待因的1/2，呼吸抑制作用弱，对胃肠道无影响，也无明显的心血管作用。镇痛作用机制尚未阐明，本药的代谢物O-去甲基曲马多对μ受体的亲和力比原形药高4倍，但其镇痛效应

笔记

并不被纳洛酮完全拮抗，提示尚有其他机制参与其镇痛作用。口服生物利用度为68%，主要经肝代谢和肾排泄。血浆 $t_{1/2}$ 为6小时，代谢物半衰期为7.5小时。口服后1小时起效，2~3小时血药浓度达峰值，作用维持6小时，推荐的最大剂量为400mg。本品适用于中、重度急、慢性疼痛，如手术、创伤、分娩及晚期癌症疼痛等。不良反应有多汗、头晕、恶心、呕吐、口干、疲劳等，可引起癫痫，静脉注射过快可有颜面潮红、一过性心动过速。长期应用也可成瘾。抗癫痫药卡马西平可降低曲马多血药浓度，减弱其镇痛作用。安定类药可增强其镇痛作用，合用时应调整剂量。不能与单胺氧化酶抑制药合用。

布 桂 嗪

布桂嗪（bucinnazine）又名强痛定（fortanodyn，AP-273），其镇痛效力约为吗啡的1/3。口服10~30分钟后或皮下注射10分钟后起效，作用持续3~6小时。呼吸抑制和胃肠道作用较轻。临床多用于偏头痛、三叉神经痛、炎症性及外伤性疼痛、关节痛、痛经及晚期癌症疼痛。偶有恶心、头晕、困倦等神经系统反应，停药后症状即消失，有一定的成瘾性。

延胡索乙素及罗通定

延胡索乙素（tetrahydropalmatine）为我国学者从中药延胡索中提取的生物碱，即消旋四氢巴马汀，有效部分为左旋体，即罗通定（rotundine）。本类药物有镇静、安定、镇痛和中枢性肌肉松弛作用。镇痛作用较哌替啶弱，但较解热镇痛药作用强，无明显的成瘾性。镇痛作用与脑内阿片受体及前列腺素系统无关，它能阻断脑内多巴胺受体，亦增加与痛觉有关的特定脑区脑啡肽原和内啡肽原的mRNA表达，促进脑啡肽和内啡肽释放，过量可致帕金森病。口服吸收后，10~30分钟起效，作用维持2~5小时。对慢性持续性钝痛效果较好，对创伤或手术后疼痛或晚期癌症的止痛效果较差。可用于治疗胃肠及肝胆系统疾病等引起的钝痛、一般性头痛以及脑震荡后头痛，也可用于痛经及分娩止痛。本类药物对产程及胎儿均无不良影响。

第六节 阿片受体拮抗药

纳 洛 酮

纳洛酮（naloxone）。

【药理作用】 对各型阿片受体均有竞争性拮抗作用，作用强度依次为：$\mu>\kappa>\delta$ 受体。

【体内过程】 口服易吸收，首关消除明显，故常静脉给药。静脉注射2分钟后起效，作用持续30~60分钟。血浆 $t_{1/2}$ 为40~55分钟，在肝脏与葡萄糖醛酸结合而失活。巴比妥类药物或长期饮酒诱导肝微粒体酶，可缩短其血浆 $t_{1/2}$。

【临床应用】

1. 阿片类药物急性中毒　首选用于已知或疑为阿片类药物过量引起的呼吸抑制和昏迷等，可迅速改善呼吸，使意识清醒；对阿片类药物的其他效应均能对抗。亦能解除喷他佐辛引起的焦虑、幻觉等精神症状。对阿片类药物依赖者，可同时促进戒断症状产生，应注意区别。

2. 解除阿片类药物麻醉的术后呼吸抑制及其他中枢抑制症状　芬太尼、哌替啶等作静脉复合麻醉或麻醉辅助用药时，术后呼吸抑制仍明显者，纳洛酮可反转呼吸抑制。用量过大或给药过快，可同时取消或显著减弱阿片类药物的镇痛作用，故应注意掌握用量和给药速度。

3. 阿片类药物成瘾者的鉴别诊断　对阿片类药物依赖者，肌内注射本品可诱发严重戒断症状，结合用药史和尿检结果，可确认为阿片类药物成瘾。但纳洛酮鉴别试验阴性者，不能排除阿片类药物依赖性。

笔记

4. 试用于急性酒精中毒、休克、脊髓损伤、脑卒中以及脑外伤的救治。

5. 研究疼痛与镇痛的重要工具药。

【不良反应】 纳洛酮无内在活性，本身不产生药理效应，不良反应少，大剂量偶见轻度烦躁不安。

纳 曲 酮

纳曲酮(naltrexone)与纳洛酮相似，但对 κ 受体的拮抗作用强于纳洛酮，具有更高的口服生物利用度(30%)和更长的作用时间。临床应用同纳洛酮。

制剂及用法

盐酸吗啡(morphine hydrochloride) 注射剂 10mg/ml；片剂 5mg。口服每次 5~10mg；皮下注射每次 10mg。极量：口服每次 30mg，100mg/d；皮下注射每次 20mg，60mg/d。

磷酸可待因(codeine phosphate) 片剂 15mg。口服每次 15~30mg，3 次 / 天。极量：口服每次 100mg，250mg/d。

阿片酊(tincture opium) 含吗啡 1%，乙醇 3%。口服每次 0.3~1ml，3 次 / 天。极量：口服每次 2ml，6ml/d。

复方樟脑酊(tincture camphor co.) 阿片酊 5ml/100ml。口服每次 2~5ml，3 次 / 天。

盐酸哌替啶(pethidine hydrochloride) 注射剂 50mg/ml，100mg/2ml。肌注每次 50~100mg。极量：肌注每次 150mg，600mg/d。

盐酸美沙酮(methadone hydrochloride) 片剂 2.5mg；注射剂 5mg/1ml。口服每次 5~10mg，2~3 次 / 天。肌注每次 5~10mg。

枸橼酸芬太尼(fentanyl citrate) 注射剂 0.1mg/2ml。皮下或肌注每次 0.05~0.1mg。

盐酸二氢埃托啡(dihydroetorphine hydrochloride) 舌下含片 20μg，40μg；注射剂 20μg/ml，10μg/ml。舌下含服每次 20~40μg，180μg/d。肌注每次 10~20μg，90μg/d。

盐酸喷他佐辛(pentazocine hydrochloride) 片剂 25mg。口服每次 50mg。

乳酸喷他佐辛(pentazocine lactate) 注射剂 30mg/ml。皮下注射或肌内注射每次 30mg。

酒石酸布托啡诺(butorphanol tartrate，stadol) 注射剂 2mg/ml，1mg/ml。肌注每次 1~4mg；静脉注射每次 0.5~2mg。

盐酸丁丙诺啡(buprenorphine hydrochloride) 舌下含片 0.2mg；注射剂 0.3mg/ml。舌下含服 0.4~0.8mg，6~8 小时后可重复用药；肌注或缓慢静注每次 0.15~0.4mg。

盐酸纳布啡(nalbuphine hydrochloride) 注射剂 10mg/ml，20mg/2ml。肌注或静注每次 10mg，3~6 小时后可重复用药。极量每次 20mg，160mg/d。

盐酸曲马多(tramadol hydrochloride) 胶囊剂每粒 50mg；注射剂 50mg/2ml。口服每次 50mg，3 次 / 天。缓慢静滴 50~200mg/d。

布桂嗪(强痛定，fortanodyn) 片剂 30mg，60mg；注射剂 50mg/2ml，100mg/2ml。口服每次 60mg，3~4 次 / 天。皮下注射每次 50mg。

盐酸罗通定(rotundine hydrochloride) 片剂 30mg。口服每次 60~100mg，3 次 / 天。

硫酸罗通定(rotundine sulfate) 注射剂 60mg/2ml。肌内注射每次 60mg。

纳洛酮(naloxone) 注射剂 0.4mg/ml。肌内注射或静脉注射每次 0.4~0.8mg。

(陈建国)

笔记

第二十章　解热镇痛抗炎药

第一节　概　述

解热镇痛抗炎药(antipyretic-analgesic and anti-inflammatory drugs)是一类具有解热、镇痛，而且大多数还有抗炎、抗风湿作用的药物。鉴于其化学结构与糖皮质激素的甾体结构不同，抗炎作用特点也不同，因此称为非甾体抗炎药(non-steroidal anti-inflammatory drugs, NSAIDs)。阿司匹林是本章的代表药，所以NSAIDs也称为阿司匹林类药物。根据NSAIDs化学结构不同，通常可分为水杨酸类、苯胺类、吲哚类、芳基乙酸类、芳基丙酸类、烯醇酸类、吡唑酮类、烷酮类、异丁芬酸类等。NSAIDs具有相似的药理作用、作用机制和不良反应。NSAIDs主要的作用机制是抑制体内环氧化酶(cycloxygenase, COX)活性而减少局部组织前列腺素(prostaglandin, PG)的生物合成。根据其对COX作用的选择性可分为非选择性COX抑制药和选择性的COX-2抑制药。目前市场上尚无理想的NSAIDs，经典的NSAIDs有比较明显的诱发消化道溃疡和出血及肝脏、肾脏损害等副作用，对于老年群体更为明显。新型NSAIDs消化道副作用较轻微，但长期使用仍有增加心血管系统不良反应的隐患。

Three major effects of NSAIDs

- An anti-inflammatory action: the decrease in vasodilator prostaglandins (PGE_2, PGI_2) means less vasodilation and indirectly less edema.
- An analgesic effect: decreased prostaglandin generation means less sensitization of nociceptive nerve endings to inflammatory mediators such as bradykinin and 5-hydroxytryptamine. Relief of headache is probably a result of decreased prostaglandin-mediated vasodilatation.
- An antipyretic effect: this is partly due to a decrease in the mediator prostaglandin that is responsible for elevating the hypothalamic set-point for temperature control, thus causing fever.

一、药理作用与机制

炎症反应中，细胞膜磷脂在磷脂酶A_2(phospholipase A_2, PLA_2)的作用下释放花生四烯酸(arachidonic acid, AA)。AA经COX作用生成前列腺素和血栓素(thromboxan A_2, TXA_2)；经脂氧化酶(lipoxygenase, LO)作用则产生白三烯(leukotriene, LT)、脂氧素(lipoxin)和羟基环氧素(hepoxilin, HX)。

PG是炎症反应中一类活性较强的炎症介质，纳克级水平的PGE_2就能引起炎症反应。可扩张小血管，增加微血管通透性，还有致热、募集中性粒白细胞及与其他炎症介质的协同作用。LT是花生四烯酸5-LO代谢途径中具有生物活性的产物，是一类重要的炎症介质。在各种诱发因素作用下，体内多种炎症细胞，如肥大细胞、中性粒细胞、巨噬细胞、嗜酸性粒细胞产生并释放LTB_4、LTC_4、LTD_4和LTE_4，对嗜酸性粒细胞、中性粒细胞、单核细胞有极强的趋化作用，使这些炎

笔记

症细胞聚集在炎症局部，释放炎症介质，诱导免疫系统产生瀑布式连锁反应，收缩支气管，增加血管通透性。HX除了诱导炎症细胞聚集外，可能还具有信使样作用。细胞膜磷脂代谢的各种产物均参与了细胞的炎症反应，抗炎药物通过抑制膜磷脂代谢的各个环节发挥抗炎作用（图20-1）。

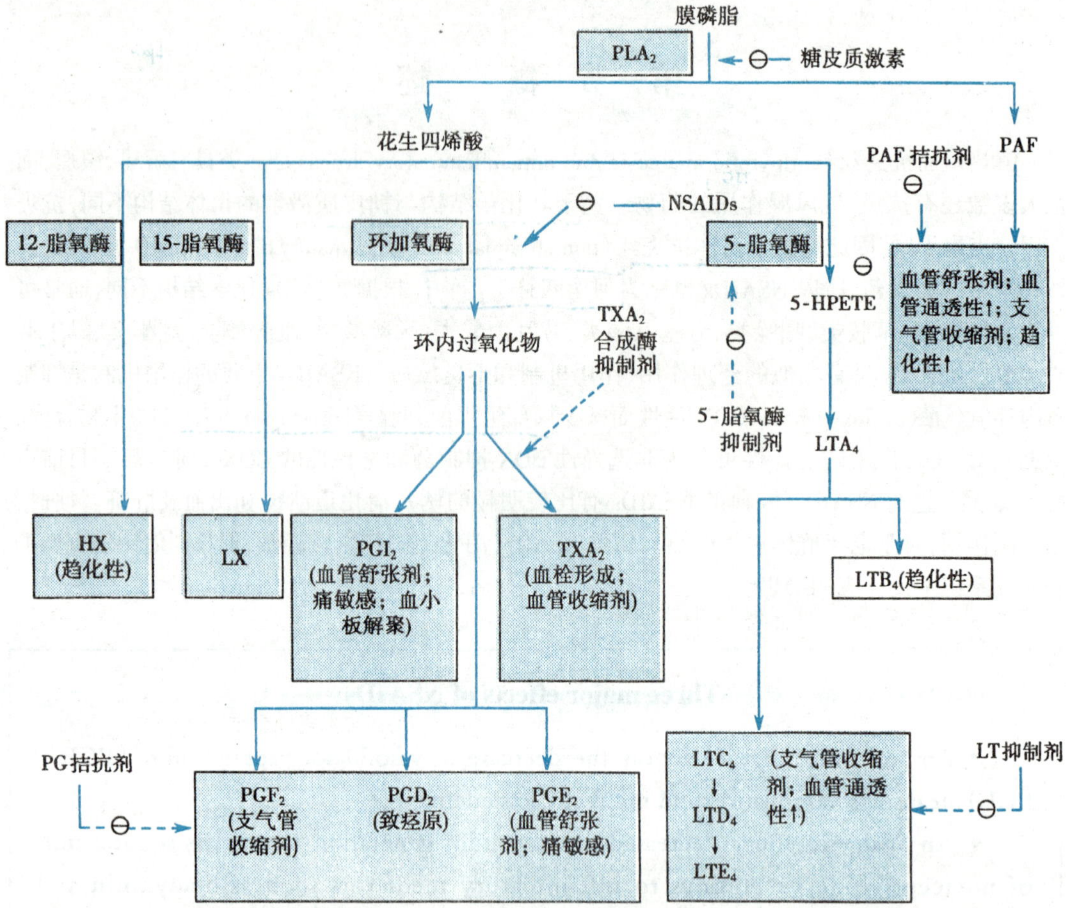

图20-1 自膜磷脂生成的各种物质及其作用以及抗炎药的作用部位示意图

PLA_2—磷脂酶A_2；NSAIDs—非甾体抗炎药；PAF—血小板活化因子；5-HPETE—5-氢过氧化二十碳四烯酸；LX—脂氧素（Lipoxin）；HX—羟基环氧素（hepoxilin）；PGI_2—前列环素；PG—前列腺素；TXA_2—血栓素A_2；LT—白三烯

NSAIDs在化学结构上虽属不同类别，但这类药物均有3种主要作用：

1. 抗炎作用 大多数解热镇痛药都具有抗炎作用。其作用机制是抑制体内COX的生物合成。COX是体内合成PG的关键酶。目前发现COX三个亚型：COX-1、COX-2及COX-3。COX-1为结构型，主要存在于血管、胃、肾等组织中，一般情况下COX-1浓度在体内保持稳定，参与血管舒缩、血小板聚集、胃黏膜血流、胃黏液分泌及肾功能等的调节，其功能与保护胃肠黏膜、调节血小板聚集、调节外周血管阻力和调节肾血流量分布有关，对维持机体自身稳态有重要作用。COX-2为诱导型，各种损伤性化学、物理和生物因子激活磷脂酶A_2（phospholipase A_2，PLA_2）水解细胞膜磷脂，生成花生四烯酸；后者经COX-2催化加氧生成前列腺素。损伤性因子也诱导多种细胞因子，如IL-1、IL-6、IL-8等的合成，这些因子又能诱导COX-2表达，增加PG合成。在炎症反应过程中，PG可致血管扩张和组织水肿，与缓激肽等协同产生致炎作用。COX-3亦呈固有表达模式，不同组织中COX-3的表达不同，研究认为COX-3在疼痛中扮演重要角色。NSAIDs的抗炎作用与抑制PG合成，同时抑制某些细胞黏膜分子的活性表达有关（来自血液循环中的血

笔记

管内皮细胞的黏附分子、细胞间黏附分子、血管细胞黏附分子-1及白细胞整合素，是炎症反应初期的关键性因子）。

目前认为，NSAIDs对COX-2的抑制是其发挥药效作用的基础，对COX-1的抑制构成了此类药物不良反应的毒理学基础。选择性抑制COX-2认为是治疗炎症的新途径，目前临床常用的COX抑制剂的相关选择性见表20-1。近年来随着对COX研究的不断深入，可能还存在其他未知的COX同工酶，其作用还有待进一步研究。

The antipyretic-analgesic and anti-inflammatory drugs

- Be frequently called non-steroidal anti-inflammatory drugs (NSAIDs).
- Act primarily by inhibiting the cyclo-oxygenase (COX).
- There are three COX enzymes: $COX_{1\sim3}$. COX-1 is a constitutive, housekeeping enzyme involved in tissue homeostasis. COX-2 is induced in inflammatory cells and produces the prostanoid mediators of inflammation. COX-3 has recently been described.
- The unwanted side effects of NSAIDs owing largely to inhibition of the constitutive housekeeping enzyme COX-1, are common, particularly in the elderly, including gastric damage, skin reactions, reversible renal insufficiency, Analgesic-associated nephropathy, liver disorders, and bone marrow depression.
- The first COX-2 inhibitor, celecoxib, was approved in the United States in 1998.

表20-1　临床常用的NSAIDs比较

分　类		主要特点
非选择性COX抑制药		
水杨酸类	阿司匹林	解热、镇痛、抗炎等作用；有胃肠反应及出血倾向
苯胺类	对乙酰氨基酚	有解热镇痛作用，抗炎作用极弱，胃肠反应常见
吲哚类	吲哚美辛	强效抗炎镇痛作用，不良反应发生率高
芳基乙酸类	双氯芬酸	中等强抗炎镇痛药，不良反应发生较低
芳基丙酸类	布洛芬	一线药，不良反应发生率低
烯醇酸类	吡罗昔康	胃肠系统不良反应发生约20%，耳鸣、皮疹等
	美洛昔康	与其他非选择性COX抑制药比较，胃肠系统反应轻
烷酮类	萘丁美酮	前体药，肝脏激活，不良反应较少，解热作用显著
异丁芬酸类	舒林酸	前体药，体内转化为磺基代谢物，不良反应中等程度
选择性COX-2抑制药		
二芳基吡唑类	塞来昔布	胃肠系统毒性显著降低
二芳基呋喃酮类	罗非昔布	胃肠系统毒性显著降低

2. **镇痛作用**　NSAIDs对于炎症和组织损伤引起的疼痛尤为有效，通过抑制PG的合成，使局部痛觉感受器对缓激肽等致痛物质引起的痛觉敏感性降低。对临床常见的慢性钝痛如关节炎、黏液囊炎、肌肉和血管起源的疼痛、牙痛、痛经、产后疼痛及癌症骨转移痛等具有较好的镇痛作用。而对尖锐的一过性刺痛（直接刺激感觉神经末梢引起）无效。其与阿片类药物联合应用可抑制术后疼痛，且可以减少阿片类药物的用量。NSAIDs能进入脂质双层，阻断信号转导，从而抑制疼痛。部分NSAIDs能在中枢神经系统产生镇痛作用，主要作用于脊

笔记

髓，可能与其阻碍中枢神经系统 PG 的合成或干扰伤害感受系统的介质和调质的产生及释放有关。

3. 解热作用 下丘脑调节和支配正常体温，下丘脑的体温调节中枢使散热和产热之间保持动态平衡。在炎症反应中，细菌内毒素可引起巨噬细胞释放 IL-1β、IL-6、IFN-α、IFN-β 和 TNF-α 等细胞因子，这些细胞因子又促使下丘脑视前区附近合成 PGE_2，通过 cAMP 触发下丘脑的体温调节中枢使体温调定点上调，增加产热，使体温升高。NSAIDs 主要通过抑制下丘脑 PG 的生成而发挥解热作用。当体温升高时，NSAIDs 能促使升高的体温恢复到正常水平，而对正常的体温不会产生影响。研究显示，前列腺素并非引起发热的唯一介质，因而 NSAIDs 可能存在其他未被发现的解热降温作用机制。

4. 其他 NSAIDs 通过抑制 COX 而对血小板聚集有强大的、不可逆的抑制作用。研究表明，NSAIDs 对肿瘤的发生、发展及转移均有抑制作用。抗肿瘤作用除与抑制 PG 的产生有关外，还与其激活 caspase-3 和 caspase-9、诱导肿瘤细胞凋亡、抑制肿瘤细胞增殖，以及抗新生血管形成等有关。此外 NSAIDs 尚有预防和延缓阿尔茨海默病发病、延缓角膜老化等作用。

NSAIDs 的抗炎作用主要与其抑制 COX 的活性，抑制 PG 的生成有关。除此之外，尚有其他作用机制参与。阿司匹林具有抑制转录因子表达，从而抑制炎症介质基因的转录。研究发现 NSAIDs 可通过抑制转录因子 NF-κB 及 AP-1 产生抗炎作用。中性粒细胞和巨噬细胞生成的氧自由基可引起组织损伤，NSAIDs 不仅可以抑制 COX 的活性，还可清除过量的氧自由基从而抑制组织损伤。

二、常见不良反应

NSAIDs 抑制 COX 从而产生抗炎镇痛作用，但不能消除炎症产生的根本原因。由于前列腺素具有抑制胃酸分泌、保护胃黏膜、调节肾血流、增加肾小球滤过率、抑制血小板聚集及促进钠排泄、降低血压等作用，因此，非选择性 NSAIDs 抑制前列腺素的生成会产生胃肠道反应，肾脏损害，还可引起血液系统、中枢神经系统、皮肤和肝脏等副作用，其中以胃肠道反应最常见。当 NSAIDs 用于治疗关节炎时，由于需要长期大量给药，不良反应的发生率很高。选择性 COX-2 抑制剂对胃肠毒性较小。

1. 胃肠道反应 胃肠功能紊乱是最常见的应用 NSAIDs 的不良反应，主要机制是抑制胃部的 COX-1，减少胃黏膜的血流，造成黏膜局部缺血坏死，COX-1 生成的 PG 对于抑制胃酸分泌，保护胃黏膜有重要的防御保护和修复作用。NSAIDs 对 COX-1 的阻断会使黏膜屏障的防御保护和修复功能受损。常见的胃肠道反应包括上腹不适、恶心、呕吐、溃疡、出血甚至穿孔等。在非选择性 NSAIDs 的长期服用者中，有 1/5 的患者有胃肠道的不良反应，尽管有些患者没有症状表现，但是仍然有大出血的可能性。前列腺素类似物如胶体次枸橼酸铋可减轻这类药物对胃肠的损害。

2. 皮肤反应 皮肤反应是 NSAIDs 的第二大常见不良反应，以舒林酸、萘普生、甲氯芬酸和吡罗昔康为多见，包括皮疹、荨麻疹、瘙痒、剥脱性皮炎、光敏等皮肤反应，有时还会发生一些非常罕见的、严重甚至致命的不良反应。

3. 肾脏损害 健康个体使用治疗剂量的 NSAIDs 一般很少引起肾功能损伤，但对一些易感人群会引起急性肾脏损害，停药可恢复。其原因主要是 NSAIDs 抑制了对维持肾脏血流量方面有重要作用的因子的生成如 PGE_2 和 PGI_2 等。长期服用 NSAIDs 可引起“镇痛药性肾病”，导致慢性肾炎和肾乳头坏死。在某些病理情况或合并其他肾脏危险因素时，如充血性心力衰竭、肝硬化、高血压、糖尿病等已有肾功能下降，合并利尿剂等情况时，更易发生肾损害。流行病学统计显示，非那西汀可以迅速代谢为对乙酰氨基酚，长期大剂量服用对乙酰氨基酚则可以增加患肾病的概率，而日常小剂量服用，未见肾脏损害。

笔记

4. 肝脏损伤 NSAIDs 所致肝功能障碍，轻者表现为转氨酶升高，重者表现为肝细胞变性坏死。但肝损伤发生率较低，不可逆性肝损伤较罕见，老年人、肾功能损害、长期大剂量应用者可增加肝损害。

5. 心血管系统不良反应 在比较选择性 COX-2 抑制剂与非选择性 COX 抑制剂在临床使用的不良反应时发现，前者的胃肠道不良反应明显减小，但其对某些患者仍具有潜在的心血管系统的改变。NSAIDs 长期大量应用可能引起心血管系统不良反应，包括心律不齐、血压升高、心悸等。由于 NSAIDs 的前列腺素抑制作用以及抗利尿和收缩血管作用，其对血压有较大的影响。NSAIDs 对 β 受体阻滞剂影响较大，可通过下调基础血浆肾素的活性从而使 β 受体阻滞剂不能发挥作用。此外由于使用 NSAIDs 的人群以老年人居多，这些老年人大多患有心血管疾病，而这些有病变的心血管脏器对血压调节非常敏感，舒张压升高 5~6mmHg 则可使心肌梗死和脑血管意外的发生率显著上升，因而可出现严重的心血管事件。鉴于所有的 NSAIDs 均有潜在的心血管风险，FDA 已要求药品生产厂家在其说明书中注明黑框警示。

6. 血液系统反应 NSAIDs 几乎都可以抑制血小板聚集，延长出血时间，但只有阿司匹林引起不可逆性反应。再生障碍性贫血、粒细胞缺乏症和其他血液病均有少数报道。吲哚美辛、保泰松、双氯芬酸发生再生障碍性贫血危险度较大。NSAIDs 致血液系统不良反应的机制尚未阐明，可能由于变态反应所致。

7. 其他不良反应 所有 NSAIDs 都有中枢神经系统反应，如头晕、头痛、嗜睡、精神错乱等。其他不良反应如耳鸣、耳聋、视力模糊、味觉异常、心动过速和高血压等。

为了降低 NSAIDs 不良反应的发生，临床采取多种措施，众多剂型纷纷出台，寻找安全而有效的 NSAIDs 引起人们的广泛关注。由阿司匹林衍生得到的 NO-Aspirin 具有良好的抗炎和抗血栓作用，且对胃肠道的损害较原药明显减小。NO 作为一种信使物质，发挥着与 PG 相似的调节黏膜完整和黏膜血流量的作用。NO-NSAID 将可能成为治疗风湿性、类风湿性关节炎等疾病的理想药物。此外，选择性 COX-2 抑制剂、COX/5-LO 双重抑制剂、特异性 5-LO 抑制剂也将是未来抗炎药物研究的重点方向。

第二节 非选择性环氧合酶抑制药

非选择性环氧合酶（COX）抑制药从最早人工合成乙酰水杨酸起，已历经 100 年。现已发展成结构不同、种类繁多的一大类药物。尽管化学结构各异，但均具有解热、镇痛作用而其抗炎作用却各具特点，如阿司匹林和吲哚美辛的抗炎作用较强，某些有机酸的抗炎作用强度中等，而苯胺类几乎无抗炎作用。

一、水杨酸类

水杨酸类药物包括阿司匹林（aspirin）和水杨酸钠（sodium salicylate）。

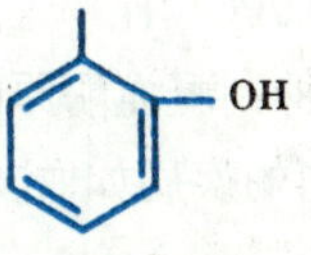

水杨酸钠

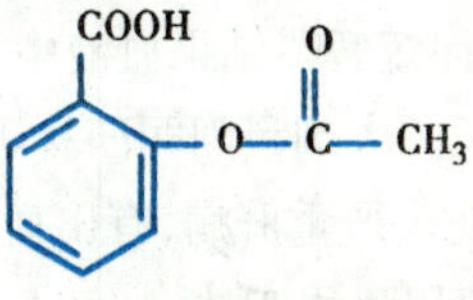

阿司匹林

阿司匹林

阿司匹林又称乙酰水杨酸（acetylsalicylic acid）。

【药理作用及临床应用】 阿司匹林及其代谢物水杨酸对 COX-1 和 COX-2 的抑制作用基本

笔记

相当，具有相似的解热、镇痛、抗炎作用。

1. 解热镇痛及抗风湿　有较强的解热、镇痛作用。用于头痛、牙痛、肌肉痛、痛经及感冒发热等，能减轻炎症引起的红、肿、热、痛等症状，迅速缓解风湿性关节炎的症状，大剂量阿司匹林能使风湿热症状在用药后 24~48 小时明显好转，故可作为急性风湿热的鉴别诊断依据，用于抗风湿最好用至最大耐受剂量，一般成人每日 3~5g，分 4 次于饭后服用。

2. 影响血小板的功能　低浓度阿司匹林能使 COX 活性中心的丝氨酸乙酰化失活，不可逆地抑制血小板 COX，减少血小板中血栓素 A_2（TXA_2）的生成，影响血小板的聚集及抗血栓形成，达到抗凝作用。高浓度阿司匹林能直接抑制血管壁中 COX，减少了前列环素（prostacyclin，PGI_2）合成。PGI_2 是 TXA_2 的生理对抗剂，它的合成减少可能促进血栓形成。血小板中 COX 对阿司匹林的敏感性远较血管中 COX 为高，因此，临床上采用小剂量（50~100mg）阿司匹林治疗缺血性心脏病、脑缺血病、房颤、人工心脏瓣膜、动静脉瘘或其他手术后的血栓形成。

3. 儿科用于皮肤黏膜淋巴结综合征（川崎病）的治疗。

【体内过程】　本药口服后迅速被胃肠道黏膜吸收，小部分在胃，大部分在小肠中吸收，1~2 小时达到血药浓度峰值。在吸收过程中与吸收后，迅速被胃黏膜、血浆、红细胞及肝中的酯酶水解为水杨酸。因此阿司匹林血药浓度低，血浆 $t_{1/2}$ 约为 15 分钟。水解后以水杨酸盐的形式可分布到全身组织包括关节腔、脑脊液和胎盘。水杨酸盐与血浆蛋白结合率高达 80%~90%，白蛋白与阿司匹林的结合点基本处于饱和状态，增加剂量易迅速增加游离药物浓度，并与其他药物竞争蛋白结合位点，发生药物相互作用。

大部分水杨酸在肝内氧化代谢，其代谢产物与甘氨酸或葡萄糖醛酸结合后以尿液形式排出。尿液 pH 的变化对水杨酸盐的排泄量影响很大，在碱性尿时可排出 85%，而在酸性尿时则仅 5%。口服小剂量阿司匹林（1g 以下）时，水解产生的水杨酸量较少，按一级动力学消除，水杨酸血浆 $t_{1/2}$ 为 2~3 小时，但当阿司匹林剂量达 1g 以上时，水杨酸生成量增多，其代谢从一级动力学消除转变为零级动力学消除，水杨酸血浆 $t_{1/2}$ 延长为 15~30 小时，如剂量再加大，血中游离水杨酸浓度将急剧上升，可出现中毒症状。

【不良反应】　阿司匹林用于解热镇痛时所用剂量较小，短期应用不良反应较轻，抗风湿剂量大，长期应用不良反应多且较重。

1. 胃肠道反应　最为常见。口服可直接刺激胃黏膜，引起上腹不适、恶心、呕吐。血药浓度高则刺激延髓催吐化学感应区（CTZ），也可致恶心、呕吐。较大剂量口服（抗风湿治疗）可引起胃溃疡及无痛性胃出血，原有溃疡病者，症状加重。餐后服药或同服止酸药可减轻胃肠道反应，阿司匹林引起的胃肠道反应与直接刺激局部胃黏膜细胞和抑制胃壁组织 COX-1 生成前列腺素如 PGE_2 有关，胃壁前列腺素对胃黏膜细胞有保护作用。合用 PGE_1 的衍生物米索前列醇（misoprostol）可减少溃疡的发生率。

2. 加重出血倾向　阿司匹林能不可逆抑制 COX，对血小板合成 TXA_2 有强大而持久的抑制作用，合成 TXA_2 能力恢复需等到新生血小板补充，需 7~8 天。但血管内皮有合成 COX 的能力，对前列环素的合成抑制弱而短暂。结果血液中 TXA_2/PGI_2 比率下降，血小板凝集受到抑制，使血液不易凝固，出血时间延长。大剂量阿司匹林可以抑制凝血酶原的形成，引起凝血障碍，加重出血倾向，维生素 K 可以预防。严重肝病，有出血倾向的疾病如血友病患者、产妇和孕妇禁用。如需手术患者，术前 1 周应停用阿司匹林。

3. 水杨酸反应　阿司匹林剂量过大（5g/d）时，可出现头痛、眩晕、恶心、呕吐、耳鸣、视、听力减退，总称为水杨酸反应，是使用水杨酸类药物中毒的表现，严重者可出现过度呼吸、高热、脱水、酸碱平衡失调，甚至精神错乱。严重中毒者应立即停药，静脉滴入碳酸氢钠溶液以碱化尿液，加速水杨酸盐自尿排泄。

4. 过敏反应　少数患者可出现荨麻疹、血管神经性水肿和过敏性休克。某些哮喘患者服

笔记

用阿司匹林或其他解热镇痛药后可诱发哮喘,称为"阿司匹林哮喘"。它不是以抗原-抗体反应为基础的过敏反应,而是与抑制PG生物合成有关,因PG合成受阻,而由花生四烯酸生成的白三烯以及其他脂氧酶代谢产物增多,内源性支气管收缩物质居于优势,导致支气管痉挛,诱发哮喘。肾上腺素治疗"阿司匹林哮喘"无效,可联合应用抗组胺药和糖皮质激素治疗。哮喘、鼻息肉及慢性荨麻疹患者禁用阿司匹林。

5. **瑞夷综合征**(Reye's syndrome) 在儿童感染病毒性疾病如流感、水痘、麻疹、流行性腮腺炎等使用阿司匹林退热时,偶可引起急性肝脂肪变性-脑病综合征(瑞夷综合征),以肝衰竭合并脑病为突出症状表现,虽少见,但预后恶劣。病毒感染患儿不宜用阿司匹林,可用对乙酰氨基酚代替。

6. **对肾脏的影响** 阿司匹林对正常肾功能并无明显影响。但在少数人,特别是老年人,伴有心、肝、肾功能损害的患者,即便用药前肾功能正常,也可引起水肿、多尿等肾小管功能受损的症状。其发病原因可能是由于存在隐性肾损害或肾小球灌注不足,由于阿司匹林抑制PG,取消了前列腺素的代偿机制,而出现水肿等症状。偶见间质性肾炎、肾病综合征,甚至肾衰竭,其机制未明。

【药物相互作用】阿司匹林可通过竞争与白蛋白结合提高游离血药浓度,引起药物相互作用。当与口服抗凝血药双香豆素合用时易引起出血;与肾上腺皮质激素合用,不但能竞争性与白蛋白结合,又有药效学协同作用,更易诱发溃疡及出血;与磺酰脲类口服降糖药合用引起低血糖;当与丙戊酸、呋塞米、青霉素、甲氨蝶呤等弱碱性药物合用时,由于竞争肾小管主动分泌的载体,增加各自的游离血药浓度。

双水杨酯

双水杨酯(salsalate)属非乙酰化水杨酸。抗炎镇痛作用类似阿司匹林,但不具有抑制血小板聚集的作用。口服后不溶于胃酸,但溶于小肠液中,并在肠道中分解出两分子水杨酸而起治疗作用。可用于缓解各类疼痛,包括头痛、牙痛及神经痛等中度疼痛,对各类急、慢性关节炎和软组织风湿具有一定的疗效。对胃肠道刺激较阿司匹林小,与其他非甾体抗炎药发生交叉过敏反应较阿司匹林轻。

二、苯 胺 类

对乙酰氨基酚

对乙酰氨基酚(acetaminophen),又名扑热息痛(paracetamol),是非那西丁(phenacetin)的体内代谢产物,化学结构为苯胺类。

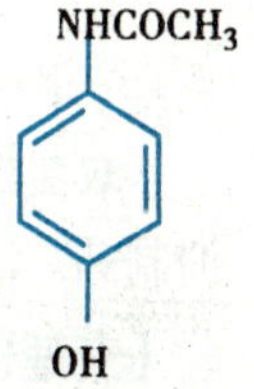

对乙酰氨基酚

【药理作用及临床应用】本药解热镇痛作用与阿司匹林相当,但抗炎作用极弱。通常认为在中枢神经系统,对乙酰氨基酚抑制前列腺素合成,产生解热镇痛作用,在外周组织对COX没有明显的作用,这可能与其无明显抗炎作用有关。因此临床主要用于退热和镇痛。由于对乙酰氨基酚无明显胃肠刺激作用,故对不宜使用阿司匹林的头痛发热患者,适用本药。

【体内过程】口服易吸收,0.5~1小时达到最大血药浓度。在常用临床剂量下,绝大部分药物在肝脏与葡萄糖醛酸或硫酸结合为无活性代谢物,从尿中排出,$t_{1/2}$为2~4小时。较高剂量时,上述催化结合反应的代谢酶饱和后,药物经肝微粒体混合功能氧化酶代谢为对乙酰苯醌亚胺(N-acetyl-p-benzoquinone imine)。对乙酰苯醌亚胺是有毒的代谢中间体,可与谷胱甘肽(glutathione)结合而解毒。长期用药或过量中毒,体内谷胱甘肽被耗竭时,此毒性中间体以共价键形式与肝、肾中重要的酶和蛋白分子不可逆结合,引起肝细胞、肾小管细胞坏死。

笔记

【不良反应】 短期使用不良反应轻，常见恶心、呕吐，偶见皮疹、粒细胞缺乏症、贫血、药热和黏膜损害等过敏反应。过量中毒可引起肝损害。长期大量用药，尤其是在肾功能低下者，可出现肾绞痛或急性肾衰竭或慢性肾衰竭（镇痛药性肾病）。

三、吲哚类

吲哚美辛

吲哚美辛（indomethacin，消炎痛）为人工合成的吲哚衍生物。

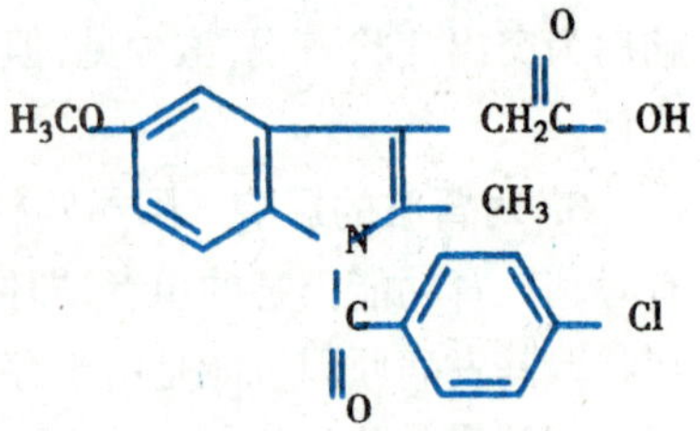

吲哚美辛

【药理作用及临床应用】 吲哚美辛对 COX-1 和 COX-2 均有强大的抑制作用，也能抑制磷脂酶 A_2 和磷脂酶 C，减少粒细胞游走和淋巴细胞的增殖。其抗炎作用比阿司匹林强 10~40 倍。故有显著抗炎及解热作用，对炎性疼痛有明显镇痛效果。但不良反应多，故仅用于其他药物不能耐受或疗效不显著的病例。对急性风湿性及类风湿性关节炎，约 2/3 患者可得到明显改善。如果连用 2~4 周仍不见效者，应改用其他药。对关节强直性脊椎炎、骨关节炎也有效；对癌性发热及其他不易控制的发热常能见效。

【体内过程】 口服吸收迅速而完全，3 小时血药浓度达峰值。吸收后 90% 与血浆蛋白结合。直肠给药较口服更易吸收。本品在肝脏代谢为去甲基化物和去氯苯甲酰化物，代谢物从尿、胆汁、粪便排泄；10%~20% 以原形形式从尿中排泄。血浆 $t_{1/2}$ 为 2~3 小时。

【不良反应】 30%~50% 患者用治疗量吲哚美辛后发生不良反应；约 20% 患者必须停药。大多数反应与剂量过大有关。

1. **胃肠反应** 有食欲减退、恶心、腹痛、腹泻、上消化道溃疡；偶可穿孔、出血；还可引起急性胰腺炎。
2. **中枢神经系统** 25%~50% 患者有头痛、眩晕，偶有精神失常。
3. **造血系统** 可引起粒细胞减少、血小板减少、再生障碍性贫血等。
4. **过敏反应** 常见为皮疹，严重者可诱发哮喘、血管性水肿及休克等。“阿司匹林哮喘”者禁用本药。

四、芳基乙酸类

双氯芬酸

双氯芬酸（diclofenac）为邻氨基苯甲酸（灭酸）类衍生物，是 COX 抑制药。

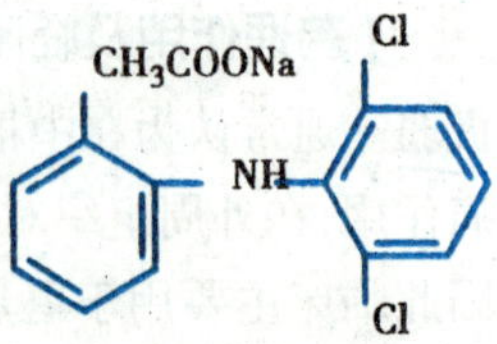

双氯芬酸钠

【药理作用与临床应用】 本品为强效抗炎镇痛药。解热、镇痛、抗炎作用强于吲哚美辛、萘普生等。此外，可以通过改变脂肪酸的释放或摄取，降低白细胞间游离花生四烯酸的浓度。临床适用于各种中等程度疼痛、类风湿关节炎、粘连性脊椎炎、非炎性关节痛、椎关节炎等引起的疼痛，各种神经痛、手术及创伤后疼痛，以及各种疼痛所致发热等。

【体内过程】 口服吸收迅速，有首关消除，其口服生物利用度约 50%，血浆蛋白结合率 99%，口服 1~2 小时血药浓度达峰值。可在关节滑液中积聚，经肝代谢后与葡萄糖醛酸或硫酸结合迅速排出体外，$t_{1/2}$ 为 1.1~1.8 小时，长期应用无蓄积作用。

【不良反应】 不良反应轻，除与阿司匹林相同外，偶见肝功能异常，白细胞减少。

笔记

五、芳基丙酸类

布洛芬（ibuprofen）是第一个应用到临床的丙酸类NSAIDs。

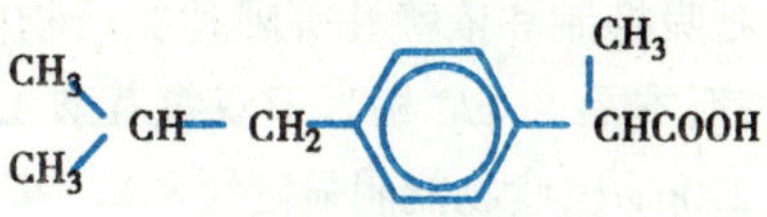

布洛芬

以后又相继出现了萘普生（naproxen）、非诺洛芬（fenoprofen）、酮洛芬（ketoprofen）、氟比洛芬（flurbiprofen）和奥沙普秦C（oxaprozin，噁丙嗪）。

【药理作用与临床应用】 本类药物有明显的抗炎、解热、镇痛作用。各药除效价存在差别外，其他药理学性质非常相似。临床主要用于风湿性关节炎、骨关节炎、强直性关节炎、急性肌腱炎、滑液囊炎等，也可用于痛经的治疗。其机制主要是通过抑制COX，进而抑制PG的产生。

【体内过程】 本类药物口服吸收迅速且完全，吸收量较少受食物和药物影响。1~2小时达峰值，血浆蛋白结合率高，主要经肝脏代谢，肾脏排泄。血浆中 $t_{1/2}$，布洛芬与酮洛芬均为2小时，非诺洛芬与氟比洛芬为3~6小时，萘普生为13小时，奥沙普嗪最长，达40~60小时。

【不良反应】 胃肠道反应是最常见的不良反应，主要有恶心、上腹部不适，长期使用可引起胃出血；头痛、耳鸣、眩晕等中枢神经系统症状也有报道。少数患者有皮肤黏膜过敏、血小板减少及视力障碍等不良反应。

六、烯醇酸类

吡罗昔康

吡罗昔康（piroxicam）为烯醇酸类衍生物。

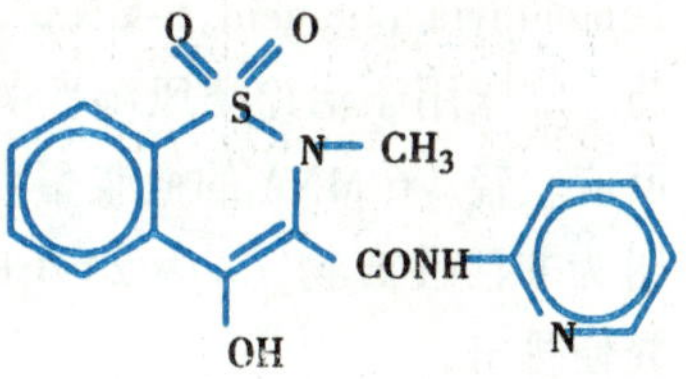

吡罗昔康

【药理作用与临床应用】 主要用于治疗风湿性及类风湿性关节炎；对急性痛风、腰肌劳损、肩周炎、原发性痛经也有一定疗效，其疗效与阿司匹林、吲哚美辛及萘普生相似。本品还可抑制软骨中的黏多糖酶和胶原酶活性，减轻炎症反应及对软骨的破坏。但本品只能缓解疼痛及炎症，不能改变各种关节炎病程的进展，所以必要时还须联用糖皮质激素进行治疗。

【体内过程】 口服吸收完全，2~4小时后血药浓度达峰值，血浆 $t_{1/2}$ 长（36~45小时），血浆蛋白结合率高。大部分药物经肝脏代谢，代谢产物及少量原形药物自尿和粪便中排泄。一次服药后，可多次出现血药峰值，提示本品存在肠肝循环，作用迅速而持久，且不会在血中聚积。在老年关节炎患者中，无明显药代动力学变化。

【不良反应】 偶见头晕、水肿、胃部不适、腹泻或便秘、粒细胞减少、再生障碍性贫血等，停药后一般可自行消失。本品不宜长期服用，长期服用可引起胃溃疡及大出血。如需长期服药，应注意血象及肝肾功能，并注意大便色泽有无变化，必要时进行大便隐血试验。

美洛昔康

美洛昔康（meloxicam）对COX-2的选择性抑制作用比COX-1高10倍。适应证与吡罗昔康相同。口服吸收良好，血浆蛋白结合率99%，$t_{1/2}$ 为20小时，每日1次给药。治疗量时胃肠道不良反应少，剂量过大或长期服用可致消化道出血、溃疡。

氯诺昔康

氯诺昔康（lornoxicam，劳诺昔康）对COX-2具有高度选择性抑制作用和很强的镇痛抗炎作用，但解热作用弱。用于缓解术后疼痛、剧烈坐骨神经痛及强直性脊柱炎的慢性疼痛，其疗效与

笔记

吗啡、曲马多相当。这是由于本品可激活中枢性镇痛系统，诱导体内强啡肽和β-内啡肽的释放而产生强大镇痛效应，可替代或辅助阿片类药物用于中度至剧烈疼痛时的镇痛，且不产生镇静、呼吸抑制和依赖性等阿片类药物的不良反应。也可替代其他非甾体类抗炎药用于关节炎的治疗，本品8mg/d相当于双氯芬酸150mg/d的疗效。吸收迅速而完全，口服4mg血浆峰浓度可达270μg/L，食物能明显延缓和减少吸收。本品 $t_{1/2}$ 仅3~5小时，且个体差异较大。

七、吡唑酮类

保泰松(phenylbutazone)及其代谢产物羟基保泰松(oxyphenbutazone)为吡唑酮类衍生物。具有很强的抗炎抗风湿作用，而解热作用较弱。临床主要用于风湿性及类风湿性关节炎，强直性脊柱炎。本品吸收完全迅速，2小时达峰值，蛋白结合率达90%，血浆 $t_{1/2}$ 为50~65小时。主要经肝脏代谢，肾脏排泄，羟化物为其活性代谢产物，血浆结合率也很高，血浆 $t_{1/2}$ 长达几天，故长期服用保泰松时，羟化物可在体内蓄积，产生毒性。不良反应较多，已少用。

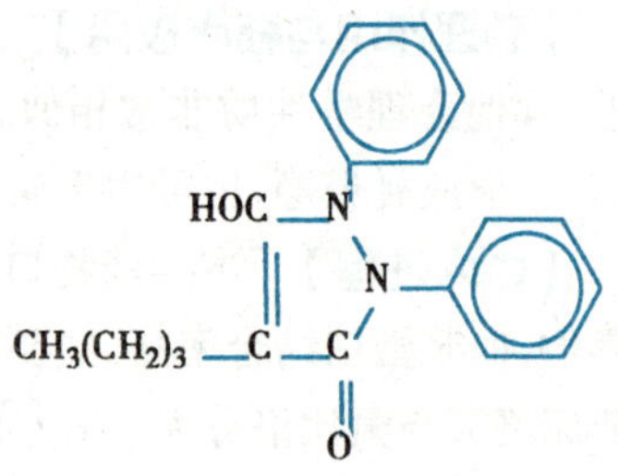

保泰松

八、烷酮类

萘丁美酮(nabumetone)是一个非酸性的2、6位双取代萘基链烷的可溶性酯质酮，是一种前体药物。本品口服后代谢为主要活性代谢物6-甲氧基-2-萘基乙酸(6-methoxy-2-naphthylacetic acid，6-MNA)，6-MNA为强效的COX抑制药。临床用于治疗类风湿性关节炎取得较好的疗效，不良反应较轻。6-MNA的血浆蛋白结合率大于99%，在肝脏代谢为非活性产物，$t_{1/2}$ 为24小时，80%经肾脏排泄，10%从粪便排出。

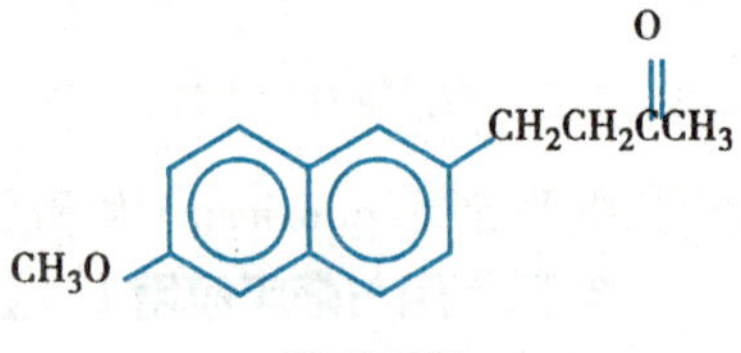

萘丁美酮

九、异丁芬酸类

舒林酸(sulindac)是吲哚乙酸类衍生物。在体内转化为磺基代谢物才有解热、镇痛、抗炎活性，效应强度不及吲哚美辛，但强于阿司匹林。适应证与吲哚美辛相似。活性代谢产物 $t_{1/2}$ 为18小时。因舒林酸在吸收入血前较少被胃肠黏膜转化成活性代谢产物，故胃肠反应发生率较低，肾毒性和中枢神经系统不良反应发生率也低于吲哚美辛。

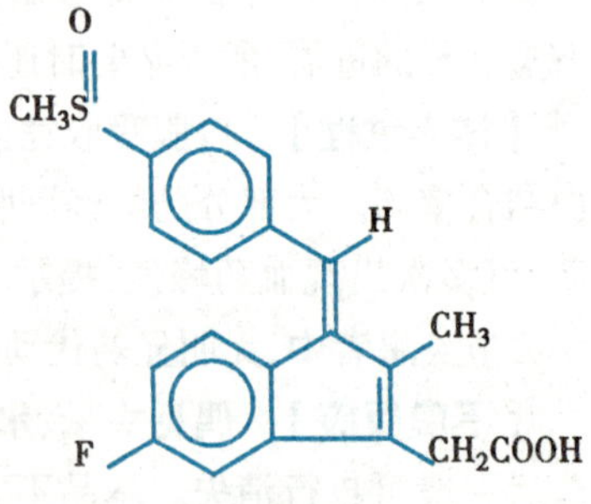

舒林酸

第三节 选择性环氧合酶-2抑制药

鉴于解热、镇痛和抗炎药物治疗作用的主要机制与抑制COX-2有关，而传统的这类药物大多为非选择性的COX抑制药，抑制COX-1常涉及临床常见的不良反应，如胃肠道反应、消化道出血、肾功能损害等。为此，近年来选择性的COX-2抑制药相继出现。

然而，随着基础和临床研究的发展，越来越多的证据表明COX-2也具有一定的生理作用。选择性COX-2抑制剂在减少胃肠道不良反应的同时，可能带来心血管系统等更严重的不良反应的发生。多项研究结果表明，患者服用罗非昔布、塞来昔布等选择性COX-2抑制剂后出现心脏

笔记

病发作、脑卒中，及其他严重后果的可能性成倍增加，这使得对选择性COX-2抑制剂的研究陷入了困境。近年来对选择性COX-2抑制剂临床应用的利弊问题争论不休，数项大规模前瞻性研究都对COX-2抑制剂的风险效益比提出了质疑。目前，COX-2抑制剂的效果与实际安全性仍有待进一步确定。因此，综合考虑每种药物给患者带来的利益和风险，权衡利弊后用药，以减少不良反应的发生。

塞来昔布

塞来昔布（celecoxib）

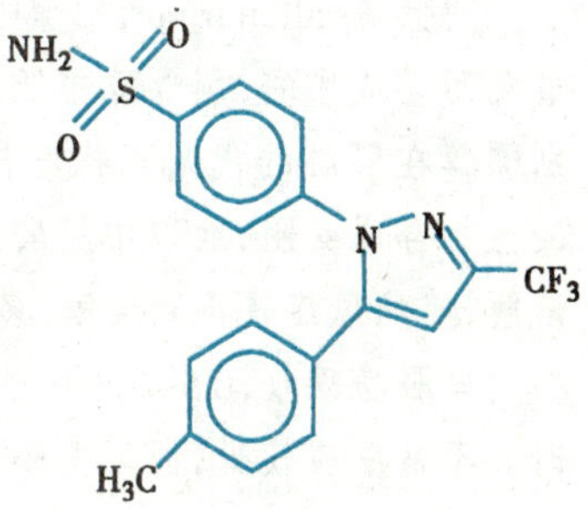

塞来昔布

【药理作用与临床应用】 选择性COX-2抑制药，抑制COX-2的作用较COX-1高375倍。治疗剂量对人体内COX-1无明显影响，也不影响TXA_2的合成，但可抑制PGI_2合成。具有抗炎、镇痛和解热作用。用于风湿性、类风湿性关节炎和骨关节炎的治疗，也可用于手术后镇痛、牙痛、痛经，同时还可以用来治疗家族性腺瘤性息肉。

【体内过程】 口服易吸收，血浆蛋白结合率高，3小时达峰浓度，$t_{1/2}$为11小时，主要在肝脏通过CYP2C9代谢，随尿和粪便排泄。

【不良反应】 胃肠道不良反应、出血和溃疡发生率均较其他非选择性非甾体抗炎药低。但仍有可能有其他非甾体抗炎药引起的水肿、多尿和肾损害，对有血栓形成倾向的患者需慎用，磺胺类过敏的患者禁用。

氟康唑、氟伐他汀和扎鲁司特是CYP2C9的抑制药，若联合用药可增加塞来昔布的血药浓度。此外，塞来昔布也能抑制CYP2D6，可提高β受体阻断药、抗抑郁药和抗精神病药的血药浓度。

罗非昔布

罗非昔布（rofecoxib）为果糖衍生物。对COX-2有高度的选择性抑制作用，具有解热、镇痛和抗炎作用，但不抑制血小板聚集。主要用于治疗骨关节炎。口服吸收良好，但其溶解度可限制高剂量药物的吸收，血浆蛋白结合率为87%，$t_{1/2}$为17小时。可在肝和肠壁经CYP3A4代谢。除胃肠道不良反应轻外，其他不良反应和非甾体抗炎药类似。但是，近年来有证据证实，罗非昔布有心血管不良反应。主要是增加心肌梗死和心脏猝死发病的危险，默克公司已宣布全球召回罗非昔布。在COX-2抑制剂安全性评估的听证会上，由于多数专家认为心血管危险是COX-2抑制剂的"类效应"，但危险的大小则因具体药物和剂量而异。默克公司将着手进行罗非昔布重返市场的工作。

尼美舒利

尼美舒利（nimesulide）是一种新型非甾体抗炎药。对COX-2的选择性抑制作用较强。具有抗炎、镇痛和解热作用。常用于类风湿性关节炎和骨关节炎、腰腿痛、牙痛、痛经的治疗。口服吸收迅速完全，蛋白结合率达99%，$t_{1/2}$为2~3小时，生物利用度高。

相比布洛芬、对乙酰氨基酚，其抗炎作用强，副作用较小。但在儿童发热用药的选择上需慎用尼美舒利，并禁止其口服制剂用于12岁以下儿童。

【附】抗痛风药

痛风是体内嘌呤代谢紊乱所引起的疾病，表现为高尿酸血症，尿酸盐在关节、肾及结缔组织中析出结晶。急性发作时尿酸盐微结晶沉积于关节而引起局部粒细胞浸润及炎症反应；如未及

笔记

时治疗则可发展为慢性痛风性关节炎或肾病变。急性痛风的治疗在于迅速缓解急性关节炎、纠正高尿酸血症等，可用秋水仙碱；慢性痛风的治疗旨在降低血中尿酸浓度，可用别嘌醇和丙磺舒等。抗痛风药物按药理作用分为以下几类：①抑制尿酸合成的药物如别嘌醇；②增加尿酸排泄的药物如丙磺舒、苯磺吡酮、苯溴马隆等；③抑制白细胞游走进入关节的药物如秋水仙碱等；④一般的解热镇痛抗炎药物如 NSAID 等。

别嘌醇

别嘌醇(allopurinol，别嘌呤醇)为次黄嘌呤的异构体。次黄嘌呤及黄嘌呤可被黄嘌呤氧化酶催化而生成尿酸，别嘌醇在低浓度时对酶为竞争性抑制剂，而在高浓度时则为非竞争性抑制剂。别嘌醇在肝脏的代谢产物奥昔嘌醇也是酶的非竞争性抑制剂，且在组织中停留时间较长，使尿酸生物合成受阻，血浆中尿酸浓度降低，尿中排出减少，并能使痛风患者组织内的尿酸结晶重新溶解，使痛风症状得到缓解，多用于慢性痛风。

口服易吸收，0.5~1 小时达血浆峰浓度，$t_{1/2}$ 为 2~3 小时，其代谢产物奥昔嘌醇 $t_{1/2}$ 为 14~28 小时。不良反应较少，偶见皮疹、胃肠反应、转氨酶升高和白细胞减少。

丙磺舒

丙磺舒(probenecid)通过竞争性抑制肾小管对有机酸的转运、抑制肾小管对尿酸的再吸收，增加尿酸排泄。因没有镇痛及抗炎作用，不适用于急性痛风。口服吸收完全，血浆蛋白结合率85%~95%，大部分通过肾近曲小管主动分泌排泄。因脂溶性大，易被再吸收，排泄慢。尿液碱性时排泄增加，血浆 $t_{1/2}$ 的长短取决于剂量的大小，在治疗剂量时 $t_{1/2}$ 为 6~12 小时，不良反应少见。

苯磺吡酮

苯磺吡酮又名硫氧唑酮、苯磺保泰松(sulfinpyrazone，anturan)。可抑制肾小管对尿酸的再吸收，促进尿酸的排泄，降低血尿酸水平。此外，尚可抑制血小板聚集，增加血小板存活时间，并有微弱的抗炎和镇痛作用。用于慢性痛风性关节炎和高尿酸血症，动脉血栓性疾病的防治。减缓或预防痛风结节的形成和关节的痛风病变。常见不良反应有恶心、呕吐、腹痛、皮疹、咽痛、肝损害。

苯溴马隆

苯溴马隆(benzbromarone，苯溴香豆素)为白色或淡黄色结晶性粉末，无味。易溶于丙酮及氯仿，微溶于乙醇，不溶于水。本品是苯并呋喃衍生物，具有抑制肾小管对尿酸的再吸收作用，促进尿酸排泄，从而降低血中尿酸的浓度。由于其不会阻挠嘌呤核苷酸代谢，适用于长期性治疗高尿酸血症及痛风病。

口服易吸收，在肝内去溴离子后以游离型或结合型从胆汁中排出。其代谢产物有效。服药后 24 小时血中尿酸为服药前的 66.5%。本品不良反应较少。少数患者可出现粒细胞减少，故应定期检查血象。极个别病例出现抗药性及持续性腹泻。

秋水仙碱

秋水仙碱(colchicine)对急性痛风性关节炎有选择性抗炎作用。尽管在急性期，秋水仙碱可缓解疼痛，但既不是促尿酸排泄药，也不是镇痛药，其作用可能是该药与微管蛋白结合，引起微管蛋白的解聚，中断了粒细胞迁移，抑制了急性发作局部的粒细胞浸润，与有丝分裂纺锤体结合阻断细胞的分裂；此外，还抑制白三烯的合成与释放。口服迅速从胃肠道吸收，可从胆汁分泌形成肠肝循环。用药后可在 12 小时内缓解关节红、肿、热、痛，对一般性疼痛及其他类型关节炎无

笔记

效。不良反应多见，主要是胃肠道反应如恶心、呕吐、腹痛、腹泻。中毒时出现水样腹泻及血便、脱水、休克；对肾及骨髓也有损害作用。

制剂及用法

阿司匹林（aspirin） 解热镇痛：每次0.3~0.6g，3次/天，饭后服。抗风湿：3~5g/d，分4次服，症状控制后逐渐减量。

水杨酸钠（sodium salicylate） 抗风湿：4~8g/d，分4~6次服，症状控制后逐渐减量。

对乙酰氨基酚（acetaminophen） 每次0.5g，3次/天。

保泰松（phenylbutazone） 每次0.1~0.2g，3次/天；症状改善后改为1次/天。

羟布宗（oxyphenbutazone） 每次0.1g，3次/天。餐中服，一周后递减0.1~0.2g/d。

吲哚美辛（indomethacin） 每次25mg，2~3次/天。餐中服，以后每周可递增25mg，至每日总量为100~150mg。

舒林酸（sulindac） 每次150~200mg，2次/天。每日最大剂量400mg。

甲芬那酸（mefenamic acid） 首次0.5g，以后每次0.25g。用药不宜超过一周。

氯芬那酸（clofenamic acid） 每次0.2g，3次/天。

双氯芬酸（diclofenac） 口服，每次25mg，3次/天。深臀部肌注，每次75mg，1次/天。

布洛芬（ibuprofen） 每次0.2~0.4g，3次/天。餐中服。

酮布芬（ketoprofen） 每次50mg，3~4次/天。

萘普生（naproxen） 每次0.25g，2次/天。

吡罗昔康（piroxicam） 20mg/d，分1~2次服。

美洛昔康（meloxicam） 每次7.5mg，1~2次/天。

尼美舒利（nimesulide） 每次100mg，2次/天。

秋水仙碱（colchicine） 每次0.5mg，1~2次/天，一日总量不超过4mg。

丙磺舒（probenecid） 治疗痛风，开始每次0.25g，2次/天，一周后增至每次0.5g。

别嘌醇（allopurinol） 第1周0.1g/d，第2周0.2g/d，第3周以后0.3g/d，分2~3次服。

苯溴马隆（benzbromarone） 每次50mg，1次/天，每日早餐后服用。3日后增至80mg/d，服药1~3周内查血清中尿酸浓度，视病情而定维持量，连用3~6个月。

塞来昔布（celecoxib） 治疗骨关节炎，200mg/d，每日1次或2次。

罗非昔布（rofecoxib） 每次12.5mg，1次/天，需要时，可每次25mg，1次/天。

萘丁美酮（nabumetone） 每次1.0g，1次/天。

（李 俊）

笔记

第二十一章　离子通道概论及钙通道阻滞药

离子通道(ion channels)是细胞膜中的跨膜蛋白质分子,在脂质双分子层膜上构成具有高度选择性的亲水性孔道,对某些离子能选择通透,其功能是细胞生物电活动的基础。离子通道是药物作用的重要靶点,离子通道基因缺陷及功能改变与多种先天性和获得性疾病发生、发展有密切关系,也就是近年来提出的离子通道病。随着电生理学和分子生物学的迅速发展,特别是膜片钳(patch clamp)技术和分子克隆技术的应用,使人类有能力从分子水平解释离子通道的结构和功能以及与疾病的关系等问题。

第一节　离子通道概论

一、离子通道研究简史

1949年Cole和Marmont设计了电压钳(voltage clamp)技术,直接测定细胞膜对离子的通透性。后经Hodgkin、Huxley和Katz等加以改进,成功地应用于枪乌贼巨轴突动作电位离子电流的研究,1955年,Hodgkin和Keens在研究神经轴突膜对钾离子通透性时发现,放射性钾跨轴突膜的运动很像是通过许多狭窄孔洞的运动,并提出了“通道”的概念。Hodgkin、Huxley提出了描述电压门控动力学的Hodgkin-Huxley模型,由于对通道研究的出色成果,他们荣获1963年度诺贝尔医学/生理学奖。

电压钳技术存在许多技术上的局限性,如无法记录单个通道的电活动和无法应用于直径较小的细胞。1976年Neher和Sakmann建立了膜片钳技术,它利用一个玻璃微电极同时完成膜片(或全细胞)电位的钳制和膜电流的记录,圆满地解决了上述问题。1991年,膜片钳技术的创始人荣获诺贝尔生物学奖。

二、离子通道的特性

离子通道具有两大共同特征,即离子选择性及门控特性。离子选择性包括通道对离子大小的选择性及电荷选择性,在一定条件下,某一种离子只能通过与其相应的通道跨膜扩散。另一特征是离子通道的门控特性,离子通道一般都具有相应的闸门,通道闸门的开启和关闭过程称为门控(gating)。正常情况下,通道大多处于关闭状态,只有在特定的条件下,通道的闸门才能开启,引起离子跨膜转运。一般认为,通道可表现为三种状态,激活(activation)是指在外界因素作用下,通道允许某种或某些离子顺浓度差和电位差通过膜,相当于通道开放。通道的失活(inactivation)是与通道关闭不完全相同的功能状态。此时不仅是通道处于关闭状态,而且即使有外来刺激也不能使之进入开放状态。通道关闭(close)的状态是安静时通道所处状态,此时如遇到适当刺激,通道即可进入激活状态。通道的激活、失活及关闭均有其特定条件,使通道蛋白质发生不同的分子构象变化,从而表现出不同的功能状态。

三、离子通道的分类

离子通道按激活方式分为三类:

1. 电压门控离子通道(voltage gated channels)　即膜电压变化激活的离子通道。通道开、关一方面与膜电位有关(voltage-dependent),另一方面与电位变化的时间有关(time-dependent),按

笔记

通过的离子命名,包括电压依赖性钠通道、钙通道、钾通道和氯通道等。

2. 配体门控离子通道(ligand gatedion channels) 由递质与通道蛋白分子上的结合位点相结合而开启,按递质或受体命名,如烟碱型乙酰胆碱受体、γ-氨基丁酸(GABA)受体。

3. 机械门控离子通道(mechanically gatedion channels) 是一类感受细胞膜表面应力变化,实现胞外机械信号向胞内转导的通道,根据通透性分为离子选择性和非离子选择性通道,根据功能作用分为张力激活型和张力失活型离子通道。

- Ion channels can be classified into three types: voltage-gated channels, ligand-gated channels and mechanically gated channels. According to the ion selectivity, the ion channels can be classified as Na^+, Ca^{2+}, K^+ and Cl^- channels.
- Na^+ channels generate the rapid regenerative upstroke of an action potential and also contribute to pacemaker. Ca^{2+} channels exist in excitable cells. Ca^{2+} regulates contraction, secretion and gating. K^+ channels control resting membrane potential, action potential waveform, refractoriness, and automaticity.
- Voltage-gated Na^+, Ca^{2+} and K^+ channels have structural similarities, and they all have α-subunit with four domains (D_1-D_4), each with six transmembrane segments S_1-S_6. S_4 segment is the primary voltage sensor, and the linker of S_5-S_6 is named as pore region.

离子通道按通透的离子分为:

(一) 钠通道

钠通道(sodium channels)是选择性允许 Na^+ 跨膜通过的离子通道,属电压门控离子通道,其功能是维持细胞膜兴奋性及其传导。在心脏、神经和肌肉细胞,动作电位始于快钠通道的激活,钠离子内流引起动作电位的 0 期去极化。现已克隆出 9 种人类钠通道基因。

根据对钠通道阻滞剂河豚毒素(tetrodotoxin, TTX)和芋螺毒素(μ-conotoxin, μCTX)的敏感性不同分为三类:即神经类(对 TTX 敏感性高,而对 μCTX 敏感性低);骨骼肌类(对 TTX 和 μCTX 敏感性均高);心肌类(对 TTX 和 μCTX 敏感性均低)。

(二) 钙通道

钙通道(calcium channels)在正常情况下为细胞外 Ca^{2+}($[Ca^{2+}]_o$)内流的离子通道。它存在于机体各种组织细胞,是调节细胞内 Ca^{2+}($[Ca^{2+}]_i$)浓度的主要途径。一般认为,膜上存在两大类钙离子通道,即电压门控钙通道和受体激活的钙通道。

1. 电压门控钙通道(voltage-gated Ca^{2+} channels) 目前已克隆出 L、N、T、P、Q 和 R 六种亚型的电压依赖性钙通道,其中 L 亚型钙通道是细胞兴奋时外钙内流的最主要途径,分布于各种兴奋细胞,是心肌细胞动作电位 2 相平台期形成的主要离子流。表 21-1 列出几种电压依赖性钙通道亚型的特性。

表 21-1 几种电压依赖性钙通道亚型特性

亚型	存在部位	钙电流特性	阻滞剂
L	心脏,神经	作用持续时间长,激活电压高、电导较大	维拉帕米,DHPs,Cd^{2+}
T	心脏,神经	作用持续时间短,电导小,激活电压低且迅速失活	氟桂嗪,sFTX,Ni^{2+}
N	神经	作用持续时间短,激活电压高	ω-CTX-GVIA,Cd^{2+}

笔记

续表

亚型	存在部位	钙电流特性	阻滞剂
P	小脑浦氏细胞	作用持续时间长，激活电压高	ω-CTX-MVIIC，ω-Aga-IVA
Q	小脑颗粒细胞		
R	神经		

注：DHPs：二氢吡啶类；sFTX：合成的蜘蛛毒素；ω-CTX：ω-芋螺毒素；Aga-IVA：一种蜘蛛毒素

2. 受体调控性钙通道（receptor-operated Ca^{2+} channels） 这类通道存在于细胞器如肌质网（sarcoplasmic reticulum，SR）和内质网（endoplasmic reticulum，ER）膜上，是内钙释放进入胞质的途径。由于三磷酸肌醇（inositol triphosphate，IP_3）或 Ca^{2+} 等第二信使激活细胞器上相应受体而引起通道开放，故称为细胞内受体门控离子通道。当细胞膜去极化时，电压门控钙通道开放，Ca^{2+} 内流使细胞内 Ca^{2+} 突然增加而触发 Ca^{2+} 释放，从而引起细胞兴奋 - 收缩偶联等生理活动，这一过程称为 Ca^{2+} 诱发 Ca^{2+} 释放。现主要有下述两种钙释放通道：①Ryanodine受体钙释放通道：Ryanodine 受体（ryanodine receptors，RyRs）分布在骨骼肌、心肌、平滑肌、脑、内分泌细胞、肝和成纤维细胞等。现已克隆出 RyR_1、RyR_2 和 RyR_3 三种亚型，分别称为骨骼肌、心肌和脑 RyR。咖啡因为这类受体激动剂，激动 RyRs，促进储 Ca^{2+} 释放而使 $[Ca^{2+}]_i$ 升高。② IP_3 受体通道：IP_3 作用于细胞器如 ER 或 SR 膜上的 IP_3 受体引起储 Ca^{2+} 释放，称为 IP_3 受体（IP_3Rs）通道。经 cDNA 克隆已确定 IP_3R_1、IP_3R_2 和 IP_3R_3 通道 3 种亚型。IP_3R_1 是主要的 Ca^{2+} 释放通道，在心脏，IP_3R_1 与药物和激素引起心肌收缩反应有关。

（三）钾通道

钾通道（potassium channels）是选择性允许 K^+ 跨膜通过的离子通道。是目前发现的亚型最多、作用最复杂的一类离子通道。广泛分布于骨骼肌、神经、心脏、血管、气管、胃肠道、血液及腺体等细胞。自 1987 年成功地克隆出第一个钾通道基因后，现已克隆出几十种亚型。其中，钾通道在调节细胞的膜电位和兴奋性以及平滑肌舒缩活性中起重要作用。

钾通道按其电生理特性不同分为电压依赖性钾通道、钙依赖性钾通道及内向整流钾通道。

1. 电压依赖性钾通道（voltage-dependent K^+ channels） 这类钾通道的活性受膜电位变化调控，包括：

（1）外向延迟整流钾通道（delayed rectifier K^+ channels）：其产生的电流为 I_K，此类通道在去极化时激活而产生外向电流，与膜的复极化有关。

在心肌细胞，I_K 主要由两种成分组成，快速激活整流钾电流 I_{Kr} 和缓慢激活整流钾电流 I_{Ks}，为心肌细胞动作电位复极 3 期的主要离子流。Ⅲ类抗心律失常药物选择性阻滞 I_{Kr}，使动作电位时程延长。在人心房肌细胞存在一种超快速延迟整流钾电流，称为 I_{Kur}，激活时间仅 50 毫秒，其成分为外向钾电流。该电流在调控心房复极中起重要作用，与房性心律失常的发生有密切关系。

（2）瞬时外向钾通道（transient outward K^+ channels）：其产生的电流为 I_{to}，此类钾通道在去极化明显时才能激活，其产生外向电流无整流特性，参与动作电位 1 期的复极过程。该通道激活迅速、失活快。I_{to} 可分为对 4- 氨基吡啶（4-AP）敏感的钾电流 I_{to1}，以及对钙敏感的 I_{to2}，实为钙依赖性氯电流。I_{to1} 可被 4-AP 阻滞，I_{to2} 可被 ryanodine 阻滞。

（3）起搏电流（pacemaker channels，I_f）：I_f 是非特异性阳离子电流，即由一种以上单价阳离子，如 K^+ 和 Na^+ 共同携带的离子电流。I_f 为超极化激活的时间依赖性内向整流电流，是窦房结、房室结和希浦系统的起搏电流之一。

2. 钙依赖性钾通道（Ca^{2+}-dependent K^+ channels，K_{Ca}） 是一类具有电压和 Ca^{2+} 依赖性的钾通道。细胞膜去极化和胞质 $[Ca^{2+}]_i$ 升高均可激活而使其开放，K^+ 外流，使膜复极化或超极化，是调节血管平滑肌肌源性张力的主要离子通道之一。根据其电导大小分为高（BK）、中（IK）和低

笔记

(SK)电导钙依赖性钾通道3个亚型。

3. 内向整流钾通道(inward rectifier K^+ channels, Kir)　这类钾通道都具有内向整流特性，其中比较重要的有三种：内向整流钾通道(Kir)，ATP敏感的钾通道(K_{ATP})及乙酰胆碱激活的钾通道(K_{ACh})，分别称为Kir2.1、Kir6.2、Kir3.x。

(1) 内向整流钾通道(inward rectifier K^+ channels)：该通道在心肌细胞称为Kir(Kir2.1)，其电流为I_{K1}。心房肌、心室肌和浦肯耶细胞均有Kir通道，但以心室肌细胞最为丰富，窦房结P细胞无Kir通道。在心肌细胞，Kir通道也参与AP的3相复极，但主要维持4相静息电位，防止由于Na^+-K^+泵的作用使膜超极化大于钾平衡电位(E_K)。

(2) ATP敏感的钾通道(ATP-sensitive K^+ channels)：该通道被称为K_{ATP}(Kir6.2)通道，其电流为$I_{K(ATP)}$，K_{ATP}为代谢性调节K^+外流通道。骨骼肌、心肌、血管平滑肌、胰腺β细胞、神经、内分泌细胞及肾上腺皮质细胞等均有分布。在正常生理情况下，该通道处在失活状态，只有在缺氧、能量耗竭及ATP减少时，通道才逐渐被激活而开放，该通道与心肌缺血预适应及胰岛素分泌有密切关系。通常所称的钾通道开放剂就是指激活K_{ATP}通道的药物，代表药物有克罗卡林(cromakalim)、二氮嗪(diazoxide)等；阻滞药有格列本脲(glibenclamide)和甲苯磺丁脲(tolbutamide)等。

(3) 乙酰胆碱激活的钾通道(acetylcholine-activated K^+ channels)：该类通道称为K_{ACh}(Kir3.x)通道，其电流为$I_{K(ACh)}$。K_{ACh}是一种电导大、门控过程快的钾通道。它存在于心脏的窦房结、房室结和心房肌细胞。主要由ACh和GTP激活，亦可被超极化激活。ACh作用于M受体而激活此通道，增加舒张电位而导致负性频率作用。ACh浓度升高增加其开放概率，但不影响其开放时间。

(四) 氯通道(chloride channels)

氯离子是机体细胞最富于生理意义的阴离子，它在细胞内外的转运，除了Cl^--HCO_3^-交换及Na^+-K^+-Cl^-和K^+-Cl^-共同转运外，还可经过Cl^-通道进行转运。机体的兴奋性和非兴奋性细胞膜及溶酶体、线粒体、内质网等细胞器的质膜均分布有这类通道。氯通道的生理作用是：在兴奋性细胞稳定膜电位和抑制动作电位的产生；在肥大细胞等非兴奋性细胞维持其负的膜电位，为膜外Ca^{2+}进入细胞内提供驱动力；该通道还在调节细胞体积、维持细胞内环境稳定起重要作用。

四、离子通道的生理功能

生命的最小形态功能单位是细胞，离子通道则是细胞活性的至关重要的成分，通过调节离子流的动力学，完成信号的跨膜传递。离子通道具有众多的生理功能，概括起来有如下几个方面：

(一) 决定细胞的兴奋性、不应性和传导性

在神经、肌肉等兴奋性细胞，离子通道主要以生物电活动形式表现兴奋的产生及传导。由于细胞膜内外各种离子的分布不均匀性，造成膜两侧离子浓度差和电位差，从而形成膜电位。膜内外离子的跨膜运动，引起膜电位的变化。因此，离子通道的主要功能是形成动作电位、传递信号，从而调节功能活动。钠和钙通道主要调控去极化，而钾通道主要是调控复极化和维持静息膜电位，从而共同决定兴奋细胞的兴奋性、不应性和传导性等。

(二) 介导兴奋—收缩偶联和兴奋—分泌偶联

在肌肉及腺体等可兴奋细胞发挥其生理功能时，首先产生的生理效应是细胞产生动作电位(兴奋)，然后才出现肌肉收缩或腺体分泌的反应表现，其中，钙离子通道的开放，导致Ca^{2+}内流是偶联的关键环节。提高细胞内钙浓度而触发各种生理效应，如肌肉的收缩(包括心肌及骨骼肌的收缩等)、腺体分泌(包括胰腺、唾液腺等)、钙依赖性离子通道的开放和关闭、蛋白激酶(如PKC)的激活及基因表达的调节等。

笔记

(三) 调节血管平滑肌的舒缩活动

血管平滑肌有钙通道、钾通道、氯通道和非选择性阳离子通道，它们都调节血管平滑肌的舒缩活性。

(四) 参与细胞跨膜信号转导过程

在细胞间信息传递的过程中，离子通道发挥重要作用。在神经-肌肉接头的信号转导中，神经末梢释放递质需电压门控钙通道参与。在中枢神经系统的突触传递过程中，参与突触传递的离子通道有电压门控的钙通道、钾通道、钠通道、氯通道和配体门控离子通道。一般由对 Na^+ 和 K^+ 都通透的 NMDA 和非 NMDA 受体离子通道开放引起突触后膜去极化，形成兴奋性突触后电位(excitatory postsynaptic potential，EPSP)；由对 Cl^- 通透的 $GABA_A$ 受体离子通道开放引起突触后膜超极化，形成抑制性突触后电位(inhibitory postsynaptic potential，IPSP)，进而产生突触后兴奋或抑制状态以致出现中枢的兴奋或抑制过程。

(五) 维持细胞正常形态和功能完整性

细胞正常结构和形态的完整性，有赖于细胞所处环境的渗透压及水的跨膜转运。细胞正常体积的维持与离子通道及细胞膜上 Na^+-K^+-$2Cl^-$、Na^+-Cl^- 等转运体有关，如当细胞肿胀时，钾离子通道被激活，K^+ 外流增多、Cl^- 外流增多。

近年来关于离子通道的研究越来越深入，细胞膜上离子通道蛋白质结构或功能改变引起离子通道障碍，不仅导致心血管离子通道病，主要包括长 QT 间期综合征(long QT syndrome，LQTS)、Brugada 综合征(Brugada syndrome，BRS)、儿茶酚胺敏感的多形性室速(catecholaminergic polymorphic ventricular tachycardia，CPVT)、短 QT 综合征(short QT syndrome，SQTS)等，同时也影响神经、肌肉、肾脏等系统和器官，导致机体整体生理功能紊乱，形成某些先天性或后天获得性疾病，例如：钾离子通道病常染色体显性良性家族性新生儿惊厥(benign familial neonatal convulsions，BFNC)，钠离子通道病全面性癫痫热性发作叠加症，钙离子通道病中央脊髓性肌病，氯离子通道病先天性肌强直(Thomsen 型和 Becker 型)等。

第二节　作用于离子通道的药物

一、作用于钠通道的药物

作用于钠通道的药物临床常用的有Ⅰ类抗心律失常药，局部麻醉药，抗癫痫药。其中Ⅰ类抗心律失常药主要作用于钠通道，见抗心律失常药一章。

二、作用于钾通道的药物

作用于钾通道的药物常被称为钾通道调控剂(potassium channel modulators)，包括钾通道阻滞药和钾通道开放药，它们通过阻滞或促进细胞内 K^+ 外流而产生各种药理作用。钾通道开放时，K^+ 外流，膜超极化，动作电位时程缩短，继而降低钠通道和钙通道的开放概率，降低膜的兴奋性。钾通道阻滞时，K^+ 外流停止或减少，动作电位时程和有效不应期延长。作用于钾通道的药物，通过影响钾通道闸门的启闭而发挥药理作用。

(一) 钾通道阻滞药

钾通道阻滞药(potassium channel blockers，PCBs)是一类可抑制 K^+ 通过膜通道的药物，种类很多，有无机离子(如 Cs^+、Ba^{2+} 等)、有机化合物(如 TEA、4-AP 等)、多种毒素(如蝎毒、蛇毒、蜂毒等)以及目前临床治疗用药物，见抗心律失常药物及降糖药。

(二) 钾通道开放药

笔记

钾通道开放药(potassium channel openers，PCOs)是选择性作用于钾通道，增加细胞膜对钾离子的通透性，促进钾离子外流的一类药物。PCOs是近年来发现的一类具有新颖药理作用的药物。许多研究者对PCOs这类药物予以极大关注。目前合成的钾通道开放药(PCOs)都是作用于K_{ATP}通道。

PCOs的研究始于20世纪80年代中期。当时发现一新型化合物Cromakalim通过激活血管平滑肌钾通道，产生降压和平滑肌舒张作用。PCOs舒张血管平滑肌的作用通过以下几个过程实现：①细胞膜电位更负，电压依赖性钙通道不易开放；②K^+持续外流，可对抗神经递质及激素所致去极化；③超极化可阻止胞内Ca^{2+}储存部位对Ca^{2+}的重摄取、储存和释放；④促Na^+-Ca^{2+}交换，排出Ca^{2+}，从而细胞内Ca^{2+}下降。PCOs目前临床已用于高血压、心绞痛和心肌梗死等的治疗，相关内容在后面章节中将详细介绍。

第三节　钙通道阻滞药

钙离子作为生物细胞的重要信使，参与细胞多种重要功能的调节，包括心脏起搏、心肌细胞和骨骼肌以及血管平滑肌的兴奋-收缩偶联、神经递质释放、腺体分泌及基因表达等。因此，钙通道在维持细胞和器官的正常生理功能上起到极为重要的作用。

钙通道阻滞药(calcium channel blockers)，又称钙拮抗药(calcium antagonists)，是一类选择性阻滞钙通道，抑制细胞外Ca^{2+}内流，降低细胞内Ca^{2+}浓度的药物。在20世纪60年代初，Fleckenstein及Godfraind在离体豚鼠乳头肌实验中发现普尼拉明(prenylamine)和维拉帕米(verapamil)降低心肌收缩力而不影响其动作电位，类似心肌细胞脱钙现象，使兴奋-收缩脱偶联，这种抑制作用可被Ca^{2+}逆转，从而首先提出钙阻滞药的概念。

一、钙通道阻滞药分类

目前应用于临床的钙通道阻滞药主要是选择性作用于电压依赖性Ca^{2+}通道L亚型的药物，作用于T、N、P、R、Q亚型的阻滞药仍在研发中。选择性作用于L型钙通道的药物，根据其化学结构特点，分为3亚类：

二氢吡啶类(dihydropyridines，DHPs)：硝苯地平(nifedipine)、尼卡地平(nicardipine)、尼群地平(nitrendipine)、氨氯地平(amlodipine)、尼莫地平(nimodipine)等。

苯并噻氮䓬类(benzothiazepines BTZs)：地尔硫䓬(diltiazem)、克仑硫䓬(clentiazem)、二氯呋利(diclofurine)等。

苯烷胺类(phenylalkylamines，PAAs)：维拉帕米(verapamil)、加洛帕米(gallopamil)、噻帕米(tiapamil)等。

非选择性钙通道调节药主要有普尼拉明(prenylamine)、苄普地尔(bepridil)、卡罗维林(caroverine)和氟桂嗪(flunarizine)等。

二、钙通道阻滞药的作用机制

L型钙通道至少含有3种不同类的钙通道阻滞药(二氢吡啶类，硫氮䓬类及苯烷胺类)的结合位点。这些结合位点是不同的，其中苯烷胺类(如维拉帕米)及硫氮䓬类结合位点在细胞膜内侧，它们从细胞膜内侧阻滞钙通道。二氢吡啶类与L型钙通道细胞膜外侧端相结合，它从细胞膜外侧阻滞钙通道。

钙通道阻滞药与通道上的受体位点结合后，通过降低通道的开放概率来减少外Ca^{2+}内流量。近来还发现钙通道阻滞药与钙通道的结合力和膜去极化呈正比，即通道开放概率越高，钙通道阻滞药与通道结合力越强。例如钙通道在单位时间内开放的次数越多，维拉帕米越容易进入细胞，因而它对钙通道的阻滞作用也越强，解释了维拉帕米治疗室上性心动过速和减慢房室

笔记

传导的机制。

药物与离子通道的相互作用及亲和性与通道所处的状态和药物的理化性质关系密切。亲水性分子,如维拉帕米和地尔硫䓬易与激活状态或失活状态的通道相结合,钙通道阻滞药与开放状态钙通道结合后,可促使通道向失活状态转化;如与失活状态的钙通道或静息状态通道结合,则阻止这两种状态向激活开放状态转化。具有疏水性的二氢吡啶类药物,如硝苯地平则与失活状态的通道相结合,延长失活后恢复所需要的时间。因而这一类药物的使用依赖性较弱,对心脏的自主活动、心率和心脏传导的影响都较小。但该药的电压依赖性作用有利于它们的血管选择性,特别是对病变血管。已证明在相同的治疗剂量下,可使高血压患者的血压下降,而对正常血压的影响较小。

Calcium channel blockers reduce cardiac contractility in a dose-dependent fashion. Verapamil, diltiazem, and bepridil block Ca^{2+} channels in cardiac cells, reduce heart rate, decrease AV nodal conduction velocity, and increase PR interval; Ca^{2+} channel blockers inhibit the voltage-dependent Ca^{2+} channels in vascular smooth muscle. The dihydropyridines have a greater ratio of vascular smooth muscle effects relative to cardiac effects than verapamil and diltiazem. All Ca^{2+} channel blockers relax arterial smooth muscle, decrease coronary vascular resistance and increase coronary blood flow. The clinical uses include hypertension, angina pectoris, arrhythmias, cerebrovascular diseases, hypertrophic cardiomyopathy, migraine and raynaud's phenomenon.

三、钙通道阻滞药的药理作用及临床应用

【药理作用】

1. 对心肌的作用

(1) 负性肌力作用:钙通道阻滞药使心肌细胞内 Ca^{2+} 量减少,因而呈现负性肌力作用。它可在不影响兴奋除极的情况下,明显降低心肌收缩性,使心肌兴奋收缩脱偶联,降低心肌耗氧量。钙通道阻滞药还能舒张血管平滑肌降低血压,继而使整体动物中交感神经活性反射性增高,抵消部分负性肌力作用。硝苯地平的这一作用明显,可能超过其负性肌力作用而表现为轻微的正性肌力作用。

(2) 负性频率和负性传导作用:窦房结和房室结等慢反应细胞的 0 相除极和 4 相缓慢除极均是由 Ca^{2+} 内流所引起,它们的传导速度和自律性由 Ca^{2+} 内流所决定,因而钙通道阻滞药能减慢房室结的传导速度,降低窦房结自律性,而减慢心率。此作用是钙通道阻滞药治疗室上性心动过速的理论基础。对心脏的负性频率和负性传导作用以维拉帕米和地尔硫䓬的作用最强;而硝苯地平扩张血管作用强,对窦房结和房室结的作用弱,还能反射性加快心率。

2. 对平滑肌的作用

(1) 血管平滑肌:因血管平滑肌的肌浆网的发育较差,血管收缩时所需要的 Ca^{2+} 主要来自细胞外,故血管平滑肌对钙通道阻滞药的作用很敏感。该类药物能明显舒张血管,主要舒张动脉,对静脉影响较小。动脉中又以冠状血管较为敏感,能舒张大的输送血管和小的阻力血管,增加冠脉流量及侧支循环量,治疗心绞痛有效。

脑血管也较敏感,尼莫地平舒张脑血管作用较强,能增加脑血流量。

钙通道阻滞药也舒张外周血管,解除其痉挛,可用于治疗外周血管痉挛性疾病。三种钙通道阻滞药对心血管作用的比较见表 21-2。

笔记

表 21-2　三种钙通道阻滞药心血管效应的比较

	负性肌力	负性频率	冠脉扩张	外周血管扩张
维拉帕米	+	++	+++	++
硝苯地平	–	–	+++	+++
地尔硫䓬	+	+	+++	+

（注：+~+++ 为作用的强弱，– 为无作用）

(2) 其他平滑肌：钙通道阻滞药对支气管平滑肌的松弛作用较为明显，较大剂量也能松弛胃肠道、输尿管及子宫平滑肌。

3. 抗动脉粥样硬化作用　钙参与动脉粥样硬化的病理过程，如平滑肌增生、脂质沉积和纤维化，钙通道阻滞药可干扰这些过程，包括以下几点：

(1) 减少钙内流，减轻 Ca^{2+} 超载所造成的动脉壁损害。

(2) 抑制平滑肌增殖和动脉基质蛋白质合成，增加血管壁顺应性。

(3) 抑制脂质过氧化，保护内皮细胞。

(4) 硝苯地平可因增加细胞内 cAMP 含量，提高溶酶体酶及胆固醇酯的水解活性，有助于动脉壁脂蛋白的代谢，从而降低细胞内胆固醇水平。

4. 对红细胞和血小板结构与功能的影响

(1) 对红细胞影响：与其他组织细胞一样，红细胞具有完整的钙转运系统，红细胞膜的稳定性与 Ca^{2+} 有密切关系，Ca^{2+} 增加，膜的脆性增加，在外界因素作用下容易发生溶血，由于红细胞膜富含磷脂成分，Ca^{2+} 能激活磷脂酶使磷脂降解，破坏膜的结构。钙通道阻滞药抑制 Ca^{2+} 内流，减轻 Ca^{2+} 超负荷对红细胞的损伤。

(2) 对血小板活化的抑制作用：实验证明，地尔硫䓬能抑制血栓素（TXA_2）的产生和由 ADP、Adr 以及 5-HT 等所引起的血小板聚集。

5. 对肾脏功能的影响　钙通道阻滞药的舒张血管和降低血压的作用，与已知的舒张血管药物不同，不伴有水、钠潴留作用。在高血压患者，二氢吡啶类药物，如尼卡地平和非洛地平在降低血压的同时，能明显增加肾血流，但对肾小球滤过作用影响小。现研究证实，钙通道阻滞药有排钠利尿作用，而且这种作用与影响肾小管对电解质的转运有关。钙通道阻滞药对肾脏的这种保护作用，在伴有肾功能障碍的高血压病和心功能不全的治疗中都有重要意义。

【体内过程】　钙通道阻滞药口服均能吸收，但因首关效应强，生物利用度都较低。其中以氨氯地平为最高，生物利用度 65%~90%。钙通道阻滞药与血浆蛋白结合率高。几乎所有的钙通道阻滞药都在肝脏被氧化代谢为无活性或活性明显降低的物质，然后经肾脏排出。3 种钙通道阻滞药的药代动力学参数见表 21-3。硝苯地平、维拉帕米与地尔硫䓬的 $t_{1/2}$ 较短，约为 4 小时，但其缓释制剂和第二代双氢吡啶类药物如非洛地平、尼群地平等的 $t_{1/2}$ 较长，药效可保持 24 小时，因此，每日给药一次即可。

表 21-3　三种钙通道阻滞药的药代动力学参数

	口服生物利用度	产生作用时间	$t_{1/2}$	分布	消除
维拉帕米	20%~35%	<1.5 分钟（i.v） 30 分钟（口服）	6 小时	90% 与血浆蛋白结合	70% 肾脏排出；15% 胃肠道消除
硝苯地平	45%~70%	<1 分钟（i.v） 5~20 分钟（口服，舌下）	4 小时	90% 与血浆蛋白结合	肝脏代谢 80% 原药及代谢产物由尿排出
地尔硫䓬	40%~65%	<3 分钟（i.v） >30 分钟（口服）	3~4 小时	70%~80% 与血浆蛋白结合	肝脏灭活后由粪便排出

笔记

【临床应用】 钙通道阻滞药的临床应用主要是防治心血管系统疾病，近年也试用于其他系统疾病。

1. 高血压 应用钙通道阻滞药治疗高血压已得到肯定。其中二氢吡啶类药物如硝苯地平、尼卡地平、尼莫地平等扩张外周血管作用较强，用于控制严重的高血压，长期用药后，全身外周阻力下降30%~40%，肺循环阻力也下降。后一作用特别适合于并发心源性哮喘的高血压危象患者。维拉帕米和地尔硫䓬可用于轻度及中度高血压。

临床应用时应根据具体病情选用适当的药物，如对兼有冠心病的患者，以选用硝苯地平为宜；伴有脑血管病的当用尼莫地平；伴有快速型心律失常者最好选用维拉帕米。这些药物可以单用，也可以与其他药物合用，如与β受体阻断药普萘洛尔合用，以消除硝苯地平因扩血管作用所产生的反射性心动过速。也可与利尿药合用以消除扩血管药可能引起的水钠潴留，并加强其降压效果。

2. 心绞痛 钙通道阻滞药对各型心绞痛都有不同程度的疗效。

(1) 变异型心绞痛：常在休息时如夜间或早晨发作，由冠状动脉痉挛所引起。硝苯地平疗效最佳。

(2) 稳定型(劳累型)心绞痛：常见于冠状动脉粥样硬化患者，休息时并无症状，此时心脏血液供求关系是平衡的。劳累时心做功增加，血液供不应求，导致心绞痛发作。钙通道阻滞药通过舒张冠脉，减慢心率，降低血压及心收缩性而发挥治疗效果。三代钙通道阻滞药均可使用。

(3) 不稳定型心绞痛：较为严重，昼夜都可发作，由动脉粥样硬化斑块形成或破裂及冠脉张力增高所引起。维拉帕米和地尔硫䓬疗效较好，硝苯地平宜与β受体阻断药合用。

3. 心律失常 钙通道阻滞药治疗室上性心动过速及后除极触发活动所致的心律失常有良好效果。三代钙通道阻滞药减慢心率的作用程度有差异。维拉帕米和地尔硫䓬减慢心率作用较明显。硝苯地平较差，甚至反射性加速心率，因而不用于治疗心律失常。

4. 脑血管疾病 尼莫地平、氟桂嗪等可预防由蛛网膜下腔出血引起的脑血管痉挛及脑栓塞。

5. 其他 钙通道阻滞药用于外周血管痉挛性疾病，硝苯地平和地尔硫䓬可改善大多数雷诺病患者的症状。还用于预防动脉粥样硬化的发生。此外，钙通道阻滞药还可用于支气管哮喘、偏头痛等。现证实维拉帕米可减缓肿瘤细胞对抗肿瘤药物的耐药性，临床上用做肿瘤耐药性逆转剂。

【不良反应】 钙通道阻滞药相对比较安全，但由于这类药物的作用广泛，选择性相对较低。不良反应与其钙通道阻滞、血管扩张以及心肌抑制等作用有关。其一般不良反应有：颜面潮红、头痛、眩晕、恶心、便秘等。维拉帕米及地尔硫䓬严重不良反应有低血压及心功能抑制等。

【药物相互作用】 钙通道阻滞药与血浆蛋白结合率高，用药应注意药物间的相互作用。钙通道阻滞药能提高地高辛浓度，延长西咪替丁的 $t_{1/2}$，而硝苯地平可降低奎尼丁血药浓度。维拉帕米与地高辛合用时，可使地高辛的血药浓度升高70%，引起缓慢型心律失常，因为维拉帕米能抑制地高辛经肾小管分泌，减少消除，故两药合用时，宜减少地高辛用量。

制剂与用法

硝苯地平(nifedipine) 片剂，每片5mg，10mg；控释片，每片20mg；胶丸剂，每丸5mg；胶囊剂，每胶囊5mg，10mg。口服每次5~10mg，3次/天，急用时可舌下含服。缓释片，每12小时1次，每次20mg。

尼卡地平(nicardipine) 片剂，每片10mg，20mg，40mg。口服每次20mg，3次/天。

尼群地平(nitrendipine) 片剂，每片10mg。口服每次10~20mg，2次/天。

尼莫地平(nimoldipine) 口服，一日剂量40~60mg，分2~3次服。

笔记

氨氯地平(amlodipine)　片剂,每片 2.5mg,5mg,10mg。口服开始时 5mg/d,以后可根据情况增加剂量,最大剂量 10mg/d。

非洛地平(felodipine)　缓释片,1 次/天。开始时 2.5~5mg/d,两周后调整剂量,最大剂量 20mg/d。

地尔硫䓬(diltiazem)　片剂,每片 30mg;缓释片剂,每片 30mg。口服常用量,每次 30~60mg,3 次/天;用于心律失常,每次 30~60mg,4 次/天;用于心绞痛,每 6~8 小时 30~60mg;用于高血压,每日剂量 120~240mg,分 3~4 次服。

维拉帕米(verapamil)　片剂,每片 40mg;注射剂,5mg/2ml。口服每次 40~120mg,3~4 次/天;稀释后缓慢静脉注射或静脉滴注,每次 5~10mg,症状控制后改用片剂口服维持。

氟桂利嗪(flunarizine)　胶囊剂,每胶囊 5mg。口服每次 5~10mg,1 次/天。

(杨宝峰)

笔记

第二十二章　抗心律失常药

心律失常(arrhythmia)主要是心动节律和频率异常。心律正常时心脏协调而有规律地收缩、舒张,顺利地完成泵血功能。心律失常时心脏泵血功能发生障碍,影响全身器官的供血。某些类型的心律失常如心室颤动,可危及生命,必须及时纠正。心律失常的治疗方式有药物治疗和非药物治疗(起搏器、电复律、导管消融和手术等)两种。药物治疗在抗心律失常方面发挥了重要作用,但抗心律失常药又存在致心律失常(proarrhythmia)的毒副作用。要做到正确合理应用抗心律失常药,必须掌握心脏电生理特征、心律失常发生机制和药物作用机制。

第一节　心律失常的电生理学基础

一、正常心脏电生理特性

正常的心脏冲动起自窦房结,顺序经过心房、房室结、房室束及普肯耶纤维,最后到达心室肌,引起心脏的节律性收缩。心脏活动依赖于心肌正常电活动,而心肌细胞动作电位(action potential,AP)的整体协调平衡是心脏电活动正常的基础。单个心肌细胞动作电位特性又取决于各种跨膜电流的平衡状态。不同部位的心肌细胞其动作电位不完全一样(图22-1)。按动作电位特征可将心肌细胞分为快反应细胞和慢反应细胞两大类。参与两类细胞动作电位的跨膜电流不同,导致其动作电位特征亦不同。

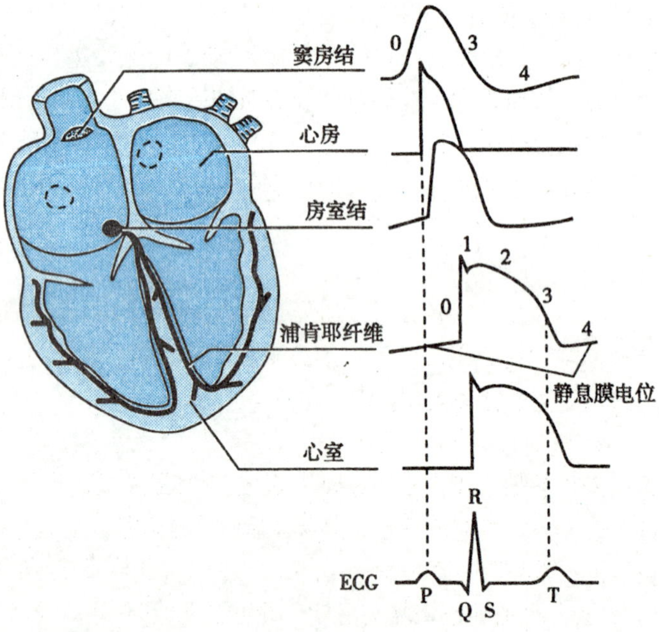

图22-1　心脏不同部位细胞的动作电位特征与心电图关系

快反应细胞:快反应细胞包括心房肌细胞、心室肌细胞和希-浦细胞。其动作电位0相除极由钠电流介导,除极速度快、振幅大。多种内向和外向电流参与快反应细胞的动作电位整个时程。普肯耶细胞动作电位时程中的参与电流见图22-2。

慢反应细胞:慢反应细胞包括窦房结和房室结细胞。其动作电位0相除极由L型钙电流介导,除极速度慢、振幅小。慢反应细胞无内向整流钾电流(I_{K1})控制膜电位,其静息电位不稳定,容易去极化,故自律性高。窦房结细胞动作电位时程中的参与电流见图22-3。

多种内向和外向电流参与心肌细胞的动作电位时程,任一通道电流发生变化均可引起动作电位特征改变,进而影响心脏的电生理特性——自律性、传导性和兴奋性。现有抗心律失常药物影响的离子电流主要有I_{Na}、$I_{Ca(L)}$、I_f、I_{Kr}、I_{Ks}、I_{Kur}。药物通过影响各种通道电流,改变心脏的自律性、传导性和兴奋性,而发挥抗心律失常作用。

笔记

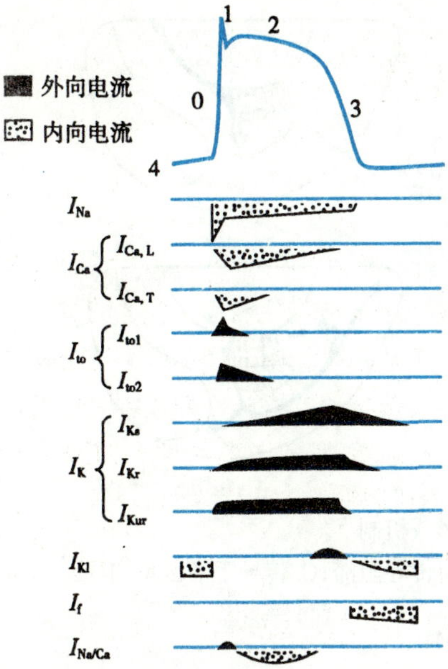

图 22-2　浦肯耶细胞动作电位时程中的主要参与电流

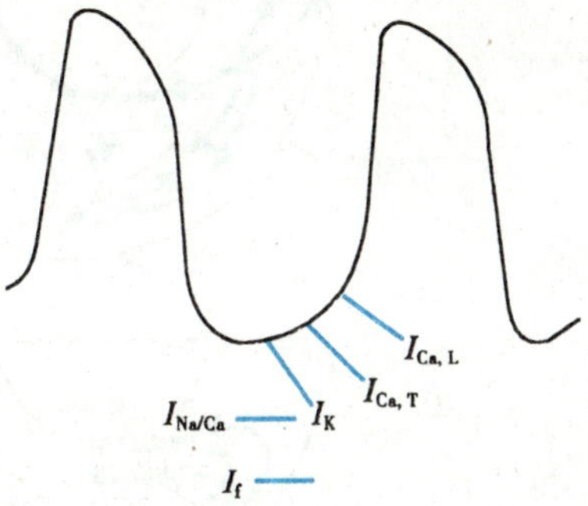

图 22-3　窦房结细胞动作电位时程中的参与电流
前一动作电位复极过程中，内向 Na^+/Ca^{2+} 交换电流逐渐减小，延迟整流钾电流至舒张期也逐渐减小，电位变化引起起搏电流激活。当膜除极至 -50mV 时，T 型钙电流激活，至舒张末期时 L 型钙电流亦激活，进而引起新的动作电位。

心脏的自律细胞主要有窦房结细胞、房室结细胞和希 - 浦细胞，可自动发生节律性兴奋。自律性的产生源于自律细胞动作电位 4 相自动去极化，希 - 浦细胞 4 相自动去极化主要由 I_f 决定（图 22-2），窦房结及房室结细胞 4 相自动去极化则由 I_K 逐渐减小而 I_f、$I_{Ca(T)}$、$I_{Ca(L)}$ 逐渐增强所致（图 22-3）。动作电位 4 相去极速率、动作电位阈值、静息膜电位水平和动作电位时程的变化均可影响心肌自律性。兴奋可沿心肌细胞膜扩布并向周围心肌细胞传导。传导速度由动作电位 0 相去极化速率和幅度决定，因此 I_{Na}、$I_{Ca(L)}$ 分别对快反应细胞和慢反应细胞的传导性起决定作用，抑制 I_{Na} 可降低快反应细胞的传导速度，抑制 $I_{Ca(L)}$ 可降低慢反应细胞的传导速度。

二、心律失常的发生机制

冲动形成异常和（或）冲动传导异常均可导致心律失常发生。心肌组织内形成折返、心肌细胞自律性增高和出现后除极是心律失常发生的主要机制。此外遗传性长 Q-T 间期综合征也是临床常见的心律失常类型。

1. 折返（reentry） 是指一次冲动下传后，又沿另一环形通路折回，再次兴奋已兴奋过的心肌，是引发快速型心律失常的重要机制之一，其形成过程见图 22-4。心肌传导功能障碍是诱发折返的重要原因。折返环路中通常存在单向传导阻滞区，冲动不能正常通过该区域从近端下传，却可使周围正常心肌顺序去极化，当冲动到达单向传导阻滞区远端时可缓慢逆向通过该区并到达其近端，此时相邻心肌已恢复其反应性并可在该冲动作用下再次兴奋，从而形成折返。发生于房室结或房室之间的折返表现为阵发性室上性心动过速；发生于心房内，则可表现为心房扑动或心房颤动；若心室中存在多个折返环路，则可诱发心室扑动或颤动。若心脏存在房室连接旁路，在心房、房室结和心室间形成折返，则可引起预激综合征（Wolff-Parkinson-White syndrome，WPW syndrome）。

2. 自律性升高 交感神经活性增高、低血钾、心肌细胞受到机械牵张均可使动作电位 4 相斜率增加，导致自律细胞自律性升高。而缺血缺氧则可使非自律心肌细胞如心室肌细胞出现异常自律性，这种异常兴奋向周围组织扩布可引起心律失常。

3. 后除极 某些情况下，心肌细胞在一个动作电位后产生一个提前的去极化，称为后除极（afterdepolarization），后除极的扩布可诱发心律失常。后除极有两种类型：

（1）早后除极（early afterdepolarization，EAD）：是一种发生在完全复极之前的后除极，常发生

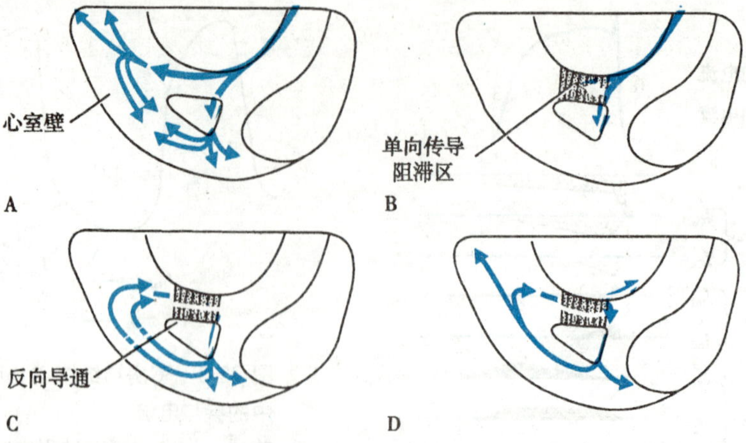

图 22-4 折返形成机制

A. 正常传导过程；B. 传导减慢并发生单向传导阻滞；C. 传导阻滞区反向导通；D. 折返形成

于复极 2 期或 3 期，动作电位时程过度延长时易于发生。延长动作电位时程的因素如药物、胞外低钾等都可能诱发早后除极。早后除极所致心律失常以尖端扭转型室性心动过速（torsades de pointes）常见。

(2) 迟后除极（delayed afterdepolarization，DAD）：是细胞内钙超载时发生在动作电位完全或接近完全复极时的一种短暂的振荡性除极。细胞内钙超载时，激活钠 - 钙交换电流（Na^+-Ca^{2+} exchanger），泵出 1 个 Ca^{2+}，泵入 3 个 Na^+，表现为内向电流，引起膜去极化，当达到钠通道激活电位时，引起新的动作电位。强心苷中毒、心肌缺血、细胞外高钙等均可诱发迟后除极。

长 Q-T 间期综合征（long Q-T syndrome，LQTS）：LQTS 是以突发晕厥、惊厥甚至猝死为特征的心脏病，出现尖端扭转型室速（torsade de pointes），易致猝死，体表心电图上表现为 QT 间期延长。LQTS 分为遗传性 LQTS（congenital LQTS）和获得性 LQTS（acquired LQTS）两类。遗传性 LQTS 是由基因缺陷引起的心肌复极异常疾病，迄今为止，已明确有 13 个基因的突变可致心肌细胞离子通道功能异常而引起 LQTS：*KCNQ1*（影响 I_{Ks}）、*KCNH2*（影响 I_{Kr}）、*SCN5A*（影响 I_{Na}）、*ANK2*（影响钠、钾、钙电流）、*KCNE1*（影响 I_{Ks}）、*KCNE2*（影响 I_{Kr}）、*KCNJ2*（影响 I_{K1}）、*CACNA1C*（影响 $I_{Ca,L}$）、*CAV3*（影响 I_{Na}）、*SCN4β*（影响 I_{Na}）、*AKAP9*（影响 I_{Ks}）、*SNTA1*（影响 I_{Na}）和 *KCNJ5*（影响 $I_{K,Ach}$）。获得性 LQTS 主要由某些药物的副作用或体内电解质失衡引起。临床上使用延长 QT 间期的药物可能致获得性 LQTS，其原因与药物直接或间接过度抑制 hERG 通道相关。

心律失常发生的离子靶点假说　心肌细胞膜上存在多种离子通道，产生如 I_{Na}、I_{Ca}、I_{Kr}/hERG、I_{Ks}、I_{Kur}、I_{K1}、I_{KM3} 等电流，这些通道蛋白表达和功能的彼此平衡是心脏正常功能的基础。当某种通道的功能或蛋白表达异常时，通道间平衡被打破，将出现心律失常。如对 I_{Na} 抑制过强，易出现传导阻滞；I_{Kur} 主要存在于心房，与房颤等房性心律失常发生密切相关。I_{Na}、I_{Ca}、I_{Kr}/hERG、I_{Ks}、I_{Kur}、I_{K1} 等与心律失常发生、发展及消除关系密切，是抗心律失常药物作用的有效靶点。一个理想的抗心律失常药物应对上述靶点有调控作用，能使失衡的通道恢复平衡，并使过度延长或缩短的动作电位趋近正常。

第二节 抗心律失常药的基本作用机制和分类

一、抗心律失常药的基本作用机制

笔记

目前治疗心律失常的主要策略是降低心肌组织的异常自律性、减少后除极、调节传导性或有效不应期以消除折返。达到上述目的的主要方式包括：①阻滞钠通道；②拮抗心脏的交感效应；③阻滞钾通道；④阻滞钙通道。抗心律失常药影响心脏的多种离子通道，故具有潜在致心律失常作用。当酸中毒、高血钾、心肌缺血或心动过速时，即使治疗浓度的抗心律失常药，也可诱发心律失常。

抗心律失常药物的基本作用机制如下：

（一）降低自律性

抗心律失常药物可通过降低动作电位 4 相斜率、提高动作电位的发生阈值、增加静息膜电位绝对值、延长动作电位时程等方式降低异常自律性（图 22-5）。

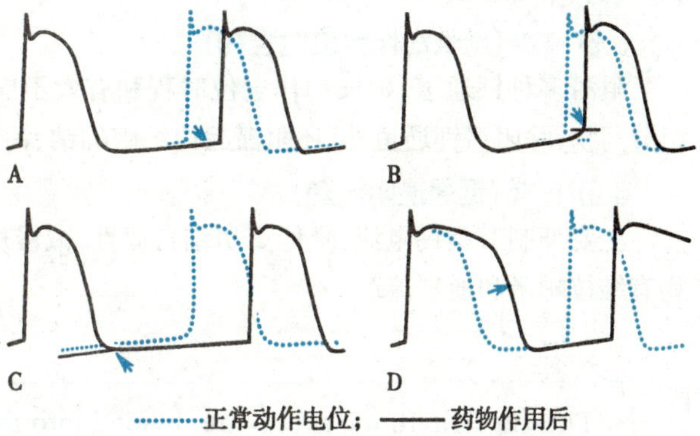

图 22-5　降低自律性的四种方式

A. 降低 4 相斜率；B. 提高阈电位；C. 增大最大舒张电位；D. 延长动作电位时程

自律细胞 4 相去极斜率主要由 I_f 决定，细胞内 cAMP 水平升高可引起 I_f 增大，使自动去极速度加快。β 肾上腺素受体拮抗药可降低细胞内 cAMP 水平而减小 I_f，从而降低动作电位 4 相斜率。钠通道阻滞药阻滞钠通道，可提高快反应细胞动作电位的发生阈值；钙通道阻滞药阻滞钙通道，可提高慢反应细胞动作电位的发生阈值。腺苷和乙酰胆碱分别通过 G 蛋白偶联的腺苷受体和乙酰胆碱受体，激活乙酰胆碱敏感性钾通道，促进钾离子外流，可增加静息膜电位绝对值。钾通道阻滞药阻滞钾电流，可延长动作电位时程。

（二）减少后除极

细胞内钙超载可致迟后除极，钙通道阻滞药通过抑制细胞内钙超载而减少迟后除极发生，钠通道阻滞药可抑制迟后除极的 0 相去极化；动作电位时程过度延长可引起早后除极，缩短动作电位时程的药物能减少早后除极发生。

（三）延长有效不应期

药物改变传导性或延长有效不应期可消除折返。钙通道阻滞药和 β 肾上腺素受体拮抗药可减慢房室结传导，从而消除房室结折返所致的室上性心动过速；钠通道阻滞药和钾通道阻滞药可延长快反应细胞的有效不应期，钙通道阻滞药如维拉帕米和钾通道阻滞药可延长慢反应细胞的有效不应期。

二、抗心律失常药的分类

根据药物的主要作用通道和电生理特点，Vaughan Williams 分类法将众多抗快速型心律失常药物归纳成四大类：Ⅰ类钠通道阻滞药；Ⅱ类 β 肾上腺素受体拮抗药；Ⅲ类延长动作电位时程药（钾通道阻滞药）；Ⅳ类钙通道阻滞药。

抗快速型心律失常药的分类和作用特点如下：

（一）Ⅰ类（钠通道阻滞药）

根据对钠通道阻滞强度和阻滞后通道的复活时间常数（$\tau_{recovery}$）将其分为三个亚类，即Ⅰa、Ⅰb、Ⅰc。

1. **Ⅰa 类**　$\tau_{recovery}$ 1~10 秒，适度阻滞钠通道，降低动作电位 0 期除极速率，不同程度抑制心肌细胞钾及钙通道，延长复极过程，尤其显著延长有效不应期。代表性药物是奎尼丁、普鲁卡因胺等。奎尼丁作用靶点多样，属于广谱抗心律失常药物。

笔记

2. Ⅰb 类 $\tau_{recovery}$<1 秒，轻度阻滞钠通道，轻度降低动作电位 0 期除极速率，降低自律性，缩短或不影响动作电位时程。代表药是利多卡因、苯妥英等。

3. Ⅰc 类 $\tau_{recover}$>10 秒，明显阻滞钠通道，显著降低动作电位 0 期除极速率及幅度，明显减慢传导。代表药是普罗帕酮、氟卡尼等。

（二）Ⅱ类（β 肾上腺素受体拮抗药）

药物通过拮抗心肌细胞 β 受体，抑制交感神经兴奋所致的起搏电流、钠电流和 L 型钙电流增加，减慢 4 期舒张期自动除极速率，降低自律性；还减慢动作电位 0 期除极速率，减慢传导速度。代表药是普萘洛尔。

（三）Ⅲ类（延长动作电位时程药）

阻滞多种钾通道，延长动作电位时程和有效不应期。代表药是胺碘酮，属典型的多靶点单组分药物，除阻滞钾通道外，还阻滞起搏细胞的钠、钙通道等。

（四）Ⅳ类（钙通道阻滞药）

主要抑制 L 型钙电流，降低窦房结自律性，减慢房室结传导性，抑制细胞内钙超载。本类药物有维拉帕米和地尔硫䓬。

The antiarrhythmic agents are divided into four distinct classes.

- Class Ⅰ is Na^+ channel blocker. Class Ⅰ agents are subdivided into I_a, I_b and I_c according to their effects on APD and the kinetics of I_{Na}.
- Class Ⅱ is β adrenergic receptor blocker, which reduces heart rate, and decreases intracellular Ca^{2+} overload. It also inhibits afterdepolarization-mediated automaticity.
- Class Ⅲ is K^+ channel blocker, which prolongs action potential duration and reduces normal automaticity.
- Class Ⅳ is Ca^{2+} channel blocker, and its antiarrhythmic effect involves in slowing sinoatrial nodal rate, prolonging atrioventricular nodal conduction and ERP.

第三节 常用抗心律失常药

一、Ⅰ类（钠通道阻滞药）

（一）Ⅰa 类

奎尼丁

【药理作用】 奎尼丁（quinidine）是金鸡纳树的提取物，低浓度（1μmol/L）时即可阻滞 I_{Na}、I_{Kr}，较高浓度尚可阻滞 I_{Ks}、I_{K1}、I_{to} 及 $I_{Ca(L)}$ 作用。此外，本药还具有明显的抗胆碱作用和拮抗外周血管 α 受体作用。奎尼丁阻滞激活状态的钠通道，并使通道复活减慢，因此显著抑制异位起搏和除极化组织的兴奋性和传导性，并延长除极化组织的不应期。奎尼丁阻滞多种钾通道，延长心房、心室和普肯耶细胞的动作电位时程，该作用使奎尼丁在心率减慢和细胞外低钾时易诱发早后除极。奎尼丁还减少 Ca^{2+} 内流，具有负性肌力作用。

【体内过程】 口服后几乎全部被胃肠道吸收，1~2 小时血药浓度达高峰，生物利用度为 70%~80%。血浆蛋白结合率约 80%，组织中药物浓度较血药浓度高 10~20 倍，心肌浓度尤高。$t_{1/2}$ 为 5~7 小时。主要经过 CYP450 氧化代谢，其羟化代谢物仍有药理活性，20% 以原形随尿液排出。

笔记

【临床应用】 奎尼丁为广谱抗心律失常药，适用于心房纤颤、心房扑动、室上性和室性心动过速的转复和预防，还用于频发室上性和室性期前收缩的治疗。心房纤颤和心房扑动目前虽多采用电转律法，但奎尼丁仍可用于转律后防止复发。

【不良反应及药物相互作用】 30%~50% 患者使用奎尼丁后会发生腹泻，最常见；腹泻引起低血钾可加重奎尼丁所致尖端扭转型心动过速。血浆奎尼丁水平过高可引起“金鸡纳反应（cinchonic reaction）”，表现为头痛、头晕、耳鸣、腹泻、恶心、视力模糊等症状。奎尼丁心脏毒性较严重，中毒浓度可致房室及室内传导阻滞，2%~8% 的患者用药后可出现 Q-T 间期延长和尖端扭转型心动过速。奎尼丁拮抗 α 受体，可使血管扩张、心肌收缩力减弱、血压下降。奎尼丁拮抗胆碱作用，可增加窦性频率、加快房室传导，治疗心房扑动时能加快心室率，因此应先给予钙通道阻滞药、β 肾上腺素受体拮抗药或地高辛以减慢房室传导、降低心室率。奎尼丁可使地高辛的肾清除率降低而增加其血药浓度；奎尼丁与双香豆素、华法林竞争与血浆蛋白的结合，合用时使后者抗凝血作用增强；肝药酶诱导剂苯巴比妥能加速奎尼丁在肝中的代谢。

普鲁卡因胺

【药理作用】 普鲁卡因胺（procainamide）的心脏电生理作用与奎尼丁相似，但无明显拮抗胆碱及 α 肾上腺素受体作用。普鲁卡因胺阻滞开放状态的钠通道，降低心肌自律性，减慢传导，延长大部分心脏组织的动作电位时程和有效不应期。

【体内过程】 口服吸收迅速而完全，1 小时血药浓度达高峰。肌内注射 0.5~1 小时或静脉注射 4 分钟血药浓度即达峰值。生物利用度约 80%，$t_{1/2}$ 为 3~4 小时。该药在肝脏代谢为仍具活性的 N- 乙酰普鲁卡因胺。N- 乙酰普鲁卡因胺也具有抗心律失常作用，其延长动作电位时程的作用与普鲁卡因胺相当；与母药不同，该药基本不阻滞钠通道。

【临床应用】 对房性、室性心律失常均有效。静脉注射或静脉滴注用于室上性和室性心律失常急性发作的治疗，但对于急性心肌梗死所致的持续性室性心律失常，普鲁卡因胺不作为首选。

【不良反应】 口服可引起胃肠道反应，静脉给药（血药浓度 >10μg/ml）可引起低血压和传导减慢。N- 乙酰普鲁卡因胺的血浆药物浓度大于 30μg/ml 时可发生尖端扭转型心动过速。过敏反应较常见，如皮疹、药热、白细胞减少、肌痛等。还可出现幻觉、精神失常等。长期应用，少数患者出现红斑狼疮综合征。

（二）Ⅰb 类

利 多 卡 因

【药理作用】 利多卡因（lidocaine）阻滞钠通道的激活状态和失活状态，通道恢复至静息态时阻滞作用迅速解除，因此利多卡因对除极化组织（如缺血区）作用强，对缺血或强心苷中毒所致的除极化型心律失常有较强抑制作用。心房肌细胞动作电位时程短，钠通道失活态时间短，利多卡因作用弱，因此对房性心律失常疗效差。利多卡因抑制参与动作电位复极 2 期的少量钠内流，缩短或不影响普肯耶纤维和心室肌的动作电位时程。减小动作电位 4 期去极斜率，提高兴奋阈值，降低自律性。对正常心肌组织的电生理特性影响小。

【体内过程】 首关消除明显，生物利用度低，只能肠道外用药。与血浆蛋白结合率约 70%，体内分布广泛。主要肝内代谢，$t_{1/2}$ 为 2 小时。

【临床应用】 主要治疗室性心律失常，如心脏手术、心导管术、急性心肌梗死或强心苷中毒所致的室性心动过速或心室纤颤。

【不良反应及注意事项】 肝功能不良患者静脉注射过快，可出现头晕、嗜睡或激动不安、感觉异常等。剂量过大可引起心率减慢、房室传导阻滞和低血压、Ⅱ和Ⅲ度房室传导阻滞患者禁

笔记

用。眼球震颤是利多卡因中毒的早期信号。心衰、肝功能不全者长期滴注后可致药物蓄积，儿童或老年人应减量。

苯妥英钠

苯妥英钠（phenytoin sodium）与利多卡因相似，抑制钠通道失活态，减小部分除极的普肯耶纤维4期自动除极速率，降低其自律性。与强心苷竞争 Na^+-K^+-ATP 酶，抑制强心苷中毒所致的迟后除极。本药主要用于治疗室性心律失常，特别对强心苷中毒所致室性心律失常有效，亦可用于心肌梗死、心脏手术、心导管术等所致室性心律失常。苯妥英钠快速静注易引起低血压，高浓度可致心动过缓。常见中枢不良反应有头昏、眩晕、震颤、共济失调等，严重者出现呼吸抑制，低血压时慎用，窦性心动过缓及Ⅱ、Ⅲ度房室传导阻滞者禁用。苯妥英钠能加速奎尼丁、美西律、地高辛、茶碱、雌激素和维生素D的肝脏代谢。有致畸作用，孕妇禁用。

美西律

美西律（mexiletine）电生理作用与利多卡因相似。口服吸收迅速、完全，口服后3小时血药浓度达峰值，作用维持8小时，生物利用度为90%，$t_{1/2}$ 约12小时。用于治疗室性心律失常，特别对心肌梗死后急性室性心律失常有效。不良反应与剂量相关：早期可见胃肠道不适，长期口服可致神经症状，如震颤、共济失调、复视、精神失常等。房室传导阻滞、窦房结功能不全、心室内传导阻滞、有癫痫史、低血压和肝病者慎用。

（三）Ⅰc类

普罗帕酮

普罗帕酮（propafenone）化学结构与普萘洛尔相似，具有弱的β肾上腺素受体拮抗作用。普罗帕酮明显阻滞钠通道开放态和失活态。普罗帕酮减慢心房、心室和普肯耶纤维的传导；抑制钾通道，延长心肌细胞动作电位时程和有效不应期，但对复极过程的影响弱于奎尼丁。长期口服用于维持室上性心动过速（包括心房颤动）的窦性心率，也用于治疗室性心律失常。

口服吸收良好，经肝脏和肾脏消除，肝脏首关消除后的代谢产物5-羟基普罗帕酮的钠通道阻滞作用与普罗帕酮相近，但β受体拮抗作用减弱。心血管系统不良反应常见为折返性室性心动过速、充血性心衰加重。其β肾上腺素受体拮抗作用可致窦性心动过缓和支气管痉挛。肝肾功能不全时应减量。心电图QRS延长超过20%以上或Q-T间期明显延长者，宜减量或停药。本药一般不宜与其他抗心律失常药合用，以避免心脏抑制。消化道不良反应常见为恶心、呕吐、味觉改变等。

二、Ⅱ类（β肾上腺素受体拮抗药）

用于抗心律失常的β肾上腺素受体拮抗药主要有普萘洛尔（propranolol）、美托洛尔（metoprolol）、阿替洛尔（atenolol）、纳多洛尔（nadolol）、醋丁洛尔（acebutolol）、噻吗洛尔（timolol）、阿普洛尔（alprenolol）、艾司洛尔（esmolol）、比索洛尔（bisoprolol）等，拮抗β肾上腺素受体是其治疗心律失常的基本机制。

激动β肾上腺素受体可使L型钙电流、起搏电流（I_f）增加，病理条件下可触发早后除极和迟后除极。因此，β肾上腺素受体拮抗药可通过减慢心率、抑制细胞内钙超载、减少后除极等作用治疗心律失常。

普萘洛尔

【药理作用】 普萘洛尔（propranolol）降低窦房结、心房和普肯耶纤维自律性，减少儿茶酚胺

笔记

所致的迟后除极发生，减慢房室结传导，延长房室交界细胞的有效不应期。在运动及情绪激动时作用明显。

【体内过程】 口服吸收完全，首关效应明显，生物利用度约30%，口服后约2小时血药浓度达峰值，但个体差异大。血浆蛋白结合率达93%。主要在肝脏代谢，$t_{1/2}$为3~4小时，肝功能受损时明显延长。90%以上经肾排泄，尿中原形药不足1%。

【临床应用】 主要治疗室上性心律失常，尤其治疗交感神经兴奋性过高、甲状腺功能亢进及嗜铬细胞瘤等引起的窦性心动过速效果良好。合用强心苷或地尔硫䓬，控制心房扑动、心房颤动及阵发性室上性心动过速时的心室率过快效果较好。可减少心肌梗死患者心律失常发生，缩小其心肌梗死范围并降低病死率。还可治疗运动或情绪变动所致室性心律失常，减少肥厚型心肌病所致的心律失常。

【不良反应】 该药可引起窦性心动过缓、房室传导阻滞、低血压、精神抑郁、记忆力减退等，并可诱发心力衰竭和哮喘。长期应用可使脂质代谢和糖代谢异常，故血脂异常及糖尿病患者慎用。突然停药可致反跳现象。

阿替洛尔

阿替洛尔（atenolol）是长效β_1肾上腺素受体拮抗药，抑制窦房结及房室结自律性，减慢房室结传导，也抑制希-普系统。用于治疗室上性心律失常，降低心房颤动和心房扑动时的心室率。治疗室性心律失常亦有效。口服后2~3小时血药浓度达峰值，$t_{1/2}$为7小时。不良反应与普萘洛尔相似。因对心脏选择性强，可用于糖尿病和哮喘患者，但剂量不宜过大。

艾司洛尔

艾司洛尔（esmolol）是短效β_1肾上腺素受体拮抗药，具有心脏选择性，抑制窦房结及房室结的自律性、传导性。主要治疗室上性心律失常，降低心房扑动、心房颤动时的心室率。本药静脉注射后数秒钟起效，$t_{1/2}$为9分钟。不良反应有低血压、心肌收缩力减弱等。

三、Ⅲ类（延长动作电位时程药）

胺碘酮

胺碘酮药理作用广泛，结构与甲状腺素相似，其抗心律失常作用及毒性反应与其作用于细胞核甲状腺素受体有关。

【药理作用】 胺碘酮（amiodarone）抑制心脏多种离子通道如I_{Na}、$I_{Ca(L)}$、I_K、I_{K1}、I_{to}等，降低窦房结、普肯耶纤维的自律性和传导性，明显延长心肌细胞动作电位时程和有效不应期，延长Q-T间期和QRS波。胺碘酮无翻转使用依赖性（reverse use-dependence）。翻转使用依赖性是指心率快时药物延长动作电位时程的作用不明显，而心率慢时却使动作电位时程明显延长，该作用易诱发尖端扭转型室性心动过速。此外，胺碘酮尚有非竞争性拮抗α、β肾上腺素受体和舒张血管平滑肌作用，能扩张冠状动脉、增加冠脉流量、降低心肌耗氧量。

【体内过程】 胺碘酮脂溶性高，口服、静脉注射均可，生物利用度35%~65%。该药在肝脏代谢，主要代谢物去乙胺碘酮仍有生物活性。消除半衰期较复杂，快速消除相3~10天（消除50%药物），缓慢消除相约数周。停药后作用维持1~3个月。

【临床应用】 胺碘酮是广谱抗心律失常药，对心房扑动、心房颤动、室上性心动过速和室性心动过速有效。

【不良反应及注意事项】 窦性心动过缓、房室传导阻滞及Q-T间期延长常见，尖端扭转型室性心动过速偶见。静脉给药低血压常见，窦房结和房室结病变患者使用会出现明显心动过缓

笔记

和传导阻滞。房室传导阻滞及Q-T间期延长者禁用。

长期应用可见角膜褐色微粒沉着，不影响视力，停药后可逐渐消失。胺碘酮抑制外周T_4向T_3转化，少数患者发生甲状腺功能亢进或减退及肝坏死。个别患者出现间质性肺炎或肺纤维化。长期应用必须定期监测肺功能和血清T_3、T_4。

胺碘酮是肝药酶CYP3A4的代谢底物。西咪替丁抑制CYP3A4，增加胺碘酮血药浓度；利福平诱导CYP3A4，降低胺碘酮血药浓度。胺碘酮也抑制其他肝脏代谢酶，故能增加相应底物如地高辛、华法林等的血药浓度。

决奈达隆

决奈达隆(dronedarone)是新型抗心律失常药物，主要用于心房颤动和心房扑动患者维持窦性节律。结构与胺碘酮类似，但不含碘，对甲状腺等器官的毒性明显降低。决奈达隆可能增加严重心衰和左心收缩功能不全患者的死亡风险。

索他洛尔

索他洛尔(sotalol)是非选择性β肾上腺素受体拮抗药，并能抑制延迟整流钾电流。拮抗β受体，可降低自律性、减慢房室结传导；阻滞I_K，可延长心房、心室及普肯耶纤维的动作电位时程和有效不应期。口服吸收快，无首关消除，生物利用度达90%~100%。与血浆蛋白结合少，在心、肝、肾浓度高。在体内不被代谢，几乎全部以原形经肾排出，$t_{1/2}$为12~15小时，老年人、肾功能不全者$t_{1/2}$明显延长。临床治疗各种严重室性心律失常，维持心房颤动患者的窦性心率。对小儿室上性和室性心律失常也有效。不良反应较少，少数Q-T间期延长者偶可出现尖端扭转型室性心动过速。

多非利特

多非利特(dofetilide)是特异性I_{Kr}钾通道阻滞药，可维持或恢复心房颤动患者的窦性心率。口服吸收良好，生物利用度约100%。主要以原形经肾排泄，肾功能不良者应减量，肾衰竭患者禁用。主要毒性反应是诱发尖端扭转型室性心动过速。

四、Ⅳ类(钙通道阻滞药)

维拉帕米

【药理作用】 维拉帕米(verapamil)对激活状态和失活状态的L型钙通道均有阻滞作用，也抑制I_{Kr}钾通道。可降低窦房结自律性，降低缺血时心房、心室和普肯耶纤维的异常自律性，减少或消除后除极所致触发活动；减慢房室结传导，可终止房室结折返，减慢心房扑动、心房颤动时加快的心室率；延长窦房结、房室结的有效不应期。

【体内过程】 口服吸收迅速而完全，2~3小时血药浓度达峰值。首过效应明显，生物利用度仅10%~30%，肝脏功能异常患者慎用。在肝脏代谢，其代谢物去甲维拉帕米仍有活性，$t_{1/2}$为3~7小时。

【临床应用】 治疗室上性和房室结折返性心律失常效果好，是阵发性室上性心动过速的首选药。

【不良反应】 口服较安全，可出现便秘、腹胀、腹泻、头痛、瘙痒等不良反应。静脉给药可引起血压下降、暂时窦性停搏。Ⅱ度房室传导阻滞、Ⅲ度房室传导阻滞、心功能不全、心源性休克患者禁用此药，老年人、肾功能低下者慎用。

笔记

五、其他类

腺　苷

腺苷（adenosine）为内源性嘌呤核苷酸，作用于G蛋白偶联的腺苷受体，激活心房、窦房结、房室结的乙酰胆碱敏感性钾通道，引起动作电位时程缩短和自律性降低。也抑制L型钙电流并延长房室结的有效不应期，抑制交感神经兴奋所致迟后除极。静脉注射后迅速降低窦性频率、减慢房室结传导、延长房室结有效不应期。可被体内大多数组织细胞摄取，并被腺苷脱氨酶灭活，$t_{1/2}$仅为数秒，临床需静脉快速注射给药。主要用于迅速终止折返性室上性心律失常。静脉注射速度过快可致短暂心脏停搏。治疗剂量时多数患者会出现胸闷、呼吸困难。

制剂与用法

硫酸奎尼丁（quinidine sulfate）　片剂：每片0.2g。用于心房扑动或心房颤动时，先试服硫酸奎尼丁0.1g，如无不良反应，次日每2~4小时一次，每次0.2g，连续5次。如第一日未转为窦律，又无毒性反应，第二日用每次0.3g，每2小时一次，共5次，仍未转为窦律可再服一日，然后改为每次0.4g，每日量不超过2g；转为窦律后，用维持量，每次0.2g，每6小时一次，2~3次/天。用于频发室性期前收缩，每次0.2g，3~4次/天。极量：口服每次0.6g，3次/天。用本药复律时患者必须住院，每次服药前要检查血压、心率和心电图，如收缩压90mmHg、心率减慢（60次/分钟）、QRS延长25%~50%或发生其他不良反应时，均应停药观察。

盐酸普鲁卡因胺（procainamide hydrochloride）　片剂：每片0.125g，0.25g。口服每次0.25~0.5g，每4~6小时一次。缓释剂每12小时一次。注射剂：0.1g/ml，0.2g/2ml，0.5g/5ml。紧急复律时，每5分钟静脉注入100mg或20分钟内注入200mg，直至有效或剂量达1~2g。有效后用静脉滴注维持，速度为1~4mg/min。

盐酸利多卡因（lidocaine hydrochloride）　注射剂：0.1g/5ml，0.4g/20ml。转复室性心律失常时，可一次静脉注射50~100mg（1~1.5mg/kg），如10分钟内无效，可再静脉注射1次，但累积量不宜超过300mg，有效后，以1~4mg/min的速度静脉滴注，以补充消除量，但每小时药量不宜超过100mg。

苯妥英钠（phenytoin sodium）　片剂：每片50mg，100mg。口服，第1日0.5~1g，第2、3日500mg/d，分3~4次服，之后300~400mg/d维持。静脉注射0.125~0.25g，用注射用水溶解后缓慢注射，不超过0.5g/d。注射剂呈强碱性，对组织刺激性大，不宜静脉滴注或肌内注射。

美西律（mexiletine）　片剂：每片50mg，100mg。口服一次50~200mg，每6~8小时一次，维持量每次100mg，3次/天。注射剂：100mg/2ml，紧急复律时，静脉注射100~250mg（溶于25%葡萄糖溶液20ml中），10~15分钟内注完。

普罗帕酮（propafenone）　片剂：每片100mg，150mg。口服150mg，3次/天，3~4天后剂量可增至每次300mg，2次/天。注射剂：35mg/10ml，静脉注射每次70mg，稀释后在3~5分钟内注完；如无效，20分钟后可再注射1次，1日总量不超过350mg。

盐酸普萘洛尔（propranolol hydrochloride）　片剂：每片10mg。口服每次从10~20mg开始，3~4次/天，根据疗效增加至最佳剂量。注射剂：5mg/5ml，静脉注射每次1~3mg，一般2~3分钟内给1mg，注射时应密切注意心率、血压及心功能情况。

胺碘酮（amiodarone）　片剂：每片100mg，200mg。口服，一般200mg，3次/天（最大剂量可达1000~1500mg/d），有效后用维持量100~400mg/d。注射剂：150mg/3ml，对快速心律失常并需要立即复律者，可静脉注射，也可600~1000mg溶于葡萄糖溶液中静脉滴注。

维拉帕米（verapamil）　片剂：每片40mg。口服每次40~80mg，3次/天，根据需要可增至

笔记

240~320mg/d。缓释剂 240mg，1~2 次 / 天；静脉注射每次 5~10mg，缓慢注射。

地尔硫䓬(diltiazem) 片剂：每片 30mg。口服每次 30mg，3 次 / 天，注射剂：每支 10mg，50mg。静脉注射每次 5~10mg，稀释后缓慢注射。

腺苷(adenosine) 治疗阵发性室上性心动过速(包括 WPW 综合征)，静注后，可使患者恢复窦性节律。静脉注射开始 3mg，迅速注射，如在 1~2 分钟内无效，可给予 6mg，必要时在 1~2 分钟之后给予 12mg。

(杨宝峰)

笔记

第二十三章　肾素—血管紧张素系统药理

第一节　肾素—血管紧张素系统

肾素—血管紧张素系统(renin-angiotensin system, RAS)由血管紧张素原(angiotensinogen)、肾素(renin)、血管紧张素转化酶(angiotensin-converting enzyme, ACE)、血管紧张素(angiotensin, Ang)及其相应的受体构成的重要体液系统，在调节心血管系统的正常生理功能与高血压、心肌肥大、充血性心力衰竭等病理过程中具有重要作用。RAS不仅存在于体液系统，而且在肾脏、心脏、血管与脑组织中也有RAS，协同激肽系统调节局部的生理病理过程(图23-1)。

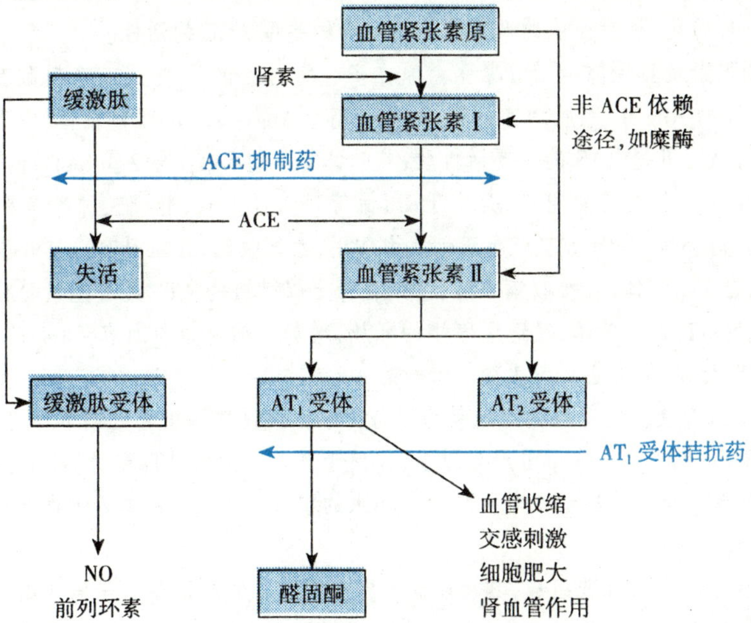

图23-1　肾素—血管紧张素系统

血管紧张素原在肾素的作用下转化成10肽的血管紧张素Ⅰ(angiotensin Ⅰ, Ang Ⅰ)，后者在血管紧张素转化酶的作用下切去两个氨基酸转化为血管紧张素Ⅱ(angiotensin Ⅱ, Ang Ⅱ)。Ang Ⅱ作用于血管紧张素受体(angiotensin receptor, AT)亚型1，即AT_1受体，产生收缩血管、促进肾上腺皮质释放醛固酮、增加血容量、升高血压等作用，而且有生长激素样作用，促进心肌肥大、血管增生及动脉粥样硬化等病理过程。Ang Ⅱ也作用于血管紧张素受体亚型2(AT_2)，激活缓激肽B_2受体与一氧化氮(NO)合酶，产生NO，舒张血管，降低血压，促进细胞凋亡，能部分拮抗AT_1受体的作用。除ACE能转化Ang Ⅰ成Ang Ⅱ外，人的心脏与血管组织中的糜酶(chymase, Chy)旁路也可将Ang Ⅰ转化为Ang Ⅱ。

1. 肾素　肾素是一种酸性蛋白水解酶，主要来自肾脏。它水解血管紧张素原，生成Ang Ⅰ。肾素的合成和释放受以下因素影响：

(1) 交感神经张力：球旁细胞受交感神经支配，效应器上的受体为β_1受体。交感神经兴奋时，激活β_1受体，肾素释放增加。β受体阻断药与可乐定等联用则能减少肾素释放。

(2) 肾内压力感受器：当肾动脉灌注压低于85mmHg时或NO释放增加导致肾内压力降低

笔记

时，球旁细胞的压力感受器被激活，肾素释放增加。

(3) 致密斑机制：远曲小管中的 Na^+ 浓度降低时（如利尿药引起），致密斑被激活，肾素分泌增加。

(4) 化学与药物因素：Ang Ⅱ浓度升高时能通过负反馈抑制肾素的分泌。ACE 抑制药能通过减少 Ang Ⅱ而促进肾素释放。扩血管作用的前列腺素与 NO，以及多巴胺、心房肽、缓激肽等促进肾素释放。

(5) 细胞内 cAMP 机制：细胞内 cAMP 浓度升高时，肾素分泌增加，故激活腺苷酸环化酶或抑制磷酸二酯酶的因素（如β受体激动药、磷酸二酯酶抑制药等）都可因升高细胞内 cAMP 而使肾素释放增加。细胞内 Ca^{2+} 浓度升高则抑制肾素释放，如 Ang Ⅱ、加压素、钙离子导入剂及其他缩血管因素等均增加细胞内 Ca^{2+}，抑制肾素释放，钙通道阻滞药则增加肾素释放。

2. 血管紧张素转化酶 血管紧张素转化酶，又称激肽酶Ⅱ(kinase Ⅱ)，为肽基二肽水解酶，是由 1306 个氨基酸构成的含锌的金属蛋白水解酶。ACE 对底物的选择性不高，不但降解 Ang Ⅰ为 Ang Ⅱ，也能降解缓激肽、P 物质与内啡肽，使之失活。ACE 有细胞型与血浆型两类。细胞型存在于细胞膜表面，血浆型为可溶性，存在体液中。血中内源性 Ang Ⅰ与缓激肽主要在肺血管内皮细胞经 ACE 转化，故对血压的调节主要决定于细胞型 ACE 的活性。

3. 血管紧张素及其受体 血管紧张素原在多种酶的催化下，生成一系列血管紧张素，有十肽的 Ang Ⅰ，八肽的 Ang Ⅱ，七肽的 Ang Ⅲ，Ang1-7 等。Ang Ⅰ是 Ang Ⅱ的前体，它无特异性受体，生物活性很低。Ang Ⅱ是 RAS 的主要活性肽，其受体有 1 型(AT_1)与 2 型(AT_2)两种。

AT_1 受体由 359 个氨基酸组成，分布于心、血管、肾、肾上腺、肝、脑、肺等多种器官和组织。AT_1 受体被激活时，对心房与心室产生正性肌力作用，血管收缩，血压升高。其升压机制为：①兴奋血管平滑肌的 AT_1 受体，直接收缩血管；②兴奋肾上腺髓质的 AT_1，促进儿茶酚胺的释放；③激活肾上腺皮质的 AT_1/AT_2 受体，促进醛固酮的释放，增加水钠潴留与血容量；④兴奋交感神经末梢突触前膜 AT_1 受体，促进去甲肾上腺素释放。

Ang Ⅱ通过 AT_1 受体对肾脏的血流动力学与肾小球滤过发挥重要的调节作用。在高血压或心力衰竭时，RAS 功能亢进，Ang Ⅱ产生过多，作用于肾小球血管 AT_1 受体，收缩出球小动脉，升高灌注压，增加血浆经肾的滤过率与肾脏对盐和水的重吸收。AT_1 受体又能收缩入球小动脉，减少肾小球血流量与尿量。

AT_2 受体由 363 个氨基酸组成，其功能尚未完全阐明。它广泛分布于胎儿组织，出生后其表达迅速衰减，故认为与胎儿发育有关。它能激活缓激肽 B_2 受体与 NO 合酶，促进 NO 合成、舒张血管、降低血压。它也参与促细胞凋亡，对抗 AT_1 受体的促心血管增殖与重构作用。其病理学意义尚无定论。

The rennin-angiotensin system is an important participant in both the short- and long-term regulation of arterial blood pressure. Renin is an enzyme that acts on angiotensinogen to catalyze the formation of the decapeptide angiotensin Ⅰ. This decapeptide is then cleaved by ACE to yield the octapeptide angiotensin Ⅱ. This peptide acts in several ways to increase total peripheral resistance and thereby contributes to the short-term regulation of arterial blood pressure. Perhaps the more important is the ability of angiotensin Ⅱ to inhibit excretion of Na^+ and water by the kidneys. Angiotensin Ⅱ-induced changes in renal function play an important role in long-term stabilization of arterial blood pressure.

笔记

第二节　血管紧张素转化酶抑制药

从 1981 年第一个口服有效的 ACE 抑制药卡托普利被批准应用以来，ACE 抑制药发展很快，现已被批准上市的 ACE 抑制药至少有 17 种。不同的 ACE 抑制药有共同的药理学作用，目前已成为临床上治疗高血压、慢性心功能不全等心血管疾病的重要药物。由于化学结构的差异，它们在药代动力学、临床应用与作用效能方面有所不同。

一、化学结构与分类

1. ACE 抑制药的化学结构与构效关系　ACE 的活性部位有两个结合位点，其中含 Zn^{2+} 的结合位点是 ACE 抑制药有效基团的必需结合位点。一旦结合，ACE 的活性消失。现有的 ACE 抑制药与 Zn^{2+} 结合的基团有 3 类：

(1) 含有巯基（—SH）：如卡托普利。

(2) 含有羧基（—COOH）：如依那普利、雷米普利、培哚普利、贝那普利、赖诺普利等。

(3) 含有磷酸基（POO—）：如福辛普利。

ACE 抑制药与 Zn^{2+} 结合的亲和力及与“附加结合点”结合的数目决定 ACE 抑制药的作用强度和作用持续时间。一般来说，含羧基的 ACE 抑制剂比其他两类与 Zn^{2+} 结合牢固，故作用也更强、更久。

2. 活性药与前药　许多 ACE 抑制药为前药（prodrug），如依那普利含有—$COOC_2H_5$，它必须在体内转化为—COOH，成为依那普利酸（enalaprilat），才能与 Zn^{2+} 结合起作用。同理，福辛普利的—POOR 必须转化为含—POOH 的福辛普利酸（fosinoprilat）才能起作用。故利用 ACE 抑制药进行体外实验须用其羧酸活性型。

二、药理作用与应用

1. 基本药理作用

(1) 阻止 Ang Ⅱ生成：ACE 抑制药阻止 Ang Ⅱ的生成，从而取消 Ang Ⅱ收缩血管、刺激醛固酮释放、增加血容量、升高血压与促心血管肥大增生等作用，有利于高血压、心力衰竭与心血管重构的防治。

(2) 保存缓激肽活性：ACE 抑制药在阻止 Ang Ⅱ生成的同时也抑制了缓激肽的降解，研究发现激肽 B_2 受体拮抗药 HOE140 能阻止雷诺普利抗心肌肥大作用，认识到 ACE 抑制药保存缓激肽的重要意义。目前认为缓激肽经激活激肽 B_2 受体使 NO 和 PGI_2 生成增加，而 NO 与 PGI_2 都有舒张血管、降低血压、抗血小板聚集、抗心血管细胞肥大增生和重构作用。

(3) 保护血管内皮细胞：ACE 抑制药有保护血管内皮细胞的作用，能逆转高血压、心力衰竭、动脉硬化与高血脂引起的内皮细胞功能损伤，恢复内皮细胞依赖性的血管舒张作用。

(4) 抗心肌缺血与心肌保护：动物实验显示 ACE 抑制药有抗心肌缺血与梗死作用，能减轻心肌缺血再灌注损伤，保护心肌对抗自由基的损伤。此心肌保护作用可能与激肽 B_2 受体、PKC 等有关。

(5) 增敏胰岛素受体：卡托普利及其他多种 ACE 抑制药能增加糖尿病与高血压患者对胰岛素的敏感性。此作用在高血压患者似与阻滞 Ang Ⅱ无关，因氯沙坦与依普沙坦无此作用。推测是由缓激肽介导的。

2. 临床应用

(1) 治疗高血压：ACE 抑制药治疗高血压疗效好。轻中度高血压患者单用 ACE 抑制药常可控制血压。加用利尿药增效，比加大 ACE 抑制药的剂量更有效。肾血管性高血压因其肾素水

笔记

平高，ACE 抑制药特别有效，对心、肾、脑等器官有保护作用，且能减轻心肌肥厚，阻止或逆转心血管病理性重构。对伴有心衰或糖尿病、肾病的高血压患者，ACE 抑制药为首选药。

(2) 治疗充血性心力衰竭与心肌梗死：ACE 抑制药能降低心衰患者死亡率，改善充血性心力衰竭预后，延长寿命，其效果比其他血管舒张药和强心药好，为近代心衰治疗的一大进步。ACE 抑制药能降低心肌梗死并发心衰的病死率，能改善血流动力学和器官灌流。

(3) 治疗糖尿病性肾病和其他肾病：因肾小球囊内压升高可致肾小球与肾功能损伤。糖尿病患者常并发肾脏病变。ACE 抑制药对 1 型和 2 型糖尿病，无论有无高血压均能改善或阻止肾功能的恶化。除多囊肾外，对其他原因引起的肾功能障碍如高血压、肾小球病变、间质性肾炎等也有一定疗效，且能减轻蛋白尿。其肾脏保护作用与降压作用无关，而是它舒张肾出球小动脉的结果。但对肾动脉阻塞或肾动脉硬化造成的双侧肾血管病，ACE 抑制药能加重肾功能损伤(详见不良反应)。

三、不良反应

ACE 抑制药的不良反应轻微，患者一般耐受良好。除偶有恶心、腹泻等消化道反应或头晕、头痛、疲倦等中枢神经系统反应外，主要的不良反应如下：

1. 首剂低血压 口服吸收快、生物利用度高的 ACE 抑制药，首剂低血压副作用多见。以卡托普利为例，约 3.3% 的患者首次服用 5mg 后平均动脉压降低 30% 以上。口服吸收慢、生物利用度低的 ACE 抑制药，如赖诺普利此反应较少见。

2. 咳嗽 无痰干咳是 ACE 抑制药较常见的不良反应，也是被迫停药的主要原因。偶尔有支气管痉挛性呼吸困难，可不伴有咳嗽。吸入色甘酸二钠可以缓解。咳嗽与支气管痉挛的原因可能是 ACE 抑制药使缓激肽和(或)前列腺素、P 物质在肺内蓄积的结果，不同 ACE 抑制药引起咳嗽有交叉性，但发生率稍有不同。依那普利与赖诺普利咳嗽的发生率比卡托普利高，而福辛普利则较低。

3. 高血钾 由于 ACE 抑制药能减少 Ang Ⅱ 生成，使依赖 Ang Ⅱ 的醛固酮分泌减少，因此血钾升高，在肾功能障碍的患者与同时服用保钾利尿药的患者更多见。不同的 ACE 抑制药对血钾的影响大同小异。

4. 低血糖 由于 ACE 抑制药特别是卡托普利能增强对胰岛素的敏感性，因此常伴有降低血糖的作用。在 1 型与 2 型糖尿病患者均有此作用。

5. 肾功能损伤 在肾动脉阻塞或肾动脉硬化造成的双侧肾血管病患者，ACE 抑制药能加重肾功能损伤，升高血浆肌酐浓度，甚至产生氮质血症。这是因为 Ang Ⅱ 可通过收缩出球小动脉维持肾灌注压，ACE 抑制药舒张出球小动脉，降低肾灌注压，导致肾滤过率与肾功能降低，停药后常可恢复。偶有不可逆性肾功能减退发展为持续性肾衰竭者，应予注意。

6. 对妊娠与哺乳的影响 ACE 抑制药用于妊娠的第二期与第三期时，可引起胎儿畸形、胎儿发育不良甚至死胎。亲脂性强的 ACE 抑制药如雷米普利与福辛普利从乳汁中分泌，故哺乳妇女忌用。

7. 血管神经性水肿 可发生于嘴唇、舌头、口腔、鼻部与面部其他部位。偶可发生于喉头，威胁生命。血管神经性水肿发生的机制与缓激肽或其代谢产物有关。多发于用药的第一个月，一旦发生应停药。

8. 含—SH 化学结构的 ACE 抑制药的不良反应 含有—SH 基团的卡托普利可产生味觉障碍、皮疹与白细胞缺乏等与其他含—SH 的药物(如青霉胺)相似的反应。皮疹多为瘙痒性丘疹，常发生于用药几周内，急性服药常可自行消退。服用卡托普利的皮疹发生率比其他 ACE 抑制药要高，且不交叉发生。白细胞缺乏症仅见于肾功能障碍患者，特别是由免疫障碍或用免疫抑制药的患者。

笔记

四、常用ACE抑制药的特点

卡托普利

【药理作用】 卡托普利(captopril)含有—SH基团,有直接抑制ACE的作用。体外抑制ACE的IC_{50}为23~35nmol/L。其降压作用起效快,口服后30分钟开始降压,1小时达高峰。降压效果与患者的RAS活动状态有关。肾素水平高或用低盐饮食或服用利尿药者,降压持续时间8~12小时。因含有—SH基团,有自由基清除作用,对与自由基有关的心血管损伤如心肌缺血再灌注损伤有防治作用。

【体内过程】 口服吸收快,生物利用度为75%,食物能影响其吸收,因此宜在进餐前1小时服用。给药后1小时血中药物浓度达峰值。血浆蛋白结合率约为30%。在体内分布较广,但分布至中枢神经系统及哺乳妇女乳汁中的浓度较低,$t_{1/2}$为2小时,在体内消除较快,其巯基在体内易被氧化而成为二硫化合物。40%~50%的药物以原形自肾排出,其余部分则以其代谢物形式从肾脏排泄。

【临床应用】

1. **高血压**　可单用或与其他抗高血压药合用治疗高血压(见第二十五章)。

2. **充血性心力衰竭**　是有效和安全的治疗充血性心力衰竭药物,能降低充血性心力衰竭患者的病死率(见第二十六章)。

3. **心肌梗死**　卡托普利对缺血心肌有保护作用,能减轻缺血再灌注损伤和由此引起的心律失常。心肌梗死患者在心肌梗死后早期应用卡托普利,能改善心功能、降低病死率。

4. **糖尿病性肾病**　是FDA唯一批准的用于该疾病治疗的ACE抑制药。大量临床报道已肯定此疗效。

【不良反应】 卡托普利毒性小,耐受性良好。除咳嗽等前述不良反应外,因含—SH基团,可有青霉胺样反应,如皮疹、嗜酸性粒细胞增多、味觉异常或丧失等。并可有中性粒细胞减少,多发生于用药时间较长、剂量较大或肾功能障碍者,应定期检查血象。卡托普利禁用于双侧肾动脉狭窄患者,孕妇禁用。

依那普利

依那普利(enalapril)为前药,口服后在肝酯酶作用下,生成二羧酸活性代谢物依那普利酸,后者对ACE的抑制作用比卡托普利强约10倍。依那普利作用出现较缓慢,口服后4~6小时作用达高峰,但作用维持时间较长,可达24小时以上,因此可每日给药1次。降压时外周血管阻力降低,心率和心输出量则无明显改变,肾血管阻力也降低,肾血流量增加,对肾小球滤过率无明显影响。长期应用时,能逆转左室肥厚和改善大动脉的顺应性。依那普利对血糖和脂质代谢影响很小。依那普利在体内分布较广,其血浆$t_{1/2}$约为11小时,主要经肾排泄。可用于治疗高血压及慢性心功能不全患者。其不良反应为干咳、低血压、血管神经性水肿、高血钾、急性肾功能衰竭等,发生率低于10%,一般均为轻度、短暂的,不影响继续治疗。因其化学结构不含巯基,白细胞减少、味觉障碍等均少见。禁忌证同卡托普利。

赖诺普利

赖诺普利(lisinopril)与ACE结合牢固,作用持久,日服1次即可。赖诺普利服后2~3小时起效,4~6小时血药浓度达峰值。口服不受食物影响。生物利用度为25%,与血浆蛋白结合不超过10%。其有效血药浓度的$t_{1/2}$为11.6小时。服药2~3天即可达到稳态血药浓度。药物以原形经肾脏排泄,排泄$t_{1/2}$为30小时。对肾功能减退患者、老年人与心力衰竭患者应减量。赖诺普

笔记

利可单用或与其他药物合用治疗高血压，也可单用或与利尿药和洋地黄合用治疗充血性心力衰竭。其不良反应与其他血管紧张素转换酶抑制剂相似。

贝那普利

贝那普利（benazepril）为前药，在肝脏中水解为贝那普利酸起效。贝那普利作用强，持续时间长，日服1次即可。口服吸收快，1小时起效，约4小时作用达高峰。血浆消除呈双相：初期消除 $t_{1/2}$ 为3小时，末期消除 $t_{1/2}$ 为24小时。药物大部分代谢失活，经肾脏排泄的活性成分不到1%，部分贝那普利经肝脏排泄，轻至中度肾功能减退或肝硬化对其血药浓度影响不大。

贝那普利对高血压与心力衰竭有效，疗效与依那普利相似或稍强。能增加肾血流、改善肾功能，对多种慢性肾衰竭如肾小球肾病、间质性肾炎、肾血管硬化、糖尿病性肾病等有效，能降低由轻中度肾衰竭发展到末期的危险性。

福辛普利

福辛普利（fosinopril）是含有磷酸基（POO—）的ACE抑制药，是前药。生物利用度36%，70%~80%在肝脏与肠黏膜水解为福辛普利酸起效。血药浓度峰值与降血压作用均在3~6小时达到高峰。因亲脂性强，与血浆蛋白结合达95%以上，血浆 $t_{1/2}$ 约12小时。对心脑ACE抑制作用强而持久，对肾脏ACE抑制作用弱而短暂。药代动力学特点是由肝肾双通道排泄，故在单纯肝或肾功能减退患者，一般不需要减量，较少引起蓄积中毒。福辛普利在乳汁中有分泌，哺乳妇女忌用。福辛普利适用于轻、中、重度高血压及心力衰竭。治疗高血压时，可单独使用作为初始治疗药物，或与其他抗高血压药物联合使用。治疗心力衰竭时，可与利尿药合用。常见不良反应是头晕、咳嗽、上呼吸道症状、胃肠道症状、心悸或胸痛、皮疹或瘙痒、骨骼肌疼痛或感觉异常、疲劳和味觉障碍。

第三节 血管紧张素Ⅱ受体（AT_1 受体）拮抗药

一、基本药理作用与应用

AT_1 受体拮抗药，在受体水平阻断RAS，与ACE抑制剂比较具有作用专一的特点。早期 AT_1 受体拮抗药为肽类，需静脉给药，难以推广应用。1995年以来研制成功批准应用的非肽类的 AT_1 受体有高度选择性，亲和力强，作用持久。美国的FDA先后批准应用的有氯沙坦、缬沙坦、厄贝沙坦、坎地沙坦、依普沙坦与替米沙坦等。

AT_1 受体被阻滞后，AngⅡ收缩血管与刺激肾上腺释放醛固酮的作用受到抑制，导致血压降低。AT_1 受体拮抗药能通过减轻心脏的后负荷，治疗充血性心力衰竭。其阻止AngⅡ促进心血管细胞增殖肥大作用，能防治心血管的重构。

AT_1 受体被阻滞后，反馈性地增加血浆肾素2~3倍，导致血浆AngⅡ浓度升高。但由于 AT_1 受体已被阻滞，这些反馈性作用难以表现。但是血浆中升高的AngⅡ通过激活 AT_2 受体，可激活缓激肽-NO途径，产生舒张血管、降低血压、抑制心血管重构等作用，有益于高血压与心力衰竭的治疗。AT_1 受体被阻滞后醛固酮产生减少，水钠潴留随之减轻，但对血钾影响甚微。

二、常用 AT_1 受体拮抗药

氯沙坦

笔记

【药理作用】 氯沙坦（losartan）对 AT_1 受体有选择性阻断作用，其对 AT_1 受体的亲和力比其

对 AT_2 受体的亲和力高 20 000~30 000 倍。EXP3174 为氯沙坦的活性代谢物，其阻断 AT_1 受体作用比氯沙坦强 10~40 倍。

氯沙坦对肾脏血流动力学的影响与 ACE 抑制药相似，能拮抗 Ang Ⅱ 对肾脏入球小动脉与出球小动脉的收缩作用。氯沙坦对高血压、糖尿病合并肾功能不全患者也有保护作用，在肾脏还有促进尿酸排泄作用。氯沙坦长期用药还能抑制左室心肌肥厚和血管壁增厚。

【体内过程】 口服易吸收，吸收率为 33%，口服后有 14% 的氯沙坦在人体肝脏内代谢为 5- 羧酸代谢物 EXP3174，后者在给药后 3~4 小时血中浓度达峰值。EXP3174 的 $t_{1/2}$ 为 6~9 小时。氯沙坦与 EXP3174 均不易透过血脑屏障。大部分药物在体内被肝细胞色素 P_{450} 系统代谢，仅少量氯沙坦与 EXP3174 以原形随尿排泄。

【临床应用】 可用于高血压的治疗（见第二十五章）。

【不良反应】 氯沙坦的不良反应较少。少数患者用药后出现眩晕，干咳发生率比服用 ACE 抑制药明显少，对血脂及葡萄糖含量无影响，也不引起直立性低血压。禁用于孕妇、哺乳期妇女及肾动脉狭窄者。低血压及严重肾功能不全、肝病患者慎用。应避免与补钾或留钾利尿药合用。

缬 沙 坦

缬沙坦（valsartan）对 AT_1 受体的亲和力比 AT_2 受体强 24 000 倍。原发性高血压患者口服缬沙坦 80mg 后，4~6 小时可获最大降压效果，降压作用可持续 24 小时。缬沙坦长期给药也能逆转左室肥厚和血管壁增厚。

可单用或与其他抗高血压药物合用治疗高血压。不良反应发生率较低，主要有头痛、头晕、疲乏等。低钠或血容量不足、肾动脉狭窄、严重肾功能不全、胆汁性肝硬化或胆道梗阻患者，服用缬沙坦有可能引起低血压。用药期间应慎用留钾利尿药与补钾药。孕妇与哺乳期妇女禁用。

厄 贝 沙 坦

厄贝沙坦（irbesartan）是强效、长效的 AT_1 受体阻断药，其对 AT_1 受体的选择性比 AT_2 受体高 8500~10 000 倍，比氯沙坦对 AT_1 受体亲和力强约 10 倍。原发性高血压患者一次口服 150mg 后，3~4 小时降压作用达峰值，持效 24 小时以上。口服易吸收，生物利用度为 60%~80%，其吸收不受食物的影响。血浆蛋白结合率为 90%。消除 $t_{1/2}$ 较长，可达 11~15 小时。在体内主要经肝脏代谢，部分药物随尿及粪便排出体外。

可单用或与其他抗高血压药物合用治疗高血压。厄贝沙坦用于高血压合并糖尿病性肾病患者，能减轻肾损害，减少尿蛋白，增加肌酐清除率。

坎 地 沙 坦

坎地沙坦（candesartan）是坎地沙坦酯（candesartan cilexetil）的活性代谢物，对 AT_1 受体具有强效、长效、选择性较高等特点。它对 AT_1 受体的亲和力比氯沙坦高 50~80 倍。口服生物利用度为 42%，食物不影响其吸收。血浆蛋白结合率为 99.5%。坎地沙坦酯口服后在体内迅速水解为坎地沙坦，后者的血浆 $t_{1/2}$ 为 3~11 小时。坎地沙坦经肾及胆汁排出体外。

可用于高血压的治疗。长期应用能逆转左室肥厚，对肾脏也有保护作用。不良反应较少。禁忌证同其他 AT_1 受体阻断药。

制剂及用法

卡托普利（captopril）　片剂：每片 12.5mg，25mg。常用量：口服，每次 25~50mg，2~3 次 / 天，以后可根据患者具体情况，适当增加剂量，但最大剂量不超过 150mg/d。用于高血压首次剂量为 25mg；用于心衰患者，首次剂量为 6.25mg。因食物能影响吸收，因此需在进餐前 1 小时服用。

笔记

依那普利(enalapril) 片剂:每片 5mg,10mg。常用量:口服,每次 5~20mg,1 次 / 天。用于抗高血压首次剂量为 5mg,以后可根据病情递增至每次 10~20mg,1 次 / 天。肾功能不全者或与利尿药合用时剂量应适当减少。用于心衰患者,首次剂量为 2.5mg。

赖诺普利(lisinopril) 片剂:每片 10mg,20mg。常用量:口服,每次 10~40mg,1 次 / 天。用于抗高血压治疗开始剂量为 5~10mg,逐渐增量。用于心衰患者开始剂量为 2.5mg,逐渐增量至每次 20mg。

贝那普利(benazepril) 片剂:每片 5mg。口服,每次 10mg,1 次 / 天。用于抗高血压和充血性心力衰竭治疗剂量为 5~10mg/d。

福辛普利(fosinopril) 片剂:每片 10mg,20mg。口服,初始剂量 10mg/d,维持剂量 20~40mg,个别病例可增至 80mg,1 次 / 天。用于抗高血压治疗剂量为每次 10~20mg。

氟沙坦(losartan) 片剂:每片 50mg。用于抗高血压的常用量为:口服,每次 50mg,1~2 次 / 天。将 1 日剂量增加至 100mg 以上,并不相应增加其降压作用,如未达到满意的降压效果,可合用氢氯噻嗪(12.5mg/d)或改用其他作用类型的抗高血压药。对已用大剂量利尿药或血容量减少者,应适当减少氟沙坦的剂量(每次 25mg,1 次 / 天)。

缬沙坦(valsartan) 胶囊剂:每胶囊 80mg,160mg。常用量:口服,每次 80mg,1 次 / 天。如降压疗效不满意,可将剂量增至每次 160mg,1 次 / 天或合用其他降压药(如利尿药氢氯噻嗪)。

厄贝沙坦(irbesartan) 片剂:每片 75mg,150mg,300mg。常用量:口服,每次 150mg,1 次 / 天;最高剂量为 300mg/d。对因使用利尿药或因血液透析而引起低钠与低血容量者,初用量应降为每次 75mg,1 次 / 天。如降压疗效不满意,可合用氢氯噻嗪(12.5mg/d)。

坎替沙坦酯(candesartan cilexetil) 片剂:每片 4mg,8mg,16mg。常用量:每次 8~16mg,1 次 / 天;中度或重度肝、肾功能不全者应适当调整给药剂量。

(苏定冯)

笔记

第二十四章　利　尿　药

利尿药(diuretics)作用于肾脏,增加 Na^+、Cl^- 等电解质和水的排出,产生利尿作用。临床上主要用于治疗各种原因引起的水肿,如心衰、肾衰、肾病综合征以及肝硬化;也可用于某些非水肿性疾病,如高血压、肾结石、高血钙症等的治疗。

常用利尿药可以按它们的作用部位、化学结构或作用机制分类,本章按它们利尿作用部位分为以下 5 类:

1. **碳酸酐酶抑制药**(carbonic anhydrase inhibitors)　主要作用于近曲小管,抑制碳酸酐酶活性,利尿作用弱,代表药为乙酰唑胺。

2. **渗透性利尿药**(osmotic diuretics)　也称为脱水药(dehydrant agents)。主要作用于髓袢及肾小管其他部位,代表药为甘露醇。

3. **袢利尿药**(loop diuretics)　又称为高效能利尿药(high efficacy diuretics)或 Na^+-K^+-$2Cl^-$ 同向转运子抑制药。主要作用于髓袢升支粗段,利尿作用强,代表药为呋塞米。

4. **噻嗪类及类噻嗪类利尿药**(thiazide and thiazide-like diuretics)　又称为中效能利尿药(moderate efficacy diuretics)或 Na^+-Cl^- 同向转运子抑制药,主要作用于远曲小管近端,如氢氯噻嗪等。

5. **保钾利尿药**(potassium-retaining diuretics)　又称为低效能利尿药(low efficacy diuretics)。主要作用于远曲小管远端和集合管,利尿作用弱,减少 K^+ 排出,如螺内酯、氨苯蝶啶等。

保钾利尿剂

第一节　利尿药作用的生理学基础

尿液的生成是通过肾小球滤过、肾小管和集合管的重吸收及分泌而实现的,利尿药通过作用于肾单位的不同部位而产生利尿作用(图 24-1)。

(一) 肾小球滤过

血液中的成分除蛋白质和血细胞外,均可经肾小球滤过而形成原尿。正常人每日原尿量可达 180L,但排出的终尿仅为 1~2L,说明约 99% 的原尿在肾小管被重吸收。有些药物可以作用于肾小球,如强心苷、氨茶碱、多巴胺等通过加强心肌收缩力、扩张肾血管、增加肾血流量和肾小球滤过率,使原尿生成增加,但由于肾脏存在球 - 管平衡的调节机制,这些药物并不能使终尿量明显增多,利尿作用很弱。因此目前常用的利尿药不是作用于肾小球,而是直接作用于肾小管,通过减少对水、电解质的重吸收而发挥利尿作用。

(二) 肾小管重吸收

1. 近曲小管　原尿中约 85% $NaHCO_3$、40% NaCl、葡萄糖、氨基酸和其他所有可滤过的有机溶质通过近曲小管特定的转运系统被重吸收,60% 的水被动重吸收以维持近曲小管液体渗透压的稳定。与利尿药作用关系最密切的是 $NaHCO_3$ 和 NaCl 的重吸收。在目前应用的利尿药中,只有碳酸酐酶抑制药主要在近曲小管中起作用。

近曲小管重吸收 $NaHCO_3$ 是由近曲小管顶质膜(管腔面)的 Na^+-H^+ 交换子(Na^+-H^+ exchanger)所触发的。该转运系统促进管腔内的 Na^+ 进入细胞,交换细胞内的 H^+。基侧质膜的 Na^+-K^+-ATP 酶(Na^+-K^+-ATPase)将吸收进入细胞内的 Na^+ 泵出细胞,进入间质。H^+ 分泌进入管腔与 HCO_3^- 形成 H_2CO_3。后者进一步脱水成为 CO_2 和 H_2O,然后迅速进入细胞,在细胞内再水化成为 H_2CO_3。H_2CO_3 在细胞内分解后,H^+ 用于 Na^+-H^+ 交换,HCO_3^- 经一种特殊的转运子转运通过基侧质膜入血。管腔内的脱水反应和细胞内的再水化反应均由碳酸酐酶(carbonic anhydrase,

笔记

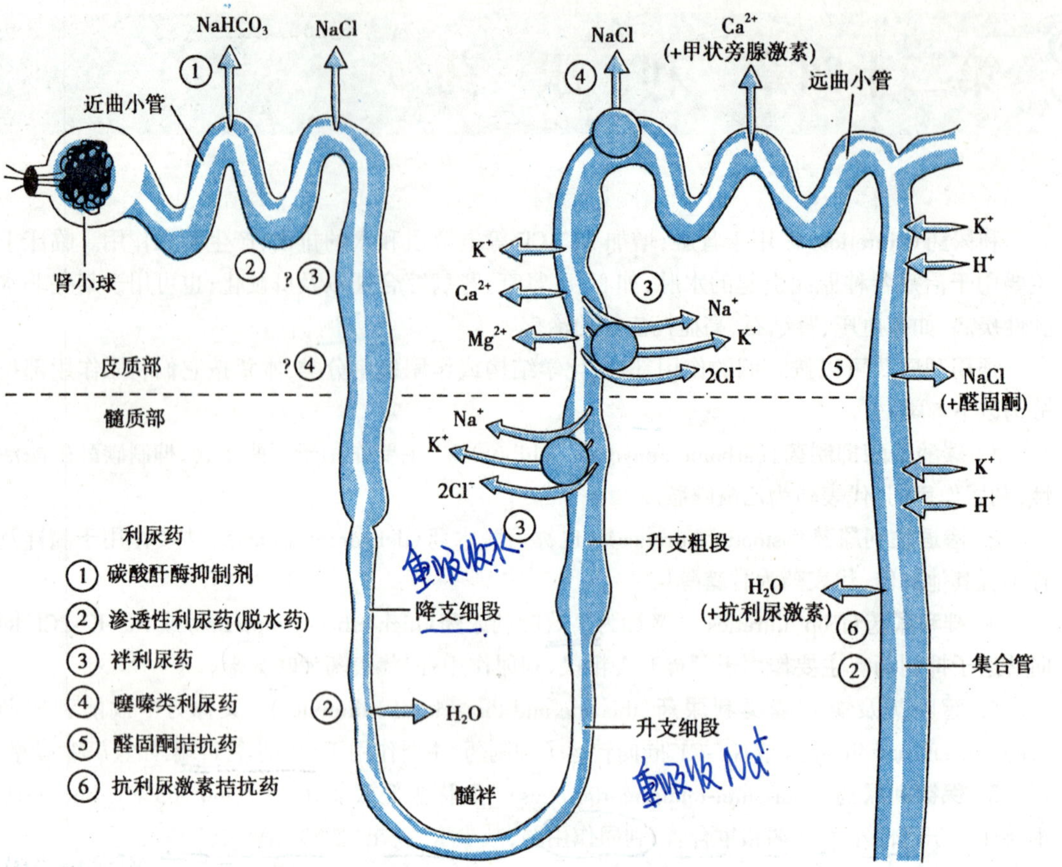

图 24-1 肾小管转运系统及利尿药的作用部位

CA)催化(图 24-2)。碳酸酐酶的活性可以被碳酸酐酶抑制药所抑制。

在近曲小管远端，HCO_3^-和有机溶质被小管液带走，此时小管液中主要含有 NaCl。Na^+被持续重吸收，但 Na^+-H^+交换子驱动的 H^+的分泌则不再继续与 HCO_3^-结合，游离 H^+导致管腔 pH 降低，激活 Cl^--碱交换子(Cl^--base exchanger)，最终净吸收 NaCl。目前尚无利尿药影响该过程。

由于近曲小管对水有高度通透性，管腔液的渗透压和 Na^+浓度在整个近曲小管液保持恒定。

2. 髓袢降支细段 降支细段只吸收水。由于此段髓质高渗，水被渗透压驱动而重吸收。

近曲小管和髓袢降支细段上皮细胞顶质膜存在水通道(water channel)蛋白或称水孔蛋白(aquaporin，AQP)，因此对水的通透性大。水孔蛋白是特异通透水分子的孔道，现在认为水依渗透压的被动转运主要是通过水通

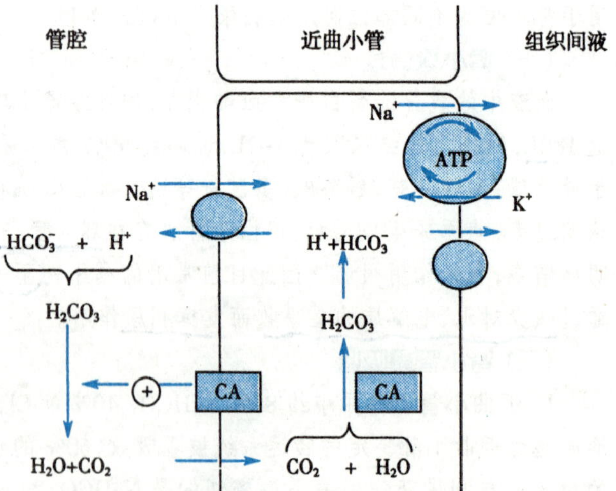

图 24-2 近曲小管上皮细胞的 Na^+-H^+交换和 HCO_3^-的重吸收以及碳酸酐酶(CA)的作用

Na^+-K^+-ATPase 存在于基侧质膜，以维持细胞内的 Na^+与 K^+在正常水平

笔记

道。第一个水通道的分子克隆是 Peter Agre 及其同事 1991 年完成的(Agre 教授因此获得 2003 年诺贝尔化学奖)。

3. **髓袢升支粗段髓质和皮质部** 原尿中约 35% 的 Na^+ 在此段被重吸收。髓袢升支粗段对 NaCl 的重吸收依赖于管腔膜上的 Na^+-K^+-$2Cl^-$ 共转运子(Na^+-K^+-$2Cl^-$ cotransporter),袢利尿剂(loop diuretics)选择性阻断该转运子。

进入细胞内的 Na^+ 由基侧质膜上的 Na^+-K^+-ATP 酶主动转运至细胞间质,在细胞内蓄积的 K^+ 扩散返回管腔,形成 K^+ 的再循环,造成管腔内正电位,驱动 Mg^{2+} 和 Ca^{2+} 的重吸收。因此,抑制髓袢升支粗段的利尿药,不仅增加 NaCl 的排出,也增加 Ca^{2+}、Mg^{2+} 的排出(图 24-3)。

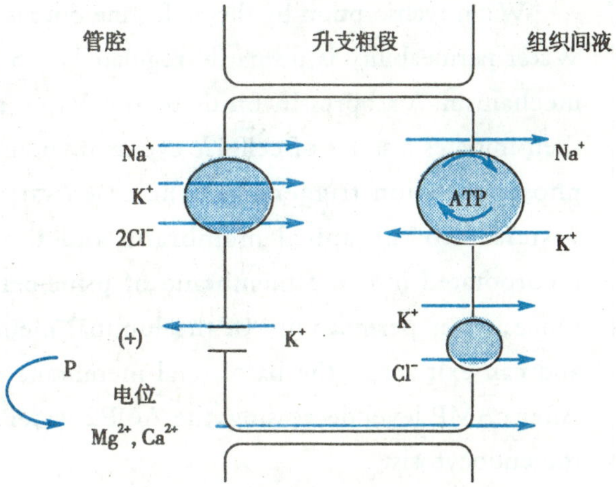

图 24-3 髓袢升支粗段的离子转运
髓袢升支粗段对 NaCl 重吸收依赖于管腔膜上的 Na^+-K^+-$2Cl^-$ 共同转运子。进入细胞内的 Na^+ 由基侧质膜上的 Na^+-K^+-ATP 酶主动转运至细胞间质,K^+ 在细胞内蓄积并扩散返回管腔,造成管腔内正电位,驱动 Mg^{2+} 和 Ca^{2+} 的重吸收

此段不通透水,因而该段在尿液的稀释和浓缩机制中具有重要意义。不仅稀释了管腔液,而且重吸收的 Na^+ 与尿素一起维持髓质的高渗,当尿液流经集合管时,在抗利尿激素(antidiuretic hormone,ADH)调节下,大量的水被再吸收,使尿液浓缩。袢利尿药抑制 NaCl 的重吸收,一方面降低了肾的稀释功能,另一方面由于髓质的高渗无法维持而降低了肾的浓缩功能,排出大量接近于等渗的尿液,产生强大的利尿作用。

4. **远曲小管** 滤液中约 10% 的 NaCl 在远曲小管被重吸收,主要通过 Na^+-Cl^- 共同转运子(Na^+-Cl^- cotransporter)。与升支粗段一样远曲小管相对不通透水,NaCl 的重吸收进一步稀释了小管液。噻嗪类利尿药通过阻断 Na^+-Cl^- 共同转运子而产生作用。另外,Ca^{2+} 通过顶质膜上的 Ca^{2+} 通道和基侧质膜上的 Na^+-Ca^{2+} 交换子(Na^+-Ca^{2+} exchanger)而被重吸收,甲状旁腺激素(parathyroid hormone,PTH)可以调节这个过程。

5. **集合管** 集合管重吸收原尿中 2%~5% 的 NaCl,重吸收的机制与其他节段不同。主细胞顶质膜通过分离的通道转运 Na^+ 和排出 K^+,进入主细胞内的 Na^+ 通过基侧质膜的 Na^+-K^+-ATP 酶转运进入血液循环。由于 Na^+ 进入细胞的驱动力超过 K^+ 的分泌,因而 Na^+ 的重吸收要超过 K^+ 的分泌,可产生显著的管腔负电位,该负电位驱动 Cl^- 通过旁细胞途径吸收入血。

由于集合管管腔 Na^+ 的浓度与 K^+ 的分泌有密切的联系。作用于集合管上游的利尿药如果增加 Na^+ 的排出,则将促进集合管 K^+ 的分泌。而且如果 Na^+ 的排出是与离子结合的方式,如与 HCO_3^- 结合,Cl^- 则不容易在集合管被重吸收,导致管腔的负电位增加,进一步促进 K^+ 的分泌。

醛固酮(aldosterone)通过对基因转录的影响,增加顶质膜 Na^+ 通道和 K^+ 通道的活性以及 Na^+-K^+-ATP 酶的活性,促进 Na^+ 的重吸收以及 K^+ 的分泌。醛固酮拮抗药螺内酯以及氨苯蝶啶等药物作用于此部位,它们又称为保钾利尿药。

影响尿浓缩的最后关键是抗利尿激素(也称加压素,vassopressin)。在无加压素存在的情况下,集合管不通透水。现在已经阐明加压素对水重吸收的调节是通过 AQP2 水通道的所谓的"穿梭机制",见英文短文。

笔记

ADH (or vasopressin) regulating the water reabsorption in the collecting duct by AQP water channels.

Water reabsorption by the collecting duct is under hormonal control of vasopressin. Water permeability is primarily regulated by a cAMP dependent vesicular trafficking mechanism. Vasopressin binds to the V_2 receptor of the collecting duct cell that then initiates a series of cellular events involving cAMP. The PKA-mediated protein phosphorelation triggered an increased rate of aquaporin-2 (AQP2)-containing vesicle into the apical membrane and the number of AQP2 water channels incorporated into the membrane of principal cells of collecting duct is increased. Once, water permeability of the luminal membrane increases, water enters the cell and can exit across the basolateral membrane via AQP3 and AQP4 water channels. After cAMP level decreasing, the AQP2 water channel moves to the vesicle again by the endocytosis.

第二节 常用利尿药

一、袢利尿药

本类药物主要作用部位在髓袢升支粗段，选择性地抑制 NaCl 的重吸收。由于本类药物对 NaCl 的重吸收具有强大的抑制能力，而且不易导致酸中毒，因此是目前最有效的利尿药。常用药物有呋塞米(furosemide，速尿)，依他尼酸(ethacrynic acid，利尿酸)，布美他尼(bumetanide)。三种药物的化学结构各不相同，依他尼酸是一个苯氧基乙酸衍生物，呋塞米和布美他尼与碳酸酐酶抑制药一样是磺胺的衍生物，临床上应用的另一个药物托拉塞米(torsemide)是它们的活性代谢物，其 $t_{1/2}$ 比它的原形药长(图 24-4)。

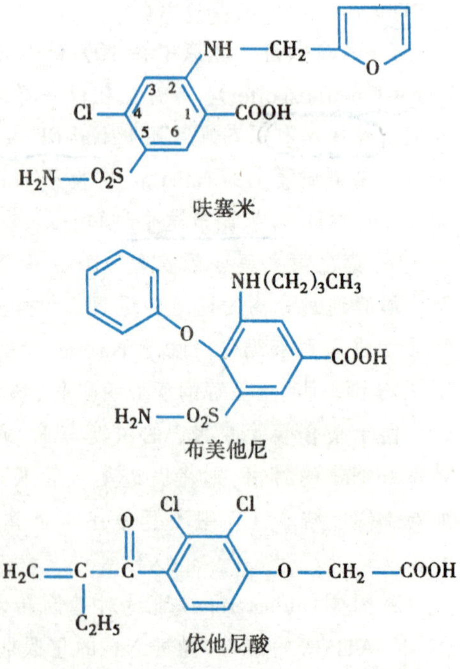

图 24-4 三种袢利尿药的化学结构

【药理作用】 袢利尿药能使肾小管对 Na^+ 的重吸收由原来的 99.4% 下降为 70%~80%，正常状态下，给予大剂量呋塞米可使成人排尿明显增加，排尿量可达每分钟 30~40ml。

利尿作用的分子机制是特异性地与 Cl^- 结合位点结合而抑制分布在髓袢升支管腔膜侧的 Na^+-K^+-$2Cl^-$ 共转运子，因而抑制 NaCl 的重吸收，降低肾的稀释与浓缩功能，排出大量接近于等渗的尿液。同时，由于 K^+ 重吸收减少，降低了 K^+ 的再循环导致的管腔正电位(图 24-3)，减小了 Ca^{2+}、Mg^{2+} 重吸收的驱动力，使它们的重吸收减少，排泄增加。输送到远曲小管和集合管的 Na^+ 增加又促使 Na^+-K^+ 交换增加，从而使 K^+ 的排泄进一步增加。

综上所述，袢利尿药可以使尿中 Na^+、K^+、Cl^-、Mg^{2+}、Ca^{2+} 排出增多，大剂量呋塞米也可以抑制

笔记

近曲小管的碳酸酐酶活性，使 HCO_3^- 排出增加。

袢利尿药促进肾脏前列腺素的合成。因此，非甾体类抗炎药如吲哚美辛（indomethacin），通过抑制环氧酶而减少肾脏前列腺素的合成，干扰利尿药的作用，特别是对于肾病综合征和肝硬化的患者，这种干扰作用更为明显。

袢利尿药通过对血管的调节作用影响血流动力学。对心力衰竭的患者，在其利尿作用发生前就能产生有效的血管扩张作用。呋塞米和依他尼酸能迅速增加全身静脉血容量，降低左室充盈压，减轻肺淤血。呋塞米还能增加肾血流量，改变肾皮质内血流分布，其作用机制可能与其降低血管对血管收缩因子（如血管紧张素Ⅱ和去甲肾上腺素）的反应性、增加引起血管舒张的前列腺素类的生成，以及对动脉阻力血管产生钾离子通道开放的作用有关。

【体内过程】 本类药物能被迅速吸收，呋塞米在口服30分钟内，静注5分钟后生效，维持2~3小时。消除主要通过肾脏近曲小管有机酸分泌机制排泌或肾小球滤过，随尿以原形排出。$t_{1/2}$ 的长短受肾功能影响，正常为1小时左右，肾功能不全时可延长至10小时。由于吲哚美辛和丙磺舒（probenecid）与袢利尿药相互竞争近曲小管有机酸分泌途径，因此若与袢利尿药同时使用，则影响后者的排泄和作用。由于袢利尿药作用于肾小管的管腔侧，其作用的发挥也与它们在尿中的排泄量有一定关系。

【临床应用】 袢利尿药主要用于肺水肿和其他严重水肿以及急性高血钙等。

1. 急性肺水肿和脑水肿 静脉注射呋塞米能迅速扩张容量血管，使回心血量减少，在利尿作用发生之前即可缓解急性肺水肿，是急性肺水肿的迅速有效的治疗手段之一。同时由于利尿，使血液浓缩，血浆渗透压增高，也有利于消除脑水肿，对脑水肿合并心衰者尤为适用。

2. 其他严重水肿 可治疗心、肝、肾性水肿等各类水肿。主要用于其他利尿药无效的严重水肿患者。

3. 急、慢性肾功能衰竭 急性肾衰时，袢利尿药可增加尿量和 K^+ 的排出，冲洗肾小管，减少肾小管的萎缩和坏死，但不延缓肾衰的进程。大剂量呋塞米可以治疗慢性肾衰，增加尿量，在其他药物无效时，仍然能产生作用。其扩张肾血管，增加肾血流量和肾小球滤过率，对肾衰也有一定的好处。

4. 高钙血症 本类药可以抑制 Ca^{2+} 的重吸收，降低血钙。通过联合应用袢利尿药和静脉输入生理盐水而大大增加 Ca^{2+} 的排泄，这对迅速控制高钙血症有一定的临床意义。

5. 加速某些毒物的排泄 应用本类药物，结合输液，可使尿量增加。主要用于某些经肾排泄的药物中毒的抢救，如长效巴比妥类、水杨酸类、溴剂、氟化物、碘化物等。

【不良反应】

1. 水与电解质紊乱 常为过度利尿所引起，表现为低血容量、低血钾、低血钠、低氯性碱血症，长期应用还可引起低血镁。

低氯性碱血症是由于该类药增加盐和水的排泄，因而加强集合管 K^+ 和 H^+ 的分泌所致。低血钾可增强强心苷对心脏的毒性，低血钾对肝硬化的患者可能诱发肝昏迷。故应注意及时补充钾盐或加服保钾利尿药。

低血镁是由于 Na^+-K^+-ATP 酶的激活需要 Mg^{2+}，当低血钾和低血镁同时存在时，如不纠正低血镁，即使补充 K^+ 也不易纠正低钾血症。

2. 耳毒性 表现为耳鸣、听力减退或暂时性耳聋，呈剂量依赖性。耳毒性的发生机制可能与药物引起内耳淋巴液电解质成分改变有关。肾功能不全或同时使用其他耳毒性药物，如并用氨基糖苷类抗生素时较易发生耳毒性。依他尼酸最易引起，且可能发生永久性耳聋。布美他尼的耳毒性最小，为呋塞米的1/6。对听力有缺陷及急性肾衰者宜选用布美他尼。

3. 高尿酸血症 袢利尿药可能造成高尿酸血症。这与利尿后血容量降低、细胞外液容积减少、导致尿酸经近曲小管的重吸收增加有关；另外，本类药和尿酸竞争有机酸分泌途径也是原因

笔记

之一。长期用药时多数患者可出现高尿酸血症，但临床痛风的发生率较低。

4. **其他** 可引起高血糖（但很少导致糖尿病）；升高 LDL 胆固醇和甘油三酯、降低 HDL 胆固醇；引起恶心、呕吐，大剂量时尚可出现胃肠出血。少数患者可发生白细胞、血小板减少。亦可发生过敏反应，表现为皮疹、嗜酸性粒细胞增多，偶有间质性肾炎等，停药后可以迅速恢复，这是由于有磺胺结构，对磺胺过敏的人对呋塞米、布美他尼和托拉塞米可发生交叉过敏反应，而非磺胺衍生物的依他尼酸则较少引起过敏反应。

二、噻嗪类及类噻嗪类

人们在研究和开发更有效的碳酸酐酶抑制药时，发现了噻嗪类（thiazides），但碳酸酐酶抑制剂主要增加 $NaHCO_3$ 的排泄，而噻嗪类则主要促进 NaCl 的排泄。虽然部分噻嗪类药物仍然能够明显抑制碳酸酐酶的活性，但这并不是它们产生利尿作用的主要机制。

噻嗪类是临床广泛应用的一类口服利尿药和降压药。它们是由杂环苯并噻二嗪与一个磺酰胺基组成。本类药物作用相似，仅所用剂量不同，但均能达到同样效果。氢氯噻嗪（hydrochlorothiazide）是本类药物的原形药物，常用的噻嗪类尚有氯噻嗪（chlorothiazide）。其他类似噻嗪类的利尿药有吲哒帕胺（indapamide）、氯噻酮（chlortalidone，氯酞酮）、美托拉宗（metolazone）、喹乙宗（quinithazone），它们虽无噻嗪环但有磺胺结构，它们的利尿作用与噻嗪类相似（图 24-5，表 24-1），故在本节一并介绍。

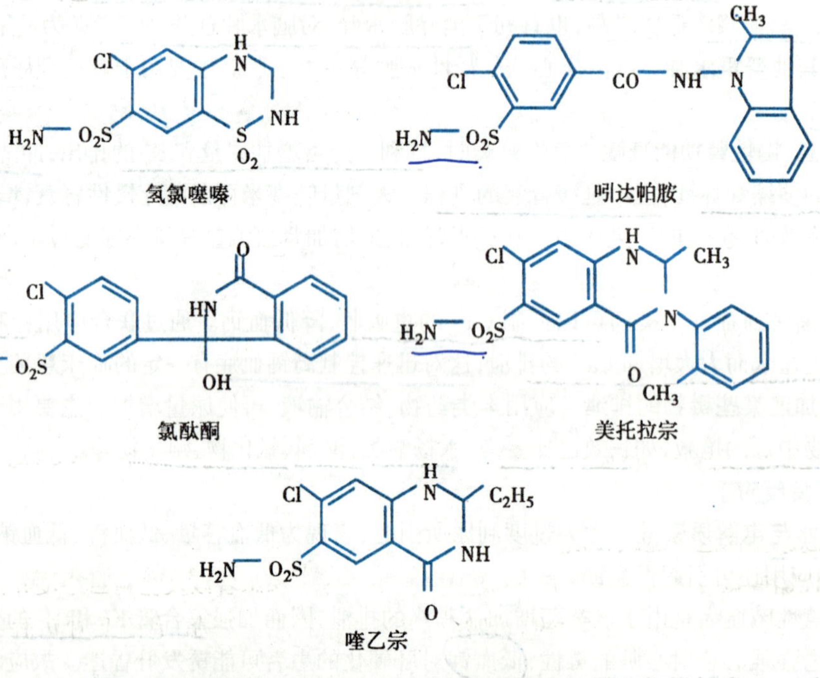

图 24-5 氢氯噻嗪及相关药物化学结构

表 24-1 常用的噻嗪类或类噻嗪类利尿药剂量和药理特性比较

药物	每日口服剂量（mg）	药理特性（与氢氯噻嗪比较）
氢氯噻嗪	50~100	本类药的原形药物
吲哒帕胺	2.5~10	利尿强度相等，对碳酸酐酶抑制作用强
氯噻酮	50~100	利尿作用相等，作用持久，对 K^+ 影响小
美托拉宗	2.5~10	利尿作用强，作用持久
喹乙宗	50~100	与美托拉宗相似

笔记

【药理作用及机制】

1. 利尿作用 噻嗪类增强 NaCl 和水的排出，产生温和持久的利尿作用。其作用机制是抑制远曲小管近端 Na^+-Cl^- 共转运子，抑制 NaCl 的重吸收。由于转运至远曲小管的 Na^+ 增加，促进了 K^+-Na^+ 交换。尿中除排出 Na^+、Cl^- 外，K^+ 的排泄也增多，长期服用可引起低血钾。本类药对碳酸酐酶有一定的抑制作用，故略增加 HCO_3^- 的排泄。

与袢利尿药一样，噻嗪类的作用依赖于前列腺素的产生，而且也能被非甾体类抗炎药所抑制。

此外，与袢利尿药相反，本类药物还促进远曲小管由 PTH 调节的 Ca^{2+} 重吸收过程，而减少尿 Ca^{2+} 含量，减少 Ca^{2+} 在管腔中的沉积。这可能是由于 Na^+ 重吸收减少，肾小管上皮细胞内 Na^+ 降低，促进基侧质膜的 Na^+-Ca^{2+} 交换所致。

2. 抗利尿作用 噻嗪类利尿药能明显减少尿崩症患者的尿量及口渴症状，主要因排 Na^+ 使血浆渗透压降低而减轻口渴感。其抗利尿作用机制不明。

3. 降压作用 噻嗪类利尿药是常用的降压药，用药早期通过利尿、减少血容量而降压，长期用药则通过扩张外周血管而产生降压作用（见第二十五章）。

【体内过程】 本类药脂溶性较高，口服吸收迅速而完全，口服后 1~2 小时起效，4~6 小时血药浓度达高峰。所有的噻嗪类均以有机酸的形式从肾小管分泌，因而与尿酸的分泌产生竞争，可使尿酸的分泌速率降低。一般 3~6 小时排出体外。

氯噻嗪相对脂溶性小，因此常采用相对大的剂量。氯噻嗪吸收缓慢，且作用时间较长。吲哒帕胺主要经过胆汁排泄，但仍有足够的活性形式经过肾清除，从而发挥它在远曲小管的利尿作用。

【临床应用】

1. 水肿 可用于各种原因引起的水肿。对轻、中度心源性水肿疗效较好，是慢性心功能不全的主要治疗药物之一（见第二十六章）。对肾性水肿的疗效与肾功能损害程度有关，受损较轻者效果较好；肝性水肿在应用时要注意防止低血钾诱发肝昏迷。

2. 高血压病 本类药物是治疗高血压的基础药物之一，多与其他降压药合用，可减少后者的剂量，减少副作用。

3. 其他 可用于肾性尿崩症及加压素无效的垂体性尿崩症。也可用于高尿钙伴有肾结石者，以抑制高尿钙引起的肾结石的形成。

【不良反应】

1. 电解质紊乱 如低血钾、低血钠、低血镁、低氯血症、代谢性碱血症等，合用留钾利尿药可防治。

2. 高尿酸血症 痛风者慎用。

3. 代谢变化 可导致高血糖、高脂血症。可使糖尿病患者以及糖耐量中度异常的患者血糖升高，可能是因其抑制了胰岛素的分泌以及减少组织利用葡萄糖。纠正低血钾后可部分翻转高血糖效应。本类药物可使血清胆固醇增加 5%~15%，并增加低密度脂蛋白。糖尿病、高脂血症患者慎用。

4. 过敏反应 本类药物为磺胺类药物，与磺胺类有交叉过敏反应。可见皮疹、皮炎（包括光敏性皮炎）等，偶见严重的过敏反应如溶血性贫血、血小板减少、坏死性胰腺炎等。

三、保钾利尿药

此类药物为低效能利尿药，能够减少 K^+ 排出。又分为两类，一类为醛固酮（盐皮质激素）受体拮抗药（如螺内酯），另一类为肾小管上皮细胞 Na^+ 通道抑制药（如氨苯蝶啶、阿米洛利），它们均主要作用于远曲小管远端和集合管。

保钾利尿药在集合管和远曲小管产生拮抗醛固酮的作用。它们或者通过直接拮抗醛固酮受体或者通过抑制管腔膜上的 Na^+ 通道而起作用。

（一）醛固酮受体拮抗药

醛固酮通过与特异性盐皮质受体结合发挥保 Na^+、H_2O，排 K^+、H^+ 的作用。醛固酮受体拮抗剂则在远曲小管末端和集合管产生作用。目前可用作醛固酮拮抗剂的有螺内酯（spironolactone）、依普利酮（eplerenone）、坎利酮（canrenone）和坎利酸钾（potassium canrenoate）。

螺 内 酯

螺内酯（spironolactone）又称安体舒通（antisterone），是人工合成的甾体化合物，其化学结构与醛固酮相似，化学结构见图 24-6。

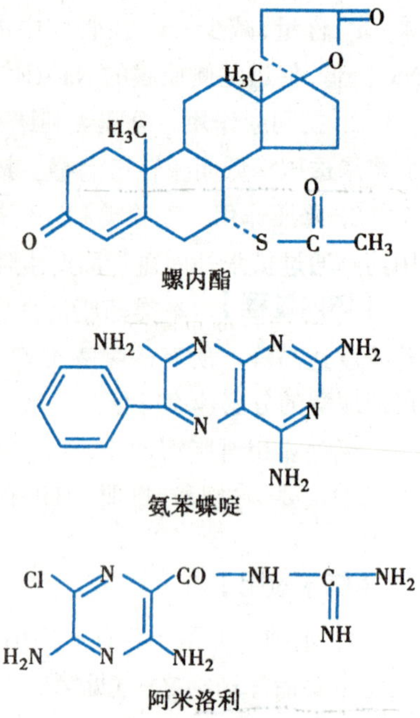

图 24-6 保钾利尿药的化学结构

【药理作用及机制】螺内酯是醛固酮的竞争性拮抗药。醛固酮从肾上腺皮质释放后，进入远曲小管细胞，并与胞质内盐皮质激素的胞质受体结合成醛固酮 - 受体复合物，然后转位进入胞核诱导特异 DNA 的转录、翻译，产生醛固酮诱导蛋白，进而调控 Na^+、K^+ 转运。螺内酯及其代谢产物坎利酮（canrenone）结构与醛固酮相似，结合到胞质中的盐皮质激素受体，阻止醛固酮 - 受体复合物的核转位，而产生拮抗醛固酮的作用。

另外，该药也能干扰细胞内醛固酮活性代谢物的形成，影响醛固酮作用的充分发挥，表现出排 Na^+ 保 K^+ 的作用。

【临床应用】螺内酯的利尿作用弱，起效缓慢而持久，服药后 1 天起效，2~4 天达最大效应。其利尿作用与体内醛固酮的浓度有关，仅在体内有醛固酮存在时才发挥作用。对切除肾上腺的动物则无利尿作用。

1. 治疗与醛固酮升高有关的顽固性水肿 对肝硬化和肾病综合征水肿患者较为有效。

2. 充血性心力衰竭 近年来认识到醛固酮在心衰发生发展中起重要作用，因而螺内酯用于心衰的治疗已经不仅仅限于通过排 Na^+、利尿消除水肿，而是通过抑制心肌纤维化等多方面的作用而改善患者的状况。

【不良反应】其不良反应较轻，少数患者可引起头痛、困倦与精神紊乱等。久用可引起高血钾，尤其当肾功能不良时，故肾功能不全者禁用。此外，还有性激素样副作用，可引起男子乳房女性化和性功能障碍、妇女多毛症等，停药可消失。

依 普 利 酮

依普利酮（eplerenone）是选择性醛固酮受体拮抗剂，于 2002 年 9 月获美国 FDA 批准。依普利酮口服给药后约经 1.5 小时达到血药峰浓度，半衰期为 4~6 小时，吸收不受食物的影响。其副作用较小，对高血压、心力衰竭等的疗效较好，具有广阔的临床使用前景。依普利酮抗醛固酮受体的活性约为螺内酯的两倍。依普利酮可显著地降低实验性充血性心力衰竭 Wistar 大鼠的血管过氧化物形成，从而改善血管的收缩和舒张功能。另一方面它对醛固酮受体具有高度的选择性，而对肾上腺糖皮质激素、黄体酮和雄激素受体的亲和性较低，从而克服了螺内酯的促孕和抗雄激素等副作用。

（二）肾小管上皮细胞钠离子通道抑制药

肾小管上皮细胞钠离子通道抑制药（inhibitors of renal epithelial Na^+ channels）主要有氨苯蝶

啶和阿米洛利。它们虽然化学结构不同(图 24-6),却有相同的药理作用。

氨苯蝶啶和阿米洛利

【药理作用及机制】 氨苯蝶啶(triamterene)和阿米洛利(amiloride)均作用于远曲小管末端和集合管,通过阻滞管腔 Na^+ 通道而减少 Na^+ 的重吸收。同时由于减少 Na^+ 的重吸收,使管腔的负电位降低,因此驱动 K^+ 分泌的动力减少,抑制了 K^+ 分泌,从而产生排 Na^+、利尿、保 K^+ 的作用。此二药的作用并非竞争性拮抗醛固酮,它们对肾上腺切除的动物仍有保钾利尿作用。

阿米洛利在高浓度时,阻滞 Na^+-H^+ 和 Na^+-Ca^{2+} 反向转运子(antiporters),可能抑制 H^+ 和 Ca^{2+} 的排泄。

【体内过程】 氨苯蝶啶在肝脏代谢,但其活性形式及代谢物也从肾脏排泄。阿米洛利则主要以原形经肾脏排泄。由于氨苯蝶啶消除途径广泛,因此 $t_{1/2}$ 比阿米洛利短,前者为 4.2 小时,后者为 6~9 小时,氨苯蝶啶需频繁用药。

【临床应用】 它们在临床上常与排钾利尿药合用治疗顽固性水肿。

【不良反应】 不良反应较少。长期服用可致高钾血症,严重肝、肾功能不全及有高钾血症倾向者禁用。偶见嗜睡、恶心、呕吐、腹泻等消化道症状。另外,有报道氨苯蝶啶和吲哚美辛合用可引起急性肾功能衰竭。

非甾体抗炎药.

四、碳酸酐酶抑制药

乙 酰 唑 胺

乙酰唑胺(acetazolamide)又称醋唑磺胺(diamox),是碳酸酐酶抑制药的原形药。碳酸酐酶抑制药是现代利尿药发展的先驱,是磺胺的衍生物,在应用磺胺抗菌时,发现它能造成碱利尿和高氯性酸中毒,进而开发出碳酸酐酶抑制药。乙酰唑胺的化学结构中有磺胺基,是其活性必需基团。

【药理作用及机制】 乙酰唑胺通过抑制碳酸酐酶的活性而抑制 HCO_3^- 的重吸收,治疗量时乙酰唑胺抑制近曲小管约 85% 的 HCO_3^- 的重吸收。由于 Na^+ 在近曲小管可与 HCO_3^- 结合排出,近曲小管 Na^+ 重吸收会减少,水的重吸收减少。但集合管 Na^+ 重吸收会大大增加,使 K^+ 的分泌相应增多(Na^+-K^+ 交换增多)。因而碳酸酐酶抑制药主要造成尿中 HCO_3^-、K^+ 和水的排出增多。由于碳酸酐酶还参与集合管酸的分泌,因此集合管也是这类药物利尿的另一个次要部位。

乙酰唑胺还抑制肾脏以外部位碳酸酐酶依赖的 HCO_3^- 的转运。如眼睫状体向房水中分泌 HCO_3^-,以及脉络丛向脑脊液分泌 HCO_3^-,因而减少房水和脑脊液的生成量以及 pH 值。

【临床应用】 由于新利尿药的不断涌现,加之其利尿作用较弱,本类药物现在很少作为利尿药使用。但它们仍有几种特殊的用途。

1. **治疗青光眼** 减少房水的生成,降低眼内压,对多种类型的青光眼有效,是乙酰唑胺应用最广的适应证。Dorzolamide 和 brinzolamide 是两个新的碳酸酐酶抑制药,眼局部应用能够降低眼内压。

2. **急性高山病** 登山者在急速登上 3000 米以上时会出现无力、头晕、头痛和失眠的症状。一般较轻,几天后可自然缓解。但严重时会出现肺水肿或脑水肿而危及生命。乙酰唑胺可减少脑脊液的生成和降低脑脊液及脑组织的 pH 值,减轻症状,改善机体功能。在开始攀登前 24 小时口服乙酰唑胺可起到预防作用。

3. **碱化尿液** 通过采用乙酰唑胺碱化尿液可促进尿酸、胱氨酸和弱酸性物质(如阿司匹林)的排泄,但只在使用初期有效,长时间服用乙酰唑胺要注意补充给予碳酸氢盐。

4. **纠正代谢性碱中毒** 持续性代谢性碱中毒多数是因为体内 K^+ 和血容量减少或是因为体

笔记

内盐皮质激素水平过高所致，一般应针对这些病因治疗。但当心衰的患者在使用过多利尿剂造成代谢性碱中毒时，由于补盐可能会增加心脏充盈压，因而可使用乙酰唑胺。此外乙酰唑胺在纠正碱中毒的同时，其微弱的利尿作用也对心衰有益。乙酰唑胺还可用于迅速纠正呼吸性酸中毒继发的代谢性碱中毒。

5. **其他** 乙酰唑胺可用于癫痫的辅助治疗、伴有低血钾症的周期性麻痹，以及严重高磷酸盐血症，以增加磷酸盐的尿排泄等。

【不良反应】 严重不良反应少见。

1. **过敏反应** 作为磺胺的衍生物，可能会造成骨髓抑制、皮肤毒性、磺胺样肾损害、对磺胺过敏的患者易对本药产生过敏反应。

2. **代谢性酸中毒** 长时用药后，体内贮存的 HCO_3^- 减少可导致高氯性酸中毒。酸中毒和 HCO_3^- 耗竭会引起其他肾小管节段对 Na^+ 重吸收增加，因此乙酰唑胺在使用一段时间之后，其利尿作用会显著降低，一般有效利尿作用仅维持 2~3 天。

3. **尿结石** 其减少 HCO_3^- 的作用会导致磷酸盐尿和高钙尿症。长期用药也会引起肾脏排泄可溶性物质的能力下降，而且钙盐在碱性 pH 下相对难溶，易形成肾结石。

4. **失钾** 同时给予 KCl 补充可以纠正。

5. **其他毒性** 较大剂量可引起嗜睡和感觉异常；肾衰患者使用该类药物可引起蓄积造成中枢神经系统毒性；过敏反应（如发热、皮疹、骨髓抑制、间质性肾炎等）也常发生，对磺胺高敏的患者易产生过敏反应。

五、渗透性利尿药

本类药又称脱水药，包括甘露醇、山梨醇、高渗葡萄糖、尿素等。静脉注射给药后，可以提高血浆渗透压，产生组织脱水作用。当这些药物通过肾脏时，不易被重吸收，使水在髓袢升支和近曲小管的重吸收减少，肾排水增加，产生渗透性利尿作用。该类药一般具备如下特点：①静脉注射后不易通过毛细血管进入组织；②易经肾小球滤过；③不易被肾小管再吸收。

甘 露 醇

甘露醇（mannitol）为己六醇结构，临床主要用 20% 的高渗溶液静脉注射或静脉点滴。

【药理作用和临床应用】

1. **脱水作用** 静脉注射后，能迅速提高血浆渗透压，使组织间液向血浆转移而产生组织脱水作用，可降低颅内压和眼内压。甘露醇口服用药则造成渗透性腹泻，可用于从胃肠道消除毒性物质。

甘露醇是治疗脑水肿、降低颅内压安全而有效的首选药物。也可用于青光眼急性发作和患者术前应用以降低眼内压。

2. **利尿作用** 静注甘露醇后，血浆渗透压升高，血容量增加，血液黏滞度降低，并通过稀释血液而增加循环血容量及肾小球滤过率。该药在肾小球滤过后不易被重吸收，使水在髓袢升支和近曲小管的重吸收减少，而产生利尿作用。

另外，由于排尿速率的增加，减少了尿液与肾小管上皮细胞接触的时间，使几乎所有电解质的重吸收减少。如抑制髓袢升支对 Na^+ 的重吸收，可以降低髓质高渗区的渗透压，进而抑制集合管水的重吸收。一般在 10~20 分钟起效，2~3 小时达高峰，持续 6~8 小时。

可用于预防急性肾衰竭。在少尿时，若及时应用甘露醇，通过脱水作用，可减轻肾间质水肿。同时渗透性利尿效应可维持足够的尿量，稀释肾小管内有害物质，保护肾小管免于坏死。另外，还能改善急性肾衰早期的血流动力学变化，对肾衰竭伴有低血压者效果较好。

笔记

【不良反应】 少见，注射过快时可引起一过性头痛、眩晕、畏寒和视力模糊。因可增加循环血量而增加心脏负荷，慢性心功能不全者禁用。另外，活动性颅内出血者禁用。

山 梨 醇

山梨醇（sorbitol）是甘露醇的同分异构体，作用与临床应用同甘露醇，进入人体内大部分在肝内转化为果糖，故作用较弱。易溶于水，价廉，一般可制成 25% 的高渗液使用。

高渗葡萄糖

50% 的高渗葡萄糖（hypertonic glucose）也有脱水及渗透性利尿作用，但因其可部分地从血管弥散进入组织中，且易被代谢，故作用弱而不持久。停药后，可出现颅内压回升而引起反跳，临床上主要用于脑水肿和急性肺水肿，一般与甘露醇合用。

制剂及用法

呋塞米（furosemide） 片剂：每片 20mg。每次 20mg，3 次 / 天。为避免发生电解质紊乱，应从小量开始，间歇给药，即服药 1~3 日，停药 2~4 日。注射剂 20mg/2ml。每次 20mg，肌注或稀释后缓慢静注，每日或隔日一次。

布美他尼（bumetanide） 片剂：每片 1mg，5mg。1~5mg/d。

依他尼酸（etacrynic acid） 片剂：每片 25mg。每次 25mg，1~3 次 / 天。

氢氯噻嗪（hydrochlorothiazide） 片剂：每次 25mg。每次 25~50mg，2 次 / 天，针对不同的疾病，用药次数可以有所变动。

氯噻酮（chlortalidone） 片剂：每片 50mg，100mg。每次 100mg。1 次 / 天或隔日一次。

螺内酯（spironolactone） 胶囊（微粒）：每胶囊 20mg。口服，每次 20mg，3~4 次 / 天。

氨苯蝶啶（triamterene） 片剂：每片 50mg。每次 50~100mg，2 次 / 天或 3 次 / 天。

乙酰唑胺（acetazolamide） 片剂：每片 0.25g。治疗青光眼每次 0.25g，2 次 / 天或 3 次 / 天；利尿，每次 0.25g，1 次 / 天或隔日一次。

甘露醇（mannitol） 注射液：20g/100ml，50g/250ml。1~2g/kg，静滴。必要时 4~6 小时重复使用一次。

葡萄糖（glucose） 注射液：50% 溶液每支 20ml。每次 40~60ml，静注。

（李学军）

第二十五章　抗高血压药

凡能降低血压而用于高血压治疗的药物称为抗高血压药。正常人血压应低于140/90mmHg。高于上述标准，即为高血压。绝大部分高血压病因不明，称为原发性高血压或高血压病；少数高血压有因可查，称为继发性高血压或症状性高血压。原发性高血压的发生率在成人为15%~20%。原发性高血压的直接并发症有脑血管意外、肾衰竭、心力衰竭等。大量证据表明，高血压患者容易并发冠心病。且这些并发症大多可致死或致残。总体而言，高血压人群如不经合理治疗，平均寿命较正常人群缩短15~20年。

原发性高血压病的发病机制不明，但已知体内有许多系统与血压的调节有关，其中最主要的有交感神经 - 肾上腺素系统及肾素 - 血管紧张素系统（renin-angiotensin system，RAS）。此外，血管舒缓肽 - 激肽 - 前列腺素系统、血管内皮松弛因子 - 收缩因子系统等都参与了血压的调节。抗高血压药可分别作用于上述不同的环节，降低血压。

As arterial pressure is the product of cardiac output and peripheral vascular resistance, it can be lowered by actions of drugs on either the peripheral resistance or the cardiac output, or both. Drugs may reduce the cardiac output by either inhibiting myocardial contractility or decreasing ventricular filling pressure. Drugs can reduce peripheral resistance by acting on smooth muscle to cause relaxation of resistance vessels or by interfering with the activity of systems that produce constriction of resistance vessels.

第一节　抗高血压药物分类

形成动脉血压的基本因素是心输出量和外周血管阻力。前者受心脏功能、回心血量和血容量的影响，后者主要受小动脉紧张度的影响。交感神经系统和RAS调节着上述两种因素，使血压维持在一定的范围内。根据各种药物的作用和作用部位可将抗高血压药物分为下列几类：

1. **利尿药**　如氢氯噻嗪等。

2. **交感神经抑制药**

(1) 中枢性降压药：如可乐定、利美尼定等。

(2) 神经节阻断药：如樟磺咪芬等。

(3) 去甲肾上腺素能神经末梢阻滞药：如利舍平、胍乙啶等。

(4) 肾上腺素受体阻断药：如普萘洛尔等。

3. **肾素—血管紧张素系统抑制药**

(1) 血管紧张素转换酶（ACE）抑制药：如卡托普利等。

(2) 血管紧张素Ⅱ受体阻断药：如氯沙坦等。

(3) 肾素抑制药：如雷米克林等。

4. **钙通道阻滞药**　如硝苯地平等。

5. **血管扩张药**　如肼屈嗪和硝普钠等。

笔记

目前，国内外应用广泛或称为第一线抗高血压药物的是利尿药、钙通道阻滞药、β受体阻断药和ACE抑制药四大类药物。血管紧张素Ⅱ受体阻断药是近几年发展的新药，临床应用实践相对较短，但因这类药具有许多优点，临床应用愈来愈多，故将其置于上述四大类药物之后，统称为常用抗高血压药物。其他抗高血压药物如中枢性降压药和血管扩张药等较少单独应用。

第二节　常用抗高血压药物

一、利　尿　药

限制钠盐的摄入是治疗早期高血压的手段之一。随着20世纪50年代噻嗪类利尿药的问世，以药物改变体内 Na^+ 平衡成为治疗高血压的主要方法之一。各类利尿药单用即有降压作用，并可增强其他降压药的作用。

利尿药降低血压的确切机制尚不十分明确。用药初期，利尿药可减少细胞外液容量及心输出量。长期给药后心输出量逐渐恢复至给药前水平而降压作用仍能维持，此时细胞外液容量仍有一定程度的减少。若维持有效的降压作用，血浆容量通常比治疗前减少约5%，伴有血浆肾素水平持续升高，说明体内 Na^+ 持续减少。利尿药长期使用可降低血管阻力，但该作用并非直接作用，因为利尿药在体外对血管平滑肌无作用，在肾切除的患者及动物使用利尿药也不能发挥降压作用。利尿药降低血管阻力最可能的机制是持续地降低体内 Na^+ 浓度及降低细胞外液容量。平滑肌细胞内 Na^+ 浓度降低可能导致细胞内 Ca^{2+} 浓度降低，从而使血管平滑肌对缩血管物质的反应性减弱。

噻嗪类利尿药是利尿降压药中最常用的一类。大规模临床试验表明，噻嗪类利尿药可降低高血压并发症如脑卒中和心力衰竭的发病率和死亡率。单独使用噻嗪类作降压治疗时，剂量应尽量小。研究发现许多患者使用小至12.5mg的氢氯噻嗪或氯酞酮即有降压作用，超过25mg降压作用并不一定增强，反而可能使不良反应发生率增加。因此建议单用利尿降压时的剂量不宜超过25mg，若25mg仍不能有效地控制血压，则应合用或换用其他类型抗高血压药。单用噻嗪类降压药治疗，尤其是长期使用应合并使用留 K^+ 利尿药或合用血管紧张素转化酶抑制药亦可减少 K^+ 的排出。长期大量使用噻嗪类除引起电解质改变外，尚对脂质代谢、糖代谢产生不良影响。对合并有氮质血症或尿毒症的患者可选用高效利尿药呋塞米。吲达帕胺(indapamide)不良反应少，不引起血脂改变，故伴有高脂血症患者可用吲达帕胺代替噻嗪类利尿药。

二、钙通道阻滞药

血管平滑肌细胞的收缩有赖于细胞内游离钙，若抑制了钙离子的跨膜转运，则可使细胞内游离钙浓度下降。钙通道阻滞药通过减少细胞内钙离子含量而松弛血管平滑肌，进而降低血压。钙通道阻滞药品种繁杂，结构各异。从化学结构上可将其分为二氢吡啶类和非二氢吡啶类。前者对血管平滑肌具有选择性，较少影响心脏，作为抗高血压药常用的有硝苯地平、尼群地平和皮卡地平等。非二氢吡啶类包括维拉帕米等，对心脏和血管均有作用。

硝苯地平

【药理作用】　硝苯地平(nifedipine)作用于细胞膜L型钙通道，通过抑制钙离子从细胞外进入细胞内，而使细胞内钙离子浓度降低，导致小动脉扩张，总外周血管阻力下降而降低血压。由于周围血管扩张，可引起交感神经活性反射性增强而引起心率加快。

【临床应用】　硝苯地平对轻、中、重度高血压均有降压作用，亦适用于合并有心绞痛或肾脏

笔记

疾病、糖尿病、哮喘、高脂血症及恶性高血压患者。目前多推荐使用缓释片剂,以减轻迅速降压造成的反射性交感活性增加。

【不良反应及药物相互作用】 见第二十一章。

尼群地平

尼群地平(nitrendipine)作用与硝苯地平相似,但对血管松弛作用较硝苯地平强,降压作用温和而持久,适用于各型高血压。每日口服 1~2 次。不良反应与硝苯地平相似,肝功能不良者宜慎用或减量,可增加地高辛血药浓度。

拉西地平

拉西地平(lacidipine)血管选择性强,不易引起反射性心动过速和心输出量增加,用于轻、中度高血压。降压作用起效慢、持续时间长,每日口服 1 次。具有抗动脉粥样硬化作用。不良反应有心悸、头痛、面红、水肿等。

氨氯地平

氨氯地平(amlodipine)作用与硝苯地平相似,但降压作用较硝苯地平平缓,持续时间较硝苯地平显著延长。每日口服 1 次。不良反应同拉西地平。

以上各种钙通道阻滞药均有良好的降压作用。短效药硝苯地平等价格低廉,降压效果确实,最为常用。从保护高血压靶器官免受损伤的角度以长效类新药为佳,但价格较贵。中效类如尼群地平等效果确切、价格低廉。

三、β 受体阻断药

不同的 β 受体阻断药在许多方面如脂溶性、对 β_1 受体的选择性、内在拟交感活性及膜稳定性等方面有所不同,但均为同样有效的降压药,广泛用于各种程度的高血压。长期应用一般不引起水钠潴留,亦无明显的耐受性。不具内在拟交感活性的 β 受体阻断药可增加血浆甘油三酯浓度,降低 HDL- 胆固醇,而有内在拟交感活性者对血脂影响很小或无影响。

普萘洛尔

【药理作用】 普萘洛尔(propranolol,心得安,萘心安)为非选择性 β 受体阻断药,对 β_1 和 β_2 受体具有相同的亲和力,缺乏内在拟交感活性。可通过多种机制产生降压作用,即减少心输出量、抑制肾素释放、在不同水平抑制交感神经系统活性(中枢部位、压力感受性反射及外周神经水平)和增加前列环素的合成等。

【体内过程】 普萘洛尔为高度亲脂性化合物,口服吸收完全,肝脏首过消除显著,生物利用度约为 25%,且个体差异较大。$t_{1/2}$ 约为 4 小时,但降压作用持续时间较长,可 1~2 次 / 天。

【临床应用】 用于各种程度的原发性高血压。可作为抗高血压的首选药单独应用,也可与其他抗高血压药合用。对心输出量及肾素活性偏高者疗效较好,高血压伴有心绞痛、偏头痛、焦虑症等选用 β 受体阻断药较为合适。

【不良反应及药物相互作用】 见第十一章。

阿替洛尔

阿替洛尔(atenolol)降压机制与普萘洛尔相同,但对心脏的 β_1 受体有较大的选择性,而对血管及支气管的 β_2 受体的影响较小。但较大剂量时对血管及支气管平滑肌的 β_2 受体也有作用。无膜稳定作用,无内在拟交感活性。口服用于治疗各种程度高血压。降压作用持续时间较长。

笔记

每日服用1次。

拉贝洛尔

拉贝洛尔(labetalol)在阻断β受体的同时也阻断α受体。其中阻断β_1和β_2受体的作用强度相似,对α_1受体作用较弱,对α_2受体则无作用。本品适用于各种程度的高血压及高血压急症、妊娠期高血压、嗜铬细胞瘤、麻醉或手术时高血压。合用利尿药可增强其降压效果。静注或静滴用于高血压急症,如妊娠高血压综合征。大剂量可致直立性低血压。

卡维地洛

卡维地洛(carvedilol)为α、β受体阻断药,阻断β受体的同时具有舒张血管作用。口服首关消除显著,生物利用度22%,药效维持可达24小时。不良反应与普萘洛尔相似,但不影响血脂代谢。用于治疗轻度及中度高血压或伴有肾功能不全、糖尿病的高血压患者。

四、血管紧张素Ⅰ转化酶抑制药

ACE抑制药的应用,是抗高血压药物治疗学上的一大进步。该类药能抑制ACE活性,使血管紧张素Ⅱ(AngⅡ)的生成减少以及缓激肽的降解减少,扩张血管,降低血压。该类药物不仅具有良好的降压效果,对高血压患者的并发症及一些伴发疾病亦具有良好影响。该类药物亦作为伴有糖尿病、左心室肥厚、左心功能障碍及急性心肌梗死的高血压患者的首选药物。因阻断醛固酮,可以增强利尿药的作用。有轻度潴留K^+的作用,这对有高血钾倾向的患者尤应注意。血管神经性水肿是该类药少见而严重的不良反应。服药后患者发生顽固性咳嗽往往是停药的原因之一。

卡托普利

【药理作用】 卡托普利(captopril,巯甲丙脯酸,甲巯丙脯酸,开博通)具有轻至中等强度的降压作用,可降低外周阻力,增加肾血流量,不伴反射性心率加快。其降压机制如下:抑制ACE,使AngⅠ转变为AngⅡ减少,从而产生血管舒张;同时减少醛固酮分泌,以利于排钠;特异性肾血管扩张亦加强排钠作用;由于抑制缓激肽的水解,使缓激肽增多;卡托普利亦可抑制交感神经系统活性。

【体内过程】 见第二十三章。

【临床应用】 适用于各型高血压。目前为抗高血压治疗的一线药物之一。60%~70%患者单用本品能使血压控制在理想水平,加用利尿药则95%患者有效。本品尤其适用于合并有糖尿病及胰岛素抵抗、左心室肥厚、心力衰竭、急性心肌梗死的高血压患者,可明显改善生活质量且无耐受性,连续用药一年以上疗效不会下降,而且停药不反跳。卡托普利与利尿药及β受体阻断药合用于重型或顽固性高血压疗效较好。

【不良反应及药物相互作用】 见第二十三章。

依那普利

依那普利(enalapril)为不含-SH的长效、高效ACE抑制剂。依那普利为前体药,在体内被肝脏酯酶水解转化为苯丁羟脯酸(enalaprilat,依那普利拉),后者能与ACE持久结合而发挥抑制作用。降压机制与卡托普利相似,但抑制ACE的作用较卡托普利强10倍。能降低总外周血管阻力,增加肾血流量。降压作用强而持久。口服后最大降压作用出现在服药后6~8小时,作用持续时间较长,可每日给药一次。剂量超过10mg后,增加剂量只延长作用持续时间。临床主要用于高血压的治疗。有报道其对心功能的有益影响优于卡托普利。不良反应、药物相互作用与卡托普利相似。因为其不含-SH,故无典型的青霉胺样反应(皮疹、嗜酸性粒细胞增多等)。因作

笔记

用强，引起咳嗽等不良反应明显，合并有心衰时低血压亦较多见，应适当控制剂量。

其他ACE抑制药还有赖诺普利(lisinopril)、贝那普利(benazepril)、福辛普利(fosinopril)、喹那普利(quinapril)、雷米普利(ramipril)、培哚普利(perindopril)和西拉普利(cilazapril)等。它们的共同特点是长效，每天只需服用1次。除了赖诺普利外，其余均为前体药。作用及临床应用同依那普利。

五、AT_1受体阻断药

血管紧张素Ⅱ受体分两类，即AT_1受体和AT_2受体。目前发现的AngⅡ受体阻断药主要为AT_1受体阻断药，可阻断AngⅡ已知的所有作用。AT_1受体阻断药具有良好的降压作用，而没有ACE抑制药的血管神经性水肿、咳嗽等不良反应。

氯沙坦

【药理作用】 氯沙坦(losartan)竞争性阻断AT_1受体，为第一个用于临床的非肽类AT_1受体阻断药。在体内转化成5-羧基酸性代谢产物EXP-3174，后者有非竞争性AT_1受体阻断作用。它们都能与AT_1受体选择性地结合，对抗AngⅡ的绝大多数药理学作用，从而产生降压作用。

【体内过程】 见第二十三章。

【临床应用】 本品可用于各型高血压，若3~6周后血压下降仍不理想，可加用利尿药。

【不良反应及药物相互作用】 见第二十三章。

其他沙坦类药物

这类药物尚有缬沙坦(valsartan)、厄贝沙坦(irbesartan)、坎替沙坦(candesartan)和替米沙坦(telmisartan)等。其中坎替沙坦作用强大、应用剂量小、维持时间长、谷峰比值高(>80%)，是目前这类药物之最优者。

第三节 其他抗高血压药物

一、中枢性降压药

中枢性降压药包括可乐定、甲基多巴、胍法辛、胍那苄、莫索尼定和利美尼定等。以往认为可乐定的降压作用主要通过作用于孤束核α_2肾上腺素受体，后来发现其降压作用还与咪唑啉受体有关。这两个核团的两种受体之间有协同作用，可乐定的降压作用是以上两种受体共同作用的结果。而莫索尼定等主要作用于咪唑啉受体，甲基多巴则作用于孤束核α_2受体(图25-1)。

可乐定

【药理作用】 可乐定(clonidine)的降压作用中等偏强，并可抑制胃肠分泌及运动，对中枢神经系统有明显的抑制作用。以往认为其降压机制主要是通过兴奋延髓背侧孤束核突触后膜的α_2受体，抑制交感神经中枢的传出冲动，使外周血管扩张，血压下降。后来的研究表明，可乐定也作用于延髓嘴端腹外侧区(rostral ventrolateral medulla，RVLM)的咪唑啉受体(I_1受体，imidazoline-I_1)，使交感神经张力下降，外周血管阻力降低，从而产生降压作用。可乐定引起的嗜睡等副作用主要由α_2受体介导。过大剂量的可乐定也可兴奋外周血管平滑肌上的α_2受体，引起血管收缩，使降压作用减弱。

【体内过程】 本品口服易吸收，服后1.5~3小时血药浓度达峰值，$t_{1/2}$为5.2~13小时，口服

笔记

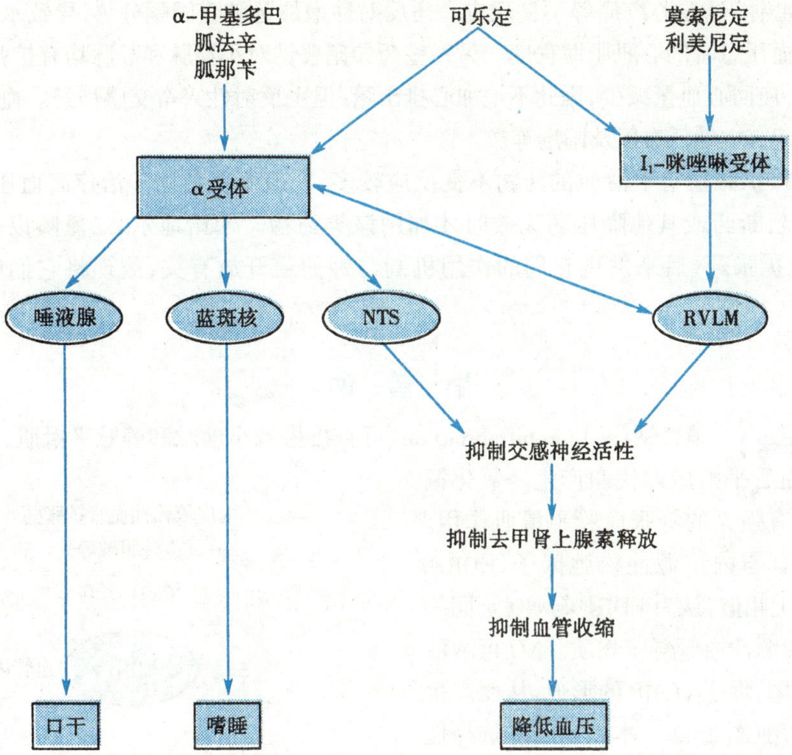

图 25-1　中枢性降压药作用机制示意图

生物利用度为 71%~82%。蛋白结合率为 20%，约 50% 以原形药从尿中排出，能透过血脑屏障。

【临床应用】 适于治疗中度高血压，常用于其他药无效时。降压作用中等偏强，不影响肾血流量和肾小球滤过率，可用于高血压的长期治疗。与利尿药合用有协同作用，可用于重度高血压。口服也用于预防偏头痛或作为治疗吗啡类镇痛药成瘾者的戒毒药。其溶液剂滴眼用于治疗开角型青光眼。

【不良反应】 常见的不良反应是口干和便秘。其他有嗜睡、抑郁、眩晕、血管性水肿、腮腺肿痛、恶心、心动过缓、食欲不振等。可乐定不宜用于高空作业或驾驶机动车辆的人员，以免因精力不集中、嗜睡而导致事故发生。

【药物相互作用】 可乐定能加强其他中枢神经系统抑制药的作用，合用时应慎重。三环类化合物如丙米嗪等药物在中枢可与可乐定发生竞争性拮抗，取消可乐定的降压作用，不宜合用。

莫索尼定

莫索尼定（moxonidine）为第二代中枢性降压药，作用与可乐定相似，但对咪唑啉 I_1 受体的选择性比可乐定高。降压效能略低于可乐定，这与其对 α_2 受体作用较弱有关，因为这两种受体在对血压的控制中有协同作用。

由于选择性较高，莫索尼定的不良反应少，无显著的镇静作用，亦无停药反跳现象。长期用药也有良好的降压效果，并能逆转高血压患者的心肌肥厚，适用于治疗轻、中度高血压。

二、血管平滑肌扩张药

血管平滑肌扩张药通过直接扩张血管而产生降压作用。其中有一些药如肼屈嗪等，主要扩张小动脉，对容量血管无明显作用，由于小动脉扩张，外周阻力而降低血压。同时通过压力感受性反射，兴奋交感神经，出现心率加快、心肌收缩力加强，心输出量增加，从而部分对抗了其降压

笔记

效力。且有心悸、诱发心绞痛等不良反应。还反射性增加肾脏醛固酮分泌，导致水钠潴留。并可能增加高血压患者的心肌肥厚程度。另一些药如硝普钠对小动脉和静脉均有扩张作用，由于也扩张静脉，使回心血量减少，因此不增加心排出量，但也反射性兴奋交感神经。血管平滑肌扩张药不会引起直立性低血压及阳痿等。

由于直接扩张血管平滑肌的药物不良反应较多，一般不单独用于治疗高血压，仅在利尿药、β受体阻断药或其他降压药无效时才加用该类药物。米诺地尔、二氮嗪以往亦归属于血管平滑肌扩张药，后来发现它们的作用机制与钾通道开放有关，故现将它们归入钾通道开放药。

硝 普 钠

【药理作用】 硝普钠(sodium nitroprusside)可直接松弛小动脉和静脉平滑肌，属硝基扩张血管药，在血管平滑肌内代谢产生一氧化氮(NO)，NO具有强大的舒张血管平滑肌作用。近年发现NO与内皮源性松弛因子(EDRF)在许多性能上相似，认为EDRF与NO是同一物，是一种内源性血管舒张物质。NO可激活鸟苷酸环化酶，促进cGMP的形成，从而产生血管扩张作用(图25-2)。本品属于非选择性血管扩张药，很少影响局部血流分布。一般不降低冠脉血流、肾血流及肾小球滤过率。

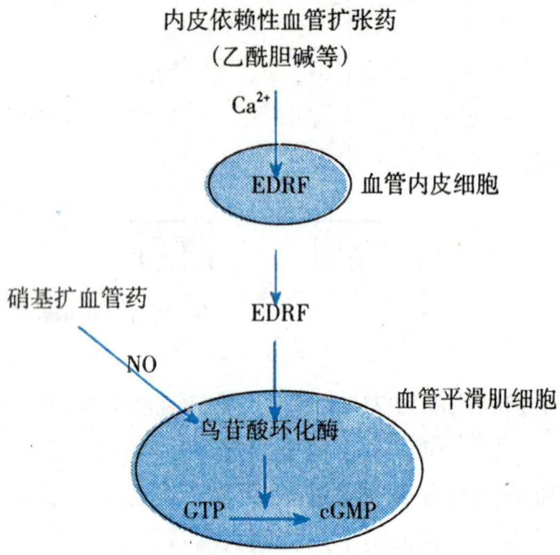

图25-2　硝普钠作用机制示意图

【体内过程】 本品口服不吸收，静脉滴注给药起效快。本品在体内产生的CN^-可被肝脏转化成SCN^-，经肾排泄。

【临床应用】 适用于高血压急症的治疗和手术麻醉时的控制性低血压。也可用于高血压合并心衰或嗜铬细胞瘤发作引起的血压升高。

【不良反应】 静滴时可出现恶心、呕吐、精神不安、肌肉痉挛、头痛、皮疹、出汗、发热等。大剂量或连续使用(特别在肝肾功能损害的患者)，可引起血浆氰化物或硫氰化物浓度升高而中毒，可导致甲状腺功能减退。用药时须严密监测血浆氰化物浓度。

三、神经节阻断药

神经节阻断药对交感神经节和副交感神经节均有阻断作用，它对效应器的具体效应则视两类神经对该器官的支配以何者占优势而定。由于交感神经对血管的支配占优势，用神经节阻断药后，则使血管特别是小动脉扩张，总外周阻力下降，加上静脉扩张，回心血量和心输出量减少，结果使血压显著下降。又因肠道、眼、膀胱等平滑肌和腺体以副交感神经占优势，因此用药后常出现便秘、扩瞳、口干、尿潴留等。

本类药物曾广泛用于高血压的治疗，但由于副作用较多，降压作用过强过快，现已仅限用于一些特殊情况，如高血压危象、主动脉夹层动脉瘤、外科手术中的控制性低血压等。

本类药物有：樟磺咪芬(trimethaphan camsylate)、美卡拉明(mecamylamine)、六甲溴铵(hexamethonium bromide)等。

笔记

四、α_1 受体阻断药

用于抗高血压治疗的 α 受体阻断药主要为具有 α_1 受体阻断作用而不影响 α_2 受体的药物。本类药物可降低动脉血管阻力，增加静脉容量，增加血浆肾素活性，不易引起反射性心率增加。长期使用后扩血管作用仍存在，但肾素活性可恢复正常。许多患者用药后出现水、钠潴留。α_1 受体阻断药最大的优点是对代谢没有明显的不良影响，并对血脂代谢有良好作用。可用于各种程度的高血压治疗，但其对轻、中度高血压有明确疗效，与利尿药及 β 受体阻断药合用可增强其降压作用。其主要不良反应为首剂现象（低血压），一般服用数次后这种首剂现象即可消失。本类药物有：哌唑嗪（prazosin）、特拉唑嗪（terazosin）、多沙唑嗪（doxazosin）。

五、去甲肾上腺素能神经末梢阻断药

去甲肾上腺素能神经末梢阻滞药主要通过影响儿茶酚胺的贮存及释放产生降压作用。如利舍平及胍乙啶。利舍平作用较弱，不良反应多，目前已不单独应用。胍乙啶较易引起肾、脑血流量减少及水、钠潴留。主要用于重症高血压。

尚有一些人工合成的胍乙啶类似物，如倍他尼定、胍那决尔等，作用与胍乙啶相似，可作为胍乙啶的替代品，但较少用。

六、钾通道开放药（钾外流促进药）

钾通道开放，钾外流增多，细胞膜超极化，膜兴奋性降低，Ca^{2+} 内流减少，血管平滑肌舒张，血压下降。钾通道开放药有米诺地尔（minoxidil）、吡那地尔（pinacidil）、尼可地尔（nicorandil）等。这类药物在降压时常伴有反射性心动过速和心输出量增加。血管扩张作用具有选择性，见于冠状动脉、胃肠道血管和脑血管，而不扩张肾和皮肤血管。若与利尿药和（或）β 受体阻断药合用，则可纠正其水钠潴留和（或）反射性心动过速的副作用。

七、其　　他

尚有作用机制与上述药物不同、但具有明显的抗高血压作用的其他药物，如：沙克太宁（cicletanine，西氯他宁）属呋喃吡啶类，能增加前列环素的合成等；依那克林（enalkiren）和雷米克林（remikiren），为肾素抑制剂；酮色林（ketanserin）具有阻断 5-HT_{2A} 受体和轻度的 α_1 受体阻断作用；波生坦（bosentan）为非选择性内皮素受体阻断药。这些药物目前尚较少应用。

第四节　高血压药物治疗的新概念

（一）有效治疗与终身治疗

确实有效的降压治疗可以大幅度地减少并发症的发生率。一般认为，经不同日的数次测压，血压仍≥150/95mmHg 即需治疗。如有以下危险因素中的 1~2 条，血压≥140/90mmHg 就要治疗。这些危险因素是：老年、吸烟、肥胖、血脂异常、缺少体力活动、糖尿病等。所谓有效的治疗，就是将血压控制在 140/90mmHg 以下。最近的 HOT 研究结果指出，抗高血压治疗的目标血压是 138/83mmHg。但是只有不到 10% 的高血压患者血压得到良好的控制。因此，必须加强宣传工作，纠正“尽量不用药”的错误倾向，抛弃那些无效的“治疗”。所有的非药物治疗，只能作为药物治疗的辅助。高血压病病因不明，无法根治，需要终身治疗。有些患者经一段时间的治疗后血压接近正常，于是就自动停药，停药后血压可重新升高；另外，患者的靶器官损伤是否继续进展也需考虑和顾及，因血压升高只是高血压病的临床表现之一。因此，在高血压的治疗中要强调终身治疗。

笔记

(二) 保护靶器官

高血压的靶器官损伤包括心肌肥厚、肾小球硬化和小动脉重构等。在抗高血压治疗中必须考虑逆转或阻止靶器官损伤。一般而言,降低血压即能减少靶器官损伤。但并非所有的药物均如此。如肼屈嗪虽能降压,但对靶器官损伤无保护作用。根据以往几十年抗高血压治疗的经验,认为对靶器官的保护作用比较好的药物是ACE抑制药和长效钙拮抗药。AT_1受体阻断药将与ACE抑制药一样具有良好的器官保护作用。除了血流动力学的效应之外,抑制细胞增生等非血流动力学作用也在其中起重要作用。其他药物对靶器官损伤也有一定的保护作用,但较弱。

(三) 平稳降压

研究证明血压不稳定可导致器官损伤。血压在24小时内存在自发性波动,这种自发性波动被称为血压波动性(blood pressure variability,BPV)。在血压水平相同的高血压患者中,BPV高者,靶器官损伤严重。将大鼠的动脉压力感受器的传入神经去除,造成动物的血压极不稳定(虽此时24小时平均血压水平与正常动物相当),这些动物有严重的器官损伤。至于在长期应用中究竟哪些药物确能使血压稳定,限于技术复杂,尚缺乏系统的研究。目前应注意尽可能减少人为因素造成的血压不稳定。使用短效的降压药使血压波动增大,而真正24小时有效的长效制剂较好。

(四) 联合用药

抗高血压药物的联合应用常常是有益的。对于接受一种药物治疗而血压未能控制的患者有3种可能的对策:一是加大原来药物的剂量,但带来的后果可能是作用不见增强而不良反应增加,除非患者起始用药剂量很小;二是换用另一个药,但如果第二个药物效果也不好的话,很容易导致患者的顺应性降低或失去信心;三是联合用药,有研究表明,血压控制良好的患者中有2/3是联合用药。在目前常用的4类药物(利尿药、β受体阻断药、二氢吡啶类钙通道阻滞药和ACE抑制药)中,任何两类药物的联用都是可行的。其中又以β受体阻断药加二氢吡啶类钙通道阻滞药和ACE抑制药加钙通道阻滞药的联用效果较好。不同作用机制的药物联合应用多数能起协同作用。这样可使两种药物的用量均减少,副作用得以减轻。而且,有些药物的联用可以相互抵消某些副作用。

制剂及用法

氢氯噻嗪(hydrochlorothiazide) 片剂:每片25mg。口服,每次12.5~25mg,1~2次/天。

硝苯地平(nifedipine) 片剂(心痛定片):每片10mg。每次5~10mg,3次/天,口服。遮光密闭保存。

尼群地平(nitrendipine) 片剂:每片10mg,20mg。口服,每次10~20mg,1~2次/天,维持量10~20mg/d。

拉西地平(lacidipine) 片剂:每片2mg,4mg。口服,4mg,1次/天。

氨氯地平(amlodipine,络活喜) 片剂:每片5mg。口服,5~10mg,1次/天。

盐酸普萘洛尔(propranolol hydrochloride) 片剂:每片10mg。口服,每次10~20mg,3~4次/天,以后每周增加剂量10~20mg,直至达到满意疗效,一般每日用量以不超过300mg为宜。遮光密闭保存。

阿替洛尔(atenolol) 片剂:每片25mg,50mg,100mg。口服,每片50~100mg,1次/天。

美托洛尔(metoprolol) 片剂:每片50mg,100mg。口服,50~100mg/d,分2~3次服,可逐渐加量。必要时可增至200mg/d。维持量为50~200mg/d。缓释剂美托洛尔可每日给药一次,每次50~100mg。

拉贝洛尔(labetalol) 片剂:每片0.1g,0.2g。口服,开始时,每次0.1g,2~3次/天,如疗效不佳,可增至每次0.2g,3~4次/天;一般对轻、中、重度高血压的剂量分别为0.3~0.8g/d、0.6~1.2g/d、

笔记

1.2~2.4g/d。

卡托普利(captopril) 片剂:每片25mg,50mg,100mg。口服。开始每次25mg,3次/天,饭前服,逐增至每次50mg,3次/天;最大剂量:450mg/d。

马来酸依拉普利(enalapril) 片剂:每片5mg,10mg。口服,开始时,2.5~5mg/d,治疗量为2.5~40mg/d,可1次或分两次服用。

氯沙坦(losartan) 片剂:每片25mg,50mg。口服,每次25mg,2次/天。

盐酸可乐定(clonidine hydrochloride) 片剂:每片0.075mg。口服,每次0.075~0.15mg,1~3次/天,根据病情可逐渐增加剂量,极量:每次0.4~0.6mg。注射剂:0.15mg/ml,肌注或静注,每次0.15~0.3mg,必要时每6小时重复一次。遮光密闭保存。滴眼用0.25%溶液1~2滴,2~3次/天。

盐酸哌唑嗪(prazosin hydrochloride) 胶囊剂:每胶囊1mg,2mg,5mg;片剂:每片0.5mg,1mg,2mg。口服,首次0.5mg,然后每次1mg,3次/天。一般每隔2~3天增加1mg。

盐酸肼屈嗪(hydralazine hydrochloride) 片剂:每片10mg,25mg,50mg。口服,最初剂量:每次10~25mg,3次/天,以后按需要增至每次50mg,3次/天。最大剂量不能超过200mg/d。应遮光、密闭、干燥处保存。

硝普钠(sodium nitroprusside) 粉针剂:每支50mg。静滴:50mg以5%葡萄糖溶液2~3ml溶解,然后根据所需浓度再稀释于250ml、500ml或1000ml的5%葡萄糖溶液中,缓慢静滴(容器避光),根据临床症状与血压调整药量,滴速不超过3μg/(kg·min)。配制时间超过4小时的溶液不宜使用。本品为鲜红色透明结晶性粉末,遮光(并加黑纸包裹)、密闭保存。

硫酸胍乙啶(guanethidine sulfate) 片剂:每片10mg,25mg。口服,开始,每次5~10mg,1~2次/天,以后每周递增10mg/d,血压控制后改为维持量,一般每日用量20~80mg。

米诺地尔(minoxidil) 片剂:每片2.5mg。口服,开始每次2.5mg,2次/天,以后逐渐增至每次5~10mg,2次/天。遮光密闭保存。

(苏定冯)

笔记

第二十六章　治疗心力衰竭的药物

心力衰竭(heart failure,HF)是由各种心脏疾病导致心功能不全的一种临床综合征。绝大多数情况下是指心肌收缩力下降使心排血量不能满足机体代谢的需要,导致器官、组织血液灌流不足,同时出现体循环和(或)肺循环淤血的表现。少数情况下心肌收缩力尚可维持正常心排血量,但由于异常增高的左心室充盈压,导致肺静脉回流受阻,肺循环淤血,称舒张性心力衰竭,常见于冠心病和高血压心脏病心功能不全的早期或原发性肥厚型心肌病。心力衰竭时通常伴有体循环和(或)肺循环的被动性充血故又称充血性心力衰竭(congestive heart failure,CHF)。目前临床上“心功能不全”常用以表示心脏收缩或舒张功能已不正常,但尚未出现临床症状。

第一节　心力衰竭的病理生理学及治疗心力衰竭药物的分类

一、心力衰竭的病理生理学

(一) 心力衰竭时心肌功能及结构变化

1. 心肌功能变化　心力衰竭是各种心脏疾病导致的心肌受损,表现为左心、右心或全心功能障碍。大多数患者以收缩性心力衰竭为主,心肌收缩力减弱,心输出量减少,射血分数下降明显,组织器官灌流不足,收缩性心力衰竭者对正性肌力药物反应良好。少数患者以舒张功能障碍为主,主要是心室的充盈异常,心室舒张受限和不协调,心室顺应性降低,心输出量减少,心室舒张末期压增高,体循环和(或)肺循环淤血,其射血分数下降不明显甚至可维持正常,对正性肌力药物疗效差。极少数由贫血、甲状腺功能亢进、动静脉瘘等所致的心力衰竭,心输出量并不减少甚或增高,表现为高输出量心力衰竭,该类患者用本章讨论的治疗心力衰竭的药物难于奏效。

2. 心脏结构变化　心力衰竭发病过程中,心肌处在长期的超负荷状态,心肌缺血、缺氧、心肌细胞能量生成障碍,心肌过度牵张,心肌细胞内 Ca^{2+} 超载等病理生理改变引发心肌细胞肥大、心肌细胞凋亡、心肌细胞外基质(extracellular matrix,ECM)堆积,胶原量增加,胶原网受到破坏,心肌组织纤维化等,心肌组织发生重构(remodeling),表现为心肌肥厚、心腔扩大、心脏的收缩功能和舒张功能障碍。

(二) 心力衰竭时神经内分泌变化

心功能障碍时全身性、局部性神经 - 体液调节发生一系列变化(图 26-1),主要表现在:

1. 交感神经系统激活　心力衰竭时,心肌收缩力减弱、心输出量下降,交感神经系统活性会反射性增高。这些变化在心衰早期可起到一定的代偿作用,但长期的交感神经系统的激活可使心肌后负荷及耗氧量增加,促进心肌肥厚,诱发心律失常甚至猝死。此外,高浓度的去甲肾上腺素尚可直接导致心肌细胞凋亡、坏死,使病情恶化。

2. 肾素 - 血管紧张素 - 醛固酮系统(RAAS)激活　心力衰竭时,肾血流量减少,RAAS 被激活,RAAS 的激活在心功能不全早期有一定的代偿作用,长期的 RAAS 激活,使全身小动脉强烈收缩,促进肾上腺皮质释放醛固酮而致水钠潴留、低钾,增加心脏的负荷而加重心力衰竭,RAAS 的激活可促进多种生长因子基因的表达、促进细胞生长、促原癌基因表达及增加细胞外基质合成等作用,从而引起心肌肥厚、心室重构。

笔记

3. 精氨酸加压素(arginine vasopressin,AVP)**增多**　心力衰竭时患者血中 AVP 含量增加,

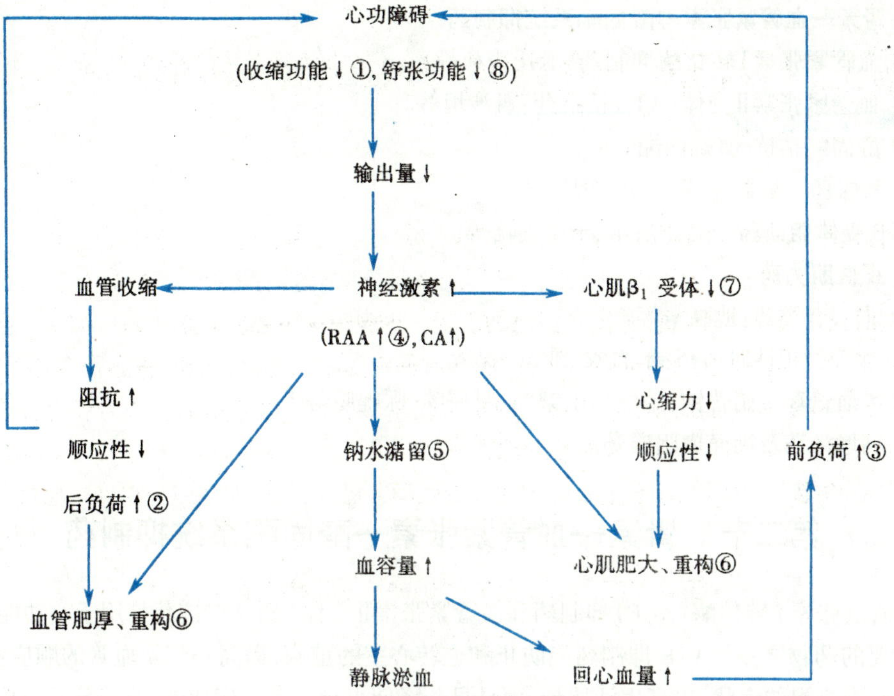

图 26-1　心功障碍的病理生理学及药物作用的环节

RAA:肾素-血管紧张-醛固酮;CA:儿茶酚胺;①正性肌力药;②减后负荷药;③减前负荷药;④抗RAA系统的药;⑤利尿药;⑥改善心血管病理变化的药物;⑦β受体阻断药;⑧改善舒张功能的药物

AVP通过特异受体(V_1)与G蛋白偶联,激活磷脂酶C(PLC),产生IP_3和DAG,使血管平滑肌细胞内Ca^{2+}增加而收缩血管,增加心脏负荷。

4. 血液及心肌组织中内皮素(endothelin,ET)增多　心力衰竭时多种刺激因素如低氧、氧自由基、AngⅡ等都能促使心内膜下心肌以自分泌、旁分泌方式产生内皮素,产生强烈收缩血管作用和正性肌力作用。此外,内皮素还有明显的促生长作用而引起心室重构。

心力衰竭时心房利钠肽(atrial natriuretic peptide,ANP)和脑利钠肽(brain natriuretic peptide,BNP)、肾上腺髓质素(adrenomedullin,AM)分泌增多,产生舒血管、减少水钠潴留等对改善心衰的病理变化有益的作用。

(三)心力衰竭时心肌肾上腺素β受体信号转导的变化

心力衰竭时最早且最常见的变化是交感神经系统的激活,交感神经长期激活可致心肌β受体信号转导发生下列变化:

1. $β_1$受体下调　心力衰竭时心肌$β_1$受体密度降低,数目减少,以减轻去甲肾上腺素对心肌的损害。

2. $β_1$受体与兴奋性Gs蛋白脱偶联或减敏　心力衰竭时Gs蛋白数量减少,活性下降,而抑制性Gi蛋白数量增多或活性提高,Gs/Gi比值下降,使心脏对$β_1$受体激动药的反应性降低。同时,腺苷酸环化酶(AC)活性下降,cAMP生成减少,细胞内Ca^{2+}减少,心肌收缩功能障碍。

3. G蛋白偶联受体激酶(GRKs)活性增加　GRKs是一受体特异性激酶,它只能磷酸化已被激动剂占领并与G蛋白相偶联的受体。受体被GRKs磷酸化后形成磷酸化受体,后者又与另一称为阻碍素(arrestin)的抑制蛋白结合而与G蛋白脱偶联,使受体减敏。已发现心力衰竭时心肌中GRKs活性增加一倍,心力衰竭时$β_1$受体下调与GRKs和阻碍素调节有关。

二、治疗心力衰竭药物的分类

根据药物的作用及作用机制,治疗心力衰竭的药物可分为以下几类:

笔记

1. **肾素—血管紧张素—醛固酮系统抑制药**

(1) 血管紧张素Ⅰ转化酶抑制药:卡托普利等。

(2) 血管紧张素Ⅱ受体(AT_1)拮抗药:氯沙坦等。

(3) 醛固酮拮抗药:螺内酯。

2. **利尿药**　氢氯噻嗪、呋塞米等。

3. **β受体阻断药**　美托洛尔、卡维地洛等。

4. **正性肌力药**

(1) 强心苷类药:地高辛等。

(2) 非苷类正性肌力药:米力农、维司力农等。

5. **扩血管药**　硝普钠、硝酸异山梨酯、肼屈嗪、哌唑嗪等。

6. **钙增敏药及钙通道阻滞药。**

第二节　肾素—血管紧张素—醛固酮系统抑制药

血管紧张素Ⅰ转化酶(ACE)抑制药和血管紧张素Ⅱ受体(AT_1)拮抗药是用于心功能不全治疗最重要的药物之一。ACE抑制药能防止和逆转心室的重构,提高心脏及血管的顺应性,不仅能缓解心力衰竭的症状、提高生活质量,而且显著降低心衰患者的病死率、改善预后。故这类药物作为心力衰竭治疗的一线用药广泛用于临床。

一、血管紧张素Ⅰ转化酶抑制药

临床常用于治疗CHF的ACE抑制药有卡托普利(captopril)、依那普利(enalapril)、西拉普利(cilazapril)、贝那普利(benazapril)、培哚普利(perindopril)、雷米普利(ramipril)及福辛普利(fosinopril)等,它们的作用基本相似。

【治疗CHF的作用机制】

1. **降低外周血管阻力,降低心脏后负荷**　ACE抑制药可抑制血管紧张素转化酶(ACE),抑制体循环及局部组织中血管紧张素Ⅰ(AngⅠ)向血管紧张素Ⅱ(AngⅡ)的转化,使血液及组织中AngⅡ含量降低,从而减弱了AngⅡ的收缩血管作用;ACE抑制药还能抑制缓激肽的降解,使血中缓激肽含量增加,缓激肽可促进NO和PGI_2生成,发挥扩血管、降低心脏后负荷作用。

2. **减少醛固酮生成**　减轻钠水潴留,降低心脏前负荷。

3. **抑制心肌及血管重构**　AngⅡ及醛固酮是促进心肌细胞增生、胶原含量增加、心肌间质纤维化,导致心肌及血管重构的主要因素。用不影响血压的小量ACE抑制药即可减少AngⅡ及醛固酮的形成,防止和逆转心肌与血管重构,改善心功能。

4. **对血流动力学的影响**　ACE抑制药降低全身血管阻力,增加心输出量,并能降低左室充盈压、左室舒张末压,降低室壁张力,改善心脏的舒张功能,降低肾血管阻力,增加肾血流量。用药后症状缓解,运动耐力增加。

5. **降低交感神经活性**　AngⅡ通过作用于交感神经突触前膜血管紧张素受体(AT_1受体)促进去甲肾上腺素释放,并可促进交感神经节的神经传递功能。AngⅡ尚可作用于中枢神经系统的AT_1受体,促进中枢交感神经的冲动传递,进一步加重心肌负荷及心肌损伤。ACE抑制药亦可通过其抗交感作用进一步改善心功能:ACE抑制药能恢复下调的β受体的数量,并增加Gs蛋白量而增强腺苷酸环化酶活性,直接或间接降低血中儿茶酚胺和精氨酸加压素的含量,提高副交感神经张力。

【临床应用】 ACE抑制药对各阶段心力衰竭患者均有作用,既能消除或缓解CHF症状、提高运动耐力、改进生活质量,防止和逆转心肌肥厚、降低病死率,还可延缓尚未出现症状的早期

笔记

心功能不全者的进展，延缓心力衰竭的发生。故现已作为治疗心力衰竭的一线药物广泛用于临床，特别是对舒张性心力衰竭者疗效明显优于传统药物地高辛。

【不良反应】 详见二十三章。

二、血管紧张素Ⅱ受体(AT_1)拮抗药

本类药物可直接阻断AngⅡ与其受体的结合，发挥拮抗作用。它们对ACE途径产生的AngⅡ及对非ACE途径，如糜酶(chymase)途径产生的AngⅡ都有拮抗作用；因拮抗AngⅡ的促生长作用，也能预防及逆转心血管的重构；干扰肾素-血管紧张素系统而不抑制激肽酶，因此具有ACE抑制药的所有益处，减少不良反应。

此类药物常用的有氯沙坦(losartan)、缬沙坦(valsartan)及厄贝沙坦(irbesartan)、坎地沙坦(candesartan)、依普沙坦(eprosartan)、替米沙坦(telmisartan)、奥美沙坦(olmesartan)。本类药物对CHF的作用与ACE抑制药相似，不良反应较少，不易引起咳嗽、血管神经性水肿等。这可能与沙坦类药物不影响缓激肽代谢有关。常作为对ACE抑制药不耐受者的替代品。

三、抗醛固酮药

CHF时血中醛固酮的浓度可明显增高达20倍以上，大量的醛固酮除了保钠排钾外，尚有明显的促生长作用，特别是促进成纤维细胞的增殖，刺激蛋白质与胶原蛋白的合成，引起心房、心室、大血管的重构，加速心衰恶化。此外，它还可阻止心肌摄取NE，使NE游离浓度增加而诱发冠状动脉痉挛和心律失常，增加心衰时室性心律失常和猝死的可能性。

临床研究证明，在常规治疗的基础上，加用螺内酯(spironolacton)可明显降低CHF病死率，防止左室肥厚时心肌间质纤维化，改善血流动力学和临床症状。CHF时单用螺内酯仅发挥较弱的作用，但与ACE抑制药合用则可同时降低AngⅡ及醛固酮水平，既能进一步减少患者的病死率，又能降低室性心律失常的发生率，效果更佳。

第三节 利尿药

利尿药在心衰的治疗中起着重要的作用，目前仍作为一线药物广泛用于各种心力衰竭的治疗。

利尿药促进Na^+、H_2O的排泄，减少血容量，降低心脏前负荷，改善心功能；降低静脉压，消除或缓解静脉淤血及其所引发的肺水肿和外周水肿。对CHF伴有水肿或有明显淤血者尤为适用。

对轻度CHF，单独应用噻嗪类利尿药多能收到良好疗效；对中、重度CHF或单用噻嗪类疗效不佳者，可用袢利尿药或噻嗪类与保钾利尿药合用；对严重CHF、慢性CHF急性发作、急性肺水肿或全身水肿者，噻嗪类药物常无效，宜静脉注射呋塞米(furosemide)。保钾利尿药作用较弱，多与其他利尿药如袢利尿药等合用，能有效拮抗RAAS激活所致的醛固酮水平的升高，增强利尿效果及防止失钾，还可抑制心肌细胞胶原增生和防止纤维化。

大剂量利尿药可减少有效循环血量，进而降低心排血量，故大量的利尿常可加重心力衰竭。大剂量利尿药尚可因减少血容量而导致反射性交感神经兴奋，减少肾血流量，加重组织器官灌流不足，加重肝肾功能障碍，导致心力衰竭恶化。利尿药引起的电解质平衡紊乱，尤其是排钾利尿药引起的低钾血症，是CHF时诱发心律失常的常见原因之一，特别是与强心苷类合用时更易发生。应注意补充钾盐或与保钾利尿药合用。

笔记

第四节 β受体阻断药

心力衰竭时应用β受体阻断药虽有抑制心肌收缩力，加重心功能障碍的可能，但自20世纪70年代中期应用β受体阻断药治疗CHF有效后，对卡维地洛（carvedilol）、比索洛尔（bisoprolol）和美托洛尔（metoprolol）的临床试验证明，长期应用可以改善CHF的症状，提高射血分数，改善患者的生活质量，降低死亡率。目前已被推荐作为治疗慢性心力衰竭的常规用药。β受体阻断药与ACE抑制药合用尚能进一步增加疗效。

【治疗CHF的作用机制】

1. **拮抗交感活性** 交感神经系统与RAAS的激活是CHF时最重要的神经-体液变化。β受体阻断药通过阻断心脏β受体、拮抗过量儿茶酚胺对心脏的毒性作用，防止过量儿茶酚胺所致的大量Ca^{2+}内流，并减轻由此导致的大量能量消耗与线粒体损伤，避免心肌细胞坏死；改善心肌重构；减少肾素释放，抑制RAAS，防止高浓度AngⅡ对心脏的损害；上调心肌β受体的数量，恢复其信号转导能力；改善β受体对儿茶酚胺的敏感性。需要注意的是，以往曾认为上调心肌β受体是β受体阻断药用于CHF的主要机制，但卡维地洛并无上调β受体的作用，对CHF仍有效，说明上调β受体并不是β受体阻断药治疗心力衰竭的唯一机制。此外，卡维地洛兼有阻断α_1受体、抗氧化等作用，表现出较全面的抗交感神经作用。

2. **抗心律失常与抗心肌缺血作用** β受体阻断药具有明显的抗心肌缺血及抗心律失常作用，后者也是其降低CHF病死率和猝死的重要机制。

【临床应用】β受体阻断药对扩张型心肌病及缺血性CHF，长期应用可阻止临床症状恶化、改善心功能、降低猝死及心律失常的发生率。初期应用β受体阻断药可使血压下降、心率减慢、充盈压上升、心输出量下降、心功能恶化，故应注意选择适应证，应用时宜从小剂量开始，并与强心苷合并应用，以消除其负性肌力作用。

【注意事项】应用β受体阻断药治疗CHF时，应注意下列情况：

1. **正确选择适应证** 以扩张型心肌病CHF的疗效最好。

2. **长期应用** 一般心功能改善的平均奏效时间为3个月，心功能改善与治疗时间呈正相关。

3. **应从小剂量开始** 逐渐增加至患者既能够耐受又不加重病情的剂量，如开始时剂量偏大必然导致病情的加重。

4. **应合并使用其他抗CHF药** 临床经验表明，CHF时应合并应用利尿药、ACE抑制药和地高辛，以此作为基础治疗措施。如应用β受体阻断药时撤除原有的治疗用药，或这些治疗强度不够，均可导致β受体阻断药的治疗失败。

总之，用β受体阻断药治疗CHF尚需不断总结经验。对严重心动过缓、严重左室功能减退、明显房室传导阻滞、低血压及支气管哮喘者慎用或禁用。

第五节 正性肌力药物

一、强心苷类

强心苷（cardiac glycosides）是一类具有强心作用的苷类化合物（图26-2）。可供使用的制剂有地高辛（digoxin）、洋地黄毒苷（digitoxin）、毛花苷丙（cedilanid）和毒毛花苷K（strophanthin K）。临床常用的为地高辛。

笔记

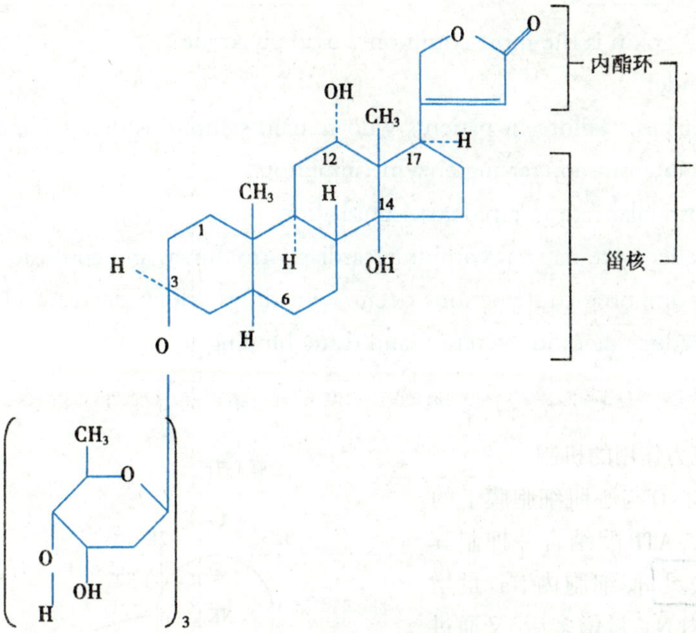

图 26-2　强心苷的化学结构

【药理作用及机制】

(一) 对心脏的作用

1. 正性肌力作用(positive inotropic action)　强心苷对心脏具有高度的选择性，能显著加强衰竭心脏的收缩力，增加心输出量，从而解除心衰的症状。强心苷的正性肌力作用有以下特点：①加快心肌纤维缩短速度，使心肌收缩敏捷(图 26-3)，因此舒张期相对延长；②加强衰竭心肌收缩力，增加心输出量的同时，并不增加心肌耗氧量，甚至使心肌耗氧量有所降低。

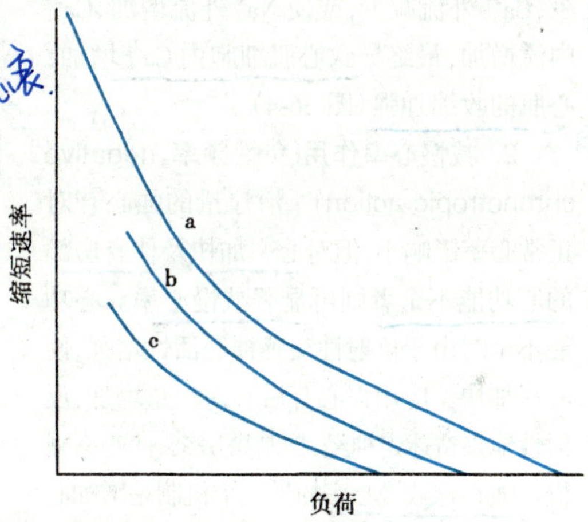

图 26-3　离体心肌负荷与缩短速率的关系

a. 足量哇巴因　b. 半足量哇巴因　c. 对照

Cardiac glycosides

- Act by inhibiting Na^+/K^+ ATPase, thus increasing $[Na^+]_i$. This results in decreased Na^+/Ca^{2+} exchange, causing secondary rise in Ca^{2+} accumulation by sarcoplasmic reticulum.
- Mainly increase contraction force.
- Additional important effects are:

  increase of ectopic pacemaker activity.

  impairment of AV conduction.

  increased vagal activity, causing bradycardia.
- Effects are increased by hypokalemia.

  Clinical uses of digoxin

笔记

Clinically, Digoxin is the most commonly used glycoside.

- Uses include:

treatment of heart failure in patients who remain symptoms despite optimal use of diuretics and angiotensin-converting enzyme inhibitors.

slowing ventricular rate in rapid atrial fibrillation.

- Adverse effects are nausea, vomiting, cardiac arrhythmias and confusion.
- Clinically important interactions occur with drugs which decrease plasma K^+ or simultaneously reduce digoxin excretion and tissue binding.

强心苷正性肌力作用的机制

目前认为，强心苷与心肌细胞膜上的强心苷受体 Na^+-K^+-ATP 酶结合并抑制其活性，导致钠泵失灵，使细胞内 Na^+ 量增加，K^+ 减少，细胞内 Na^+ 量增多后，又通过 Na^+-Ca^{2+} 双向交换机制，或使 Na^+ 内流减少，Ca^{2+} 外流减少，或使 Na^+ 外流增加，Ca^{2+} 内流增加，最终导致心肌细胞内 Ca^{2+} 增加，心肌的收缩加强（图 26-4）。

心肌C内 Ca^{2+} 增加，导致心肌的收缩力增强。

2. 减慢心率作用（负性频率，negative chronotropic action） 治疗量的强心苷对正常心率影响小，但对心率加快及伴有房颤的心功能不全者则可显著减慢心率。心功能不全时由于反射性交感神经活性增强，使心率加快。应用强心苷后心搏出量增加，反射性地兴奋迷走神经，抑制窦房结，使心率减慢。强心苷减慢心率的另一个机制是增加心肌对迷走神经的敏感性，故强心苷过量所引起的心动过缓和传导阻滞可用阿托品对抗。

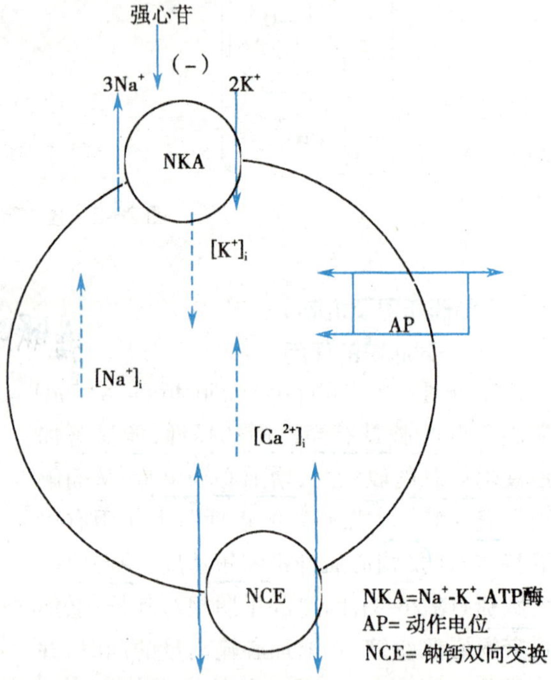

图 26-4 强心苷作用机制示意图

3. 对传导组织和心肌电生理特性的影响 强心苷对传导组织和心肌电生理特性的影响比较复杂（表 26-1）。治疗剂量下，缩短心房和心室的动作电位时程和有效不应期；强心苷因改善心功能反射性地兴奋迷走神经及对迷走神经中枢的兴奋作用，可降低窦房结自律性，减慢房室传导；强心苷可因兴奋迷走神经，促进 K^+ 外流，使心房肌细胞静息电位加大，加快心房的传导速度。高浓度时，强心苷可过度抑制 Na^+-K^+-ATP 酶，使细胞失钾，最大舒张电位减小（负值减小），使自律性提高，K^+ 外流减少而使 ERP 缩短，细胞内 Ca^{2+} 增加可引起 Ca^{2+} 振荡、早后除极、迟后除极等；中毒剂量下，强心苷也可增强中枢交感活动。故强心苷中毒时可出现各种心律失常，以室性期前收缩、室性心动过速多见。

表 26-1 强心苷对心肌电生理特性的影响

电生理特性	窦房结	心房	房室结	普肯耶纤维
自律性	↓			↑
传导性		↑	↓	↓
有效不应期		↓		↓

笔记

(二) 对神经和内分泌系统的作用

中毒剂量的强心苷可兴奋延髓极后区催吐化学感受区而引起呕吐，还可兴奋交感神经中枢，明显地增加交感神经冲动发放，而引起快速型心律失常。强心苷的减慢心率和抑制房室传导作用也与其兴奋脑干副交感神经中枢有关。

强心苷还能降低 CHF 患者血浆肾素活性，进而减少血管紧张素Ⅱ及醛固酮含量，对心功能不全时过度激活的 RAAS 产生拮抗作用。

(三) 利尿作用

强心苷对心功能不全患者有明显的利尿作用。主要是心功能改善后增加了肾血流量和肾小球的滤过功能。此外，强心苷可直接抑制肾小管 Na^+-K^+-ATP 酶，减少肾小管对 Na^+ 的重吸收，促进钠和水排出，发挥利尿作用。

(四) 对血管的作用

强心苷能直接收缩血管平滑肌，使外周阻力上升，这一作用与交感神经系统及心排血量的变化无关。但 CHF 患者用药后，因交感神经活性降低的作用超过直接收缩血管的效应，因此血管阻力下降、心排血量及组织灌流增加、动脉压不变或略升。

【体内过程】　强心苷类药物化学结构相似，作用性质相同，但由于侧链的不同，导致它们药代动力学上的差异。洋地黄毒苷脂溶性高，口服吸收好，大多经肝代谢后代谢产物经肾排出，也有相当一部分经胆道排出而形成肝肠循环，$t_{1/2}$ 长达 5~7 天，故作用维持时间也较长，属长效强心苷。中效类的地高辛口服生物利用度个体差异大，不同厂家、不同批号的相同制剂也可有较大差异，临床应用时应注意调整剂量。人群中大约 10% 的人肠道菌群可灭活地高辛，当应用抗生素时可能引起血药浓度的升高，而增加毒性反应。口服吸收的地高辛分布广泛，能通过血脑屏障；约 2/3 的地高辛以原形经肾脏排出，$t_{1/2}$ 33~36 小时，肾功能不良者应适当减量。毛花苷丙及毒毛花苷 K 口服不吸收，需静脉用药，绝大部分以原形经肾脏排出，显效快，作用维持时间短，属短效类。

【临床应用】

1. 治疗心力衰竭　在过去几十年对心力衰竭的治疗中，强心苷加利尿药几乎用于每一位心力衰竭的患者，但随着对心力衰竭病理生理认识的不断加深及对 ACE 抑制药、β 受体阻断药临床疗效的肯定，强心苷现多用于以收缩功能障碍为主，对利尿药、ACE 抑制药、β 受体阻断药疗效欠佳者。

不同原因所致的心力衰竭因病情不同，其疗效有一定的差异：对有心房纤颤伴心室率快的心力衰竭疗效最佳；对瓣膜病、风湿性心脏病（高度二尖瓣狭窄的病例除外）、冠状动脉粥样硬化性心脏病和高血压性心脏病所导致的心功能不全疗效较好；对肺源性心脏病、活动性心肌炎（如风湿活动期）或严重心肌损伤，疗效也较差，且容易发生中毒；对扩张性心肌病，心肌肥厚、舒张性心力衰竭者不应选用强心苷，而应首选 β 受体阻断药、ACE 抑制药。

2. 治疗某些心律失常

(1) 心房纤颤：心房纤颤的主要危害是心房过多的冲动下传至心室，引起心室率过快，心输出量减少。强心苷主要是通过兴奋迷走神经或对房室结的直接作用减慢房室传导、增加房室结中隐匿性传导、减慢心室率、增加心排血量，从而改善循环障碍，但对多数患者并不能终止心房纤颤。

(2) 心房扑动：由于心房扑动的冲动较强而规则，更易于传入心室，所以心室率快而难于控制。强心苷是治疗心房扑动最常用的药物，强心苷可不均一地缩短心房的有效不应期，使扑动变为颤动，强心苷在心房纤颤时更易增加房室结隐匿性传导而减慢心室率，同时有部分病例在转变为心房纤颤后停用强心苷可恢复窦性节律。这是因为停用强心苷后，相当于取消了缩短心房不应期的作用，也就是使心房的有效不应期延长，从而使折返冲动落于不应期而终止折返激动，恢复窦性节律。

笔记

(3) 阵发性室上性心动过速：强心苷可增强迷走神经功能，降低心房的兴奋性而终止阵发性室上性心动过速的发作。

【不良反应及防治】 强心苷治疗安全范围小，一般治疗量已接近中毒剂量的60%，而且生物利用度及对强心苷敏感性的个体差异较大，故易发生不同程度的毒性反应。特别是当低血钾、高血钙、低血镁、心肌缺氧、酸碱平衡失调、发热、心肌病理损害、肾功能不全、高龄及合并用药等因素存在时更易发生。

1. 心脏反应 是强心苷最严重、最危险的不良反应，约有50%的病例发生各种类型心律失常。

(1) 快速型心律失常：强心苷中毒最多见和最早见的是室性期前收缩，约占心脏毒性发生率的1/3，也可发生二联律、三联律及心动过速，甚至发生室颤。

强心苷引起快速型心律失常的机制除因 Na^+-K^+-ATP 酶被高度抑制外，也与强心苷引起的迟后除极有关。据此，近来有人主张应用 Ca^{2+} 通道阻滞药治疗由强心苷中毒所引起的快速型心律失常。

(2) 房室传导阻滞：强心苷引起的房室传导阻滞除与提高迷走神经兴奋性有关外，还与高度抑制 Na^+-K^+-ATP 酶有关。因为细胞失钾，静息膜电位变小(负值减少)，使零相除极速率降低，故发生传导阻滞。

(3) 窦性心动过缓：强心苷可因抑制窦房结、降低其自律性而发生窦性心动过缓，有时可使心率降至60次/分以下。一般应作为停药的指征之一。

氯化钾是治疗由强心苷中毒所致的快速型心律失常的有效药物。钾离子能与强心苷竞争心肌细胞膜上的 Na^+-K^+-ATP 酶，减少强心苷与酶的结合，从而减轻或阻止毒性的发生和发展。钾与心肌的结合比强心苷与心肌的结合疏松，强心苷中毒后补钾只能阻止强心苷继续与心肌细胞的结合，而不能将已与心肌细胞结合的强心苷置换出来，故防止低血钾比治疗补钾更重要。补钾时不可过量，同时还要注意患者的肾功能情况，以防止高血钾的发生，对并发传导阻滞的强心苷中毒不能补钾盐，否则可致心脏停搏。

对心律失常严重者还应使用苯妥英钠。苯妥英钠不仅有抗心律失常作用，还能与强心苷竞争 Na^+-K^+-ATP 酶，恢复该酶的活性，因而有解毒效应。

利多卡因可用于治疗强心苷中毒所引起的室性心动过速和心室纤颤。

对强心苷中毒所引起的心动过缓和房室传导阻滞等缓慢型心律失常，不宜补 K^+，可用M受体阻断药阿托品治疗。

国外应用地高辛抗体治疗严重危及生命的地高辛中毒。地高辛抗体的Fab片段对强心苷有高度选择性和强大亲和力，能使强心苷自 Na^+-K^+-ATP 酶的结合中解离出来，对严重中毒有明显效果。

2. 胃肠道反应 是最常见的早期中毒症状。主要表现为厌食、恶心、呕吐及腹泻等。剧烈呕吐可导致失钾而加重强心苷中毒，所以应注意补钾或考虑停药。

3. 中枢神经系统反应 主要表现有眩晕、头痛、失眠、疲倦和谵妄等症状及视觉障碍，如黄视、绿视症及视物模糊等。视觉异常通常是强心苷中毒的先兆，可作为停药的指征。

【药物相互作用】 奎尼丁能使地高辛的血药浓度增加一倍，两药合用时，应减少地高辛用量的30%~50%，否则易发生中毒，尤其是心脏毒性。其他抗心律失常药胺碘酮、钙通道阻滞药、普罗帕酮等也能提高地高辛血药浓度。地高辛与维拉帕米合用时，可使地高辛的血药浓度升高70%，引起缓慢型心律失常，因为维拉帕米能抑制地高辛经肾小管分泌，减少消除，故二药合用时，宜减少地高辛用量的50%。

苯妥英钠因能增加地高辛的清除而降低地高辛血药浓度。

拟肾上腺素药可提高心肌自律性，使心肌对强心苷的敏感性增高，而导致强心苷中毒。

排钾利尿药可致低血钾而加重强心苷的毒性。呋塞米还能促进心肌细胞 K^+ 外流，所以强

笔记

心苷与排钾利尿药合用时，应根据患者的肾功能状况适量补钾。

二、非苷类正性肌力药

非苷类正性肌力药包括β受体激动药及磷酸二酯酶（PDE）抑制药等。由于这类药物可能增加心衰患者的病死率，故不宜作常规治疗用药。

（一）儿茶酚胺类

β受体参与维持正常心脏功能。但是，CHF时交感神经处于激活状态，内源性儿茶酚胺的长期影响使β受体，尤其是β_1受体向下调节，β受体与Gs蛋白脱偶联；心肌细胞中Gs与Gi蛋白平衡失调，对儿茶酚胺类药物及β受体激动药的敏感性下降。在后期更是病情恶化的主要因素之一，而且易引起心率加快和心律失常，因此β受体激动药主要用于强心苷反应不佳或禁忌者，更适用于伴有心率减慢或传导阻滞的患者。

多巴胺

多巴胺（dopamine）小剂量时激动D_1、D_2受体，扩张肾、肠系膜及冠状血管，增加肾血流量和肾小球滤过率，促进排钠。稍大剂量激动β受体，并促使NE释放，抑制其摄取，故能增加外周血管阻力、加强心肌收缩性、增加心输出量。大剂量时激动α受体，致血管收缩，心脏后负荷增高。故多巴胺多用于急性心力衰竭，常作静脉滴注。

多巴酚丁胺

多巴酚丁胺（dobutamine）主要激动心脏β_1受体，对β_2受体及α_1受体作用较弱，能明显增强心肌收缩性，降低血管阻力，提高衰竭心脏的心脏指数，增加心排血量。

主要用于对强心苷反应不佳的严重左室功能不全和心肌梗死后心功能不全者，但血压明显下降者不宜使用。

异布帕明

异布帕明（ibopamine）作用与多巴胺相似，激动D_1、D_2、β和α_1受体。可口服，能加强心肌收缩性，减低外周血管阻力，增加心排血量，有显著的利尿、改善肾功能的作用。故能改善CHF症状，提高运动耐力。早期应用可减缓病情恶化。

（二）磷酸二酯酶抑制药

磷酸二酯酶抑制药（phosphodiesterase inhibitor，PDEI）通过抑制PDE-Ⅲ而明显提高心肌细胞内cAMP含量，增加细胞内钙浓度，发挥正性肌力和血管舒张双重作用，缓解心衰症状，属正性肌力扩血管药（inodilating drugs）。但这类药物是否能降低心衰患者的病死率和延长其寿命，目前尚有争论。主要用于心衰时作短时间的支持疗法，尤其是对强心苷、利尿药及血管扩张药反应不佳的患者。

米力农（milrinone，甲氰吡酮）和氨力农（amrinone，氨吡酮）为双吡啶类衍生物。氨力农的不良反应较严重，常见的有恶心、呕吐，心律失常的发生率也较高，此外尚有血小板减少和肝损害。米力农为氨力农的替代品，抑酶作用较之强20倍，不良反应较氨力农少，但仍有室上性及室性心律失常、低血压、心绞痛样疼痛及头痛等。并有报道其能增加病死率。现仅供短期静脉给药治疗急性心力衰竭。

维司力农（vesnarinone）是一种口服有效的正性肌力药物，并兼有中等程度的扩血管作用。其作用机制较复杂，能选择性地抑制PDE-Ⅲ，但对PDE-Ⅲ的抑制作用比米力农、氨力农等双吡啶类弱。除抑制PDE-Ⅲ外，还能激活Na^+通道，促进Na^+内流；抑制K^+通道，延长动作电位时程；因cAMP的增加而促进Ca^{2+}内流，使细胞内Ca^{2+}量增加，还可增加心肌收缩成分对Ca^{2+}的敏感

笔记

性;抑制 TNF-α 和干扰素 -γ 等细胞因子的产生和释放。临床应用可缓解心衰患者的症状,提高生活质量。

匹莫苯(pimobendan)是苯并咪唑类衍生物。该药除抑制 PDE-Ⅲ外,还能提高心肌收缩成分对细胞内 Ca^{2+} 的敏感性,使心肌收缩力加强。该作用机制可在不增加 Ca^{2+} 量的前提下,就能提高心肌收缩性,避免因细胞内 Ca^{2+} 过多所引起的心律失常和细胞损伤甚至死亡,属于“钙增敏药”,是开发正性肌力药物的新方向。

临床试验表明匹莫苯可增加患者运动耐力,减轻心衰症状,减少发作次数,对中度和重度心衰患者有效,而且,该药不良反应低于双吡啶类药物。

第六节 扩血管药

扩血管药物因迅速降低心脏的前、后负荷可改善急性心力衰竭症状,一些长期的临床观察资料提示肼屈嗪、硝酸异山梨酯还可减轻心肌的病理重构。

扩血管药治疗心功能不全的机制为:扩张静脉,使静脉回心血量减少,降低心脏的前负荷,进而降低肺楔压、左心室舒张末压(LVEDP)等,缓解肺部淤血症状;扩张小动脉,降低外周阻力,降低心脏的后负荷,增加心输出量,增加动脉供血,缓解组织缺血症状,并可弥补或抵消因小动脉扩张而可能发生的血压下降和冠状动脉供血不足等不利影响。

硝酸酯类

硝酸甘油(nitroglycerin)和硝酸异山梨酯(isosorbide dinitrate)的主要作用是扩张静脉,使静脉容量增加、右房压力降低,减轻肺淤血及呼吸困难,另外还能选择性地舒张心外膜的冠状血管,在缺血性心肌病时增加冠脉血流而提高其心室的收缩和舒张功能,解除心衰症状,提高患者的运动耐力。

肼屈嗪

肼屈嗪(hydralazine)能扩张小动脉,降低心脏后负荷,增加心输出量,也较明显增加肾血流量。因能反射性激活交感神经及 RAAS,故长期单独应用疗效难以持续。主要用于肾功能不全或对 ACE 抑制药不能耐受的 CHF 者。

硝普钠

硝普钠(nitroprusside sodium)能扩张小静脉和小动脉,降低心脏前、后负荷。口服无效,静脉滴注后 2~5 分钟见效,故可快速控制危急的 CHF。适用于需迅速降低血压和肺楔压的急性肺水肿、高血压危象等危重病例。

哌唑嗪

哌唑嗪(prazosin)是选择性的 α_1 受体阻断药,能扩张动、静脉,降低心脏前、后负荷,增加心输出量。

奈西立肽

奈西立肽(nesiritide)是用基因重组技术制得的内源性脑利钠肽(brain natriuretic peptide, BNP)的人工合成品,该制剂除有利尿作用外,还能与血管平滑肌细胞、血管内皮细胞表面的鸟苷酸环化酶受体结合,增加细胞内 cGMP 含量,进而使细胞内钙减少,血管平滑肌松弛,降低动、静脉张力,抑制去甲肾上腺素释放,抑制肾素释放,拮抗醛固酮等作用。因其半衰期只有 18 分钟,

笔记

临床上先静脉注射后静脉点滴维持疗效。

波生坦

波生坦(bosentan)是竞争性的内皮素受体阻断药,口服有效,临床现用于肺动脉高压的治疗。波生坦对动物心力衰竭模型有改善作用,对临床病例的研究尚未得出最后结论。

第七节 钙增敏药及 Ca^{2+} 通道阻滞药

一、钙增敏药

钙增敏药(calcium sensitizers)是近年研究发现的新一代用于 CHF 的药物,作用于收缩蛋白,增加肌钙蛋白 C(troponin C,TnC)对 Ca^{2+} 的亲和力,在不增加细胞内 Ca^{2+} 浓度的条件下,增强心肌收缩力。可避免细胞内 Ca^{2+} 浓度过高所引起的损伤、坏死不良后果,也可节约部分供 Ca^{2+} 转运的所消耗的能量,是开发正性肌力药物的新方向。大多数钙增敏药还兼具对 PDE-Ⅲ的抑制作用,可部分抵消钙增敏药的副作用。

【作用机制】

1. 钙增敏药可通过多种机制调节肌丝对 Ca^{2+} 的反应。①作用于 TnC 水平,增加 Ca^{2+} 与 TnC 的结合,以增加肌丝对 Ca^{2+} 的反应,如匹莫苯(pimobendan)对肌丝的 Ca^{2+} 敏感性具有立体选择性的作用。②改变钙结合信息传递的机制,左西孟旦(levosimendan)的作用在于停靠在 TnC 的氨基末端接近调节钙结合的区域,该区域是 TnC 与肌钙蛋白Ⅰ(troponin Ⅰ,TnⅠ)以钙依赖方式起反应的区域。左西孟旦占领该区域与钙结合的构型稳定相关,此位点的稳定性被认为能增加细肌丝激活的水平。此钙增敏作用相当于信息的传递。③作用于肌动蛋白 - 肌球蛋白之间的机制,噻唑嗪酮(thiadizinone)直接促进肌动蛋白 - 肌球蛋白之间的反应,增加肌丝对 Ca^{2+} 的敏感性与细肌丝横桥钙依赖的激活有关。

2. 钙增敏药激活 ATP 敏感的钾通道,使血管扩张,改善心脏的供血供氧,减轻心脏负荷,降低心肌耗氧量,在 CHF 的治疗中具有正性肌力作用和血管扩张作用,可增加 CHF 患者的运动耐量并改善 CHF 症状。

【不良反应】该类药物和米力农一样,可降低 CHF 患者的生存率。该类药物均缺乏心肌舒张期的松弛作用,使舒张期短,张力提高,其作用机制尚有待进一步探讨,疗效有待于大规模的临床研究。

二、钙通道阻滞药

钙通道阻滞药用于 CHF 的机制为:①具有较强的扩张外周动脉作用,可降低总外周阻力,减轻心脏的后负荷,改善 CHF 的血流动力学障碍;②具有降压和扩张冠脉的作用,可对抗心肌缺血;③改善舒张期功能障碍,可缓解钙超载,改善心室的松弛性和僵硬度。

短效钙通道阻滞药如硝苯地平(nifedipine)、地尔硫䓬(diltiazem)、维拉帕米(verapamil)等可使 CHF 症状恶化,增加患者的病死率,可能与其负性肌力作用及反射性激活神经内分泌系统等有关。因此不适用于 CHF 的治疗。

长效钙通道阻滞药如氨氯地平(amlodipine)和非洛地平(felodipine)是新一代二氢吡啶类钙通道阻滞药,其作用出现较慢、维持时间较长,舒张血管作用强而负性肌力作用弱,且反射性激活神经内分泌系统作用较弱,降低左室肥厚的作用与 ACE 抑制药相当,可用于 CHF 的治疗。此外,氨氯地平尚有抗动脉粥样硬化、抗 TNF-α 及 IL 等作用,后者也参与其抗 CHF 的作用。长期应用可治疗左室功能障碍伴有心绞痛、高血压的患者,也可降低非缺血者的病死率。

笔记

钙通道阻滞药的最佳适应证是继发于冠心病、高血压病以及舒张功能障碍的 CHF，尤其是其他药物无效的病例。但对于 CHF 伴有房室传导阻滞、低血压、左室功能低下伴后负荷低以及有严重收缩功能障碍的患者，不宜使用钙通道阻滞药。

制剂及用法

卡托普利（captopril） 口服从 12.5mg，2~3 次 / 天开始，最大剂量为 150mg/d。

依那普利（enalapril） 2.5~10mg，2 次 / 天，最大剂量为 40mg/d。

地高辛（digoxin） 片剂：每片 0.25mg。一般首剂 0.25~0.75mg，以后每 6 小时 0.25~0.5mg，直到洋地黄化，再改用维持量（0.25~0.5mg/d）。轻型慢性病例：0.5mg/d。

毒毛花苷 K（strophanthin K） 注射液：0.25mg/ml。每次 0.25mg，0.5~1mg/d。极量：每次 0.5mg，1mg/d，静脉注射。

奈西立肽（nesiritide） 注射液推荐剂量：弹丸注射 2μg/kg 后维持静滴 0.01μg/kg，维持至少 72 小时。

波生坦（bosentan） 片剂，肺动脉高压时 62.5mg 口服，2 次 / 天连服 4 周，然后增加到维持量 125 mg，2 次 / 天。

多巴酚丁胺（dobutamine） 注射液：20mg/2ml，250mg/5ml。250mg/d 加入 250ml 或 500ml 5% 葡萄糖注射液，静脉注射，inf，每分钟 2.5~10μg/kg。

米力农（milrinone） 片剂：每片 2.5mg，10mg。每次 5~10mg，每天 4 次。注射液：10mg/10ml。25~50μg/kg，静脉注射，inf，每分钟 0.25~1μg/kg。

（乔国芬）

笔记

第二十七章　调血脂药与抗动脉粥样硬化药

动脉粥样硬化(atherosclerosis)是一种慢性炎症过程,主要发生在大动脉及中动脉,特别是冠状动脉、脑动脉和主动脉,是心、脑血管病的主要病理学基础。心、脑血管疾病的发生发展与动脉粥样硬化有关,防治动脉粥样硬化是防治心脑血管疾病的重要措施。用于防治动脉粥样硬化的药物称为调血脂药(lipid regulating agent)和抗动脉粥样硬化药(antiatherosclerotic drugs)。

第一节　调血脂药

血脂是血浆或血清中所含的脂类,包括胆固醇(cholesterol,Ch)、三酰甘油(triglyceride,TG)、磷脂(phospholipid,PL)和游离脂肪酸(free fatty acid,FFA)等。胆固醇又分为胆固醇酯(cholesteryl ester,CE)和游离胆固醇(free cholesterol,FC),两者相加为总胆固醇(total cholesterol,TC)。

血脂与载脂蛋白(apoprotein,Apo)结合形成脂蛋白(lipoprotein,LP)后才能溶于血浆,并进行转运和代谢。应用超速离心或电泳的方法,可将脂蛋白分为乳糜微粒(chylomicron,CM)、极低密度脂蛋白(very low density lipoprotein,VLDL)、低密度脂蛋白(low density lipoprotein,LDL)和高密度脂蛋白(high density lipoprotein,HDL)。此外还有中间密度脂蛋白(intermediate density lipoprotein,IDL),是 VLDL 在血浆的代谢物。

Apo 主要有 A、B、C、D、E 五类,又各分为若干亚组分,不同的脂蛋白含不同的 Apo,它们主要功能是结合和转运脂质。此外尚各有其特殊的功能,如 Apo AⅠ激活卵磷脂胆固醇酰基转移酶(lecithin cholesterol acyl transferase,LCAT),识别 HDL 受体。Apo AⅡ稳定 HDL 结构,激活肝脂肪酶促进 HDL 的成熟及胆固醇逆向转运。Apo B100 能识别 LDL 受体。Apo CⅡ是脂蛋白酯酶的激活剂,促进 CM 和 VLDL 的分解。Apo CⅢ则抑制 LPL 的活性,并抑制肝细胞 Apo E 受体。Apo E 参与 LDL 受体的识别。Apo D 促进胆固醇及 TG 在 VLDL、LDL 与 HDL 间的转运。

脂蛋白(a)[lipoprotein(a),Lp(a)]是从人的 LDL 中提取的脂蛋白,其理化性质和组成结构与 LDL 有很大的共同性,而 Lp(a)中除含有 ApoB 外尚含有 Apo(a),并含有较多的糖类。Lp(a)升高是形成动脉粥样硬化的独立危险因素,与血浆 LDL 及 Ch 增高无关。

各种脂蛋白在血浆中有基本恒定的浓度以维持相互间的平衡,如果比例失调则为脂代谢失常或紊乱,是引起动脉粥样硬化的重要因素。某些血脂或脂蛋白高出正常范围则称为高脂血症(hyperlipoidemia)或高脂蛋白血症(hyperlipoproteinemia)。为便于分析病情和选用药物,一般将高脂蛋白血症分为六型,其中Ⅱa、Ⅱb、Ⅲ、Ⅳ型易发冠心病。各型高脂蛋白血症的特点见表 27-1。

脂代谢失常除上述高脂蛋白血症外,还应包括 HDL 降低和 Lp(a)增加等,也是动脉粥样硬化的危险因素。一般认为,高脂血症可促进动脉粥样硬化病变的形成和发展。但是由于并非所有的脂蛋白升高都能促动脉粥样硬化形成,因此将降血脂药称为"调血脂药(lipid regulating agent)"较确切。对血浆脂质的代谢紊乱,首先要采用饮食控制、调节生活方式以及避免和纠正其他的心血管危险因子。对血脂异常者通过饮食和其他生活方式调节的非药物干预后血脂水平仍不正常,应根据血脂异常的类型、动脉粥样硬化病变的症状或存在的其他心血管疾病危险

笔记

表 27-1 高脂蛋白血症的分型

分型	脂蛋白变化	脂质变化
Ⅰ	CM↑	TC↑ TG↑↑↑
$Ⅱ_a$	LDL↑	TC↑↑
$Ⅱ_b$	VLDL、LDL↑	TC↑↑ TG↑↑
Ⅲ	IDL↑	TC↑↑ TG↑↑
Ⅳ	VLDL↑	TG↑↑
Ⅴ	CM、VLDL↑	TC↑ TG↑↑↑

因素，应尽早采用调血脂药，通过调整血脂或脂蛋白紊乱治疗高脂蛋白血症。

Hyperlipidemia is a major and primary cause of atherosclerosis and atherosclerosis-associated conditions, such as coronary heart disease (CHD), ischemic cerebrovascular disease, and peripheral vascular disease. Atherosclerosis is a condition characterized by lipid deposition and smooth muscle proliferation in the vascular system. Drugs that reduce the concentration of plasma lipoproteins generally decrease the levels of cholesterol and triglyceride, they affect either the circulation levels of LDL or VLDL. The commonly used drugs for reduction of plasma TC and LDL are 3-hydroxy-3-methylglutaryl coenzyme A (HMG-CoA) reductase inhibitors statins including many drugs such as lovastatin, bile acid binding resins such as cholestyramine. And mainly used drugs for reduction of plasma triglycerides and VLDL are fibrates such as gemfibrazil and niacins. Other drugs used in the prevention and treatment of atherosclerosis are antioxidants such as probucol and n-3 polyenoic fatty acids, n-6 polyenoic fatty acids, mucopolysccharides and polysccharides.

一、主要降低 TC 和 LDL 的药物

TC 或 LDL 升高是冠心病的重要危险因素，降低 TC 或 LDL 的血浆水平可降低冠心病和脑血管病的发病率和死亡率。

(一) 他汀类

他汀类(statins)又称羟甲基戊二酸甲酰辅酶 A(3-hydroxy-3-methylglutaryl CoA，HMG-CoA)还原酶抑制剂，简称 HMG-CoA 还原酶抑制剂。HMG-CoA 还原酶是肝细胞合成胆固醇过程中的限速酶，催化 HMG-CoA 生成甲羟戊酸(mevalonic acid，MVA)，MVA 生成是内源性胆固醇合成的关键步骤，抑制 HMG-CoA 还原酶则减少内源性胆固醇合成。

1976 年从橘青霉菌(*Penicillium citricum*)培养液中发现美伐他汀(compactin)有抑制 HMG-CoA 还原酶的作用，因其不良作用而未被应用；1979 年从红曲霉菌(*Monascus ruber*)发现 monacolin K；1980 年从土曲霉菌(*Aspergillus terreus*)发现 movinolin，后证明两者为同一物质，即洛伐他汀(lovastatin)。辛伐他汀(simvastatin)是洛伐他汀的甲基化衍生物，而普伐他汀(pravastatin)是美伐他汀的活性代谢产物，阿伐他汀(atorvastatin)、氟伐他汀(fluvastatin)和瑞舒伐他汀(rosuvastatin)是人工合成品。

笔记

他汀类具有二羟基庚酸结构或为内酯环或为开环羟基酸，是抑制 HMG-CoA 还原酶的必需

基团，但是内酯环必须转换成相应的开环羟基酸形式才呈现药理活性。一般具内酯环型的洛伐他汀和辛伐他汀亲脂性较强，具开环羟基酸形式的普伐他汀亲水性较强，氟伐他汀则介于两者之间。

【药理作用及机制】

1. 调血脂作用及作用机制 他汀类有明显的调血脂作用。在治疗剂量下，对 LDL-C 的降低作用最强，TC 次之，降 TG 作用很弱，调血脂作用呈剂量依赖性，用药 2 周出现明显疗效，4~6 周达高峰，而 HDL-C 略有升高，长期应用可保持疗效。他汀类调血脂的作用特点见表 27-2。

表 27-2 常用他汀类的调血脂作用特点

药物及剂量(mg/d)	血脂及脂蛋白变化(%)			
	TC	LDL-C	HDL-C	TG
洛伐他汀(20)	-17	-25	+7	-10
氟伐他汀(40)	-21	-23	+2	-5
普伐他汀(20)	-23	-25	+6	-11
辛伐他汀(10)	-27	-34	+7	-15
阿伐他汀(20)	-34	-43	+9	-26
瑞舒伐他汀(20)	-35	-40	+9	-26

注：+ 升高，- 降低

人体内胆固醇主要由肝合成，在胆固醇合成过程中 HMG-CoA 还原酶使 HMG-CoA 转换为中间产物 MVA。他汀类与 HMG-CoA 的化学结构相似，且对 HMG-CoA 还原酶的亲和力高出 HMG-CoA 数千倍，对该酶发生竞争性的抑制作用，使胆固醇合成受阻。他汀类除了使血浆胆固醇浓度降低外，还通过负反馈调节导致肝细胞表面 LDL 受体代偿性增加或活性增强，使血浆 LDL 降低，继而导致 VLDL 代谢加快，再加上肝合成及释放 VLDL 减少，也导致 VLDL 及 TG 相应下降。HDL 的升高，可能是由于 VLDL 减少的间接结果。由于各种他汀类与 HMG-CoA 还原酶亲和力不同，所以调血脂的作用各异。

2. 非调血脂性作用 又称他汀类的多效性作用(pleiotropic effects)，主要包括：

(1) 改善血管内皮功能，提高血管内皮对扩血管物质的反应性。

(2) 抑制血管平滑肌细胞(VSMCs)的增殖和迁移，促进 VSMCs 凋亡。

(3) 降低血浆 C 反应蛋白，减轻动脉粥样硬化过程的炎性反应。

(4) 抑制单核—巨噬细胞的黏附和分泌功能。

(5) 通过抑制血小板聚集和提高纤溶活性发挥抗血栓作用等。

(6) 抗氧化作用：氧化 LDL 是粥样斑块中的主要成分，影响斑块稳定性；在斑块破裂后又能诱发血栓形成。斑块内的 LDL 极易发生氧化修饰，他汀类通过清除氧自由基，发挥抗氧化作用。

(7) 减少动脉壁巨噬细胞及泡沫细胞的形成，使动脉粥样硬化斑块稳定和缩小：基质金属蛋白酶(MMP)能分解基质成分，加速胶原降解，从而降低纤维帽的抗张强度，引起斑块破裂。TNF-α 由 T 淋巴细胞释放，使胶原合成的结构蛋白损伤，增加了纤维帽的脆性；其次，TNF-α 还能刺激细胞表达 MMP，使斑块易于破裂。他汀类能显著下调体内 MMP 的表达，降低巨噬细胞活性，并能降低斑块中 T 淋巴细胞活性，干扰 TNF-α 的转录途径，下调斑块中 TNF-α 含量，使斑块稳定。这些作用有助于抗动脉粥样硬化。

3. 肾保护作用 他汀类不仅有依赖降低胆固醇的肾保护作用(即纠正因脂代谢异常而引发的慢性肾损害)，同时具有抗细胞增殖、抗炎症、免疫抑制、抗骨质疏松等作用，减轻肾损害的程

笔记

度，从而保护肾功能。

【体内过程】 他汀类药物一般以羟酸型吸收较好，内酯型吸收后在肝脏内水解成活性的羟酸型，很少进入外周组织，大部分在肝代谢，经胆汁由肠道排出，少部分由肾排出。常用的他汀类药代动力学特点见表 27-3。

表 27-3 常用他汀类的药代动力学特点

	洛伐他汀	辛伐他汀	普伐他汀	氟伐他汀	阿伐他汀	瑞舒伐他汀
口服吸收(%)	30	60~85	35	>98	12	20
t_{max}(h)	2~4	1.2~2.4	1~1.5	0.6	1~2	3~5
血浆蛋白结合率(%)	≥95	>95	50	≥98	≥98	88
肝摄取率(%)	≥70	≥80	45	≥70		
排泄途径：肾(%)	<10	13	20	5	<2	10
肝(%)	85	60	70	>90	>95	90
$t_{1/2}$(h)	3	1.9	1.5~2	1.2	14	19
剂量范围(mg/d)	10~80	5~40	10~40	20~40	10~80	5~40
食物对生物利用度的影响(%)	+50	0	-30	0	0	-20

【临床应用】

1. 调节血脂 他汀类主要用于杂合子家族性和非家族性Ⅱa、Ⅱb 和Ⅲ型高脂蛋白血症，也可用于 2 型糖尿病和肾病综合征引起的高胆固醇血症。对病情较严重者可与胆汁酸结合树脂合用。近年的大规模临床试验证明，对冠心病一级和二级预防有效而安全，可使冠心病发病率和死亡率明显降低。

2. 肾病综合征 他汀类对肾功能有一定的保护和改善作用，除与调血脂作用有关外，可能还与他汀类抑制肾小球膜细胞的增殖、延缓肾动脉硬化有关。

3. 预防心脑血管急性事件(prevention of acute cardiocerebrovascular attack) 他汀类因能增加粥样斑块的稳定性或使斑块缩小，故减少缺血性脑卒中、稳定型和不稳定型心绞痛发作、致死性和非致死性心肌梗死的发生。

4. 抑制血管成形术后再狭窄(retenning after percutaneous transluminal coronary angioplasty)、缓解器官移植后的排异反应和治疗骨质疏松症(osteoporosis)等。

【不良反应及注意事项】 他汀类不良反应较少而轻，大剂量应用时患者偶可出现胃肠反应、肌痛、皮肤潮红、头痛等暂时性反应；偶见有无症状性转氨酶升高、肌酸磷酸激酶(CPK)升高，停药后即恢复正常；偶有横纹肌溶解症(rhabdomyolysis)，以西立伐他汀和辛伐他汀引起肌病的发病率高，氟伐他汀的发病率低，绝大多数是肌病，极少数发展成为横纹肌溶解症。超大剂量他汀类可引起犬的白内障，人体用药应注意。用药期间应定期检测肝功能，有肌痛者应检测 CPK，必要时停药。孕妇、儿童、哺乳期妇女、肝、肾功能异常者不宜应用。有肝病史者慎用。

Diarrhea. Constipation. Abdominal pain. Muscle cramp. 肌痛. fatigue. Muscle pain.

【药物相互作用】 他汀类与胆汁酸结合树脂类联合应用，可增强降低血清 TC 及 LDL-C 的效应。若与贝特类或烟酸联合应用可增强降低 TG 的效应。但也能增加肌病的发生率。若同时与其他影响 CYP3A4 的药物，如环孢素、某些大环内酯类抗生素(如红霉素)、吡咯类抗真菌药(如伊曲康唑)等伍用，也能增加肌病的危险性。若与香豆素类抗凝药同时应用，有可能使凝血酶原时间延长，应注意检测凝血酶原时间，及时调整抗凝血药的剂量。

笔记

洛伐他汀(lovastatin)口服吸收后在体内水解成开环羟酸型呈现活性。对肝有高度选择性。调血脂作用稳定可靠，一般用药两周呈现明显效应，4~6 周可达最佳治疗效果，呈剂量依赖性。

辛伐他汀(simvastatin)调血脂作用较洛伐他汀强一倍。升高 HDL 和 Apo AI 的作用强于阿伐他汀。临床试验证明，长期应用辛伐他汀在有效调血脂的同时，显著延缓动脉粥样硬化病变进展和病情恶化，减少心脏事件和不稳定心绞痛的发生。

普伐他汀(pravastatin)除降脂作用外，尚能抑制单核—巨噬细胞向内皮的黏附和聚集，具有抗炎作用，表明其能通过抗炎作用减少心血管疾病。研究证实，急性冠脉综合征早期应用普伐他汀能迅速改善内皮功能，减少冠脉再狭窄和心血管事件的发生。

氟伐他汀(fluvastatin)结构中有一个氟苯吲哚环的甲羟内酯衍生物，吲哚环模拟 HMG-CoA 还原酶的底物，MVA 内酯模拟产物 - 甲羟戊酸，所以氟伐他汀能同时阻断 HMG-CoA 还原酶的底物和产物，进而抑制 MVA 生成胆固醇发挥调血脂作用。氟伐他汀在发挥调血脂作用的同时，增加 NO 活性，改善内皮功能，抗血管平滑肌细胞增殖，预防斑块形成；并且此药能降低血浆 Lp(a)水平，抑制血小板活性和改善胰岛素抵抗。

阿伐他汀(atorvastatin)与氟伐他汀有相似的作用特性和适应证。但是降 TG 作用较强，大剂量对纯合子家族性高胆固醇血症也有效。

瑞舒伐他汀(rosuvastatin)抑制 HMG-CoA 还原酶活性的作用较其他常用的他汀类药物强，作用时间长，因此抑制胆固醇合成的作用明显强于其他他汀类。明显降低 LDL-C，升高 HDL-C。降低 LDL-C 起效快，服药两周后，即可下降 10%。口服给药，t_{max} 为 3 小时，生物利用度为 20%。用于治疗高脂血症和高胆固醇血症。

(二) 胆汁酸结合树脂

此类药物进入肠道后不被吸收，与胆汁酸牢固结合阻滞胆汁酸的肝肠循环和反复利用，从而大量消耗胆固醇，使血浆 TC 和 LDL-C 水平降低。

考来烯胺和考来替泊

考来烯胺(cholestyramine)，又称消胆胺，考来烯胺为苯乙烯型强碱性阴离子交换树脂类，其氯化物呈白色或淡黄色球状颗粒或粉末，无臭或有氨臭。

考来替泊(colestipol)又称降胆宁，为二乙基五胺环氧氯丙烷的聚合物，是弱碱性阴离子交换树脂，呈淡黄色，无臭无味，有亲水性，含水分约 50%，但不溶于水。氯能与其他阴离子交换，1.6g 考来烯胺能结合胆盐 100mg。

【药理作用及机制】 考来烯胺在肠道通过离子交换与胆汁酸结合后发生下列作用：①被结合的胆汁酸失去活性，减少食物中脂类(包括胆固醇)的吸收；②阻滞胆汁酸在肠道的重吸收；③由于大量胆汁酸丢失，肝内胆固醇经 7-α 羟化酶的作用转化为胆汁酸；④由于肝细胞中胆固醇减少，导致肝细胞表面 LDL 受体增加或活性增强；⑤LDL-Ch 经受体进入肝细胞，使血浆 TC 和 LDL-Ch 水平降低；⑥此过程中的 HMG-CoA 还原酶可有继发活性增加，但不能补偿胆固醇的减少，若与他汀类合用，有协同作用。

本品能降低 TC 和 LDL-C，其强度与剂量有关，也相应降低 Apo B，但对 HDL 几无改变，对 TG 和 VLDL 的影响较小。

【临床应用】 适用于II_a及II_b及家族性杂合子高脂蛋白血症，对纯合子家族性高胆固醇血症无效。对II_b型高脂蛋白血症者，应与降 TG 和 VLDL 的药物配合应用。

【不良反应】 由于应用剂量较大，考来烯胺有特殊的臭味和一定的刺激性，少数人用后可能有便秘、腹胀、嗳气和食欲减退等，一般在两周后可消失，若便秘过久，应停药。偶可出现短时的转氨酶升高、高氯酸血症或脂肪痢等。

【药物相互作用】 本类药物在肠腔内与他汀类、氯噻嗪、保泰松、苯巴比妥、洋地黄毒苷、甲

笔记

状腺素、口服抗凝药、脂溶性维生素（A、D、E、K）、叶酸及铁剂等结合，影响这些药物的吸收，应尽量避免伍用，必要时可在服此药 1 小时前或 4 小时后服上述药物。

（三）酰基辅酶 A 胆固醇酰基转移酶抑制药

甲亚油酰胺

甲亚油酰胺（melinamide）抑制酰基辅酶 A 胆固醇酰基转移酶（acyl-coenzyme A cholesterol acyltransferase，ACAT ）阻滞细胞内胆固醇向胆固醇酯的转化，减少外源性胆固醇的吸收，阻滞胆固醇在肝形成 VLDL，并且阻滞外周组织胆固醇酯的蓄积和泡沫细胞的形成，有利于胆固醇的逆化转运，使血浆及组织胆固醇降低。

ACAT 使细胞内胆固醇转化为胆固醇酯，促进肝细胞 VLDL 的形成和释放，使血管壁胆固醇蓄积，提高胆固醇在小肠的吸收，促进巨噬细胞和泡沫细胞的形成，因而促进动脉粥样硬化病变的形成过程。因此，抑制 ACAT 可发挥调血脂和抗动脉粥样硬化的效应。

甲亚油酰胺适用于Ⅱ型高脂蛋白血症。服药后约 50% 经门静脉吸收，在体内分布广，最后大部分被分解，约 7% 自胆汁排出。不良反应轻微，可有食欲减退或腹泻等。

二、主要降低 TG 及 VLDL 的药物

（一）贝特类

20 世纪 60 年代上市的贝特类（fibrates，苯氧芳酸类）药物氯贝丁酯（安妥明，clofibrate）有降低 TG 及 VLDL 的作用，曾广泛应用。后经大规模和长期临床试验，发现严重不良反应，特别是肝胆系统并发症，且不降低冠心病的死亡率，现已少用。目前应用的新型贝特类吉非贝齐（gemfibrazil）、苯扎贝特（benzafibrate）和非诺贝特（fenofibrate）等，调血脂作用增强而不良反应减少。

【体内过程】 口服吸收快而完全，在血液中与血浆蛋白结合，不易分布到外周组织。最后大部分在肝与葡萄糖醛酸结合，少量以原形经肾排出。吉非罗齐和苯扎贝齐具活性酸形式，吸收后发挥作用快，持续时间短，$t_{1/2}$ 1~2 小时；氯贝丁酯和非诺贝特需水解成活性酸形式发挥作用，t_{max} 4~5 小时，$t_{1/2}$ 13~20 小时。

【药理作用】 贝特类既有调血脂作用也有非调脂作用。能降低血浆 TG、VLDL-C、TC、LDL-C；能升高 HDL-C。但是各种贝特类的作用强度不同，吉非罗齐、非诺贝特和苯扎贝特作用较强。非调脂作用有抗凝血、抗血栓和抗炎性作用等，共同发挥抗动脉粥样硬化的效应。

【调血脂作用机制】 作用机制可能主要与激活类固醇激素受体类的核受体 - 过氧化物酶体增殖激活受体 α（peroxisome proliferator activated receptor-α，PPAR-α），调节 LPL、Apo CⅢ、Apo AⅠ等基因的表达，降低 Apo CⅢ转录，增加 LPL 和 Apo AⅠ的生成和活性有关，同时促进肝脏摄取脂肪酸，并抑制 TG 的合成，使含 TG 的脂蛋白减少。PPAR-α 活化后能增加诱导型一氧化氮合酶（iNOS）活性，NO 含量升高，从而抑制巨噬细胞表达基质金属蛋白酶 -9（MMP-9），与动脉粥样硬化斑块稳定有关。PPAR-α 也是一种炎性调节因子，激活后除能调节血脂外，还能降低动脉粥样硬化过程中的炎症反应，抑制血管平滑肌细胞增殖和血管成形术的再狭窄。另外，贝特类具有降低某些凝血因子的活性，减少纤溶酶原激活物抑制物（PAI-1）的产生等非调血脂作用。

【临床应用】 主要用于原发性高 TG 血症，对Ⅲ型高脂蛋白血症和混合型高脂蛋白血症有较好的疗效，亦可用于 2 型糖尿病的高脂蛋白血症。

【不良反应及注意事项】 一般耐受良好，不良反应主要为消化道反应，如食欲不振、恶心、腹胀等。其次为乏力、头痛、失眠、皮疹、阳痿等。偶有肌痛、尿素氮增加、转氨酶升高，停药后可恢复。氯贝丁酯不良反应较多且严重，可致心律失常、胆囊炎和胆石症及增加胃肠道肿瘤的发病率。贝特类增强口服抗凝药的抗凝活性。与他汀类联合应用，可能增加肌病的发生。患肝胆疾病、孕妇、儿童及肾功能不全者禁用。

笔记

吉非贝齐(gemfibrazil)口服吸收迅速而完全，t_{max} 1~2 小时，2~3 日达 C_{ss}，平均 C_{max} 为 15~25mg/L，$t_{1/2}$ 1.5~2 小时，66% 经尿排出，6% 经粪便排出。降低血浆 TG 和 VLDL 起效快、稳定，对血浆 TG 明显增高和伴有 HDL 降低或 LDL 升高类型的高脂血症疗效最好。长期应用可明显降低冠心病的死亡率。

非诺贝特(fenofibrate)口服吸收快，50%~75% 被吸收，t_{max} 4 小时，血浆蛋白结合率 99%，在肠道或肝脏转化为活性物质，$t_{1/2}$ 22 小时，约 66% 随尿排泄，肾功能不全者慎用。除有调血脂作用外，能明显地降低血浆纤维蛋白原和血尿酸水平，降低血浆黏稠度，改善血流动力学，冠脉造影证明能阻止冠脉腔的缩小。

苯扎贝特(benzafibrate)口服易吸收，t_{max} 21 小时，排泄较快，48 小时后 94.6% 经尿排出，3% 由粪便排出，无蓄积性，肾功能不全者应慎用。作用及应用同吉非罗齐，用于伴有血脂升高的 2 型糖尿病，除调血脂外还降低空腹血糖。并降低血浆 FFA、纤维蛋白原和糖化血红蛋白，抑制血小板聚集。长期应用可使血浆 Lp(a)水平降低。

(二) 烟酸(nicotinic acid)

【药理作用及机制】 烟酸为维生素 B 族之一，大剂量烟酸能降低血清 TG，预防实验性动脉粥样硬化，并证明其抗动脉粥样硬化作用与在体内转化烟酰胺的作用无关，如将烟酸与其他物质结合成酯，服后在体内释放出烟酸仍然有效。烟酸降低血浆 TG 和 VLDL，服后 1~4 小时生效。降低 LDL 作用慢而弱，用药 5~7 天生效，3~5 周达 E_{max}，若与胆汁酸结合树脂伍用，使作用增强，若再加他汀类作用还可加强。烟酸升高血浆 HDL。最近认为烟酸是少有的降低 Lp(a)药物。

烟酸降低细胞 cAMP 的水平，使脂肪酶的活性降低，脂肪组织中的 TG 不易分解出 FFA，肝合成 TG 的原料不足，减少 VLDL 的合成和释放，也使 LDL 来源减少。烟酸升高 HDL 是由于使 TG 浓度降低导致 HDL 分解代谢减少所致。HDL 的增加有利于胆固醇的逆行转运，阻止动脉粥样硬化病变的发展。此外烟酸还抑制 TXA_2 的生成，增加 PGI_2 的生成，发挥抑制血小板聚集和扩张血管的作用。

【体内过程】 口服吸收迅速而完全，生物利用度 95%，t_{max} 30~60 分钟。血浆蛋白结合率低，迅速被肝、肾和脂肪组织摄取，代谢物及原形经肾排出，$t_{1/2}$ 20~45 分钟。

【临床应用】 属广谱调血脂药，对Ⅱb 和Ⅳ型作用最好。适用于混合型高脂血症、高 TG 血症、低 HDL 血症及高 Lp(a)血症。若与他汀类或贝特类合用，可提高疗效。

【不良反应及注意事项】 由于用量较大，开始常有皮肤潮红及瘙痒等，若与阿司匹林伍用，可使反应减轻。阿司匹林不仅能缓解烟酸所致的皮肤血管扩张，还能延长其半衰期，并防止烟酸所致的尿酸浓度升高。另外，烟酸刺激胃黏膜，加重或引起消化道溃疡，餐时或餐后服用可以减轻。长期应用可致皮肤干燥、色素沉着或棘皮症。偶有肝功能异常、血尿酸增多、糖耐量降低等，停药后可以恢复。溃疡病、糖尿病及肝功能异常者禁用。

阿西莫司(acipimox)化学结构类似烟酸。口服吸收快而全，t_{max} 约 2 小时，不与血浆蛋白结合，原形由尿排出，$t_{1/2}$ 约 2 小时。药理作用类似烟酸，可使血浆 TG 明显降低，HDL_2 升高，与胆汁酸结合树脂伍用可加强其降 LDL-C 作用，作用较强而持久，不良反应较少较轻。除用于$Ⅱ_b$、Ⅲ和Ⅳ型高脂血症外，也适用高 Lp(a)血症及 2 型糖尿病伴有高脂血症患者。此外，尚能降低血浆纤维蛋白和全血黏度。

三、降低 Lp(a)的药物

流行病学调查证明，血浆 Lp(a)升高是动脉粥样硬化的独立危险因素，也是经皮穿刺腔内冠状动脉成形术(percutaneous transluminal coronary angioplasty，PTCA)后再狭窄的危险因素。其原因可能一方面是 Apo(a)与纤溶酶原有高度的相似性，竞争性地抑制纤溶酶原活化，促进血栓

笔记

形成；一方面是增进单核细胞向内皮的黏附，参与泡沫细胞的形成。降低血浆 Lp(a) 水平，已经成为防治动脉粥样硬化研究的热点。现已证明烟酸、烟酸戊四醇酯、烟酸生育酚酯、阿西莫司、新霉素及多沙唑嗪等可降低血浆 Lp(a) 水平。

第二节 抗氧化剂

氧自由基(oxygen free radical)在动脉粥样硬化的发生和发展中发挥重要作用。已经证明，氧化型 LDL(ox-LDL)影响动脉粥样硬化病变发生和发展的多个过程，如：①损伤血管内皮，促进单核细胞向内皮黏附并向内皮下转移。②阻止进入内皮下的单核细胞所转化的巨噬细胞返回血流。③巨噬细胞可无限制地摄取 ox-LDL 而成为泡沫细胞。④促进内皮细胞释放血小板衍化生长因子(platelet derived growth factor，PDGF)等，导致血管平滑肌细胞(vessel smooth muscle cells，VSMCs)增殖和迁移；巨噬细胞亦摄取 ox-LDL 成为泡沫细胞。⑤泡沫细胞的脂质积累形成脂质条纹和斑块。⑥被损伤的内皮细胞还可导致血小板聚集和血栓形成。研究表明 Lp(a) 和 VLDL 也可被氧化增强致动脉粥样硬化作用；具抗动脉粥样硬化效应的 HDL 也可被氧化，转化为致动脉粥样硬化因素。因此，防止氧自由基对脂蛋白的氧化修饰，已成为阻止动脉粥样硬化发生和发展的重要措施。

普罗布考

普罗布考(丙丁酚，probucol)

【药理作用及机制】

1. 抗氧化作用 能抑制 ox-LDL 的生成及其引起的一系列病变过程，如内皮细胞损伤、单核细胞向内皮下游走、清道夫受体摄取 ox-LDL 成泡沫细胞、VSMCs 增殖及迁移等。

2. 调血脂作用 可使血浆 TC 和 LDL-C 下降；而 HDL-C 及 Apo A_1 同时明显下降，对血浆 TG 和 VLDL 一般无影响。若与他汀类或胆汁酸结合树脂伍用，可增强调血脂作用。

3. 对动脉粥样硬化病变的影响 较长期应用可使冠心病发病率降低，已形成的动脉粥样硬化病变停止发展或消退，黄色瘤明显缩小或消除。

普罗布考为疏水性抗氧化剂，抗氧化作用强，进入体内分布于各脂蛋白，本身被氧化为普罗布考自由基，阻断脂质过氧化，减少脂质过氧化物(lipid peroxidates，LPO)的产生，减缓动脉粥样硬化病变的一系列过程；同时普罗布考能抑制 HMG-CoA 还原酶，使胆固醇合成减少，并能通过受体及非受体途径增加 LDL 的清除，血浆 LDL-C 水平降低。通过提高胆固醇酯转移蛋白和 Apo E 的血浆浓度，使 HDL 颗粒中胆固醇减少，HDL 颗粒变小，提高 HDL 数量和活性，增加 HDL 的转运效率，使胆固醇逆转运清除加快。

普罗布考的抗动脉粥样硬化作用可能是抗氧化和调血脂作用的综合结果。

【体内过程】 口服吸收低于 10%，且不规则，饭后服用可增加吸收，吸收后主要蓄积于脂肪组织和肾上腺。血清中浓度较低，t_{max} 为 24 小时，长期服用 3~4 个月达 C_{ss}。血清中普罗布考 95% 分布于脂蛋白的疏水核。服后 4 天内粪便排出 90%，仅有 2% 经尿排泄。

【临床应用】 用于各型高胆固醇血症，包括纯合子和杂合子家族性高胆固醇血症。对继发于肾病综合征或糖尿病的Ⅱ型脂蛋白血症也有效。较长期服用，可使肌腱黄色瘤消退，阻滞动脉粥样硬化病变发展或促进病变消退，冠心病发病率降低。普罗布考可预防 PTCA 后的再狭窄。

【不良反应】 不良反应少而轻，以胃肠道反应为主，如腹泻、腹胀、腹痛、恶心等，偶有嗜酸性粒细胞增多、肝功能异常、高尿酸血症、高血糖、血小板减少、肌病、感觉异常等。用药期间注意心电图的变化，Q-T 延长者慎用，不宜与延长 Q-T 的药物同用。近期有心肌损伤者禁用。孕妇及小儿禁用。

笔记

维生素 E(vitamine E)有很强的抗氧化作用。即它本身苯环的羟基失去电子或 H^+,以清除氧自由基和过氧化物或抑制磷脂酶 A_2 和脂氧酶,以减少氧自由基的生成,中断过氧化物和丙二醛(malondialdehyde ,MDA)的生成。它本身生成的生育醌,可被维生素 C 或氧化还原系统复原,继续发挥作用。能防止脂蛋白的氧化修饰及其所引起的一系列动脉粥样硬化病变过程,如抑制 VSMCs 增殖和迁移,抑制血小板黏附和聚集,抑制黏附分子的表达和功能,减少白三烯的合成,增加 PGI_2 的释放阻止单核细胞向内皮的黏附等,从而发挥抗动脉粥样硬化的效应。

第三节 多烯脂肪酸

多烯脂肪酸(polyenoic fatty acids)又称多不饱和脂肪酸类(polyunsaturated fatty acids, PUFAs),根据不饱和键在脂肪酸链中开始出现位置,分为 n-3(或 ω-3)型及 n-6(或 ω-6)型多烯脂肪酸。

一、n-3 型多烯脂肪酸

二十碳五烯酸(eicosapentaenoic acid, EPA)和二十二碳六烯酸(docosahexaenoic acid, DHA)

【药理作用及机制】 EPA 和 DHA 主要来自海洋生物,流行病学调查发现,格陵兰爱斯基摩人心血管病发生率低主要与食用海鱼等海生动物有关,后经证实这些动物的油脂中富含 n-3 多烯脂肪酸,有调血脂及抗动脉粥样硬化的效应。

1. 调血脂作用 EPA 和 DHA 有明显的调血脂作用,降低 TG 及 VLDL-TG 的作用较强,升高 HDL-C,明显升高 HDL_2,Apo AⅠ/Apo AⅡ比值明显加大。DHA 能降低 TC 和 LDL-C,而 EPA 作用弱。EPA 和 DHA 的调血脂作用可能与抑制肝合成 TG 和 Apo B,并提高 LPL 活性促进 VLDL 分解有关。

2. 非调血脂作用 EPA 和 DHA 可取代花生四烯酸(arachidonic acid, AA),作为三烯前列腺素和五系白三烯的前体发挥下列作用:①取代 AA 形成 TXA_3,减弱 TXA_2 促血小板聚集和收缩血管作用;在血管壁形成 PGI_3,PGI_3 仍有 PGI_2 的扩张血管和抗血小板聚集作用。所以呈现较强的抗血小板聚集、抗血栓形成和扩张血管的作用。②由于抗血小板,抑制血小板衍生生长因子(PDGF)的释放,从而抑制 VSMCs 的增殖和迁移。③红细胞膜上的 EPA 和 DHA 可增加红细胞的可塑性,改善微循环。④EPA 在白细胞可转化为五系白三烯的 LTB_5 等,减弱四系白三烯 LTB_4 的促白细胞向血管内皮的黏附和趋化。并且 EPA 能使血中 IL-1β 和 TNF 浓度降低,抑制黏附分子的活性;EPA 和 DHA 对动脉粥样硬化早期的白细胞 - 内皮细胞炎性反应的多种细胞因子表达呈明显的抑制作用。

【临床应用】 适用于高 TG 性高脂血症。对心肌梗死患者的预后有明显改善。亦可用于糖尿病并发高脂血症等。

【不良反应】 一般无不良反应,但若长期或大剂量应用,可使出血时间延长、免疫反应降低等。

二、n-6 型多烯脂肪酸

n-6 型多烯脂肪酸(n-6 polyenoic fatty acids)主要来源于植物油,有亚油酸(linoleic acid, LA)和 γ- 亚麻酸(γ-linolenic acid, γ-LNA)。常用月见草油(evening primrose oil)和亚油酸(linoleic acid)。

月见草油含亚油酸约 70%,γ- 亚麻酸 6%~9%。制剂中的亚油酸和 γ- 亚麻酸本身有较弱的调血脂作用,后者在体内有可能转化为二高 -γ- 亚麻酸(dihomo-γ-linolenic acid, DGLA),经第 1 系列前列腺素代谢产生 PGE_1,呈现调血脂及抗血小板聚集等效应,用于防治冠心病及心肌梗死

笔记

等，但作用较弱。亚油酸来源于植物油，进入体内后能转化为系列 n-6 多烯脂肪酸发挥调血脂和抗动脉粥样硬化作用，常做成胶丸或与其他调血脂药和抗氧化药制成多种复方制剂应用。

第四节 黏多糖和多糖类

黏多糖是由氨基己糖或其衍生物与糖醛酸构成的二糖单位多次重复组成的长链，典型代表为肝素。肝素具有以下作用，从多方面发挥抗动脉粥样硬化效应：①降低 TC、LDL、TG、VLDL，升高 HDL；②对动脉内皮有高度亲和性，中和多种血管活性物质，保护动脉内皮；③抑制白细胞向血管内皮黏附及其向内皮下转移的抗炎性反应；④阻滞 VSMCs 的增殖迁移；⑤加强酸性成纤维细胞生长因子（aFGF）的促微血管生成；⑥抗血栓形成等。因抗凝血作用过强，且口服无效，不便应用。为此人们研究既有类似肝素的抗动脉粥样硬化作用、又无不利于抗动脉粥样硬化时副作用的低分子量肝素和类肝素（heparinoids）。

低分子量肝素

低分子量肝素（low molecular weight heparin，LMWH）是由肝素解聚而成，平均分子量为 4~6 kD。由于分子量低，生物利用度较高，与血浆、血小板、血管壁蛋白结合的亲和力较低，抗凝血因子Ⅹa 活力大于抗凝血因子Ⅱa 活力，抗凝血作用较弱，抗血栓形成作用强。常用制剂有依诺肝素（enoxaparin）、替地肝素（tedelparin）、弗希肝素（fraxiparine）、洛吉肝素（logiparin）及洛莫肝素（lomoparin）等 10 多种产品。主要用于不稳定型心绞痛、急性心肌梗死及 PTCA 后再狭窄等。

天然类肝素

天然类肝素（natural heparinoids）是存在于生物体类似肝素结构的一类物质，如硫酸乙酰肝素（heparan sulfate）、硫酸皮肤素（dermatan sulfate）、硫酸软骨素（chondroitin sulfate）及冠心舒等。冠心舒（脑心舒）是从猪肠黏膜提取的含硫酸乙酰肝素、硫酸皮肤素和硫酸软骨素的复合物。它们有抗凝血因子Ⅱa 作用弱，抗凝血因子Ⅹ a 作用强和半衰期长的特点。冠心舒有调血脂、降低心肌耗氧量、抗血小板、保护血管内皮和阻止动脉粥样硬化斑块形成等作用，用于心及脑缺血性病症。研究证明冠心舒具有与肝素相同强度的抑制 VSMCs 增殖作用，而抗凝血作用仅为肝素的 1/47，且口服有效，表明天然类肝素可能是有较好前景的抗动脉粥样硬化药。另外，海洋酸性糖酯类如藻酸双酯钠(polysaccharide sulfate)等也具有肝素样的药理特性，能调血脂、抗血栓形成、保护动脉内皮及阻止动脉粥样硬化病变的发展等。临床用于缺血性心脑血管疾病。

制剂及用法

洛伐他汀（lovastatin） 片剂，口服，开始根据病情用 10mg/d 或 20mg/d，晚餐时一次顿服，4 周后根据血脂变化调整剂量，最大量为 40mg/d。

辛伐他汀（simvastatin） 片剂，口服每次 10mg，1 次 / 天。

普伐他汀（pravastatin） 片剂，口服每次 5~10mg，2 次 / 天。

氟伐他汀（fluvastatin） 片剂，每次 20~40mg，1 次 / 天。

阿伐他汀（atovastatin） 片剂，初始剂量口服 10mg/d，必要时 4 周后可增加剂量，最多可达 80mg/d。

瑞舒伐他汀（rosuvastatin） 片剂，口服，一般 5~40mg/d，分 3 次服用。

考来烯胺（cholestyamine） 粉剂，口服，一般每次 4~5g，3 次 / 天，饭前或饭时加于饮料中混合服。

笔记

考来替泊（colestipol） 粉剂，口服，每次 4~5g，3 次 / 天，服法同考来烯胺。

甲亚油酰胺(melinamide)　口服，每次0.5~0.75g，3次/天。

吉非贝齐(gemfibrozil)　片剂，每次600mg，2次/天。

非诺贝特(fenofibrate)　片剂，每次100mg，3次/天。

苯扎贝特(benzafibrate)　片剂，口服，每次200mg，3次/天。缓释片：每次400mg。

烟酸(nicotinic acid)　片剂，由小剂量开始(每次0.1g，3次/天)，逐渐增至1~2g/d，3次/天，饭后服用。

阿西莫司(acipimox)　胶囊剂，饭后口服，每次250mg，2~3次/天。

普罗布考(probucol)　片剂，口服，每次500mg，2次/天，连用12周为一疗程。

维生素E(vitamin E)　胶囊剂，口服，每次10~100mg，1~2次/天。

多烯康胶囊　每粒0.45g，含乙酯型EPA及DHA 70%以上和1%的VE。口服，3~5粒/次，3次/天。

(张岫美)

笔记

第二十八章　抗心绞痛药

心绞痛(angina pectoris)是因冠状动脉供血不足引起的心肌急剧的、暂时的缺血与缺氧综合征,其典型临床表现为阵发性胸骨后压榨性疼痛并向左上肢放散。心绞痛持续发作得不到及时缓解则可能发展为急性心肌梗死,故应采取有效的治疗措施及时缓解心绞痛。心绞痛的主要病理生理机制是心肌需氧与供氧的平衡失调,致心肌暂时性缺血缺氧,代谢产物(乳酸、丙酮酸、组胺、类似激肽样多肽、K^+等)在心肌组织聚积,刺激心肌自主神经传入纤维末梢引起疼痛。根据世界卫生组织"缺血性心脏病的命名及诊断标准",临床上将心绞痛分为以下 3 种类型:①劳累性心绞痛(angina of effort, also known as classic angina or atherosclerotic angina):其特点是由劳累、情绪波动或其他增加心肌耗氧量的因素所诱发,休息或舌下含服硝酸甘油可缓解。根据病程、发作频率及转归,此类心绞痛又可分为稳定型心绞痛、初发型心绞痛及恶化型心绞痛。②自发性心绞痛(angina pectoris at rest):心绞痛发作与心肌耗氧量无明显关系,多发生于安静状态,发作时症状重、持续时间长,且不易被硝酸甘油缓解,包括:卧位型(休息或熟睡时发生)、变异型(为冠脉痉挛所诱发)、中间综合征和梗死后心绞痛。③混合性心绞痛(mixed pattern of angina):其特点是在心肌需氧量增加或无明显增加时都可能发生。临床常将初发型、恶化型及自发性心绞痛通称为不稳定型心绞痛。

心绞痛的主要病理生理基础是冠状血管病变,尤其是动脉粥样硬化,引起的心肌组织供血障碍,导致氧的供需失衡。任何引起心肌组织对氧的需求量增加和(或)冠脉狭窄、痉挛致心肌组织供血供氧减少的因素都可成为诱发心绞痛的诱因。心肌的氧供取决于动、静脉的氧分压差及冠状动脉的血流量。正常情况下,心肌细胞摄取血液氧含量的65%~75%,已接近于极限,因而增加氧供应主要依靠增加冠状动脉的血流量。生理情况下冠脉循环有很大的储备能力,在运动和缺氧时冠状动脉均可适度扩张,血流量可增加到休息时的数倍。动脉粥样硬化引起冠状动脉狭窄或部分分支闭塞时,其血流量减少,冠脉扩张性减小,冠脉循环的储备能力下降,因而对动脉粥样硬化性心脏病依靠增加冠状动脉的血流量来增加氧供应是有限的。因此,降低心肌组织对氧的需求量即成为治疗心绞痛的一个主要措施。

决定心肌耗氧量的主要因素(determinants of cardial oxygen requirement)是心室壁张力(ventricular wall tension)、心率(heart rate)和心室收缩力(ventricular contractility)(图 28-1)。心室壁张力越大,维持张力所需的能量越多,心肌耗氧量(O_2 consumption)也就越大。心室壁张力与心室内压力(相当于收缩期动脉血压,即心室后负荷)和心室容积(心室前负荷)成正比,与心室

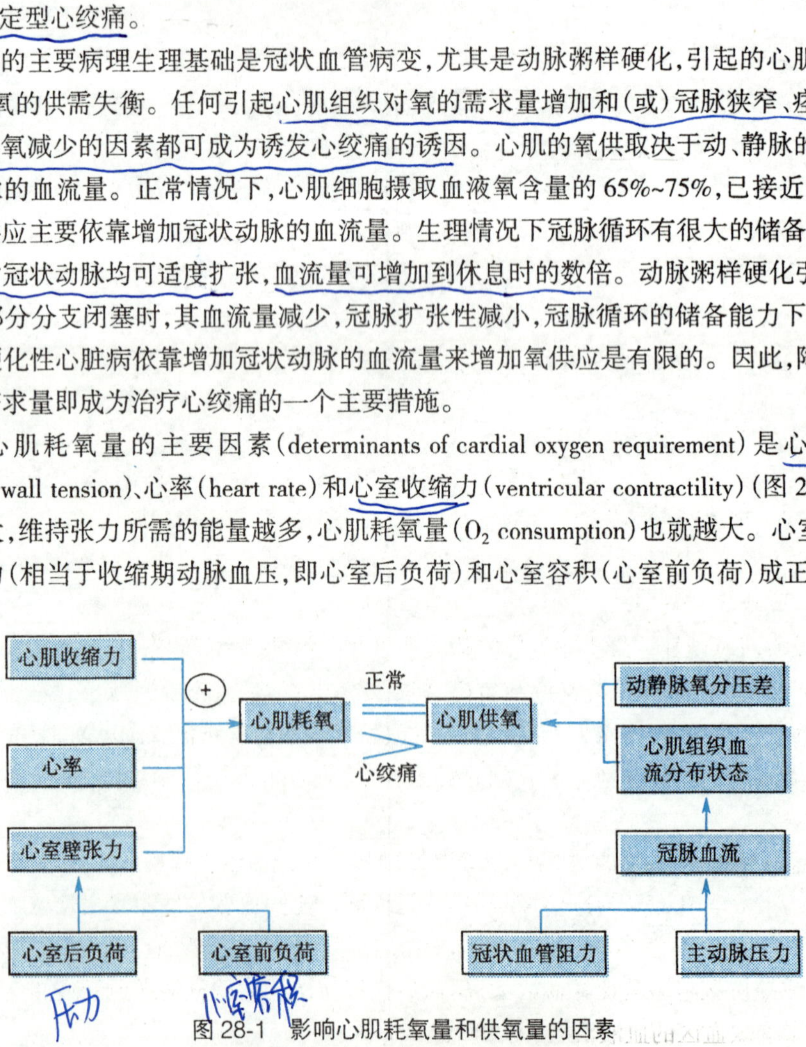

图 28-1　影响心肌耗氧量和供氧量的因素

壁厚度成反比，心室内压增高和心室容积增大均可使心肌耗氧量增加。心率与心肌耗氧量成正比。每分射血时间(ejection time)等于心率与心室每搏射血时间的乘积。射血时心室壁张力增大，每搏射血时间增加，心肌耗氧量也增加，心肌收缩力增强和收缩速度加快，均可使心肌的机械做功增加而增加心肌耗氧量。临床上将影响耗氧量的主要因素简化为“三项乘积”（收缩压 × 心率 × 左心室射血时间）或“二项乘积”（收缩压 × 心率）作为粗略估计心肌耗氧量的指标。

从心绞痛的病理生理基础可见，降低心肌耗氧量和扩张冠状动脉以改善冠脉供血是缓解心绞痛的主要治疗对策。此外，冠状动脉粥样硬化斑块变化、血小板聚集和血栓形成也是诱发不稳定型心绞痛的重要因素，因此，临床应用抗血小板药、抗血栓药和血管紧张素Ⅰ转化酶抑制药，也有助于心绞痛的防治。

第一节　常用的抗心绞痛药物

一、硝酸酯类

本类药物均有硝酸多元酯结构，脂溶性高，分子中的$—O—NO_2$是发挥疗效的关键结构。本类药物中以硝酸甘油最常用。此外，还有硝酸异山梨酯、单硝酸异山梨酯和戊四硝酯等，其化学结构如下：

硝酸甘油　　戊四硝酯　　硝酸异山梨酯　　单硝酸异山梨酯

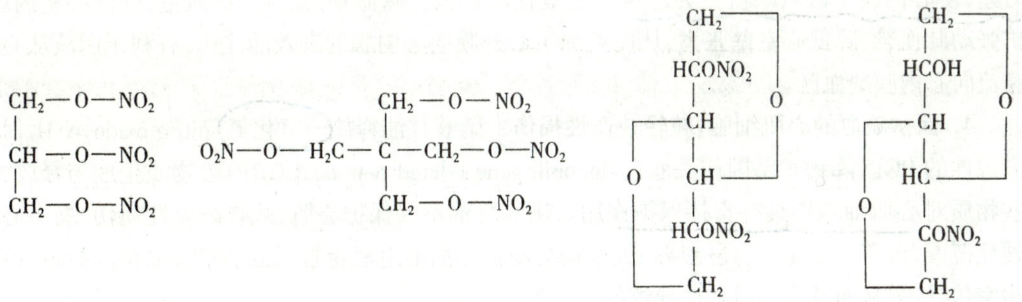

硝酸甘油

硝酸甘油(nitroglycerin)是硝酸酯类的代表药，于1867年始用于心绞痛治疗，已有百余年的历史，由于其具有起效快、疗效肯定、使用方便和经济等优点，至今仍是防治心绞痛最常用的药物。

【药理作用及机制】硝酸甘油的基本药理作用是松弛平滑肌，但具有组织器官的选择性，以对血管平滑肌的作用最显著。由于硝酸甘油可扩张体循环血管及冠状血管，因而具有如下作用：

1. 降低心肌耗氧量　最小有效量的硝酸甘油即可明显扩张静脉血管，特别是较大的静脉血管，从而减少回心血量，降低心脏的前负荷，使心腔容积缩小，心室内压减小，心室壁张力降低，射血时间缩短，心肌耗氧量减少。稍大剂量的硝酸甘油也可显著舒张动脉血管，特别是较大的动脉血管，动脉血管的舒张降低了心脏的射血阻力，从而降低左室内压和射血时心脏后负荷而降低心肌耗氧量。

2. 扩张冠状动脉，增加缺血区血液灌注　硝酸甘油选择性扩张较大的心外膜血管、输送血管及侧支血管，尤其在冠状动脉痉挛时更为明显，而对阻力血管的舒张作用较弱。当冠状动脉因粥样硬化或痉挛而发生狭窄时，缺血区的阻力血管已因缺氧和代谢产物的堆积而处于舒张状态。这样，非缺血区阻力就比缺血区大，用药后血液将顺压力差从输送血管经侧支血管流向缺血区，从而增加缺血区的血液供应(图 28-2)。

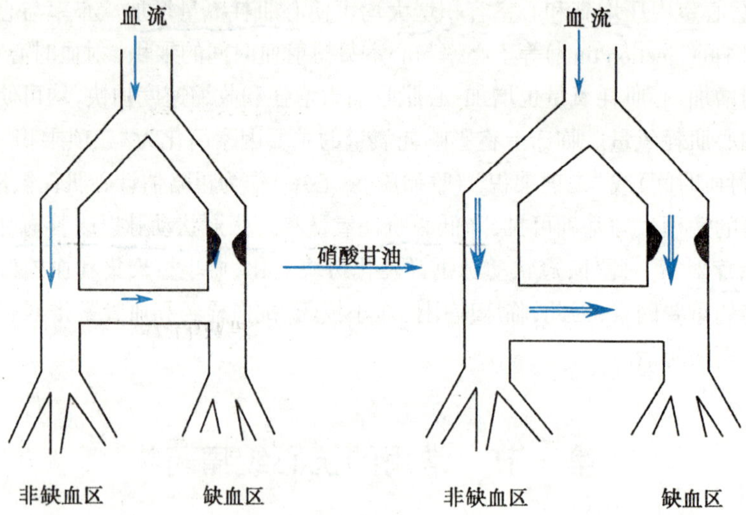

图 28-2 硝酸甘油对冠脉血流分布的影响
血液从阻力较大的非缺血区经扩张的侧支血管流向阻力较小的缺血区

3. 降低左室充盈压,增加心内膜供血,改善左室顺应性 冠状动脉从心外膜呈直角分支,贯穿心室壁成网状分布于心内膜下。因此,内膜下血流易受心室壁肌张力及室内压力的影响。当心绞痛发作时,因心肌组织缺血缺氧、左室舒张末压增高,降低了心外膜血流与心内膜血流的压力差,使心内膜下区域缺血更为严重。硝酸甘油扩张静脉血管,减少回心血量,降低心室内压;扩张动脉血管,降低心室壁张力,从而增加了心外膜向心内膜的有效灌注压,有利于血液从心外膜流向心内膜缺血区。

4. 保护缺血的心肌细胞,减轻缺血性损伤 硝酸甘油释放一氧化氮(nitric oxide,NO),促进内源性的 PGI_2、降钙素基因相关肽(calcitonin gene-related peptide,CGRP)等物质生成与释放,这些物质对心肌细胞均具有直接保护作用。硝酸甘油不仅保护心肌,减轻缺血性损伤,缩小心肌梗死范围,改善左室重构,还能增强人及动物缺血心肌的电稳定性,提高室颤阈,消除折返,改善房室传导等,从而减少心肌缺血导致的并发症。

硝酸甘油作为 NO 的供体,在平滑肌细胞内经谷胱甘肽转移酶的催化释放出 NO。NO 的受体是可溶性鸟苷酸环化酶活性中心的 Fe^{2+},二者结合后可激活鸟苷酸环化酶(guanylyl cyclase,GC),增加细胞内第二信使 cGMP 的含量,进而激活 cGMP 依赖性蛋白激酶(cGMP dependent protein kinase),减少细胞内 Ca^{2+} 的释放和外 Ca^{2+} 内流,细胞内 Ca^{2+} 浓度的减少可使肌球蛋白轻链去磷酸化(dephosphorylation of myosin light chain phosphate)而松弛血管平滑肌(图 28-3)。硝酸甘油通过与内源性血管内皮舒张因子(endothelium derived relaxing factor,EDRF,即 NO)相同的作用机制松弛血管平滑肌而又不依赖于血管内皮细胞,因此在内皮有病变的血管仍可发挥作用。硝酸甘油扩血管作用中还有 PGI_2 和细胞膜超极化的机制参与。有研究证明硝酸甘油扩张离体血管,降低在体动物血压及临床患者应用后所致的搏动性头痛都与促进降钙素基因相关肽的合成及释放有关。降钙素基因相关肽广泛分布于心血管系统,是感觉神经的重要递质之一。降钙素基因相关肽能激活血管平滑肌细胞的 ATP 敏感型钾通道,从而使平滑肌细胞膜超极化,产生强烈的扩血管效应。此外,硝酸甘油通过产生 NO 而抑制血小板聚集、黏附,也有利于冠心病的治疗。

【体内过程】 硝酸甘油口服因受首关效应等因素的影响,生物利用度仅为 8%,故临床不宜口服用药。因其脂溶性高,舌下含服极易通过口腔黏膜吸收,血药浓度很快达峰值,含服后 1~2 分钟即可起效,疗效持续 20~30 分钟,$t_{1/2}$ 为 2~4 分钟。硝酸甘油也可经皮肤吸收,用 2% 硝酸甘油软膏或贴膜剂睡前涂抹在前臂皮肤或贴在胸部皮肤,可持续较长时间的有效浓度。硝酸甘油

笔记

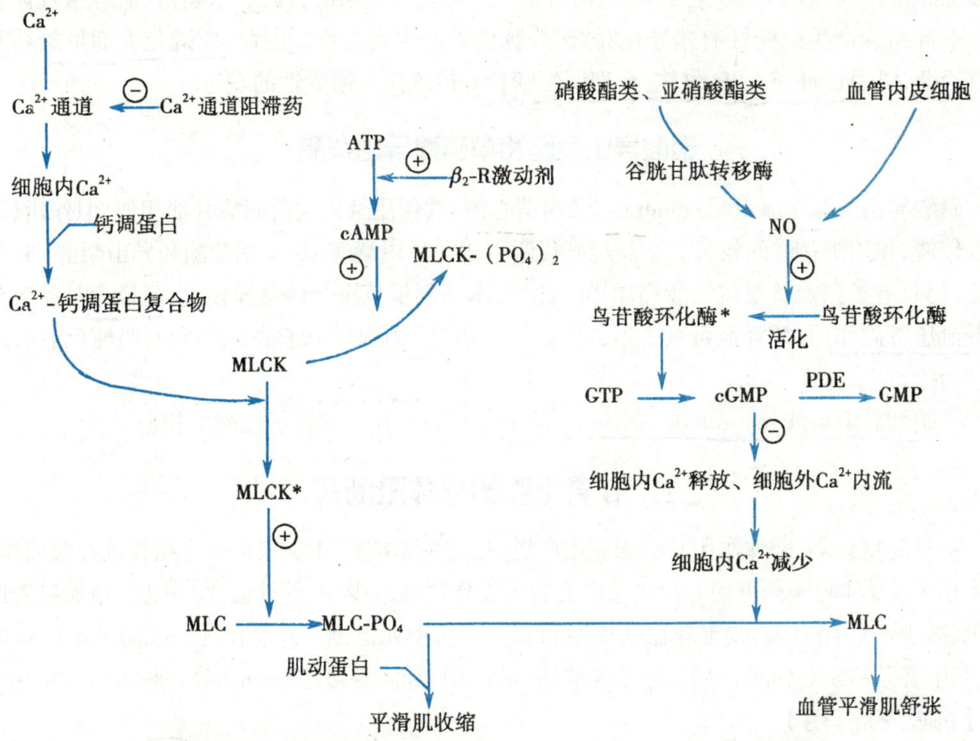

图 28-3 血管平滑肌舒缩的调节及硝酸酯类药作用机制示意图

* 表示活性型；MLCK 为肌球蛋白轻链激酶(myosin light chain kinase)；PDE 为磷酸二酯酶(phosphodiesterase)；蓝色箭头表示引起血管平滑肌松弛的相关环节

在肝内经谷胱甘肽 - 有机硝酸酯还原酶还原成水溶性较高的二硝酸代谢物，少量为一硝酸代谢物及无机亚硝酸盐，最后与葡萄糖醛酸结合经肾脏排出。二硝酸代谢物具有较弱的舒张血管作用，仅为硝酸甘油的 1/10。

【临床应用】 舌下含服硝酸甘油能迅速缓解各种类型心绞痛。在预计可能发作前用药也可预防发作。对急性心肌梗死者，多静脉给药，不仅能降低心肌耗氧量、增加缺血区供血，还可抑制血小板聚集和黏附，从而缩小梗死范围。反复连续使用要限制用量，以免血压过度降低引起心、脑等重要器官灌注压过低，反而加重心肌缺血。此外，由于硝酸甘油可降低心脏前、后负荷，因此也可用于心衰的治疗。还可舒张肺血管，降低肺血管阻力，改善肺通气，用于急性呼吸衰竭及肺动脉高压的治疗。

【不良反应及注意事项】 多数不良反应是由其血管舒张作用所引起，如头、面、颈、皮肤血管扩张引起暂时性面颊部皮肤潮红，脑膜血管舒张引起搏动性头痛，眼内血管扩张则可升高眼内压等。大剂量可出现直立性低血压及晕厥。剂量过大可使血压过度下降，冠状动脉灌注压过低，并可反射性兴奋交感神经、增加心率、加强心肌收缩性，使耗氧量增加而加重心绞痛发作。超剂量时还会引起高铁血红蛋白血症，表现为呕吐、发绀等。

硝酸甘油连续应用两周左右可出现耐受性，用药剂量、频度、途径和给药剂型等都影响耐药性的产生。用药剂量大或反复应用过频易产生耐受性，不同类的硝酸酯之间存在交叉耐受性，停药 1~2 周后耐受性可消失。出现耐受性后，轻者必须增加用量，但会加重不良反应，重者即使增加用量也无法达到满意疗效。硝酸甘油产生耐受性的机制还不十分清楚，大体可分为两种情况：一种是血管平滑肌细胞使硝酸甘油转变成 NO 发生障碍，有人称之为“血管耐受”。可能在细胞内生成 NO 过程中需要—SH，硝酸酯类使细胞内—SH 氧化，引起—SH 消耗所致。另一种为非血管机制，也有人称为“伪耐受”，可能与硝酸酯类使血管内压力迅速下降，机体通过代偿，

笔记

增强交感活性，释放去甲肾上腺素，激活肾素-血管紧张素系统，使钠、水潴留，血容量及体重增加。不同组织产生耐受性有差异，动脉比静脉更易产生耐受性。因此，应避免大剂量给药和无间歇给药，可通过补充—SH供体、合理调配膳食等措施减少耐受性的发生。

硝酸异山梨酯和单硝酸异山梨酯

硝酸异山梨酯(isosorbide dinitrate)又叫消心痛，其作用及机制与硝酸甘油相似，但作用较弱，起效较慢，作用维持时间较长。本品经肝代谢生成的异山梨醇-2-单硝酸酯和异山梨醇-5-单硝酸酯，仍具有扩张血管及抗心绞痛作用。此外，本品剂量范围个体差异较大，剂量大时易致头痛及低血压等副作用，缓释剂可减少不良反应。主要口服用于心绞痛的预防和心肌梗死后心衰的长期治疗。

单硝酸异山梨酯(isosorbide mononitrate)的作用及应用与硝酸异山梨酯相似。

二、β肾上腺素受体阻断药

本类药物众多，药理作用及临床应用广泛(见有关章节)。本文仅简要介绍其抗心绞痛作用。β肾上腺素受体阻断药可使心绞痛患者心绞痛发作次数减少、改善缺血性心电图、增加患者运动耐量、减少心肌耗氧量、改善缺血区代谢和缩小心肌梗死范围。现已作为一线防治心绞痛的药物，其中普萘洛尔(propranolol)、美托洛尔(metoprolol)和阿替洛尔(atenolol)在临床最为常用。

【抗心绞痛作用】

1. 降低心肌耗氧量　心肌缺血者在心绞痛发作时，心肌局部和血中儿茶酚胺含量均显著增加，β肾上腺受体激动，使心肌收缩力增强、心率加快、血管收缩，左心室后负荷增加，从而使心肌耗氧量增加。同时因心率加快，心室舒张时间相对缩短，使冠脉血流量减少，因而加重心肌缺氧。β受体阻断药通过拮抗β受体使心肌收缩力减弱、心肌纤维缩短速度减慢、心率减慢及血压降低，因而可明显减少心肌耗氧量。但它抑制心肌收缩力又可增加心室前负荷，同时因收缩力减弱，心室射血时间延长，导致心肌耗氧量增加，但最终效应仍是减少心肌耗氧量而缓解心绞痛。

2. 改善心肌缺血区供血　冠脉血管β受体阻断后致血管收缩，尤其在非缺血区明显。因此，非缺血区与缺血区血管张力差增加促使血液流向已代偿性扩张的缺血区，从而增加缺血区血流量。其次，由于心率减慢，心舒张期相对延长，有利于血液从心外膜血管流向易缺血的心内膜区。此外，β受体阻断剂也可增加缺血区侧支循环和增加缺血区血液灌注量。

3. 本类药物因阻断β受体，可抑制脂肪分解酶活性，减少心肌游离脂肪酸的含量；改善心肌缺血区对葡萄糖的摄取和利用而改善糖代谢和减少耗氧；促进氧合血红蛋白结合氧的解离而增加组织供氧。

【临床应用】　普萘洛尔、吲哚洛尔(pindolol)、噻吗洛尔(timolol)及选择性β_1受体阻断药阿替洛尔、美托洛尔和醋丁洛尔(acebutolol)等均可用于心绞痛。尤其是用于对硝酸酯类不敏感或疗效差的稳定型心绞痛，可使发作次数减少，对伴有心律失常及高血压者尤为适用。长期使用β受体阻断药能缩短仅有缺血心电图改变而无症状的心绞痛患者的缺血时间。β受体阻断药还能降低近期有心肌梗死者心绞痛的发病率和死亡率。对冠状动脉痉挛诱发的变异型心绞痛不宜应用，因其β受体被阻断，α受体相对占优势，易致冠状动脉收缩。该类药对心肌梗死也有效，能缩小梗死区范围，但因抑制心肌收缩力，应慎用。

β受体阻断药和硝酸酯类合用时，宜选用作用时间相近的药物，通常以普萘洛尔与硝酸异山梨醇酯合用，两药能协同降低耗氧量，同时β受体阻断药能对抗硝酸酯类所引起的反射性心率加快和心肌收缩力增强，硝酸酯类可缩小β受体阻断药所致的心室前负荷增大和心室射血时间延长，二药合用可互相取长补短(表28-1)，合用时用量减少，副作用也相应减少。但由于两类药都可降压，如血压下降过多，冠脉流量减少，对心绞痛不利。一般宜口服给药，因个体差异大，给

笔记

药剂量应从小量开始逐渐增加剂量。停用β受体阻断药时应逐渐减量，如突然停用可导致心绞痛加剧和（或）诱发心肌梗死。对心功能不全、支气管哮喘、有哮喘既往史及心动过缓者不宜应用。长期应用后对血脂也有影响，本类药物禁用于血脂异常的患者。

表 28-1　硝酸酯类、β受体阻断药及钙通道阻滞药对决定心肌耗氧量诸因素的影响

心肌耗氧因素	硝酸酯类	β受体阻断药	钙通道阻滞药	
			硝苯地平	维拉帕米
心室前负荷	↓	↑	↓	(–)
心室后负荷	↓	(–)	↓	↓
心率	反射性↑	↓	反射性↑	↓
收缩力	反射性↑	↓	反射性↑	↓

表中(–)表示无显著改变；↑表示升高；↓表示下降，反射性↑是由于血管扩张，血压下降导致交感神经兴奋

三、钙通道阻滞药

钙通道阻滞药是临床用于预防和治疗心绞痛的常用药，特别是对变异型心绞痛疗效最佳。本类药物尽管种类较多，化学结构不同，但都具有阻滞心肌细胞和平滑肌细胞的L型电压依赖性钙通道，抑制 Ca^{2+} 内流的作用，因而具有广泛的药理作用及临床应用，包括抗心律失常作用及降压作用。因此，心肌缺血伴高血压或心律失常者可选用。

【抗心绞痛作用及机制】　钙通道阻滞药通过阻滞L型 Ca^{2+} 通道，抑制 Ca^{2+} 内流而产生以下作用：

1. 降低心肌耗氧量　钙通道阻滞药能使心肌收缩力减弱，心率减慢，血管平滑肌松弛，血管扩张，血压下降，心脏负荷减轻，从而使心肌耗氧量减少。

2. 舒张冠状血管　本类药物对冠脉中较大的输送血管及阻力小血管均有扩张作用，特别是对处于痉挛状态的血管有显著的解除痉挛作用，从而增加缺血区的血液灌注。此外还可增加侧支循环，改善缺血区的供血和供氧。

3. 保护缺血心肌细胞　心肌缺血时，细胞膜对 Ca^{2+} 的通透性增加和 Ca^{2+} 从细胞内排出到细胞外的能力下降，外钙内流的增加或细胞内 Ca^{2+} 向细胞外转运障碍，使胞内 Ca^{2+} 超载（Ca^{2+} overload），特别是线粒体内 Ca^{2+} 积聚，从而失去氧化磷酸化的能力，促使细胞凋亡和死亡。Ca^{2+} 通道阻滞药通过抑制外钙内流，减轻缺血心肌细胞的 Ca^{2+} 超载而保护心肌细胞，对急性心肌梗死者，能缩小梗死范围。

4. 抑制血小板聚集　不稳定型心绞痛与血小板黏附和聚集、冠状动脉血流减少有关，大多数急性心肌梗死也是由动脉粥样硬化斑块破裂、局部形成血栓突然阻塞冠状动脉所致。钙通道阻滞药阻滞 Ca^{2+} 内流，降低血小板内 Ca^{2+} 浓度，可抑制血小板聚集。

此外有报道表明钙通道阻滞药还可促进血管内皮细胞产生及释放内源性NO的作用。

【临床应用】　钙通道阻滞药治疗心绞痛与β受体阻断药有许多相似之处，但与之相比有如下优点：①钙通道阻滞药因有松弛支气管平滑肌作用，故更适合心肌缺血伴支气管哮喘者。②钙通道阻滞药有强大的扩张冠状动脉作用，变异型心绞痛是最佳适应证。③钙通道阻滞药抑制心肌作用较弱，特别是硝苯地平还具有较强的扩张外周血管，降低外周阻力作用且血压下降后反射性加强心肌收缩力，可部分抵消对心肌的抑制作用，因而较少诱发心衰。④心肌缺血伴外周血管痉挛性疾病患者禁用β受体阻断药，而钙通道阻滞剂因扩张外周血管恰好适用于此类患者的治疗。常用于抗心绞痛的钙通道阻滞药有硝苯地平（nifedipine，又称心痛定）、维拉帕米（verapamil，又称异博定）、地尔硫䓬（diltiazem，又称硫氮䓬酮）、哌克昔林（perhexiline，又称双环己哌啶）及普尼拉明（prenylamine，又称心可定）等。由于钙通道阻滞药有显著解除冠状动脉痉挛

的作用，因此对变异型心绞痛疗效显著，对稳定型心绞痛及急性心肌梗死等也有效。

硝苯地平

扩张冠状动脉和外周小动脉作用强，抑制血管痉挛效果显著，对变异型心绞痛效果最好，对伴高血压患者尤为适用。对稳定型心绞痛也有效，对急性心肌梗死患者能促进侧支循环，缩小梗死区范围。可与 β 受体阻断药合用，增加疗效。有报道称硝苯地平可增加发生心肌梗死的危险，应引起重视。

维拉帕米

扩张冠状动脉作用较弱，对变异型心绞痛多不单独使用本药。对稳定型心绞痛有效，疗效近似普萘洛尔，它与 β 受体阻断药合用起协同作用，但两药合用可显著抑制心肌收缩力及传导系统，故合用要慎重。因其抑制心肌收缩力、抑制窦房结和房室结的传导，故对伴心衰、窦房结或明显房室传导阻滞的心绞痛患者应禁用。

地尔硫䓬

对变异型、稳定型和不稳定型心绞痛都可应用，其作用强度介于上述两药之间。扩张冠状动脉作用较强，对周围血管扩张作用较弱，降压作用小，对伴房室传导阻滞或窦性心动过缓者应慎用，又因其抑制心肌收缩力，对心衰患者也应慎用。

钙通道阻滞药与 β 受体阻断药联合应用可以治疗心绞痛，特别是硝苯地平与 β 受体阻断药合用更为安全，二者合用对降低心肌耗氧量起协同作用，β 受体阻断药可消除钙通道阻滞药引起的反射性心动过速，后者可抵消前者收缩血管作用。临床证明对心绞痛伴高血压及运动时心率显著加快者最适宜。

第二节　其他抗心绞痛药物

血管紧张素转化酶抑制剂

血管紧张素转化酶抑制剂（angiotensin converting enzyme inhibitors，ACEI）包括卡托普利（captopril）、赖诺普利（lisinopril）和雷米普利（ramipril）等。该类药物不仅用于高血压和心衰的治疗，也可通过扩张动、静脉血管减低心脏前后负荷，从而减低心脏耗氧量，舒张冠状血管增加心肌供氧，以及对抗自由基减轻其对心肌细胞的损伤和阻止血管紧张素Ⅱ所致的心脏和血管重构作用。

卡维地洛

卡维地洛（carvedilol）是去甲肾上腺素能神经受体阻断药。因其既能阻断 β_1、β_2 和 α 受体，又具有一定的抗氧化作用，故可用于心绞痛、心功能不全和高血压的治疗。

尼可地尔

尼可地尔（nicorandil）是 K^+ 通道激活剂，既有激活血管平滑肌细胞膜 K^+ 通道，促进 K^+ 外流，使细胞膜超极化，抑制 Ca^{2+} 内流作用，还有释放 NO，增加血管平滑肌细胞内 cGMP 生成的作用。上述两种作用的结果使血管平滑肌松弛，冠脉血管扩张，冠状动脉供血增加和减轻 Ca^{2+} 超载对缺血心肌细胞的损害。主要适用于变异型心绞痛和慢性稳定型心绞痛，且不易产生耐受性。同类药还有吡那地尔（pinacidil）和克罗卡林（cromakalim）。

笔记

吗 多 明

吗多明(molsidomine)的代谢产物作为NO的供体,释放NO,通过与硝酸酯类相似的作用机制,扩张容量血管及阻力血管,降低心肌耗氧量,改善侧支循环,改善心肌供血。舌下含服或喷雾吸入用于稳定型心绞痛或心肌梗死伴高充盈压患者,疗效较好。

Antianginal therapy

- Duration of pain in stable angina is usually only a few minutes on stopping exercise and can be reduced by sublingual nitroglycerin
- The frequency of anginal pectoris can be reduced by regular use of:

— organic nitrates (e.g. nitroglycerin sublingually immediately before exertion)

— β-adrenoceptor antagonists (e.g. atenolol, metoprolol)

— calcium antagonists (e.g. diltiazem, amldipine)

- Variant angina is uncommon; it is caused by coronary vasospasm usually in a artery affected by atherosclerosis. The frequency and severity of attacks can be reduced by coronary artery vasodilators including organic nitrates and calcium antagonists, whereas β-adrenoceptor antagonists may increase vasospasm and worsen the pain.

制剂及用法

硝酸甘油(nitroglycerin)　片剂:每片0.3mg,0.5mg,0.6mg。每次0.3~0.6mg,舌下含化。贴剂(transderm-nitro 5及10),在24小时内可分别吸收5及10mg硝酸甘油,宜夜间贴用,1次/天,贴皮时间不超过8小时。

硝酸异山梨酯(isosorbide dinitrate 消心痛)　片剂:每片2.5mg,5mg,10mg。每次5~10mg,舌下含化。

单硝酸异山梨酯(isosorbide mononitrate)　片剂:每片20mg。每次20mg,2~3次/天,口服。

盐酸普萘洛尔(propranolol hydrochloride)　片剂:每片10mg。抗心绞痛:每次10mg,3次/天,可根据病情增减剂量。

硝苯地平(nifedipine 心痛定)　片剂:每片10mg。每次10~20mg,3次/天,口服。缓释片,每次20mg,1~2次/天。

(罗大力)

笔记

第二十九章　作用于血液及造血器官的药物

第一节　抗凝血药

血液凝固是由一系列凝血因子参与的复杂的蛋白质水解活化过程。参与凝血的凝血因子包括以罗马数字编号的 12 种和前激肽释放酶（prekallikrein，Pre-K）、激肽释放酶（kallikrein，Ka）、高分子量激肽原（high molecular weight kininogen，HMWK）、血小板磷脂（PL 或 PF_3）（表 29-1）等。按瀑布学说，血液通过 3 条通路发生凝固：①内源性通路，是指完全靠血浆内的凝血因子逐步使因子Ⅹ激活，从而发生凝血的通路；②外源性激活通路，即被损伤的血管外组织释放因子Ⅲ所发动的凝血通路；③共同通路，即从受内或外通路激活的因子Ⅹ开始，到纤维蛋白形成的过程（图 29-1）。

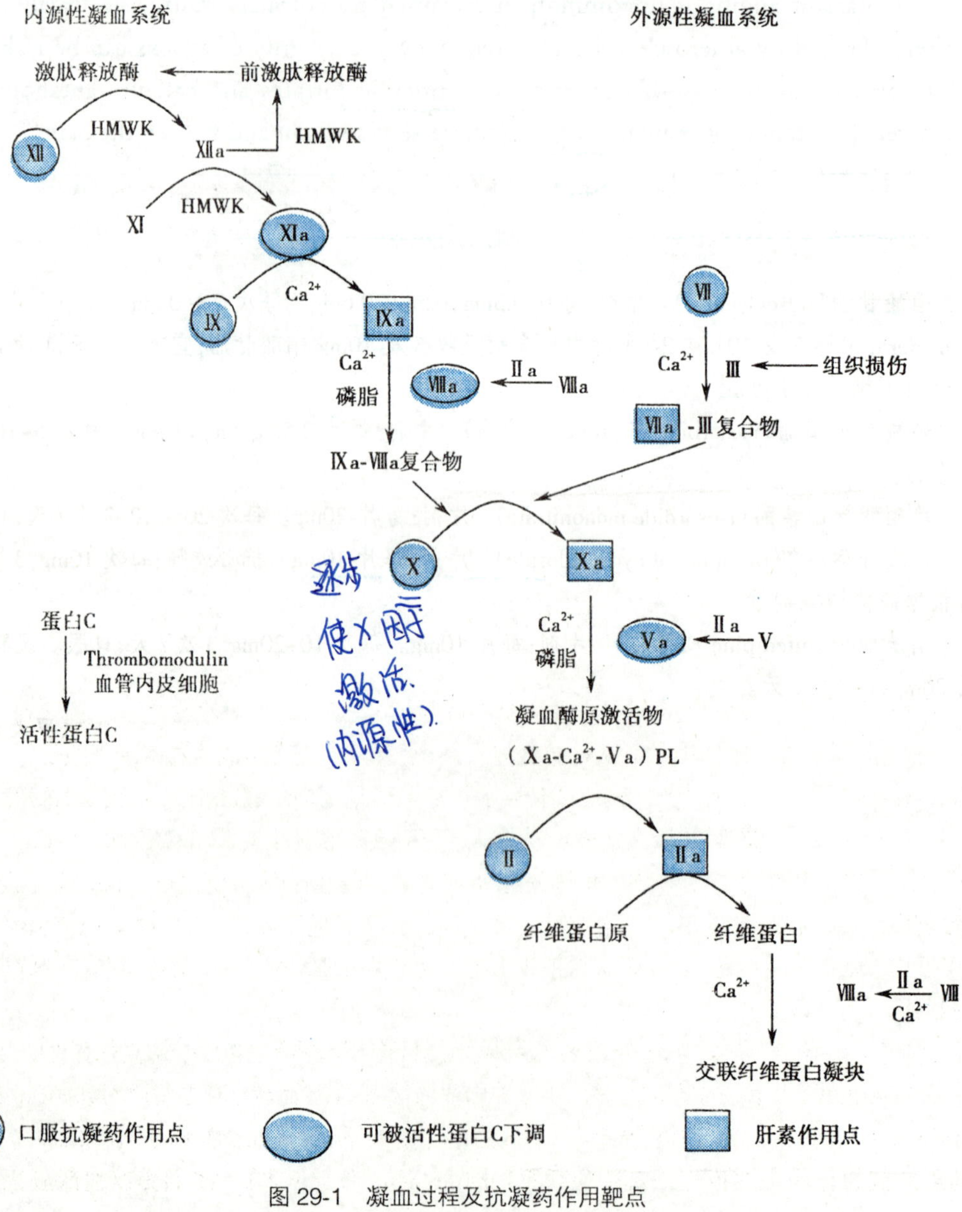

图 29-1　凝血过程及抗凝药作用靶点

笔记

表 29-1　血液凝固因子和同义名

因子	同义名	因子	同义名
Ⅰ	纤维蛋白原（fibrinogen）	Ⅷ	抗血友病因子（antihemophilic factor，AHF）
Ⅱ	凝血酶原（prothrombin）	Ⅸ	血浆凝血激酶（plasma thromboplastin component，PTC）
Ⅲ	组织凝血激酶（tissue thromboplastin）	Ⅹ	Struart-Prower factor
Ⅳ	Ca^{2+}	Ⅺ	血浆凝血激酶前质（plasma thromboplastin antecedent，PTA）
Ⅴ	前加速素（proaccelerin）	Ⅻ	接触因子（hageman factor）
Ⅶ	前转变素（proconvertin）	XIII	纤维蛋白稳定因子（fibrin-stabilizing factor）

抗凝血药（anticoagulants）是通过影响凝血因子，从而阻止血液凝固过程的药物，临床主要用于血栓栓塞性疾病的预防与治疗。

- Anticoagulants: heparin and coumarins
- Fibrinolytics and fibrinogenolysis inhibitors: fibrinolytics (streptokinase and urokinase); plasminogen inhibitors (aminomethylbenzoic acid).
- Antiplatelet drugs: inhibit platelet metabolism drugs (aspirin, ridogrel and dipyridamove); ADP receptor antagonists (ticlopidine); thrombin inhibitors (argatroban and hirudin); glycoprotein $Ⅱ_b/Ⅲ_a$ receptor antagonists.
- Coagulants: vitamin K and thrombin.
- Drugs used in anemias: iron preparation, folic acid and vitamin B_{12}.
- Hematopoietic growth factors: EPO, G-CSF and GM-CSF.
- Preparation for volume expansion: dextran.

一、凝血酶间接抑制药

肝　素

【来源和化学】　肝素（heparin）因最初得自肝，故名。目前肝素多自猪肠黏膜和猪、牛肺脏中提取。肝素为 D- 葡糖胺、L- 艾杜糖醛酸及 D- 葡糖醛酸交替组成的黏多糖硫酸酯，其分子量为 5~30kDa，平均分子量约 12kDa。肝素存在于肥大细胞、血浆及血管内皮细胞中，具强酸性。

【体内过程】　肝素是带大量阴电荷的大分子，不易通过生物膜，口服不被吸收，常静脉注射给药。60% 集中于血管内皮，大部分经肝脏单核 - 巨噬细胞系统的肝素酶分解代谢，肝素降解产物或原形经肾排出。肝素抗凝活性 $t_{1/2}$ 因给药剂量而异，静脉注射 100U/kg、400U/kg、800U/kg，抗凝活性 $t_{1/2}$ 分别为 1、2.5 和 5 小时。肺气肿、肺栓塞及肝、肾功能严重障碍患者，$t_{1/2}$ 明显延长。

【药理作用】　在体内、体外肝素均有强大抗凝作用。静脉注射后，抗凝作用立即发生，可使多种凝血因子灭活。静脉注射后 10 分钟内血液凝固时间及部分凝血酶时间（activated partial thromboplastin time，APTT）均明显延长，对凝血酶原时间（prothrombin）影响弱。作用维持 3~4 小时。肝素的抗凝作用主要依赖于抗凝血酶Ⅲ（antithrombin Ⅲ，AT-Ⅲ）。AT-Ⅲ是凝血酶及因子$Ⅻ_a$、

笔记

XI_a、IX_a、X_a 等含丝氨酸残基蛋白酶的抑制剂。它与凝血酶通过精氨酸-丝氨酸肽键相结合，形成 AT-Ⅲ-凝血酶复合物而使酶灭活。肝素可加速这一反应达千倍以上。在肝素存在时，肝素分子与 AT-Ⅲ结合后，使 AT-Ⅲ构型改变，活性部位充分暴露，并迅速与因子II_a、X_a、IX_a、XI_a、K_a、纤溶酶等结合，并抑制这些因子。肝素通过 AT-Ⅲ灭活因子II_a、IX_a、X_a时，必须同时与 AT-Ⅲ和这些因子结合，而低分子量肝素（low molecular weight heparin，LMWH）灭活因子X_a时，仅须与 AT-Ⅲ结合（图 29-2）。一旦肝素-AT-Ⅲ-凝血酶复合物形成，肝素从复合物上解离，再与另一分子 AT-Ⅲ结合而反复利用。AT-Ⅲ-凝血酶复合物则被单核-巨噬细胞系统所消除。

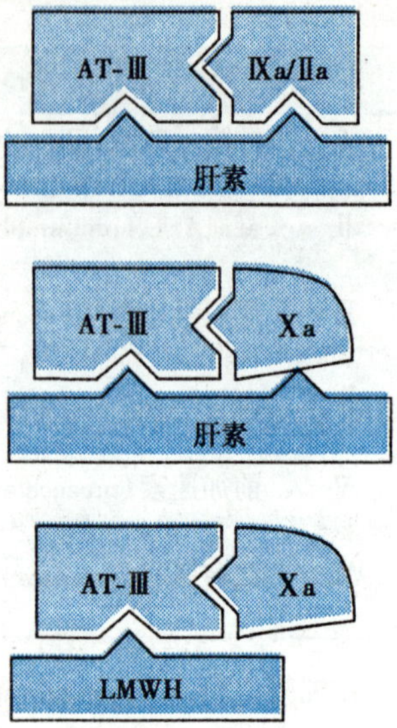

图 29-2　肝素，LMWH 和 AT-Ⅲ及凝血因子相互作用示意图

除抗凝作用外，肝素还具有以下作用：①使血管内皮细胞释放脂蛋白酯酶，水解血中乳糜微粒和 VLDL 发挥调血脂作用；②抑制炎症介质活性和炎症细胞活动，呈现抗炎作用；③抑制血管平滑肌细胞增殖，抗血管内膜增生；④抑制血小板聚集（可能通过抑制凝血酶）等。

【临床应用】

1. **血栓栓塞性疾病**　主要用于防治血栓形成和栓塞，如深静脉血栓、肺栓塞和周围动脉血栓栓塞等，防止血栓的形成和扩大。

2. **弥散性血管内凝血（DIC）**　用于各种原因引起的 DIC，如脓毒血症、胎盘早期剥离、恶性肿瘤溶解等所致的 DIC。这是肝素的主要适应证。早期应用，可防止因纤维蛋白和凝血因子的消耗而引起的继发性出血。

3. **防治心肌梗死、脑梗死、心血管手术及外周静脉术后血栓形成**　心肌梗死后用肝素可预防高危患者发生静脉血栓栓塞性疾病，并预防大块前壁心肌梗死患者发生动脉栓塞。

4. **体外抗凝**　如心导管检查、体外循环及血液透析等。

【不良反应】

1. **出血**　是肝素的主要不良反应，表现为各种黏膜出血、关节腔积血和伤口出血等。应仔细观察患者，控制剂量及监测凝血时间或部分凝血酶时间（partial thromboplastin time，PTT），使 PTT 维持在正常值（50~80 秒）的 1.5~2.5 倍，可减少这种出血的危险。肝素常致老年妇女和肾衰竭患者出血。肝素轻度过量，停药即可，如严重出血，可缓慢静脉注射硫酸鱼精蛋白（protamine sulfate，是强碱性蛋白质，带有正电荷，与肝素结合成稳定的复合物而使肝素失活）解救。每 1.0~1.5mg 的鱼精蛋白可使 100U 的肝素失活，但每次剂量不可超过 50mg。

2. **血小板减少症**　发生率可达 5%。一般是肝素引起的一过性血小板聚集作用所致，多数发生在用药 7~10 天，与免疫反应有关。可能因肝素促进血小板因子 4（PF_4）释放并与之结合，形成肝素-PF_4 复合物，后者再与特异性抗体形成 PF_4-肝素-IgG 复合物，引起病理反应所致。停药后约 4 天可恢复。

3. **其他**　偶有过敏反应，如哮喘、荨麻疹、结膜炎和发热等。长期应用可致骨质疏松和骨折。孕妇应用可致早产及死胎。

【禁忌证】　对肝素过敏、有出血倾向、血友病、血小板功能不全和血小板减少症、紫癜、严重高血压、细菌性心内膜炎、肝肾功能不全、溃疡病、颅内出血、活动性肺结核、孕妇、先兆流产、产后、内脏肿瘤、外伤及术后等禁用。

【药物相互作用】　肝素为酸性药物，不能与碱性药物合用；与阿司匹林等非甾体类抗炎药、右旋糖酐、双密达莫等合用，可增加出血危险；与糖皮质激素类、依他尼酸合用，可致胃肠道出血；与胰岛素或磺酰脲类药物合用能导致低血糖；静脉同时给予肝素和硝酸甘油，可降低肝素活

笔记

性；与血管紧张素转化酶抑制剂合用可引起高血钾。

低分子量肝素

低分子量肝素（low molecular weight heparin，LMWH）指分子量低于6.5kDa的肝素，可由普通肝素直接分离而得或由普通肝素降解后再分离而得。LMWH具有选择性抗凝血因子X_a活性，而对凝血酶及其他凝血因子影响较小的特点。肝素对凝血酶发挥作用，须与凝血酶和AT-Ⅲ三者结合形成复合物，对X_a灭活则只需与AT-Ⅲ结合。LMWH分子链较短，不能与AT-Ⅲ和凝血酶同时结合形成复合物，因此主要对X_a发挥作用（图29-2）。LMWH抗凝血因子X_a活性/抗凝血活性比值为1.5~4.0，而普通肝素为1左右，分子量越低，抗凝血因子X_a活性越强，这样就使抗血栓作用与致出血作用分离，保持了肝素的抗血栓作用而降低了出血的危险。与肝素相比，LMWH抗凝血因子X_a活性的$t_{1/2}$长，因而静脉注射活性可维持12小时，皮下注射每日1次即可。LMWH可引起出血、血小板减少症、低醛固酮血症伴高钾血症、皮肤坏死、过敏反应和暂时性转氨酶升高等不良反应。LMWH引起的出血，也可用硫酸鱼精蛋白来治疗。LMWH治疗时需通过测定血浆凝血因子X_a活性进行监护。LMWH的禁忌证和注意事项与肝素相似，但肝素引起血小板减少症有Ⅰ型与Ⅱ型之分，Ⅰ型轻，为一过性；Ⅱ型严重，可引起动、静脉血栓，系因肝素能使血小板释放因子4（PF_4）并与之结合，后者再与特殊抗体形成PF_4-肝素-IgG免疫复合物并引起病理反应所致。LMWH不易引起血小板释放PF_4，故较少发生。LMWH由于来源和制作方法不同，有许多种类，其分子量和硫酸化程度各异，药动学参数及剂量范围也不同。临床常用制剂有依诺肝素（enoxaparin）、替地肝素（tedelparin）、弗希肝素（fraxiparin）、洛吉肝素（logiparin）及洛莫肝素（lomoparin）等，主要用于深静脉血栓和肺栓塞的预防和治疗、外科手术后预防血栓形成、血小板减少症、急性心肌梗死、不稳定型心绞痛和血液透析、体外循环等。

在临床应用中LMWH具有以下优点：①抗凝剂量易掌握，个体差异小；②一般不需要实验室监测抗凝活性；③毒性小，安全；④作用时间长，皮下注射每日只需1~2次；⑤可用于门诊患者。

依诺肝素

本品为第一个上市的LMWH，分子量为3.5~5.0kDa，系从猪小肠黏膜制得的肝素苯甲基酯再经碱性解聚制备而成。

【药理作用与应用】 依诺肝素对抗因子Xa与因子Ⅱ活性比值为4以上，具有强大而持久的抗血栓形成作用。临床主要用于深部静脉血栓、外科手术和整形外科（如膝、髋人工关节更换手术）后静脉血栓形成的防治，血液透析时防止体外循环发生凝血。与普通肝素比较，本品抗凝剂量较易掌握，不良反应轻，作用持续时间长。

【不良反应】 较少出现出血，如发生意外静脉注射或大剂量皮下注射可引起出血加重，可用鱼精蛋白1mg对抗依诺肝素1mg的抗因子Ⅱa及部分（最多60%）抗因子Xa的活性。偶见血小板减少，严重出血。禁用于对本品过敏、严重肝、肾功能障碍患者。

其他LMWH的药理作用、临床应用和不良反应均与依诺肝素相似。但应注意，由于LMWH来源和制作方法不同，分子量和硫酸酸化程度各异，药动学参数及剂量范围也不同，故临床应用的剂量存在一定差异，并注意出血等不良反应。

合成肝素衍生物

Fondaparinux是一种以抗凝血酶肝素结合位点结构为基础合成的戊多糖。它经抗凝血酶介导对因子Xa的抑制作用，但由于其聚合体长度短而不抑制凝血酶。与肝素和低分子肝素相比，该药发生肝素引起的血小板减少症的风险要小得多。

笔记

二、凝血酶抑制药

凝血酶是最强的血小板激活剂。根据药物对凝血酶的作用位点可分为：①双功能凝血酶抑制药，如水蛭素可与凝血酶的催化位点和阴离子外位点结合；②阴离子外位点凝血酶抑制药，仅能通过催化位点或阴离子外位点与凝血酶结合，发挥抗凝血酶作用。

阿加曲班

阿加曲班（argatroban）为精氨酸衍生物。阿加曲班与凝血酶的催化部位结合，抑制凝血酶的蛋白水解作用，阻碍纤维蛋白原的裂解和纤维蛋白凝块的形成，使某些凝血因子不活化，抑制凝血酶诱导的血小板聚集及分泌作用，最终抑制纤维蛋白的交联，并促使纤维蛋白溶解。本品 $t_{1/2}$ 短，治疗安全范围窄，且过量无对抗剂，需监测 APTT（部分凝血活酶时间），使之保持在 55~85 秒之间，本品与阿司匹林合用于临床，采用使 APTT 平均延长 1.6 倍的剂量并不延长出血时间，此剂量易耐受，无不良反应，但还需继续观察。本品还可局部用于移植物上，以防血栓形成。

水蛭素

水蛭素（hirudin）是水蛭唾液中抗凝成分，含 65 个氨基酸残基，分子量约为 7kDa。是强效、特异的凝血酶抑制剂。它以 1∶1 分子比直接与凝血酶的催化位点和阴离子外位点结合抑制凝血酶活性，抑制凝血酶的蛋白水解功能，因此抑制纤维蛋白的生成，也抑制凝血酶引起的血小板聚集和分泌，从而抑制血栓形成。现已用基因重组水蛭素（lepirudin），作用与天然水蛭素相同。重组水蛭素和水蛭素口服不被吸收，静脉注射后进入细胞间隙，不易透过血脑屏障。主要以原形经肾脏迅速排出，$t_{1/2}$ 约 1 小时。临床主要用于预防术后血栓形成、经皮冠状动脉成形术后再狭窄、不稳定型心绞痛、急性心肌梗死后溶栓的辅助治疗、DIC、血液透析及体外循环等。肾衰竭患者慎用。由于患者用药期间体内通常可形成抗水蛭素的抗体从而延长 APTT，建议每日监测 APTT。

香豆素类

香豆素类（coumarins）是一类含有 4- 羟基香豆素基本结构的物质，口服吸收后参与体内代谢发挥抗凝作用，故称口服抗凝药。常用双香豆素（dicoumarol）、华法林（warfarin，苄丙酮香豆素）和醋硝香豆素（acenocoumarol，新抗凝）等。

【药理作用及机制】 香豆素类是维生素 K 拮抗剂，抑制维生素 K 在肝由环氧化物向氢醌型转化，从而阻止维生素 K 的反复利用。维生素 K 是 γ- 羧化酶的辅酶，其循环受阻则影响含有谷氨酸残基的凝血因子Ⅱ、Ⅶ、Ⅸ、Ⅹ的前体、抗凝血蛋白 C 和抗凝血蛋白 S 的 γ- 羧化作用，使这些因子停留于无凝血活性的前体阶段，从而影响凝血过程。对已经 γ- 羧化的上述因子无抑制作用。因此，香豆素类体外无效，在体内也须在原有的凝血因子Ⅱ、Ⅶ、Ⅸ、Ⅹ、抗凝血蛋白 C 和 S 耗竭后才发挥抗凝作用。因子Ⅱ、Ⅶ、Ⅸ、Ⅹ、抗凝血蛋白 C 及 S 的 $t_{1/2}$ 分别为 50、6、24、36、8 及 30 小时。故香豆素类口服后至少需经 12~24 小时才出现作用，1~3 天达高峰，维持 3~4 天（表 29-2）。

表 29-2 口服抗凝药半衰期与作用时间

药物	每日量（mg）	$t_{1/2}$（h）	T_{peak}（h）	持续时间（d）
华法林	5~15	10~60	24~48	3~5
醋硝香豆素	4~12	8	34~48	2~4
双香豆素	25~150	10~30	36~72	4~7

笔记

【体内过程】 华法林口服后吸收快而完全,其钠盐的生物利用度几乎为100%,吸收后99%以上与血浆蛋白结合,表观分布容积小。t_{peak}2~8小时,但药物效应的t_{peak}比达峰时间长。可通过胎盘屏障。主要在肝中代谢,最后以代谢物形式由肾排出,$t_{1/2}$约40小时。作用维持2~5天。双香豆素口服吸收慢且不规则,吸收后几乎全部与血浆蛋白结合,因此,与其他血浆蛋白结合率高的药物同服时,可增加双香豆素的游离药物浓度,使抗凝作用大大增强,甚至诱发出血。双香豆素分布于肺、肝、脾及肾,经肝药酶羟基化失活后自尿中排出。醋硝香豆素大部分以原形经肾排出。

【临床应用】 主要口服用于防治血栓栓塞性疾病如心房纤颤和心脏瓣膜病所致血栓栓塞,这是华法林的常规应用,接受心脏瓣膜修复手术的患者需长期服用华法林;髋关节手术患者应用可降低静脉血栓形成发病率。本类药物作用时间较长,但显效慢,作用过于持久,不易控制。防治静脉血栓和肺栓塞一般采用先用肝素后用香豆素类维持治疗的序贯疗法。与抗血小板药合用,可减少外科大手术、风湿性心脏病、人工瓣膜置换术后的静脉血栓发生率。

【不良反应】 应用过量易致自发性出血,最严重者为颅内出血,应密切观察。华法林能通过胎盘屏障,可引起出血性疾病。而且华法林可影响胎儿骨骼和血液蛋白质的γ-羧化作用,影响胎儿骨骼正常发育,孕妇禁用。应用这类药物期间必须测定凝血酶原时间,一般控制在18~24秒(正常为12秒)较好,并据此调整剂量。如用量过大引起出血时,应立即停药并缓慢静脉注射大量维生素K或输新鲜血。罕见"华法林诱导的皮肤坏死",通常发生在用药后3~7天内。

【药物相互作用】 阿司匹林、保泰松等使血浆中游离香豆素类浓度升高,抗凝作用增强。降低维生素K生物利用度的药物或各种病理状态导致胆汁减少均可增强香豆素类的作用。广谱抗生素抑制肠道产生维生素K的菌群,减少维生素K的生成,增强香豆素类的作用。肝病时,因凝血因子合成减少也可增强其作用。肝药酶诱导剂苯巴比妥、苯妥英钠、利福平等能加速香豆素类的代谢,降低其抗凝作用。

第二节 纤维蛋白溶解药与纤维蛋白溶解抑制药

一、纤维蛋白溶解药

纤维蛋白溶解药(fibrinolytics)可使纤维蛋白溶酶原(plasminogen,又称纤溶酶原)转变为纤维蛋白溶酶(plasmin,又称纤溶酶),纤溶酶通过降解纤维蛋白和纤维蛋白原而限制血栓增大和溶解血栓(图29-3)。故又称血栓溶解药(thrombolytics)。

链激酶

链激酶(streptokinase)是由C族β-溶血性链球菌培养液中提得的一种蛋白质,分子量约为47kDa,现用基因工程技术制备重组链激酶(recombinant streptokinase,rSK)。其溶解血栓的机制是与内源性纤维蛋白溶酶原结合成复合物,并促使纤维蛋白溶酶原转变为纤溶酶,纤溶酶迅速水解血栓中纤维蛋白,导致血栓溶解(图29-3)。由于链激酶可水解栓子中纤维蛋白、降解纤维蛋白溶酶原和因子Ⅴ及因子Ⅶ。所以链激酶不应与抗凝血药或抑制血小板聚集药合用。主要用于治疗血栓栓塞性疾病。静脉注射治疗动静脉内新鲜血栓形成和栓塞,如急性肺栓塞和深部静脉血栓。冠脉注射可使阻塞冠脉再通,恢复血流灌注,用于心肌梗死的早期治疗。不良反应为引起出血,注射局部可出现血肿。严重出血可注射对羧基苄胺对抗。禁用于出血性疾病、新近创伤、消化道溃疡、伤口愈合中及严重高血压患者。也可见皮疹、药热等过敏反应,静脉注射过快可致低血压。

笔记

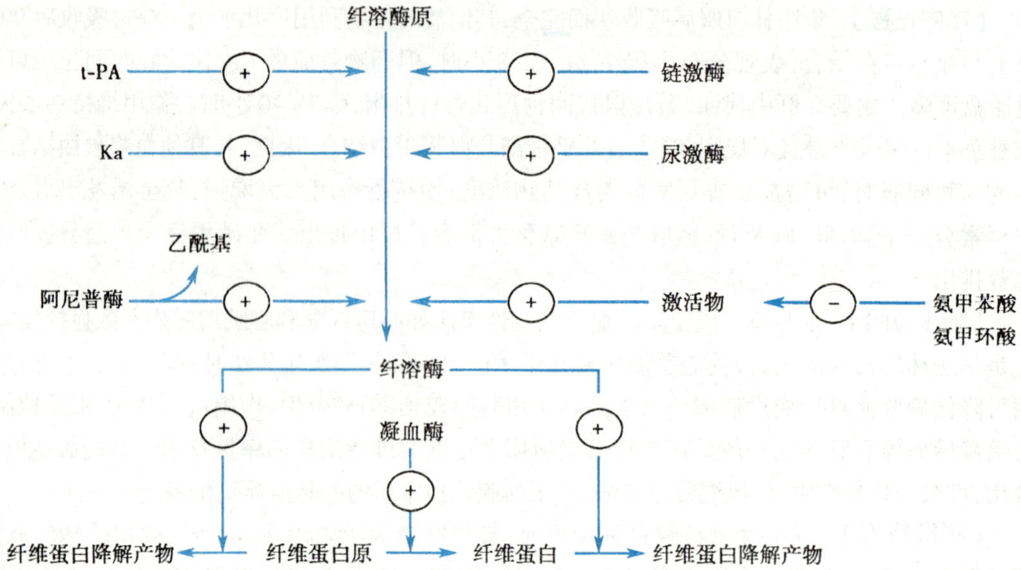

图 29-3 纤维蛋白溶解系统及纤维蛋白溶解药的作用机制

尿激酶

尿激酶(urokinase)是从人尿中分离而得的类似胰蛋白酶的丝氨酸蛋白水解酶，由两条多肽链组成，分子量分别为 20 kDa 及 34 kDa，肽链间以一条双硫键连接。尿激酶可直接激活纤维蛋白溶酶原，将其分子中的精氨酸 560- 缬氨酸 561 间的肽键断裂而转变为纤溶酶，发挥溶血栓作用。纤溶酶裂解血块表面上纤维蛋白，也可裂解血液中游离的纤维蛋白原。进入血液中的尿激酶可被循环中的纤溶酶原激活剂的抑制物(plasminogen activator inhibitor，PAI)所中和，但连续用药后 PAI 很快耗竭。产生的纤溶酶可被血液中 α- 抗纤溶酶(α-antiplasmin，α-AP)灭活，故治疗效果不佳，需大量尿激酶使 PAI 和 α-AP 耗竭，才能发挥溶栓作用。尿激酶血浆 $t_{1/2}$ 约 16 分钟，作用短暂。适应证和不良反应及禁忌证同链激酶。尿激酶无抗原性，不引起过敏反应，可用于对链激酶过敏者。

阿尼普酶

阿尼普酶(anistreplase)又称茴香酰化纤溶酶原 - 链激酶激活剂的复合物(anisolated plasminogen-streptokinase activator complex，ASPAC)，是链激酶以 1∶1 分子比例与人赖氨酸 - 纤溶酶原形成的复合物，为第二代溶栓药，分子量约 131kDa，纤维蛋白溶酶原的活性中心与一个酰基(对位茴香酰)可逆性结合而被封闭。

【药理作用】阿尼普酶进入血液后弥散到血栓含纤维蛋白表面，通过复合物的赖氨酸纤溶酶原活性中心与纤维蛋白结合，缓慢脱掉乙酰基后，血栓上纤维蛋白表面的纤溶酶原变为纤溶酶而发挥溶解血栓作用，有一定潜伏期，但不影响与纤维蛋白的结合力，因此有溶栓选择性。与链激酶比较阿尼普酶的优点有：①在体内被缓慢活化，可静脉注射。静脉注入可增加与纤维蛋白结合量，同时在血中不受 $α_2$- 抗纤溶酶的抑制。②本品与赖 - 纤溶酶原形成的复合物较易进入血凝块与纤维蛋白结合，而谷 - 纤溶酶原要降解为赖 - 纤溶酶原才能结合到纤维蛋白上，因此很少引起全身性纤溶活性增强，故出血少。

【临床应用】用于急性心肌梗死，可改善症状，降低病死率，亦可用于其他血栓性疾病。

【不良反应】可导致长时间血液低凝状态。出血常发生在注射部位或胃肠道，亦有抗原性，可发生与链激酶类似的变态反应。

笔记

葡激酶

葡激酶(staphylokinase,SAK)是从金黄色葡萄球菌(金葡菌)中分离出来的一种能够特异溶解血栓的酶类物质,现已能用DNA重组技术制成重组葡激酶(r-SAK)。葡激酶与血栓中的纤维蛋白溶酶原有较高的亲和力,在血栓部位与纤维蛋白溶酶原结合,激活纤维蛋白溶酶原转变为纤溶酶,从而溶解血栓。临床用于治疗急性心肌梗死等血栓性疾病。不良反应与链激酶相似,但免疫原性比链激酶强。

阿替普酶

组织型纤溶酶原激活剂(tissuse plasminogen activator,t-PA)为人体内生理性纤溶酶原激活剂,主要由血管内皮细胞合成并释放入血循环,含有527个氨基酸。t-PA最初由人子宫和黑色瘤细胞培养液中分离提取,现已用基因工程方法生产人重组t-PA(recombinant tissue-type plasminogen activator,rt-PA),即阿替普酶(alteplase)。其溶栓机制是激活内源性纤溶酶原转变为纤溶酶。t-PA在靠近纤维蛋白-纤维蛋白溶酶原相结合的部位,通过其赖氨酸残基与纤维蛋白结合,并激活与纤维蛋白结合的纤维蛋白溶酶原转变为纤溶酶。这种作用比激活循环中游离型纤溶酶快数百倍。因而不产生应用链激酶时常见的出血并发症。t-PA主要在肝中代谢,$t_{1/2}$约5分钟。

阿替普酶主要用于治疗急性心肌梗死、肺栓塞和脑栓塞,使阻塞血管再通率比链激酶高,且不良反应小,是较好的第二代溶栓药。同类溶栓药还有西替普酶(silteplase)和那替普酶(nateplase)等。

瑞替普酶等为第三代溶栓药,是通过基因重组技术,改良天然溶栓药的结构,提高选择性溶栓效果,半衰期延长,减少用药剂量和不良反应。

瑞替普酶有以下优点:①溶栓疗效高,生效快,耐受性好;②生产成本低,给药方法简便,不需要按体重调整给药剂量。临床主要用于急性心肌梗死患者,常见不良反应有出血、血小板减少症,有出血倾向患者慎用。

二、纤维蛋白溶解抑制药

氨甲苯酸

氨甲苯酸(aminomethylbenzoic acid,PAMBA)又称对羧基苄胺,结构与赖氨酸类似,能竞争性抑制纤维蛋白溶酶原激活因子,使纤维蛋白溶酶原不能转变为纤溶酶,从而抑制纤维蛋白的溶解,产生止血的作用。PAMBA的生物利用度为70%,$t_{1/2}$为60分钟。主要用于纤维蛋白溶解症所致的出血,如肺、肝、胰、前列腺、甲状腺及肾上腺等手术所致的出血及产后出血、前列腺肥大出血、上消化道出血等,因这些脏器及尿内存有较大量纤维蛋白溶酶原激活因子。对癌症出血、创伤出血及非纤维蛋白溶解引起的出血无止血效果。

PAMBA不良反应少,但应用过量可致血栓,并可能诱发心肌梗死。

氨甲环酸(tranexamic acid,AMCHA,凝血酸)作用及用途与PAMBA相同,但较强。

第三节　抗血小板药

抗血小板药又称血小板抑制药,即具有抑制血小板黏附、聚集以及释放,阻抑血栓形成等功能的药物。根据作用机制可分为:①抑制血小板花生四烯酸代谢的药物,如阿司匹林、苯磺唑酮、达唑氧苯(dazoxiben,UK-37248)、蒎TXA_2(pinane TXA_2)等;②增加血小板内c-AMP的药物,如前列环素衍生物;③抑制ADP活化血小板的药物;④$GPII_b/III_a$受体阻断药;⑤凝血酶抑制药。

笔记

一、抑制血小板花生四烯酸代谢的药物

(一) 环氧酶抑制药

环氧酶抑制药抑制花生四烯酸转化为 PGG_2 和 PGH_2，从而使血小板 TXA_2 合成减少。非甾体类抗炎药阿司匹林及吲哚美辛等作用机制相似，作用强度和持续时间有差异。

阿司匹林

【药理作用】 阿司匹林(aspirin)又称乙酰水杨酸，低剂量(40~80mg)即可抑制血小板聚集，作用持续5~7天，血小板内存在COX-1和 TXA_2 合酶，能催化生成 PGG_2 和 PGH_2，进而合成 TXA_2。血管内皮存在COX-1和 PGI_2 合酶，能催化生成 PGI_2。阿司匹林与COX-1活性部位多肽链529位丝氨酸残基的羟基结合使之乙酰化，不可逆地抑制COX-1的活性，COX-1不能与花生四烯酸结合，从而抑制血小板和血管内膜 TXA_2 的合成，发挥抗血小板作用。血小板的寿命仅8~11天，且与血管内皮相比无蛋白质合成能力，不能合成新的COX-1，只有待新生的血小板进入血循环后才有COX-1活性。阿司匹林在较大剂量(0.3g)时也能抑制血管内皮 PGI_2 活性而减少 PGI_2 的合成。小剂量阿司匹林可显著减少 TXA_2 水平，而对血管内皮的COX-1的抑制作用仅持续1~1.5天，故对 PGI_2 的合成无明显影响。阿司匹林对胶原、ADP、抗原抗体复合物以及某些病毒和细菌引起的血小板聚集都有明显的抑制作用，可防止血栓形成。阿司匹林能部分拮抗纤维蛋白原溶解导致的血小板激活，还可抑制t-PA的释放。

【临床应用】 阿司匹林是抗血小板药中应用最广泛的药物。

1. **预防应用** 阿司匹林小剂量应用可预防慢性稳定性心绞痛、心肌梗死的一级和二级预防，脑梗死、脑卒中或短暂性脑缺血发作后脑梗死的二级预防，预防瓣膜修补术或冠脉搭桥术后的血栓形成。

2. **治疗** 冠状动脉硬化性心脏病如心绞痛、心肌梗死和缺血性脑血管病如急性脑卒中、短暂性脑缺血发作等。能减少缺血性心脏病发作和复发的危险，也可使一过性脑缺血发作患者的卒中发生率和死亡率降低。

(二) TXA_2 合酶抑制药和 TXA_2 受体阻断药

TXA_2 合酶抑制药可抑制 TXA_2 的形成，导致环内过氧化物(PGG_2、PGH_2)蓄积，从而促进 PGI_2 生成。从药理学角度，具有阻断 TXA_2 受体和抑制 TXA_2 合酶双重作用的制剂会有更高的疗效。

利多格雷

利多格雷(ridogrel)为强大的 TXA_2 合酶抑制药并具中度的 TXA_2 受体拮抗作用，对血小板血栓和冠状动脉血栓的作用比水蛭素及阿司匹林更有效。对急性心肌梗死患者的血管梗死率、复灌率及增强链激酶的纤溶作用等与阿司匹林相当。但对降低再栓塞、反复心绞痛及缺血性卒中等发生率利多格雷比阿司匹林作用强，对防止新的缺血病变利多格雷比阿司匹林更有效。本品不良反应较轻，如轻度胃肠道反应，易耐受，未发现有出血性卒中等并发症。

同类药物尚有奥扎格雷(ozagrel)、匹可托安(picotamide)，其作用比利多格雷弱，不良反应轻。

达唑氧苯(dazoxiben)可显著抑制血小板 TXA_2 合酶，对 PGI_2 合酶也有弱的抑制作用，临床用于外周血管病和雷诺病。

TXA_2 合酶抑制剂经临床试用疗效不肯定，其原因可能为：①对 TXA_2 合酶抑制的半衰期较短，故对 TXA_2 的抑制作用不够强和不够持久；② TXA_2 合酶抑制后增加的 PGG_2 和 PGH_2 具有和 TXA_2 相同效力的致血小板聚集活性；③给 TXA_2 合酶抑制剂后血浆中 PGE_2 浓度增高，能强效的反转抗聚集活性的 PGI_2 和 PGD_2 的作用。

笔记

二、增加血小板内 c-AMP 的药物

双嘧达莫

双嘧达莫(dipyridamole)又称潘生丁(persantin)。

口服吸收缓慢,个体差异大,生物利用度为 27%~66%。口服后 1~3 小时血药浓度达峰值,与蛋白结合率高(91%~99%)。主要在肝脏转化为葡萄醛酸偶联物。自胆汁排泄,可因肝肠循环而延缓消除,少量自尿中排出。消除 $t_{1/2}$10~12 小时。

双嘧达莫对胶原、ADP、肾上腺素及低浓度凝血酶诱导的血小板聚集有抑制作用,在体内外均有抗血栓作用。还可延长缩短了的血小板生存时间。其作用机制:①抑制磷酸二酯酶活性,增加细胞内 cAMP 含量;②增加血管内皮细胞 PGI_2 生成和活性;③激活腺苷活性,进而激活腺苷酸环化酶活性,使 cAMP 增多;④轻度抑制血小板的环氧酶,使 TXA_2 合成减少。主要用于防治血栓栓塞性疾病、人工心脏瓣膜置换术后、缺血性心脏病、脑卒中和短暂性脑缺血发作,防止血小板血栓形成。还可阻抑动脉粥样硬化早期的病变过程。不良反应有胃肠道刺激以及由于血管扩张引起的血压下降、头痛、眩晕、潮红、晕厥等。

依前列醇

依前列醇(epoprostenol,PGI_2)为人工合成的 PGI_2,是迄今为止发现的活性最强的血小板聚集内源性抑制剂。内源性 PGI_2 由血管内皮细胞合成,具有强大的抗血小板聚集及松弛血管平滑肌作用。本品能抑制 ADP、胶原纤维、花生四烯酸等诱导的血小板聚集和释放。对体外旁路循环中形成的血小板聚集体,具有解聚作用。还能阻抑血小板在血管内皮细胞上的黏附。PGI_2 作用机制是通过兴奋血小板中腺苷酸环化酶,使细胞内 cAMP 水平升高,促进胞质内 Ca^{2+} 再摄取进入 Ca^{2+} 库,使胞质内游离 Ca^{2+} 浓度降低,血小板处于静止状态,对各种刺激物均不引起反应。此外,尚有很强抗胃肠溃疡、扩张肾血管和支气管作用。

本品 $t_{1/2}$ 很短,仅 3~5 分钟,PGI_2 性质不稳定,作用短暂。在体内迅速转为稳定的代谢产物 6-酮 -PGF_1。在肺内不被灭活是 PGI_2 的特点。

主要用于体外循环以防止血小板减少、血栓性血小板减少性紫癜、微血栓形成和出血倾向。静脉滴注过程中常见血压下降、心率加速、头痛、眩晕、潮红等现象,可减少剂量或暂停给药;此外对消化道刺激症状也较常见。

同类药物还有伊洛前列素(iloprost)、前列腺素 E_2(prostaglandin E_2)等。

西洛他唑

西洛他唑(cilostazol)为可逆性磷酸二酯酶Ⅲ(PDE-Ⅲ)抑制剂,西洛他唑通过抑制 PDE-Ⅲ升高血小板内的 cAMP 而具有抗血小板、扩张血管和抗血管增殖作用。

西洛他唑对 ADP、胶原、肾上腺素、花生四烯酸和凝血酶诱导的血小板聚集均有抑制作用。口服 3~4 小时达 C_{max},血浆蛋白结合率为 95%,主要在肝经 CYP3A4 和 CYP2C19 代谢,$t_{1/2}$ 为 11~13 小时。临床主要用于伴有间歇性跛行的外周血管病、慢性动脉闭塞性疾病,不良反应有头痛、腹泻、眩晕和心悸。禁用于心力衰竭,慎用于冠心病,可能发生心功能不全。

三、抑制 ADP 活化血小板的药物

噻氯匹定

噻氯匹定(ticlopidine)能选择性及特异性干扰 ADP 介导的血小板活化,不可逆地抑制血小

笔记

板聚集和黏附。作用缓慢，口服给药3~5日见效，5~6天作用达高峰，停药后可持续作用10天。作用机制：①抑制ADP诱导的α颗粒分泌（α颗粒含有黏联蛋白、纤维酶原、有丝分裂因子等物质），从而抑制血管壁损伤的黏附反应。②抑制纤维蛋白原与受体结合。噻氯匹定抑制ADP诱导的血小板膜GPⅡ$_b$/Ⅲ$_a$受体复合物与纤维酶原结合位点的暴露，因而抑制血小板聚集。③拮抗ATP对腺苷酸环化酶的抑制作用，所以噻氯匹定是血小板活化、黏附和α-颗粒分泌的抑制药。

主要用于预防脑卒中、心肌梗死及外周动脉血栓性疾病的复发，疗效优于阿司匹林。不良反应有血栓性血小板减少性紫癜、中性粒细胞减少、腹泻、骨髓抑制等。同类药物氯吡格雷（clopidogrel）的抗血小板的性质与作用机制与噻氯匹定相似，但作用较强，不良反应较噻氯匹定为少。

四、血小板膜糖蛋白Ⅱ$_b$/Ⅲ$_a$受体阻断药

ADP、凝血酶、TXA_2等血小板聚集诱导药引起血小板聚集最终的共同通路都是暴露血小板膜表面的糖蛋白Ⅱ$_b$/Ⅲ$_a$受体（GPⅡ$_b$/Ⅲ$_a$ receptor）。当血小板激活时，GPⅡ$_b$/Ⅲ$_a$受体就被释放并转变为具有高亲和力状态，暴露出新的配体诱导的结合位点。GPⅡ$_b$/Ⅲ$_a$受体的配体有纤维酶原和血管性血友病因子（von Willebrand Factor，vWF）及内皮诱导因子，如糖蛋白和玻璃体结合蛋白。血小板之间借助于纤维酶原、vWF因子、纤维连接蛋白（fibronectin）等配体联结在一起，形成聚集。已知引起血小板聚集的黏附蛋白大多含有RGD（精-甘-天冬氨酸）序列，也是GPⅡ$_b$/Ⅲ$_a$受体特异性的识别、结合位点。GPⅡ$_b$/Ⅲ$_a$受体拮抗剂阻碍血小板同上述配体结合，抑制血小板聚集。阿昔单抗（abciximab，c7E3Fab，ReoPro）是较早的PGⅡ$_b$/Ⅲ$_a$受体单克隆抗体，抑制血小板聚集作用明显，对血栓形成、溶栓治疗防血管再闭塞有明显治疗作用。以后相继开发出非肽类GPⅡ$_b$/Ⅲ$_a$受体拮抗药拉米非班（lamifiban）、替罗非班（tirofiban）及可供口服的珍米罗非班（xemilofiban）、夫雷非班（fradafiban）及西拉非班（sibrafiban）等，抑制血小板聚集作用强，应用方便，不良反应较少。用于急性心肌梗死、溶栓治疗、不稳定型心绞痛和血管成形术后再梗死效果良好。

第四节 促凝血药

维生素K

维生素K（vitamin K）广泛存在于自然界，基本结构为甲萘醌。植物性食物如苜蓿中所含的是维生素K_1（phytomenadione），由腐败鱼粉所得及肠道细菌所产生者为维生素K_2（menaquinone），二者均为脂溶性，需胆汁协助吸收。维生素K_3（menadione sodium bisulfite）、维生素K_4（menadiol）为人工合成品，二者皆为水溶性，不需胆汁协助吸收。

【药理作用】 维生素K是γ-羧化酶的辅酶，主要作用是参与肝合成凝血因子Ⅱ、Ⅶ、Ⅸ、Ⅹ、抗凝血蛋白C和抗凝血蛋白S等的活化过程，促进这些凝血因子前体蛋白分子氨基末端第10个谷氨酸残基的γ-羧化作用，使这些因子具有活性，与Ca^{2+}结合，再与带有大量负电荷的血小板磷脂结合，使血液凝固正常进行。缺乏维生素K时，肝脏仅能合成无凝血活性的凝血因子Ⅱ、Ⅶ、Ⅸ、Ⅹ、抗凝血蛋白C和抗凝血蛋白S，导致凝血障碍，凝血酶原时间延长而致出血。维生素K_3微量脑室注射有明显镇痛作用，此作用可被纳洛酮拮抗，且维生素K_3和吗啡镇痛作用有交叉耐受现象。

【临床应用】 主要用于梗阻性黄疸、胆瘘、慢性腹泻、早产儿、新生儿出血等患者及香豆素类、水杨酸类药物或其他原因导致凝血酶原过低而引起的出血者，亦可用于预防长期应用广谱抗菌药继发的维生素K缺乏症。

笔记

【不良反应】 维生素K毒性低，静脉注射维生素K_1速度快时，可产生面部潮红、出汗、血压

下降，甚至发生虚脱。一般以肌内注射为宜。维生素 K_3 和维生素 K_4 常致胃肠道反应，引起恶心、呕吐等，较大剂量可致新生儿、早产儿溶血性贫血、高胆红素血症及黄疸，对红细胞缺乏葡萄糖-6-磷酸脱氢酶（G6PD）的特异质者也可诱发急性溶血性贫血。肝功能不良者应慎用。

凝血因子制剂

凝血酶原复合物（人因子Ⅸ复合物，prothrombin complex concentrate）是由健康人静脉血分离而得的含有凝血因子Ⅱ、Ⅶ、Ⅸ、Ⅹ的混合制剂。上述4种凝血因子的凝血作用均依赖维生素K的存在。临床主要用于治疗乙型血友病（先天性凝血因子Ⅸ缺乏）、严重肝脏疾病、香豆素类抗凝剂过量和维生素K依赖性凝血因子缺乏所致的出血。

抗血友病球蛋白（抗甲种血友病因子，antihemophilic globulin）含凝血因子Ⅷ及少量纤维蛋白原。临床主要用途为甲型血友病（先天性因子Ⅷ缺乏症）的治疗。还可用于治疗溶血性血友病、抗因子Ⅷc抗体所致严重出血。静脉滴注过速能引起头痛、发热、荨麻疹等症状。

凝血酶

凝血酶（thrombin）是从猪、牛血提取精制而成的无菌制剂。直接作用于血液中纤维蛋白原，使其转变为纤维蛋白，发挥止血作用。此外，还有促进上皮细胞的有丝分裂，加速创伤愈合的作用。用于通常止血困难的小血管、毛细血管以及实质性脏器出血的止血，也用于创面、口腔、泌尿道以及消化道等部位的止血，还可缩短穿刺部位出血的时间。局部止血时，用灭菌生理盐水溶解成50~1000U/ml溶液喷雾或敷于创面。

第五节　抗贫血药及造血细胞生长因子

一、抗贫血药

循环血液中红细胞数和血红蛋白量低于正常称为贫血。根据病因及发病机制的不同可分为由铁缺乏所致的缺铁性贫血，由叶酸或维生素 B_{12} 缺乏所致的巨幼红细胞性贫血和骨髓造血功能低下所致的再生障碍性贫血。对贫血的治疗采用对因及补充疗法，缺铁性贫血可补充铁剂，巨幼红细胞性贫血补充叶酸或维生素 B_{12}。

铁剂

铁（iron）是血红蛋白、肌红蛋白、细胞色素系统、电子传递链主要的复合物，过氧化物酶及过氧化氢酶等的重要组成部分。因此，铁缺乏时可导致贫血。正常成年男子体内铁的总量约为46mg/kg，女子约为30mg/kg。正常人对铁的需要量因不同年龄和生理状态而有差别（表29-3）。在正常情况下，由于身体很少排泄或丢失铁，而代谢后释放的铁仍可被利用。故正常成年男子和绝经后的妇女，每日从食物中只需补偿每天所丢失的1mg铁就够了。但在生长、发育时期的婴儿，儿童，青少年和孕妇，铁的需要量都增加。

表29-3　正常人每日铁需要量

	每日平均需吸收铁量(mg)	每日食物中需提供的最低供铁量(mg)
婴儿	1	10
儿童	0.5	5
有月经的妇女	2.0	20
孕妇	3.0	30
成年男子和绝经妇女	1.0	10

笔记

【铁的吸收与贮存】 铁的吸收部位主要在十二指肠及空肠上段。无机铁以 Fe^{2+} 形式吸收，Fe^{3+} 很难吸收，络合物的铁的吸收率大于无机铁，凡能将 Fe^{3+} 还原为 Fe^{2+} 的物质如谷胱甘肽及能与铁离子络合的物质（如氨基酸、枸橼酸、苹果酸等）均有利于铁的吸收。因而，临床上常用口服补铁剂有硫酸亚铁（ferrous sulfate）、枸橼酸铁铵（ferric ammonium citrate）和富马酸亚铁（ferrous fumarate）和右旋糖酐铁（iron dextran）等注射铁剂。

吸收进入肠黏膜的铁，根据机体需要或直接进入骨髓供造血使用或与肠黏膜去铁蛋白结合以铁蛋白（ferritin）形式储存。

体内铁的转运需要转铁蛋白（transferrin）。它是分子量为 76kDa 的 β_1 糖蛋白，有两个铁结合位点。胞质膜上有转铁蛋白受体，铁 - 转铁蛋白复合物与受体结合，通过受体调节的胞饮作用进入细胞，铁分离后，去铁的转铁蛋白被释放出细胞外继续发挥作用。

人类细胞通过调节转铁蛋白受体和细胞内铁蛋白的表达以控制铁的吸收。当体内铁丰富时，转铁蛋白受体的合成减少而铁蛋白的产生增加；相反，铁缺乏时，转铁蛋白受体合成增加，铁蛋白产生减少，以此增加铁的摄取利用，减少贮存。

铁主要通过肠黏膜细胞脱落以及胆汁、尿液、汗液而排出体外，每日约 1mg。

【药理作用】 铁是红细胞成熟阶段合成血红素必不可少的物质。吸收到骨髓的铁，吸附在有核红细胞膜上并进入细胞内的线粒体，与原卟啉结合，形成血红素。后者再与珠蛋白结合，形成血红蛋白。

【临床应用】 治疗失血过多或需铁增加所致的缺铁性贫血，疗效极佳。对慢性失血（如月经过多、痔疮出血和子宫肌瘤等）、营养不良、妊娠、儿童生长发育所引起的贫血，用药后一般症状及食欲迅速改善，网织红细胞数于治疗后 10~14 天达高峰，血红蛋白每日可增加 0.1%~0.3%，4~8 周接近正常。为使体内铁贮存恢复正常，待血红蛋白正常后尚需减半量继续服药 2~3 个月。

【不良反应】 铁制剂刺激胃肠道引起恶心、呕吐、上腹部不适、腹泻等，Fe^{3+} 较 Fe^{2+} 多见。此外，也可引起便秘，这可能是因 Fe^{2+} 与肠蠕动生理刺激物硫化氢结合后，减弱了肠蠕动所致。小儿误服 1g 以上铁剂可引起急性中毒，表现为坏死性胃肠炎症状，可有呕吐、腹痛、血性腹泻，甚至休克、呼吸困难、死亡。急救措施以磷酸盐或碳酸盐溶液洗胃，并以特殊解毒剂去铁胺（deferoxamine）注入胃内以结合残存的铁。

叶　酸

叶酸（folic acid）由蝶啶核、对氨苯甲酸及谷氨酸三部分组成，广泛存在于动物、植物食品中。动物细胞自身不能合成叶酸，因此，人体所需叶酸只能直接从植物摄取。

【药理作用】 食物中叶酸和叶酸制剂进入体内被还原和甲基化为具有活性的 5- 甲基四氢叶酸（$5\text{-}CH_3H_4PteGlu$）。进入细胞后 5- 甲基四氢叶酸作为甲基供给体使维生素 B_{12} 转成甲基 B_{12}，而自身变为四氢叶酸，后者能与多种一碳单位结合成四氢叶酸类辅酶，传递一碳单位，参与体内多种生化代谢，包括：①嘌呤核苷酸的从头合成；②从尿嘧啶脱氧核苷酸（dUMP）合成胸腺嘧啶脱氧核苷酸（dTMP）；③促进某些氨基酸的互变（图 29-4）。当叶酸缺乏时，上述代谢障碍，其中最为明显的是 dTMP 合成受阻，导致 DNA 合成障碍，细胞有丝分裂减少。由于对 RNA 和蛋白质合成影响较少，使血细胞 RNA ∶ DNA 比率增高，出现巨幼红细胞性贫血，消化道上皮增殖受抑制，出现舌炎、腹泻。

【临床应用】 叶酸用于治疗各种巨幼红细胞性贫血。由于营养不良或婴儿期、妊娠期对叶酸的需要量增加所致的营养性巨幼红细胞性贫血，治疗时，以叶酸为主，辅以维生素 B_{12}，效果良好。叶酸对抗药甲氨蝶呤、乙氨嘧啶等所致的巨幼红细胞性贫血，因二氢叶酸还原酶受抑制，四氢叶酸生成障碍，故需用甲酰四氢叶酸钙（calcium leucovorin）治疗。此外，对缺乏维生素 B_{12} 所

笔记

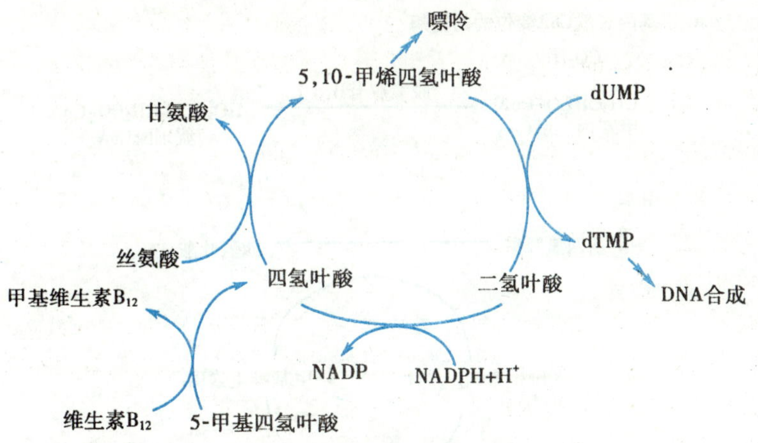

图 29-4　叶酸的作用示意图

致的"恶性贫血"，叶酸仅能纠正异常血象，而不能改善神经损害症状。故治疗时应以维生素 B_{12} 为主，叶酸为辅。对缺铁性贫血则无效。

维 生 素 B_{12}

维生素 B_{12}(vitamin B_{12})为含钴复合物，广泛存在于动物内脏、牛奶、蛋黄中。钴原子带有各种配体，如—CN、—OH、—CH$_3$和 5′- 脱氧腺苷基，因而有氰钴胺、羟钴胺、甲钴胺和 5′- 脱氧腺苷钴胺等维生素 B_{12} 同类物。体内具有辅酶活性的维生素 B_{12} 为甲钴胺和 5′- 脱氧腺苷钴胺。药用的维生素 B_{12} 为氰钴胺和羟钴胺，性质稳定。

【体内过程】 维生素 B_{12} 必须与胃壁细胞分泌的糖蛋白即"内因子"结合才能免受胃液消化而进入空肠吸收。胃黏膜萎缩所致"内因子"缺乏可影响维生素 B_{12} 吸收，引起"恶性贫血"。吸收后有 90% 贮存于肝，少量经胆汁、胃液、胰液排入肠内，其中小部分吸收入血，主要经肾排出。

【药理作用】 维生素 B_{12} 为细胞分裂和维持神经组织髓鞘完整所必需。体内维生素 B_{12} 主要参与下列两种代谢过程。

1. 维生素 B_{12} 是 5- 甲基四氢叶酸同型半胱氨酸甲基转移酶促使同型半胱氨酸转为甲硫氨酸和 5- 甲基四氢叶酸转为四氢叶酸的反应中所必需的，同时使四氢叶酸循环利用(图 29-5)。当维生素 B_{12} 缺乏时，叶酸代谢循环受阻，导致叶酸缺乏症。

2. 甲基丙二酰辅酶 A 变位酶可促使甲基丙二酰辅酶 A 转变为琥珀酰辅酶 A，后者可进入三羧酸循环。脱氧腺苷 B_{12} 是甲基丙二酰辅酶 A 变位酶的辅助因子，当缺乏维生素 B_{12} 时，这个反应不能进行，甲基丙二酰辅酶 A 蓄积，结果合成了异常脂肪酸，并进入中枢神经系统，这可能是缺乏维生素 B_{12} 引起的神经损害症状的原因(图 29-5)。

【临床应用】 维生素 B_{12} 主要用于治疗恶性贫血，亦与叶酸合用治疗各种巨幼红细胞性贫血。也可作为神经系统疾病(如神经炎、神经萎缩等)、肝脏疾病(肝炎、肝硬化)等的辅助治疗。

【不良反应】 可致过敏反应，甚至过敏性休克，不易滥用；不可静脉给药。

二、造血细胞生长因子

血细胞是由多功能造血干细胞衍生而来，干细胞既能自身分裂，又能在生长因子(growth factors)和细胞因子(cytokine)作用下分化产生各种血细胞生成细胞。这些因子由骨髓细胞或外周组织产生，为糖蛋白，在很低浓度下即有活性，除有促进血细胞分化增殖作用外，有些因子还有抗癌、抗炎等作用。由于分子生物学技术的发展，某些因子可用基因重组技术合成供临床使

笔记

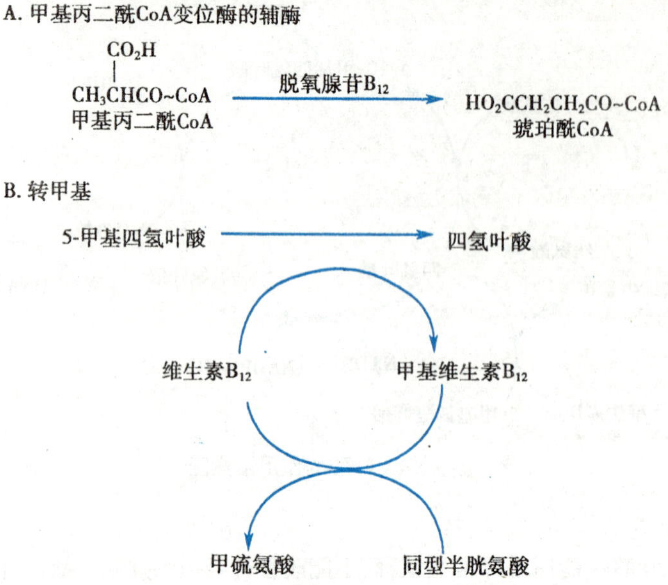

图 29-5　维生素 B_{12} 作用机制

用，有广泛的应用前景。

促　红　素

促红素（erythropoietin，EPO），又称红细胞生成素，是由肾皮质近曲小管管周细胞分泌的由165个氨基酸组成的糖蛋白，分子量为34kDa。现临床应用的EPO为DNA重组技术合成，称重组人促红素（α-epoetin），静脉或皮下注射应用。EPO与红系干细胞表面上的EPO受体结合，导致细胞内磷酸化及 Ca^{2+} 浓度增加，促进红系干细胞增生和成熟，并促使网织红细胞从骨髓中释放入血。贫血、缺氧时肾脏合成和分泌EPO迅速增加百倍以上，以促使红细胞生成。但肾脏疾病、骨髓损伤、铁供应不足等均可干扰这一反馈机制。

EPO对多种原因引起的贫血有效，其最佳适应证为慢性肾衰竭和晚期肾病所致的贫血，对骨髓造血功能低下、肿瘤化疗、艾滋病药物治疗及结缔组织病（类风湿性关节炎和系统性红斑狼疮）所致的贫血也有效。EPO不良反应少，主要不良反应为与红细胞快速增加，血黏滞度增高有关的高血压，血凝增强等。应用时应经常进行红细胞比容测定。偶可诱发脑血管意外、癫痫发作。其他可出现瘙痒、发热、恶心、头痛、关节痛、血栓等。

非 格 司 亭

粒细胞集落刺激因子（granulocyte colony stimulating factor，G-CSF）是血管内皮细胞、单核细胞和成纤维细胞合成的糖蛋白。重组人G-CSF称非格司亭（filgrastim），是由175个氨基酸残基组成的糖蛋白，与天然的G-CSF氨基酸序列和糖链完全相同，不同的是重组G-CSF链的N端含有蛋氨酸。主要与靶细胞膜受体结合，刺激粒细胞集落形成单位（CFU-G），促进中性粒细胞成熟；刺激成熟的粒细胞从骨髓释出；增强中性粒细胞趋化及吞噬功能。对巨噬细胞、巨核细胞影响很小。用于骨髓移植及肿瘤化疗后严重中性粒细胞缺乏症。可缩短中性粒细胞缺乏时间，降低感染的发病率，对先天性中性粒细胞缺乏症也有效，对某些骨髓发育不良或骨髓损害患者，可增加中性粒细胞数量。可部分或完全逆转艾滋病患者中性粒细胞缺乏。

可出现敏反应如皮疹、低热，偶可发生过敏性休克，大剂量过久使用，可产生轻、中度骨痛，皮下注射可有局部反应。对本品或其他G-CSF制剂过敏者禁用。

笔记

沙格司亭

粒细胞 - 巨噬细胞集落刺激因子（granulocyte-macrophage colony-stimulating factor，GM-CSF）在 T 淋巴细胞、单核细胞、成纤维细胞、血管内皮细胞均有合成。它与白介素 3（interleukin-3）共同作用于多向干细胞和多向祖细胞等分化较原始细胞，有以下作用：①刺激造血前体细胞增殖、分化；②刺激中性粒细胞、单核细胞和 T 淋巴细胞生长，诱导生成粒细胞、巨噬细胞集落形成单位及粒细胞 - 巨噬细胞集落形成单位；③促进巨噬细胞和单核细胞对肿瘤细胞的裂解作用。对红细胞增生也有间接影响。

重组人 GM-CSF（rhGM-CSF）称沙格司亭（sargramostim），是由酵母菌产生的含 127 个氨基酸残基的糖蛋白，与天然 GM-CSF 一样，对骨髓细胞有广泛作用。每天 125~500μg/m^2，皮下注射或缓慢静脉注射。血中 GM-CSF 浓度在皮下注射后迅速增加。消除 $t_{1/2}$ 为 2~3 小时。静脉注射后，作用维持 3~6 小时。

沙格司亭主要用于骨髓移植、肿瘤化疗、某些脊髓造血不良、再生障碍性贫血及艾滋病等引起的白细胞或粒细胞缺乏症。可引起骨痛、不适、发热、腹泻、呼吸困难、皮疹等不良反应。首次静脉滴注时可出现潮红、低血压、呕吐、呼吸急促等症状。此类产品还有莫拉司亭（molgramostim）等。

第六节　血容量扩充药

大量失血或大面积烧伤可使血容量降低，严重者可导致休克。迅速扩充血容量是治疗低血容量性休克的基本疗法。除全血和血浆外，也可应用人工合成的血容量扩充药。理想的人工合成血容量扩充剂应能维持血液胶体渗透压，作用持久，无毒性，无抗原性。

右旋糖酐

右旋糖酐（dextran）为高分子化合物，是葡萄糖的聚合物。依聚合的葡萄糖分子数目的不同，分为不同分子量的产品，临床上常用的有中分子量（分子量约为 75 000Da）和低分子量（平均分子量 20 000~40 000Da）及小分子量右旋糖酐（平均分子量 10 000Da），分别称为右旋糖酐 70、右旋糖酐 40、右旋糖酐 20、右旋糖酐 10。

【药理作用】 右旋糖酐分子量较大，能提高血浆胶体渗透压，从而扩充血容量，维持血压。作用强度与维持时间依中、低、小分子量而逐渐降低，右旋糖酐 70 维持 12 小时，右旋糖酐 20 和右旋糖酐 10 作用短，仅维持 3 小时。低、小分子量右旋糖酐阻止红细胞和血小板集聚及纤维蛋白聚合，降低血液黏滞性，并对凝血因子Ⅱ有抑制作用，从而改善微循环。右旋糖酐具渗透性利尿作用。

【临床应用】 各类右旋糖酐主要用于低血容量性休克，包括急性失血、创伤和烧伤性休克。低分子和小分子右旋糖酐改善微循环作用较佳，用于中毒性、外伤性及失血性休克，可防止休克后期 DIC。也用于防治心肌梗死、心绞痛、脑血栓形成、血管闭塞性脉管炎和视网膜动静脉血栓等。

【不良反应】 偶见过敏反应如发热、荨麻疹等。偶见血压下降、呼吸困难等严重反应。连续应用时，制剂中的少量大分子右旋糖酐蓄积可致凝血障碍和出血。禁用于血小板减少症、出血性疾病、血浆中纤维酶原低下等。心功能不全和肺水肿及肾功能不佳者慎用。

制剂及用法

肝素钠（heparin sodium）　注射剂，静脉滴注，每次 5000~10 000U，稀释后用，必要时每 4~6 小时重复 1 次，每日总量为 25 000U，过敏体质者先试用 1000U，如无反应，可用至足量。静脉注

笔记

射或深部肌内注射,每次5000~10 000U。

依诺肝素(enoxaparin) 注射剂,每次100~150U/kg,1次/天,皮下注射。用于血液透析,100U/kg,动脉导管中注入。

替地肝素(tedelparin) 2500U/d,皮下注射。

重组水蛭素(r-hirudin) 粉针剂,0.05~0.16mg/kg,静脉注射,0.1mg/kg,皮下注射。

华法林钠(warfarin sodium) 片剂,首次6~20mg,以后每日2~8mg。

双香豆素(dicoumarol) 片剂,每次0.1g。第一日服2~3次,第二日服1~2次,以后每日0.05~0.1g。

醋酸香豆素(aceno coumarol,新抗凝) 片剂,第一天每次16~28mg,第二天起每次2~10mg,1次/天。

阿司匹林(aspirin) 片剂,预防短暂性脑缺血发作和卒中,每次75~150mg,1次/天。治疗缺血性心脏病、预防心肌梗死,一般每日300mg。

双嘧达莫(dipyridomole) 片剂,每次25~100mg,3次/天。

依前列醇(epoprostenol) 粉针剂,静脉滴注,25μg/kg。

西洛他唑(cilostazol) 片剂,每次50~100mg,2次/天。

噻氯匹定(tidopidine hydrochloride) 片剂,每次250~500mg,1次/天,进餐时服。

氯吡格雷(clopidogrel) 片剂,每次75mg,1次/天。

替罗非班(tirofiban) 注射剂,一般与肝素合用,静脉滴注,开始30分钟给药速度为0.4μg/(kg·min),然后速度减为0.1μg/(kg·min),2~5天为一疗程。

阿加曲班(argatroban) 注射剂,每次10mg,2次/天,用输液稀释后滴注2~3小时。

链激酶(streptokinase) 粉针剂,初导剂量,50万U溶于生理盐水或5%葡萄糖注射液中,静脉滴注,30分钟滴完。维持剂量,60万U溶入5%葡萄糖液250~500ml,每小时10万U,静脉滴注。按此疗法,每天4次,治疗持续24~72小时或至血栓溶解或病情不再发展为止。为防止过敏反应可给糖皮质激素。

尿激酶(urokinase) 粉针剂,以注射用水3~5ml溶解后,溶于0.9%氯化钠注射液5%葡萄糖注射液50~100ml静脉滴注,每次50万~150万U,2次/天;静脉注射:开始时(最初2~3天)每天3万~4万U,分两次注射,以后每天1万~2万U,维持7~10天。

阿替普酶(rt-PA) 粉针剂,50mg溶于灭菌注射用水中,使浓度为1mg/ml,静脉注射。或100mg溶于09%氯化钠注射液500ml,在3小时内以下列方式静脉滴注:前两分钟注入10mg,以后60分钟内滴入50mg,最后时间滴完所余40mg。

维生素K_1(vitamin K_1) 肌内或静脉注射,每次10mg,2~3次/天。

维生素K_3(vitamin K_3) 肌内注射,每次4mg,2~3次/天。

维生素K_4(vitamin K_4) 每次2~4mg,3次/天。

硫酸亚铁(ferrous sulfate) 片剂,每次0.3~0.6g,3次/天。

枸橼酸铁铵(ferric ammonium citrate) 糖浆,每天1~2ml/kg,分3次服。

右旋糖酐铁(iron dextran) 深部肌内注射,每次25~50mg,1次/天,总剂量(g)=[血红蛋白正常值(g/100ml)-患者血红蛋白值(g/100ml)]×0.255

叶酸(folic acid) 口服,每次5~10mg,3次/天。肌内注射,每次15~30mg,1次/天。

甲酰四氢叶酸钙(calcium leucovorin) 肌内注射,每次3~6mg,1次/天。

维生素B_{12}(vitamin B_{12}) 肌内注射,每次50~500μg,1~2次/天。

重组人促红素(α-epoetin) 注射剂,开始500~100U/kg,皮下或静脉注射,每周3次。两周后视红细胞比容增减剂量。

笔记

非格司亭(filgrastim) 注射用冻干粉针1~20μg/kg或5μg/kg,以50%葡萄糖溶解,皮下或静脉快速注射。连用 14~20 天。

沙格司亭(sargramostim)　干粉注射剂 5~10μg/kg，1 次 / 天，皮下注射，于化疗停止一天后使用，连用 7~10 天。

右旋糖酐(dextran)　6% 溶液，10% 溶液，12% 溶液，视病情选用，静脉滴注。

(张岫美)

笔记

第三十章　影响自体活性物质的药物

自体活性物质(autacoids)又称局部激素,以旁分泌方式到达邻近部位发挥作用,而不进入血液循环。这些不同种类的物质具有不同的结构和药理学活性,广泛存在于体内许多组织:包括前列腺素、组胺、5-羟色胺、白三烯和血管活性肽类(P物质、激肽类、血管紧张素、利尿钠肽、血管活性肠肽、降钙素基因相关肽、神经肽Y和内皮素等)以及一氧化氮和腺苷等。自体活性物质与循环激素不同,它是由许多组织而非特定内分泌腺产生的,不需由血液循环运送到远处的靶器官发挥作用。本章所描述的药物包括天然的和人工合成的自体活性物质以及抑制某些自体活性物质或干扰其与受体相互作用的自体活性物质阻断剂。

第一节　膜磷脂代谢产物类药物及拮抗药

膜磷脂可衍生两大类自体活性物质:廿碳烯酸类(eicosanoids)和血小板活化因子(platelet activating factor,PAF),具有广泛的生物活性。

一、花生四烯酸的代谢和生物转化

花生四烯酸(arachidonic acid,AA)是人体的一种必需脂肪酸。细胞受到刺激时,细胞膜磷脂在磷脂酶A_2(PLA_2)作用下释放出AA和PAF,游离AA经两条途径被转化:①环氧酶(cyclooxygenase,COX)途径,AA被催化生成前列腺素类(prostaglandins,PGs)和血栓素类(thromboxans,TXs);②脂氧酶(lipoxygenase,LOX)途径,生成羟基过氧化廿碳四烯酸、白三烯类(leukotrienes,LTs)、羟基廿碳四烯酸(hydroperoxyeicosatetraenoic acid,HPETE)和脂氧素(lipoxins,LXs)。其中PGs和LTs具有广泛的生物活性,参与了炎症、血栓形成和速发型过敏反应等多种病理过程,与心脑血管疾病、哮喘和休克等的发病有密切关系。AA的生物合成和降解途径如图30-1所示。

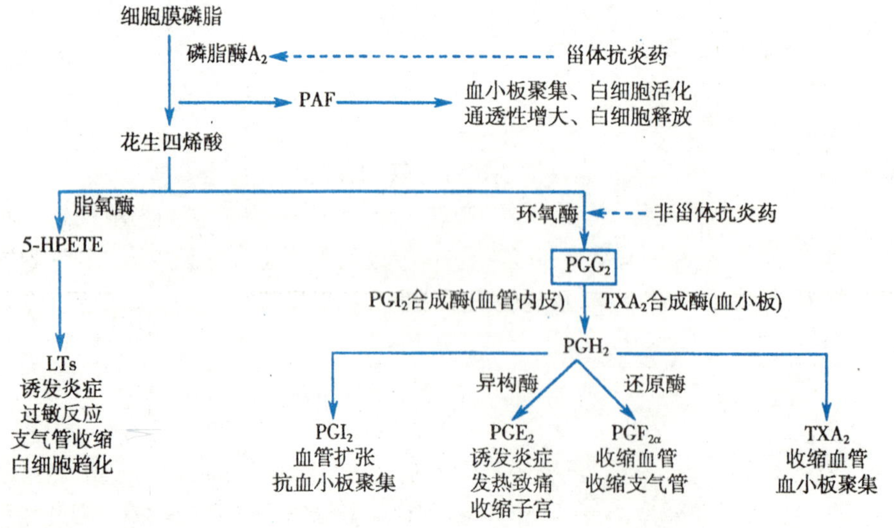

图30-1　膜磷脂、花生四烯酸代谢途径及药物作用环节

笔记

1. 环氧酶(COX)途径　AA 经 COX 途径主要生成 PGs。PGs 是一类具有 20 个碳原子的不饱和脂肪酸。基本骨架是廿碳酸的前列烷酸，由五碳环(环戊烷核心)和两条侧链组成。

环氧酶存在于细胞内质网，AA 在其作用下先形成不稳定的环内过氧化物 PGG_2 和 PGH_2，而很快被相应的酶催化而产生其他各种 PGs。在异构酶和合成酶作用下，形成较稳定的 PGE_2、$PGF_{2\alpha}$ 和 PGD_2；在血栓素合成酶或前列环素合成酶作用下分别生成 TXA_2 及前列环素(prostacyclin，PGI_2)。AA 依其所在组织不同而形成的最终代谢产物各异，例如血小板中由于 TXA_2 合成酶丰富，是体内合成 TXA_2 主要部位；血管壁内皮细胞中含有大量的 PGI_2 合成酶，主要合成 PGI_2；肾脏的环氧酶代谢途径主要生成 PGE_2 及 $PGF_{2\alpha}$ 等。

2. 脂氧酶(LOX)途径　5-LOX、12-LOX 和 15-LOX 三种脂氧酶催化生成不同的代谢产物，其中最重要的是 5-LOX 途径，可产生各种 LTs。5-LOX 在体内分布较局限，主要存在于白细胞、肺和气管等组织。LTs 是一类具有三个共轭双键的无环碳羟酸，因其化学结构不同而分为 LTA、LTB、LTC、LTD 及 LTE 等类。

二、前列腺素和血栓素

【药理作用】 前列腺素和血栓素的作用复杂多样，对血管、呼吸道、消化道和生殖器官平滑肌均有明显作用，对血小板、单核细胞、传出神经和中枢神经系统也有显著影响。

1. 血管平滑肌　TXA_2 和 $PGF_{2\alpha}$ 具有缩血管作用，对静脉血管作用尤为明显；TXA_2 还是平滑肌细胞的有丝分裂原，能促进血管平滑肌细胞增生。PGI_2 主要由内皮细胞合成，通过与 PGE_2 共同激活腺苷酸环化酶，使 cAMP 升高，松弛小动脉。

2. 内脏平滑肌　多数前列腺素和血栓素具有收缩胃肠平滑肌的作用。PGE_2 和 $PGF_{2\alpha}$ 收缩纵肌，PGI_2 和 $PGF_{2\alpha}$ 收缩环肌，而 PGE_2 松弛环肌。在呼吸道 PGE_1、PGE_2 和 PGI_2 使平滑肌松弛，而 TXA_2 和 $PGF_{2\alpha}$ 则可使其收缩。此外，PGE_2 和 $PGF_{2\alpha}$ 对子宫平滑肌也有收缩作用。

3. 血小板　PGE_1 和 PGI_2 抑制血小板聚集，而 TXA_2 则有强烈促聚集作用。

4. 中枢和外周神经系统　致热原使白细胞介素 1(IL-1)释放，IL-1 促进 PGE_2 的合成和释放。PGE_1 和 PGE_2 脑室给药，能使体温升高。包括灵长类的多种动物，脑室注入 PGD_2 可产生自然睡眠。PGE 能促进生长激素、催乳素、甲状腺刺激素(TSH)、ACTH、尿促性素(FSH)和黄体生成素(LH)的释放。

【临床应用】 PGs 药物具有代谢快、作用广泛，但合成难、易致不良反应等特点，部分合成 PGs 药已用于治疗心血管系统、消化系统和生殖系统疾病。

1. 作用于心血管的 PGs 类药物

前列地尔

前列地尔(alprostadil，PGE_1)具有直接扩张血管和抑制血小板聚集作用，可增加血流量，改善微循环。静滴后经肺循环迅速被代谢，经肾脏排泄，血浆 $t_{1/2}$ 为 5~10 分钟。PGE_1 与抗高压药和血小板聚集抑制剂有协同作用。阴茎注射 10~20μg 用于诊断和治疗阳痿。不良反应有头痛、食欲减退、腹泻、低血压、心动过速、可逆性骨质增生和注射局部红肿热痛等，禁用于妊娠和哺乳期妇女。

依前列醇与依洛前列素

依前列醇(epoprostenol，PGI_2)具有明显的舒张血管和抑制血小板聚集作用，是最强的抗凝血药。PGI_2 的 $t_{1/2}$ 为 2~3 分钟，经肺循环时不被代谢。静脉滴注给予 3~15μg 抗凝作用可持续到停止滴入后数分钟，较高剂量 20μg/(kg·min)可使聚集的血小板解聚。可替代肝素，用于体外循环和肾透析时防止血栓形成；还可用于缺血性心脏病、多器官衰竭、外周血管病和肺动脉高压。

笔记

依洛前列素(iloprost)是 PGI_2 衍生物,作用和应用与 PGI_2 相同,但性质更稳定。

2. 抗消化性溃疡的 PGs 类药物 PGs 在整个消化道均有分布,特别是胃和十二指肠含量较为丰富。人患溃疡病时,黏膜 PGs(主要是 PGE)含量或合成能力显著下降,特别在溃疡急性期,胃体及胃窦黏膜以及胃液中 PGE 较正常含量显著减少,而在溃疡愈合时则升高。PGE 对胃有良好的保护作用,但作用时间短,不良反应多。目前多用其结构类似物。

米索前列醇

米索前列醇(misoprostol)为 PGE_1 衍生物,能抑制基础胃酸分泌和组胺、五肽胃泌素等刺激引起的胃酸分泌。口服吸收迅速。口服 800μg/d,分 2~4 次与食物同服,用于治疗十二指肠溃疡和胃溃疡,治愈率与 H_2 受体阻断剂近似,对 H_2 受体阻断剂无效者也有效。对促进吸烟者的溃疡愈合有良好疗效。它不升高血清胃泌素水平,对防止溃疡复发较其他抗溃疡药更佳。常与米非司酮合用终止早期妊娠。米非司酮为新型抗孕激素,能与孕酮受体及糖皮质激素受体结合,对受孕动物各期妊娠均有引产效应。

恩前列素

恩前列素(enprostil)为 PGE_2 衍生物,可抑制胃液分泌,有细胞保护作用。口服每次 35~70μg,减少胃酸程度与 600mg 西咪替丁相当。本品能增进结肠和子宫的收缩,故孕妇慎用。

3. PGs 类生殖系统药物

地诺前列酮

地诺前列酮(dinoprostone,PGE_2),作为阴道栓剂催产药,可用于中期妊娠引产、足月妊娠引产和治疗性流产。

卡前列素

卡前列素(carboprost,15- 甲基 -$PGF_{2\alpha}$),为地诺前列素($PGF_{2\alpha}$)的衍生物,兴奋子宫平滑肌的作用较 $PGF_{2\alpha}$ 高 20~100 倍,作用时间长,不良反应小,有扩张子宫颈和刺激子宫收缩的双重作用。主要用于终止妊娠和宫缩无力导致的产后顽固性出血。

三、白三烯及其拮抗药

近年来,LTs 被公认为体内的重要炎症介质,在人体的多种疾病中发挥作用。

1. 呼吸系统 LTs 可引起支气管收缩、黏液分泌增加和肺水肿。LTC_4、LTD_4、LTE_4 对呼吸道均有强大的收缩作用。

2. 心血管系统 静注 LTs 先短暂升压,是其直接收缩外周血管之故;而后持久降压,是 LTs 引起的心输出量和血容量减少所致,LTs 具有负性肌力作用。

3. 炎症与过敏反应 LTB_4 对单核细胞和巨噬细胞具有趋化作用,促进白细胞向炎症部位游走、聚集,产生炎性介质,释放溶酶体酶,在炎症反应中具有重要作用。LTs 参与了多种炎性疾病的病理过程,与风湿性关节炎、肾小球肾炎、哮喘、缺血性心血管疾病、痛风和溃疡性膀胱炎发病有密切关系。

白三烯受体组织分布广泛,但种属间差异较大,目前对 LTB_4、LTC_4、LTD_4 的 LTE_4 受体及其阻断剂的研究较为深入。一般认为 LTD_4 与 LTE_4 受体的特性极为相似,甚至认为是同一受体。白三烯阻断药因能选择性抑制白三烯的活性,阻断白三烯所导致的血管通透性增加、气道嗜酸性粒细胞浸润及支气管痉挛等作用,主要用于支气管哮喘患者的预防和治疗。白三烯受体拮抗剂主要有扎鲁司特(zafirlukast)、普鲁司特(pranlukast)及孟鲁司特(montelukast)。

笔记

孟鲁司特

孟鲁司特(montelukast),又称顺尔宁。半胱氨酰白三烯(LTC_4,LTD_4,LTE_4)与半胱氨酰白三烯(CysLT)受体结合而发挥作用。Ⅰ型半胱氨酰白三烯($CysLT_1$)受体分布于人体的气道(包括气道平滑肌细胞和气道巨噬细胞)与哮喘和过敏性鼻炎的病理生理过程相关。孟鲁司特对$CysLT_1$受体有高度的亲和性和选择性,能有效地抑制半胱氨酰白三烯与$CysLT_1$受体结合所产生效应。因其不良反应较低,故适用于两岁及两岁以上儿童和成人的过敏性鼻炎及哮喘的预防和长期治疗。

四、血小板活化因子

血小板活化因子(PAF)是一种强效生物活性磷脂,由白细胞、血小板、内皮细胞、肺、肝和肾多种细胞和组织产生。因首先发现具有血小板聚集作用而命名。PAF通过与靶细胞膜上的PAF受体结合而发挥作用,该受体属G蛋白偶联的受体家族,含342个氨基酸,有7个疏水的跨膜片段。其作用机制是通过激活磷脂酰肌醇、钙信使系统及相关蛋白激酶,使某些蛋白质发生磷酸化并产生广泛的生物学效应。可引起低血压、血管通透性增加、肺动脉高压、支气管收缩、呼吸抑制、过敏反应和炎症反应等,参与了临床多种疾病的病理生理过程。同时PAF也是最强的内源性促溃疡形成介质。PAF在动脉粥样硬化、血栓形成、缺血性心脑血管疾病、支气管哮喘、中毒性休克、肾脏疾病、变态反应和消化道溃疡等疾病的发病过程中具有重要作用。

PAF受体阻断剂能阻止PAF与受体结合,因此对与PAF过量生成有关的疾病如哮喘等具有治疗意义。目前根据其来源,可分为天然和合成两大类:天然植物成分,如萜类、木质素类和胶黏毒素(gliotoxin);合成的PAF受体阻断剂的化学结构类型繁多,主要包括天然化合物的衍生物、含有季铵盐的PAF结构类似物和含氮杂环化合物三种。现有的PAF阻断剂主要为:一些天然PAF受体拮抗剂,如银杏苦内酯B(BN52021)、海风藤酮(kadsurenone);天然化合物衍生物,如以木脂素类化合物外拉樟桂脂素(veraguensin)为先导物,合成了一系列二芳基四氢呋喃类PAF受体阻断剂等。

第二节　5-羟色胺类药物及拮抗药

5-羟色胺(5-hydroxytryptamine,5-HT)又名血清素(serotonin),作为自体活性物质,约90%合成和分布于肠嗜铬细胞,通常与ATP等物质一起储存于细胞颗粒内。在刺激因素作用下,5-HT从颗粒内释放、弥散到血液,并被血小板摄取和储存,储存量约占全身总量的8%。5-HT作为神经递质,主要分布于松果体和下丘脑,可能参与痛觉、睡眠和体温等生理功能的调节。中枢神经系统5-HT含量或功能异常可能与精神病、偏头痛等多种疾病的发病有关。

5-HT通过相应受体的介导方能产生作用。5-HT受体分型复杂,已发现7种5-HT受体亚型。其中,仅$5\text{-}HT_3$受体与配体门控性离子通道偶联,其余6种均与G蛋白偶联,它们的结构包括7个跨膜区段,3个胞质环和3个细胞外环。

一、5-羟色胺及其受体激动药

5-羟色胺

5-HT通过激动不同的5-HT受体亚型,可具有不同的药理作用。

1. 心血管系统　作用复杂。静注数微克5-HT可引起血压的三相反应:①短暂的降低,这与5-HT激动$5\text{-}HT_3$受体,引起心脏负性频率作用有关;②持续数分钟血压升高,这是5-HT激动

笔记

$5\text{-}HT_2$ 受体，引起肾、肺等组织血管收缩所致；③长时间的低血压，系骨骼肌血管舒张所致，需要血管内皮细胞的参与。此外，5-HT 激动血小板 $5\text{-}HT_2$ 受体，可引起血小板聚集。

2. 平滑肌 5-HT 激动胃肠道平滑肌 $5\text{-}HT_2$ 受体或肠壁内神经节细胞 $5\text{-}HT_4$ 受体均可引起胃肠道平滑肌收缩，使胃肠道张力增加、肠蠕动加快；5-HT 还可兴奋支气管平滑肌，哮喘患者对其特别敏感，但对正常人影响甚小。

3. 神经系统 动物侧脑室注射 5-HT 后，可引起镇静、嗜睡和一系列行为反应，并影响体温调节和运动功能。虫咬和某些植物可刺激 5-HT 释放，作用于感觉神经末梢，引起痒痛。5-HT 本身尚无临床应用价值。

常用 5-HT 受体激动药

舒马普坦（sumatriptan）通过激动 $5\text{-}HT_{1D}$ 受体，可引起颅内血管收缩，用于偏头痛及丛集性头痛，是目前治疗急性偏头痛疗效最好的药物。每次服用 100mg，30 分钟头痛开始缓解，每天不超过 300mg。最常见的不良反应是感觉异常，可引起心肌缺血，禁用于缺血性心脏病患者。

丁螺环酮（buspirone）、吉哌隆（gepirone）、伊沙匹隆（ipsapirone）可选择性激动 $5\text{-}HT_{1A}$ 受体，是一种有效的非苯二氮䓬类抗焦虑药。

西沙必利（cisapride）和伦扎必利（renzapride）可选择性激动肠壁神经节神经细胞上的 $5\text{-}HT_4$ 受体，促进神经末梢释放乙酰胆碱（ACh），具有胃肠动力作用，临床用于治疗胃食管反流症。

右芬氟拉明（dexfenfluramine）通过激动 5-HT 受体，产生强大的食欲抑制作用，被广泛用于控制体重和肥胖症的减肥治疗。其特点是对肥胖患者的食欲抑制作用较非肥胖者更明显。

二、5- 羟色胺受体拮抗药

1. 赛庚啶（cyproheptadine）**和苯噻啶**（pizotyline，新度美安） 选择性阻断 $5\text{-}HT_2$ 受体，并可阻断 H_1 受体和具有较弱的抗胆碱作用。可用于预防偏头痛发作和治疗荨麻疹等皮肤黏膜过敏性疾病。赛庚啶口服每次 2mg，早晚各一次；苯噻啶口服每次 0.5~1mg，1~3 次 / 天。不良反应有口干、嗜睡等。青光眼、前列腺肥大及尿闭患者忌用。

2. 昂丹司琼（ondansetron） 选择性阻断 $5\text{-}HT_3$ 受体，具有强大的镇吐作用，主要用于癌症患者手术和化疗伴发的严重恶心、呕吐。所有 $5\text{-}HT_3$ 受体阻断剂，包括多拉司琼（dolasetron）、格拉司琼（granisetron）均被证实可有效治疗化疗引起的恶心。

3. 麦角生物碱类 5-HT 阻断剂 麦角生物碱按化学结构分为胺生物碱和肽生物碱两类，除了阻断 5-HT 受体外，还可作用于 α 肾上腺素能受体和 DA 受体。

(1) 胺生物碱：美西麦角（methysergide，二甲基麦角新碱）阻断 $5\text{-}HT_{2A}$ 和 $5\text{-}HT_{2C}$，用于偏头痛的预防治疗，作用机制可能与抑制血小板聚集，减少花生四烯酸释放，减轻炎症反应有关，美西麦角还可缓解偏头痛初期的血管强烈收缩。

麦角新碱（ergotamine）能明显地兴奋子宫平滑肌而被广泛用于产后出血（详见第三十三章）。

(2) 肽生物碱：麦角胺（ergonovine）能明显收缩血管，减少动脉搏动，可显著缓解偏头痛，用于偏头痛的诊断和治疗。每次发作时口服酒石酸麦角胺 1~2mg，每次不超过 6mg，每周不超过 10mg。

4. 酮色林（ketanserin） 是典型的 $5\text{-}HT_{2A}$ 受体阻断剂，可降低高血压患者的血压，作用强度类似 β 受体拮抗药或利尿药。酮色林的化学结构相关物利坦色林（ritanserin）是 $5\text{-}HT_{2A}$ 受体拮抗剂，对 α_1 受体亲和力低。

5. 氯氮平 是一个 $5\text{-}HT_{2A/2C}$ 受体阻断剂，代表新一类非经典抗精神病药，它们的锥体外系不良反应轻，对多巴胺受体亚型有高亲和力。同类药还有利培酮。

笔记

第三节 组胺和抗组胺药

一、组 胺

组胺(histamine)是由组氨酸经特异性的组氨酸脱羧酶脱羧产生,广泛分布于体内的具有多种生理活性的自体活性物质之一。外周组胺主要存在于肥大细胞内,而在中枢神经系统组胺则由特定的神经细胞所合成。天然组胺以无活性形式(结合型)存在,在组织损伤、炎症、神经刺激、某些药物或一些抗原/抗体反应条件下,以活性形式(游离型)释放。组胺本身无治疗用途,但其阻断剂却广泛用于临床。

【药理作用及机制】 目前已发现组胺受体有 H_1、H_2、H_3 和 H_4 四种亚型。1966 年 Schild 等将能被传统抗组胺药所阻滞的豚鼠平滑肌上的组胺受体称为 H_1 受体,而不被其阻滞的大鼠子宫和胃壁细胞上的组胺受体称为 H_2 受体;1983 年 Arrang 等将存在于突触前膜的组胺受体命名为 H_3 受体;到 2000 年 Oda 等对基因库内 G 蛋白偶联受体进行筛选时,首次克隆出了一条表达于白细胞且与组胺 H_3 受体有较高同源性的基因,证实其为组胺 H_4 受体。组胺激活 H_1 受体,通过 IP_3、DAG 等信使分子介导,产生支气管与胃肠道平滑肌兴奋、毛细血管通透性增加和部分血管扩张效应;2-甲基组胺(2-methyl histamine)是特异的 H_1 受体激动剂。组胺激活 H_2 受体,由 cAMP 介导产生胃酸分泌、部分血管扩张等作用,英普咪定(impromidine)是特异的 H_2 受体激动剂。组胺作用于 H_3 受体,由 G 蛋白直接偶联,抑制 N 型和 P 型钙离子通道,引起突触前钙离子内流减少,从而抑制谷氨酸释放,并导致自身释放减少。(R)α-甲基组胺[(R)α-methylhistamine]是特异的 H_3 受体激动剂。

1. 心血管系统 组胺对心血管系统的作用有剂量依赖性,而且种属差异较大。

(1) 心肌:在人体及某些种属动物中,组胺通过 H_2 受体直接作用于腺苷酸环化酶、增加心肌 cAMP 水平,而产生正性肌力作用;但在豚鼠则表现为 H_1 受体介导的负性肌力作用。近年研究还发现豚鼠心脏交感神经末梢上存在 H_3 受体,可能与反馈调节心交感神经末梢去甲肾上腺素的释放有关。

(2) 血管:组胺激动血管平滑肌细胞 H_1 受体、H_2 受体,使小动脉、小静脉扩张,回心血量减少。激动 H_1 受体可使毛细血管扩张、通透性增加,引起局部水肿和全身血液浓缩。人类冠脉血管也有 H_1 受体、H_2 受体,两者功能平衡障碍可致冠状动脉痉挛。

(3) 血小板功能:血小板膜上存在 H_1 受体、H_2 受体。组胺作用于 H_1 受体,激活与百日咳毒素敏感 G 蛋白偶联的磷脂酶 A_2,从而介导花生四烯酸的释放,调节细胞内钙水平从而促进血小板聚集;另一方面,通过 H_2 受体增加血小板中的 cAMP 含量,对抗血小板聚集。最终影响取决于两者功能平衡变化。

2. 腺体 组胺作用于胃壁细胞的 H_2 受体,激活腺苷酸环化酶,使细胞内 cAMP 水平增加,经过一系列生化反应最终激活 H^+-K^+-ATP 酶,使胃壁细胞分泌胃液显著增加。组胺是强力的胃酸分泌刺激剂,在尚不能引起心血管反应的小剂量下,便足以刺激胃腺分泌大量胃酸。同时,H_2 受体的兴奋还可引起唾液、泪液、肠液和支气管腺体等分泌增加,但作用较弱。

3. 平滑肌 组胺激动平滑肌细胞 H_1 受体,使支气管平滑肌收缩,引起呼吸困难,支气管哮喘者对此尤为敏感,健康人的支气管敏感性较低。对多种动物胃肠道平滑肌都有兴奋作用,豚鼠回肠最为敏感,可作为组胺生物检定的标本。子宫平滑肌依动物的种属不同而敏感性各异,如人子宫不敏感,豚鼠子宫收缩,而大鼠子宫则松弛。

【临床应用】 主要用于鉴别胃癌和恶性贫血患者是否发生真性胃酸缺乏症。晨起空腹皮下注射磷酸组胺 0.25~0.5mg,若无胃酸分泌,即为真性胃酸缺乏症。目前临床多用五肽促胃酸

笔记

激素代替,组胺已少用。

【不良反应与禁忌证】常见不良反应有头痛、体位性低血压和颜面潮红等。支气管哮喘患者禁用。

培他司汀

培他司汀(betahistine,抗眩啶)是组胺 H_1 受体激动剂,具有扩张血管作用,可促进脑干和迷路的血液循环,纠正内耳血管痉挛,减轻膜迷路积水;还有抗血小板聚集及抗血栓形成作用。临床上用于:①内耳眩晕病,能减除眩晕、耳鸣、恶心及头痛等症状,近期治愈率较高;②多种原因引起的头痛;③慢性缺血性脑血管病。不良反应较少,偶有恶心、头晕等症状。溃疡病患者慎用,支气管哮喘患者禁用。

英普咪定

英普咪定(impromidine,甲咪硫胍)对 H_2 受体具有高度选择性,为选择性 H_2 受体激动药,能刺激胃酸分泌,用于胃功能检查;还可增强人心室收缩功能,试用于治疗心力衰竭。

二、组胺受体阻断药

1937 年发现组胺受体,并由 Bovet 首先发现经典的抗组胺药即 H_1 受体阻断剂,1972 年 Black 研制 H_2 受体阻断剂获得成功。迄今,已有"第一代"和"第二代"抗组胺药 50 余种 H_1 受体阻断剂供临床应用。自从第一个 H_2 受体阻断药西咪替丁面市以来,相继开发了一批疗效高、副作用小的 H_2 受体阻断药如雷尼替丁、法莫替丁、尼扎替丁、罗沙替丁和唑替丁等,用于治疗消化道溃疡具有明显疗效(详见第三十二章)。

(一) H_1 受体阻断药

组胺为乙基伯胺,而 H_1 受体阻断药则具有与组胺分子类似的乙基叔胺结构,这是与组胺竞争结合受体的必需结构。已有第一、第二两代药物供临床使用。常用的第一代药物如苯海拉明(diphenhydramine)、异丙嗪(promethazine)、曲吡那敏(pyribenzamine)、氯苯那敏(chlorpheniramine)和多塞平(doxepin)等,因对中枢活性强、受体特异性差,故引致明显的镇静和抗胆碱作用,表现出"(困)倦、耐(药)、(作用时间)短、(口鼻眼)干"的缺点。第二代药物如西替利嗪(cetirizine)、美喹他嗪(mequitazine)、阿司咪唑(astemizole)、阿伐斯汀(acrivastine)、左卡巴斯汀(levocabastin)及咪唑斯汀(mizolastine)、非索非那丁(fexofenadine)及氯雷他定(loratadine)等,具有:①大多长效;②无嗜睡作用;③对喷嚏、清涕和鼻痒效果好,而对鼻塞效果较差的特点。第一代、第二代 H_1 受体阻断药药理作用和临床应用基本相似。

【药理作用及机制】

1. 阻断 H_1 受体作用 可对抗组胺引起的支气管、胃肠道平滑肌的收缩作用。小剂量的组胺即可引起豚鼠因呼吸窒息而死亡,如事先给 H_1 受体阻断药,可使豚鼠耐受数倍甚至千倍以上致死量的组胺。其对豚鼠以支气管痉挛为主要症状的过敏性休克也具有保护作用,但对人的过敏性休克无保护效果,可能与人过敏性休克的发病还有其他多种介质参与有关。其对组胺直接引起的局部毛细血管扩张和通透性增加(水肿)有很强的抑制作用,但对血管扩张和血压降低等全身作用仅有部分对抗作用。对后者,需同时应用 H_1 和 H_2 受体两种阻断药才能完全对抗。

2. 中枢抑制作用 此类药物多数可通过血脑屏障,可有不同程度的中枢抑制作用,尤以第一代药物苯海拉明和异丙嗪为甚,表现有镇静、嗜睡。中枢抑制作用产生的原因,可能是由于中枢 H_1 受体被阻断,拮抗了脑内源性组胺介导的觉醒反应。第二代药物阿司咪唑不易透过血脑屏障,故无中枢抑制作用;阿伐斯汀、左卡巴斯汀和咪唑斯汀等均无镇静、嗜睡的不良反应。

3. 其他作用 苯海拉明、异丙嗪等具有阿托品样抗胆碱作用,止吐和防晕作用较强。咪唑

笔记

斯汀对鼻塞尚具有显著疗效。

【体内过程】H_1 受体阻断剂口服或注射均易吸收，大部分在肝内代谢，代谢物从肾排出，药物以原形经肾排泄的甚少。口服后多数在 15~30 分钟起效，1~2 小时达到作用高峰，一般持续 4~6 小时。咪唑斯汀的 $t_{1/2}$ 长于 24 小时。阿司咪唑口服后达峰时间 2~4 小时，排泄缓慢。由于其去甲基代谢产物仍具有 H_1 受体阻断活性，且存在肝肠循环，故其 $t_{1/2}$ 可长达 10 天以上。

【临床应用】

1. **皮肤黏膜变态反应性疾病** H_1 受体阻断药对荨麻疹、过敏性鼻炎等疗效较好，现多用第二代 H_1 受体阻断药。对昆虫咬伤所致的皮肤瘙痒和水肿亦有良效；对血清病、药疹和接触性皮炎也有一定疗效；对支气管哮喘疗效差，对过敏性休克无效。

2. **防晕止吐** 用于晕动病、放射病等引起的呕吐，常用苯海拉明和异丙嗪。

3. **其他** 某些具有明显镇静作用的 H_1 受体阻断药如异丙嗪，可与其他药物如平喘药氨茶碱配伍使用，用以对抗氨茶碱中枢兴奋、失眠的不良反应，同时也对气道炎症有一定的治疗效果。

【不良反应】

1. 中枢神经系统反应 第一代药物多见镇静、嗜睡、乏力等中枢抑制现象，以苯海拉明和异丙嗪最为明显，驾驶员或高空作业者工作期间不宜使用。第二代药物多数无中枢抑制作用。

2. 消化道反应 口干、厌食、便秘或腹泻等。

3. 其他反应 偶见粒细胞减少及溶血性贫血。

4. H_1 受体阻断药阿司咪唑和特非那定在体内经 P_{450} 代谢，成为活性代谢物。当这两种药物代谢受抑，如肝病或药物抑制 P_{450} 酶系的 3A 家族时，可引起致命性心律失常——尖端扭转型心律失常。

（二）H_2 受体阻断药

H_2 受体阻断药如西咪替丁、雷尼替丁、法莫替丁和尼扎替丁等，可选择性地阻断 H_2 受体，不影响 H_1 受体。H_2 受体阻断药的药理作用及其临床应用详见第三十二章。

（三）H_3、H_4 受体阻断药

H_3 受体是一种新型组胺受体，广泛分布于中枢和外周神经末梢。它是一种突触前受体，在突触后也有分布，既能调节组胺的合成与释放，又能调节其他神经递质的释放，进而调节中枢和外周器官的活动。鉴于 H_3 受体与阿尔茨海默病、注意力缺陷多动症、帕金森病等神经行为失调有关，H_3 受体阻断剂则能改善大鼠的学习与记忆能力；另外 H_3 受体拮抗剂可能具有减肥的作用，使得诸如 thioperamide、GT2277 等 H_3 受体阻断剂的应用前景良好，正在进行临床试验。

H_4 受体是新发现的组胺受体，主要在与炎症反应有关的组织和造血细胞中表达。被认为可能是一种重要的炎症性受体，参与及介导粒细胞的分化、肥大细胞和嗜酸性粒细胞的趋化等。提示 H_4 受体拮抗剂有可能作为炎症和过敏的治疗药物。

第四节 多 肽 类

氨基酸彼此以酰胺键（也称肽键）相互连接的化合物称作肽。一般含氨基酸多的称为蛋白质，少的称作多肽。两者并没有严格的区分，是生命的物质基础。本节主要讨论的是一些作为自体活性物质的多肽及其激动剂、拮抗剂的作用。

一、激 肽 类

1. **激肽**（kinin） 分为缓激肽（bradykinin）和胰激肽（kallidin）两种。激肽的前体是激肽原（单链糖蛋白），激肽原在激肽释放酶作用下生成激肽。缓激肽由血浆中高分子量激肽原经血浆激肽

笔记

释放酶催化裂解而成，主要存在于血浆中；胰激肽由组织中低分子量的激肽原经组织激肽释放酶催化裂解而成，主要存在于组织和腺体内。激肽生成后很快被组织或血浆中的激肽酶降解失活。激肽酶分为激肽酶Ⅰ和激肽酶Ⅱ两型，其中激肽酶Ⅰ存于血浆中，激肽酶Ⅱ（血管紧张素转化酶）同时存在于血和组织中。因此，激肽酶既可使激肽（血管扩张剂）失活，并激活血管紧张素（血管收缩剂）。

缓激肽和胰激肽具有类似的生物学作用。激肽能扩张血管、收缩平滑肌和提高毛细血管通透性。其扩张心、肾、肠、骨骼肌和肝内血管的作用，比组胺强10倍。激肽可引起呼吸道平滑肌、子宫平滑肌和大多数胃肠平滑肌收缩，因此激肽是引起哮喘的因素之一。激肽作用于皮肤和内脏感觉神经末梢，可引起剧烈疼痛。PGE则能增强和延长其致痛作用。激肽还可促进白细胞的游走和聚集，为重要炎症介质之一。

激肽通过与靶细胞膜表面的激肽受体 B_1 和 B_2 结合产生作用，其机制可能与激活 PLA_2、释出AA、产生PGs及对靶组织的直接作用有关。

2. 影响激肽释放酶-激肽系统的药物

（1）抑肽酶（aprotinin）：多提自牛肺，是一种由58个氨基酸组成的激肽释放酶抑制剂，使激肽原不能形成激肽。此外，对胰蛋白酶、糜蛋白酶等蛋白水解酶也有抑制作用。临床用于预防和治疗急性胰腺炎、纤维蛋白溶解引起的出血及弥漫性血管内凝血。临用前溶于5%葡萄糖注射液静脉滴注，5万~10万单位/次，一天不超过20万单位。

（2）激肽受体阻断药：艾替班特（icatibant），一种对缓激肽 B_2 受体选择性的竞争性拮抗剂。2011年8月艾替班特获美国FDA批准上市，商品名为Firazyr。该药为注射剂，用于18岁及以上人群治疗遗传性血管水肿（HAE）的急性发作。

二、内 皮 素

内皮素（endothelins，ETs）是由内皮细胞释放的21个氨基酸多肽，有3种异型体，分别称为 ET_1、ET_2、ET_3。ET_1 主要在内皮细胞表达，ET_2 主要在肾脏表达，ET_3 则多在神经系统和肾小管上皮细胞表达。ET是至今发现的最强的缩血管物质，在体内外均可产生强而持久的血管收缩作用。ET受体分为3种亚型：ET-A受体、ET-B受体及ET-C受体。心肌和血管平滑肌（动、静脉）以ET-A受体为主；肝、肾、子宫和脑以ET-B受体为主；肺和胎盘两种受体亚型表达都很高；ET-C受体仅分布于中枢神经系统，特别是脑垂体细胞抑制催乳素释放。ET通过与ET受体结合产生广泛的生物学效应。

1. ETs的生物学作用 ①收缩血管作用：静注 ET_1 先出现短暂降压，然后是持久的升压。ET_1 对冠状血管有极强的收缩力，给动物注入 ET_1 常导致心律失常或死亡。在重度原发性高血压、妊娠高血压、肺动脉高压和各种高血压动物模型均发现血浆ETs浓度的升高，因此ETs可能与高血压的产生和维持有关。ETs的收缩血管作用可能还与其他心血管（心肌缺血、心肌梗死）、脑血管（脑缺血、脑卒中）及肾衰竭等疾病有关。②促进平滑肌细胞分裂：ETs可促进血管平滑肌细胞DNA的合成，促进有丝分裂，增加血管平滑肌的增殖，从而促进动脉粥样硬化。研究发现，血浆ETs浓度的高低与动脉粥样硬化灶的数目和动脉硬化患者的症状呈正相关。③收缩内脏平滑肌：ETs对多种平滑肌（支气管、消化道、泌尿生殖道）有强大收缩作用。ETs与支气管哮喘有密切关系。④正性肌力作用：增强心脏（心房肌、心室肌）收缩力作用强大持久，使心肌耗氧量增高，加重心肌缺血。

2. 内皮素阻断药

（1）内皮素受体阻断药：根据受体的选择性可分为ET-A选择性阻断药和ET-B选择性阻断药以及非选择性阻断药。ET-A选择性阻断药的主要代表药物有西他生坦、安贝生坦和达卢生坦；ET-B选择性阻断药为BQ-788。非选择性的阻断剂主要代表药有波生坦、替唑生坦及恩拉生坦等。

笔记

(2) 内皮素转化酶抑制剂(ECE inhibitor, ECEI)：被认为是一类具有良好开发前景的心血管类药物，正在研究之中。

三、利尿钠肽

利尿钠肽可分为心房利尿钠肽(ANP)、脑利尿钠肽(BNP)和C型利尿钠肽(CNP)，具有排钠利尿、舒张血管等作用。其中，ANP可使肾小球滤过率增加、近曲小管Na^+重吸收减少，具有很强的排钠利尿、舒张血管、降低血压的作用，并能抑制肾素、加压素和醛固酮的分泌。其机制与作用于ANP受体有关。ANP与ANP受体结合，兴奋鸟苷酸环化酶，使cGMP增加而产生作用。

四、血管紧张素

肾素-血管紧张素系统(RAS)与循环功能的调节密切相关，在心脏、血管壁和肾上腺等局部均已发现了RAS的存在。血管紧张素(angiotensin, Ang)转化酶抑制剂及血管紧张素受体阻断剂，已在抗高血压等方面得到广泛应用(见第二十三章、第二十五章和第二十六章)。

五、其　他

降钙素基因相关肽(CGRP)广泛存在于外周和中枢神经系统，作用于中枢产生抑制食欲和血压升高效应，作用于外周产生强大的血管舒张作用。神经肽Y(NPY)分布在外周和中枢神经系统，经常与NA一起存在于去甲肾上腺素神经元。作用于突触前可减少NA的释放；作用于突触后引起血管收缩。

第五节　一氧化氮及其供体与抑制剂

一氧化氮(nitric oxide, NO)是近年来发现的一种新的细胞信使，其结构简单、半衰期短、化学性质活泼，广泛存在于生物体内各组织器官，由血管内皮细胞产生并释放，参与体内多种生理及病理过程。1998年3位美国药理学家因在NO方面的研究而获得诺贝尔生理和医学奖。

一、NO的合成与生物学作用

L-精氨酸(L-Arg)是合成NO的前体，一氧化氮合酶(nitricoxide synthase, NOS)是合成NO的关键酶。NOS至少有两种亚型。第一型为诱导型(iNOS)，是一种NADPH依赖性酶，不依赖Ca^{2+}/钙调蛋白，主要分布在巨噬细胞、肥大细胞、中性粒细胞、成纤维细胞、肝细胞、胰腺细胞、胃肠黏膜、血管内皮细胞和平滑肌细胞。iNOS正常情况下不表达，当细胞受刺激时开始表达，催化L-Arg，引起NO大量、长时间释放，不仅能杀灭病原微生物和肿瘤细胞，还具有细胞毒作用，可造成组织细胞损伤。第二型为结构型(cNOS)，也是一种NADPH依赖型酶，但它依赖于Ca^{2+}/钙调蛋白，主要分布在血管内皮和平滑肌等细胞中。

NO与受体结合后，激活鸟苷酸环化酶，催化GTP生成cGMP，后者为第二信使分子，进一步刺激cGMP激酶，导致细胞内钙离子浓度下降，从而发挥如下生理作用：

1. 舒张血管平滑肌　血管内皮细胞释放的NO，通过弥散作用于平滑肌细胞的GC，使细胞内cGMP含量增加，而产生血管平滑肌舒张；NO具有内皮细胞保护作用，可对抗缺血再灌注对血管内皮的损伤。妊娠高血压或先兆子痫患者的内皮细胞功能失调，血管内NO的含量降低。通过补充营养和提高L-精氨酸的水平来增加NO有一定疗效。

2. 对动脉粥样硬化的影响　NO可抑制血小板黏附和聚集，减少血栓素A_2和生长因子的释放；抑制中性粒细胞与内皮细胞的黏附和血管平滑肌细胞增生；另外，NO还可作为抗氧化剂，抑制低密度脂蛋白的氧化；从而防止泡沫细胞的产生与动脉硬化形成。

笔记

3. 呼吸系统 由于NO降低肺动脉压和扩张支气管平滑肌，吸入NO可对新生儿的肺动脉高压和呼吸窘迫综合征进行治疗，对成年呼吸窘迫综合征也有疗效。

4. 神经系统 在中枢神经系统，NO作为神经递质或调质发挥作用，但NO的作用部位和性质尚不清楚。突触后释放的NO使突触前兴奋性谷氨酸释放，可能对脑发育和学习记忆发挥短时程或长时程的增强效应。高浓度的NO也可引起神经元退化。在外周组织，神经元释放的NO可使阴茎海绵体血管平滑肌舒张，引起阴茎勃起，NOS抑制剂可抑制勃起反应。某些NO供体在治疗阳痿时有一定价值。

二、一氧化氮供体

内源性NO是一种含不成对电子的气体，具有高度脂溶性，易扩散通过细胞膜。其性质活泼、极不稳定，在有氧和水的环境中仅能存在数秒。NO与亚铁血红素有很强的亲和力，在血液中，NO与血红蛋白结合形成亚硝酸盐血红蛋白失活。某些药物可作为NO供体，如：硝普钠、硝酸甘油、有机硝酸盐和亚硝酸盐等，释放出NO。

三、一氧化氮抑制剂

诱导型一氧化氮合酶广泛参与炎症病理发生、发展的过程。由于传统的抗炎药物COX-2抑制剂有较多的不良反应，而应用受限。新型的抑制炎症的药物被寄以厚望，如iNOS抑制剂。

iNOS抑制剂包括非选择性抑制剂和选择性抑制剂。非选择性的有L-精氨酸竞争性抑制剂，包括氮G单甲基-左旋精氨酸（L-NMMA）、氨G-硝基-左旋精氨酸甲基乙酯（L-NAME）等。选择性NOS抑制剂能一定量地抑制iNOS的量。N-［3-（氨甲基）苯甲基］乙脒抑制iNOS的量为cNOS的200~5000倍，为现今选择性和抑制性最强的抑制剂。

第六节 腺 苷 类

在短暂缺血之后，组织细胞和血管内皮细胞释放出腺苷，腺苷通过激动腺苷受体调节细胞代谢，对随后的缺血损伤产生保护作用，即发挥缺血预适应作用。缺血预适应是指经短暂缺血之后对随后较长时间缺血的耐受性明显增强的现象；药理性预适应是在缺血预适应的基础上发展起来的，通过药物激发或模拟机体自身内源性保护物质而呈现的保护组织作用。它经过了“缺血预适应—缺血预适应机制分析—药理性预适应”的发展过程。其中，腺苷/腺苷受体机制研究最为深入，被认为十分重要。

腺苷通过腺苷受体发挥作用，腺苷受体可分为A_1、A_{2A}、A_{2B}和A_3四种亚型，其中A_1、A_2受体与“预适应”关系最为密切。

1. A_1受体 腺苷对心脏的作用主要是通过激动A_1受体发挥的。A_1受体参与激活K_{ATP}，K^+外流增加，使膜电位超极化，抑制L型Ca^{2+}通道的开放，自律性降低，发挥抗心律失常和对缺血再灌注损伤的保护作用，其作用机制可能与下列因素有关：①激活百日咳毒素敏感性G蛋白（Gi），使与Gi偶联的K_{ATP}开放；②激活蛋白激酶C（PKC）。

2. A_2受体 腺苷经A_2受体发挥对多数血管如冠脉血管的扩张作用，增加冠脉流量；其机制为激活腺苷酸环化酶，调节NO信号及血管平滑肌细胞K_{ATP}。此外，A_2受体尚参与调节以下效应：①抑制内皮素释放，抑制血小板聚集；②抑制中性粒细胞激活；③减少超氧阴离子生成。

腺苷“预适应”的心肌保护机制目前认为主要是：①因K_{ATP}阻断剂优降糖可取消腺苷诱导的“预适应”效应，故腺苷/K_{ATP}被认为是重要机制之一。②因腺苷受体激动剂（美速胺）可使5′-核苷酸酶活性增加，发挥“预适应”效应；而5′-核苷酸酶抑制剂可取消美速胺的心肌保护作用，因此认为腺苷的释放和5′-核苷酸酶的活性是“预适应”的机制之一。③用利血平耗竭递质后，

笔记

腺苷的"预适应"效应消失，因此认为去甲肾上腺素的释放及其对心肌细胞 α_1 受体的激动，是腺苷发挥"预适应"作用的重要途径。其他研究显示乙酰胆碱也介导了"预适应"效应。

"老药"双嘧达莫因能形成"冠脉窃流"，过去认为无抗心绞痛作用。后来证实能抗血小板聚集，防止血栓形成，对预防心肌梗死有益。近来发现它是一种腺苷转运蛋白抑制剂，可通过抑制腺苷的转运，增加心脏内源性腺苷浓度，从而缩小心肌梗死面积、维持心肌收缩和舒张功能，发挥缺血预适应样心脏保护作用。

制剂及用法

盐酸苯海拉明（diphenhydramine hydrochloride，benadryl）　片剂：25mg，每次 25~50mg，3 次 / 天。注射剂：1ml：20mg，每次 20mg，肌内注射，1~2 次 / 天。

茶苯海明（dimenhydrinate；晕海宁，theohydramine）　片剂：25mg，50mg，为苯海拉明与氨茶碱复合物，预防晕动病，行前半小时服 50mg。

盐酸异丙嗪（promethazine hydrochloride；非那根，phenergan）　片剂：12.5mg，25mg，每次 12.5~25mg，2~3 次 / 天。注射剂：2ml：50mg，每次 25~50mg，肌内或静脉注射。

盐酸曲吡那敏（tripelennamine hydrochloride，去敏灵，扑敏宁）　片剂：25mg，50mg，每次 25~50mg，3 次 / 天。

马来酸氯苯那敏（chlorpheniramine maleate，扑尔敏）　片剂：4mg，每次 4mg，3 次 / 天。小儿 0.35mg/(kg·d)，分 3~4 次 / 天。注射剂：1ml：10mg，2ml：20mg，每次 5~20mg，皮下或肌内注射。

盐酸布可立嗪（buclizine hydrochloride，安其敏）　片剂，每次 25~50mg，2 次 / 天。

盐酸美克洛嗪（meclozine hydrochloride，敏可静）　片剂，每次 25mg，2 次 / 天。

酒石酸苯茚胺（phenindamine tartrarte）　片剂：25mg，每次 25mg，2~3 次 / 天。

特非那定（terfenadine）　片剂，每次 60mg，2 次 / 天；或每次 120mg，1 次 / 天。7~12 岁儿童每次 30mg，6 岁以下儿童减半，2 次 / 天。孕妇和哺乳期妇女慎用。

米索前列醇（misoprostol）　口服，800μg/d，分 2~4 次与食物同服，用于十二指肠溃疡和胃溃疡。

恩前列素（enprostil）　口服，每次 35~70μg。

（李晓辉）

笔记

第三十一章　作用于呼吸系统的药物

支气管哮喘(asthma)、慢性阻塞性肺疾病(chronic obstructive pulmonary diseases,COPD)是呼吸系统常见疾病,常伴有咳嗽、咳痰、喘息的症状。平喘药(anti-asthmatic drugs)、镇咳药(antitussives)和祛痰药(expectorants)能缓解相应症状,并能有效地预防并发症的发生。

第一节　平　喘　药

- The drugs most commonly used for the treatment of obstructive lung diseases are bronchodilators, anti-inflammatory drugs and anti-allergic drugs.
- Bronchodilators in current clinical use include β-adrenergic agonists, theophyllines and anticholinergics.
- Anti-inflammatory drugs are composed by glucocorticoids and phosphodiesterase 4 inhibitors.
- Anti-allergic drugs include mast cell stabilizer (e.g. cromolyn sodium), antihistamine (e.g. ketotifen) and leukotriene modifiers (e.g. zafirlukast).
- Of the three main classes of bronchodilators β-adrenergic agonists are the most effective for acute reversal of airway narrowing in asthma.

支气管哮喘常发生于幼儿和青少年,是一种慢性变态反应性炎症性疾病。临床表现为反复发作的呼吸短促、胸部紧缩感、喘息并常伴有咳嗽的症状,病理特征为广泛并可逆的支气管狭窄和气道高反应性,支气管黏膜的嗜酸性粒细胞、淋巴细胞等炎症细胞的浸润和气道重塑(remodeling),临床常用糖皮质激素(常用吸入糖皮质激素)、支气管扩张药(β_2 肾上腺素受体激动药、茶碱类、抗胆碱药等)和抗过敏平喘药(色甘酸钠等)用于防治哮喘发作。

慢性喘息型支气管炎或 COPD 伴有喘息常发生于中、老年,是由于感染或非感染因素(吸烟和理化刺激等)引起支气管黏膜及其周围组织的慢性非特异性炎症。其病理特点是支气管腺体增生、黏液分泌增多。临床出现有连续两年以上,每年持续 3 个月以上的咳嗽、咳痰或气喘等症状,疾病进展又可并发阻塞性肺气肿、肺源性心脏病。临床上,糖皮质激素对于本类疾病的抗炎平喘效果不佳,常用磷酸二酯酶 -4 抑制剂(罗氟司特)合并支气管扩张药用于防治本类疾病。

一、抗炎平喘药

糖皮质激素为代表的抗炎性平喘药通过抑制气道炎症反应,可以达到长期防止哮喘发作的效果,已成为平喘药中的一线药物。

(一) 糖皮质激素

糖皮质激素(glucocorticoids,GCs)用于治疗哮喘已有 50 年历史,常用的是吸入剂型糖皮质激素。其在气道内可获得较高的药物浓度,充分发挥局部抗炎作用,并可避免或减少全身性药物的不良反应。

笔记

【药理作用及机制】 GCs 进入靶细胞内与糖皮质激素受体结合成复合物,再进入细胞核内调控炎症相关靶基因的转录，通过抑制哮喘时炎症反应的多个环节发挥平喘作用（见第三十五章）。

1. 抑制多种参与哮喘发病的炎性细胞和免疫细胞功能　抑制循环中嗜酸性粒细胞、T淋巴细胞、巨噬细胞、中性粒细胞功能；减少支气管树突状细胞数目，抑制肺嗜酸性粒细胞、巨噬细胞和肥大细胞浸润和释放炎症介质和IgE产生，并加速肺炎症细胞的凋亡。

2. 抑制细胞因子和炎症介质的产生　哮喘中细胞因子主要包括TNF-α、IL-1、IL-5、IL-6、IL-8、IL-13等；GCs诱导脂皮素-1（lipocortin 1）的生成而抑制磷脂酶A2活性，从而影响花生四烯酸炎性代谢物生成；抑制诱导型NO合成酶和环氧化酶-2（COX-2），阻断炎性介质产生，发挥抗炎作用；抑制黏附分子表达而减少炎症细胞与血管内皮的相互作用，降低微血管通透性；抑制免疫功能和抗过敏作用而减少组胺、5-羟色胺、缓激肽等过敏介质释放。

3. 抑制气道高反应性　抑制炎症和免疫反应而降低哮喘患者吸入抗原、胆碱受体激动剂、冷空气以及运动后的支气管收缩反应。

4. 增强支气管以及血管平滑肌对儿茶酚胺的敏感性　有利于缓解支气管痉挛和黏膜肿胀。

【临床应用】　近年来主要以气雾吸入方式在呼吸道局部应用该类药物。气雾吸入糖皮质激素，可减少口服激素制剂用量或逐步替代口服激素，用于支气管扩张药不能有效控制的慢性哮喘患者，长期应用可以减少或中止发作，减轻病情严重程度，但不能缓解急性症状。对于哮喘持续状态，因不能吸入足够的气雾量，往往不能发挥其作用，故不宜应用。目前常用的吸入用糖皮质激素有丙酸倍氯米松（beclomethasone dipropionate，BDP）、布地奈德（budesonide，BUD）、丁地去米松、布地缩松、丙酸氟替卡松（fluticasone propionate，FP），还有长效β_2受体激动药昔萘酸沙美特罗与丙酸氟替卡松复方制剂。这些吸入糖皮质激素的脂溶性高低顺序为FP>BDP>BUD。高脂溶性药物在气道内浓度高，容易转运进入细胞内与局部糖皮质激素受体结合，产生较强抗炎活性。

【不良反应】　吸入常用剂量的GCs时一般不产生不良反应。但GCs在吸入后，有80%~90%药物沉积在咽部并吞咽到胃肠道，产生咽部或全身不良反应。

长期用药时，药物在咽部和呼吸道存留可引起声音嘶哑、声带萎缩变形、诱发口咽部念珠菌感染等，故吸入后需立即漱口。布地奈德在肝内代谢灭活要比丙酸倍氯米松快，故前者全身不良反应少，对下丘脑—垂体—肾上腺轴的抑制作用小。

局部大剂量应用（例如丙酸倍氯米松一日总量超过2000μg时）可抑制下丘脑—垂体—肾上腺皮质轴的功能，但远比口服制剂轻微。

（二）磷酸二酯酶-4抑制剂

罗氟司特（roflumilast）是第一个被欧盟（2010年）和美国（2011年）批准上市用于COPD治疗的药物，也是第一个用于临床的选择性磷酸二酯酶-4（PDE-4）抑制剂。

【药理作用及机制】　PDE-4主要分布于炎症细胞（肥大细胞、巨噬细胞、淋巴细胞和嗜酸性粒细胞）、气道上皮细胞和平滑肌细胞内，PDE-4是细胞内特异性的cAMP水解酶，PDE-4抑制剂抑制PDE-4活性，增加细胞内cAMP水平而发挥治疗作用。

1. 抑制炎症细胞聚集和活化　罗氟司特抑制PDE-4活性而减轻气道内上皮细胞、中性粒细胞、CD8（+）T细胞、巨噬细胞和嗜酸性粒细胞等炎症细胞的聚集和活化，减少前炎症因子包括TNF-α、IL-1等释放，PDE-4抑制剂具有强大的抗炎作用而缓解气道炎症。

2. 扩张气道平滑肌　罗氟司特具有轻度的扩张气道平滑肌的作用，从而缓解气道高反应性。

3. 缓解气道重塑　罗氟司特除了能降低气道高反应外，还能减少上皮细胞基底的胶原沉着、气道平滑肌细胞增厚、杯状细胞增生和黏蛋白的分泌；促进气道上皮纤毛运动而促进排痰。

【体内过程】　罗氟司特口服生物利用度为80%，达峰时间为1小时，血浆蛋白结合率接近

笔记

99%，单剂 0.5mg 口服表观分布容积约为 2.9L/kg。罗氟司特主要在肝脏代谢，通过Ⅰ相（CYP1A2 和 CYP3A4）和Ⅱ相（结合）反应被代谢成氮氧化物，氮氧代物是在人类血浆中唯一观察到的主要代谢物。$t_{1/2}$ 为 17 小时，肝功能受损者作用时间明显延长，70% 以上经肾脏排泄。

【临床应用】由于糖皮质激素治疗 COPD 不能明显改善肺功能，也无法降低 COPD 的死亡率，罗氟司特被批准用于治疗反复发作并加重的成人重症 COPD，常与长效支气管扩张药联合应用。对于慢性喘息型支气管炎和 COPD 伴有喘息患者亦有较好的疗效。虽然哮喘不是罗氟司特的适应证，但临床试验表明其治疗轻至中度哮喘安全而有效，但不能作为缓解急性支气管痉挛的用药。

【不良反应及注意事项】罗氟司特不用于 18 岁以下的患者，其最常见的不良反应是腹泻、体重减轻、恶心、头痛、背痛、头晕和食欲减退，这些不良反应主要发生在治疗开始后的第一周，且大部分随着持续治疗而消失。少数患者出现精神症状包括失眠、焦虑、抑郁、情绪变化及自杀倾向，需加以监测。

由于罗氟司特经肝 CYP450 代谢，对于有中、重度肝功能损害的患者禁用罗氟司特，因此，CYP450 诱导剂（如利福平，苯巴比妥，卡马西平，苯妥英）降低罗氟司特的疗效，而 CYP3A4 和 CYP1A2 抑制剂（如红霉素，酮康唑，氟伏沙明，依诺沙星，西咪替丁）以及口服避孕药则减少罗氟司特的代谢而增强其作用。

二、支气管扩张药

支气管扩张药是常用的平喘药，包括 β 肾上腺素受体激动药、茶碱类和抗胆碱药。

（一）肾上腺素受体激动药（adrenoceptor agonists）

【药理作用及机制】人气道中 β 肾上腺素受体主要是 $β_2$ 受体。$β_2$ 受体广泛分布于气道的不同效应细胞上，当 $β_2$ 受体激动药兴奋气道 $β_2$ 受体时，气道平滑肌松弛、抑制肥大细胞与中性粒细胞释放炎症介质与过敏介质、增强气道纤毛运动、促进气道分泌、降低血管通透性、减轻气道黏膜水肿等，这些效应均有利于缓解或消除支气管痉挛和气道狭窄。$β_2$ 受体激动药的主要作用是松弛支气管平滑肌，其机制为：$β_2$ 受体激动药与平滑肌细胞膜上的 $β_2$ 受体结合后，引起受体构型改变，激活兴奋性 G 蛋白（Gs），从而活化腺苷酸环化酶，催化细胞内 ATP 转变为 cAMP，引起细胞内 cAMP 水平增加，转而激活 cAMP 依赖性蛋白激酶 A（PKA），再通过降低细胞内游离钙浓度 $[Ca^{2+}]_i$、使肌球蛋白轻链激酶失活和开放钾通道三个途径，引起平滑肌松弛。

非选择性 β 受体激动药包括异丙肾上腺素、肾上腺素等，平喘作用强大，但可引起严重的心脏不良反应。选择性 $β_2$ 受体激动药对 $β_2$ 受体有强大的兴奋性，对 $β_1$ 受体的亲和力低，常规剂量口服或吸入给药时很少产生心血管反应。

【临床应用】主要用于支气管哮喘、喘息型支气管炎及伴有支气管痉挛的呼吸道疾病。$β_2$ 受体激动药有各种剂型，吸入给药最为常用，以减少全身的不良反应；而在哮喘急性发作时，$β_2$ 受体激动药静脉给药还是首选的方式。

【不良反应及注意事项】肾上腺素受体激动药主要不良反应有：①心脏反应：$β_2$ 受体激动药对心脏的作用较轻，但在大剂量或注射给药时，仍可引起心脏反应，特别是原有心律失常的患者。②肌肉震颤：本类药物可激动骨骼肌慢收缩纤维的 $β_2$ 受体，引起肌肉震颤，好发部位在四肢与面颈部，轻者感到不舒服，重者影响生活与工作。气雾吸入时发生率较全身给药为低。部分患者可随着用药时间延长，肌肉震颤逐渐减轻或消失。③代谢紊乱：$β_2$ 激动药增加肌糖原分解，引起血乳酸、丙酮酸升高，并产生酮体。糖尿患者应用时应注意引起酮中毒或乳酸中毒。由于 $β_2$ 激动药兴奋骨骼肌细胞膜上 Na^+-K^+-ATP 酶，使 K^+ 进入细胞内而引起血钾降低，过量应用时或与糖皮质激素合用时，可能引起低钾血症。表 31-1 为常用的 β 受体激动药。

笔记

表 31-1　常用的β受体激动药

类别		药物	药理作用与应用	药动学	不良反应
非选择性激动剂		异丙肾上腺素(isoprenaline)	激动 β_2 受体,松弛支气管平滑肌,抑制组胺释放,扩张外周血管,减轻心脏负荷。激动 β_1 受体兴奋心脏。用于哮喘、心源性或感染性休克、房室传导阻滞、心搏骤停。由于低选择性,已较少用于哮喘治疗	吸入 2~5 分钟起效,维持 0.5~2 小时。舌下给药 15~30 分钟起效,作用维持 1~2 小时。静脉注射维持不到 1 小时。$t_{1/2}$ 为 1 分钟至数分钟	口干、心悸不安、心动过速、震颤、多汗和乏力等
选择性 β_2 受体激动剂	短效激动剂	沙丁胺醇(salbutamol)	选择性激动 β_2 受体,松弛支气管平滑肌,用于哮喘、其他原因的支气管痉挛,喘息型支气管炎及 COPD 伴喘息的治疗	吸入 5~15 分钟起效,作用维持 3~6 小时,$t_{1/2}$ 为 3.8 小时。口服 30 分钟起效,作用持续 6 小时,$t_{1/2}$ 2.7~5 小时	震颤、恶心、心动过速
		特布他林(terbutaline)	选择性激动 β_2 受体,松弛支气管平滑肌,作用弱于沙丁胺醇。用于哮喘、其他原因的支气管狭窄的肺部疾病治疗	吸入 5 分钟起效,持续 4~6h;口服 60~120 分钟起效,持续 4~8 小时,静注起效 15 分钟以内,持续 1.5~4 小时	震颤、强直性痉挛、心悸等
	长效激动剂	克仑特罗(clenbuterol)	选择性激动 β_2 受体,平喘作用强并增加纤毛运动和溶解黏痰的作用。用于哮喘等支气管狭窄的肺部疾病治疗	口服易吸收,15 分钟起效,作用可持续 6~8 小时。气雾吸入 5 分钟起效,持续 4 小时。直肠给药,作用维持 24 小时	少数患者口干、心悸、手颤
		福莫特罗(formoterol)	选择性激动 β_2 受体,兼具扩张支气管平滑肌和抗炎作用。用于哮喘持续状态、夜间发作性和运动诱发哮喘,以及其他原因急性支气管痉挛的治疗	吸入 2~5 分钟起效,作用持续 12 小时。口服作用维持 24 小时	肌肉震颤、头痛、心悸、心动过速等
		班布特罗(bambuterol)	选择性激动 β_2 受体,松弛支气管平滑肌,并抑制内源性致痉挛物释放、减轻水肿及增加纤毛清除。用于哮喘、COPD 和喘息型支气管炎治疗	是特布他林的前药。口服吸收后缓慢代谢成特布他林,2~6 小时内达峰值,作用持续 24 小时	肌肉震颤、头痛、心悸、心动过速等

(二)茶碱类(theophylline)

【药理作用及机制】 茶碱是一类甲基黄嘌呤类衍生物,具有平喘、强心、利尿、扩张血管和中枢兴奋等作用,平喘的作用机制主要有如下几方面:

1. 抑制磷酸二酯酶 茶碱为非选择性 PDE 抑制剂,使细胞内 cAMP 水平升高而舒张支气管平滑肌。然而茶碱在体内有效浓度低,对酶活性的抑制作用不明显,因此,茶碱的扩张支气管效应可能有其他的作用机制。

2. 阻断腺苷受体 茶碱在治疗浓度时阻断腺苷受体,减轻内源性腺苷所致的气道收缩作用。

3. 增加内源性儿茶酚胺的释放 治疗浓度茶碱可使肾上腺髓质释放儿茶酚胺,间接舒张支气管作用。

4. 免疫调节与抗炎作用 茶碱在低浓度时即可抑制肥大细胞、嗜酸性粒细胞、巨噬细胞、T 淋巴细胞等的功能,减少炎症介质释放,降低微血管通透性而降低气道炎症反应。

笔记

5. 增加膈肌收缩力并促进支气管纤毛运动　增加膈肌收缩有利于慢性阻塞性肺病的治疗，促进纤毛运动而加速纤毛清除痰液，有助于哮喘治疗。

【临床应用】

1. 支气管哮喘　茶碱扩张支气管作用不及 β_2 受体激动药强，起效慢，一般情况下不宜采用。对于 β_2 受体激动药不能控制的急性哮喘，可用静脉注射氨茶碱；慢性哮喘患者口服氨茶碱以防止急性发作。

2. 慢性阻塞性肺病　对于 COPD 伴有喘息、COPD 伴有右心功能不全的心源性哮喘的患者有明显的疗效，这是由于茶碱还具有扩张肺动脉及降低肺动脉压、强心和利尿作用。

3. 中枢型睡眠呼吸暂停综合征　茶碱具有中枢兴奋作用，对于脑部疾病或原发性呼吸中枢病变导致通气不足患者，明显增强通气功能，改善症状。

【不良反应】　茶碱的治疗窗较窄，不良反应的发生率与其血药浓度密切相关，血药浓度超过 20mg/L 时，易发生不良反应。主要不良反应有：

1. 胃肠道不良反应　上腹部疼痛、恶心、呕吐、胃食管反流、食欲减退等。

2. 中枢兴奋　主要有失眠、震颤、激动等症状，可用镇静药治疗。

3. 急性中毒　常见于静脉注射过快或剂量较大，出现心动过速、心律失常、血压骤降、谵妄、惊厥和昏迷等，严重可导致呼吸、心搏骤停。静脉注射时要充分稀释并缓慢注射。另外，偶见横纹肌溶解所致的急性肾衰竭，亦能致死。

氨　茶　碱

氨茶碱（aminophylline，euphylline，theophyllamine）为茶碱与二乙胺形成的复盐，水中溶解度大可制成注射剂。该药碱性较强，局部刺激性大，口服容易引起胃肠道刺激症状。在急性重度哮喘或哮喘持续状态时可采用氨茶碱静脉注射或静脉滴注，以迅速缓解喘息与呼吸困难等症状。

胆　茶　碱

胆茶碱(cholinophylline)为茶碱与胆碱的复盐，水溶性更大。口服易吸收，对胃肠道刺激性小，胃肠道反应较氨茶碱少，患者易耐受。对心脏和中枢神经系统的作用不明显。

茶碱的缓释或控释制剂（theophylline sustained release tablets）如葆乐辉（protheo，优喘平），舒弗美片。本类制剂具有下列特点：①血药浓度稳定，峰值与谷值之间差异不大；②作用持续时间长，对慢性反复发作性哮喘与夜间哮喘有较好的疗效；③胃肠道刺激反应明显减少，患者易耐受。

（三）抗胆碱药（M 胆碱受体阻断药）

呼吸道 M 胆碱受体有 M_1、M_2 和 M_3 受体亚型。M_1 胆碱受体阻断药可抑制副交感神经节的神经传递，从而引起气道松弛，但作用较弱；M_2 胆碱受体激动时，可抑制胆碱能节后纤维释放乙酰胆碱，哮喘患者的 M_2 胆碱受体功能失调，抑制性反馈调节作用明显减弱，胆碱能节后纤维末梢释放乙酰胆碱增加，从而促使气道收缩加剧；M_3 胆碱受体存在于大、小气道平滑肌，气道黏膜下腺体与血管内皮细胞上。该受体激动时，可使气道平滑肌收缩，气道口径缩小，促进黏液分泌与血管扩张等。选择性阻断 M_1、M_3 胆碱受体后可产生支气管扩张作用，本类药物主要有异丙托溴铵、氧托溴铵（oxitropium，氧托品）和噻托溴铵（tiotropium）。

异丙托溴铵

异丙托溴铵（ipratropium bromide，异丙托品）是阿托品的异丙基衍生物，季铵盐，口服不吸收，采用气雾剂，对 M_1、M_2、M_3 胆碱受体无选择性，但对气道平滑肌有较高的选择性，对心血管系

笔记

统作用不明显，也不影响痰液黏稠度和分泌。本品起效慢，对 β_2 受体激动药耐受的患者有效，对老年性哮喘，尤其是对高迷走神经活性的哮喘患者尤为适用，对于其他类型的哮喘作用不及 β_2 受体激动药。

三、抗过敏平喘药

抗过敏平喘药的主要作用是抗过敏作用和轻度的抗炎作用。其平喘作用起效较慢，不宜用于哮喘急性发作期的治疗，临床上主要用于预防哮喘的发作。本类药物包括炎症细胞膜稳定剂，如色甘酸钠、奈多罗米钠以及 H_1 受体阻断剂如酮替芬。

(一) 炎症细胞膜稳定剂

色甘酸钠

【药理作用及机制】 色甘酸钠(disodium cromoglycate)无扩张气道的作用，但能抑制抗原以及非特异性刺激引起的气道痉挛，作用机制为：

1. 稳定肥大细胞膜 可能抑制钙内流而抑制肥大细胞脱颗粒，减少肺肥大细胞由抗原诱发的过敏介质释放。

2. 抑制气道感觉神经末梢功能与气道神经源性炎症 抑制二氧化硫、缓激肽、冷空气、甲苯二异氰酸盐、运动等引起的支气管痉挛。

3. 阻断炎症细胞介导的反应 抑制巨噬细胞与嗜酸性粒细胞介导的炎症反应，长期应用可减轻气道高反应性。

【临床应用】 色甘酸钠为预防哮喘发作药物，需在抗原和刺激物接触前 7~10 天给药，对过敏性、运动性、非特异的外源性刺激效果较好。

色甘酸钠为非脂溶性药物，口服吸收极少(仅 1%)，临床必须采用粉剂定量雾化器(MDI)方式吸入。不良反应少见，偶有咽喉与气管刺痛感或支气管痉挛，必要时可同时吸入 β_2 受体激动药预防。

奈多罗米钠

奈多罗米钠(nedocromil sodium)作用与色甘酸钠相似，有肥大细胞膜稳定作用，作用强于色甘酸钠。还有明显的抗炎作用，但较糖皮质激素为弱。能抑制气道 C 神经纤维的传递，降低非特异性气道反应性。可作为长期预防性平喘药，吸入给药，用于哮喘早期的维持治疗。

(二) H_1 受体阻断药

酮替芬

酮替芬(ketotifen，噻哌酮)除了有类似色甘酸钠的作用外，还有强大的 H_1 受体阻断作用；并能预防和逆转 β_2 受体的"向下调节"，加强 β_2 激动药的平喘作用。本品在临床上可单独应用或与茶碱类、β_2 激动药合用来防治轻、中度哮喘，不良反应有短暂的嗜睡、疲倦、头晕、口干等。

(三) 白三烯阻断药

白三烯(leukotrienes，LTs)是花生四烯酸经 5- 脂氧合酶代谢产物，其中 LTB-4 与炎症细胞趋化有关，而 LTC-4、LTD-4、LTE-4 统称为半胱氨酰白三烯(cysteinyl leukotrienes，CysLTs)，与炎症效应相关，是哮喘的发病中的重要的炎症介质。肺组织受抗原攻击时多种炎症细胞(嗜酸性粒细胞、巨噬细胞、肥大细胞等)能释放 CysLTs。CysLTs 可引起支气管黏液分泌，降低支气管纤毛运动，增加气道微血管通透性，引起气道水肿和嗜酸性粒细胞在组织浸润，刺激 C 神经纤维末梢释放缓激肽，引起气道炎症反应。半胱氨酰白三烯受体 -1(CysLT-1)拮抗剂通过阻断 CysLTs 的上述作用而用于治疗哮喘。与糖皮质激素合用可获得协同抗炎作用，并减少糖皮质激素的用量，

笔记

且对吸入糖皮质激素不能控制的哮喘患者也有效；也可用于抗原、运动、冷空气和非特异性刺激引起的支气管痉挛。

目前，常用的 CysLTs 阻断药主要有：扎鲁司特（zafirlukast）用于成人和 6 岁以上儿童支气管哮喘的长期治疗和预防；孟鲁司特（montelukast）用于成人和 12 岁以上儿童支气管哮喘的长期治疗和预防；普仑司特（pranlukast）与扎鲁司特药理和临床应用相似。本类药物常见的不良反应为轻度头疼、咽炎、鼻炎、胃肠道及转氨酶升高，停药后可以恢复。

第二节 镇 咳 药

咳嗽是呼吸系统疾病的一个主要症状。咳嗽是一种保护性反射，具有促进呼吸道的痰液和异物排出，保持呼吸道清洁与通畅的作用。在应用镇咳药前，应该寻找引起咳嗽的原因，并针对病因进行治疗。例如在细菌性感染时，只抑制咳嗽是不合适的，应使用抗菌药物控制感染。

对于无痰的剧咳，例如上呼吸道病毒感染所致的慢性咳嗽或者经对因治疗后咳嗽未见减轻者，为了减轻患者的痛苦，防止原发疾病的发展，避免剧烈咳嗽引起的并发症，应采用镇咳药物进行治疗。若咳嗽伴有咳痰困难，则应使用祛痰药，慎用镇咳药，否则积痰排不出，易继发感染，并且阻塞呼吸道，引起窒息。

目前常用的镇咳药（antitussives），根据其作用机制分为两类：①中枢性镇咳药，直接抑制延髓咳嗽中枢而发挥镇咳作用；②外周性镇咳药，通过抑制咳嗽反射弧中的感受器、传入神经、传出神经或效应器中任何一环节而发挥镇咳作用。有些药物兼有中枢和外周两种作用。

一、中枢性镇咳药

可分为成瘾性和非成瘾性两类镇咳药。前者是吗啡类生物碱及其衍生物，镇咳效应大，但具有成瘾性。临床上仅用可待因等几种成瘾性较小的药物作为镇咳药。非成瘾性药物目前发展很快，品种较多，临床应用也十分广泛。

（一）成瘾性中枢镇咳药

主要指阿片类生物碱。其中作用最强的是吗啡，它对咳嗽中枢有很强的抑制作用，临床用于：①支气管癌或主动脉瘤引起的剧烈咳嗽；②急性肺梗死或急性左心衰竭伴有的剧烈咳嗽。

磷酸可待因

磷酸可待因（codeine phosphate）对延髓咳嗽中枢有选择性抑制作用，镇咳作用强而迅速，其镇咳强度约为吗啡的 1/10，亦具镇痛作用，镇痛强度为吗啡的 1/10~1/7；呼吸抑制作用、便秘、耐受性、成瘾性等均弱于吗啡。目前在筛选镇咳新药时，常以可待因作为标准镇咳药进行对比评价。

口服或注射均可吸收，生物利用度为 40%~70%。口服后约 20 分钟起效，0.75~1 小时达峰值血药浓度；肌注后 0.25~1 小时达峰值血药浓度。约 10% 在体内脱甲基而成吗啡，这可能就是可待因发挥其作用的形式。临床用于各种原因引起的剧烈干咳，对胸膜炎干咳伴胸痛者尤其适用。

本品在大剂量（60mg）时明显抑制呼吸中枢，小儿用量过大可致惊厥，长期用药可产生耐药性及成瘾性。能抑制支气管腺体分泌和纤毛运动，可使痰液黏稠度增高，对黏痰且量多的病例易造成气道阻塞及继发感染，不宜应用。在呼吸不畅及支气管哮喘性咳嗽的病例中，由于其对支气管平滑肌有轻度收缩作用，故应慎用。

笔记

(二) 非成瘾性中枢性镇咳药

氢溴酸右美沙芬

氢溴酸右美沙芬(dextromethorphan hydrobromide)镇咳作用与可待因相似或较强,起效快。无镇痛作用亦无成瘾性。用于各种原因引起的干咳。本品安全范围大,偶有头晕、轻度嗜睡、口干、便秘、恶心和食欲不振。痰多患者慎用,妊娠3个月内妇女禁用。

枸橼酸喷托维林

枸橼酸喷托维林(pentoxyverine citrate)镇咳作用约为可待因的1/3。对咳嗽中枢具有直接抑制作用,并有轻度阿托品样作用和局部麻醉作用。可轻度抑制支气管内感受器及传入神经末梢,使痉挛的支气管平滑肌松弛,减轻气道阻力,因此兼具末梢性镇咳作用。用于各种原因引起的干咳。偶有轻度头痛、头晕、口干、恶心和腹泻等不良反应。青光眼、前列腺肥大和心功能不全者慎用,痰多者宜与祛痰药并用。

二、外周性镇咳药

盐酸那可汀

盐酸那可汀(noscapine hydrochloride)系外周性镇咳药,可抑制肺牵张反射引起的咳嗽,兼具兴奋呼吸中枢作用。镇咳一般持续4小时,无成瘾性。有时引起轻度嗜睡和头痛,不宜用于痰多患者。

第三节　祛　痰　药

祛痰药(expectorants)包括痰液稀释药和黏痰溶解剂。前者口服后增加痰液中水分含量,稀释痰液,包括恶心性祛痰药和刺激性祛痰药;后者使痰液黏稠度降低或调节黏液成分,使痰液容易排出,包括黏痰溶解药和黏液调节剂。

一、痰液稀释剂

(一) 恶心性祛痰药

本类药物口服后刺激胃黏膜通过迷走神经反射促进支气管腺体分泌增加,使痰液稀释,易于咳出;同时,药物分泌至呼吸道,提高管腔渗透压,保留水分而稀释痰液。适用于干咳及痰液不易咳出者。

氯化铵(ammonium chloride)为本类药物代表,服用后可有恶心、呕吐,过量或长期服用可造成酸中毒和低血钾,是祛痰合剂的主要成分之一。溃疡病和肝肾功能不全者慎用。另外,碘化钾(potassium iodide)和愈创木酚甘油醚也具有恶心祛痰作用。

(二) 刺激性祛痰药

本类药物可刺激支气管分泌,促进痰液稀释而易于咳出。

愈创木酚甘油醚(guaifenesin)除了具有祛痰作用外,兼具微弱的抗菌作用,减少痰液的恶臭,是祛痰合剂的主要成分之一。

二、黏痰溶解药

(一) 黏痰溶解药

黏痰溶解药适用于痰液黏稠引起的呼吸困难、咳痰困难。痰液的黏性来自气管、支气管腺

笔记

体及杯状细胞分泌的黏蛋白(白色痰液的主要成份)和呼吸道感染后大量破损炎症细胞残留的DNA。因此,破坏黏蛋白中的二硫键可以裂解黏蛋白,而降解痰液中的DNA能溶解脓性痰液。裂解黏蛋白二硫键的药物主要有乙酰半胱氨酸(acetylcysteine)、羧甲司坦(carbocisteine)、厄多司坦(erdosteine)、美司坦(mesna)和半胱甲酯(mecysteine);而降解DNA的药物主要有脱氧核糖核酸酶(deoxyribonuclease,DNAase)。

乙酰半胱氨酸

乙酰半胱氨酸(acetylcysteine)为巯基化合物,能使黏痰中二硫键裂解,从而降低痰液的黏稠度,对黏稠的脓性以及非脓性痰液均有良好的疗效;对脓性痰液中的DNA也具有一定的降解作用。可雾化给药,也可口服。本品有特殊的臭味,对呼吸道有刺激性,哮喘及肺功能不全的老年人慎用。

脱氧核糖核酸酶

脱氧核糖核酸酶(deoxyribonuclease,DNAase)是从哺乳动物中提取的核酸内切酶,使脓痰中的DNA迅速水解成核苷酸片段,使原与DNA结合的蛋白失去保护,进而产生继发性蛋白溶解,降低黏稠度,使痰液易于咳出。本品雾化吸入,用于治疗大量脓痰的呼吸道感染,用药后有咽部疼痛感,需立即漱口。长期应用可有变态反应(皮疹,发热等)。有急性化脓性蜂窝织炎、支气管胸腔瘘的活动性结核病患者禁用。

(二)黏痰调节药

本类药物作用于气管、支气管的黏液产生细胞,促使其分泌黏性低的分泌物,使呼吸道分泌液的流变恢复正常,痰液变稀而容易咳出。

溴 己 新

溴己新(bromhexine)能抑制气管和支气管腺体、杯状细胞合成酸性黏多糖,同时,使腺体和杯状细胞分泌小分子的黏蛋白,从而使黏稠度降低,痰液易于咳出。另外,本品能促进呼吸道黏膜纤毛运动,促进痰液排出以及恶心祛痰的作用。本品可口服、雾化、静脉给药,口服后1小时起效,3~5小时达到高峰,维持6~8小时,用于支气管炎、肺气肿、矽肺、慢性肺部炎症、支气管扩张症等有白色黏痰而不易咳出的患者。不良反应发生少,偶有转氨酶升高,溃疡患者慎用。

本类药物还有溴己新的代谢物氨溴索(ambroxol)和溴凡克新(brovanexine)。氨溴索作用强于溴己新,毒性小。溴凡克新还能使痰液中酸性黏多糖纤维断裂,使黏痰液化而易咳出。

制剂及用法

硫酸沙丁胺醇(salbutamol sulfate) 成人:片剂,每次2~4mg,3次/天;缓释剂,每次8mg,早、晚各一次;粉雾剂,每次0.2~0.4mg,4次/天。

硫酸特布他林(terbutaline sulfate) 成人:片剂,每次2.5~5.0mg,2~3次/天;气雾吸入,一次200~500μg,2~3次/天;静脉注射,每次250μg,必要时可重复注射一次,但4小时内不能超过500μg。

盐酸克伦特罗(clenbuterol hydrochrolide) 成人:片剂,每次30μg,3次/天;气雾剂,每次10~20μg吸入,3次/天。

富马酸福莫特罗(formoterol fumarate) 成人:粉吸入剂,每次4.5~9μg,2次/天;口服每次40~80μg,2次/天。

氨茶碱(aminophylline) 成人:片剂,每次0.1~0.2g,3次,极量一次0.5g,1g/d;静脉注射,0.25~0.5g,0.5g/d,每25~100mg用5%葡萄糖20~40ml注射液稀释后缓慢静脉推注,注射速度每分钟<10mg;静脉滴注,0.25~0.5g,0.5g/d,每25~100mg用5%~10%葡萄糖注射液稀释后缓慢滴

笔记

注，极量每次0.5g，1g/d。

胆茶碱（choline theophylline） 成人：片剂，每次0.1~0.2g，3次/天，极量每次0.5g，1g/d。

异丙托溴铵（ipratropium bromide） 成人：定量雾化吸入，每次40~80μg，3~4次/天，溶液雾化吸入，每次50~125μg，经雾化器给药。

色甘酸钠（sodium cromoglicate） 成人：粉末喷雾吸入，每次20mg，4次/天。气雾吸入，每次3.5~7mg，4次/天。

丙酸倍氯米松（beclomethasone dipropionate） 分为起始吸入剂量和维持吸入剂量，起始吸入剂量指治疗开始至治疗3个月左右的剂量，维持吸入剂量为长期治疗用量。成人和12岁以上儿童起始吸入剂量：①轻度持续，一日总量<500μg，分两次给予；②中度持续，一日总量200~1000μg，分两次给予；③重度持续，一日总量>1000μg，分4次给予。维持吸入剂量应根据能控制临床症状和气道炎症的最低吸入量确定。

布地奈德（budesonide） 成人和16岁以上儿童起始吸入剂量：①轻度持续，200~400μg/d，1~2次/天；②中度持续，400μg/d，分1~2次给予；③重度持续，800μg/d，1~2次/天。维持吸入剂量应根据能控制临床症状和气道炎症的最低吸入量确定。

罗氟司特（roflumilast） 成人：片剂，每次0.5mg，1次/天。

磷酸可待因（codeine phosphate） 成人：片剂，每次15~30mg，3次/天。注射剂，每次15~30mg，皮下注射。

氢溴酸右美沙芬（dextromethorphan hydrobromide） 成人：片剂，每次10~20mg，3~4次/天。

枸橼酸喷托维林（pentoxyverine citrate） 成人：片剂，每次25mg，3~4次/天。

磷酸苯丙哌林（benproperine phosphate） 成人：每次20~40mg，3次/天。

乙酰半胱氨酸（acetylcysteinum pro nebula） 喷雾，临用前以10%氯化钠溶液溶解，喷雾吸入，每次1~3ml，2~3次/天。

羧甲司坦（carbocisteine） 成人：片剂口服，每次0.5g，1日3次；2%糖浆，每次25~30ml，每日3次；儿童：30mg/（kg·d）。

脱氧核糖核酸酶（deoxyribonuclease，DNase） 吸入或肌注给药，吸入，每次5万~10万U，溶于2~3ml丙二醇或生理盐水中，3~4次/天。肌注：每次100万U，每两日1次。局部脓肿、血肿、炎性渗出（如胸膜内有黏性渗出物）等可采用腔内注射，一次用量可达5万U。

盐酸溴己新（bromhexine hydrochloride） 片剂，口服每次8~16mg，3次/天。喷雾剂，每次2mg，3次/天。

盐酸氨溴索（ambroxol hydrochloride） 片剂，每次口服30~60mg，3次/天。溶液剂每次10mg，2次/天。

溴凡克新（brovanexine） 片剂，口服每次15~30mg，3次/天。

（吴希美）

笔记

第三十二章　作用于消化系统的药物

消化系统疾病是一种常见病、多发病。其系统包括胃肠道、肝脏、胰腺等。其功能为摄入、容纳、消化食物，吸收营养，排出废物。中枢神经系统通过内脏神经调节消化系统的分泌、吸收和运动来实现上述功能。同时，消化系统还受复杂的激素调节。本章主要介绍以胃肠道为主要作用靶点的药物。

This chapter describes drugs used to treat the disorders involving the gastrointestinal tract: peptic ulcers, emesis, diarrhea and constipation and the peristaltic activities. The functions of digestive system is controlled by complex neuro-endocrinal matrix. Many drugs acting in other systems also find application in the treatment of gastrointestinal disorders. For example, the morphine derivative diphenoxylate, which decrease peristaltic activity of the gut, is useful in the treatment of severe diarrhea, and the corticosteroid dexamethasone has excellent antiemetic properties. However, some drugs, such as H_2-receptor antagonists and proton-pump inhibitors for treating peptic ulcers, are used almost exclusively to treat gastrointestinal tract disorders.

第一节　治疗消化性溃疡的药物

消化性溃疡主要发生于胃和十二指肠暴露于胃酸和胃蛋白酶的黏膜部位。当黏膜的防御机制健全时，黏膜上皮能对抗胃酸和胃蛋白酶的消化作用，保持黏膜的完整。但如果胃酸分泌过多或黏膜防御机制本身出现问题，就可能形成溃疡。通常，十二指肠溃疡患者的胃酸分泌往往增加，而胃溃疡的患者胃酸分泌率往往正常甚至偏低。所以胃酸过多虽然是消化性溃疡的病因之一，但并非唯一因素。

临床研究表明，消化性溃疡患者常常有以下病史：一是长期使用非甾体抗炎药物（NSAID），二是慢性感染幽门螺杆菌（*Helicobacter pylori*）。

包括阿司匹林在内的非选择性 NSAID 多属于酸性，对黏膜上皮有直接的侵害作用。但更为重要的是，它们抑制所有环加氧酶（cyclooxygenase，COX）的同工酶。环加氧酶有两种主要的同工酶：COX-1 和 COX-2。COX-1 存在于胃肠黏膜，产生前列腺素，对黏膜起保护作用，抑制 COX-1 破坏了黏膜保护机制，促进溃疡的形成。而 COX-2 广泛分布于身体各处，与炎症的发热、疼痛等相关。近年来发展出来选择性 COX-2 抑制剂。在保持抗炎作用的基础上，对胃黏膜的 COX-1 抑制作用很低，在一定程度上减少了致溃疡作用。

幽门螺杆菌的慢性感染破坏了黏膜对胃酸侵蚀的抵抗力，并且增加胃酸的分泌，与消化性溃疡有密切的关系。在发现这种感染与消化性溃疡的关系之前，虽然使用各种抗酸或制酸药物，但很难根治，停药后复发率很高。而在明确这一病因后，消化性溃疡的治疗和预后都发生了根本性的变化。控制幽门螺杆菌的感染成为消化性溃疡的主要治疗手段之一。

综上所述，目前临床上治疗消化性溃疡的药物主要分为 4 大类：①抗酸药；②胃酸分泌抑制药，其中包括：H_2 受体阻断药、M 胆碱受体阻断药、胃泌素阻断药及 H^+-K^+-ATP 酶抑制药（质子泵

笔记

抑制药);③增强胃黏膜屏障功能的药物;④抗幽门螺杆菌感染药。

一、抗　酸　药

【药理作用】 抗酸药(antacids)为弱碱性物质,口服后在胃内直接中和胃酸,升高胃内容物pH值。降低胃蛋白酶活性。具有缓解溃疡病的疼痛等作用。有些抗酸药如氢氧化铝、三硅酸镁等还能形成胶状保护膜,覆盖于溃疡面和胃黏膜,起保护溃疡面和胃黏膜作用。常用的抗酸药及其作用特点如下:

碳酸钙(calcium carbonate)抗酸作用较强、作用快而持久。可产生 CO_2 气体。进入小肠的 Ca^{2+} 可促进胃泌素的分泌,引起反跳性的胃酸分泌增加。

氢氧化镁(magnesium hydroxide)中和胃酸作用较强,起效较快,Mg^{2+} 有导泻作用,少量吸收后经肾排出,如肾功能不良可引起血中镁离子浓度升高。

三硅酸镁(magnesium trisilicate)抗酸作用较弱,作用慢而持久,在胃内生成胶状二氧化硅对溃疡面有保护作用。

氢氧化铝(aluminum hydroxide)中和胃酸作用较强、起效缓慢,作用持久。作用后产生的氧化铝具有收敛、止血和致便秘作用。长期服用可影响肠道对磷酸盐的吸收。

碳酸氢钠(sodium bicarbonate)俗称小苏打,作用强,起效快且作用短暂。中和胃酸时产生 CO_2,可引起嗳气、腹胀,继发性胃酸分泌增加。口服后可被肠道吸收,导致碱血症和碱化尿液。

由于抗酸药物仅仅是直接中和已经分泌的胃酸,而不能调节胃酸的分泌,有些甚至可能造成反跳性的胃酸分泌增加,所以抗酸药物并不是治疗消化性溃疡的首选药物或是单独使用的药物。大多制成复方制剂,以增强治疗效果,减少不良反应。如胃舒平及三硅酸镁复方制剂等。

二、抑制胃酸分泌药

【药理作用及机制】 胃酸的分泌与调节,胃酸由壁细胞分泌,并受中枢(神经性)和外周诸多因子(内分泌性和旁分泌性)的复杂调控。其中包括迷走神经释放的乙酰胆碱(ACh)递质、旁分泌细胞(enterochromaffin-like cell,ECL cell,肠嗜铬样细胞)释放的组胺、内分泌细胞释放的胃泌素。而在负责分泌胃酸的胃壁细胞的基底膜上则存在上述调控物质相应的受体:ACh-M 受体;胃泌素 -CCK_2 受体;组胺 -H_2 受体。ACh-M 受体和 CCK_2 受体被激活后,胃壁细胞内的游离钙离子浓度升高,从而激活该细胞黏膜侧的 H^+-K^+-ATPase(面向胃黏膜腔),使胃酸的分泌增加。H_2 受体被激活后,通过升高细胞内的 cAMP 浓度,激活一系列蛋白磷酸化过程同样导致 H^+-K^+-ATPase 的激活。而 H^+-K^+-ATPase 作为一种质子泵,向胃黏膜腔排出 H^+,使其 pH 维持在 0.8,而细胞内的 pH 值为 7.3。

中枢神经系统受到与食物相关的刺激(例如看到食物的形象、闻到食物的味道等)后,能通过迷走神经直接释放 ACh,直接激活 M 受体,增加胃酸分泌。同时,ACh 也能激活 ECL 细胞膜上的 M 受体,促使细胞释放组胺。通常 ECL 细胞与胃壁细胞紧密相邻,其释放的组胺通过旁分泌的方式激活胃壁细胞上的 H_2 受体,促进胃酸分泌。

胃窦部的 G 细胞能分泌一种多肽激素胃泌素。其分泌也受多种因子的调控,其中包括中枢神经兴奋,胃内张力变化以及胃内容物成分变化等。作为一种内分泌激素,胃泌素从 G 细胞分泌后进入血液循环,再作用于 ECL 细胞膜上的 CCK_2 受体,促使其释放组胺。通过激活胃壁细胞膜的 H_2 受体促进胃酸分泌。

大量的研究证明,虽然 ACh 和胃泌素直接作用也能促进胃壁细胞的胃酸分泌,但 ECL 细胞释放的组胺是促进胃酸分泌最重要的调节途径。

因此,H_2 受体和 H^+-K^+-ATP 酶(或称质子泵)的抑制剂就成为抑制胃酸分泌药物的主要作用靶点药。而 H_2 受体拮抗剂和 H^+-K^+-ATP 酶抑制剂是临床上最常用的一类抗酸药物。

笔记

(一) H_2 受体阻断药

【药理作用及机制】 H_2 受体阻断药竞争性地阻断壁细胞基底膜的 H_2 受体。对基础胃酸分泌的抑制作用最强，对进食、胃泌素、迷走兴奋以及低血糖等诱导的胃酸分泌也有抑制作用。因此本类药物对于基础胃酸分泌及夜间胃酸分泌都具有良好的抑制作用。临床上此类药物应用可减少夜间胃酸分泌，对十二指肠溃疡具有愈合作用。因此成为治疗胃及十二指肠溃疡疾病的首选药物。

【体内过程】 口服吸收迅速，1~3 小时后达到血药浓度峰值。与血浆蛋白结合率较低。仅小部分药物被肝脏代谢(10%~35%)。以代谢产物或原形药物从肾脏滤过和肾小管分泌的方式排出。肌酐清除率降低的患者应减少药量。血液透析只能排出少量药物。提示晚期肝病合并肾脏功能不良的患者慎用。

【临床应用】 主要应用于胃和十二指肠溃疡的治疗，能减轻溃疡引起的疼痛，促进胃和十二指肠溃疡的愈合。

此外，亦可应用于无并发症的胃食管反流综合征的治疗和预防应激性溃疡的发生。

西咪替丁(cimetidine，甲氰咪胍) 口服每次 200~400mg，每日 800~1600mg。饭后和临睡前各服一次。亦可在睡前一次服用 800mg。疗程一般为 4~6 周。对胃和十二指肠溃疡有良好疗效。

雷尼替丁(ranitidine) 口服每次 150mg，每日两次，或睡前一次服用 300mg，4 周为一疗程。

法莫替丁(famotidine) 法莫替丁作用与西咪替丁相似，但抑制胃酸分泌作用较强，约为西咪替丁的 40 倍。口服每日两次，每次 20mg，4~6 周为一疗程。

尼扎替丁(nizatidine) 作用与雷尼替丁相似。但生物利用度更高。不抑制肝药酶，无抗雄激素作用，也不影响血液中催乳素浓度(表 32-1)。

表 32-1 主要 H_2 受体阻断药的比较

	西咪替丁	雷尼替丁	法莫替丁	尼扎替丁
生物利用度(%)	80	50	40	>90
相对强度	1	5~10	32	5~10
血浆半衰期(小时)	1.5~2.3	1.6~2.4	2.5~4	1.1~1.6
疗效持续时间(小时)	6	8	12	8
抑制 P_{450} 相对强度	1	0.1	0	0

【不良反应】 不良反应发生率较低(<3%)。以轻微的腹泻、便秘、眩晕、乏力、肌肉痛、皮疹、皮肤干燥、脱发为主。较为少见中枢神经系统反应如嗜睡、焦虑、幻觉、谵妄、语速加快、定向障碍等，可能发生于静脉注射给药之后。其他不良反应包括少数患者出现血细胞减少。长期大剂量使用西咪替丁，对内分泌系统有所影响，原因是与雄性激素受体结合，拮抗其作用，偶见男性出现精子数目减少，性功能减退，男性乳腺发育，女性溢乳等。偶见心动过缓、肝肾功能损伤、白细胞减少等。

【药物相互作用】 西咪替丁是肝药酶抑制剂，可抑制苯二氮䓬类、华法林、苯妥英、普萘洛尔、茶碱、奎尼丁等药物在体内转化，使上述药物血药浓度升高。

(二) H^+-K^+-ATP 酶抑制药(质子泵抑制药)

【药理作用与作用机制】 胃 H^+-K^+-ATP 酶又称质子泵，位于胃壁细胞的胃黏膜腔侧。其功能是泵出 H^+(质子)，使之进入胃黏膜腔，提高胃内的酸度。作为交换，将 K^+ 泵入胃壁细胞。壁细胞还存在另外的离子转运系统，将 K^+ 和 Cl^- 同时排到胃黏膜腔内。总的结果是保持胃内的 HCl 水平。正如本节开始所述，激活 M 受体、CCK_2 受体、H_2 受体都能激活 H^+-K^+-ATP 酶，增加胃酸分泌。因此，抑制 H^+-K^+-ATP 酶是最直接和有效的抑制胃酸产生的手段。

笔记

目前临床使用的 H^+-K^+-ATP 酶抑制药有奥美拉唑（omeprazole）、兰索拉唑（lansoprazole）、泮多拉唑（pantoprazole）与雷贝拉唑（rabeprazole）等。它们都属于弱酸性的苯并咪唑类化合物。pKa 大约为 4。在酸性的胃壁细胞分泌小管内，转化为次磺酸（sulfenic acid）和亚磺酰胺（sulfenamide）。后者与 H^+-K^+-ATP 酶 α 亚单位的巯基共价结合使酶失活，减少胃酸分泌。由于药物与酶的结合不可逆，因此其抑制胃酸分泌的作用强大并且持久。同时使胃蛋白酶的分泌减少，具有胃黏膜保护作用。此外，体内外实验证明此类药物对幽门螺杆菌有抑制作用。由于其疗效显著，此类药物已经超过 H_2 受体阻断药，成为目前世界上应用最广的抑制胃酸分泌的药物。

【临床应用】临床用于治疗：反流性食管炎、消化性溃疡、上消化道出血、幽门螺杆菌感染及卓 - 艾综合征（zollinger-ellison syndrome）等疾病。

奥 美 拉 唑

【药理作用】奥美拉唑（omeprazole）具有强大而持久的抑制胃酸分泌作用。每天口服 40mg，连服 8 天，24 小时胃液 pH 平均升高至 5.3。抑制胃酸作用持久，一次口服 40mg，3 天后胃酸分泌仍部分受抑制，连续服用的效果优于单次服用。由于胃内 pH 升高，反馈性地使胃黏膜中的 G 细胞分泌胃泌素，从而使血中胃泌素水平升高。但由于本药对组胺、五肽胃泌素等刺激引起的胃酸分泌亦有明显抑制作用，所以并不影响药物作用效果。动物实验证明奥美拉唑对阿司匹林、乙醇、应激所致的胃黏膜损伤有预防保护作用。体外试验证明奥美拉唑也有抗幽门螺杆菌作用。

【体内过程】口服易吸收，单次用药的生物利用度 35%，反复用药的生物利用度可达 60%，T_{peak} 1~3 小时，一次服用 30mg 的血药峰浓度为 0.56mg/L，若服用 60mg，峰浓度可达 1.67mg/L，胃内食物充盈时，可减少吸收，故应餐前空腹口服。

【临床应用】临床主要应用于胃和十二指肠溃疡的治疗，每日 1 次，每次 20mg，疗程为 4 周、6 周或 8 周不等。

【不良反应】不良反应发生率为 1.1%~2.8%，常见症状有头痛、头晕、失眠、外周神经炎等神经系统表现；在消化系统方面可见口干、恶心、呕吐、腹胀；其他可见男性乳腺发育、皮疹、溶血性贫血等。

【注意事项】①本品与华法林、地西泮、苯妥英等药合用，可使上述药物体内代谢速率减慢；②慢性肝病或肝功能减退者，用量宜酌减；③长期服用者，应定期检查胃黏膜有无肿瘤样增生。

兰 索 拉 唑

兰索拉唑（lansoprazole）第二代质子泵抑制药。抑制胃酸分泌的药理作用与奥美拉唑相同，同时也有升高胃泌素、胃黏膜保护作用及抗幽门螺杆菌作用，但抑制胃酸分泌作用及抗幽门螺杆菌作用较奥美拉唑为强。口服易吸收，生物利用度约 85%。

泮 多 拉 唑

泮多拉唑（pantoprazole，喷妥拉唑）与雷贝拉唑（rabeprazole）属于第三代质子泵抑制药。本品口服后吸收迅速，虽然半衰期短，然而一旦抑酸作用完成，可持续很长时间。两药的抗溃疡病作用与奥美拉唑相似，但泮多拉唑在 pH3.5~7 条件下较稳定。研究显示，雷贝拉唑在抗胃酸分泌能力和缓解症状、治愈黏膜损害的临床效果方面远优于其他抗酸药物，雷贝拉唑体外抗 pH 作用较强。雷贝拉唑和泮多拉唑对肝脏 CYP450 酶系统的亲和力较奥美拉唑和兰索拉唑弱，大大降低对其他药物代谢的影响，使药物治疗变得更加安全。不良反应轻微，发生率约 2.5%。

笔记

（三）M 胆碱受体阻断药和胃泌素受体阻断药

抗胆碱药物阻断胃壁细胞上的 M 受体，抑制胃酸分泌；也阻断乙酰胆碱对胃黏膜中的嗜铬细胞、抑制 G 细胞 M 受体的激动作用，减少组胺和胃泌素等物质释放，间接减少胃酸的分泌。此外，这类药还有解痉作用。在 H_2 受体阻断药和 H^+-K^+-ATP 酶抑制药出现之前，广泛用于治疗消化性溃疡。但由于其抑制胃酸分泌的作用较弱，不良反应也较多。目前已较少用于溃疡的治疗。

阿托品（atropine）和溴化丙胺太林（propantheline bromide）可减少胃酸分泌，解除胃肠痉挛，但不良反应较多。

哌仑西平（pirenzepine）主要阻断 M_1 受体，同时也有 M_2 受体阻断作用。能显著抑制胃酸分泌，对唾液腺、平滑肌和心房 M 受体亲和力低。能明显缓解溃疡患者的症状，用于治疗胃、十二指肠溃疡。不良反应以消化道症状为主，表现为口干，此外可能有：视物模糊、头痛、眩晕、嗜睡等。

替仑西平（telenzepine）与哌仑西平（pirenzepine）相似，作用较强，作用持续时间较长，$t_{1/2}$ 约 14 小时，主要用于治疗溃疡病。不良反应相对较少而轻。

胃泌素受体阻断药丙谷胺（proglumide）与胃泌素竞争胃泌素受体，有抑制胃酸分泌作用；同时也促进胃黏膜黏液合成，增强胃黏膜的黏液 -HCO_3^- 盐保护屏障，从而发挥抗溃疡病作用。

三、增强胃黏膜屏障功能的药物

【药理作用及机制】 增强胃黏膜屏障功能的药物也称胃黏膜保护药，胃黏膜屏障包括细胞屏障和黏液 - 碳酸氢盐屏障。细胞屏障由胃黏膜细胞顶部的细胞膜和细胞间的紧密连接组成，有抵抗胃酸和胃蛋白酶的作用。黏液 - 碳酸氢盐屏障是双层黏稠的、胶冻状黏液，内含碳酸氢盐和不同分子量的糖蛋白，疏水层位于黏液下层，主要由磷脂组成。存在于胃液中的称为可溶性黏液，位于黏膜细胞表面的称可见性黏液，可见性黏液厚度 0.2~0.6mm，覆盖于黏膜细胞表面，对黏膜细胞起保护作用。HCO_3^- 与可见性黏液相混合，在胃黏膜表面形成黏液不动层，构成黏液 - 碳酸氢盐屏障，黏液不动层形成 pH 梯度，接近腔面的 pH 为 1~2，而近黏膜细胞面的 pH 为 7，故能防止胃酸、胃蛋白酶损伤胃黏膜细胞。黏液和碳酸氢盐均由胃黏膜层的表浅上皮细胞分泌。在这些细胞的基底侧有前列腺素（PGE_2 和 PGI_2）受体。存在于胃黏膜中的前列腺素激活这些受体能促进黏液和 HCO_3^- 的分泌，并且前列腺素能增加胃黏膜的血流量，促进其损伤创面的愈合。当胃黏膜屏障功能受损时，可导致溃疡病发作。因此增强胃黏膜屏障的药物，就是通过增强胃黏膜的细胞屏障，黏液 - 碳酸氢盐屏障或两者的增强效应起到发挥抗溃疡病作用。

米索前列醇

米索前列醇（misoprostol）是一种合成前列腺素衍生物。进入血液后与胃壁细胞和胃黏膜浅表细胞基底侧的前列腺素受体结合。主要抑制胃壁细胞的胃酸分泌。对基础胃酸分泌，组胺、胃泌素等刺激引起的胃酸分泌均有抑制作用，一次应用 200μg，抑酸作用可持续 3~5.5 小时，同时对胃蛋白酶分泌也有抑制作用；也能增加浅表细胞的黏液和 HCO_3^- 分泌，增强黏膜细胞对损伤因子的抵抗力；增加胃黏膜血流，促进胃黏膜受损上皮细胞的重建和增殖等发挥抗溃疡病作用。临床上用于治疗胃和十二指肠溃疡，并有预防复发作用。对长期应用非甾体抗炎药引起的消化性溃疡、胃出血，作为细胞保护药有特效。因能引起子宫收缩，尚可用于产后止血。

不良反应发生率约 13%，主要表现为腹痛、腹泻、恶心、腹部不适；也有头痛、头晕等。孕妇及前列腺素类过敏者禁用。

恩前列素

恩前列素（enprostil）作用似米索前列醇，特点是作用持续时间较长，一次用药，抑制胃酸作用持续 12 小时。

笔记

硫 糖 铝

硫糖铝(sucralfate)的药理作用能黏附于胃、十二指肠黏膜表面，增加黏膜表面不动层厚度和黏性、疏水性，与溃疡面的亲和力为正常黏膜的6倍，在溃疡面形成保护屏障。促进胃、十二指肠黏膜合成前列腺素 E_2，从而增强胃、十二指肠黏膜的细胞屏障和黏液-碳酸氢盐屏障。增强表皮生长因子、碱性成纤维细胞生长因子的作用，使之聚集于溃疡区，促进溃疡愈合。硫糖铝的另一作用是抑制幽门螺杆菌的繁殖，使黏膜中的幽门螺杆菌密度降低，阻止幽门螺杆菌的蛋白酶、脂酶对黏膜的破坏。临床用于治疗消化性溃疡、反流性食管炎、慢性糜烂性胃炎及幽门螺杆菌感染。

【注意事项】①本药在酸性环境中起保护胃、十二指肠黏膜的作用，故不宜与碱性药合用；②本品与布洛芬、吲哚美辛、氨茶碱、四环素、地高辛合用，能降低上述药物的生物利用度；③本品可减少甲状腺素的吸收。

其他具有胃、十二指肠黏膜保护作用的药物有：

(1) 胶体次枸橼酸铋(colloidal bismuth subcitrate，三钾二枸橼酸铋，枸橼酸铋钾)：本品中和胃酸作用弱，能抑制胃蛋白酶活性。促进黏膜合成前列腺素，增加黏液和碳酸氢盐分泌，增强胃黏膜保护屏障功能。

(2) 替普瑞酮(teprenone)：萜烯类衍生物，增加胃黏液合成、分泌，使黏液层中的脂类含量增加，疏水性增强，防止胃液中 H^+ 回渗作用于黏膜细胞。不良反应轻微，极少数患者有胃肠道反应，皮肤瘙痒，谷丙转氨酶(ALT)、谷草转氨酶(AST)轻度增高。

(3) 麦滋林(marzulene)：麦滋林由99%的谷氨酰胺(glutamine)和0.3%的水溶性薁(azulene)组成，前者增加胃黏膜前列腺素 E_2 合成，促进黏膜细胞增殖，增加黏液合成，增强黏膜屏障；后者能抑制致炎物质作用，发挥抗炎效果，抑制胃蛋白酶活性。可减轻溃疡病症状，促进溃疡愈合。

不良反应发生率在0.55%以下，偶见恶心、呕吐、便秘、腹泻、腹痛，极少数患者有面部潮红。

constipation

四、抗幽门螺杆菌药

溃疡病的复发是一个非常令人困扰的问题，抑制胃酸药物虽然能促进溃疡愈合，但溃疡病的复发率高达80%，最后不得不进行外科手术治疗。1983年，Warren和Marshall从人的胃黏膜中分离出幽门螺杆菌(*H. pylori*)，并且已证明幽门螺杆菌与胃肠道疾病中的4种疾病密切相关：①慢性胃炎；②消化性溃疡病；③胃癌；④胃黏膜相关性淋巴样组织样(MALT)恶性淋巴瘤。近几年来基础和临床研究表明必须根除幽门螺杆菌才能真正达到胃和十二指肠溃疡临床治愈的目的，同时也是预防胃癌的一个可行措施。

在体外试验中，幽门螺杆菌对多种抗生素都非常敏感。但实际上使用单一的抗生素很难在体内根除幽门螺杆菌感染。表32 2列出了一些临床使用有效的多种药物合用的治疗方案，其根治率能达到80%~90%。同时应该注意的是，已经发现幽门螺杆菌对硝基咪唑(甲硝哒唑)和大环内酯类(甲基红霉素)产生耐药性。但对四环素和阿莫西林的耐药性尚不多见。在搭配抗生素时应加以注意。

表32-2 根治幽门螺杆菌的常用药物

药物种类	具体药物
抗胃酸分泌药	H_2 受体阻断药，H^+-K^+-ATP酶抑制药
铋盐	枸橼酸铋钾
硝基咪唑	甲硝唑
抗生素	克拉霉素，阿莫西林，四环素，呋喃唑酮

笔记

抗生素或其他抗菌药物应与抗胃酸分泌药联合应用才能获得理想的疗效。下列一些临床常用的联合应用方案：

1. 标准的H^+-K^+-ATP酶抑制药加阿莫西林(1500~2000mg/d)再加甲硝唑(800mg/d)或呋喃唑酮(200mg/d),分成两次服用,疗程7~14天。

2. 标准的H^+-K^+-ATP酶抑制药加克拉霉素(500~1000mg/d)再加阿莫西林(2000mg/d)或甲硝唑(800mg/d)或呋喃唑酮(200mg/d),分成2次服用,疗程7天。

3. 枸橼酸铋钾(480mg/d)加四环素或阿莫西林(1000~2000mg/d)再加甲硝唑(800mg/d)。分成2~4次服用,疗程14天。

4. 枸橼酸铋钾(480mg/d)加克拉霉素(500mg/d)再加甲硝唑(800mg/d)或呋喃唑酮(200mg/d)。分成两次服用,疗程7天。

第二节 消化功能调节药

本节包括助消化药物、止吐药和胃肠促动药、止泻药与吸附药、泻药、利胆药和胆石溶解药等内容。

一、助消化药

助消化药多为消化液中成分或促进消化液分泌的药物,能促进食物消化及增加食欲。

胃蛋白酶(pepsin)来自动物胃黏膜。胃蛋白酶常与稀盐酸同服,辅助治疗胃酸及消化酶分泌不足引起的消化不良和其他胃肠疾病。本品不能与碱性药物配伍。

胰酶(pancreatin)含蛋白酶、淀粉酶、胰脂酶。口服用于消化不良并能促进食欲。

乳酶生(biofermin)为干燥活的乳酸杆菌制剂,能分解糖类产生乳酸,提高肠内容物的酸性,抑制肠内腐败菌繁殖,减少发酵和产气。用于消化不良、腹泻及小儿消化不良性腹泻。不宜与抗菌药或吸附药同时服用,以免降低疗效。

二、止吐药

呕吐是一种复杂的反射活动,可由多种因素引起,同时,又是一种机体的保护反应。参与呕吐反射的中枢部位包括呕吐中枢和化学催吐感受区。一些化学药物、放射病以及尿毒症时体内蓄积的有毒物质,直接刺激化学催吐感受区,产生呕吐。此外,一些外周刺激也能通过反射导致呕吐。例如胃及十二指肠等内脏感受神经刺激;咽部迷走神经的感觉神经末梢受刺激以及内耳前庭的位置感觉改变等。处理呕吐时应该针对其原因,选用不同药物。

1. H_1受体阻断药 如苯海拉明(diphenhydramine)、茶苯海明(dimenhydrinate,晕海宁,乘晕宁)、美克洛嗪(meclozine)等有中枢镇静作用和止吐作用,可用于预防和治疗晕动病,内耳性眩晕病等。

2. M胆碱能受体阻断药 东莨菪碱(scopolamine),阿托品(atropine),苯海索(trihexyphenidyl)等。此类药物通过阻断呕吐中枢的和外周反射途径中的M受体,降低迷路感受器的敏感性和抑制前庭小脑通路的传导,产生抗晕动病和预防恶心、呕吐的作用。其中以东莨菪碱的作用较为明显。

3. 多巴胺(D_2)受体阻断药 氯丙嗪具有阻断中枢化学感受区(CTZ)的多巴胺(D_2)受体作用,降低呕吐中枢的神经活动。能有效地减轻轻度化学治疗引起的恶心、呕吐,但不能有效地控制化疗药物(如顺铂、阿霉素、氮芥等)引起的恶心、呕吐。使用本品时应注意其中枢神经系统作用。

硫乙拉嗪(thiethylperazine)能抑制CTZ和呕吐中枢,有显著止吐作用,甲氧氯普胺(metoclopramide)

笔记

可引起 parkinson 症状

具有中枢及外周双重作用。它阻断中枢 CTZ 多巴胺(D_2)受体发挥止吐作用,较大剂量时也作用于 5-HT_3 受体,产生止吐作用;本品中枢作用可引起明显的锥体外系症状,如焦虑和抑郁。其外周作用表现为阻断胃肠多巴胺受体,增加胃肠运动,可引起从食管到近端小肠平滑肌运动,增加贲门括约肌张力,松弛幽门,加速胃的正向排空。临床用于治疗慢性功能性消化不良引起的胃肠运动障碍,如恶心、呕吐等症状。治疗剂量时,不良反应 20% 患者出现嗜睡、疲倦等轻微反应。其他反应有:锥体外系反应、男性乳房发育等。

多潘立酮(domperidone)属于多巴胺受体阻断剂,但它不易通过血脑屏障,主要作用于外周,阻断胃肠 D_2 受体。具有胃肠推动和止吐的作用。它对胃肠运动的作用类似甲氧氯普胺,但不能被 M 胆碱受体阻断药降低其作用。它能加强胃肠蠕动,加速胃的排空,协调胃肠运动,防止食物反流,该药对结肠影响很小。多潘立酮口服后吸收迅速,但生物利用度低,约 15%,$t_{1/2}$ 为 7~8 小时,主要经肝脏代谢转化。用于治疗各种轻度胃瘫,加速胃排空,尤其用于治疗慢性食后消化不良、恶心、呕吐和胃潴留的患者;对偏头痛、颅外伤、放射治疗及肿瘤化疗药引起的恶心、呕吐有效。不良反应包括:头痛,促进催乳激素释放及胃酸分泌。

4. 5-HT_3 受体阻断药　包括:阿洛司琼(alosetron)、昂丹司琼(ondansetron)和格拉司琼(granisetron)。它们对肿瘤放疗和化疗导致的呕吐有较好的疗效。抗肿瘤化疗药物或放射治疗可能诱发小肠嗜铬细胞释放 5-HT,导致恶心呕吐。此类药品选择性抑制外周神经系统突触前 5-HT_3 受体,阻断呕吐反射,起到止吐作用。

三、增强胃肠动力药

增强胃肠动力药物直接或间接激活胃肠道平滑肌上的 M_3 受体,增进胃肠道的蠕动和收缩。具有这种作用的药物种类和基本作用机制如表 32-3 所示。综合比较药物的治疗效应与不良反应,实际临床应用的有 5-HT_4 受体激动剂和促胃动素受体激动剂。表列的 1、2 两行涉及胆碱能调节,除了能增强胃肠动力之外,还会使涎液、胃液、胰液分泌增加,并且不能产生胃窦部与十二指肠的协调活动以增加有效胃排空。多巴胺 D_2 受体拮抗剂增加食管下部括约肌的张力,增加胃收缩力,改善胃十二指肠蠕动的协调性,促进胃排空。上文所述的一些止吐药亦属此类,但系通过其抑制呕吐中枢发挥作用。5-HT_4 受体激动剂增加食管下部括约肌的张力,增强胃收缩力并且增加胃、十二指肠的协调性。

表 32-3　增强胃肠动力药物及其作用机制

所属种类	所属种类	作用机制
M 胆碱受体激动剂	氨甲酰甲胆碱(bethanechol)	增强胃肠道平滑肌收缩力
胆碱酯酶抑制剂	新斯的明(neostigmine)	减少乙酰胆碱降解
多巴胺受体拮抗剂	甲氧氯普胺(metoclopramide)	阻断突触前多巴胺受体
5-HT_4 受体激动剂	西沙比利(cisapride)	激活兴奋型神经元的 5-HT_4 受体

西沙比利

西沙比利(cisapride)属苯甲酰类药物,5-HT_4 受体激动剂。对胃和小肠作用类似甲氧氯普胺,但它也增加结肠运动,能引起腹泻。能促进肠壁肌层神经丛释放乙酰胆碱,促进食管、肾、小肠直至结肠的运动。无锥体外系、催乳素释放和胃酸分泌的不良反应。口服生物利用度 30%~40%。

用于胃运动减弱和各种胃轻瘫;可以治疗胃肠反流性疾病、反流性食管炎,也可治疗慢性自发性便秘和结肠运动减弱。替加色罗(tegaserod)同属此类药物,它们同时能促进结肠运动,促使近端结肠排空。

笔记

促胃动素是一种胃肠激素，与胃和小肠快速运动相关。红霉素及其类似物能与胃肠道神经和平滑肌上的促胃动素受体结合，增强胃肠道收缩，促进胃排空。与红霉素的抗菌作用无关。

四、止泻药与吸附药

腹泻是常见的一种症状，应针对病因进行治疗，但对腹泻剧烈而持久的患者，可适当给予止泻药物。

阿片制剂用于较严重的非细菌感染性腹泻，其作用和机制参见第十九章。临床使用的制剂有：阿片酊（opium tincture）；复方樟脑酊（tincture camphor compound），它是阿片酊的复方制剂。

地芬诺酯

地芬诺酯（diphenoxylate，苯乙哌啶）是人工合成的哌替啶衍生物，对肠道运动的影响类似于阿片类，通过激动 μ 阿片受体，减少胃肠推进性蠕动发挥其止泻作用。

临床应用于急、慢性功能性腹泻，可减少排便的频率。

不良反应轻而少见，可能有嗜睡、恶心、呕吐、腹胀和腹部不适。大剂量（40~60mg）和长期应用时可引起依赖性。过量时可导致严重中枢抑制甚至出现昏迷。

洛哌丁胺

洛哌丁胺（loperamide）是氟哌啶醇衍生物，有类似哌啶的结构。主要作用于胃肠道的 μ 阿片受体，很少进入中枢，止泻作用比吗啡强 40~50 倍。洛哌丁胺还可与钙调蛋白结合，降低许多钙依赖的酶的活性，还可阻止乙酰胆碱和前列腺素释放，拮抗平滑肌收缩而抑制肠蠕动和分泌，止泻作用快、强、持久。不良反应较少，类似地芬诺酯。大剂量时对中枢有抑制作用，儿童更敏感。过量时可用纳洛酮对抗治疗。

鞣酸蛋白

鞣酸蛋白（tannalbin）属收敛剂（astringents），含鞣酸 50% 左右，口服后在肠内分解释放鞣酸，使肠黏膜表面蛋白质凝固、沉淀，从而减轻刺激，降低炎性渗出物，发挥收敛、止泻作用。临床上用于急性肠炎及非细菌性腹泻的治疗。

次水杨酸铋（bismuth subsalicylate）、次碳酸铋（bismuth subcarbonate）也有收敛作用，用于治疗非特异性腹泻。

药用炭（medicinal charcoal）或称活性炭、白陶土（kaolin），以及复方的矽炭银（agysical）均是吸附药（adsorbents），能吸附肠道内气体，起止泻和阻止毒物吸收的作用。

五、泻药

泻药是刺激肠蠕动、软化粪便、润滑肠道促进排便的药物。临床主要用于治疗功能性便秘。按作用机制分为渗透性泻药、刺激性泻药和润滑性泻药。

（一）刺激性泻药（contact cathartics，接触性泻药）

刺激性泻药又称为接触性泻药，主要作用是刺激结肠推进性蠕动产生泻下作用，这类药物包括：

酚酞

酚酞（phenolphthalein）又称果导，口服后与碱性肠液反应，形成可溶性钠盐，具有刺激肠壁的作用，同时也抑制水分的吸收。导泻作用温和，用药后 6~8 小时排出软便。口服后约 15% 被吸收，主要由肾排出，尿液为碱性时呈红色。酚酞有肝肠循环，一次给药可以维持 3~4 天，适用

笔记

于习惯性便秘，临床治疗效果个体差异较大。不良反应偶致过敏反应，肠绞痛，心、肺、肾损害及出血倾向等。长期使用可致水、电解质丢失和结肠功能障碍。

比沙可啶

比沙可啶(bisacodyl)与酚酞同属二苯甲烷类刺激性泻药，口服或直肠给药后，转换成有活性的代谢物，在结肠产生较强刺激作用。一般口服 6 小时内，直肠给药后 15~60 分钟起效，排软便。该药有较强刺激性，可致胃肠痉挛、直肠炎等。

蒽醌类(anthraquinones)：大黄(rhubarb)、番泻叶(senna)等中药含有蒽醌苷类物质，它在肠道内分解释出蒽醌，刺激结肠推进性蠕动，4~8 小时可排软便或引起腹泻。丹蒽醌(danthron)是游离的蒽醌，口服后 6~12 小时排粪便。

(二) 渗透性泻药(osmotic laxatives)

渗透性泻药或称容积性泻药，口服后肠道吸收很少，增加肠容积而促进肠道推进性蠕动，产生泻下作用。

硫酸镁和硫酸钠

硫酸镁(magnesium sulfate)和硫酸钠(sodium sulfate)也称盐类泻药。大量口服后其硫酸根离子、镁离子在肠道难被吸收，产生的肠内容物高渗又可抑制肠内水分的吸收，增加肠腔容积，扩张肠道，刺激肠道蠕动。此外，硫酸镁还有利胆作用。主要用于外科术前或结肠镜检查前排空肠内容物；辅助排除一些肠道寄生虫或肠内毒物。通常用 10~15g 加 250ml 温水服用，1~4 小时发生较剧烈的腹泻。

大约 20% 镁离子可能被肠道吸收，肾功能障碍患者或中枢抑制的患者可能发生毒性反应。妊娠妇女、月经期妇女、体弱和老年人慎用。

乳果糖

口服乳果糖(lactulose)不吸收，到结肠后被细菌分解成乳酸，刺激结肠局部渗出，引起粪便容积增加，致肠蠕动而促进排便。乳酸还可抑制结肠对氨的吸收，所以有降低血氨作用。

甘油(glycerol)和山梨醇(sorbitol)有轻度刺激性导泻作用，直肠内给药后，很快起效，适用于老年体弱的和小儿便秘患者。

纤维素类(celluloses)：如植物纤维素、甲基纤维素(methylcellulose)等，口服后不被肠道吸收，增加肠腔内容积，保持粪便湿度，产生良好的通便作用。

(三) 润滑性泻药(surface-active agents)

通过局部润滑并软化粪便发挥作用。如：液体石蜡(liquid paraffin)有明显润滑作用；此外，甘油、纤维素类等也有类似作用。

六、利胆药

利胆药是具有促进胆汁分泌或胆囊排空的药物。胆汁的基本成分是胆汁酸，胆汁酸的主要成分是胆酸、鹅去氧胆酸和去氧胆酸，占 95%。次要成分为石胆酸和熊去氧胆酸。胆汁酸具有多项生理功能：反馈性抑制胆汁酸合成；引起胆汁流动；调节胆固醇合成与消除；促进脂质和脂溶性维生素吸收等。常用的许多利胆药的作用涉及胆汁酸。

去氢胆酸

去氢胆酸(dehydrocholic acid)系半合成的胆酸氧化的衍生物，能增加胆汁中的水分含量，使胆汁稀释，数量增加，流动性提高，发挥胆道内冲洗作用。

笔记

可用于胆石症、急慢性胆道感染,胆囊术。禁用于胆道空气梗阻和严重肝肾功能减退者。

熊去氧胆酸

熊去氧胆酸(ursodeoxycholic acid)作用与机制:①降低胆汁的胆固醇饱和指数:熊去氧胆酸作用类似鹅去氧胆酸,降低胆汁中胆固醇含量,降低胆固醇在胆汁的相对浓度,促进胆固醇从结石表面溶解。熊去氧胆酸溶胆石机制与鹅去氧胆酸不同,它不能有效地溶解微粒溶液中胆固醇或增加胆汁酸分泌,而是通过在结石表面形成卵磷脂 - 胆固醇液态层,促使结石溶解。②抑制肠道吸收胆固醇:熊去氧胆酸降低胆固醇分泌,进入胆汁中的胆固醇量减少,它不抑制胆固醇合成,但减弱胆固醇降低时正常补偿的合成。

熊去氧胆酸不良反应较鹅去氧胆酸发生少且不严重,剂量相关的和过敏有关的血清转氨酶和碱性磷酸酶升高现象少见,少于 5% 的患者可发生明显的腹泻。

鹅去氧胆酸

鹅去氧胆酸(chenodeoxycholic acid)为天然的二羟胆汁酸。可降低胆固醇分泌,降低胆固醇合成(抑制 HMG-CoA 还原酶),因而降低胆汁中胆固醇含量和促进胆固醇结石溶解,在有些患者中它增加胆汁酸分泌。

治疗剂量时常引起腹泻,可减半量使用。用药 6 个月期间,一些患者转氨酶活性升高(可逆的)。该药禁用于胆管或肠炎症性疾病、梗阻性肝胆疾病。可能有致畸性,故妊娠妇女禁用,哺乳者不用。

硫 酸 镁

硫酸镁(magnesium sulfate)的利胆作用是:口服或将硫酸镁溶液灌入十二指肠,药物刺激十二指肠黏膜,分泌缩胆囊素(cholecystokinin 有刺激分泌和运动作用),反射性引起胆总管括约肌松弛、胆囊收缩,促进胆道小结石排出。临床用于治疗胆囊炎、胆石症、十二指肠引流检查。

桂 美 酸

桂美酸(cinametic acid)为苯丙酸型利胆剂,有显著而持久的利胆作用,能促进胆汁排泄,并能松弛胆总管括约肌,有解痉止痛作用。因能促进血中胆固醇分解成胆酸排出,故有降胆固醇作用。用于胆石症、慢性胆囊炎或作胆道感染的辅助用药。

牛 胆 酸 钠

牛胆酸钠(sodium tauroglycocholate)自牛胆汁或猪胆汁提取制成,主要含牛磺胆酸钠和甘氨胆酸钠。口服能刺激肝细胞分泌胆汁(主要是分泌固体成分),能促进脂肪乳化和吸收,帮助脂溶性维生素的吸收。临床用于长期胆瘘胆汁丧失的患者,可补充胆盐之不足,也可用于脂肪消化不良和慢性胆囊炎等。

茴 三 硫

茴三硫(anethol trithione)能增加胆酸、胆色素及胆固醇等固体成分的分泌,特别是增加胆色素分泌,还能直接兴奋肝细胞,改善肝脏解毒功能。此外能促进尿素的生成和排泄,有明显的利尿作用。用于胆囊炎、胆石症、急慢性肝炎、肝硬化等,可引起尿变色,有时发生过敏反应,有腹胀、腹泻、皮疹、发热等,大剂量长期应用可引起甲亢。胆道阻塞者禁用。

笔记

制剂及用法

三硅酸镁(magnesium trisilicate) 片剂,口服,成人常用量,每次1g,2~4次/天,饭前服。

氢氧化铝凝胶(aluminum hydroxide gel) 白色混悬液,口服,每次4~8ml,2~4次/天。病情严重时可加倍服用。

碳酸氢钠(sodium bicarbonate) 口服,每次0.3~1.0g,7次/天。

哌仑西平(pirenzepine) 片剂,每次25mg,2次/天。早、晚饭前0.5小时服,疗程4~6周。严重者,可每次50mg,3次/天。

西咪替丁(cimetidine,甲氰咪胍) 片剂,口服每次200~400mg,每日800~1600mg。饭后和临睡前各服一次。亦可在睡前一次服用800mg。疗程一般为4~6周。对胃和十二指肠溃疡有良好疗效。

雷尼替丁(ranitidine) 片剂。口服每次150mg,每日两次,或睡前一次服用300mg,4周为一疗程。

法莫替丁(famotidine) 片剂。法莫替丁作用与西咪替丁相似,但抑制胃酸分泌作用较强,约为西咪替丁的40倍。口服每日2次,每次20mg,4~6周为一疗程。

尼扎替丁(nizatidine) 制剂为胶囊,睡前口服;一日两次,一次150mg,疗程可用至8周。

奥美拉唑(omeprazole) 片剂,口服,不可咀嚼。①消化性溃疡:一次20mg(一次1片),一日1~2次。每日晨起吞服或早晚各一次,胃溃疡疗程通常为4~8周,十二指肠溃疡疗程通常2~4周。②反流性食管炎:一次20~60mg(一次1~3片),一日1~2次。晨起吞服或早晚各一次,疗程通常为4~8周。③卓-艾综合征:一次60mg(一次3粒),一日1次,以后每日总剂量可根据病情调整为20~120mg(1~6粒),若一日总剂量需超过80mg(4粒)时,应分为两次服用。

兰索拉唑(lansoprazole) 治疗十二指肠溃疡,通常成人每日一次,15~30mg,连续服用4~6周;胃溃疡、反流性食管炎等通常成人每日一次,口服兰索拉唑30mg,连续服用6~8周。

泮多拉唑(pantoprazole) 治疗十二指肠溃疡、胃溃疡和反流性食管炎,每日早晨口服一片。疗程通常为2~4周,胃溃疡和反流性食管炎疗程通常为4~8周。

丙谷胺(proglumide) 片剂,每次0.4g,3次/天,4~6周一疗程。注射剂,静脉注射,每次0.4g,6小时一次,用于急性胃黏膜病变及急性上消化道出血。

米索前列醇(misoprostol) 片剂,口服,每次200μg,1次/天。

硫糖铝(sucralfate) 片剂,每次1g,2次/天。成人:口服,一次1g,一日4次,饭前1小时及睡前空腹嚼碎服用。小儿遵医嘱。

稀盐酸(dilute hydrochloric acid) 每次0.5~2ml,用水稀释饭前服。

胃蛋白酶(pepsin) 粉剂,每次0.2~0.6g,3次/天,饭前或饭时服。合剂,每10ml含胃蛋白酶0.2~0.3g,稀盐酸0.1ml,每次10ml,3次/天,饭前服。

胰酶(pancreatin) 片剂,每次0.3~0.5g,3次/天,饭前服。

乳酶生(lactasin) 片剂,成人:口服每次0.3~0.9g,3次/天。饭前服。儿童:5岁以下每次0.1~0.3g,5岁以上每次0.3~0.6g。

甲氧氯普胺(metoclopramide) 片剂,每次5~10mg,3次/天,饭前0.5小时服;注射剂每次10~20mg,每日不超过0.5mg/kg,肌注。

多潘立酮(domperidone) 片剂,每次10mg,饭前15~30分钟服。注射剂,每次8~10mg,注射或静脉滴注,3次/天。

昂丹司琼(ondansetron) 片剂,每次8mg,每8小时一次或1次/天;注射剂,0.15mg/kg,于化疗前30分钟静脉注射,后每4小时一次,共两次,再改口服给药。

硫酸镁(magnesium sulfate) 粉剂,每次5~20g,同时服用大量温水。利胆时,每次2~5g,3次/天,

笔记

饭前服，十二指肠引流，33% 溶液 30~50ml，导入十二指肠。

硫酸钠（sodium sulfate） 每次 5~20g，多饮水。

乳果糖（lactulose） 糖浆剂（60%），每次 30~40ml，2~3 次 / 天。

比沙可啶（bisacodyl） 片剂，每次 5~15mg，睡前服。

洛哌丁胺（loperamide） 胶囊，每次 2mg，3 次 / 天，首剂加倍。

次碳酸铋（bismuth subcarbonate） 片剂，每次 0.3~1.0g，3 次 / 天。

药用炭（medicinal charcoal） 片剂，每次 1g，3 次 / 天。粉剂，每次 1~3g，3 次 / 天。

去氢胆酸（dehydrocholic acid） 片剂，每次 0.25g，3 次 / 天。

熊去氧胆酸（ursodeoxycholic acid，UDCA） 口服，每日 0.5~0.75g，于早晚进餐时分两次服用疗程为 6~12 个月，结石清除后每晚口服 50mg，可防止胆结石复发。

（叶菜英）

笔记

第三十三章　子宫平滑肌兴奋药和抑制药

子宫平滑肌兴奋药是指可选择性地兴奋子宫平滑肌的药物，该类药物包括缩宫素、麦角生物碱、垂体后叶素和前列腺素类，它们的药理作用可因子宫的生理状态和用药剂量的不同而有差异，一方面可使子宫产生节律性收缩，另一方面也可使子宫产生强直性收缩。而子宫平滑肌抑制药则可抑制子宫平滑肌收缩，这类药物包括 β_2 肾上腺素受体激动药、钙通道阻滞药、硫酸镁、环氧酶抑制药和催产素拮抗药等，临床上主要用于痛经和防治早产。

- Four classes of drugs are effective for stimulating uterine contractions: oxytocin, pituitrin, ergot and prostaglandins.
- Oxytocin is used usually to induce labor or to augment inadequate labor, as well as to decrease postpartum bleeding.
- The pituitrin is composed of oxytocin and vasopressin, which is used to treat diabetes insipidus and pneumorrhagia. The pituitrin contains a lot of vasopressin, so it is not used in obstetrics.
- The ergot alkaloids are used to uterine recovery or to stimulate contractions to decrease postpartum bleeding. But they are not used to induce labor at term or late pregnancy because of its possible sustained uterine contractions that could rupture the uterus.
- The prostaglandins are used to stimulate uterine contractions and have more excitatory effects on early and medium pregnancy's uterine than oxytocin. PGE_2 and $PGF_{2\alpha}$ have the strongest activity in PGs.
- For inhibition of uterine contractions, Ca^{2+}-channel antagonists, magnesium sulfate and β_2-adrenoreceptor agonists are useful. They are used for menalgia and premature delivery clinically.

第一节　子宫平滑肌兴奋药

子宫平滑肌兴奋药（oxytocics）在临床上，可用于催产、引产、产后止血及产后子宫复原。例如，当用于催产或引产时，可以利用其能够引起近似分娩的节律性的收缩作用；当用于产后止血或子宫复原时，则可以利用其强直性收缩的药理作用。此类药物如果使用不当可造成子宫破裂、胎儿窒息等严重后果，故临床应用必须严格掌握其适应证。

缩　宫　素

缩宫素（oxytocin；催产素，pitocin）是由下丘脑室旁核、视上核神经元产生的激素原裂解生成的神经垂体激素，并沿下丘脑 - 垂体束转运至神经垂体后与同时合成的神经垂体转运蛋白结合形成复合物，贮存于神经末梢。在适宜的刺激下，神经激素与转运蛋白被同时释放入血，随血液循环到达靶器官而发挥药理作用。目前临床应用的缩宫素多为人工合成品或者从牛、猪的神

笔记

经垂体提取分离的药物制剂。从动物神经垂体提取的药物制剂中含有缩宫素和少量的加压素(vasopressin,又称抗利尿激素),但人工合成品内不含加压素。

【药理作用及机制】

1. 兴奋子宫平滑肌 缩宫素能够直接兴奋子宫平滑肌,加强子宫平滑肌的收缩力和收缩频率。子宫平滑肌的收缩强度取决于缩宫素的剂量及子宫的生理状态。小剂量的缩宫素(2~5U)可加强子宫(特别是妊娠末期子宫)的节律性收缩作用,其收缩性质与正常分娩近似,使子宫底部产生节律性的收缩,对子宫颈则可产生松弛作用,这样便可促使胎儿顺利娩出。大剂量的缩宫素(5~10U)则可使子宫平滑肌发生持续性的强直性收缩,这样不利于胎儿的娩出。子宫平滑肌对缩宫素的敏感性受性激素的影响,雌激素能够提高子宫平滑肌对缩宫素的敏感性,孕激素则可降低其对缩宫素的敏感性。在妊娠的早期,孕激素的水平较高,缩宫素对子宫平滑肌的收缩作用较弱,可以保证胎儿的安全发育;在妊娠的后期,雌激素的水平较高,特别是在临产时子宫对缩宫素的反应更加敏感,这样有利于胎儿的娩出,故此时只需小剂量的缩宫素即可达到引产和催产的目的。

人体子宫平滑肌胞质膜存在特异性的缩宫素受体,并且在妊娠期的不同阶段,缩宫素受体的密度会有所不同。缩宫素发挥宫缩作用的基础是由于其与缩宫素受体结合所致。缩宫素作用于其G蛋白偶联受体,可激活磷脂酶C(PLC),使三磷酸肌醇(IP_3)生成增多,随后Ca^{2+}向子宫平滑肌细胞内大量转移,从而增强子宫平滑肌的收缩力,增加子宫平滑肌的收缩频率。此外,动物实验还证明,缩宫素可促使子宫内膜和蜕膜产生并释放前列腺素。这也可能影响其对子宫的收缩效应。

2. 乳腺分泌 乳腺小叶分支被具有收缩性的肌上皮细胞所包绕,缩宫素能使乳腺腺泡周围的肌上皮细胞(属平滑肌)收缩,从而促进乳汁排泻。

3. 降压作用 大剂量缩宫素还能短暂地松弛血管平滑肌,从而引起血压下降,但催产剂量的缩宫素不引起血压下降。

【体内过程】 缩宫素口服后在消化道易被消化酶破坏并失效,所以口服无效,通常采取其他途径给药。例如,缩宫素易经鼻腔和口腔黏膜吸收;肌内注射吸收良好,3~5分钟内可生效,作用可维持20~30分钟;静脉注射起效更快,但维持时间更短,故通常都以静脉滴注维持疗效。缩宫素可透过胎盘,大部分经肝脏及肾脏破坏,少部分以结合形式经肾脏排泄。在妊娠期间血浆中会出现缩宫素酶,可使缩宫素失活,这时缩宫素的$t_{1/2}$为5~12分钟。

【临床应用】

1. 可用于催产、引产、产后及流产后因子宫收缩无力或子宫收缩复位不良引起的子宫出血;其药液滴鼻可用于促进排乳。

2. 产后出血 产后出血时,立即于皮下或肌内注射较大剂量的缩宫素,可迅速引起子宫平滑肌发生强直性收缩,压迫子宫肌层内的血管而起到止血作用。

【不良反应和注意事项】

1. 缩宫素过量可引起子宫高频率甚至持续性强直收缩,从而可能导致胎儿宫内窒息或子宫破裂等严重后果,因此在缩宫素被用作催产或引产时,必须注意以下两点:①需严格掌握剂量,避免子宫强直性收缩的发生;②严格掌握用药禁忌证,凡产道异常、胎位不正、头盆不称、前置胎盘以及3次妊娠以上的经产妇或有剖宫产史者禁用,以防止引起子宫破裂或胎儿宫内窒息。

2. 缩宫素的人工合成品不良反应较少,应用缩宫素的生物制剂,偶见过敏反应。在大剂量使用缩宫素时,可导致抗利尿作用的发生。如果患者输液过多或过快,可出现水潴留和低钠血症。

垂体后叶素

笔记

垂体后叶素(pituitrin)是从牛、猪的垂体后叶中提取的粗制品,内含缩宫素和抗利尿激素两种成分，两者的化学结构基本相似。抗利尿激素在较大剂量时，可以收缩血管，特别是对于毛细血管和小动脉收缩作用很强，可以升高血压，所以又称加压素。临床上可以用于治疗尿崩症及肺出血。垂体后叶素中因加压素含量较多，现在产科多已不用。不良反应主要有面色苍白、心悸、胸闷、恶心、腹痛及过敏反应等。垂体后叶素与缩宫素的药理作用比较，见表 33-1。

表 33-1　垂体后叶素与缩宫素的药理作用比较

作用	垂体后叶素（含加压素 10U/ml，缩宫素 10U/ml）	缩宫素（含加压素 <1U/ml，缩宫素 10U/ml）
子宫收缩作用（人）		
未孕	++	±
妊娠初期	±	±
妊娠末期	++++	++++
排乳作用	++++	++++
抗利尿作用	+++	±
血压（人）	++	−
冠状血管收缩作用	+	−
肠环状肌收缩作用	+++	±

注：+：增加；±：基本无作用；−：减少

麦角生物碱

麦角（ergot）是寄生在黑麦及其他禾本科植物上的一种麦角菌干燥菌核。麦角中含有多种生物碱，均为麦角酸的衍生物，按化学结构可分两类：①胺生物碱类，代表药有麦角新碱（ergometrine）和甲基麦角新碱（methylergometrine），均易溶于水，对子宫的兴奋作用强而快，但药效维持时间较短；②肽生物碱类，代表药有麦角胺（ergotamine）和麦角毒（ergotoxine），均难溶于水，对血管作用显著，起效缓慢，但药效维持时间较久。麦角生物碱除了可激动或阻断 5-HT 受体外，还可作用于 α 肾上腺素能受体和 DA 受体。

【药理作用】

1. 兴奋子宫作用　麦角新碱和甲基麦角新碱均可以选择性地兴奋子宫平滑肌，且起效迅速，作用强而且持久。与缩宫素比较，麦角生物碱类用药剂量稍大时即可引起包括子宫体和子宫颈在内的子宫平滑肌发生强直性收缩，妊娠后期子宫对麦角生物碱类的敏感性会增强，因此，此类药物只可用于产后止血和子宫复原，不宜用于催产和引产。

2. 收缩血管　麦角胺能使末梢血管收缩，并且可以直接作用于动、静脉血管使其收缩；大剂量使用麦角生物碱类药物还会损伤血管内皮细胞，长期服用可以导致肢端干性坏疽和血栓。

3. 阻断 α 受体　氨基酸麦角碱类可阻断 α 受体，翻转肾上腺素的升压作用，使升压作用变为降压，同时抑制中枢，使血压下降。

【临床应用】

1. 子宫出血　麦角新碱和甲基麦角新碱主要用于预防和治疗产后或流产后由于子宫收缩无力等造成的子宫出血。

2. 子宫复原　也可以应用于子宫复原缓慢时，加速子宫复原。

3. 偏头痛　麦角胺能使脑血管收缩，可用于偏头痛的诊断及其发作时的治疗。咖啡因与麦角胺联合应用可以在收缩脑血管方面具有协同作用。麦角胺可引起手、趾、脸部麻木和刺痛感，下肢水肿，偶见焦虑或精神错乱、幻觉、胸痛、胃痛，并可加重老年病，应用时应当给予充分注意。

笔记

4. 人工冬眠 氢化麦角碱对中枢神经系统有抑制作用，可以与异丙嗪、哌替啶组成冬眠合剂，用于人工冬眠。

【不良反应与注意事项】注射麦角新碱可引起恶心、呕吐及血压升高等症状，伴有妊娠毒血症的产妇应谨慎使用此药。用药过程中偶见过敏反应，严重者可出现呼吸困难、血压下降。麦角流浸膏中含有麦角毒和毒角胺，长期应用可损害血管内皮细胞。麦角制剂禁用于催产和引产。血管硬化及冠心病患者忌用麦角生物碱类药品。

前列腺素类

前列腺素（prostaglandins，PG_S）是一类广泛存在于体内的不饱和脂肪酸，对心血管、呼吸及消化等系统有广泛的生理作用和药理作用。作为子宫兴奋药应用的 PG_S 类药物有：地诺前列素（dinoprost，$PGF_{2\alpha}$，前列腺素 $F_{2\alpha}$）、硫前列酮（sulprostone）和地诺前列酮（dinoprostone，PGE_2，前列腺素 E_2）等。

PG_S 有收缩子宫的作用，其中以 PGE_2 和 $PGF_{2\alpha}$ 的活性最强，尤其在分娩中具有重要意义。PG_S 对妊娠各期子宫都有兴奋作用，对分娩前的子宫更为敏感，尤其在妊娠初期和妊娠中期用药效果都较缩宫素强。引起子宫收缩的特性与生理性的阵痛相似，在增强子宫平滑肌节律性收缩作用的同时，尚能使子宫颈松弛。可以用于终止早期或中期妊娠，还可以用于足月或过期妊娠引产，发生良性葡萄胎时可用于排除宫腔内的异物。

不良反应主要为恶心、呕吐、腹痛等消化道平滑肌兴奋的现象。不宜用于支气管哮喘患者和青光眼患者。引产时的禁忌证和注意事项与缩宫素相同。

第二节 子宫平滑肌抑制药

子宫平滑肌抑制药又称为抗分娩药（tocolytic drugs），可以抑制子宫平滑肌的收缩，使子宫平滑肌的收缩力减弱，收缩节律减慢，临床上主要应用于防治痛经和早产。常用的子宫平滑肌抑制药物主要有 β_2 肾上腺素受体激动药、硫酸镁、钙通道阻滞药、环氧酶抑制药吲哚美辛等。

子宫平滑肌细胞膜上分布有较多的 β_2 受体，β_2 肾上腺素受体激动药首先通过激动这些受体，增加细胞内的 cAMP 的水平，继而降低细胞内钙的水平，最终引起子宫平滑肌松弛，进而抑制子宫收缩。这类药物在孕妇和胎儿使用后，均能引起心率的加快，心肌耗氧量的增加、血压的上升、血糖的升高、水钠潴留、血容量增加等作用，对于合并心脏病、重度高血压、未经控制的糖尿病、支气管哮喘、肺动脉高压等疾病的患者，此类药物均属于禁忌。

利托君（ritodrine）、特布他林（terbutaline）、沙丁胺醇（salbutamol）、海索那林（hexoprenaline）等激动子宫平滑肌的 β_2 受体激动药，具有松弛子宫平滑肌作用，在人的子宫平滑肌上，β_2 肾上腺素受体占优势，这类药物对非妊娠和妊娠子宫均可产生抑制作用，可用于治疗先兆早产。本类药物可引起心血管系统的不良反应，主要表现为心率增加、心悸、血压升高以及过敏反应。有报道极个别病例出现肺水肿而发生死亡。本类药物禁忌证较多，使用时严格掌握适应证，在具有抢救条件的医院并在医生的密切观察下使用。

硫酸镁（magnesium sulfate）可以抑制中枢神经系统，抑制运动神经 - 肌肉接头乙酰胆碱的释放，降低血管平滑肌的收缩作用，缓解外周血管痉挛发作，因而对高血压和子痫均具有预防和治疗作用。而且硫酸镁可显著抑制子宫平滑肌的收缩，可用于预防早产。注射用硫酸镁可用于治疗妊娠高血压综合征、先兆子痫和子痫。

硫酸镁静脉注射后常可以引起潮热、出汗、口干，注射速度如果过快可以引起头晕、恶心、呕吐、眼球震颤等；极少数病例还会发生血钙降低，肺水肿。用药剂量过大甚至可能引起肾功能不全、心脏抑制和呼吸抑制等严重不良反应。

笔记

钙通道阻滞药可以松弛离体子宫平滑肌，如硝苯地平(nifedipine)可以松弛子宫平滑肌，拮抗缩宫素所引起的子宫兴奋作用，故可以用于预防早产。

环氧酶抑制药，如吲哚美辛(indometacin)已用于早产，但能引起胎儿动脉导管的提前关闭，导致肺动脉高压继而损害肾脏，减少羊水等，故本药仅在β_2受体激动药、硫酸镁等药物使用无效或使用受限时，且仅限于在妊娠34周前的妇女使用，故在临床使用时应十分慎重。

制剂及用法

缩宫素(oxytocin) 引产或催产：静脉滴注，每次2.5~5U，用氯化钠注射液稀释为0.01U/ml，开始每分钟不超过0.01~0.02U，每15~30分钟增加0.001~0.002U，至宫缩达正常水平，最快不超过0.02U/min。控制产后出血：静脉点滴0.02~0.04U/min，胎盘排出后可肌内注射5~10U。催乳：在哺乳前2~3分钟，用滴鼻液3滴/次，滴入一侧或双侧鼻孔。

垂体后叶素(pituitrin) 皮下或肌内注射，每次5~10U；静脉滴注每次5~10U，可用5%葡萄糖注射液500ml稀释后缓慢滴注。

酒石酸麦角胺(ergotamine tartrate) 口服，每次1mg。皮下或肌内注射，每次0.25mg。

麦角胺咖啡因片 每片含酒石酸麦角胺1mg，咖啡因100mg。偏头痛发作时即口服半片至1片半；如无效，可于间隔1小时后重复同样剂量。

马来酸麦角新碱(ergometrine maleate) 片剂，口服，每次0.2~0.4mg，2~4次/天，至子宫收缩满意或流血明显减少。肌内注射，每次0.2mg，必要时2~4小时重复一次。静脉滴注0.2mg以5%葡萄糖注射液稀释后应用。

麦角流浸膏 每次2ml，3次/天，连续口服2~3天。极量：12ml/d。

乙磺酸二氢麦角碱(dihydroergotoxine aethanosulfonate) 将盐酸哌替啶100mg、盐酸异丙嗪25mg、乙磺酸二氢麦角碱0.6~0.9mg加入250ml 5%葡萄糖注射液中，配制成冬眠合剂进行静脉滴注。

(魏敏杰)

笔记

第三十四章　性激素类药及避孕药

性激素是由性腺分泌的激素，主要包括雌激素、雄激素和孕激素，属于甾体化合物。性激素除用于治疗某些疾病外，目前主要可应用于避孕，常用避孕药多为雌激素与孕激素的复合制剂。

【性激素的作用机制】

性激素受体是一类可溶性的DNA结合蛋白，能够调节特定的基因进行转录，是转录因子超家族当中的成员。性激素的药理作用是通过与其受体结合形成复合物，然后作用于DNA，最终影响转录和蛋白质合成来产生药理作用。性激素受体位于细胞核内，而同为甾体激素的糖皮质激素受体则存在于细胞质内。

【性激素的分泌及调节】

性激素的产生和分泌受下丘脑-腺垂体的调节。下丘脑分泌促性腺激素释放激素（gonadotropin-releasing hormone，GnRH），促进腺垂体分泌促卵泡素（follicle stimulating hormone，FSH）和黄体生成素（luteinizing hormone，LH）。对于女性，FSH可刺激卵巢滤泡的发育与成熟，使其分泌雌激素，同时使LH受体数目增加，LH则可促进卵巢黄体生成，并促使卵巢黄体分泌孕激素；对于男性，FSH可促进睾丸曲细精管的成熟和睾丸中精子的生成，对生精过程有启动作用，LH可促进睾丸间质细胞分泌雄激素。LH与间质细胞膜上的LH受体结合后，经G蛋白介导，激活腺苷酸环化酶，使细胞内的环磷酸腺苷增加，进而激活蛋白酶A，促进睾酮合成酶系磷酸化，加速睾酮的合成，维持生精过程。

性激素对下丘脑及腺垂体的分泌有正、负反馈作用（图34-1），从而维持女性生理状态激素水平的动态平衡和生殖功能，这主要通过3种途径完成，以女性为例：①长反馈，为性激素对下丘脑及腺垂体的反馈作用。例如，在排卵前雌激素水平较高，可直接或间接通过下丘脑促进垂体前叶分泌LH，引发排卵，这一反馈过程是正反馈调节；在黄体期（月经周期的分泌期），雌、孕激素水平都较高，通过负反馈减少下丘脑GnRH的分泌，抑制排卵。绝大多数常用甾体避孕药就是根据这一负反馈而设计的。②短反馈，是指腺垂体分泌FSH、LH通过负反馈作用使下丘脑的GnRH释放减少。③超短反馈，是腺体内的自行正反馈调节，下丘脑分泌的GnRH反作用于下丘脑，可促进GnRH分泌，从而实现自行调节。雌激素可局部刺激成熟的卵泡，增加卵泡对促性腺激素的敏感性，从而促进雌激素的合成。

Sex hormones and contraceptives

- Sex hormones, including estrogen, progesterone and androgen secreted by the gonadal glands. The clinical used sex hormone drugs are synthetic products and their derivatives, most of which also belong to steroidal compounds. They are principally used therapeutically for replacement therapy and for contraception.
- The most common contraceptives is the compound preparation, which contains both estrogen and progestin. This mixture interferes with fertility by inhibiting ovulation or directly acting upon the genital tract.

笔记

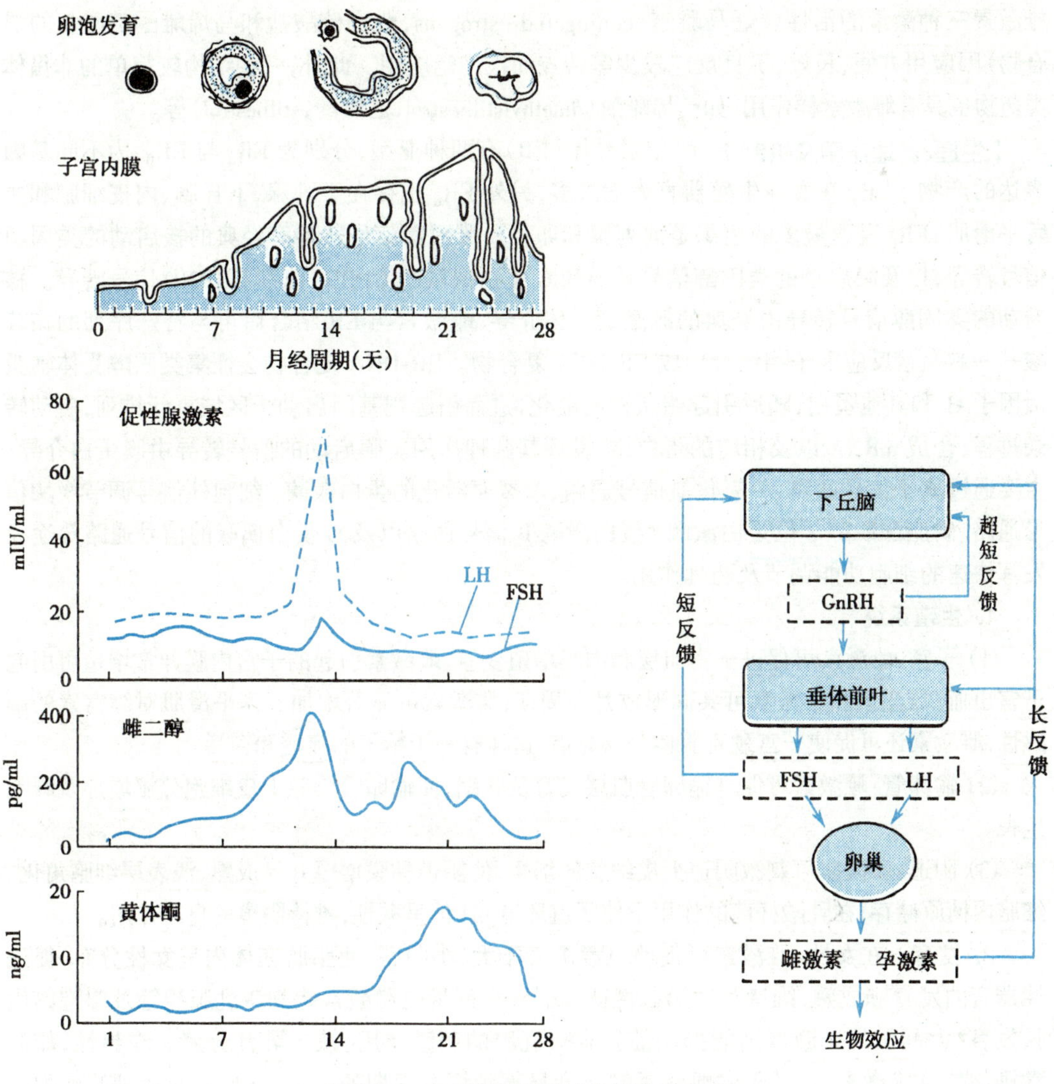

图 34-1　女性激素的分泌与调节示意图

第一节　雌激素类药及抗雌激素药

一、雌激素类药

雌激素具有广泛的生物学活性，在心血管、中枢神经、骨骼系统、生殖系统等的生长、发育与功能调节方面均具有重要意义。作为甾体类激素，长期以来人们一直认为雌激素的生物学效应只是通过其与核受体结合完成的，但越来越多的证据表明，除经典的核受体转录调节机制外，雌激素生物学效应的发挥还存在非核受体机制。卵巢分泌的天然雌激素（estrogens）主要成分为雌二醇（estradiol，E_2）。从孕妇尿中提取出的雌酮（estrone，E_1）、雌三醇（estriol，E_3）等其他雌激素，多数为雌激素的肝脏代谢产物。其中雌二醇的活性最强，但其制剂口服疗效较差。

天然雌激素活性较低，常用的雌激素类药物多是以雌二醇作为母体，人工合成的高效和长效甾体衍生物，主要有口服强效雌激素药——炔雌醇（ethinylestradiol）、口服长效雌激素药——炔雌醚（quinestrol），一次肌内注射后的药物疗效可持续数周的戊酸雌二醇（estradiol valerate）等，它们均有类固醇样结构。人工合成的类固醇类雌激素还有：美雌醇、马烯雌酮等。替勃龙（tibolone）是人工合成的组织特异性甾体激素，用于绝经后妇女的激素替代治疗，其代谢产物兼有雌、孕、

笔记

雄激素三种激素的活性。妊马雌酮(conjugated estrogens,雌酮硫酸盐和马烯雌酮硫酸盐的混合物)因应用方便、长效、不良反应较少等特点而被广泛应用。此外,一些结构较简单的非甾体类药物也具有雌激素样作用,如己烯雌酚(diaethylstilbestrol,乙底酚,stilbestrol)等。

【生理、药理作用及机制】 雌激素受体(ER)有两种亚型,分别为 ER_α 与 ER_β,为不同基因表达的产物。ER_α 在女性生殖器官表达最多,另外 ER_α 也存在于乳腺、下丘脑、内皮细胞和血管平滑肌;ER_β 表达最多的组织是前列腺和卵巢。雌激素信号转导有经典的核启动的类固醇信号转导,以及膜启动的类固醇信号转导和 G 蛋白偶联的 GPER(也称 GRP30)信号转导。核启动的类固醇信号转导由经典的雌激素受体介导,雌激素与 ER 结合后再与特殊序列的核苷酸——雌激素反应因子相结合形成 ER-DNA 复合物。ER-DNA 复合物会征集类固醇受体辅激活因子 -1 和其他蛋白,随后引起组蛋白乙酰化,进而引起靶基因启动子区域重新排列,启动转录过程,合成 mRNA 以及相应的蛋白质,发挥其药理作用。膜启动的信号转导由膜蛋白介导,主要通过离子信号通路、一氧化氮信号通路、丝裂原活化的蛋白激酶 / 细胞外信号调节激酶信号通路、磷脂酸肌醇 3 位蛋白激酶 / 蛋白激酶 B 信号通路以及 G 蛋白偶联的信号通路等途径发挥快速的细胞功能调节及药理作用。

1. 生殖系统

(1) 子宫:雌激素可促进子宫肌层和内膜增殖变厚,雌激素引起的子宫内膜异常增殖可引起子宫出血;雌激素和孕激素可共同形成月经周期;雌激素可显著增加子宫平滑肌对缩宫素的敏感性;雌激素还可促使子宫颈管腺体分泌黏液,这样有利于精子的穿透和存活。

(2) 输卵管:雌激素可促进输卵管肌层发育及收缩,使输卵管管腔上皮细胞分泌增加及纤毛生长。

(3) 阴道:雌激素可刺激阴道上皮细胞的增生,使阴道黏膜增厚并且成熟、浅表层细胞角化、细胞内糖原储存,在乳酸杆菌的作用下使阴道环境 pH 值呈酸性,维持阴道的自净作用。

2. 发育 在女性,雌激素可促使色素沉着于大、小阴唇,使脂肪在体内呈女性分布,促进性器官的发育和成熟,维持女性第二性征;此外,小剂量的雌激素能刺激乳腺导管及腺泡的生长发育,大剂量的雌激素则能抑制催乳素对乳腺的刺激作用,减少乳汁分泌。在男性,雌激素则能拮抗雄激素,在幼年时雌激素缺乏会显著延缓青春期的发育,在成年时会抑制前列腺的增生。

3. 心血管系统 雌激素可以增加一氧化氮和前列腺素的合成,舒张血管,抑制血管平滑肌细胞的异常增殖和迁移,并且通过减轻心肌缺血 - 再灌注损伤、抗心律失常等发挥心脏保护作用。

4. 排卵 小剂量的雌激素,特别是在孕激素的配合下,刺激促性腺激素分泌,从而促进排卵,但大剂量的雌激素通过负反馈机制可减少促性腺激素释放,从而抑制排卵。

5. 神经系统 雌激素能促进神经细胞的生长、分化、存活与再生,并且促进神经胶质细胞的发育及突触的形成;此外,雌激素还能够促进乙酰胆碱、多巴胺、5- 羟色胺等神经递质的合成。

6. 代谢 雌激素能够激活肾素 - 血管紧张素系统,使醛固酮分泌增加,促进肾小管对水、钠的重吸收,故可有轻度的水钠潴留和升高血压的作用;雌激素在儿童可显著增加骨骼的钙盐沉积,促进长骨骨骺愈合,在成人则能增加骨量,改善骨质疏松;大剂量的雌激素则能升高血清三酰甘油和磷脂,降低血清胆固醇、磷脂及低密度脂蛋白,增加高密度脂蛋白;雌激素可以减少胆酸的分泌,降低女性结肠癌的发病率;雌激素还可以降低糖耐量。

7. 其他 雌激素可增加凝血因子Ⅱ、Ⅶ、Ⅸ、Ⅹ的活性,从而促进血液凝固,还能增加纤溶活性;雌激素可使真皮增厚,结缔组织内胶原分解减慢,使表皮增殖,保持弹性并且改善血供。

【体内过程】 雌激素口服后经胃肠道吸收,在肝脏内可以被迅速代谢,使生物利用度低,故需注射给药。雌激素的代谢产物绝大部分会形成葡萄糖醛酸或硫酸酯,随尿排出,小部分可通过胆汁排出,从而形成肝肠循环。血浆中的雌激素与性激素结合球蛋白或白蛋白相结合,结合

笔记

率可达到50%以上，在进入细胞前雌激素会与血浆蛋白相分离。临床上常使用的雌二醇透皮贴片可通过皮肤缓慢而稳定地吸收，这样就可以避免肝脏的首关消除作用，其血药浓度比口服给药更加稳定。

人工合成的己烯雌酚、炔雌醇等药物在肝脏内代谢速度缓慢，其中炔雌醇吸收后，大量贮存于体内的脂肪组织中，逐渐缓慢释放，不易被肝脏代谢，故口服疗效较好，维持疗效时间长。使用酯类衍生物制剂，肌内注射可使雌激素类药物吸收缓慢，作用时间延长。

【临床应用】

1. **围绝经期综合征** 由于卵巢功能的降低，雌激素分泌的不足，垂体促性腺激素的分泌增多，产生内分泌平衡失调所引起的一系列症状，如面颈红热、失眠、情绪不安等，也称为更年期综合征。应用雌激素进行替代治疗时，可以抑制垂体促性腺激素的分泌，从而减轻更年期综合征症状；雌激素降低绝经期妇女冠心病的再发生风险率，对于绝经期的妇女，可应用小剂量的雌激素预防冠心病和心肌梗死等心血管疾病。

2. **抗骨质疏松的作用** 雌激素对骨的作用表现出剂量依赖关系，较高剂量雌激素增加骨密度的效果更明显。并且由于雌激素能阻止绝经早期的骨丢失，在绝经前5~10年内开始应用激素疗法对预防骨质疏松症效果最佳。虽然激素疗法对骨质疏松的保护作用有目共睹，但是长期应用外源雌激素仍存在很大的隐患，接受激素疗法的妇女心脏病事件、脑卒中、浸润性乳腺癌的风险分别增加，这也是目前限制激素疗法仅作短期治疗的主要原因。为了减轻激素疗法的副作用，临床通常采用比标准更小的剂量来预防和治疗骨质疏松症。

3. **乳房胀痛及退乳** 有些妇女在停止授乳后，由于乳汁继续分泌而会引起乳房胀痛，大剂量的雌激素则能干扰催乳素对乳腺的刺激作用，使乳汁分泌减少而退乳消痛。

4. **卵巢功能不全和闭经** 用雌激素可以对原发性或继发性的卵巢功能低下的患者进行替代治疗，可以促进子宫、外生殖器及第二性征的发育。将雌激素与孕激素合用，则可能产生人工月经。

5. **功能性子宫出血** 雌激素可促进子宫内膜增生，修复出血创面而止血，也可以适当配伍孕激素，以调整月经周期。

6. **晚期乳腺癌** 乳腺癌的发病与内源性雌酮可能有关，因为绝经期妇女的卵巢会停止分泌雌二醇，此时肾上腺分泌的雄烯二酮在周围组织中可转化为雌酮，持续作用于乳腺则可能引起乳腺癌。大剂量的雌激素可以抑制垂体前叶分泌促性腺激素，进而减少雌酮的产生。但绝经期前乳癌患者禁用，因为雌激素可促进肿瘤的生长。

7. **前列腺癌** 高剂量的雌激素可以明显抑制垂体促性腺激素的分泌，使睾丸萎缩和雄激素分泌减少，同时又能拮抗雄激素的作用，故可用于治疗前列腺癌。

8. **痤疮** 多见于青年男女，青春期痤疮是由于雄激素分泌过多，刺激皮脂腺分泌，引起腺管阻塞及继发感染所致。雌激素可抑制雄激素的分泌，并可拮抗雄激素的作用。

9. **避孕** 雌激素与孕激素合用可避孕。

10. **神经保护作用** 小剂量的雌激素对阿尔茨海默病有一定的治疗作用。

【不良反应及注意事项】

1. 常见厌食、恶心及头晕等反应，减少剂量或从小剂量开始逐渐增加到达治疗剂量可减轻不良反应的症状。

2. 大剂量雌激素可引起水、钠潴留而导致水肿；对于肝功能不良者则可引起胆汁淤积性黄疸。因此，高血压、肝功能不良者需慎用。

3. 长期大剂量使用雌激素可使子宫内膜过度增生，从而引起子宫出血，故子宫内膜炎患者慎用。

4. 雌激素对前列腺癌及绝经后乳腺癌患者有治疗作用，但禁用于其他肿瘤患者。绝经后雌

笔记

激素替代疗法可明显增加子宫内膜癌进一步发展的危险性，如果同时辅用孕激素可减少其危险性。低剂量的口服避孕药并不能增加乳腺癌的发病率。

5. 中枢神经系统 雌激素可加重偏头痛，用结合的雌激素可以引发抑郁症。

6. 妊娠期间不应使用雌激素，以免引起胎儿的发育异常；本药主要在肝脏代谢，故肝功能不良者需慎用。

二、抗雌激素类药

本类药物根据作用机制的不同主要包括纯雌激素受体拮抗药、选择性雌激素受体调节药和芳香化酶抑制药。

1. 雌激素受体拮抗药 雌激素拮抗药竞争性拮抗雌激素受体，从而抑制雌激素的作用。常用的雌激素拮抗药有氯米芬（clomiphene）、雷诺昔芬（raloxifene）等。氯米芬与己烯雌酚的化学结构相似，有较弱的雌激素活性和中等程度的抗雌激素作用。此类药物均可阻断下丘脑的雌激素受体，消除雌二醇的负反馈抑制，促使垂体前叶分泌促性腺激素，从而诱发排卵。在临床上可以用于功能性不孕症、功能性子宫出血、晚期乳腺癌及长期应用避孕药后发生的闭经等。主要不良反应有多胎及视觉异常等。长期大剂量应用时则可引起卵巢肥大。卵巢囊肿患者禁用。

2. 选择性雌激素受体调节药 本类药物与不同组织的雌激素受体亲和力不同，可作为部分激动药或部分拮抗药而发挥作用，也被称为组织特异性雌激素受体调节药。如，雷洛昔酚对乳腺和子宫内膜上的雌激素受体没有作用，但能特异性拮抗骨组织的雌激素受体而发挥作用，临床多用于骨质疏松症的治疗。

3. 芳香化酶抑制药 芳香化酶是细胞色素 P_{450} 含血红蛋白酶复合物超家族的一个微粒体成员，是催化形成雌激素的限速酶，存在于卵巢、脑、脂肪、肌肉、骨骼等组织中，抑制芳香化酶可减少雌激素的生成。临床多用于雌激素依赖性肿瘤的治疗。

第二节 孕激素类药及抗孕激素类药

一、孕激素类药

孕激素（progestogens）主要指由黄体分泌的黄体酮，一般在妊娠3~4个月后，黄体随即萎缩而后由胎盘分泌，直至分娩完成。天然的孕激素为黄体酮（progesterone，又称孕酮），其含量很低，而且口服无效。临床应用的孕激素均系人工合成品或其衍生物。按照化学结构，孕激素类药物可分为两类：

1. 17α-羟孕酮类 由黄体酮衍生而来，如氯地孕酮（chlormadinone）、甲羟孕酮（medroxyprogesterone，安宫黄体酮，provera）、甲地孕酮（megestrol）等。在此类孕激素的17位加上长的酯链则使其治疗作用时间延长。

2. 19-去甲睾酮类 由妊娠素衍生而获得，结构与睾酮相似，如炔诺酮（norethisterone，norlutin）、双醋炔诺酮（ethynodiol diacetate）、炔诺孕酮（norgestrel，18-甲基炔诺酮、高诺酮）等。

【生理、药理作用与机制】 黄体酮的受体主要有两种，分别为：PR_A 和 PR_B，黄体酮与其受体结合后，可使受体磷酸化，征集辅助激活因子，或者直接与通用转录因子相互作用，从而引起蛋白构象发生改变，而发挥治疗效应。PR_B 介导黄体酮的刺激反应，而 PR_A 则能抑制其效应。

1. 生殖系统 ①在月经后期，黄体酮在雌激素作用的基础上，促进子宫内膜继续增厚、充血、腺体增生并且产生分支，由增殖期转为分泌期，有利于以后受精卵的着床和胚胎的发育；②黄体酮与缩宫素竞争受体，从而抑制子宫对缩宫素的敏感性，最终抑制子宫平滑肌的收缩作用，使胎儿安全发育，起到保胎作用；③黄体酮可与雌激素一起促进乳腺腺泡的发育，提前为哺

笔记

乳作准备；④一定量的黄体酮可抑制 LH 的分泌，从而抑制排卵；⑤黄体酮可抑制子宫颈管腺体分泌黏液，从而减少精子进入子宫；⑥黄体酮可抑制输卵管的节律性收缩和纤毛的生长；⑦黄体酮可加快阴道上皮细胞的脱落。

2. 代谢　黄体酮与醛固酮结构相似，通过竞争性对抗醛固酮的作用，增加 Na^+ 和 Cl^- 的排泄，从而产生利尿作用；黄体酮促进蛋白质的分解，增加尿素氮的排泄；黄体酮增加血中低密度脂蛋白，对高密度脂蛋白无或仅有轻微的影响；此外，黄体酮还是肝药酶的诱导剂，可以促进药物的代谢。

3. 神经系统　黄体酮可以通过下丘脑体温调节中枢影响散热过程，可轻度升高体温，使月经周期的黄体相的基础体温升高；黄体酮有中枢抑制和催眠的作用，还能增加呼吸中枢对 CO_2 的通气反应，从而降低 CO_2 分压。

4. 乳房　黄体酮可促进乳房腺泡的发育，为哺乳做准备。

【体内过程】 孕激素类药物经口服后可以在胃肠道和肝脏内被迅速代谢，故口服无效，需注射给药。孕激素类药物血浆蛋白结合率较高，主要在肝脏代谢，代谢产物多与葡萄糖醛酸结合，从肾脏排出。人工合成的高效炔诺酮、甲地孕酮等，在肝脏代谢较慢，可通过口服给药。甲孕酮和甲地孕酮的未结晶混悬液和己酸孕酮的油溶液可肌内注射给药，由于局部吸收缓慢而发挥长效作用。

【临床应用】

1. 功能性子宫出血　由于黄体功能不足，从而引起子宫内膜不规则的成熟与脱落，导致子宫发生持续性的出血。应用孕激素类药物则可以使子宫内膜同步转变为分泌期，在行经期有助于子宫内膜的全部脱落。

2. 痛经和子宫内膜异位症　在临床上，一般使用雌、孕激素复合避孕药通过抑制子宫痉挛性收缩而止痛；另外，还可使异位的子宫内膜萎缩退化。

3. 先兆流产和习惯性流产　对于黄体功能不足所导致的流产，可以使用大剂量孕激素类药物来安胎，但是对于习惯性流产，该方法疗效并不确切。19- 去甲睾酮类激素不宜用于先兆流产以及习惯性流产的治疗，另外还因其具有雄激素样作用，使女性胎儿男性化。

4. 子宫内膜腺癌、前列腺肥大和前列腺癌　一方面大剂量孕激素类药物可以使子宫内膜癌细胞因分泌耗竭而发生退化，另一方面大剂量孕激素类药物还可以反馈地抑制垂体前叶分泌间质细胞刺激激素（ICSH），减少睾酮的分泌，从而促进前列腺细胞的萎缩退化，产生治疗作用。

【不良反应】 常见的不良反应为子宫出血、经量的改变，甚至停经。用药过程中偶见恶心、呕吐、头痛、乳房胀痛及腹痛。有些不良反应与雄激素活性有关，如性欲改变、多毛或脱发、痤疮。另外大剂量使用 19- 去甲睾酮类还可以引发肝功能障碍等。

二、抗孕激素类药

抗孕激素类药物干扰孕酮的合成和代谢，主要包括：①孕酮受体阻断药，如米非司酮（mifepristone）；②3β- 羟甾脱氢酶抑制剂，如曲洛司坦（trilostane）。

米非司酮是炔诺酮的衍生物，由于炔诺酮 17α 位上的乙炔基被丙炔基所取代，所以显著提高了米非司酮与孕激素受体的亲和力；另外，炔诺酮 11β 位连接的二甲胺苯基也增加了米非司酮与受体结合的稳定性，米非司酮几无孕激素样内在活性。米非司酮不仅同时具有抗孕激素和抗皮质激素的活性，而且还具有较弱的雄性激素样活性。

本品口服有效，生物利用度较高，血浆蛋白结合率较高，血浆半衰期长，因此可有效延长下一个月经周期，故不宜持续给药。由于米非司酮可以对抗黄体酮对于子宫内膜的作用，具有明显的抗着床作用，故米非司酮可单独用作房事后避孕的有效措施；米非司酮具有抗早孕作用，可终止早期妊娠，有可能出现一些严重的不良反应例如阴道出血等，但一般无需特殊处理。贫血、

笔记

正在接受抗凝治疗和糖皮质激素治疗的不宜使用米非司酮。

第三节 雄激素类药和抗雄激素类药

一、雄激素类药

天然雄激素(androgens)主要是睾酮(testosterone),由睾丸间质细胞分泌。肾上腺皮质、卵巢和胎盘等也能够分泌少量的睾酮。在临床上,多使用人工合成的睾酮衍生物,例如丙酸睾酮(testosterone propionate,丙酸睾丸素)、美睾酮(mesterolone)和氟甲睾酮(fluoxymesterone)等。

【生理及药理作用】

1. 生殖系统 睾酮可促进男性生殖器官的发育和成熟,形成并维持男性第二性征,促进精子的生成与成熟。大剂量睾酮可负反馈抑制垂体前叶分泌促性腺激素,对于女性可减少卵巢雌激素的分泌,并有直接抗雌激素的作用。

2. 同化作用 睾酮能明显促进蛋白质的合成(同化作用),减少蛋白质的分解(异化作用),从而造成正氮平衡,促进肌肉的增长,体重的增加,减少尿氮的排泄,同时可有水、钠、钙、磷的潴留作用。

3. 提高骨髓造血功能 骨髓造血功能低下时,大剂量睾酮可促进肾脏分泌红细胞生成素(erythropoietin),也可直接刺激骨髓细胞的造血功能,使红细胞的生成增加。

4. 免疫增强作用 睾酮可促进免疫球蛋白的合成,增强机体免疫功能和巨噬细胞的吞噬功能,并具有一定的抗感染能力,并且具有与糖皮质激素相似的抗炎作用。

5. 心血管系统调节作用 睾酮可通过激活雄激素受体和偶联 K^+ 通道,对心血管系统进行良好的调节,主要表现为影响脂质代谢,降低胆固醇;调节凝血和纤溶的过程;抑制高胰岛素血症、高糖和代谢综合征的发生;使血管平滑肌细胞舒张,血管张力降低等。

【体内过程】 睾酮口服后极易被肝脏破坏,故生物利用度低,一般使用睾酮的油溶液进行肌内注射或植入皮下给药。睾酮的酯类化合物吸收缓慢,故作用时间长。睾酮的代谢产物可以在与葡萄糖醛酸结合后,随尿液排出。甲睾酮不易被肝脏破坏,既可口服,也可于舌下给药。

【临床应用】

1. 替代疗法 对无睾症(先天或后天两侧睾丸缺损)或类无睾症(睾丸功能不足)的患者、男子性功能低下的患者,可用睾酮做替代疗法。

2. 围绝经期综合征与功能性子宫出血 通过对抗雌激素的作用,使子宫平滑肌收缩、子宫血管收缩,并逐渐使子宫内膜萎缩而止血。更年期患者更为适用。对于严重出血的患者,可注射己烯雌酚、黄体酮和丙酸睾酮三药的混合物,可以达到止血的目的,停药时应逐渐减少药量,停药后易发生撤退性的出血。

3. 晚期乳腺癌 雄激素能够缓解部分患者的病情。这可能主要与雄激素对抗雌激素的活性作用有关,也可能与雄激素抑制垂体前叶分泌促性腺激素的作用有关,因此雄激素可显著减少雌激素的分泌;另外,雄激素还对抗催乳素对癌组织的刺激作用。其治疗效果与癌细胞中的雌激素受体的含量呈现正相关趋势。

4. 贫血 丙酸睾酮或甲睾酮可以改善骨髓的造血功能,故可被用于再生障碍性贫血以及其他贫血性疾病。

5. 虚弱 由于雄激素的同化作用,各种消耗性的疾病、骨质疏松、生长延缓、长期卧床、损伤、放疗等身体虚弱状况可用小剂量的雄激素进行治疗,可使患者食欲增加,加快患者体质恢复。

6. 预防良性前列腺增生 雄激素可降低前列腺内双氢睾酮的水平,从而防止良性前列腺的

笔记

增生，但治疗效果不显著。

【不良反应】

1. 女性长期应用雄激素后，可出现男性化的改变如痤疮、多毛、声音变粗、闭经、乳腺退化等。男性患者则可能发生性欲亢进，也有部分患者可出现女性化，这主要是由于雄激素在性腺外组织转化为雌激素所引起，长期用药后的负反馈作用使睾丸萎缩，精子生成减少。

2. 17α 位由烷基取代的睾酮类药物可干扰肝内毛细胆管的排泄功能，如发现引起黄疸者应立即停止用药。

【禁忌证及应用注意】 孕妇及前列腺癌患者禁用。肾炎、肾病综合征、肝功能不良、高血压及心力衰竭患者也应慎用。

二、抗雄激素类药

抗雄激素类药物指能够对抗雄激素生理效应的药物，包括雄激素合成抑制剂和雄激素受体阻断剂等。

环丙孕酮是 17α- 羟孕酮类化合物，具有较强的孕激素样作用，可反馈抑制下丘脑 - 垂体系统，降低血浆中的 LH、FSH 水平，从而降低睾酮的分泌水平。另外，环丙孕酮还可阻断雄激素受体，从而抑制内源性雄激素的药理作用，抑制男性严重性功能亢进。对于前列腺癌患者，当其他药物使用无效或患者无法忍受时，可服用环丙孕酮。环丙孕酮与雌激素合用可治疗女性严重痤疮和特发性多毛症。服用由环丙孕酮 2mg 与炔雌醇 35μg 组成的复方避孕片，不但避孕效果良好，并且同时可使服药妇女的 HDL 胆固醇的水平增加。围绝经期女性的雌激素和性激素结合球蛋白减少，使游离的雌激素增多，环丙孕酮抑制雄激素，可显著降低心血管不良事件的发生率。因本药抑制性功能和性发育，故禁用于未成年人。因其可影响肝功能、糖代谢、血象和肾上腺皮质的功能，故用药期间需严密观察。

第四节　避　孕　药

生殖过程主要包括精子和卵子的形成、成熟、排放、受精、着床及胚胎发育等，如果阻断了其中任何一个环节均可以达到避孕或终止妊娠的目的。计划生育是我国的一项基本国策，使用避孕药也是其中一项行之有效的避孕措施。避孕药是目前的避孕方法中一种安全、有效及使用方便、较理想的避孕方法。现有的避孕药多为女用避孕药，男用避孕药较少。

一、主要抑制排卵的避孕药

本类药物中多数药物为不同类型的雌激素和孕激素配伍组成的复方制剂。目前常用的甾体避孕药多属于此类药物。全世界约有一亿妇女正在使用甾体避孕药，其中最常用的是短效口服的复方甾体避孕药。

雌激素可能与血栓性疾病的发生和发展密切相关，大剂量的孕激素还可以降低血中高密度脂蛋白的含量，目前，甾体避孕药中的雌激素和孕激素含量已经显著减少，对雌激素、孕激素的比例也做了大量的研究。

【药理作用】 甾体避孕药主要通过两方面发挥作用：一是通过对中枢的抑制作用，干扰下丘脑 - 垂体 - 卵巢轴，从而抑制排卵；二是通过对生殖器官的直接作用，抗着床、抗受精。

1. 抑制排卵　甾体避孕药对排卵有显著的抑制作用，用药期间避孕成功率可高达 90% 以上。外源性的雌激素通过负反馈机制抑制下丘脑 GnRH 的释放，减少 FSH 的分泌，使卵泡的生长成熟过程受到抑制，同时孕激素又可抑制 LH 的释放，两者发生协同作用而进一步抑制排卵的发生。

笔记

2. 抗着床　甾体避孕药可抑制子宫内膜的正常增殖，促使其逐渐萎缩，最终使受精卵着床困难。

3. 增加宫颈黏液的黏稠度　使精子不易于进入宫腔。

4. 其他作用　甾体避孕药还可以影响子宫及输卵管平滑肌的正常生理活动，使受精卵难以在适当的时间到达子宫；另外，还可抑制黄体内甾体激素的生物合成等。

本类药物在排卵前、排卵期及排卵后服用，均可影响孕卵着床。

【分类及用法】现有的几种国内常用的甾体避孕药可分为口服制剂、长效注射制剂、缓释制剂以及多相片剂4类，其成分见表34-1。

表34-1　几种甾体避孕制剂的成分

制剂名称	孕激素	雌激素
短效口服避孕药		
复方炔诺酮片（口服避孕药片Ⅰ号）	炔诺酮 0.625mg	炔雌醇 35μg
复方甲地孕酮片（口服避孕药片Ⅱ号）	甲地孕酮 1mg	炔雌醇 35μg
复方炔诺孕酮甲片	炔诺孕酮 0.3mg	炔雌醇 30μg
长效口服避孕药		
复方炔诺孕酮乙片（长效避孕药）	炔诺孕酮 12mg	炔雌醚 3mg
复方氯地孕酮片	氯地孕酮 12mg	炔雌醚 3mg
复方次甲氯地孕酮片	16-次甲氯地孕酮 12mg	炔雌醚 3mg
长效注射避孕药		
复方己酸孕酮注射液（避孕针1号）	己酸孕酮 250mg	戊酸雌二醇 5mg
复方甲地孕酮注射液	甲地孕酮 25mg	雌二醇 3.5mg
探亲避孕药		
甲地孕酮片（探亲避孕1号片）	甲地孕酮 2mg	
炔诺酮片（探亲避孕片）	炔诺酮 5mg	
双炔失碳酯片（53号避孕针）	双炔失碳酯 7.5mg	

1. 口服制剂

(1) 短效口服避孕药：如复方炔诺酮片（口服避孕药Ⅰ号）、复方甲地孕酮片（口服避孕药Ⅱ号）及复方炔诺孕酮片（口服避孕药）等。药物服法是：从月经周期第5天开始，每晚服药1片，连服22天，期间不能间断。一般于停药后2~4天就可能发生撤退性的出血，并且形成人工月经周期。下次服药仍然需要从月经来潮的第5天开始。如停药7天后仍然没有月经来潮，则应立即开始服用下一周期的药物。一旦发生漏服时，应于24小时内补服1片。短效避孕药避孕效果良好，避孕成功率可高达99.5%。

(2) 长效口服避孕药：是以长效雌激素类药物炔雌醚与孕激素类口服避孕药物（如氯地孕酮等）配伍制成的复方片剂。常用药物有复方甲基氯地孕酮片、复方炔诺孕酮片等。该类药物服法是：从月经来潮当天算起，第5天服用第1片，最初两次间隔时间为20天，以后每月服用1次，每次服用1片，避孕成功率可高达98%。

(3) 探亲口服避孕药：是由大剂量孕激素组成，如三烯高诺酮、醋炔诺醚、dl-炔诺孕酮等，优点是服药方法较灵活，可以在探亲期间临时服用，避孕效果良好，成功率可高达99.5%以上，但其一般不作为常规避孕药物使用。

笔记

2. 长效注射避孕药

(1) 单纯孕激素长效注射制剂：将甲孕酮(150mg)做成微晶水混悬液，首次于月经周期第5日注射，之后每3个月注射1次。将庚炔诺酮(200mg)做成油剂注射应用，首次在月经周期第5日注射，之后每两个月注射1次，避孕有效率可高达99.7%。

(2) 复方甾体长效注射剂：复方甲地孕酮注射液为微晶水混悬液，复方己酸孕酮注射液为油剂。首次在月经周期第5日注射，在第7日注射第2次，以后每个月在月经周期第10~12日注射1次，按照月经周期给药并且不能间断。

3. 缓释剂　将孕激素(甲地孕酮、炔诺孕酮和三烯高诺酮等)放在以聚二甲基硅氧烷等硅橡胶为材料制成的阴道环、宫内避孕器内，分别置入阴道、宫腔内，使甾体激素缓慢释出，从而达到长期的避孕作用。

4. 多相片剂　为了使服用者的性激素水平近似正常的月经周期水平，并减少月经期间出血的发生率，可将避孕药物制成多相片剂，如炔诺酮双相片、三相片和炔诺孕酮三相片等。①双相片是开始10天每天服一片含炔诺酮0.5mg和炔雌醇0.035mg的片剂(此片剂为第一相片)，在之后11天每日服一片含炔诺酮1mg和炔雌醇0.035mg的片剂(此片剂为第二相片)，这种服药方法，很少引起突破性的出血；②三相片则分为开始7天每日服一片含炔诺酮0.5mg和炔雌醇0.035mg的片剂(此片剂为第一相片)，在中期7天，每日服用一片含炔诺酮0.75mg和炔雌醇0.035mg的片剂(此片剂为第二相片)，在最后7天每日服用一片含炔诺酮1mg和炔雌醇0.035mg的片剂(此片剂为第三相片)，其效果较双相片更好；③炔诺孕酮三相片为开始6天每日服用一片含炔诺孕酮0.05mg和炔雌醇0.03mg的片剂(此片剂为第一相片)，在中期5天每日服用一片含炔诺孕酮0.075mg和炔雌醇0.04mg的片剂(此片剂为第二相片)，在最后10天每日服用一片含炔诺孕酮0.125mg和炔雌醇0.03mg的片剂(此片剂为第三相片)，这种服药方法更符合人体内源性激素的变化规律，临床效果更好。

【不良反应】

1. 类早孕反应　多在用药初期，由雌激素引起，可出现头晕、恶心、择食、乳房胀痛等轻微的类早孕反应。一般在坚持用药2~3个月后该症状可减轻或消失。

2. 闭经　少数妇女服药后可发生闭经，如果服药后连续两个月发生闭经，则应立即停止用药。

3. 乳汁减少　少数哺乳期妇女用药后则可引起乳汁减少。

4. 子宫不规则出血　常发生于用药后最初的几个周期，可加服炔雌醇。

5. 凝血功能亢进　称甾体避孕药可引起血栓性静脉炎和血栓栓塞，如肺栓塞和脑血管栓塞等。

6. 轻度损害肝功能　可能引起肝脏良性腺瘤及肝脏局灶性结节的增生，用药妇女应定期检查肝脏。

7. 其他　用药后可能出现痤疮、皮肤色素沉着、血压升高等反应。

【禁忌证及应用注意】　充血性心力衰竭或有其他水肿倾向患者需慎用。急慢性肝病、糖尿病患者和需用胰岛素治疗者不宜使用本类药品。避孕药可减少子宫内膜癌、卵巢癌、子宫肌瘤，以及乳腺纤维囊性和纤维腺性病变的发生率，但是可以显著增加子宫颈癌和乳腺癌的发生率。如长期用药后可能出现乳房肿块，此时应立即停止用药。宫颈癌患者绝对禁用此类避孕药。

【药物相互作用】　肝药酶诱导剂，例如苯巴比妥、苯妥英钠等，可加速本类避孕药在肝脏内的代谢速率，影响避孕效果，甚至导致突破性出血。

二、其他避孕药

1. 抗着床避孕药　此类药物可使子宫内膜发生各种功能和形态的变化，从而阻碍孕卵着

笔记

床。一般多用大剂量炔诺酮（每次 5mg）或双炔失碳酯（anordrin，又称 53 号抗孕片）等。用法：同居当晚或房事后服用，14 天以内必须连服 14 片，如超过 14 天，则应接服Ⅰ号或Ⅱ号避孕药。

2. 男性避孕药　棉酚（gossypol）是棉花根、茎和种子中所含的一种黄色酚类物质。临床应用的制剂有乙酸棉酚、普通棉酚、甲酸棉酚等。棉酚可破坏睾丸细精管的生精上皮，从而使精子数量减少，直至完全无精子生成。停药后可以逐渐恢复。如每天服用 20mg 棉酚，连服用两个月即可达到节育标准，避孕有效率可高达 99% 以上。不良反应有胃肠道刺激症状、肝功能改变等，但因为棉酚可引起不可逆性精子生成障碍，从而限制了棉酚作为常规避孕药的使用。

环丙氯地孕酮是一种强效孕激素，为抗雄激素药物，可在雄激素的靶器官竞争性对抗雄激素。大剂量的环丙氯地孕酮可抑制促性腺激素的分泌，减少睾丸内雄激素结合蛋白的产生，抑制精子的生成，干扰精子的成熟过程。

孕激素和雄激素在较大剂量时可反馈性地抑制腺垂体促性腺激素的分泌，从而抑制精子的发生。将两者合用，制成孕激素 - 雄激素的复合制剂，两者有协同作用，可减少各药的剂量，从而减少其副作用。雄激素可以补充体内睾酮的不足，用以维持正常的性功能。

3. 抗早孕药　米非司酮（mifepristone）口服能拮抗孕激素活性，一般在妊娠早期使用，可破坏子宫蜕膜，使子宫平滑肌的收缩作用增强，宫颈发生软化、扩张，从而诱发流产。在临床上用于抗早孕、房事后紧急避孕，也可以用于诱导分娩。少数用药者可能发生严重出血，应当在医师指导下用本类药物。

此外，本类药物还有前列腺素衍生物（如卡前列素、吉美前列素、硫前列酮等）。

外用避孕药　常用的外用避孕药多是一些具有较强杀精功能的药物，可以被制成胶浆或栓剂等剂型。将此类药物放入阴道后，药物可自行发生溶解并同时分散在子宫颈表面和阴道壁，发挥杀精作用，从而达到避孕的目的。这种避孕方法的副作用很小，极少产生全身性反应。例如 0.2% 的孟苯醇醚（menfegol）溶液就可以迅速杀死精子。将该药放入阴道深部就能够快速溶解从而发挥杀精作用，并且同时可以形成黏液，阻碍精子的运动。杀精剂使用简便，不会影响人体生理状态的内分泌功能，但杀精剂的避孕失败率明显高于其他的屏障避孕法。

制剂及用法

苯甲酸雌二醇（estradiol benzoate）　肌内注射，每次 1~2mg，每周 2~3 次。

己烯雌酚（diaethylstilbestrol）　用于卵巢功能不全、垂体功能异常的闭经或绝经期综合征：一日量不超过 0.25mg；用于人工周期，口服 0.25mg/d，连服 20 天，待月经后再服，用法同前，共 3 周；或先用己烯雌酚每次 1mg，每晚 1 次，连用 22 天，于服药后第 16 天开始肌内注射黄体酮 10mg，共 5 天。阴道栓剂：每粒 0.1~0.5mg。

炔雌醇（乙炔雌二醇，ethinylestradiol）　作用比己烯雌酚强，用量为后者的 1/20。

黄体酮（progesterone）　肌内注射，先兆流产或习惯性流产：10~20mg/d。检查闭经的原因：10mg/d，共 3~5 天，停药后 2~3 天若见子宫出血，说明闭经并非由于妊娠。

醋酸甲羟孕酮（medroxyprogesterone acetate）　口服，2~10mg/d。

枸橼酸氯米芬（clomifene citrate）　促排卵，口服，50mg/d，每天 1 次，连服 5 天。

甲地孕酮醋酸酯（megestrol acetate）　口服，每次 2~4mg，1 次 / 天。

炔诺酮（norethisterone）　口服，每次 1.25~5mg，1 次 / 天。

丙酸睾酮（testosterone propionate）　肌内注射，10~50mg/d，每周 1~3 次。

甲睾酮（methyltestosterone）　舌下给药或口服，每次 5~10mg，1~2 次 / 天。

苯乙酸睾酮（testosterone phenylacetate）　肌内注射，效力较丙酸睾酮强而持久，故称长效睾酮。每次 10~25mg，每周 2~3 次。

笔记

睾酮小片　每片75mg，每6周植入皮下1片。用于无睾症等作补充(替代)疗法。

苯丙酸诺龙(nandrolone phenylpropionate)　肌内注射，每次25mg，每周1~2次。

美雄酮(metandienone)　口服，每次5~10mg，2~3次/天。

司坦唑醇(stanozolol)　口服，每次2mg，2~3次/天。

米非司酮(mifepristone)　口服，顿服每次200mg；或每次25mg，2次/天，连续服3天。

(魏敏杰)

笔记

第三十五章 肾上腺皮质激素类药物

肾上腺皮质激素（adrenocortical hormones）是肾上腺皮质所分泌的激素的总称，其基本结构为甾核属甾体类化合物。肾上腺皮质由外向内依次分为球状带、束状带及网状带三层。球状带约占皮质的15%，主要合成醛固酮（aldosterone）和去氧皮质酮（desoxycorticosterone）等盐皮质激素（mineralocorticoids）；束状带约占78%，主要合成氢化可的松（hydrocortisone）等糖皮质激素（glucocorticoids）；网状带约占7%，主要合成性激素类（sex hormones）。肾上腺皮质激素的分泌和生成受促肾上腺皮质激素（adreno-corticotropic hormone，ACTH，又名促皮质素，corticotrophin）的调节，而ACTH的分泌受昼夜节律的影响（图35-1）。临床常用的皮质激素主要是糖皮质激素类。

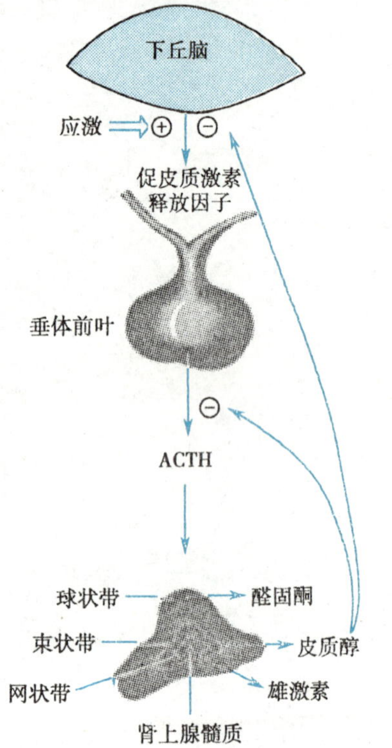

图35-1 肾上腺皮质激素分泌的调节
注："+"表示促进；"−"表示反馈性抑制

【化学结构与构效关系】 肾上腺皮质激素的基本结构为甾核，其共同的结构特点为甾核A环的C_{4-5}之间为一双键，C_3上有酮基，C_{20}上有一个羰基，这些结构是保持其生理功能所必需。天然存在的肾上腺皮质激素及个别人工合成的制剂如氟氢可的松（fludrocortisone）第1、2位碳原子之间以单键结合，而人工合成的制剂，绝大部分都为不饱和的双键，后者在机体内的加氢还原灭活反应减弱，故作用更强。糖皮质激素的结构特征是在固醇核D环的C_{17}上有α羟基，而在C环的C_{11}有氧（如可的松）或羟基（如氢化可的松），这类皮质激素具有较强的影响糖代谢及抗炎等作用，而对水、盐代谢的作用较弱，故称糖皮质激素。盐皮质激素结构的特征是在甾核D环的C_{17}无α-羟基及C环的C_{11}无氧（如去氧皮质酮），或虽有氧但与18位碳结合（如醛固酮），因其对水、盐代谢有较强的作用，而对糖代谢的作用很弱，故称为盐皮质激素。为了提高临床疗效，降低副作用，曾对该类药物的结构进行改造，合成了一系列的皮质激素类药物（图35-2）。

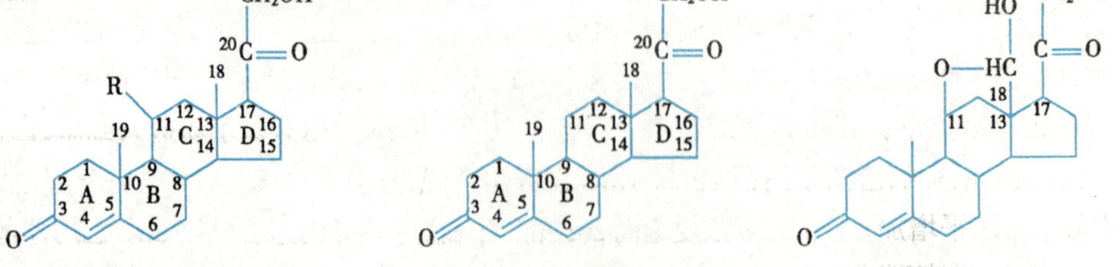

肾上腺皮质激素的基本结构　　去氧皮质酮(desoxycortone)　　醛固酮(aldosterone)

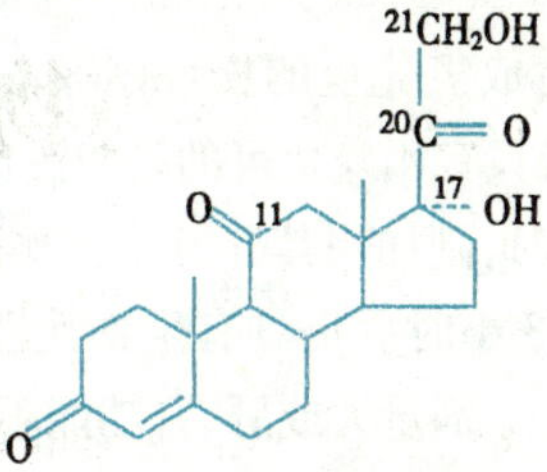

可的松(cortisone)

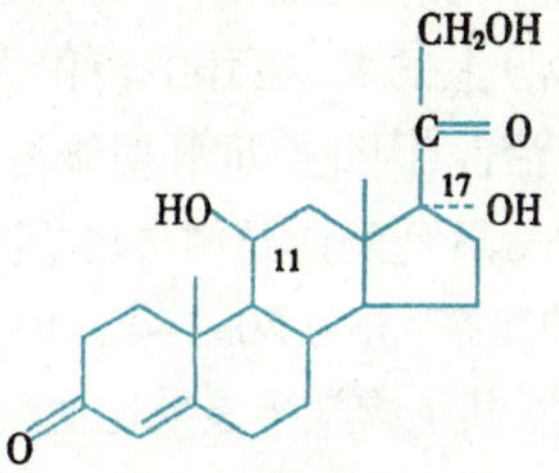

氢化可的松(hydrocortisone)

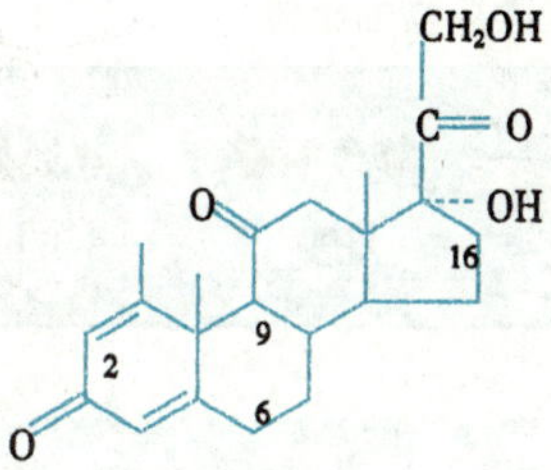

泼尼松(prednisone)

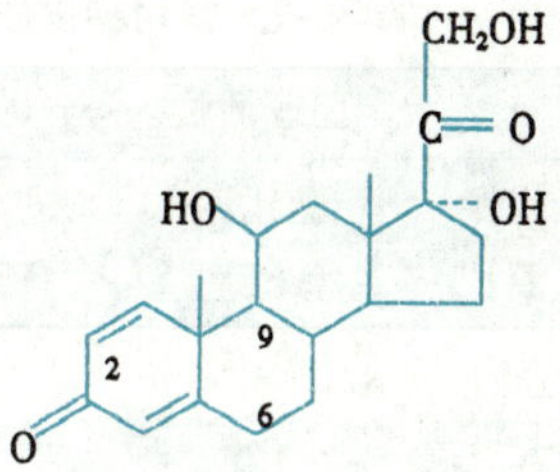

泼尼松龙(prednisolone)

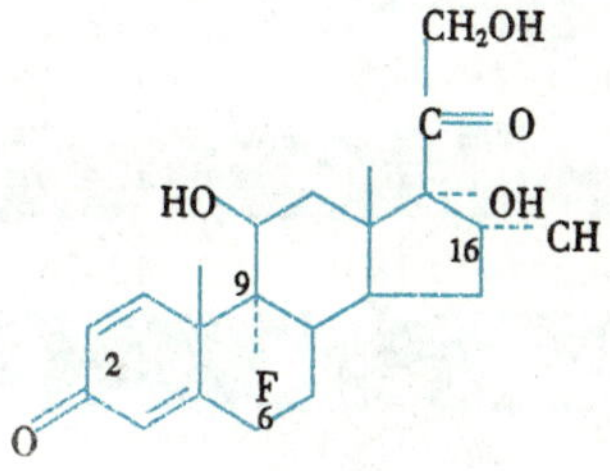

地塞米松(dexamethasone)

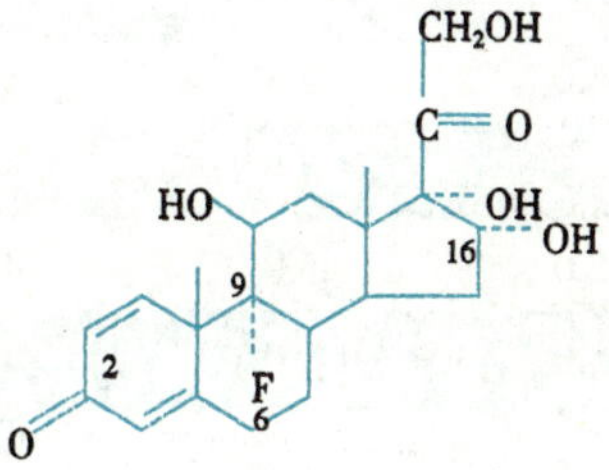

曲安西龙(triamcinolone)

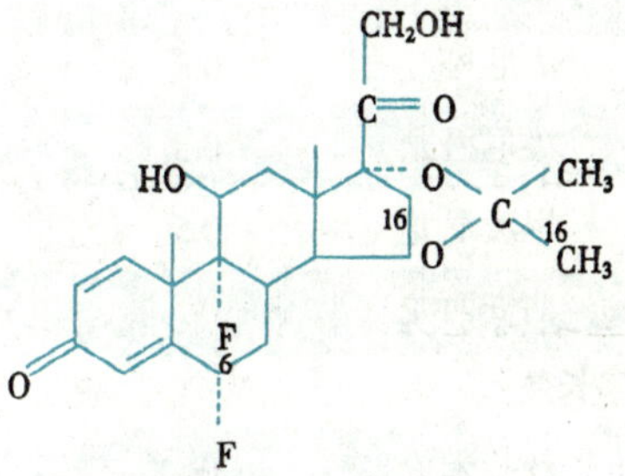

氟轻松(fluocinolone)

图 35-2　肾上腺皮质激素类药物的化学结构

第一节　糖皮质激素

糖皮质激素的作用广泛而复杂，且随剂量不同而变化。在生理情况下所分泌的皮质激素主要影响正常物质代谢过程。缺乏时，将引起代谢失调甚至死亡。当应激状态时，机体分泌大量的糖皮质激素，通过允许作用等，使机体能适应内外环境变化所产生的强烈刺激。超生理剂量（药理剂量）时，糖皮质激素除影响物质代谢外，还具有抗感染、抗过敏和抑制免疫反应等多种药理作用，其临床应用非常广泛，但是不适当地使用或长期大剂量使用可导致多种不良反应和并发症，甚至危及生命。

【体内过程】 注射、口服均可吸收。口服可的松或氢化可的松后 1~2 小时血药浓度达高峰。氢化可的松进入血液后约 90% 以上与血浆蛋白呈可逆性结合；其中约 80% 与皮质激素运载蛋白（corticosteroid binding globulin，CBG）结合；10% 与白蛋白结合，结合者不易进入细胞，因此无生物活性；具有活性的游离型约占 10%。CBG 在肝中合成，雌激素对其合成具促进作用。妊娠过程中雌激素水平增加，血中 CBG 浓度增高 2~3 倍。用雌激素治疗的患者血中 CBG 也同样增高。但当 CBG 增高、游离型减少时，可反馈性地引起 ACTH 释放增加，又使游离型达到正常水平。肝、肾病时 CBG 减少，游离型激素增多。

糖皮质激素在肝脏中代谢转化，首先是第 4 位碳（C_4）与第 5 位碳（C_5）的双键被加氢还原；随之第 3 位碳原子上的酮基由羟基取代，进而羟基与葡萄糖醛酸或硫酸结合，而由尿中排出。

笔记

故肝、肾功能不全时，糖皮质激素药物的血浆 $t_{1/2}$ 可以延长。可的松与泼尼松(prednisone)等第 11 位碳原子(C_{11})上的氧，在肝中转化为羟基，生成氢化可的松(hydrocortisone)和泼尼松龙(prednisolone)方有活性，因此严重肝功能不全的患者只宜用氢化可的松或泼尼松龙。苯巴比妥、苯妥英钠和利福平等肝药酶诱导剂与皮质激素合用时，则加快其分解，故须增加后者的用量。

氢化可的松的血浆 $t_{1/2}$ 为 80~144 分钟，但在 2~8 小时后仍具有生物活性，一次给药作用持续 8~12 小时。显然，其生物学半衰期比血浆半衰期长。剂量大或肝、肾功能不全者可使 $t_{1/2}$ 延长；甲状腺功能亢进时，肝灭活皮质激素加速，使 $t_{1/2}$ 缩短。泼尼松龙因不易被灭活，$t_{1/2}$ 可达 200 分钟。常用糖皮质激素的比较见表 35-1。

表 35-1 常用糖皮质激素类药物的比较

药物	药理活性			等效剂量(mg)	半衰期(min)	作用持续时间(h)
	水盐代谢(比值)	糖代谢(比值)	抗炎作用(比值)			
短效						
氢化可的松	1.0	1.0	1.0	20.00	90	8~12
可的松	0.8	0.8	0.8	25.00	30	8~12
中效						
泼尼松	0.8	4.0	3.5	5.00	60	12~36
泼尼松龙	0.8	4.0	4.0	5.00	200	12~36
甲泼尼龙	0.5	5.0	5.0	4.00	180	12~36
曲安西龙	0	5.0	5.0	4.00	> 200	12~36
长效						
地塞米松	0	20~30	30	0.75	100~300	36~54
倍他米松	0	20~30	25~35	0.60	100~300	36~54

注：表中水盐代谢、糖代谢、抗炎作用的比值均以氢化可的松为 1 计；等效剂量以氢化可的松为标准计

【药理作用及机制】 糖皮质激素在生理剂量下主要是对机体的物质代谢产生影响，而在超生理剂量(药理剂量)时还发挥除了代谢作用外的其他药理作用。

1. 对代谢的影响

(1) 糖代谢：糖皮质激素是调节机体糖代谢的重要激素之一，糖皮质激素能增加肝糖原和肌糖原含量并升高血糖。机制是：①促进糖原异生，特别是利用肌肉蛋白质代谢中的一些氨基酸及其中间代谢产物作为原料合成糖原；②减少机体组织对葡萄糖的利用，同时增加中间代谢产物如丙酮酸和乳酸等在肝脏和肾脏再合成葡萄糖，增加血糖的来源。

(2) 蛋白质代谢：糖皮质激素能加速胸腺、肌肉、骨等组织蛋白质分解代谢，增高尿中氮的排泄量，造成负氮平衡；大剂量糖皮质激素还能抑制蛋白质合成。故用药后可引起肌肉消瘦、骨质疏松、皮肤变薄和伤口愈合延缓等。因此，在严重损失蛋白质的肾病患者及多种影响蛋白质代谢的疾病中，采用此类激素治疗(尤其长期治疗)时，须合用蛋白质同化类激素以平衡蛋白代谢。

(3) 脂肪代谢：短期使用对脂肪代谢无明显影响。大剂量长期使用可增高血浆胆固醇，激活四肢皮下的脂酶，促使皮下脂肪分解，还使脂肪重新分布于面部、胸、背及臀部，形成向心性肥胖，表现为“满月脸，水牛背”，呈现面圆、背厚、躯干部发胖而四肢消瘦的特殊体形。

(4) 水和电解质代谢：糖皮质激素也有较弱的盐皮质激素的作用，能潴钠排钾。此外，它能增加肾小球滤过率和拮抗抗利尿激素的作用，减少肾小管对水的重吸收，故有利尿作用。此外，长期用药将造成骨质脱钙，这可能与其减少小肠对钙的吸收和抑制肾小管对钙的重吸收从而促

笔记

进尿钙排泄有关。

2. 抗炎作用 糖皮质激素具有强大的抗炎作用，能抑制多种原因造成的炎症反应，包括物理性、化学性、免疫性及病原生物性等所引起的炎症反应。在炎症早期(初期)，能增高血管的紧张性、减轻充血、降低毛细血管的通透性从而减轻渗出和水肿，同时抑制白细胞浸润及吞噬反应，减少各种炎症因子的释放，因此能改善红、肿、热、痛等症状。在炎症后期，糖皮质激素通过抑制毛细血管和成纤维细胞的增生，抑制胶原蛋白、黏多糖的合成及肉芽组织增生，防止粘连及瘢痕形成，减轻后遗症。但须注意的是，炎症反应是机体的一种防御性机制，炎症反应的后期更是组织修复的重要过程，因此，糖皮质激素在抑制炎症及减轻症状的同时也可导致感染扩散、创面愈合延迟。

糖皮质激素抗炎作用的主要机制是基因效应(也称基因组效应)。糖皮质激素是一种脂溶性小分子化合物，易通过细胞膜与胞质内的糖皮质激素受体(glucocorticoid receptor，GR)结合。GR约由800个氨基酸构成，存在GRα和GRβ两种亚型，两者的主要区别在于羧基端激素结合域不同。GRα活化后产生经典的激素效应，而GRβ不具备与激素结合的能力，作为GRα拮抗体而起作用。未活化的GRα在胞质内与热休克蛋白90(heat shock protein 90，HSP_{90})等结合成一种大的复合体，防止GRα对DNA产生作用。这种复合体与激素结合后，构型发生变化，HSP_{90}等成分与GRα分离，随之类固醇-受体复合体易位进入细胞核，在细胞核内与特异性DNA位点即靶基因的启动子(promoter)序列的糖皮质激素反应元件(glucocorticoid response element，GRE)或负性糖皮质激素反应元件(negative glucocorticoid response element，nGRE)相结合，影响基因转录，相应的引起转录增加或减少，改变介质相关蛋白的水平，进而对炎症细胞和分子产生影响而发挥抗炎作用。具体表现为：

(1) 对炎症抑制蛋白及某些靶酶的影响：①诱导脂皮素-1(lipocortin 1)的生成，继之抑制磷酸酶A_2，影响花生四烯酸代谢的连锁反应，使炎症介质PGE_2、PGI_2和白三烯类(LTA_4，LTB_4，LTC_4和LTD_4)等减少，从而产生抗炎作用；②抑制诱导型NO合成酶和环氧化酶2(COX-2)等的表达，从而阻断相关介质的产生，发挥抗炎作用。

(2) 对细胞因子及黏附分子的影响：多数炎性疾病均伴有细胞因子及黏附分子的异常改变。糖皮质激素不仅能抑制多种炎性细胞因子如TNF-α、IL-1、IL-2、IL-6、IL-8等的产生，且可在转录水平上直接抑制黏附分子如E-选择素及ICAM-1(intercellular adhesion molecule 1)的表达。此外，还影响细胞因子及黏附分子生物效应的发挥。

(3) 对炎细胞凋亡的影响：糖皮质激素诱导的细胞凋亡，首先是由GR介导基因转录变化，最终激活caspase和特异性核酸内切酶而导致细胞凋亡。这种作用可被GR拮抗剂RU38486所阻断，说明这一凋亡具有GR依赖性。

(4) 非基因组效应：近年认识到，快速效应是糖皮质激素发挥作用的另一重要机制。非基因效应的主要特点为起效迅速，对转录和蛋白质合成抑制剂不敏感。初步的研究表明，快速效应的可能机制是：①细胞膜类固醇受体：除了类固醇核受体外，尚存在细胞膜类固醇受体，而类固醇的快速非基因效应与细胞膜类固醇受体相关。目前这一受体的主要结构已清楚，并已被克隆。②非基因的生化效应：近来证实了激素对细胞能量代谢的直接影响。如甲基泼尼松龙溶解于细胞膜，并影响细胞膜的生化特性，其对线粒体内膜的直接影响将致离子通透性增加，并继而导致氧化磷酸化偶联的解离。此外，激素还可以不通过减少细胞内ATP的产生而直接抑制阳离子循环。③细胞质受体的受体外成分介导的信号通路：有研究发现糖皮质激素与GR结合后，GRα与HSP_{90}等成分分离，随之类固醇-受体复合体易位进入细胞核(产生基因效应)，而HSP_{90}等受体外成分则进一步激活某些信号通路(如Src)产生快速效应。

3. 免疫抑制与抗过敏作用

(1) 对免疫系统的抑制作用：糖皮质激素对免疫过程的多个环节均有抑制作用。小剂量糖

笔记

皮质激素主要抑制细胞免疫，大剂量则能抑制由B细胞转化成浆细胞的过程，减少抗体生成干扰细胞免疫。但这一抑制作用，随动物种属不同而有很大差异。小鼠、大鼠、家兔等较敏感，能使胸腺缩小，脾脏淋巴结减少，血中淋巴细胞溶解；而豚鼠、猴和人的敏感性则较差。如糖皮质激素不能使正常人淋巴细胞溶解，也不能使免疫球蛋白合成或补体代谢明显下降，更不能抑制特异性抗体的合成。但糖皮质激素能干扰淋巴组织在抗原作用下的分裂和增殖，阻断致敏T淋巴细胞所诱发的单核细胞和巨噬细胞的聚集等，从而抑制组织器官的移植排异反应和皮肤迟发性过敏反应。对于自身免疫性疾病也能发挥一定的近期疗效。

目前认为糖皮质激素抑制免疫的机制是：①诱导淋巴细胞DNA降解：这种由甾体激素诱导的核DNA降解现象只发生于淋巴组织中，并具有糖皮质激素特异性。②影响淋巴细胞的物质代谢：减少葡萄糖、氨基酸以及核苷的跨膜转运过程，抑制淋巴细胞中DNA、RNA和蛋白质的生物合成，减少淋巴细胞中RNA聚合酶的活力和ATP的生成量。③诱导淋巴细胞凋亡：体内和体外实验均出现胸腺细胞皱缩、膜起泡、染色体凝缩及核碎裂，形成凋亡小体，受影响的主要是CD4/CD8双阳性的未成熟淋巴细胞。此外，还能诱导B淋巴细胞凋亡。④抑制核转录因子NF-κB活性：NF-κB是一种重要的转录调节因子，它在胞质内与NF-κB抑制蛋白IκB结合呈非活性状态，一旦被刺激剂激活便与IκB解离而转入核内与特异的启动子结合，从而调控基因的表达。NF-κB过度激活可导致多种炎性细胞因子的生成，这与移植物排斥反应、炎症等疾病发病有关。糖皮质激素一方面通过其受体直接与RelA(NF-κB异源二聚体的p65亚基)相互作用，抑制NF-κB与DNA结合，阻断其调控作用。另一方面是增加NF-κB抑制蛋白IκBα基因的转录，抑制NF-κB活性，从而发挥免疫抑制作用。

(2) 抗过敏作用：在免疫过程中，由于抗原-抗体反应引起肥大细胞脱颗粒而释放组胺、5-羟色胺、过敏性慢反应物质和缓激肽等，从而引起一系列过敏性反应症状。糖皮质激素被认为能减少上述过敏介质的产生，抑制因过敏反应而产生的病理变化，从而减轻过敏性症状。

4. 抗休克作用 常用于严重休克，特别是感染中毒性休克的治疗。大剂量糖皮质激素抗休克作用机制可能是：①抑制某些炎性因子的产生，减轻全身炎症反应综合征及组织损伤，使微循环血流动力学恢复正常，改善休克状态；②稳定溶酶体膜，减少心肌抑制因子(myocardial depressant factor，MDF)的形成；③扩张痉挛收缩的血管和兴奋心脏、加强心脏收缩力；④提高机体对细菌内毒素的耐受力。但对外毒素则无防御作用。

5. 其他作用

(1) 允许作用(permissive action)：糖皮质激素对有些组织细胞虽无直接活性，但可给其他激素发挥作用创造有利条件，称为允许作用。例如糖皮质激素可增强儿茶酚胺的血管收缩作用和胰高血糖素的血糖升高作用等。

(2) 退热作用：用于严重的中毒性感染，常具有迅速而良好的退热作用。可能与其能抑制体温中枢对致热原的反应、稳定溶酶体膜，减少内源性致热原的释放有关。

(3) 血液与造血系统：糖皮质激素能刺激骨髓造血功能，使红细胞和血红蛋白含量增加，大剂量可使血小板增多、提高纤维蛋白原浓度，并缩短凝血酶原时间；刺激骨髓中的中性粒细胞释放入血而使中性粒细胞数增多，但却降低其游走、吞噬、消化及糖酵解等功能，因而减弱对炎症区的浸润与吞噬活动。可使血液中淋巴细胞减少，但存在明显的动物种属差异。临床上可见，肾上腺皮质功能减退者，淋巴组织增生，淋巴细胞增多；而肾上腺皮质功能亢进者，淋巴细胞减少，淋巴组织萎缩。

(4) 中枢神经系统：可提高中枢的兴奋性，有些患者因大量长期应用，可引起欣快、激动、失眠等，偶可诱发精神失常；且能降低大脑的电兴奋阈，促使癫痫发作，故精神病患者和癫痫患者宜慎用。大剂量对儿童能致惊厥。

(5) 骨骼：长期大量应用本类药物时可出现骨质疏松，特别是脊椎骨，故可引起腰背痛，甚至

笔记

发生压缩性骨折、鱼骨样及楔形畸形。其机制可能是糖皮质激素抑制成骨细胞的活力，减少骨中胶原的合成，促进胶原和骨基质的分解，使骨质形成发生障碍。

(6) 心血管系统：糖皮质激素增强血管对其他活性物质的反应性。在实验系统中糖皮质激素可以增加血管壁肾上腺受体的表达。在糖皮质激素分泌过多的 Cushing 综合征和一小部分应用合成的糖皮质激素的患者中，可出现高血压。

【临床应用】

1. 严重感染或炎症

(1) 严重急性感染：主要用于中毒性感染或同时伴有休克者，如中毒性菌痢、暴发型流行性脑膜炎及败血症等，在应用有效抗菌药物治疗感染的同时，可用糖皮质激素作辅助治疗。因其能增加机体对有害刺激的耐受性，减轻中毒反应，有利于争取时间，进行抢救。目前缺乏有效抗病毒药物，因此，病毒性感染一般不用激素，以免因用后机体防御能力减低而使感染扩散而加剧。但在一些重症的感染，如严重急性呼吸综合征（severe acute respiratory syndromes，SARS），又称传染性非典型肺炎，是一种由冠状病毒引起的严重的肺部感染。部分重症患者出现肺间质可见单个核细胞浸润、肺泡腔内细胞性纤维黏液样渗出物及肺水肿等，符合急性呼吸窘迫综合征（ARDS）表现。之后肺部病变进行性加重，表现为胸闷、气促、呼吸困难，少数患者（10%~15%）出现 ARDS 而危及生命。糖皮质激素的恰当应用减轻了肺组织的渗出及损伤，提高了患者对毒素的耐受力，及减轻了后期肺纤维化的程度，对不少患者起到了“起死回生”的作用。但由于大剂量的应用，后期也有少部分病患出现了股骨头坏死的现象。另外对于多种结核病的急性期，特别是渗出为主的结核病，如结核性脑膜炎、胸膜炎、心包炎、腹膜炎，在早期应用抗结核药物的同时辅以短程糖皮质激素，可迅速退热，减轻炎症渗出，使积液消退，减少愈合过程中发生的纤维增生及粘连。但剂量宜小，一般为常规剂量的 1/2~2/3。目前认为，在有效抗结核药物的作用下，糖皮质激素的治疗并不引起结核病灶的恶化。

(2) 抗炎治疗及防止某些炎症的后遗症：如果炎症发生在人体重要器官如结核性脑膜炎、脑炎、心包炎，或由于炎症损害或恢复时产生粘连和瘢痕，将引起严重功能障碍，如风湿性心瓣膜炎、损伤性关节炎、睾丸炎以及烧伤后瘢痕挛缩等，早期应用糖皮质激素可减少炎性渗出，减轻愈合过程中纤维组织过度增生及粘连，防止后遗症的发生。对眼科疾病如虹膜炎、角膜炎、视网膜炎和视神经炎等非特异性眼炎，应用后也可迅速消炎止痛、防止角膜混浊和瘢痕粘连的发生。有角膜溃疡者禁用。

2. 免疫相关疾病

(1) 自身免疫性疾病：如严重风湿热、风湿性心肌炎、风湿性及类风湿性关节炎、全身性红斑狼疮、自身免疫性贫血和肾病综合征等，应用糖皮质激素后可缓解症状。对多发性皮肌炎，糖皮质激素为首选药。一般采用综合疗法，不宜单用，以免引起不良反应。

(2) 过敏性疾病：如荨麻疹、血管神经性水肿、支气管哮喘和过敏性休克等。此类疾病一般发作快，消失也快，治疗主要应用肾上腺素受体激动药和抗组胺药物。对严重病例或其他药物无效时，可应用本类激素作辅助治疗，目的是抑制抗原 - 抗体反应所引起的组织损害和炎症过程。吸入型糖皮质激素防治哮喘效果较好且安全可靠，极少有副作用。

(3) 器官移植排斥反应：对异体器官移植手术后所产生的免疫性排斥反应，也可使用糖皮质激素预防。若已发生排斥反应，治疗时可采用大剂量氢化可的松静脉滴注，排斥反应控制后再逐步减少剂量至最小维持量，并改为口服。若与环孢素 A 等免疫抑制剂合用，疗效更好，并可减少两药的剂量。

3. 抗休克治疗　对感染中毒性休克，在有效的抗菌药物治疗下，可及早、短时间突击使用大剂量糖皮质激素；待微循环改善、脱离休克状态时停用，且尽可能在抗菌药物之后使用，停药则在撤去抗菌药物之前。对过敏性休克，糖皮质激素为次选药，可与首选药肾上腺素合用，对病情较

笔记

重或发展较快者，同时静脉滴注氢化可的松 200~400mg，以后视病情决定用量，好转后逐渐减少用量。对低血容量性休克，在补液补电解质或输血后效果不佳者，可合用超大剂量的皮质激素。

4. 血液病 多用于治疗儿童急性淋巴细胞性白血病，目前采取与抗肿瘤药物联合的多药并用方案；但对急性非淋巴细胞性白血病的疗效较差。此外，还可用于再生障碍性贫血、粒细胞减少症、血小板减少症和过敏性紫癜等的治疗。停药后易复发。

5. 局部应用 对湿疹、肛门瘙痒、接触性皮炎、牛皮癣等都有疗效，多采用氢化可的松、氢化泼尼松或肤氢松等软膏、霜剂或洗剂局部用药。当肌肉韧带或关节劳损时，可将醋酸氢化可的松或醋酸氢化泼尼松混悬液加入 1% 普鲁卡因注射液，肌内注射，也可注入韧带压痛点或关节腔内以消炎止痛。

6. 替代疗法 用于急、慢性肾上腺皮质功能不全者，脑垂体前叶功能减退及肾上腺次全切除术后，皮质激素分泌不足的患者。

【不良反应及注意事项】

1. 长期大剂量应用引起的不良反应

(1) 医源性肾上腺皮质功能亢进：又称类肾上腺皮质功能亢进综合征，这是过量激素引起脂质代谢和水盐代谢紊乱的结果。表现为满月脸、水牛背、皮肤变薄、多毛、水肿、低血钾、高血压、糖尿病等，停药后症状可自行消失。必要时可加用抗高血压药，抗糖尿病药治疗，并采用低盐、低糖、高蛋白饮食及加用氯化钾等措施。

(2) 诱发或加重感染：长期应用可诱发感染或使体内潜在病灶扩散，特别是在原有疾病已使抵抗力降低的白血病、再生障碍性贫血、肾病综合征等患者更易发生。故肺结核、淋巴结核、脑膜结核及腹膜结核等患者应合用抗结核药。

(3) 消化系统并发症：因可刺激胃酸、胃蛋白酶的分泌并抑制胃黏液分泌，降低胃肠黏膜的抵抗力，故可诱发或加剧胃、十二指肠溃疡，甚至造成消化道出血或穿孔。对少数患者可诱发胰腺炎或脂肪肝。

(4) 心血管系统并发症：长期应用，由于钠、水潴留和血脂升高可引起高血压和动脉粥样硬化。

(5) 骨质疏松、肌肉萎缩、伤口愈合迟缓等：与糖皮质激素促蛋白质分解、抑制其合成及增加钙、磷排泄有关。骨质疏松多见于儿童、绝经妇女和老人。严重者可发生自发性骨折。由于抑制生长激素的分泌和造成负氮平衡，还可影响生长发育。孕妇应用，偶引起胎儿畸形。长期使用激素引起高脂血症，来源于中性脂肪的栓子易黏附于血管壁上，阻塞软骨下的骨终末动脉，使血管栓塞造成股骨头无菌性缺血坏死。

(6) 糖尿病：糖皮质激素促进糖原异生，降低组织对葡萄糖的利用，抑制肾小管对葡萄糖的重吸收作用，因而长期应用超生理剂量糖皮质激素者，将引起糖代谢的紊乱，约半数患者出现糖耐量受损或糖尿病（类固醇性糖尿病）。这类糖尿病对降糖药物敏感性较差，所以应在控制原发病的基础上，尽量减少糖皮质激素的用量，最好停药。如不能停药，应酌情给予口服降糖药或注射胰岛素治疗。

(7) 其他：有癫痫或精神病史者禁用或慎用。

2. 停药反应

(1) 医源性肾上腺皮质功能不全：长期应用尤其是每天给药的患者，减量过快或突然停药，特别是当遇到感染、创伤、手术等严重应激情况时，可引起肾上腺皮质功能不全或危象，表现为恶心、呕吐、乏力、低血压和休克等，需及时抢救。这是由于长期大剂量使用糖皮质激素，反馈性抑制垂体 - 肾上腺皮质轴致肾上腺皮质萎缩所致。肾上腺皮质功能的恢复时间与剂量、用药时间长短和个体差异等有关。停用激素后，垂体分泌 ACTH 的功能一般需经 3~5 个月才恢复；肾上腺皮质对 ACTH 起反应功能的恢复需 6~9 个月，甚至长达 1~2 年。防治方法：停药须经缓慢的减量过程，不可骤然停药，停用糖皮质激素后连续应用 ACTH 7 天左右；在停药 1 年内如遇应

笔记

激情况（如感染或手术等），应及时投予足量的糖皮质激素。

(2) 反跳现象：其发生原因可能是患者对激素产生了依赖性或病情尚未完全控制，突然停药或减量过快而致原病复发或恶化。常需加大剂量再行治疗，待症状缓解后再缓慢减量、停药。

【禁忌证】 糖皮质激素的禁忌证有：严重的精神病（过去或现在）和癫痫，活动性消化性溃疡病，新近胃肠吻合术，骨折，创伤修复期，角膜溃疡，肾上腺皮质功能亢进症，严重高血压，糖尿病，孕妇，抗菌药物不能控制的感染如水痘、麻疹、真菌感染等。

【用法与疗程】

1. 大剂量冲击疗法　适用于急性、重度、危及生命的疾病的抢救，常用氢化可的松静脉给药，首剂200~300mg，一日量可超过1g，以后逐渐减量，疗程3~5天。大剂量应用时宜并用氢氧化铝凝胶等以防止急性消化道出血。

2. 一般剂量长期疗法　多用于结缔组织病和肾病综合征等。常用泼尼松口服，开始每日10~30mg，一日3次，获得临床疗效后，逐渐减量，每3~5天减量1次，每次按20%左右递减，直到最小有效维持量。

3. 小剂量替代疗法　适用于治疗急、慢性肾上腺皮质功能不全症（包括肾上腺危象、艾迪生病）、脑垂体前叶（腺垂体）功能减退及肾上腺次全切除术后。一般维持量，可的松每日12.5~25mg，或氢化可的松每日10~20mg。

糖皮质激素的分泌具有昼夜节律性，每日上午8~10时为分泌高峰，随后逐渐下降，午夜12时为低潮，这是由ACTH昼夜节律所引起。临床用药可随这种节律进行，以减小对肾上腺皮质功能的影响。基于此，目前维持量用法有两种：①每日晨给药法：即每晨7~8时1次给药，用短时间作用的可的松、氢化可的松等。②隔晨给药法：即每隔一日，早晨7~8时给药1次。此法应当用中效的泼尼松、泼尼松龙，而不用长效的糖皮质激素，以免引起对下丘脑-垂体-肾上腺轴的抑制。在长时间使用糖皮质激素治疗过程中，遇下列情况之一者，应撤去或停用糖皮质激素：①维持量已减至正常基础需要量：如泼尼松每日5.0~7.5mg，经过长期观察，病情已稳定不再活动者；②因治疗效果差，不宜再用糖皮质激素，应改药者；③因严重副作用或并发症，难以继续用药者。

第二节　盐皮质激素

盐皮质激素（mineralocorticoids）主要有醛固酮（aldosterone）和去氧皮质酮（desoxycorticosterone）两种，对维持机体正常的水、电解质代谢起着重要作用。

【药理作用及机制】 醛固酮主要作用于肾脏的远曲小管，促进 Na^+、Cl^- 的重吸收和 K^+、H^+ 的排出，其中潴 Na^+ 的作用是原发的。它与下丘脑分泌的抗利尿激素相互协调，共同维持体内水、电解质的平衡。此外，对唾液腺、汗腺、肌肉和胃肠道黏膜细胞也同样有潴 Na^+、排 K^+ 的作用。醛固酮潴钠排钾机制可能与类固醇的基因效应有关，通过与肾远曲小管上皮细胞内特殊受体相结合，转位进入细胞核，作用于染色质DNA，引起某种特异mRNA的合成，生成一类醛固酮诱导蛋白质（aldosterone induced protein，AIP），使上皮钠通道（epithelial sodium channel，ENaC）活性增大，表现为ENaC开放频率及开放数目增加，从而促进肾小管细胞膜对 Na^+ 的重吸收。去氧皮质酮潴钠作用只有醛固酮的1%~3%，但远较氢化可的松大。在天然皮质激素中，醛固酮是作用最强的一种盐皮质激素，其作用是等量糖皮质激素的500倍。但由于在正常生理状态下，糖皮质激素的分泌量很大，故在人体总的水盐代谢中糖皮质激素也承担了重要的作用。平时每日醛固酮的分泌量很少，如因某种情况引起醛固酮分泌过多，其显著的钠水潴留及排钾效应则可引起低血钾、组织水肿及高血压。若盐皮质激素分泌水平过低会导致水钠流失和血压降低的症状。

【临床应用】 临床上盐皮质激素常与氢化可的松等合用作为替代疗法，治疗慢性肾上腺皮质功能减退症，以纠正患者失钠、失水和钾潴留等，恢复水和电解质的平衡。替代疗法的同时，每日须补充食盐 6~10g。

第三节　促皮质素及皮质激素抑制药

一、促肾上腺皮质激素

促肾上腺皮质激素（Adrenocorticotropin，ACTH）由垂体前叶嗜碱细胞合成分泌，是一种由39个氨基酸组成的多肽，它的合成和分泌受到下丘脑促皮质素释放激素（corticotropin releasing hormone，CRH）的调节，对维持机体肾上腺正常形态和功能具有重要作用。ACTH的生理活性主要依赖于前24个氨基酸残基，氨基酸残基25~39则主要与ACTH的免疫原性有关。在生理情况下，下丘脑、垂体和肾上腺三者处于动态平衡（图35-1），ACTH缺乏，将引起肾上腺皮质萎缩、分泌功能减退。人工合成的ACTH仅有24个氨基酸残基，免疫原性明显降低，故过敏反应显著减少。

ACTH口服后在胃内被胃蛋白酶破坏而失效，只能注射应用。血浆 $t_{1/2}$ 约为10分钟。一般在ACTH给药后2小时，肾上腺皮质才开始分泌氢化可的松。临床上主要用于ACTH兴奋试验以判断肾上腺皮质贮备功能，诊断脑垂体前叶 - 肾上腺皮质功能状态及检测长期使用糖皮质激素的停药前后的皮质功能水平，以防止因停药而发生皮质功能不全。

二、皮质激素抑制药

抗醛固酮类药物如螺内酯（安体舒通）等详见第二十四章。皮质激素抑制剂可代替外科的肾上腺皮质切除术，临床常用的有米托坦和美替拉酮等（图35-3）。

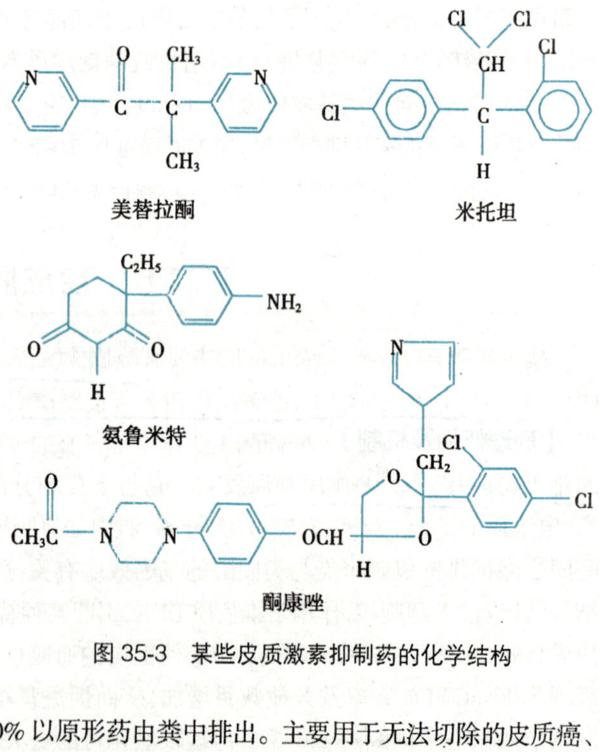

图 35-3　某些皮质激素抑制药的化学结构

米　托　坦

米托坦（mitotane，又称双氯苯二氯乙烷）为杀虫剂滴滴涕（DDT）一类化合物。它能相对选择性地作用于肾上腺皮质细胞，对肾上腺皮质的正常细胞或瘤细胞都有损伤作用，尤其是选择性地作用于肾上腺皮质束状带及网状带细胞，使其萎缩、坏死。用药后血、尿中氢化可的松及其代谢物迅速减少。但不影响球状带，故醛固酮分泌不受影响。

口服可以吸收，分布于全身各部，但脂肪是其主要贮藏器官，其水溶性代谢产物约占给药量的25%，由尿中排出。停止给药后6~9周，在血浆中仍能测到微量的双氯苯二氯乙烷。口服量的60%以原形药由粪中排出。主要用于无法切除的皮质癌、切除复发癌以及皮质癌术后辅助治疗。可有消化道不适、中枢抑制及运动失调等反应，减小剂量这些症状可以消失。若由于严重肾上腺功能不全而出现休克，或严重的创伤时，可给予肾上腺皮质类固醇类药物。

美　替　拉　酮

美替拉酮（metyrapone，又称甲吡酮）能抑制11β-羟化反应，干扰11-去氧皮质酮转化为皮

笔记

质酮，抑制11-去氧氢化可的松转化为氢化可的松，而降低它们的血浆水平；又能反馈性地促进ACTH分泌，导致11-去氧皮质酮和11-去氧氢化可的松代偿性增加，故尿中17-羟类固醇排泄也相应增加。临床用于治疗肾上腺皮质肿瘤和产生ACTH的肿瘤所引起的氢化可的松过多症和皮质癌。还可用于垂体释放ACTH功能试验。不良反应较少，可有眩晕、消化道反应等。

氨鲁米特

氨鲁米特(aminoglutethimide，又称氨基苯哌啶酮)能抑制胆固醇转变成20-α-羟胆固醇，而阻断类胆固醇生物合成的第一个反应，从而对氢化可的松和醛固酮的合成产生抑制作用。能有效减少肾上腺肿瘤和ACTH过度分泌时氢化可的松的增多。它也能与美替拉酮合用，治疗由垂体所致ACTH过度分泌诱发的柯兴综合征。为了防止肾上腺功能不足，可给予生理剂量的氢化可的松。

酮康唑

酮康唑(ketoconazole)是一种抗真菌药，其机制是阻断真菌类固醇的合成。但由于哺乳类动物组织对其敏感性远较真菌为低，因此它对人体类固醇合成的抑制作用仅在高剂量时才会出现。目前，酮康唑主要用于治疗肾上腺皮质功能亢进综合征(柯兴综合征)和前列腺癌。

制剂及用法

醋酸可的松(cortisone acetate)　替代(补充)疗法：口服，12.5~37.5mg/d，分两次；药理治疗：口服，开始75~300mg/d，分3~4次，维持量25~50mg/d。肌内注射每次25~125mg，2~3次/天。

氢化可的松(hydrocortisone，cortisol)　替代(补充)疗法：口服，20~30mg/d，分两次；药理治疗：口服，开始60~120mg/d，分3~4次。维持量20~40mg/d。静脉滴注，每次100~200mg或更多，1~2次/天，临用时以等渗氯化钠注射液或5%葡萄糖注射液500ml稀释。0.5%~2.5%软膏外用。

氢化可的松琥珀酸钠酯(hydrocortisone sodium succinate)　肌内或静脉注射。135mg相当于氢化可的松100mg。

泼尼松(prednisone)　一般开始剂量，每次5~15mg，3~4次/天，维持量5~10mg。

泼尼松龙(prednisolone)　口服，开始20~40mg/d，分3~4次。维持量5mg/d。静脉滴注，每次10~20mg，加入5%葡萄糖注射液50~500ml中应用。

甲泼尼松龙(methylprednisolone)　口服，开始16~40mg/d，分4次；维持量4~8mg/d。注射用其琥珀酸钠酯，53mg相当于甲泼尼龙40mg。

地塞米松(dexamethasone)　口服，开始每次0.75~1.5mg，3~4次/天，维持量0.5~0.75mg/d。皮下、肌内或静脉注射，每次5~10mg，2次/天。

曲安西龙(triamcinolone)　开始8~40mg/d，分1~3次，维持量4~8mg/d。肌内注射，每次40~80mg，1次/周。关节腔内或皮损部位注射，每次10~25mg。

倍他米松(betamethasone，celestone)　口服，开始1.5~2mg/d，分3~4次，维持量0.5~1mg/d。

氟轻松(fluocinolone acetonide)　0.01%~0.025%软膏剂、洗剂、霜剂，外用，3~4次/天。

促皮质素(corticotrophin)　静脉滴注，每次5~25U，溶于注射用生理盐水内，于8小时内滴入，1次/天。肌内注射，每次25~50U。

美替拉酮(metyrapone)　在两天对照观察期后，口服，每4小时750mg，共6次。

(李晓辉)

笔记

第三十六章　甲状腺激素及抗甲状腺药

甲状腺激素是维持机体正常代谢、促进生长发育所必需的激素，包括甲状腺素（四碘甲状腺原氨酸，3，5，3′，5′-tetraiodothyronine，T_4）和三碘甲状腺原氨酸（3，5，3′-triiodothyronine，T_3），该激素分泌过少引起甲状腺功能低下（hypothyroidism），需补充甲状腺激素；分泌过多则引起甲状腺功能亢进症（hyperthyroidism，简称甲亢），可用手术疗法，也可用抗甲状腺药来暂时或长期消除甲亢症状。甲状腺激素的合成、贮存、分泌与调节包括：

1. 碘摄取　甲状腺腺泡细胞的碘泵主动从血中摄取碘（I^-），其碘化物的浓度在正常时为血浆中的25倍，甲亢时可达250倍，故摄碘率是甲状腺功能指标之一。

2. 碘活化和酪氨酸碘化　碘化物在过氧化物酶作用下被氧化成活性碘（I^+），活性碘与甲状腺球蛋白（thyroglobulin，TG）中的酪氨酸残基结合，生成一碘酪氨酸（monoiodotyrosine，MIT）和二碘酪氨酸（diiodotyrosine，DIT）。

3. 偶联　在过氧化物酶作用下，两分子的DIT偶联生成T_4，一分子DIT和一分子MIT偶联成T_3。T_4和T_3的比例决定于碘的供应，正常时T_4较多，缺碘时则T_3所占比例增大，这样可以更有效地利用碘，使甲状腺激素活性维持平衡。合成的T_4和T_3结合在TG分子上，贮存在腺泡腔内胶质中。

4. 释放　在蛋白水解酶作用下，TG分解并释放出T_4、T_3进入血液。其中T_4约占分泌总量的90%以上，在外周组织脱碘酶作用下，约36%的T_4转为T_3，T_3的生物活性比T_4大5倍左右。

5. 调节　垂体分泌的促甲状腺激素（thyroid-stimulating hormone，TSH），促进甲状腺激素合成和分泌，而TSH的分泌又受下丘脑分泌的促甲状腺激素释放激素（thyrotropin-releasing hormone，TRH）的调节。应激状态或某些疾病可通过TRH影响甲状腺功能，而血中的T_4和T_3浓度对TSH和TRH的释放都有负反馈调节作用（图36-1）。

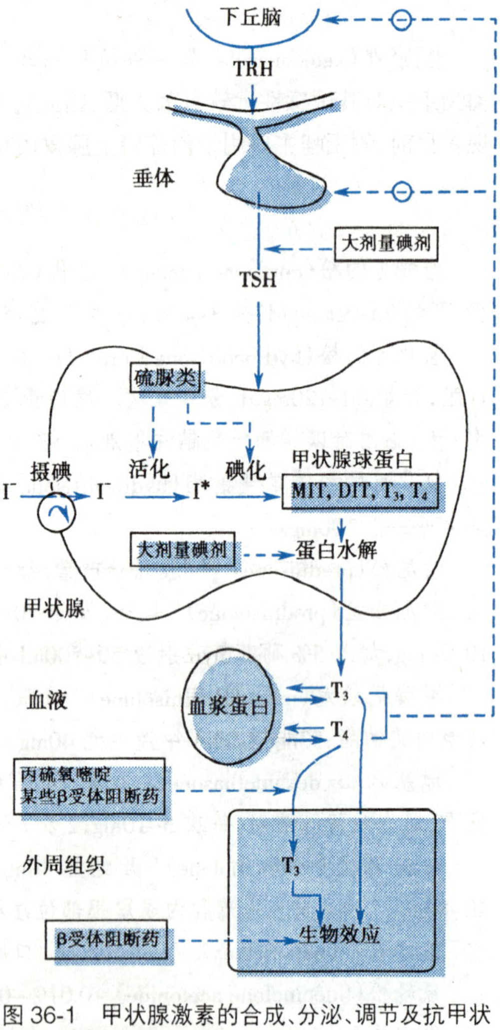

图36-1　甲状腺激素的合成、分泌、调节及抗甲状腺药作用环节示意图

第一节　甲状腺激素

【构效关系】T_3和T_4均含有无机碘，其结构有两个垂直相连的苯环，环Ⅰ有带羧基的侧链，环Ⅱ有酚羟基（图36-2），是维持活性的基本结构。环Ⅰ3位和5位的碘参与和受体结合；环Ⅱ5′

笔记

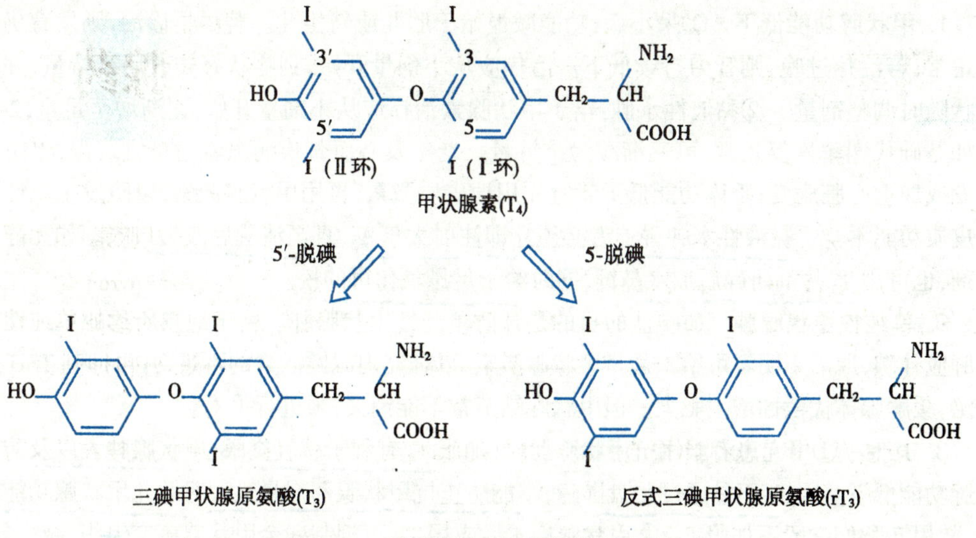

图 36-2　甲状腺激素及其代谢物的结构

位上的碘则妨碍和受体结合，使活性降低。在外周组织，T_4 的 5′ 位经脱碘反应，使 T_4 转换成活性更强的 T_3；而环 Ⅰ 的 5 位脱碘后变成无活性的反向 T_3(reverseT_3，rT_3)。阐明构效关系，有利于研究竞争性抑制药。

【药理作用及机制】

1. 维持正常生长发育　能促进蛋白质合成及骨骼、中枢神经系统的生长发育。在脑发育期，甲状腺功能不足可使神经元轴突和树突形成发生障碍，神经髓鞘形成延缓，骨骺不能形成，而产生智力低下、身材矮小的呆小病(克汀病，cretinism)。T_3 和 T_4 还加速胎儿肺发育，新生儿呼吸窘迫综合征常与 T_3、T_4 不足有关。成人甲状腺功能不全时，则引起黏液性水肿(myxedema)，表现为中枢兴奋性降低、记忆力减退等。

2. 促进代谢和产热　能促进物质氧化代谢，增加耗氧，提高基础代谢率，使产热增多。甲亢时有怕热、多汗等症状。

3. 提高机体交感 - 肾上腺系统的反应性　在甲亢时由于对儿茶酚胺的反应性提高，出现神经过敏、烦躁、震颤、心率加快、心排出量增加及血压增高等现象。这与肾上腺素 β 受体数目增多有关。

甲状腺激素受体(thyroid hormone receptor，TR)为核内受体，由 TRα 和 TRβ 基因编码，介导甲状腺激素的作用。TR 表达在垂体、心、肝、肾、骨骼肌、肺、肠等组织，两个受体蛋白构成的同源或异源二聚体能与 DNA 结合，当血中游离的 T_4 和 T_3 进入细胞核内与受体蛋白形成激素 - 受体复合物而启动靶基因转录，加速相关蛋白和酶的生成，从而产生生理效应。T_3 与 TR 的亲和力比 T_4 大 10 倍，85%~90% 的 TR 与 T_3 结合，故 TR 又称为 T_3 受体。饥饿、营养不良与肥胖、糖尿病时 TR 数目减少。

此外，甲状腺激素还有“非基因作用”，通过核蛋白体、线粒体和细胞膜上的受体结合，影响转录后的过程、能量代谢以及膜的转运功能。

【体内过程】　T_4、T_3 口服易吸收，生物利用度分别为 50%~70% 和 90%~95%，T_4 的吸收率因肠内容物等的影响而不恒定。严重黏液性水肿时口服吸收不良，须肠外给药。两者血浆蛋白结合率均在 99% 以上。但 T3 的蛋白亲和力低于 T_4，其游离量可为 T_4 的 10 倍。T_3 作用快而强，维持时间短，$t_{1/2}$ 为 2 天；T_4 则作用弱而慢，维持时间较长，$t_{1/2}$ 为 5 天。因两者 $t_{1/2}$ 均超过 1 天，故每天只需用药 1 次。甲状腺激素主要在肝、肾线粒体内脱碘，并与葡萄糖醛酸或硫酸结合而经肾排泄。由于可通过胎盘和进入乳汁，故在妊娠期和哺乳期慎用。

【临床应用】　目前临床上常用的甲状腺素是左甲状腺素钠(sodium levothyroxine，优甲乐)。主要用于甲状腺功能低下的替代疗法。

笔记

1. 甲状腺功能低下 ①呆小病:功能减退始于胎儿或新生儿。若尽早诊治,则发育仍可维持正常;若治疗过晚,则智力持续低下。治疗应从小剂量开始,到症状好转改用维持量,并根据症状随时调整剂量。②黏液性水肿:给予甲状腺素治疗应从小剂量开始,逐渐增至足量,2~3周后如基础代谢率恢复正常,可逐渐减为维持量。老年及心血管疾病患者增量宜缓慢,以防过量诱发或加重心脏病变;垂体功能低下者宜先用糖皮质激素,再用甲状腺激素,以防发生急性肾上腺皮质功能不全。黏液性水肿昏迷者必须立即注射大量 T_3,直至清醒后改为口服。如无静脉注射剂,也可用 T_3 片剂研碎后加水鼻饲,同时给予足量氢化可的松。

2. 单纯性甲状腺肿 加碘盐的目的是预防单纯性甲状腺肿。由于缺碘所致的单纯性甲状腺肿应补碘,原因不明者可给予适量甲状腺激素,以补充内源性激素的不足,并可抑制 TSH 过多分泌,缓解腺体代偿性增生肥大。但甲状腺结节常不能消失,须进行手术。

3. 其他 ①甲亢患者服用抗甲状腺药时,加服 T_4 有利于减轻突眼、甲状腺肿大以及防止甲状腺功能低下。因 T_4 不易通过胎盘屏障,不能防止抗甲状腺药剂量过大对胎儿甲状腺功能的影响,故甲亢孕妇一般不加服 T_4。②甲状腺癌术后应用 T_4,可抑制残余甲状腺癌变组织,减少复发,用量需较大。③ T_3 抑制试验中对摄碘率高者作鉴别诊断用。服用 T_3 后,摄碘率比用药前对照值下降 50% 以上者,为单纯性甲状腺肿;摄碘率下降小于 50% 者为甲亢。

【不良反应】 甲状腺激素过量可引起心悸、手震颤、多汗、体重减轻、失眠等甲亢症状,重者可腹泻、呕吐、发热、脉搏快而不规则,甚至有心绞痛、心力衰竭、肌肉震颤或痉挛。一旦出现上述现象,应立即停药,用 β 受体阻断药对抗,停药 1 周后再从小剂量开始应用。

【附:促甲状腺激素(TSH)与促甲状腺释放激素(TRH)的临床应用】 TSH 和 TRH 主要用于临床诊断。① TSH 试验用于鉴别甲状腺功能减退患者的病变部位。肌内注射 TSH 10 U,每天两次。连用 3 天后,如甲状腺摄碘率或血浆蛋白结合碘增高,说明病变在腺垂体;如不增高说明病变在甲状腺。TSH 还可提高甲状腺及其癌转移病灶的摄碘率。② TRH 兴奋试验用于测定甲状腺功能和鉴别甲状腺疾病的病变部位。先测对照 TSH 值后,静注 TRH 200~500μg,分别观察给药 15、30、60 分钟后 TSH 的变化。甲亢患者血中 T_3、T_4 水平增高,反馈抑制 TRH,TRH 反应减弱,可鉴别隐匿型甲亢。在甲状腺功能低下患者,如 TRH 呈高反应,说明病变在甲状腺本身;呈弱反应或无反应,病变在腺垂体;呈延迟性反应,病变在下丘脑。

第二节 抗甲状腺药

抗甲状腺药(antithyroid drugs)是治疗各种原因引起的甲状腺功能亢进的有效药物,目前常用的有硫脲类、碘和碘化物、放射性碘和 β 受体阻断药四类。

- Thioureas inhibit the thyroperoxidase-catalyzed oxidation reactions.
- Iodine/iodide temporarily inhibits the release of thyroid hormones.
- β-adrenoceptor antagonists decrease many of the signs and symptoms of hyperthyriodism.
- Iodine-131 (^{131}I) exerts a cytotoxic action to thyroid follicles.

一、硫脲类

硫脲类(thioureas)是最常用的抗甲状腺药。可分为两类:①硫氧嘧啶类,包括甲硫氧嘧啶(methylthiouracil,MTU)和丙硫氧嘧啶(propylthiouracil,PTU);②咪唑类,包括甲巯咪唑(thiamazole,

笔记

又称他巴唑 tapazole）和卡比马唑（carbimazole，又称甲亢平）。

【药理作用及机制】

1. **抑制甲状腺激素的合成** 通过抑制甲状腺过氧化物酶，进而抑制酪氨酸的碘化及偶联，减少甲状腺激素的生物合成。对过氧化物酶并没有直接抑制作用，而是作为过氧化物酶的底物本身被氧化，影响酪氨酸的碘化及偶联。硫脲类对甲状腺摄碘没有影响，本类药物对已合成的甲状腺激素无效，须用药 3~4 周后才有储存的 T_4 水平下降，一般症状改善常需 2~3 周，基础代谢率恢复正常需 1~2 个月。

2. **抑制外周组织的 T_4 转化为 T_3** 丙硫氧嘧啶能迅速控制血清中生物活性较强的 T_3 水平，故在重症甲亢、甲状腺危象时，该药可列为首选；而甲巯咪唑的这种作用相对较弱。

3. **减弱 β 受体介导的糖代谢** 硫氧嘧啶减少心肌、骨骼肌的 β 受体数目，降低腺苷酸环化酶活性而减弱 β 受体介导的糖代谢。

4. **免疫抑制作用** 甲亢的发病与自身免疫机制异常有关，硫脲类药物轻度抑制免疫球蛋白的生成，减少甲状腺刺激性免疫球蛋白（thyroid stimulating immunoglobulin，TSI）水平，因此，该类药物除能控制高代谢症状外，还对甲亢病因也有一定的治疗作用。

【体内过程】 硫氧嘧啶口服吸收迅速，达峰时间为 1 小时，生物利用度 50%~80%；血浆蛋白结合率约 75%，分布于全身各组织以甲状腺浓集较多；约 60% 在肝脏被代谢，部分结合葡萄糖醛酸后排出，$t_{1/2}$ 为 1.5 小时。甲巯咪唑的血浆 $t_{1/2}$ 为 6 小时，在甲状腺组织中药物浓度可维持 16~24 小时，其疗效与甲状腺内药物浓度有关，而后者的浓度与每日给药量呈正相关。每日给药 1 次（30mg）与每日给药 3 次（每次 10mg）一样，均可发挥较好疗效。维持量为 5~10mg/d。卡比马唑为甲巯咪唑的衍生物，在体内转化成甲巯咪唑而发挥作用。

【临床应用】

1. **甲亢的内科治疗** 适用于轻症和不宜手术或放射性碘治疗者，如儿童、青少年、术后复发、中重度患者而年老体弱或兼有心、肝、肾、出血性疾患等患者。若剂量适当，症状可在 1~2 个月内得到控制。当基础代谢率接近正常时，药量即可递减至维持量，疗程 1~2 年。遇有感染或其他应激时酌加剂量。应以 T_3 抑制试验或 TRH 兴奋试验来监测疗效，结果正常后停药，则复发率较低。内科治疗可使 40%~70% 患者不再复发。

2. **甲状腺手术前准备** 为减少甲状腺次全切除手术患者在麻醉和手术后的并发症及甲状腺危象，在术前应先服用硫脲类药物，使甲状腺功能恢复或接近正常。由于用硫脲类后 TSH 分泌增多，使腺体增生，组织脆而充血，不利于手术进行，须在手术前两周左右加服大量碘剂。

3. **甲状腺危象的治疗** 感染、外伤、手术、情绪激动等诱因，可致大量甲状腺激素突然释放入血，使患者发生高热、虚脱、心衰、肺水肿、水和电解质紊乱等，严重时可致死亡，称为甲状腺危象。对此，除消除诱因、对症治疗外，主要给大剂量碘剂以抑制甲状腺激素释放，并立即应用硫脲类（常选用丙硫氧嘧啶）阻止甲状腺素合成，剂量约为治疗量的两倍，疗程一般不超过一周。

【不良反应与注意事项】 硫脲类有 3%~12% 用药者发生不良反应，丙硫氧嘧啶和甲巯咪唑发生较少，甲硫氧嘧啶发生较多。

1. **胃肠道反应** 恶心、呕吐、胃肠道不适，甲硫氧嘧啶偶有味、嗅觉改变。

2. **过敏反应** 最常见，斑丘疹（发生率 4%~6%）、皮肤瘙痒、药疹，少数伴有发热，应密切观察，一般不需停药也可消失。

3. **粒细胞缺乏症** 为最严重不良反应，发生率为 0.1%~0.5%。一般发生在治疗后的 2~3 个月内，老年人较易发生，应定期检查血象。注意与甲亢本身引起的白细胞数偏低相区别，发生咽痛、发热等反应时应立即停药，可恢复正常。

4. **甲状腺肿及甲状腺功能减退** 长期用药后，可使血清甲状腺激素水平呈显著下降，反馈性增加 TSH 分泌而引起腺体肿大，还可诱导甲状腺功能减退，及时发现并停药常可恢复。

笔记

硫脲类药物能通过胎盘浓集于胎儿甲状腺，妊娠妇女慎用或不用；乳汁浓度也高，服用本类药物的妇女应避免哺乳。因丙硫氧嘧啶具有更高的血浆蛋白结合率，通过胎盘的量相对较少，故更适合于妊娠期甲亢患者。结节性甲状腺肿合并甲亢及甲状腺癌患者禁用。

【药物相互作用】 锂、磺胺类、对氨水杨酸、对氨苯甲酸、保泰松、巴比妥类、酚妥拉明、磺酰脲类、维生素 B_{12} 等药物都能不同程度地抑制甲状腺功能，如与硫脲类同用，可能增加抗甲状腺效应。碘剂可明显延缓硫脲类起效时间，一般情况不应合用。

二、碘及碘化物

《神农本草经》记载用海带治“瘿瘤”，是最早用含碘食物治疗甲状腺病的文献。在硫脲类药物产生前，碘及碘化物是用于抗甲状腺治疗的主要药物。目前，碘及碘化物不作为单独用药用于抗甲状腺治疗。常用复方碘溶液（liguor iodine Co）又称卢戈液（Lugol's solution）含碘 5%，碘化钾 10%。也可单用碘酸钾、碘油制剂、碘化钾或碘化钠。

【药理作用】 不同剂量的碘化物对甲状腺功能可产生不同的作用。小剂量的碘是合成甲状腺激素的原料，可预防单纯性甲状腺肿。缺碘地区在食盐中按 1：100 000~1：10 000 的比例加入碘化钾或碘化钠，对早期患者疗效显著；如腺体太大已有压迫症状者，应考虑手术治疗。

大剂量碘（>6mg/d）有抗甲状腺作用。主要是通过抑制 TG 的水解而抑制甲状腺激素的释放，因为 TG 水解时，需足够的还原型谷胱甘肽（GSH）使 TG 中的二硫键还原，大剂量碘剂能抑制谷胱甘肽还原酶，减少 GSH，从而使 TG 对蛋白水解酶不敏感。大剂量碘还能拮抗 TSH 促进激素释放作用；此外，大剂量碘还能抑制甲状腺过氧化物酶活性，影响酪氨酸碘化和碘化酪氨酸偶联，减少甲状腺激素的合成。

大剂量碘的抗甲状腺作用快而强，用药 2~7 天起效，10~15 天达最大效应。但是，腺泡细胞内碘离子浓度增高到一定程度，细胞摄碘即自动降低，使胞内碘离子浓度下降，从而失去抑制激素合成的效应，这就是碘化物不能单独用于甲亢内科治疗的原因。

【临床应用】

1. 甲亢的术前准备，一般在术前两周给予复方碘溶液，因为大剂量碘能抑制 TSH 促进腺体增生的作用，使腺体缩小变韧、血管减少、利于手术进行及减少出血。

2. 甲状腺危象的治疗，可将碘化物加到 10% 葡萄糖溶液中静脉滴注，也可服用复方碘溶液，其抗甲状腺作用发生迅速，并在两周内逐渐停服，需同时配合服用硫脲类药物。

【不良反应】 碘的不良反应相对较少，大多数在停药后都可以恢复。

1. **一般反应** 咽喉不适、口内金属味、呼吸道刺激、鼻窦炎和眼结膜炎症状及唾液分泌增多、唾液腺肿大等，停药后可消退。

2. **过敏反应** 于用药后立即或几小时内发生，表现为发热、皮疹、皮炎，也可有血管神经性水肿，严重者有喉头水肿，可致窒息。一般停药可消退，加服食盐和增加饮水量可促进碘排泄。必要时采取抗过敏措施。

3. **诱发甲状腺功能紊乱** 长期或过量服用碘剂可能诱发甲亢；已用硫脲类控制症状的甲亢患者，也可因服用少量碘而复发。另一方面，碘剂也可诱发甲状腺功能减退和甲状腺肿，原有甲状腺炎者不易发生。碘能进入乳汁和通过胎盘，可能引起新生儿和婴儿甲状腺功能异常或甲状腺肿、严重者可压迫气管而致命，孕妇和哺乳期妇女应慎用。

三、β 受体阻断药

【药理作用】 无内在拟交感活性的 β 受体阻断药如普萘洛尔（propranolol）、美托洛尔（metoprolol）、阿替洛尔（atenolol）等是甲亢及甲状腺危象的辅助治疗药。通过阻断 β 受体而改善甲亢所致的心率加快、心收缩力增强等交感神经激活症状。普萘洛尔在 160mg/d 还能抑制外周

笔记

T_4转化成T_3，减少T_3生成达20%。

【临床应用】　本类药物适用于不宜用抗甲状腺药、不宜手术及^{131}I治疗的甲亢患者；甲状腺危象时，静注能帮助患者度过危险期。应用大量β受体阻断药做甲状腺术前准备，不会致腺体增大变脆，两周后即可进行手术，本类药物常与硫脲类合用作术前准备。甲亢患者如因故需紧急手术（甲状腺或其他手术）时，也可用β受体阻断药保护患者。

【不良反应】　较少，常用甲状腺功能测定试验以及硫脲类对甲状腺的作用，但应注意防止本类药物对心血管系统和气管平滑肌等的不良反应。

四、放射性碘

放射性碘（radioiodine）即^{131}I，有效$t_{1/2}$为5天。^{131}I的β射线（占99%）在组织内射程仅约2mm，辐射损伤只限于甲状腺内，又因增生细胞对辐射作用较敏感，很少损伤周围其他组织，可起到类似手术切除部分甲状腺的作用。少量的γ射线（占10%）可在体外测得，用于测定甲状腺摄碘功能。

甲状腺有很强的摄取^{131}I的能力。^{131}I适用于不宜手术或手术后复发及硫脲类无效或过敏的甲亢者，作用缓慢，一般用药1个月见效，3~4个月后甲状腺功能可恢复正常。剂量过大易致甲状腺功能低下，故应严格掌握剂量，通常按甲状腺重量和最高摄碘率估计值计算。用药后，一旦发现功能低下症状，可补充甲状腺激素对抗。由于儿童甲状腺组织处于生长期，对辐射效应较敏感；卵巢也可浓集放射性碘，可能影响遗传。因此，20岁以下患者、妊娠或哺乳的妇女及肾功能不佳者不宜使用。此外，甲状腺危象、重症浸润性突眼症及甲状腺不能摄碘者禁用。^{131}I是否有致癌和诱发白血病作用尚待确定。

制剂及用法

甲状腺（thyroid）　片剂含碘量为0.17%~0.23%，治疗黏液性水肿，开始不超过15~30mg/d，渐增至90~180mg/d，分3次服。基础代谢恢复到正常（成人在-5%左右，儿童应在+5%左右）后，改用维持量（成人一般为60~120mg/d）。单纯性甲状腺肿，开始每天60mg，渐增至120~180mg/d，疗程一般为3~6个月。

碘塞罗宁（liothyronine，三碘甲状腺原氨酸钠，sodium triiodothyronine）　成人开始10~20μg/d，以后逐渐增至80~100μg/d，分2~3次，儿童体重在7kg以下者开始2.5μg/d，7kg以上者5μg/d，以后每隔一周增加5μg/d，维持量15~20μg/d，分2~3次服。

左甲状腺素钠（sodium levothyroxine，优甲乐）　甲状腺肿（甲状腺功能正常者）：成人75~200μg，1次/天；青少年50~150μg，1次/天；预防甲状腺切除术后甲状腺肿复发：成人75~200μg，1次/天；成人甲状腺功能减退：初始剂量25~50μg，1次/天，间隔2~4周增加25~50μg，维持剂量125~250μg，1次/天；儿童甲状腺功能减退：初始剂量12.5~50μg/m^2，1次/天，维持剂量100~150μg/m^2，1次/天；抗甲状腺功能亢进的辅助治疗：50~100 μg，1次/天；甲状腺全切术后：150~300μg，每日1次；甲状腺抑制试验：200μg，1次/天。

甲状腺素钠（sodium thyroxine）　本品0.1mg相当于甲状腺片60mg，口服0.1~0.2mg/d，静脉注射0.3~0.5mg/d。

丙硫氧嘧啶（propylthiouracil）　开始剂量300~600mg/d，分3~4次；维持量25~100mg/d，分1~2次服。

甲硫氧嘧啶（methylthiouracil）　剂量基本同上。

甲巯咪唑（thiamazole，他巴唑 tapazole）　开始剂量20~60mg/d，分3次服，维持量5~10mg/d，服药最短不能少于1年。

卡比马唑（carbimazole）　15~30mg/d，分3次服。服用4~6周后如症状改善，改用维持量，

笔记

2.5~5mg/d，分次服。

碘化钾（potassium iodide） 治疗单纯性甲状腺肿开始剂量宜小，10mg/d，20天为一疗程，连用两疗程，疗程间隔30~40天，1~2个月后，剂量可渐增大至20~25mg/d，总疗程3~6个月。

复方碘溶液（卢戈液，Lugol's solution） 每1000ml含碘50g、碘化钾100g，治疗单纯性甲状腺肿：每次0.1~0.5ml，1次/天，2周为一疗程，疗程间隔30~40天。用于甲亢术前准备：3~10滴/次，3次/天，用水稀释后服用，约服2周。用于甲状腺危象：首次服2~4ml，以后每4小时1~2ml。或静脉滴注，3~5ml加于10%葡萄糖注射液500ml中。

（吴希美）

笔记

第三十七章 胰岛素及其他降血糖药

糖尿病（diabetes mellitus）的发病率持续上升，已成为全世界发病率和死亡率最高的疾病之一，据WHO数据资料统计，全球已有糖尿病患者1.85亿左右，到2025年全世界糖尿病患者数将达到3.33亿。糖尿病可分为胰岛素依赖性糖尿病（insulin dependent diabetes mellitus，IDDM，1型）及非胰岛素依赖性糖尿病（non insulin dependent diabetes mellitus，NIDDM，2型）两型。在数量急剧增加的糖尿病患者中，2型至少占患者总数的90%以上。

IDDM的常规治疗是定期注射普通胰岛素，不良反应如过敏、低血糖等多见；胰岛素吸入剂的开发与上市，开辟了胰岛素给药途径的新领域，但也存在生物利用度偏低及肺功能损伤等缺陷。NIDDM的通常口服用药是磺酰脲类、双胍类、α-葡萄糖苷酶抑制剂、胰岛素增敏剂及餐时血糖调节剂等药物。近来，更有将来自于健康人的胰岛细胞移植到1型糖尿病患者肝内的成功尝试，为重建患者的胰岛素分泌能力、治疗糖尿病开辟了新的途径。以胰高血糖素样肽-1（glucagons like peptide 1，GLP-1）为新靶点的药物的研制成功及上市，为NIDDM的治疗提供了崭新的用药选择。

第一节 胰 岛 素

胰岛素（insulin）是一种由两条多肽链组成的酸性蛋白质，A链含21个氨基酸残基，B链含30个氨基酸残基，A、B两链通过两个二硫键以共价相连。人胰岛素分子量为5808Da，但药用胰岛素多从猪、牛胰腺提取。胰岛素结构有种属差异，虽不直接妨碍在人体发挥作用，但可成为抗原，引起过敏反应。目前通过DNA重组技术人工合成胰岛素，还可将猪胰岛素B链第30位的丙氨酸用苏氨酸替代而获得人胰岛素。

【药理作用】胰岛素主要促进肝脏、脂肪、肌肉等靶组织糖原和脂肪的储存。

1. 促进脂肪合成，抑制脂肪分解，减少游离脂肪酸和酮体的生成，增加脂肪酸和葡萄糖的转运，使其利用率增加。
2. 促进糖原的合成和贮存，加速葡萄糖的氧化和酵解，并抑制糖原分解和异生而降低血糖。
3. 增加氨基酸的转运和核酸、蛋白质的合成，抑制蛋白质的分解。
4. 加快心率，加强心肌收缩力和减少肾血流，在伴发相应疾病时应予充分注意。
5. 促进钾离子进入细胞，降低血钾浓度。

【体内过程】胰岛素作为一种蛋白质，普通制剂易为消化酶所破坏，口服无效，必须注射给药。皮下注射吸收快，尤以前臂外侧和腹壁明显。$t_{1/2}$约10分钟，但作用可维持数小时。主要在肝、肾灭活，经谷胱甘肽转氨酶还原二硫键，再由蛋白水解酶水解成短肽或氨基酸，也可被肾胰岛素酶直接水解，10%以原形自尿液排出。因此，严重肝肾功能不良能影响其灭活。

【作用机制】胰岛素属多肽类激素，分子较大，一般认为它不易进入靶细胞而只作用于膜受体，通过第二信使而产生生物效应。但对于胰岛素作用的第二信使问题，多年来未取得统一看法。研究发现，胰岛素受体（insulin receptor，Ins R）是由两个α亚单位及两个β亚单位组成的大分子蛋白复合物。α亚单位在胞外，含胰岛素结合部位，β亚单位为跨膜蛋白，其胞内部分含酪氨酸蛋白激酶。胰岛素与胰岛素受体的α亚基结合后迅速引起β亚基的自身磷酸化，进而激活β亚基上的酪氨酸蛋白激酶，由此导致对其他细胞内活性蛋白的连续磷酸化反应，进而产生降血糖等生物效应（图37-1）。

笔记

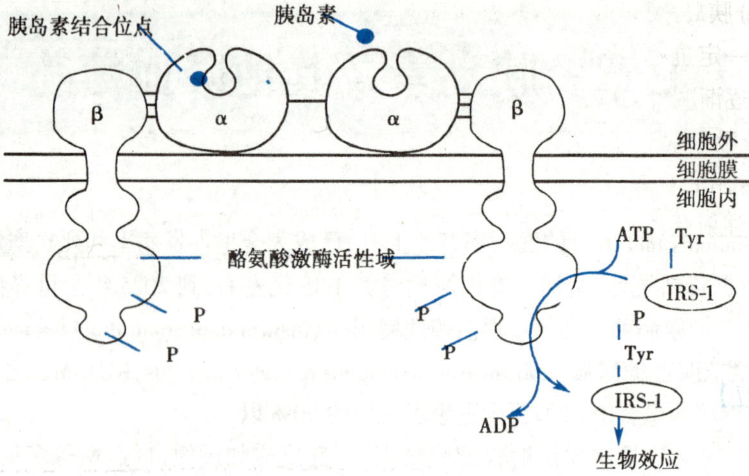

图 37-1 胰岛素受体结构及信号转导示意图

IRS-1= 胰岛素受体底物 -1 Tyr= 酪氨酸蛋白激酶 α、β= 亚单位 P= 磷酸残基

【临床应用】

1. 胰岛素注射剂 注射用普通胰岛素制剂仍是治疗 1 型糖尿病的最重要药物，对胰岛素缺乏的各型糖尿病均有效。主要用于下列情况：① 1 型糖尿病。② 2 型糖尿病初始治疗时需迅速降低血糖至正常水平者。③ 2 型糖尿病经饮食控制或用口服降血糖药未能控制者。④发生各种急性或严重并发症的糖尿病，如酮症酸中毒及非酮症性高渗性昏迷。酮症酸中毒治疗原则是立即给予足够的胰岛素，纠正失水、电解质紊乱等异常和去除诱因。高渗性非酮症性糖尿病昏迷治疗原则是纠正高血糖、高渗状态及酸中毒，适当补钾，但不宜贸然使用大剂量胰岛素，以免血糖下降太快，细胞外液中水分向高渗的细胞内转移，导致或加重脑水肿。⑤合并重度感染、消耗性疾病、高热、妊娠、创伤以及手术的各型糖尿病。⑥细胞内缺钾者，胰岛素与葡萄糖同用可促使钾内流。

根据美国糖尿病协会（ADA，American Diabetes Association）2012 年《糖尿病诊疗指南》的建议，每日根据胰岛素基础使用量和饮食情况使用多次（3~4 次）胰岛素，并根据及时碳水化合物摄入量、餐前血糖等调整胰岛素用量，对某些患者（尤其是低血糖反应较重的患者）可以使用胰岛素类似物，如长效胰岛素甘精胰岛素（insulin glargine）和地特胰岛素（insulin detemir）等。

依据起效快慢、活性达峰时间及作用持续长短可将胰岛素制剂分为以下 4 种：

（1）速效胰岛素：包括正规胰岛素（regular insulin，RI）及经分子改构获得的 Lispro insulin。其共同特点是：①溶解度高；②可静脉注射，适用于重症糖尿病初治及有酮症酸中毒等严重并发症者；③皮下注射起效迅速，作用时间短（维持 6~8 小时）。

（2）中效胰岛素：包括①低精蛋白锌胰岛素（neutral protamine Hagedorn，NPH），精蛋白含量较少，中性溶液，属中效类（维持 18~24 小时），临床应用最广；②珠蛋白锌胰岛素（globin zinc insulin，GZI），国内产品多为酸性溶液。

（3）长效胰岛素：如精蛋白锌胰岛素（protamine zinc insulin，PZI），近乎中性，注射后逐渐释出胰岛素，作用延长（维持 24~36 小时），但不能静脉给药，采用皮下给药的方式。2001 年上市的甘精胰岛素是以基因重组技术生产的胰岛素类似物，在人胰岛素 B 链 C 端加入 2 个精氨酸且 A21 位置的氨基酸以甘氨酸代替天冬酰胺而得到，其作用时间可达到 24 小时。而 2003 年上市的地特胰岛素去除了人胰岛素 B30 位的苏氨酸且 B29 位的赖氨酸上增加了一个 14 个碳的水溶性脂肪酸（肉豆蔻脂肪酸）侧链，这一脂肪链的修饰会使胰岛素六聚体在皮下组织的扩散和吸收减慢，且在单体状态下，脂肪酸链又会与白蛋白结合，进一步减慢吸收入血循环的速度，从而延长了作用时间。

笔记

(4) 单组分胰岛素(monocomponent insulin, McI):为高纯度胰岛素(纯度大于 99%)。单组分牛胰岛素仍有一定抗原性;单组分猪胰岛素抗原性很弱。用过普通胰岛素的患者改用 McI 后体内胰岛素抗体逐渐减少,胰岛素的需要量也同时降低。

2. 胰岛素吸入剂　胰岛素吸入剂是将重组胰岛素与适宜辅料制备的溶液经喷雾干燥后得到,患者使用专用的吸入器,将雾化的胰岛素经口腔吸入送达肺部,达到给药目的。这将极大地缓解长期反复注射胰岛素给患者带来的痛苦和不便,提高患者用药的依从性和生活质量。由于肺泡表面积很大(约 100m^2),对大分子物质有适宜的通透性,血管丰富,黏膜纤毛清除率小,与胃肠道给药相比化学降解和酶降解程度低,所以经肺吸入给药一直是胰岛素等大分子药物非注射途径给药的研究热点。

【不良反应】

1. 低血糖症　为胰岛素过量所致,是最重要,也是最常见的不良反应。早期表现为饥饿感、出汗、心跳加快、焦虑、震颤等症状,严重者可引起昏迷、休克及脑损伤,甚至死亡。为防止低血糖症的严重后果,应教会患者熟知反应。轻者可饮用糖水或摄食,严重者应立即静脉注射 50% 葡萄糖。必须在糖尿病患者中鉴别低血糖昏迷和酮症酸中毒性昏迷及非酮症性糖尿病昏迷。

2. 过敏反应　较多见,一般反应轻微,偶可引起过敏性休克。原因有二:①来自动物与人的胰岛素结构差异所致;②制剂纯度较低,杂质所致。可用其他种属动物的胰岛素代替,高纯度制剂或人胰岛素更好。

3. 胰岛素抵抗　急性抵抗性多因并发感染、创伤、手术等应激状态所致。血中出现拮抗胰岛素作用的物质增多、pH 降低时,可减少胰岛素与受体结合,或血中有大量游离脂肪酸和酮体时,可妨碍葡萄糖的摄取、利用,使胰岛素作用锐减,需短时间内增加胰岛素剂量达数百乃至数千单位。只要正确处理诱因,调整酸碱、水电平衡,加大胰岛素剂量,常可取得良好疗效。慢性抵抗性,临床指每日需用胰岛素 200U 以上,且无并发症者。形成原因复杂,至少有 3:①受体前异常:主要因胰岛素抗体与胰岛素结合后妨碍胰岛素向靶部位转运所致。②受体水平变化:高胰岛素血症时靶细胞上的胰岛素受体数目减少;老年、肥胖、肢端肥大症及尿毒症时胰岛素受体数目也减少;酸中毒时受体与胰岛素之亲和力减低。③受体后失常:靶细胞膜上葡萄糖转运系统及某些酶系统失常等都可能妨碍胰岛素的正常作用而表现为胰岛素抵抗性。

4. 脂肪萎缩　见于注射部位,女性多于男性。应用高纯胰岛素制剂后已较少见。

第二节　口服降血糖药

Oral hypoglycemic agents

- Insulin sensitizer
- Sulfonylureas
- Biguanides
- α-glucosidase inhibitors
- Prandial glucose regulators

继 1918 年观察到胍具有降血糖作用之后,1926 年正式用于临床,几年后虽因肝毒性而被终止,但双胍类口服降糖药却是在其基础上诞生的。1930 年注意到磺胺可引起低血糖,1940 年应用磺胺治疗伤寒时再次发现可造成严重低血糖,直至 1950 年应用磺胺治疗尿路感染时观察到同一现象方引起足够重视，不久(1954 年)成功研制出了第一个磺酰脲类口服降血糖药。近年又新研制出了胰岛素增敏剂及餐时血糖调节剂，为 NIDDM 的治疗提供了崭新的用药选择。

目前常用口服降血糖药包括：磺酰脲类、双胍类、胰岛素增敏剂、α- 葡萄糖苷酶抑制剂及餐时血糖调节剂等。

一、磺酰脲类

甲苯磺丁脲(tolbutamide，D860)是在磺胺类基础上发展而来，与氯磺丙脲(chlorpropamide)同属第一代磺酰脲类降糖药；若在苯环上接一带芳香环的碳酰胺即成为第二代磺酰脲类如格列本脲(glyburide，优降糖，glibenclamide)、格列吡嗪(glipizide，吡磺环己脲)，作用可增加数十至上百倍；若在磺酰脲的尿素部分加一个二环杂环，则不仅可降血糖，且能改变血小板功能，对糖尿病患者容易凝血和有血管栓塞倾向的问题可能有益，代表药有格列美脲(glimepiride)、格列齐特(gliclazide)。化学结构见表 37-1。

表 37-1 磺酰脲类降糖药的化学结构

制剂名	R₁ 母核 R₂
甲苯磺丁脲 tolbutamide	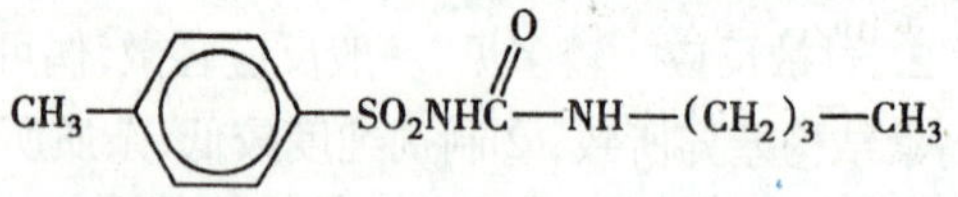
氯磺丙脲 chlorpropamide	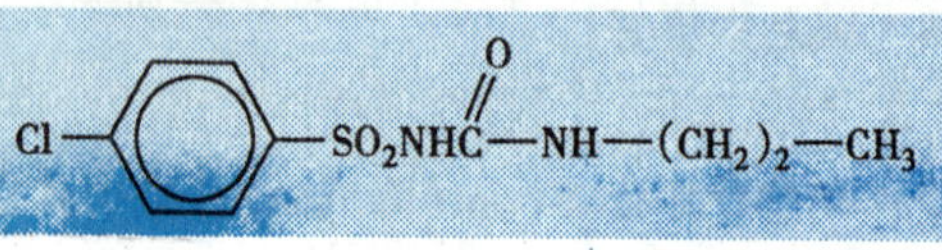
格列本脲 glyburide	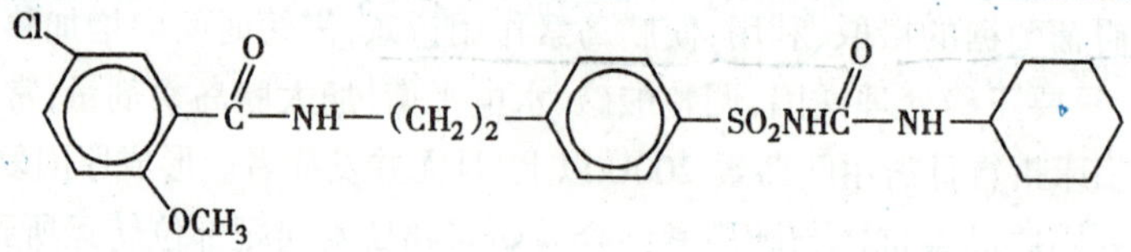
格列吡嗪 glipizide	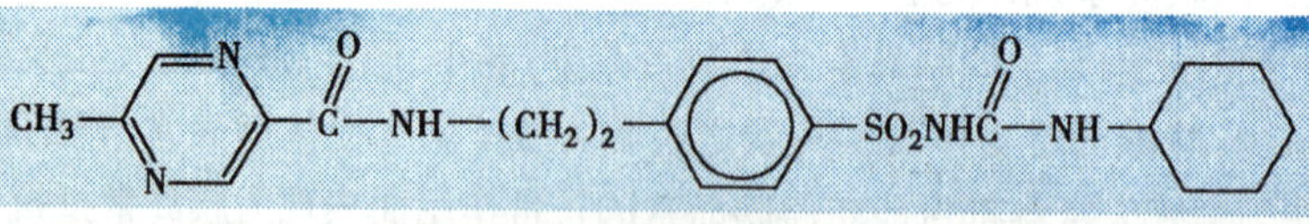
格列齐特 gliclazide	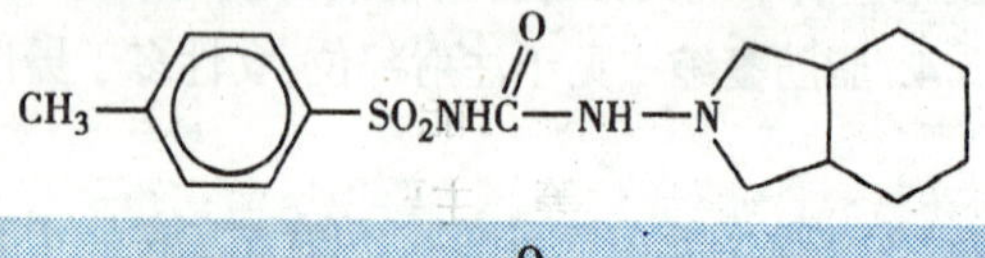
格列美脲 glimepiride	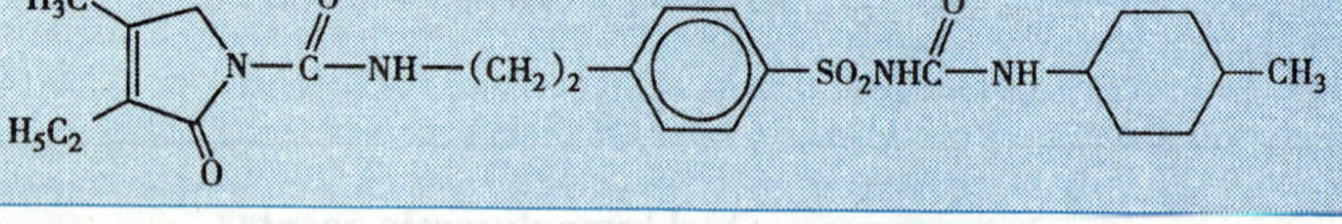

【药理作用及机制】

1. 降血糖作用 该类药降低正常人血糖，对胰岛功能尚存的患者有效，但对 1 型糖尿病患者及切除胰腺之动物则无作用。其机制是：①刺激胰岛 B 细胞释放胰岛素。当该类药物与胰岛 B 细胞膜上磺酰脲受体结合后，可阻滞与受体相偶联的 ATP 敏感钾通道而阻止钾外流，致使细胞膜去极化，增强电压依赖性钙通道开放，促进胞外钙内流。胞内游离钙浓度增加后，触发胰岛素的释放。②降低血清糖原水平。③增加胰岛素与靶组织的结合能力。长期服用且胰岛素已恢复至给药前水平的情况下，其降血糖作用仍然存在，这可能与其增加靶细胞膜上胰岛素受体的数目和亲和力有关。

2. 对水排泄的影响 格列本脲、氯磺丙脲有抗利尿作用，但不降低肾小球滤过率，这是促进 ADH 分泌和增强其作用的结果，可用于尿崩症。

笔记

3. **对凝血功能的影响** 这是第三代磺酰脲类的特点。能使血小板黏附力减弱，刺激纤溶酶原的合成。

【体内过程】 磺酰脲类降糖药在胃肠道吸收迅速而完全，与血浆蛋白结合率高，多数药物在肝内氧化成羟基化合物，并迅速从尿中排出。甲苯磺丁脲口服后3~5小时达峰值，$t_{1/2}$约8小时，作用维持6~12小时，每日给药3次；代谢产物可使尿蛋白测定出现假阴性。氯磺丙脲$t_{1/2}$长约36小时，部分以原形由肾小管分泌排出，排泄缓慢，每天只需给药一次。格列本脲口服后2~6小时血药浓度达高峰，作用维持15小时，每天用药1~2小时。格列吡嗪服后1~2小时达峰浓度，$t_{1/2}$2~4小时，作用维持6~10小时，灭活及排泄快，较少发生低血糖。格列齐特吸收速度因人而异，$t_{1/2}$约为10小时，95%在肝内代谢，5%原形自尿排泄。

【临床应用】

1. 用于胰岛功能尚存的2型糖尿病且单用饮食控制无效者。
2. 尿崩症 只用氯磺丙脲，0.125~0.5g/d，可使患者尿量明显减少。

【不良反应】 常见不良反应为皮肤过敏、胃肠不适、嗜睡及神经痛，也可致肝损害，尤以氯磺丙脲多见。少数患者有白细胞、血小板减少及溶血性贫血，因此需定期检查肝功能和血象。较严重的不良反应为持久性的低血糖症，常因药物过量所致。老人及肝、肾功能不良者发生率高，故老年及肾功能不良的糖尿患者忌用。新型磺酰脲类降糖药较少引起低血糖。

【药物相互作用】 由于磺酰脲类血浆蛋白结合率高，表观分布容积小，因此在蛋白结合上能与其他药物（如保泰松、水杨酸钠、吲哚美辛、青霉素、双香豆素等）发生竞争，使游离药物浓度上升而引起低血糖反应。消耗性患者血浆蛋白低，黄疸患者血浆胆红素水平高，也能竞争血浆蛋白结合部位，更易发生低血糖。乙醇抑制糖原异生和肝葡萄糖输出，故患者饮酒会导致低血糖。另一方面，氯丙嗪、糖皮质激素、噻嗪类利尿药、口服避孕药均可降低磺酰脲类的降血糖作用，须予注意。

二、双胍类

国内常用的有二甲双胍（metformin，甲福明）、苯乙双胍（phenformin，苯乙福明）。甲福明$t_{1/2}$约1.5小时，在体内不与蛋白结合，大部分原形从尿中排出。苯乙福明$t_{1/2}$约3小时，约1/3以原形从尿排出，作用维持4~6小时。该类药物可明显降低糖尿病患者的血糖，但对正常人血糖无明显影响。其作用机制可能是促进脂肪组织摄取葡萄糖，降低葡萄糖在肠的吸收及糖原异生，抑制胰高血糖素释放等。主要用于轻症糖尿病患者，尤适用于肥胖及单用饮食控制无效者。

本类药除有食欲下降、恶心、腹部不适及腹泻等不良反应外，尚有乳酸性酸血症、酮血症等严重不良反应，故其使用时予以注意。

但ADA和美国医师学会（ACP，American College of Physicians）分别在糖尿病口服药物指南中指出，绝大多数经生活方式调整（包括节食、运动、降低体重）后血糖控制仍不理想的2型糖尿病患者开始治疗时建议使用二甲双胍单药治疗，效果仍不理想的可在使用二甲双胍的基础上加用一种降糖药。

三、胰岛素增敏剂

胰岛素抵抗和胰岛B细胞功能受损是目前临床糖尿病治疗所面临的两大难题，改善患者的胰岛素抵抗状态对糖尿病治疗具有重要意义。胰岛素抵抗有获得性及遗传性两种，1型糖尿病患者仅有获得性胰岛素抵抗，在控制血糖后胰岛素抵抗可消失；2型患者的胰岛素抵抗是遗传性的，需给予提高机体胰岛素敏感性的药物进行治疗。噻唑烷酮类胰岛素增敏剂的出现，使人们对2型糖尿病治疗从单纯增加胰岛素的数量转移到增加对胰岛素的敏感性上来。

噻唑烷酮类化合物（thiazolidinediones，TZDs）为一类具有2 4 二酮噻唑烷结构的化合物，包

笔记

括吡格列酮(pioglitazone)、罗格列酮(rosiglitazone)、曲格列酮(troglitazone)、环格列酮(ciglitazone)、恩格列酮(englitazone)等,是一类新型的胰岛素增敏剂,能改善B细胞功能,显著改善胰岛素抵抗及相关代谢紊乱,对2型糖尿病及其心血管并发症均有明显疗效。其中,临床上使用的药物包括吡格列酮、罗格列酮等。

【药理作用及机制】

1. 改善胰岛素抵抗、降低高血糖 TZDs治疗2型糖尿病,可降低骨骼肌、脂肪组织和肝脏的胰岛素抵抗。与磺脲类或二甲双胍联合治疗也可显著降低胰岛素抵抗,并使胰岛B细胞功能改善,疗效较单用TZDs更为明显。

TZDs可使患者空腹血糖、餐后血糖、血浆胰岛素及游离脂肪酸水平明显降低。在已有磺脲类药物基础上加用TZDs可使糖化血红蛋白进一步降低。对使用最大剂量二甲双胍后血糖仍控制较差的患者,加用TZDs也能显著改善血糖水平。在口服常规降糖药失效而改用胰岛素仍控制欠佳的患者中,加用TZDs也可明显减少每日所需的胰岛素用量,使血糖和糖化血红蛋白稳定地维持于理想水平。应指出的是,低血糖的发生率也明显降低。

2. 改善脂肪代谢紊乱 TZDs能显著降低2型糖尿病患者甘油三酯,增加总胆固醇和HDL-C的水平。以吡格列酮3mg/kg喂食肥胖的Wistar大鼠可增加极低密度脂蛋白-甘油三酯的清除,降低其水平。曲格列酮也可明显降低致密的小颗粒LDL含量,增强LDL对氧化修饰的抵抗能力。

3. 对2型糖尿病血管并发症的防治作用 可抑制血小板聚集、炎症反应和内皮细胞的增生,抗动脉粥样硬化。还可延缓蛋白尿的发生,使肾小球的病理改变明显减轻。

4. 改善胰岛B细胞功能 TZDs可增加胰腺胰岛的面积、密度和胰岛中胰岛素含量而对胰岛素的分泌无影响,通过减少细胞死亡来阻止胰岛B细胞的衰退。

该类药物改善胰岛素抵抗及降糖的机制与竞争性激活过氧化物酶增殖体受体-γ(peroxisomal proliferator activated receptor γ,PPAR-γ),调节胰岛素反应性基因的转录有关。PPAR-γ激活后通过下列途径改善胰岛素抵抗:①活化的PPAR-γ与几种核蛋白形成杂化二聚体复合物,导致脂肪细胞分化产生大量小脂肪细胞,增加了脂肪细胞总量,提高和改善胰岛素的敏感性。②增强胰岛素信号传递。研究发现,该类药物可阻止或逆转高血糖对酪氨酸蛋白激酶的毒性作用,促进胰岛素受体底物-1的磷酸化。罗格列酮尚可增加胰岛素受体数量。③降低脂肪细胞瘦素(leptin)和肿瘤坏死因子-α(TNF-α)的表达,因为TNF-α通过干扰胰岛素受体酪氨酸磷酸化和增加对抗丝氨酸磷酸化的作用,能引起对体内、外胰岛素的抵抗。④改善胰岛B细胞功能。⑤增加外周组织葡萄糖转运体-1及葡萄糖转运体-4等的转录和蛋白合成,增加基础葡萄糖的摄取和转运。

【临床应用】主要用于治疗胰岛素抵抗和2型糖尿病。

【不良反应】该类药物低血糖发生率低。副作用主要有嗜睡、肌肉和骨骼痛、头痛、消化道症状等,但是近来研究发现该类药物具有的明显不良反应导致了一些品种的退市和限制使用。其中曲格列酮由于特异性肝毒性已不在临床上使用。而罗格列酮由于潜在的导致心血管事件的作用被限制使用,2010年和2011年先后在欧盟和美国下架。仍在使用的国家严格限制了其使用范围,如我国要求对于未使用过罗格列酮及其复方制剂的糖尿病患者,只能在无法使用其他降糖药或使用其他降糖药无法达到血糖控制目标的情况下,才可考虑使用罗格列酮及其复方制剂;对于使用罗格列酮及其复方制剂的患者,应评估心血管疾病风险(包括有心衰病史、有缺血性心脏病病史以及骨质疏松症或发生过非外伤性骨折病史的患者禁用,65岁以上老年患者慎用),权衡用药利弊后方可继续用药。而在2011年FDA认为使用一年以上吡格列酮可能增加罹患膀胱癌的风险,但除德、法外的大部分国家尚未对临床使用其进行限制。

笔记

四、α-葡萄糖苷酶抑制剂与餐时血糖调节剂

阿卡波糖

阿卡波糖(acarbose)是α-葡萄糖苷酶抑制剂(α-glucosidase inhibitors)类新型口服降血糖药，已用于临床，其降血糖的机制是：在小肠上皮刷状缘与碳水化合物竞争水解碳水化合物的糖苷水解酶(glycoside hydrolase)，从而减慢碳水化合物水解及产生葡萄糖的速度并延缓葡萄糖的吸收。单独应用或与其他降糖药合用，可降低患者的餐后血糖。也有报道认为可降低空腹血糖及糖化血红蛋白。主要副作用为胃肠道反应。服药期间应增加饮食中碳水化合物的比例，并限制单糖的摄入量，以提高药物的疗效。

瑞格列奈

瑞格列奈(repaglinide)1998年作为"第一个餐时血糖调节剂"上市。它是一种促胰岛素分泌剂，最大的优点是促进糖尿病患者胰岛素生理性分泌曲线的恢复。其作用机制可能是通过与胰岛B细胞膜上的特异性受体结合，促进与受体偶联的ATP敏感性K^+通道关闭，抑制K^+从B细胞外流，使细胞膜去极化，从而开放电压依赖的Ca^{2+}通道，使细胞外Ca^{2+}进入胞内，促进储存的胰岛素分泌。低血糖较磺脲类药物少见。口服给药后迅速经胃肠道吸收入血，15分钟起效，1小时内达峰值浓度，$t_{1/2}$约1小时，通过肝药酶P_{450}系统代谢，其中92%随胆汁进入消化道经粪便排出，其余8%经尿排泄。

该药主要适用于2型糖尿病患者，老年糖尿病患者也可服用，且适用于糖尿病肾病者。因其结构中不含硫，故对磺脲类药物过敏者仍可使用。

第三节　其他新型降血糖药

随着人们对糖尿病及新型降血糖药研究的不断深入，目前已取得重要进展。最近某些作用于新靶分子的降血糖药(即新型降血糖药)已经上市，为糖尿病患者的治疗提供了更新的用药选择。

一、以胰高血糖素样肽-1为作用靶点的药物

胰高血糖素样肽-1(glucagons like peptide 1，GLP-1)是一种肠促胰素，由肠道L细胞(enteroendocrine L cells of the intestine)分泌。GLP-1由胰高糖素原基因表达，此基因在胰岛A细胞的主要表达产物是胰高血糖素，而在肠黏膜L细胞表达的为GLP-1。GLP-1的主要药理作用：①以葡萄糖依赖的方式作用于胰岛B细胞，促进胰岛素基因的转录，使胰岛素的合成和分泌增加；②刺激B细胞的增殖和分化，抑制凋亡，增加胰岛B细胞数量；③强烈抑制胰岛A细胞的胰高血糖素分泌；④促进胰岛D细胞生长抑素分泌，而生长抑素又作为旁分泌激素参与抑制胰高血糖素的分泌；⑤抑制食欲与摄食；⑥延缓胃内容物排空等。

然而，GLP-1在体内可迅速被二肽基肽酶Ⅳ(dipeptidyl peptidase Ⅳ，DPP-Ⅳ)降解而失去生物活性，$t_{1/2}$不到2分钟，这大大限制了其临床应用。因此，最近上市的长效GLP-1受体激动剂依克那肽及口服DPP-Ⅳ抑制剂Sitagliptin Phosphate，为NIDDM的治疗提供了更新的用药选择。

依克那肽

依克那肽(exenatide)是新近研制成功并获准上市的一种长效GLP-1受体激动剂。它最初由赫拉毒蜥的唾液中发现，与人的GLP-1同源性为53%，半衰期约10小时，主要生物学作用与

笔记

GLP-1 相同。本药于 2006 年由欧盟和 FDA 分别批准上市。它通过长效激动 GLP-1 受体，以依赖于血糖增高的方式发挥其作用。临床研究证实，该药能在不引起低血糖和增加体重风险的基础上治疗 2 型糖尿病。目前应用依克那肽的适应证是采用二甲双胍、硫酰脲类制剂，或两种药物联合治疗达不到目标血糖水平的患者。

依克那肽目前是注射用药，每天给药两次（通常在早餐和晚餐之前）。该药最常见的副作用是胃肠反应如恶心、呕吐、腹泻等，一般为轻到中度，通常随继续用药而减轻。其禁忌证包括严重的胃肠道疾病和明显的肾功能不全（肌酐廓清率小于 30ml/min）。

二、胰淀粉样多肽类似物

醋酸普兰林肽

醋酸普兰林肽（pramlintide acetate）是胰淀粉样多肽（胰淀素，淀粉不溶素）的一种合成类似物，与内源性胰淀粉样多肽有着相同的生物学功能，也是至今为止继胰岛素之后第二个获准用于治疗 1 型糖尿病的药物。普兰林肽与胰淀粉样多肽的氨基酸序列差异表现在前者第 25、28 和 29 位上由脯氨酸所替代，较好地克服了天然胰淀粉样多肽不稳定、易水解、黏稠性大、易凝集的缺陷。研究证实，普兰林肽可以延缓葡萄糖的吸收，抑制胰高血糖素的分泌，减少肝糖生成和释放，因而具有降低糖尿病患者体内血糖波动频率和波动幅度，改善总体血糖控制的作用。普兰林肽绝对生物利用度为 30%~40%，达峰时间约为 20 分钟，$t_{1/2}$ 约为 50 分钟。普兰林肽主要经肾脏代谢和排泄，其代谢产物为脱赖氨酸普兰林肽。主要用于 1 型和 2 型糖尿病患者胰岛素治疗的辅助治疗，但不能替代胰岛素。

普兰林肽不可用于胰岛素治疗依从性差、自我监测血糖依从性差的患者。当开始应用普兰林肽后，为防止发生低血糖的危险，应增加监测血糖的次数，降低餐时胰岛素给药剂量。为减少胰岛素对其药代动力学的影响，两者最好不要放置在同一注射器或在同一注射部位给药。其他不良反应有关节痛、咳嗽、头晕、疲劳、头痛及咽炎等。

制剂及用法

胰岛素（insulin，正规胰岛素 regular insulin） 剂量和给药次数视病情而定，通常以 24 小时内排尿糖每 2~4g，给胰岛素 1U；中型糖尿病患者每日需给 5~10U，重型者每日用量在 40U 以上。一般饭前半小时皮下注射，3~4 次 / 天，必要时可作静脉注射或肌内注射。

低精蛋白锌胰岛素（neutral protamine Hagedorn） 剂量视病情而定，早饭前（或加晚饭前）30~60 分钟给药，仅作皮下注射。

珠蛋白锌胰岛素（globin zinc insulin） 剂量视病情而定，早饭前（或加晚饭前）30 分钟给药，1~2 次 / 天，皮下注射。

精蛋白锌胰岛素（protamine zinc insulin） 剂量视病情而定，早饭前 30~60 分钟给药，1 次 / 天，皮下注射。

Exubera（吸入型胰岛素，Inhaled Insulin） 剂量视病情而定，规格 1mg 和 3mg，口腔吸入。

甲苯磺丁脲（tolbutamide，D860，甲糖宁） 口服，第一天每次服 1g，3 次 / 天；第 2 天起每次 0.5g，3 次 / 天，饭前服，待血糖正常或尿糖少于每日 5g 时，改为维持量，每次 0.5g，2 次 / 天。

氯磺丙脲（chlorpropamide，P-607） 口服，治糖尿病：每次 0.1~0.3g，1 次 / 天，待血糖降到正常时，剂量酌减至 0.1~0.2g/d，早饭前一次服。治疗尿崩症：0.125~0.25g/d。

格列本脲（glyburide，优降糖） 口服，开始每日早饭后服 2.5mg，以后逐渐增量，但每日不得超过 15mg，待增至每日 10mg 时，应分早、晚两次服，至出现疗效后，逐渐减量至 2.5~5mg/d。

格列齐特（gliclazide，达美康） 口服，治疗宜从小剂量开始，开始 40~50mg/d，1 次 / 天，早饭

笔记

前半小时顿服。随后按情况递增至160~320mg/d。疗效满意后改用维持量,每日80~160mg。日剂量超过160mg时,2~3次饭前服用。

格列吡嗪(glipizide) 通常开始剂量为每日5mg,一般早餐前30分钟口服,根据血糖改变调整剂量,最大剂量为每日40mg,每日剂量>15mg时应分次口服。

二甲双胍(metformin,Diabex,DMBG,甲福明,降糖片) 0.25~0.5g/d,3次/天,饭后服。以后根据尿糖(或血糖)情况增减。

罗格列酮(rosiglitazone,文迪雅) 每次2~4mg,2次/天。

吡格列酮(pioglitazone) 每次15~30mg,1次/天。

瑞格列奈(repaglinide) 开始每次0.5mg,渐增至每次4mg,3次/天。餐前服。

阿卡波糖(acarbose) 开始饭前口服50mg,3次/天,根据血糖反应在6~8周后可增加到100mg,3次/天,最大剂量不得超过200mg,3次/天。

依克那肽(exenatide) 皮下注射,剂量视病情而定,1~2次/天。

Sitagliptin Phosphate(Januvia) 口服,规格为25mg、50mg、100mg,建议起始剂量为100mg,1次/天。

普兰林肽(pramlintide) 皮下注射,每次主餐(热量≥250kcal或碳水化合物≥30g)前给药,规格为每支5ml,3mg。对于1型糖尿病患者,普兰林肽的初始给药剂量应为15μg,以后再根据患者反应逐步将维持剂量加大到30μg或60μg,每次增加剂量的幅度为15μg;对于2型糖尿病患者,普兰林肽的初始剂量应为60μg,维持剂量可加大到120μg。

(李晓辉)

笔记

第三十八章　抗菌药物概论

This chapter reviews the general classes of antimicrobial drugs, their mechanisms of action, and mechanisms of bacterial resistance. It also discusses principles for the selection of an appropriate antibiotic, the use of antibiotic combinations, and the role of chemoprophylaxis. This chapter offers a philosophical and a practical approach to the appropriate use of antimicrobial agents and discusses the factors that influence the outcome of such treatment.

对所有病原体，包括微生物、寄生虫，甚至肿瘤细胞所致疾病的药物治疗统称为化学治疗(chemotherapy)。抗微生物药(antimicrobial drug)是指用于治疗病原微生物所致感染性疾病的药物。此类药物选择性地作用于病原微生物，抑制或杀灭病原体而对人体细胞几乎没有损害。主要包括抗菌药物(antibacterial drugs)、抗真菌药(antifungal drugs)和抗病毒药(antiviral drugs)。

应用各类抗菌药治疗细菌所致疾病过程中，应注意机体、细菌和药物三者之间在防治疾病中的相互关系(图 38-1)。

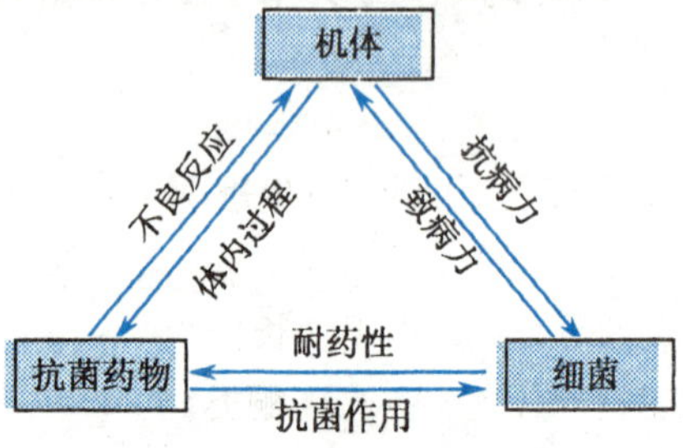

图 38-1　机体 - 抗菌药 - 细菌之间的关系

细菌进入机体引起疾病、机体的康复是细菌与机体相互作用的过程。细菌在疾病发生上无疑起着重要的作用，但是细菌不能决定疾病的全过程，机体的抗病能力即免疫状态和反应性对疾病的发生与发展过程也有重要作用。机体的抗病能力强，就能战胜细菌的致病作用，达到疾病的康复或免于致病。抗菌药主要通过抑制或杀灭细菌起作用，是机体免遭致病和促进疾病康复的外来因素，为机体最终消灭细菌与机体痊愈创造有利条件。但某种条件下，原来对药物敏感的细菌可以变为不敏感，甚至对多种药物不敏感，表现出耐药性，使药物失效。在抗菌治疗中，药物可产生不良反应，严重者影响患者健康，甚至危及生命。因此，医师不仅应了解机体细胞与细菌的生化代谢特性，细菌对机体可能产生的病理生理学影响，还应熟悉掌握抗菌药物的药效学、药动学及毒理学，才能充分发挥药物应有的治疗作用并避免不良反应。

理想的抗菌药物应具备以下特点：对细菌有高度选择性；对人体无毒或毒性很低；细菌不易对其产生耐药性；具有很好的药代动力学特点；最好为强效、速效和长效的药物；使用方便；价格低廉。随着细胞生物学与分子生物学的迅速发展，将会有更多高效低毒的新药出现。

第一节　抗菌药物的常用术语

抗菌药指对细菌有抑制或杀灭作用的药物，包括抗生素和人工合成抗菌药物(磺胺类和喹诺酮类等)。

抗生素(antibiotics)是由各种微生物(包括细菌、真菌、放线菌属)产生的，能杀灭或抑制其他微生物的物质。抗生素分为天然抗生素和人工半合成抗生素，前者由微生物产生，后者是对天

笔记

然抗生素进行结构改造获得的半合成产品。

抗菌谱(antibacterial spectrum)指抗菌药物的抗菌范围。广谱抗菌药指对多种病原微生物有效的抗菌药,如四环素(tetracycline),氯霉素(chloromycetin),第三、四代氟喹诺酮类(fluoroquinolones),广谱青霉素和广谱头孢菌素。窄谱抗菌药指仅对一种细菌或局限于某属细菌有抗菌作用的药物,如异烟肼(isoniazid)仅对结核杆菌有作用,而对其他细菌无效。抗菌药物的抗菌谱是临床选药的基础。

抑菌药(bacteriostatic drugs)是指仅具有抑制细菌生长繁殖而无杀灭细菌作用的抗菌药物,如四环素类、红霉素类、磺胺类等。

杀菌药(bactericidal drugs)是指具有杀灭细菌作用的抗菌药物,如青霉素类、头孢菌素类、氨基糖苷类等。

最低抑菌浓度(minimum inhibitory concentration, MIC)是衡量抗菌药物抗菌活性大小的指标。指在体外培养细菌 18~24 小时后能抑制培养基内病原菌生长的最低药物浓度。

最低杀菌浓度(minimum bactericidal concentration, MBC)是衡量抗菌药物抗菌活性大小的指标。能够杀灭培养基内细菌或使细菌数减少 99.9% 的最低药物浓度称为最低杀菌浓度。有些药物的 MIC 和 MBC 很接近,如氨基糖苷类抗生素;有些药物的 MBC 比 MIC 大,如 β- 内酰胺类抗生素。

化疗指数(chemotherapeutic index, CI)是评价化学治疗药物有效性与安全性的指标,常以化疗药物的半数动物致死量(LD_{50})与治疗感染动物的半数有效量(ED_{50})之比来表示:LD_{50}/ED_{50},或者用 5% 的致死量(LD_5)与 95% 的有效量(ED_{95})之比来表示:LD_5/ED_{95}。化疗指数越大,表明该药物的毒性越小,临床应用价值越高。但应注意,某些药物加青霉素,化疗指数很大,几乎对机体无毒性,但可能发生过敏性休克这种严重不良反应。

抗生素后效应(post antibiotic effect, PAE)指细菌与抗生素短暂接触,抗生素浓度下降,低于 MIC 或消失后,细菌生长仍受到持续抑制的效应,这种效应即抗生素后效应。这类药物包括氨基糖苷类抗生素,喹诺酮类,又称为浓度依赖性抗菌药,即药物浓度越高,抗菌活性越强。另一类无明显 PAE 的抗菌药,其抗菌效力主要与药物浓度在一定范围内持续时间有关,药物浓度达到 4~5 倍 MIC 时,抗菌活性达到饱和,即使增加药物浓度,其杀菌效力无明显改变,这类药物又称时间依赖性抗菌药,如 β- 内酰胺类抗菌药。

首次接触效应(first expose effect)是指抗菌药物在初次接触细菌时有强大的抗菌效应,再度接触时不再出现该强大效应,或连续与细菌接触后抗菌效应不再明显增强,需要间隔相当时间以后,才会再起作用。氨基糖苷类抗生素有明显的首次接触效应。

第二节　抗菌药物的作用机制

抗菌药物的作用机制主要是通过特异性干扰细菌的生化代谢过程,影响其结构和功能,使其失去正常生长繁殖能力,达到抑制或杀灭细菌的作用。细菌结构与抗菌药物作用机制见图 38-2 所示。

1. 抑制细菌细胞壁的合成　细菌细胞壁位于细胞质膜外,而人体细胞无细胞壁,这也是抑制细菌细胞壁合成的抗菌药物对人体细胞几乎没有毒性的原因。细菌细胞壁是维持细菌细胞外形完整的坚韧结构,它能适应多样的环境变化,并能与机体相互作用。细胞壁的主要成分为肽聚糖(peptidoglycan),又称黏肽,它构成巨大网状分子包围着整个细菌。G^+ 菌细胞壁坚厚,肽聚糖含量 50%~80%,菌体内含有多种氨基酸、核苷酸、蛋白质、维生素、糖、无机离子及其他代谢物,故菌体内渗透压高。G^- 菌细胞壁比较薄,肽聚糖仅占 1%~10%;类脂质较多,占 60% 以上,且胞质内没有大量的营养物质与代谢物,故菌体内渗透压低。G^- 菌细胞壁与 G^+ 菌不同,在肽聚

笔记

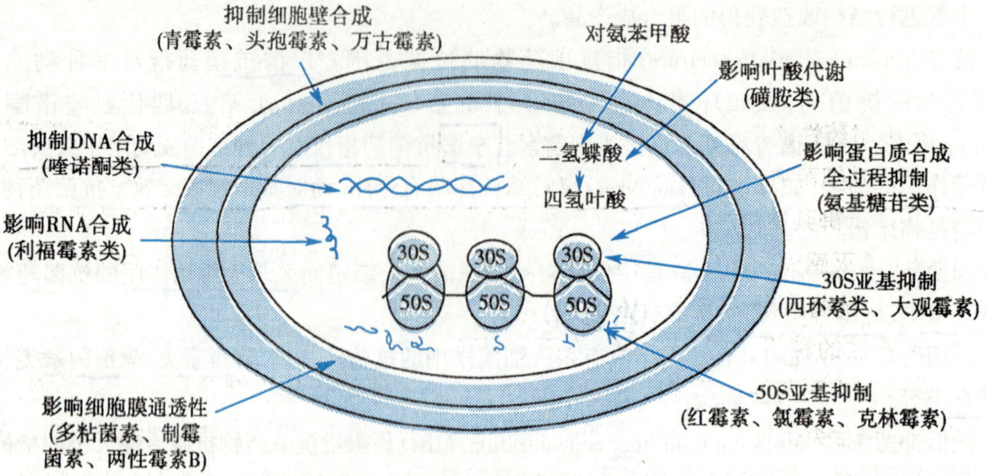

图 38-2 抗菌药物的作用机制示意图

糖层外具有脂多糖、外膜及脂蛋白等特殊成分。外膜在肽聚糖层的外侧，由磷脂、脂多糖及一组特异蛋白组成，是 G^- 菌对外界的保护屏障，外膜能阻止青霉素等抗生素、去污剂、胰蛋白酶与溶菌酶进入胞内。

青霉素类、头孢菌素类、磷霉素、环丝氨酸、万古霉素、杆菌肽等通过抑制细胞壁的合成而发挥作用。青霉素与头孢菌素的化学结构相似，它们都属于 β- 内酰胺类抗生素，抗菌作用机制主要是与青霉素结合蛋白（penicillin binding proteins，PBPs）结合，抑制转肽作用，阻碍了肽聚糖的交叉联结，导致细菌细胞壁缺损，丧失屏障作用，使细菌细胞肿胀、变形、破裂而死亡。

2. 改变胞质膜的通透性 多肽类抗生素如多黏菌素 E（polymyxins），含有多个阳离子极性基团和一个脂肪酸直链肽，其阳离子能与胞质膜中的磷脂结合，使膜功能受损；抗真菌药物两性霉素 B（amphotericin）能选择性地与真菌胞质膜中的麦角固醇结合，形成孔道，使膜通透性改变，细菌内的蛋白质、氨基酸、核苷酸等外漏，造成细菌死亡。

3. 抑制蛋白质的合成 细菌核糖体为 70S，可解离为 50S 和 30S 两个亚基，而人体细胞的核糖体为 80S，可解离为 60S 和 40S 两个亚基。人体细胞的核糖体与细菌核糖体的生理、生化功能不同，因此抗菌药物在临床常用剂量能选择性影响细菌蛋白质的合成而不影响人体细胞的功能。细菌蛋白质的合成包括起始、肽链延伸及合成终止三阶段，在胞质内通过核糖体循环完成。抑制蛋白质合成的药物分别作用于细菌蛋白质合成的不同阶段：①起始阶段，氨基糖苷类抗生素阻止 30S 亚基和 70S 亚基合成始动复合物；②肽链延伸阶段，四环素类抗生素能与核糖体 30S 亚基结合，阻止氨基酰 tRNA 在 30S 亚基 A 位的结合，阻碍了肽链的形成，产生抑菌作用，氯霉素和林可霉素抑制肽酰基转移酶，大环内酯类抑制移位酶；③终止阶段，氨基糖苷类抗生素阻止终止因子与 A 位结合，使合成的肽链不能从核糖体释放出来，致使核糖体循环受阻，合成不正常或无功能的肽链，因而具有杀菌作用。

4. 影响核酸和叶酸代谢 喹诺酮类（quinolones）抑制细菌 DNA 回旋酶，从而抑制细菌的 DNA 复制产生杀菌作用；利福平（rifampicin）特异性地抑制细菌 DNA 依赖的 RNA 多聚酶，阻碍 mRNA 的合成而杀灭细菌。细菌不能利用环境中的叶酸（folic acid），而必须自身合成叶酸供菌体使用。细菌以蝶啶、对氨苯甲酸（PABA）为原料，在二氢蝶酸合酶作用下生成二氢蝶酸，二氢蝶酸与谷氨酸生成二氢叶酸，在二氢叶酸还原酶的作用下形成四氢叶酸，四氢叶酸作为一碳单位载体的辅酶参与嘧啶核苷酸和嘌呤核苷酸的合成。磺胺类与 PABA 结构相似，与 PABA 竞争二氢蝶酸合酶，影响细菌体内的叶酸代谢。由于叶酸缺乏，细菌体内核苷酸合成受阻，导致细菌生长繁殖不能进行。

笔记

第三节　细菌耐药性

1. 细菌耐药性的产生　细菌耐药性(bacterial resistance)是细菌产生对抗生素不敏感的现象,产生原因是细菌在自身生存过程中的一种特殊表现形式。天然抗生素是细菌产生的次级代谢产物,用以抵御其他微生物,保护自身安全的化学物质。人类将细菌产生的这种物质制成抗菌药物用于杀灭感染的微生物,微生物接触到抗菌药,也会通过改变代谢途径或制造出相应的灭活物质抵抗抗菌药物,形成耐药性。

2. 耐药性的种类　耐药性可分为固有耐药(intrinsic resistance)和获得性耐药(acquired resistance)。固有耐药性又称天然耐药性,是由细菌染色体基因决定,代代相传,不会改变,如链球菌对氨基糖苷类抗生素天然耐药,肠道阴性杆菌对青霉素G天然耐药,铜绿假单胞菌对多数抗生素均不敏感。获得性耐药是细菌与抗生素接触后,由质粒介导,通过改变自身代谢途径,使其不被抗生素杀灭。如金黄色葡萄球菌产生β-内酰胺酶而对β-内酰胺类抗生素耐药。细菌的获得性耐药可因不再接触抗生素而消失,也可由质粒将耐药基因转移给染色体而代代相传,成为固有耐药。

3. 耐药机制

(1) 产生灭活酶:细菌产生灭活抗菌药物的酶使抗菌药物失活是耐药性产生的最重要机制之一,使抗菌药物在作用于细菌之前即被酶破坏而失去抗菌作用。这些灭活酶可由质粒和染色体基因表达。①β-内酰胺酶:由染色体或质粒介导。对β-内酰胺类抗生素耐药,使β-内酰胺环裂解,导致该抗生素丧失抗菌作用。②氨基糖苷类抗生素钝化酶:细菌在接触氨基糖苷类抗生素后产生钝化酶使后者失去抗菌作用,常见的氨基糖苷类钝化酶有乙酰化酶、腺苷化酶和磷酸化酶,这些酶的基因经质粒介导合成,可以将乙酰基、腺苷酰基和磷酰基连接到氨基糖苷类的氨基或羟基上,使氨基糖苷类的结构改变而失去抗菌活性。③其他酶类:细菌可产生氯霉素乙酰转移酶灭活氯霉素,产生酯酶灭活大环内酯类抗生素,金黄色葡萄球菌产生核苷转移酶灭活林可霉素。

(2) 抗菌药物作用靶位改变:①由于改变了细胞内膜上与抗生素结合部位的靶蛋白,降低与抗生素的亲和力,使抗生素不能与其结合,导致抗菌的失败,如肺炎链球菌对青霉素的高度耐药就是通过此机制产生的;②细菌与抗生素接触之后产生一种新的、原来敏感菌没有的靶蛋白,使抗生素不能与新的靶蛋白结合,产生高度耐药,如耐甲氧西林金黄色葡萄球菌(MRSA)比敏感的金黄色葡萄球菌的青霉素结合蛋白组成多一个青霉素结合蛋白$_{2a}$(PBP_{2a});③靶蛋白数量的增加,药物存在时仍有足够量的靶蛋白可以维持细菌的正常功能和形态,导致细菌继续生长、繁殖,从而对抗菌药物产生耐药,如肠球菌对β-内酰胺类的耐药性是既产生β-内酰胺酶又增加青霉素结合蛋白的量,同时降低青霉素结合蛋白与抗生素的亲和力,形成多重耐药机制。

(3) 改变细菌外膜通透性:很多广谱抗菌药都对铜绿假单胞菌无效或作用很弱,主要是抗菌药物不能进入铜绿假单胞菌菌体内,故产生天然耐药。细菌接触抗生素后,可以通过改变通道蛋白(porin)的性质和数量来降低细菌的膜通透性而产生获得性耐药。正常情况下细菌外膜的通道蛋白以OmpF和OmpC组成非特异性跨膜通道,允许抗生素等药物分子进入菌体,当细菌多次接触抗生素后,菌株发生突变,产生OmpF蛋白的结构基因失活而发生障碍,引起OmpF通道蛋白丢失,导致β-内酰胺类、喹诺酮类等药物进入菌体内减少。在铜绿假单胞菌还存在特异的OprD蛋白通道,该通道允许亚胺培南通过进入菌体,而当该蛋白通道丢失时,同样产生特异性耐药。

(4) 影响主动流出系统:某些细菌能将进入菌体的药物泵出体外,这种泵因需能量,故称主动流出系统(active efflux system)。由于这种主动流出系统的存在及它对抗菌药物选择性的特

笔记

点，使大肠埃希菌、金黄色葡萄球菌、表皮葡萄球菌、铜绿假单胞菌、空肠弯曲杆菌对四环素、喹诺酮类、大环内酯类、氯霉素、β-内酰氨类产生多重耐药。细菌的流出系统由蛋白质组成，主要为膜蛋白。这些蛋白质来源于4个家族：①ABC家族（ATP-binding cassettes transporters）；②MF家族（major facilitator superfamily）；③RND家族（resistance-nodulation-division family）；④SMR家族（Staphylococcal multidrug resistance family）。流出系统由三个蛋白组成，即转运子（efflux transporter）、附加蛋白（accessory protein）和外膜蛋白（outer membrane channel），三者缺一不可，又称三联外排系统（tripartite efflux system）（图38-3）。外膜蛋白类似于通道蛋白，位于外膜（G^-菌）或细胞壁（G^+菌），是药物被泵出细胞的外膜通道。附加蛋白位于转运子与外膜蛋白之间，起桥梁作用，转运子位于胞质膜，它起着泵的作用。

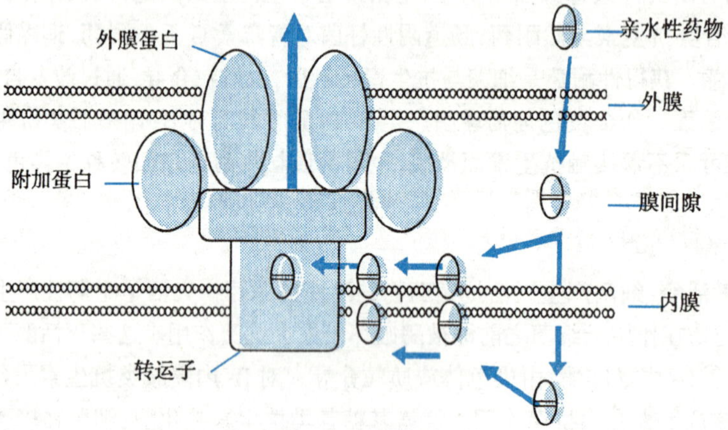

图38-3 抗生素外排泵穿透G^-菌的内膜和外膜示意图

4. 耐药基因的转移方式 获得性耐药可通过突变或垂直传递，更多见的是水平转移，即通过转导、转化、接合等方式将耐药性从供体细胞转移给其他细菌。

突变（mutation）：对抗生素敏感的细菌因编码某个蛋白的基因发生突变，导致蛋白质结构的改变，不能与相应的药物结合或结合能力降低。突变也可能发生在负责转运药物的蛋白质的基因、某个调节基因和启动子，从而改变靶位、转运蛋白或灭活酶的表达。喹诺酮类（回旋酶基因突变）、利福平（RNA聚合酶基因突变）的耐药性产生都是通过突变引起的。

转导（transduction）：转导由噬菌体完成，由于噬菌体的蛋白外壳上掺有细菌DNA，如这些遗传物质含有药物耐受基因，则新感染的细菌将获得耐药，并将此特点传递给后代。

转化（transformation）：细菌将环境中的游离DNA（来自其他细菌）掺进敏感细菌的DNA中，使其表达的蛋白质发生部分的改变，这种转移遗传信息的方式叫做转化。肺炎球菌耐青霉素的分子基础即是转化的典型表现，耐青霉素的肺炎球菌产生不同的青霉素结合蛋白（PBP_S），该PBP_S与青霉素的亲和力低。对编码这些不同的PBP_S的基因进行核酸序列分析，发现有一段外来的DNA。

接合（conjugation）：细胞间通过性菌毛或桥接进行基因传递的过程。编码多重耐药基因的DNA可能经此途径转移，它是耐药扩散的极其重要的机制之一。可转移的遗传物质中含有质粒的两个不同的基因编码部位，一个编码耐药部分，叫耐药决定质粒（R-determinant plasmid）；另一个质粒称为耐药转移因子（resistance transfer factor），含有细菌接合所必需的基因。两个质粒可单独存在，也可结合成一个完整的R因子。某些编码耐药性蛋白的基因位于转座子，可在细菌基因组或质粒DNA的不同位置间跳动，即从质粒到质粒，从质粒到染色体，从染色体到质粒。

由于耐药基因的多种方式在同种和不同种细菌之间移动，促进了耐药性及多重耐药性的发展。多重耐药性已成为一个世界范围内的问题，致使新的抗菌药物不断涌现但仍追不上耐药性

笔记

的产生。因此，临床医生必须严格掌握使用抗菌药物的适应证，合理地使用抗菌药物可降低耐药的发生率和危害性。

5. 多重耐药的产生与对策

(1) 多重耐药的概念：细菌对多种抗菌药物耐药称为多重耐药（multi-drug resistance，MDR），又名多药耐药。细菌的多重耐药问题已成为全球关注的热点，也是近年来研究和监测的重点。

(2) 产生多重耐药的主要细菌及机制：①甲氧西林耐药金黄色葡萄球菌（methicillin-resistant Staphylococcus aureus，MRSA）与甲氧西林耐药凝固酶阴性的葡萄球菌（methicillin-resistant coagulase negative Staphylococci，MRCNS）（凝固酶阴性，耐甲氧西林的表皮葡萄球菌和溶血葡萄球菌）。金黄色葡萄球菌不仅产生β-内酰胺酶对β-内酰胺酶类抗生素耐药，更可改变青霉素结合蛋白，产生新的PBP_{2a}，对β-内酰胺类抗生素高度耐药，并且对万古霉素以外的所有抗金黄色葡萄球菌的抗菌药物形成多重耐药。敏感的金黄色葡萄球菌有5个PBPs（PBP-1，2，3，3′，4），本来并无78KD的PBP_{2a}，是细菌在β-内酰胺类抗生素的诱导下，由结构基因mecA表达产生的新的PBP_{2a}，它不但具有敏感菌株5个PBPs全部功能，而且与抗生素结合的亲和力极低，因此当β-内酰胺类抗生素与其他PBPs结合，金黄色葡萄球菌照样可以维持本身存活，形成高度耐药的多重耐药性。②青霉素耐药肺炎球菌（penicillin-resistant Streptococcus pneumoniae，PRSP）。肺炎球菌对青霉索耐药株的PBP_{1a}、PBP_{2a}、PBP_{2x}与PBP_{2b}这4个分子量较大的PBPs（100-78KD）与青霉素的亲和力明显降低。肺炎球菌对大环内酯类的耐药性是由主动流出泵系统形成的，由耐药菌中一种专门编码表达14-与15-元大环内酯类流出泵膜蛋白基因mef(A)介导的。③万古霉素耐药肠球菌（vancomycin-resistant Enterococcus，VRE），包括对万古霉素耐药的粪肠球菌与屎肠球菌，后者又称为VREF（vancomycin-resistant Enterococcus faecium）。肠球菌对不同抗生素的耐药机制也是不同的。肠球菌对青霉素的耐药机制是由于PBPs与青霉素的亲和力下降，使青霉素不能与靶位蛋白PBPs结合。肠球菌对万古霉素的耐药机制是由于肠球菌对万古霉素产生了*van A*、*van B*、*van C-1*、*van C-2*、*van C-3*、*van D*、*van E* 7种基因，由这些基因表达相应的耐药因子所表现的耐药表型也有vanA到vanE 7种表型。其中以vanA与van B两种耐药表型最为常见。万古霉素耐药基因可通过质粒介导等机制，将耐药基因水平转移给其他肠球菌，从而引起多克隆传播。就万古霉素耐药性传播来说，耐药基因的水平转移比克隆传播更重要。特别是vanA型的耐药性是由转座子Tn1546及其类似的转座子介导，它们常位于VRE质粒上，通过接合和转座，很容易将耐药基因传给其他革兰阳性细菌，一旦耐甲氧西林金黄色葡萄球菌获得万古霉素耐药性并造成传播，革兰阳性球菌的抗菌药物治疗将受到严峻考验。④对三代头孢菌素耐药的G^-杆菌，包括产生超广谱β-内酰胺酶（extended spectrumβ-lactamases，ESBL）与产生I类染色体介导的β-内酰胺酶（class I chromosone mediated β-lactamases）的G^-杆菌。临床分离的对第三代头孢菌素耐药的G^-杆菌如大肠埃希菌、肺炎克雷伯杆菌、阴沟肠杆菌中都可从同一菌株中分离到广谱酶、超广谱酶与染色体介导的I类酶Amp C。广谱酶都是质粒介导的，大多数广谱酶对第三代头孢菌素仍然敏感，但也有少数产广谱酶G^-杆菌对第三代头孢菌素的敏感度有所下降。超广谱酶大部分也是质粒介导的，少数由染色体介导。质粒介导的超广谱酶大多对酶抑制剂如克拉维酸、舒巴坦仍敏感，因此产生质粒介导超广谱酶的阴性杆菌，第二代或第三代头孢菌素联合酶抑制剂大多有效。产生染色体介导的超广谱酶的阴性杆菌对第二代头孢菌素耐药性较高，这些产生染色体介导超广谱酶的耐药菌和产生染色体介导的I类酶的耐药菌对第三代头孢菌素的耐药性加用一般的酶抑制剂如克拉维酸、舒巴坦、他唑巴坦等均无明显增效作用。⑤对碳青霉烯耐药的铜绿假单胞菌的耐药机制主要是细菌通透性改变，亚胺培南进入铜绿假单胞菌体内需通过铜绿假单胞菌的一种特异的外膜通道即Opr D porin蛋白通道，铜绿假单胞菌可发生特异性的外膜通道突变，使Opr D的基因缺损，导致Opr D膜通道丢失。使亚胺培南无法进入铜绿假单胞菌体内，形成铜绿假单胞菌对碳青霉烯类耐药。研究证明铜绿假单胞菌产生金

笔记

属β-内酰胺酶是其对碳青霉烯耐药的机制之一。⑥对喹诺酮类耐药的大肠埃希菌(quinolone-resistant *Escherichia coli*,QREC)。大肠埃希菌对所有喹诺酮类有交叉耐药性,在我国耐药率已高达50%~60%(国外报道不到5%),主要原因除了我国自20世纪80年代以来长期大量仿制,大量生产,不加限制地在临床上广泛使用喹诺酮类外,与农业、畜牧业、水产业、家禽饲养业将该治疗药物用于动物疾病保健有关。大肠埃希菌对喹诺酮耐药机制主要为非特异的主动流出泵外排机制,同时改变结合部位,减少摄取,降低膜通道的通透性等都起一定作用。大肠埃希菌对喹诺酮出现耐药性时也同时对许多常用抗生素呈现多重耐药性。

(3) 控制细菌耐药的措施:由于抗生素的广泛应用,各种抗菌药物的耐药发生率逐年增加。为了减少和避免耐药性的产生应严格控制抗菌药物的使用,合理使用抗菌药物;可用一种抗菌药物控制的感染绝不使用多种抗生素联合;窄谱抗菌药可控制的感染不用广谱抗生素药;严格掌握抗菌药物预防应用、局部使用的适应证,避免滥用;医院内应对耐药菌感染的患者采取相应的消毒隔离措施,防止细菌的院内交叉感染;对抗菌药物要加强管理,抗菌药物必须凭医生处方;我国卫生部规定从2004年7月起购买抗菌药物必须有医生的处方,任何人不得在药店随意购买。为保障患者用药安全及减少细菌耐药性,卫生部在2004年制订《抗菌药物临床应用指导原则》,提出了抗菌药物临床应用的管理办法,对抗菌药物实行非限制、限制和特殊使用的分级管理制度,阐述了对感染性疾病中最重要的细菌性感染进行抗菌治疗的原则、应用抗菌药物进行治疗和预防的指征以及制订合理给药方案的原则,是我国第一部专门制定的关于抗菌药物临床应用的指导性文件。

第四节 抗菌药物合理应用原则

1. 尽早确定病原菌 在患者出现症状之时,应尽早从患者的感染部位、血液、痰液等取样培养分离致病菌,并对其进行体外抗菌药物敏感试验,从而有针对性地选用抗菌药物。如果患者感染症状很重,可在临床诊断的基础上预测最可能的致病菌种,并根据细菌对各种抗菌药的敏感度与耐药性的变迁,选择适当药物进行经验性治疗。

2. 按适应证选药 各种抗菌药物有不同的抗菌谱,即使有相同抗菌谱的药物还存在药效学和药动学的差异,故各种抗菌药物的临床适应证亦有所不同。例如,广谱青霉素类的氨苄西林曾是治疗大肠埃希菌感染的基础药物,然而目前报道大肠埃希菌的耐药已达80%,所以严重的大肠埃希菌感染应选用第三代头孢菌素类和喹诺酮类治疗。

应用抗菌药物有效地控制感染,必须在感染部位达到有效的抗菌浓度。一般药物在血液丰富的组织器官浓度高(肝、肺、肾),在血液供应较少的部位及脑脊液浓度低。对于药物分布较少的器官组织感染,应尽量选用在这些部位达到有效浓度的药物。

此外,选药时,还应考虑患者的全身状况和肝肾功能的状态,细菌对拟选药物耐药性产生的可能性、不良反应、药源及药品价格等诸多方面的因素,再做出科学的用药方案。

3. 抗菌药物的预防应用 预防使用抗菌药物的目的是为了防止细菌可能引起的感染,目前占了抗菌药物使用量的30%~40%。不适当的预防用药可引起病原菌高度耐药,发生继发感染而难以控制。因此,预防用药仅限于以下几种情况:①苄星青霉素、普鲁卡因青霉素或红霉素常用于风湿性心脏病患儿及常发生链球菌咽炎或风湿热的儿童和成人,以防风湿热的发作,而且需数年以上疗程的预防用药,直到病情稳定;②若在流行性脑膜炎发病的季节,可用磺胺嘧啶作为预防用药口服;③进入疟疾区的人群在进入前两周开始服用乙胺嘧啶与磺胺多辛的复方制剂,时间不宜超过3个月;④青霉素、阿莫西林、头孢唑啉可分别用于风湿性心脏病、先天性心脏病人工瓣膜患者进行口腔、上呼吸道、尿道及心脏手术前;⑤青霉素或阿莫西林用于战伤、复合外伤、闭塞性脉管炎患者截肢手术后,以防止由产气荚膜杆菌引起的气性坏疽,对青霉素过敏者

笔记

可用克林霉素或甲硝唑；⑥胃肠道，胸腹部手术后用药1~3天。

4. 抗菌药物的联合应用　联合用药的适应证：①不明病原体的严重细菌性感染，为扩大抗菌范围，可选联合用药，待细菌诊断明确后即调整用药；②单一抗菌药物不能控制的感染如腹腔穿孔所致的腹膜感染；③结核病、慢性骨髓炎需长期用药治疗；④两性霉素在治疗隐球菌脑炎时可合用氟胞嘧啶，减少两性霉素的毒性反应；⑤大剂量青霉素治疗细菌性脑膜炎时可加入磺胺等，联合用药的目的是利用药物的协同作用而减少用药剂量和提高疗效，从而降低药物的毒性和不良反应。

联合应用的可能效果：一般将抗菌药物作用性质分为四大类型：第一类为繁殖期杀菌药(Ⅰ)，如β-内酰胺类抗生素；第二类为静止期杀菌药(Ⅱ)，如氨基糖苷类、多黏菌素类抗生素等，它们对繁殖期、静止期细菌都有杀菌作用；第三类为快速抑菌药(Ⅲ)，如四环素、大环内酯类；第四类为慢速抑菌药(Ⅳ)，如磺胺类药物等。

在体外或动物试验中可以证明。联合应用上述两类抗菌药时，可产生协同(Ⅰ+Ⅱ)、拮抗(Ⅰ+Ⅲ)、相加(Ⅲ+Ⅳ)、无关或相加(Ⅰ+Ⅳ)四种效果。为达到联合用药的目的，需根据抗菌药物的作用性质进行恰当的配伍。

Ⅰ、Ⅱ类药物联合应用可获协同作用，如青霉素与链霉素或庆大霉素配伍治疗肠球菌心内膜炎是由于Ⅰ类抗菌药青霉素破坏细胞壁而使Ⅱ类抗菌药链霉素、庆大霉素易进入细菌细胞内靶位的缘故；Ⅰ、Ⅲ类药物联合应用时，由于Ⅲ类抗菌药迅速抑制蛋白质合成而使细菌处于静止状态，造成Ⅰ类抗菌药的抗菌活性减弱的拮抗作用；如青霉素与四环素类合用；若Ⅰ、Ⅳ类抗菌药合用，Ⅳ类抗菌药对Ⅰ类抗菌药不会产生重要影响，通常产生相加作用，如青霉素与磺胺合用治疗流行性脑膜炎可提高疗效；Ⅱ、Ⅲ类抗菌药物合用，可产生相加和协同作用；Ⅲ、Ⅳ类抗菌药物合用，也可获得相加作用。

5. 防止抗菌药物的不合理使用　①病毒感染：抗菌药物对病毒通常是无治疗作用的，除非伴有细菌感染或继发感染，一般不应该使用抗菌药物；②原因未明的发热患者：对于发热最重要的是发现病因，除非伴有感染，一般不用抗菌药物治疗，否则掩盖典型的临床症状和难于检出病原体而延误正确的诊断和治疗；③应尽量避免抗菌药物的局部应用，否则可引起细菌耐药和变态反应的发生；④剂量要适宜，疗程要足够。过小的剂量达不到治疗的目的且易产生耐药性，剂量过大，易产生严重的不良反应，疗程过短易导致疾病复发或转为慢性感染。

6. 患者的其他因素与抗菌药物的应用　①肾功能减退：应避免使用主要经肾排泄，对肾脏有损害的抗菌药物；②肝功能减退：避免使用主要经肝代谢对肝脏有损害的抗菌药物；③新生儿、儿童、孕妇和哺乳妇女用药要谨慎，一定要选用安全的抗菌药物。

（周黎明）

笔记

第三十九章 β-内酰胺类抗生素

β-内酰胺类抗生素(β-lactam antibiotics)是指化学结构中含有β-内酰胺环的一类抗生素。包括青霉素类、头孢菌素类、非典型β-内酰胺类和β-内酰胺酶抑制剂等。该类抗生素临床使用时抗菌活性强、抗菌范围广、毒性低,疗效高、适应证广、品种多。

第一节 分类、抗菌作用机制和耐药机制

一、β-内酰胺类抗生素分类

(一)青霉素类

按抗菌谱和耐药性分为5类。

1. **窄谱青霉素类** 以注射用青霉素G和口服用青霉素V为代表。
2. **耐酶青霉素类** 以注射用甲氧西林和口服、注射用氯唑西林、氟氯西林为代表。
3. **广谱青霉素类** 以注射、口服用氨苄西林和口服用阿莫西林为代表。
4. **抗铜绿假单胞菌广谱青霉素类** 以注射用羧苄西林、哌拉西林为代表。
5. **抗革兰阴性菌青霉素类** 以注射用美西林和口服用匹美西林为代表。

(二)头孢菌素类

按抗菌谱、耐药性和肾毒性分为一、二、三、四代。

1. **第一代头孢菌素** 以注射、口服用头孢拉定和口服用头孢氨苄为代表。
2. **第二代头孢菌素** 以注射用头孢呋辛和口服用头孢克洛为代表。
3. **第三代头孢菌素** 以注射用头孢哌酮、头孢噻肟和口服用头孢克肟为代表。
4. **第四代头孢菌素** 以注射用头孢匹罗为代表。

(三)其他β-内酰胺类

包括碳青霉烯类、头霉素类、氧头孢烯类、单环β-内酰胺类。

(四)β-内酰胺酶抑制药

包括棒酸和舒巴坦类。

(五)β-内酰胺类抗生素的复方制剂

二、抗菌作用机制

β-内酰胺类抗生素的作用机制主要是作用于细菌菌体内的青霉素结合蛋白(penicillin-binding proteins,PBPs),抑制细菌细胞壁合成,菌体失去渗透屏障而膨胀、裂解,同时借助细菌的自溶酶(autolysins),溶解菌体而产生抗菌作用。

PBPs是存在于细菌胞质膜上的蛋白,分子量为4万~14万,占膜蛋白的1%。其数目、种类、分子大小及与β-内酰胺类抗生素的亲和力均因细菌菌种不同而有很大差异。根据PBPs分子量大小不同分为两类,一类是大分子量(60 000~140 000),具有转肽酶和转糖基酶活性,参与细菌细胞壁合成。另一类为小分子量(4000~5000),具有羧肽酶活性,与细菌细胞分裂和维持形态有关。如大肠埃希菌有6种PBPs,即$PBP_{1\sim6}$,β-内酰胺类抗生素与PBP_{1a}和PBP_{1b}结合导致细菌迅速解体;与PBP_2结合使细菌变成不稳定的球形体,因溶菌而死亡;与PBP_3结合使细菌细胞分裂终止而处于丝状体期,也因溶菌而死亡。$PBP_{4\sim6}$与抗生素结合后没有形态改变,不会导致细

笔记

菌死亡。细菌种类不同，所含 PBPs 种类不等。流感杆菌含 8 种，肺炎球菌含 6 种，金黄色葡萄球菌含 5 种，淋病奈瑟菌含 3 种。

哺乳动物的细胞没有细胞壁，所以 β-内酰胺类抗生素对人和动物的毒性很小。因 β-内酰胺类抗生素对已合成的细胞壁无影响，故对繁殖期细菌的作用较静止期强。

三、耐药机制

细菌对 β-内酰胺类抗生素产生的耐药机制有：

1. 产生水解酶 β-内酰胺酶(β-lactamase)是耐 β-内酰胺类抗生素细菌产生的一类能使药物结构中的 β-内酰胺环水解裂开，失去抗菌活性的酶。从 1940 年发现至今已达 200 多种，这是随着 β-内酰胺类抗生素不断更新换代的使用过程逐渐诱导细菌产生的。目前对 β-内酰胺酶的分类是以酶作用底物不同、是否被酶抑制剂抑制分为 4 大类 11 小类，简称 BJM 分类法，见表 39-1。

表 39-1 β-内酰胺酶的 BJM 分类法

组别	名称	水解底物	抑制剂		介导	代表性酶	代表菌
			棒酸	依地酸			
1	头孢菌素酶	头孢菌素类	–	–	染色体	AmpC	G^+ 菌
2a	青霉素酶	青霉素类	+	–	质粒	PC1	G^- 菌
2b	广谱酶	青霉素类 头孢菌素类	+	–	质粒	TEM-1~2、SHV-1	肠杆菌科
2be	超广谱酶(ESBLs)	青霉素类 窄谱和超广谱 头孢菌素类 单环类	+	–	质粒	TEM3~26、SHV2~6	肺炎杆菌
2br	耐酶抑制剂酶	青霉素类	±	–	质粒	TEM30~36、TRC-1	大肠埃希菌
2c	羧苄青霉素酶	青霉素类 羧苄青霉素	+	–	质粒	PSE-1、PSE-3~4	铜绿假单胞菌 肠杆菌科
2d	邻氯青霉素酶	青霉素类 邻氯青霉素	±	–	质粒	OXA-1~11、PSE-2	同上
2e	头孢菌素酶	头孢菌素类	+	–	染色体	Cxase	变形杆菌
2f	非金属碳青霉烯酶	青霉素类 头孢菌素类 碳青霉烯类	+	–	染色体	NMC-A，Sme-1	阴沟肠杆菌 粘质沙雷菌
3	金属酶	大多数 β-内酰胺类 碳青霉烯类	–	+	染色体	L1，CcrA	黄单胞菌属 脆弱类杆菌
4	青霉素酶	青霉素类	–	?	染色体	SAR-2	洋葱假单胞菌

2. 与药物结合 β-内酰胺酶可与某些耐酶 β-内酰胺类抗生素迅速结合，使药物停留在胞质膜外间隙中，不能到达作用靶位——PBPs 发挥抗菌作用。此非水解机制的耐药性又称为“陷阱机制”或“牵制机制”(trapping mechanism)。

3. 改变 PBPs 可发生结构改变或合成量增加或产生新的 PBPs，使与 β-内酰胺类抗生素的结合减少，失去抗菌作用。如耐甲氧西林金黄色葡萄球菌(methicillin resistant staphylococcus aureus，MRSA)具有多重耐药性就与产生新的 PBP_{2a}、使 PBPs 合成增加、与药物亲和力下降有关。

笔记

4. 改变菌膜通透性 G^+ 菌的细胞壁对β-内酰胺类抗生素可以通透，而 G^- 菌的外膜对某些β-内酰胺类抗生素不易透过，产生非特异性低水平耐药。敏感 G^- 菌的耐药主要是改变跨膜通道孔蛋白结构。这种孔蛋白的组成是以OmpF和OmpC为主，属于非特异性跨膜通道，孔径分别为1.16nm和1.08nm，一般情况下，β-内酰胺类抗生素可以透过。接触抗生素后，突变菌株的该蛋白基因失活使蛋白表达减少或消失，导致β-内酰胺类抗生素进入菌内大量减少而耐药。如大肠埃希菌、鼠伤寒沙门菌等。还有一种跨膜孔蛋白作为特异性通道存在于铜绿假单胞菌外膜，由OprD组成，只允许亚胺培南进入，突变后使该药不能进入菌体内，形成特异性耐药。

5. 增强药物外排 在细菌的胞质膜上存在主动外排系统，它是一组跨膜蛋白，见图38-3。细菌可以通过此组跨膜蛋白主动外排药物，从而形成了低水平的非特异性、多重性耐药。如大肠埃希菌、金黄色葡萄球菌、表皮葡萄球菌、铜绿假单胞菌等。

6. 缺乏自溶酶 当β-内酰胺类抗生素的杀菌作用下降或仅有抑菌作用时，原因之一是细菌缺少了自溶酶。如金黄色葡萄球菌的耐药。

β-lactam antibiotics

Bactericidal by interference with peptidoglycan synthesis.

- Penicillins: first choice for many infections. Types of penicillin:

—Benzylpenicillin: It is given by injection, has a short $t_{1/2}$ and is destroyed by β-lactamases.

- Spectrum:

Gram-positive and Gram-negative cocci and some Gram-negative bacilli. Many staphylococci are now resistant.

—β-lactamase-resistant penicillin: e.g. flucloxacillin.

These are given orally. Spectrum: as for benzylpenicillin but less potent. Many staphylococci are now resistant.

—Broad-spectrum penicillins: e.g. amoxycillin. These are given orally. They are destroyed by β-lactamases.

Spectrum: as for benzylpenicillin (though less potent); they are also active against Gram-negative bacteria.

—Extended-spectrum penicillins: e.g. ticarcillin. These are given orally. They are susceptible to β-lactamases. Spectrum: as for broad-spectrum penicillins; they are also active against pseudomonads.

- Unwanted effects: mainly hypersensitivities.
- A combination of clavulanic acid plus amoxycillin or ticarcillin is effective against many β-lactamase-producing organisms.

第二节 青霉素类抗生素

青霉素类(penicillins)除青霉素G为天然青霉素外，其余均为半合成青霉素。本类基本结构均含有母核6-氨基青霉烷酸(6-aminopenicillanic acid，6-APA)和侧链(CO-R)(图39-1)。母核由噻唑环(A)和β-内酰胺环(B)骈合而成，为抗菌活性重要部分，β-内酰胺环破坏后抗菌活性即消失。侧链则主要与抗菌谱、耐酸、耐酶等药理特性有关。

笔记

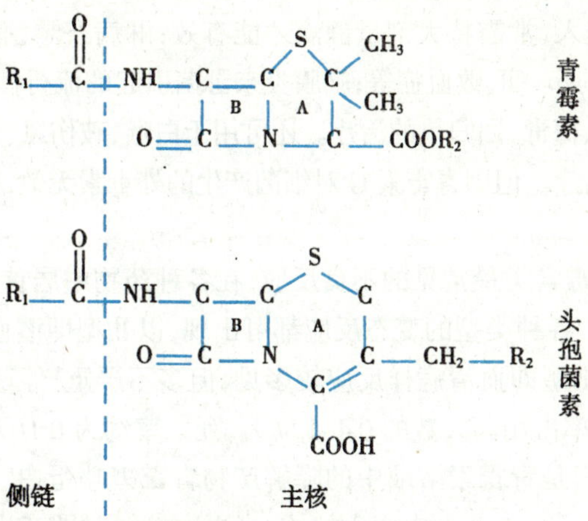

图 39-1　青霉素类抗生素的基本化学结构图

一、窄谱青霉素类

青霉素 G

【来源及化学】青霉素 G(penicillin G,benzylpenicillin,苄青霉素)的侧链为苄基,是青霉菌培养液中提取的 5 种青霉素(X,F,G,K,双 H)之一,因其化学性质相对较稳定,抗菌作用强,产量高,毒性低,价格低廉等,故常用。青霉素为一有机酸,常用其钠盐或钾盐。其干燥粉末在室温中保存数年仍有抗菌活性。但溶于水后极不稳定,易被酸、碱、醇、氧化剂、金属离子分解破坏,且不耐热,在室温中放置 24 小时大部分降解失效,还可生成具有抗原性的降解产物,故应临用现配。本药剂量用国际单位 U 表示,理论效价为青霉素 G 钠 1670U≈1mg,青霉素 G 钾 1598U≈1mg。其他半合成青霉素均以毫克(mg)为剂量单位。

【体内过程】青霉素 G 口服易被胃酸及消化酶破坏,吸收少且不规则,故不宜口服。通常作肌内注射,吸收迅速且完全。注射后 T_{peak}0.5~1.0 小时。该药因脂溶性低而难于进入细胞内,主要分布于细胞外液。能广泛分布于全身各部位,肝、胆、肾、肠道、精液、关节液及淋巴液中均有大量分布,房水和脑脊液中含量较低,但炎症时药物较易进入,可达有效浓度。青霉素 G 几乎全部以原形迅速经尿排泄,约 10% 经肾小球滤过排出,90% 经肾小管分泌排出,$t_{1/2}$0.5~1.0 小时。

青霉素 G 钠水溶液为短效制剂,为延长青霉素 G 的作用时间,可采用难溶的混悬剂普鲁卡因青霉素(procaine benzylpenicillin,双效西林)和油剂苄星青霉素(benzathine benzylpenicillin,bicillin,长效西林),肌内注射后在注射部位缓慢溶解吸收。前者一次注射 80 万 U,可维持 24 小时;后者一次注射 120 万 U,可维持 15 天。这两种制剂的血药浓度均很低,不适用于急性或重症感染,仅用于轻症患者或预防感染。

【抗菌作用】青霉素 G 抗菌作用很强,在细菌繁殖期低浓度抑菌,较高浓度杀菌。对病原菌有高度抗菌活性:①大多数 G^+ 球菌,如溶血性链球菌、肺炎球菌、草绿色链球菌、敏感金黄色葡萄球菌和表皮葡萄球菌等;② G^+ 杆菌,如白喉棒状杆菌、炭疽杆菌、产气荚膜梭菌、破伤风梭菌、乳酸杆菌等;③ G^- 球菌,如脑膜炎奈瑟菌、敏感淋病奈瑟菌等;④少数 G^- 杆菌,如流感杆菌、百日咳鲍特菌等;⑤螺旋体、放线杆菌,如梅毒螺旋体、钩端螺旋体、回归热螺旋体、牛放线杆菌等。对大多数 G^- 杆菌作用较弱,对肠球菌不敏感,对真菌、原虫、立克次体、病毒等无作用。金黄色葡萄球菌、淋病奈瑟菌、肺炎球菌、脑膜炎奈瑟菌等对本药极易产生耐药性。

【临床应用】本药肌内注射或静脉滴注为治疗敏感的 G^+ 球菌和杆菌、G^- 球菌及螺旋体所致感染的首选药。如溶血性链球菌引起的蜂窝织炎、丹毒、猩红热、咽炎、扁桃体炎、心内膜炎等;肺炎球菌引起的大叶性肺炎、脓胸、支气管肺炎等;草绿色链球菌引起的心内膜炎,由于病灶部

笔记

位形成赘生物，药物难透入，常需特大剂量静滴才能有效；淋病奈瑟菌所致的生殖道淋病；敏感的金黄色葡萄球菌引起的疖、痈、败血症等；脑膜炎奈瑟菌引起的流行性脑脊髓膜炎；也可用于放线杆菌病、钩端螺旋体病、梅毒、回归热的治疗。还可用于白喉、破伤风、气性坏疽和流产后产气荚膜梭菌所致的败血症的治疗。但因青霉素 G 对细菌产生的外毒素无效，故必须加用抗毒素血清。

【不良反应】

1. 变态反应 为青霉素类最常见的不良反应，在各种药物中居首位，Ⅰ、Ⅱ和Ⅲ型变态反应总发生率约为 3%~10%。各种类型的变态反应都可出现，以Ⅱ型即溶血性贫血、药疹、接触性皮炎、间质性肾炎、哮喘和Ⅲ型即血清病样反应较多见，但多不严重，停药后可消失。最严重的是Ⅰ型即过敏性休克，发生率占用药人数的 0.4~1.5/万，死亡率约为 0.1/万。

发生变态反应的原因是青霉素溶液中的降解产物青霉噻唑蛋白、青霉烯酸、6-APA 高分子聚合物所致，机体接触后可在 5~8 天内产生抗体，当再次接触时即产生变态反应。用药者多在接触药物后立即发生，少数人可在数日后发生。

过敏性休克患者的临床表现主要为循环衰竭、呼吸衰竭和中枢抑制。主要防治措施：①仔细询问过敏史，对青霉素过敏者禁用；②避免滥用和局部用药；③避免在饥饿时注射青霉素；④不在没有急救药物（如肾上腺素）和抢救设备的条件下使用；⑤初次使用、用药间隔 3 天以上或换批号者必须做皮肤过敏试验，反应阳性者禁用；⑥注射液需临用现配；⑦患者每次用药后需观察 30 分钟，无反应者方可离去；⑧一旦发生过敏性休克，应首先立即皮下或肌内注射肾上腺素 0.5~1.0mg，严重者应稀释后缓慢静注或滴注，必要时加入糖皮质激素和抗组胺药。同时采用其他急救措施。

2. 赫氏反应（Herxheimer reaction） 应用青霉素 G 治疗梅毒、钩端螺旋体、雅司（yaws）、鼠咬热或炭疽等感染时，可有症状加剧现象，表现为全身不适、寒战、发热、咽痛、肌痛、心跳加快等症状。此反应可能是大量病原体被杀死后释放的物质所引起的。

3. 其他不良反应 肌内注射青霉素 G 可产生局部疼痛、红肿或硬结。剂量过大或静脉给药过快时可对大脑皮层产生直接刺激作用。鞘内注射可引起脑膜或神经刺激症状。

【药物相互作用】

(1) 丙磺舒、乙酰水杨酸、吲哚美辛、保泰松可竞争性抑制 β- 内酰胺类抗生素从肾小管的分泌，使之排泄减慢，血药浓度增高，可增强 β- 内酰胺类抗生素的作用，并延长作用时间。

(2) 与氨基糖苷类抗生素有协同抗菌作用，抗菌谱扩大，抗菌机制不同而致抗菌活性加强。但不能混合静脉给药，以防相互作用导致药效降低。

(3) 磺胺类、红霉素类、四环素类、氯霉素类等抑菌药与 β- 内酰胺类抗生素合用时可产生拮抗作用，因 β- 内酰胺类抗生素是繁殖期杀菌药，抑菌药使细菌繁殖受阻抑，β- 内酰胺类抗生素的杀菌作用明显受到抑制。

(4) β- 内酰胺类抗生素不能与重金属，尤其是铜、锌、汞配伍，以免影响其活性。

(5) β- 内酰胺类抗生素不可与林可霉素、四环素、万古霉素、红霉素、两性霉素 B、去甲肾上腺素、间羟胺、苯妥英钠、异丙嗪、维生素 B 族、维生素 C 等混合后静脉给药，否则易引起溶液浑浊。

(6) 氨基酸营养液可增强 β- 内酰胺类抗生素的抗原性，属配伍禁忌。

青霉素 V

青霉素 V（penicillin V，phenxymethypenicillin，苯氧甲青霉素）为广泛使用的口服青霉素类药，抗菌谱和抗菌活性同青霉素 G。最大的特点为耐酸，口服吸收好。成人口服本品 250mg 后约 60% 由十二指肠吸收，45 分钟左右达高峰浓度。但食物可减少药物的吸收。血浆蛋白结合率为 80%，肾排泄率为 20%~40%，约 30% 经肝脏代谢。$t_{1/2}$ 为 1~2 小时。本品主要用于轻度敏感菌感染、恢复期的巩固治疗和防止感染复发的预防用药。

其他口服的青霉素有：非奈西林（phenethicillin，phenoxyethyl penicillin，苯氧乙青霉素）、海巴明

笔记

青霉素 V(hydrabamine penicillin V)、丙匹西林(propicillin，phenoxypropyl penicillin，苯氧丙青霉素)等。

二、耐酶青霉素类

本类药物通过改变青霉素化学结构的侧链，通过其空间位置障碍作用保护了β-内酰胺环，使其不易被青霉素酶水解。本类药物的抗菌谱同青霉素 G，但抗菌活性较低，不及青霉素 G。甲氧西林(methicillin，新青霉素Ⅰ)是第一个耐酶青霉素，对大多数β-内酰胺酶具有高度亲和力。金黄色葡萄球菌对本药可以显示出特殊耐药，一旦耐药，则与β-内酰胺酶无关，系产生了新的 PBPs(如 PBP_{2a})所致，该菌株将对所有β-内酰胺类抗生素产生耐药，称为耐甲氧西林金黄色葡萄球菌(methicillin resistant staphylococcus auresus，MRSA)。本品不耐酸，只能肌内或静脉注射给药。临床主要用于耐药菌株感染的治疗。供注射和口服的有：苯唑西林(oxacillin，新青霉素Ⅱ)、萘夫西林(nafcillin，新青霉素Ⅲ)、氯唑西林(cloxacillin)、双氯西林(dicloxacillin)与氟氯西林(flucloxacillin)等，它们共同的特点是耐酶、耐酸，但抗菌作用不及青霉素 G。主要用于耐青霉素 G 的金黄色葡萄球菌感染，其中以双氯西林和氟氯西林作用较强。主要以原形从肾脏排泄，排泄速度较青霉素 G 慢，有效血药浓度的维持时间较长。不良反应较少，除与青霉素 G 有交叉过敏反应外，少数患者口服后可出现嗳气、恶心、腹胀、腹痛、口干等胃肠道反应。

三、广谱青霉素类

本类药物的共同特点是耐酸、可口服，对 G^+ 和 G^- 都有杀菌作用，疗效与青霉素 G 相当，但因不耐酶而对耐药金黄色葡萄球菌感染无效。

氨苄西林(ampicillin，氨苄青霉素)是青霉素苄基上的氢被氨基取代。虽耐酸可口服，但吸收不完全，严重感染仍需注射给药。正常人空腹口服 T_{peak} 为 2 小时，肌内注射 T_{peak} 为 0.5~1 小时。体内分布广，尤以肝肾浓度最高，在胆汁中的浓度为平均血药浓度的 9 倍。主要以原形(80%)从肾脏排出。$t_{1/2}$ 为 1~1.5 小时。

对 G^- 杆菌有较强的抗菌作用，如对伤寒沙门菌、副伤寒沙门菌、百日咳鲍特菌、大肠埃希菌、痢疾志贺菌等均有较强的抗菌作用，对铜绿假单胞菌无效，对球菌、G^+ 杆菌、螺旋体的抗菌作用不及青霉素 G，但对粪链球菌作用优于青霉素 G。临床用于治疗敏感菌所致的呼吸道感染、伤寒、副伤寒、尿路感染、胃肠道感染、软组织感染、脑膜炎、败血症、心内膜炎等，严重病例应与氨基糖苷类抗生素合用。本品与氯唑西林按 1∶1 组成复方制剂氨唑西林(ampicloxacillin)供肌内和静脉用药，可提高抗菌效果。

本品可与青霉素 G 有交叉过敏反应。尚可引起胃肠道反应、二重感染等。

阿莫西林(amoxicillin，羟氨苄青霉素)为对位羟基氨苄西林，口服后迅速吸收且完全，T_{peak} 为 2 小时。血中浓度约为口服同量氨苄西林的 2.5 倍。$t_{1/2}$ 为 1~1.3 小时。抗菌谱和抗菌活性与氨苄西林相似，但对肺炎球菌、肠球菌、沙门菌属、幽门螺杆菌的杀菌作用比氨苄西林强。主要用于敏感菌所致的呼吸道、尿路、胆道感染以及伤寒治疗。此外也可用于慢性活动性胃炎和消化性溃疡的治疗。本品与氟氯西林按 1∶1 组成复方制剂(biflocin，新灭菌)抗菌效果好。

不良反应以恶心、呕吐、腹泻等消化道反应和皮疹为主。少数患者的血清转氨酶升高，偶有嗜酸性粒细胞增多、白细胞降低和二重感染。对青霉素 G 过敏者禁用。

本类药物供口服和注射的还有：海他西林(hetacillin，phenazacillin，缩酮青霉素)、美坦西林(metampicillin)。供口服的还有：酞氨西林(talampicillin)、匹氨西林(pivampicillin，吡氨青霉素)和巴氨西林(bacampicillin)等。

四、抗铜绿假单胞菌广谱青霉素类

该类药物皆为广谱抗生素，特别是对铜绿假单胞菌有强大作用。

笔记

羧苄西林(carbenicillin,羧苄青霉素)不耐酸,仅能注射给药。血浆蛋白结合率为50%。其体内分布与青霉素G相似。脑脊液的浓度尚不足以治疗铜绿假单胞菌引起的脑膜炎。$t_{1/2}$ 为1小时左右。

抗菌谱与氨苄西林相似,特点是对 G^- 杆菌作用强,尤其是对铜绿假单胞菌有特效,且不受病灶脓液的影响。对耐氨苄西林的大肠埃希菌仍有效。常用于治疗烧伤继发铜绿假单胞菌感染。对 G^+ 菌作用与氨苄西林相似,但抗菌活性稍弱。不耐酶,对产酶金黄色葡萄球菌无效。也可用于治疗铜绿假单胞菌、大肠埃希菌、变形杆菌引起的尿路感染。常与阿米卡星或依替米星等联合应用,有协同作用,但不能将两者置于同一容器中,以防止相互作用导致药效降低。

与青霉素G有交叉过敏反应,大剂量注射时应注意防止电解质紊乱、神经系统毒性及出血。

哌拉西林(piperacillin,氧哌嗪青霉素)采用肌内注射和静脉给药,血浆蛋白结合率低(17%~22%)。脑中药物浓度较高。$t_{1/2}$ 为1小时。对 G^- 杆菌,包括铜绿假单胞菌,有很强的抗菌作用,较氨苄西林和羧苄西林强。脆弱类杆菌和多种厌氧菌对本品敏感。对 G^+ 菌的作用与氨苄西林相似,不耐酶,对产青霉素酶的金黄色葡萄球菌无效。主要用于治疗铜绿假单胞菌、大肠埃希菌、变形杆菌、流感杆菌、伤寒沙门菌等所致的呼吸道、泌尿道、胆道感染和败血症。该药可出现皮疹、皮肤瘙痒等反应,约3%的患者可发生以腹泻为主的胃肠道反应。

本类药物供注射用的还有:磺苄西林(sulbenicillin)、呋苄西林(furbenicillin,呋苄青霉素)、替卡西林(ticarcillin,羧噻吩青霉素)、阿洛西林(azlocillin)、美洛西林(mezlocillin)、阿帕西林(apalcillin)等。供口服用的药物主要为羧苄西林的酯化物,在体内水解出羧苄西林而发挥作用,如卡茚西林(carindacillin)和卡非西林(carfecillin)。

五、抗革兰阴性杆菌青霉素类

本类药物供注射用的包括有美西林(mecillinam)和替莫西林(temocillin),供口服用的有匹美西林(pivmecillinam)。本类药对 G^- 杆菌作用强,但对铜绿假单胞菌无效,对 G^+ 菌作用弱。匹美西林在体内水解为美西林而发挥作用。美西林和匹美西林仅对部分肠道 G^- 杆菌有效,替莫西林对大部分 G^- 杆菌有效。抗菌作用靶位是 PBP_2,被药物结合后细菌变为圆形,代谢受抑制,但细菌并不死亡。因此,本类药为抑菌药,若与作用于其他PBPs的抗菌药合用可提高疗效。不良反应主要为胃肠道反应和一般过敏反应。

第三节 头孢菌素类抗生素

头孢菌素类(cephalosporins)是由真菌培养液中提取的多种抗菌成分之一的头孢菌素C,水解得到母核7-氨基头孢烷酸(7-aminocephalosporanic acid,7-ACA)接上不同侧链制成的一系列半合成抗生素。本类抗生素的活性基团也是β-内酰胺环,与青霉素类有着相似的理化特性、生物活性、作用机制和临床应用。具有抗菌谱广、杀菌力强、对β-内酰胺酶较稳定以及过敏反应少等特点。该类药物发展极快,日益受到临床重视。根据头孢菌素的抗菌谱、抗菌强度、对β-内酰胺酶的稳定性及对肾脏毒性可分为四代。

第一代头孢菌素:供注射用的有头孢噻吩(cefalothin,先锋霉素Ⅰ)、头孢唑啉(cefazolin,先锋霉素Ⅴ)、头孢乙氰(cefacetrile,先锋霉素Ⅶ)、头孢匹林(cefapirin,先锋霉素Ⅷ)、头孢硫脒(cefathiamidine,先锋霉素18)、头孢西酮(cefazedone)等。供口服用的有头孢氨苄(cefalexin,先锋霉素Ⅳ)、头孢羟氨苄(cefadroxil)等。供口服和注射用的有头孢拉定(cefradine,先锋霉素Ⅵ)。

第二代头孢菌素:供注射用的有头孢呋辛(cefuroxime)、头孢孟多(cefamandole)、头孢替安(cefotiam)、头孢尼西(cefonicid)、头孢雷特(ceforanide)等。供口服用的有头孢呋辛酯(cefuroxime axetil)、头孢克洛(cefaclor)等。

笔记

第三代头孢菌素：供注射用的有头孢噻肟(cefotaxime)、头孢唑肟(ceftizoxime)、头孢曲松(ceftriaxone)、头孢地秦(cefodizime)、头孢他定(ceftazidime)、头孢哌酮(cefoperazone)、头孢匹胺(cefpriamide)、头孢甲肟(cefmenoxime)、头孢磺啶(cefsulodin)等。供口服用的有头孢克肟(cefixime)、头孢特仑酯(ceferam pivoxil)、头孢他美酯(cefetamet pivoxil)、头孢布烯(ceftibuten)、头孢地尼(cefdinir)、头孢泊肟酯(cefpodoxime pivoxetil)、头孢妥仑匹酯(cefditoren pivoxil)等。

第四代头孢菌素：供注射用的有头孢匹罗(cefpirome)、头孢吡肟(cefepime)、头孢利定(cefalorne)等。

【药理作用及临床应用】 头孢菌素类为杀菌药，抗菌原理与青霉素类相同，能与细菌细胞膜上的PBPs结合，妨碍黏肽的形成，抑制细胞壁合成。细菌对头孢菌素可产生耐药性，并与青霉素类间有部分交叉耐药。

第一代头孢菌素对G^+菌抗菌作用较第二、三代强，但对G^-菌的作用差。可被细菌产生的β-内酰胺酶所破坏。主要用于治疗敏感菌所致呼吸道和尿路感染、皮肤及软组织感染。

第二代头孢菌素对G^+菌作用略逊于第一代，对G^-菌有明显作用，对厌氧菌有一定作用，但对铜绿假单胞菌无效。对多种β-内酰胺酶比较稳定。可用于治疗敏感菌所致肺炎、胆道感染、菌血症、尿路感染和其他组织器官感染等。

第三代头孢菌素对G^+菌的作用不及第一、二代，对G^-菌包括肠杆菌类、铜绿假单胞菌及厌氧菌有较强的作用。对β-内酰胺酶有较高的稳定性。可用于危及生命的败血症、脑膜炎、肺炎、骨髓炎及尿路严重感染的治疗，能有效控制严重的铜绿假单胞菌感染。

第四代头孢菌素对G^+菌、G^-菌均有高效，对β-内酰胺酶高度稳定，可用于治疗对第三代头孢菌素耐药的细菌感染。

【体内过程】 凡能口服的头孢菌素类各药均能耐酸，胃肠吸收好，其他均需注射给药。药物吸收后，能透入各组织中，且易透过胎盘，在滑囊液、心包积液中均可获得较高浓度。第三代头孢菌素多能分布至前列腺、眼房水和胆汁中，并可透过血脑屏障，在脑脊液中达到有效浓度。头孢菌素类一般经肾排泄，尿中浓度较高，凡能影响青霉素排泄的药物同样也能影响头孢菌素类的排泄。头孢哌酮、头孢曲松则主要经肝胆系统排泄。多数头孢菌素的$t_{1/2}$较短(0.5~2.0小时)，有的可达3小时，但第三代中头孢曲松的$t_{1/2}$可达8小时。

【不良反应】 头孢菌素类药物毒性较低，不良反应较少，常见的是过敏反应，多为皮疹、荨麻疹等，过敏性休克罕见，但与青霉素类有交叉过敏现象，青霉素过敏者约有5%~10%对头孢菌素类发生过敏。口服给药可发生胃肠道反应，静脉给药可发生静脉炎。第一代头孢菌素部分品种大剂量使用时可损害近曲小管细胞而出现肾脏毒性，第二代头孢菌素较之减轻，第三代头孢菌素对肾脏基本无毒，第四代头孢菌素则几无肾毒性。第三、四代头孢菌素偶见二重感染，头孢孟多、头孢哌酮可引起低凝血酶原症或血小板减少而导致严重出血。有报道大剂量使用头孢菌素类可发生头痛、头晕以及可逆性中毒性精神病等中枢神经系统反应。

【药物相互作用】 头孢菌素类与其他有肾毒性的药物合用可加重肾损害，如氨基糖苷类、强效利尿药。与乙醇同时应用可产生“醉酒样”反应，故本类药物在治疗期间或停药3天内应忌酒。

第四节 其他β-内酰胺类抗生素

本类包括碳青霉烯类、头霉素类、氧头孢烯类、单环β-内酰胺类。

一、碳青霉烯类

碳青霉烯类(carbopenems)抗生素的化学结构与青霉素类似，主要是在噻唑环中的C_2和C_3间为不饱和键，以及1位上的S为C取代。第一个抗生素为硫霉素(thienamycin)，具有抗菌谱广、

笔记

抗菌活性强和毒性低等优点，但稳定性极差，临床不适用。对其进行化学结构改造后得到优点突出、临床可用的亚胺培南(imipenem)，又称亚胺硫霉素。该药对PBPs亲和力强，具有抗菌谱广、抗菌作用强、耐酶且稳定(但可被某些细菌产生的金属酶水解)等特点。本品不能口服，在体内易被脱氢肽酶水解失活。临床所用的制剂是与脱氢肽酶抑制药西司他丁(cilastatin)等量配比的复方注射剂(表39-2)，称为泰能(tienam)，仅供注射用。临床主要用于G^+和G^-需氧菌和厌氧菌所致的各种严重感染，且为其他常用药物疗效不佳者，如尿路、皮肤软组织、呼吸道、腹腔、妇科感染，以及败血症、骨髓炎等。常见不良反应为恶心、呕吐、腹泻、药疹和静脉炎，一过性肝脏氨基转氨酶升高。药量较大时可致惊厥、意识障碍等严重中枢神经系统反应，以及肾损害等。肌内注射粉针剂因含利多卡因而不能用于严重休克和传导阻滞患者。

表39-2 β-内酰胺类抗生素的复方制剂

复方制剂	抗菌药		辅助药		给药途径
优立新 unasyn	氨苄西林	1.0g 0.5g	舒巴坦	0.5g 0.25g	im，iv
奥格门汀，安灭菌 augmentin	阿莫西林	0.5g 0.25g	克拉维酸	0.125g 0.125g	po
特治星 tazocin	哌拉西林	2g 4g	他唑巴坦	0.5g 0.5g	iv
替门汀，特美汀 timentin	替卡西林	3g 3g	克拉维酸	0.2g 0.1g	im，iv
舒普深 sulperazone	头孢哌酮	2g 1g	舒巴坦	2g 1g	im，iv
新治菌 newcefotoxin	头孢噻肟	1g	舒巴坦	0.5g	im，iv
泰能 tienam	亚胺培南	0.5g 0.75g	西司他丁	0.5g 0.75g	iv im
克倍宁 carbenin	帕尼培南	0.25g 0.5g	倍他米隆	0.25g 0.5g	im，iv
氨唑西林，白萝仙 ampicloxacillin	氨苄西林	0.25g	氯唑西林	0.25g	po
凯力达	阿莫西林	0.25g	双氯西林	0.125g	po
新灭菌 biflocin	阿莫西林	0.25g 0.5g	氟氯西林	0.25g 0.5g	po im，iv

美罗培南(meropenem)对肾脱氢肽酶稳定，因此，不需要配伍脱氢肽酶抑制药。帕尼培南(panipenem)与一种氨基酸衍生物倍他米隆(betamipron)组成复方制剂(表39-2)，供临床使用。倍他米隆可抑制帕尼培南在肾皮质的积蓄而减轻其肾毒性。其他同亚胺培南。同类药还有厄他培南(ertapenem)、法罗培南(faropenem)、多利培南(doripenem)等。

二、头霉素类

头霉素类(cephamycins)的化学结构与头孢菌素相似，主要是在7-ACA的C_7上增加了一个甲氧基，使其对β-内酰胺酶的稳定性较头孢菌素强。头霉素分A、B、C三型，其中C型抗菌作用最强。临床常用其衍生物。头孢西丁(cefoxitin)为该类药的代表药，抗菌谱广，对G^+菌和G^-菌均有较强的杀菌作用，与第二代头孢菌素相同，对厌氧菌有高效；由于对β-内酰胺酶高度稳定，故对耐青霉素金黄色葡萄球菌以及对头孢菌素的耐药菌有较强活性。该药在组织中分

笔记

布广泛，在脑脊液中含量高，以原形自肾排泄，$t_{1/2}$ 约为 0.7 小时。用于治疗由需氧和厌氧菌引起的盆腔、腹腔及妇科的混合感染。常见不良反应有皮疹、静脉炎、蛋白尿、嗜酸性粒细胞增多等。本类中还有头孢美唑（cefmetazole）、头孢替坦（cefotetan）、头孢拉宗（cefbuperazone）、头孢米诺（cefminox）等。

三、氧头孢烯类

氧头孢烯类（oxacephems）抗生素的化学结构主要是 7-ACA 上的 S 被 O 取代。此类药物的代表药为拉氧头孢（latamoxef），具有与第三代头孢菌素相似的抗菌谱广和抗菌作用强的特点。对 β- 内酰胺酶极稳定。脑脊液中浓度高，在痰液中浓度高。血药浓度维持较久，$t_{1/2}$ 为 2.3~2.8 小时。临床主要用于治疗尿路、呼吸道、妇科、胆道感染及脑膜炎、败血症。不良反应以皮疹最为多见，偶见凝血酶原减少或血小板功能障碍而致出血。本类药中还有氟氧头孢（flomoxef）。

四、单环 β- 内酰胺类

单环 β- 内酰胺类（monobactams）抗生素是由土壤中多种寄生细菌产生，但不能用于临床，化学结构经修饰后得到第一个应用于临床的药物——氨曲南（aztrenam），对 G^- 菌有强大的抗菌作用，对 G^+ 菌、厌氧菌作用弱，并具耐酶、低毒等特点。该药分布广，肾、肺、胆囊、骨骼肌、脑脊液、皮肤等组织中浓度较高，前列腺、痰、支气管分泌物中均含有一定的药量。$t_{1/2}$ 为 1.7 小时。临床用于大肠埃希菌、沙门菌属、克雷伯菌和铜绿假单胞菌等所致的下呼吸道、尿路、软组织感染及脑膜炎、败血症的治疗。不良反应少而轻，主要为皮疹、血清转氨酶升高、胃肠道不适等。同类药物还有卡芦莫南（carumonam）。

第五节 β- 内酰胺酶抑制药及其复方制剂

一、β- 内酰胺酶抑制药

β- 内酰胺酶抑制药（β-lactamase inhibitors）主要是针对细菌产生的 β- 内酰胺酶而发挥作用，目前临床常用的有 3 种。它们的共同特点是：①本身没有或只有较弱的抗菌活性，但可作为自杀性底物与 β- 内酰胺酶呈不可逆结合，抑制了 β- 内酰胺酶，从而保护了 β- 内酰胺类抗生素的活性，该类药物与 β- 内酰胺类抗生素联合应用或组成复方制剂使用，可增强后者的药效；②酶抑制药对不产酶的细菌无增强效果；③在与配伍的抗生素联合使用时，两药应有相似的药代动力学特征，有利于更好发挥协同作用；④随着细菌产酶情况的不断变化，种类增加，耐药程度越来越高，酶抑制药结合能力和抑制效果也会发生相应的变化，临床使用中应密切观察。常用的复方制剂见表 39-2。

克拉维酸

克拉维酸（clavulanic acid，棒酸）是由链霉菌培养液中获得的 β- 内酰胺酶抑制药，该药抗菌谱广、活性低、毒性低、抑酶谱广，但对各种 β- 内酰胺酶的抑制作用差别大。根据表 39-1 中酶的分类，该药对普通细菌，如金黄色葡萄球菌、肠杆菌、淋病奈瑟菌等质粒介导产生的酶有强大的抑制作用；对肺炎杆菌、变形杆菌和脆弱类杆菌等染色体介导产生的酶有快速抑制作用；对沙门菌属、铜绿假单胞菌等染色体介导产生的酶抑制作用差。该药抗菌活性低，与多种 β- 内酰胺类抗生素合用以增强抗菌作用。口服吸收好，且不受食物、牛奶和氢氧化铝等的影响，T_{peak} 为 1 小时。也可注射给药，$t_{1/2}$ 为 0.8~1.4 小时。本品不能透过血脑屏障。与阿莫西林合用的口服制剂称为奥格门汀（augmentin），与替卡西林合用的注射剂称替门汀（timentin）。

笔记

舒 巴 坦

舒巴坦(sulbactam,青霉烷砜)为半合成β-内酰胺酶抑制药。化学稳定性优于克拉维酸,该药抗菌谱广、活性低、毒性低、抑酶谱广,对各种β-内酰胺酶的抑制作用有差别。对金黄色葡萄球菌与G^+杆菌产生的β-内酰胺酶有很强的抑制作用,抗菌作用略强于克拉维酸。与其他β-内酰胺类抗生素合用,有明显抗菌协同作用。该药在组织间液、腹腔液中浓度与血药浓度相仿。主要以原形从尿中排出,$t_{1/2}$为1小时。与氨苄西林合用的注射剂为优立新(unasyn),与头孢哌酮合用的注射剂为舒普深(sulperazone),与头孢噻肟合用的注射剂为新治菌(newcefotaxin)。

他 唑 巴 坦

他唑巴坦(tazobactam,三唑巴坦)为舒巴坦衍生物,抑酶作用强于克拉维酸和舒巴坦,与哌拉西林合用的注射剂为特治星(tazocin)。

二、β-内酰胺类抗生素的复方制剂

绝大部分β-内酰胺类抗生素制剂都是单独应用,某些药物的优点非常突出,临床广泛应用,但使用时间不长细菌就产生了耐药性,使其抗菌效果下降。也有些药物单独应用会出现不良反应,为了加强β-内酰胺类抗生素的疗效和克服某些缺点,组成了复方制剂(表39-2)。组方的基本规律是:①广谱青霉素与β-内酰胺酶抑制药:如氨苄西林和舒巴坦,阿莫西林和克拉维酸;②抗铜绿假单胞菌广谱青霉素与β-内酰胺酶抑制药:如哌拉西林和他唑巴坦、替卡西林和克拉维酸;③第三代头孢菌素与β-内酰胺酶抑制药:如头孢哌酮与舒巴坦、头孢噻肟与舒巴坦;④碳青霉烯类与肾脱氢肽酶抑制药:如亚胺培南与西司他丁;⑤碳青霉烯类与氨基酸衍生物:如帕尼培南与倍他米隆;⑥广谱青霉素与耐酶青霉素:如氨苄西林与氯唑西林。

Clinical uses of the cephalosporins

Uses of these drugs include:

- septicaemia (e.g. cefuroxime, cefotaxime i.v.)
- pneumonia due to susceptible organisms
- meningitis (e.g. ceftriaxone, cefotaxime i.v.)
- biliary tract infection
- urinary tract infection (especially in pregnancy, or in patients unresponsive to other drugs)
- sinusitis (e.g. cefadroxil orally)

制剂及用法

青霉素钠(penicillin sodium) 静脉滴注:每次80万U,2~4次/天,必要时可适当增量。

普鲁卡因青霉素(procaine penicillin) 肌内注射:每次40万U,1次/天,必要时可适当增量。

苄星青霉素(benzathine benzylpenicillin) 肌内注射:每次60万~120万U,1~2次/月。

青霉素V钾(penicillin V) 口服:每次125~500mg,每6~8小时一次。

甲氧西林钠(methicillin sodium) 肌内注射或静脉滴注:每次1.5~3g,4次/天。

氯唑西林钠(cloxacillin sodium) 口服、肌内注射或静脉滴注:每次0.5~1.0g,4~6次/天。

氟氯西林钠(flucloxacillin sodium) 口服、肌内注射或静脉滴注:每次0.25g,4次/天。

笔记

氨苄西林钠(ampicillin sodium) 口服、肌内注射或静脉滴注:每次0.25~1g,4次/天。

阿莫西林钠(amoxicillin sodium) 口服:每次0.5~1g,3~4次/天。

羧苄西林钠(carbenicillin sodium) 肌内注射或静脉滴注:每次1~2g,4次/天。

哌拉西林钠(piperacillin sodium) 静脉滴注:每次1~4g,4次/天。

美西林(mecillinam) 静脉滴注:每次0.4~0.6g,4次/天。

头孢氨苄(cefalexin) 口服:每次0.25~0.5g,4次/天。

头孢拉定(cefradine) 口服:每次0.25~0.5g,3~4次/天。肌内注射或静脉滴注:每次0.5~1g,4次/天。

头孢呋辛钠(cefuroxime sodium, zinacef, 西力欣) 肌内注射或静脉滴注:每次0.75~1.5g,3次/天。

头孢克洛(cefaclor) 口服:每次0.25~0.5g,4次/天。

头孢噻肟钠(cefotaxime sodium, claforan, 凯福隆) 肌内注射或静脉滴注:每次0.5~1.5g,2~4次/天。

头孢他定(ceftazidime, fortum, 复达欣) 肌内注射或静脉滴注:每次0.5~2g,3次/天。

头孢哌酮钠(cefoperazone sodium, cefobit, 先锋必) 肌内注射或静脉滴注:每次1~2g,2次/天。

头孢克肟(cefixime, suprax, 世福素) 口服:每次0.2~0.4g,1~2次/天。

头孢匹罗(cefpirome) 肌内注射或静脉滴注:每次1~2g,2次/天。

氨曲南(aztrenam) 肌内注射或静脉滴注:每次0.5~2g,2~4次/天。

美罗培南(meropenem) 静脉滴注或肌内注射:每次0.5~1g,3~4次/天。

(娄建石)

笔记

第四十章　大环内酯类、林可霉素类及多肽类抗生素

第一节　大环内酯类抗生素

大环内酯类(macrolides)系一类含有14、15和16元大环内酯环的具有抗菌作用的抗生素。其疗效肯定，无严重不良反应，常用做需氧G^+菌、G^-球菌和厌氧球菌等感染的首选药，以及对β-内酰胺类抗生素过敏患者的替代品。20世纪50年代发现了第一代药物红霉素，后因抗菌谱窄、不良反应大、耐药性等问题，20世纪70年代起又陆续发展了第二代半合成大环内酯类抗生素，最具代表性的是阿奇霉素、罗红霉素和克拉霉素，由于具有良好的抗生素后效应，现已广泛用做治疗呼吸道感染的药物。然而，由于细菌对大环内酯类耐药性日益严重，促使人们加紧开发第三代大环内酯类，代表药有泰利霉素和喹红霉素。

大环内酯类抗生素按化学结构分为：

1. 14元大环内酯类　包括红霉素(erythromycin)、竹桃霉素(oleandomycin)、克拉霉素(clarithromycin)、罗红霉素(roxithromycin)、地红霉素(dirithromycin)、泰利霉素(telithromycin，替利霉素)和喹红霉素(cethromycin)等。

2. 15元大环内酯类　包括阿奇霉素(azithromycin)。

3. 16元大环内酯类　包括麦迪霉素(medecamycin)、乙酰麦迪霉素(acetylmedecamycin)、吉他霉素(kitasamycin)、乙酰吉他霉素(acetylkitasamycin)、交沙霉素(josamycin)、螺旋霉素(spiramycin)、乙酰螺旋霉素(acetylspiramycin)、罗他霉素(rokitamycin)等。

一、抗菌作用及机制

大环内酯类抗菌谱较窄，第一代药物主要对大多数G^+菌、厌氧球菌和包括奈瑟菌、嗜血杆菌及白喉棒状杆菌在内的部分G^-菌有强大抗菌活性，对嗜肺军团菌、弯曲菌、支原体、衣原体、弓形虫、非典型分枝杆菌等也具有良好作用。对产生β-内酰胺酶的葡萄球菌和耐甲氧西林金黄色葡萄球菌(MRSA)有一定抗菌活性。第二代药物扩大了抗菌范围，增加和提高了对G^-菌的抗菌活性。大环内酯类通常为抑菌作用，高浓度时有杀菌作用。

大环内酯类抗生素主要是抑制细菌蛋白质合成。其机制为不可逆地结合到细菌核糖体50S亚基的靶位上，14元大环内酯类阻断肽酰基t-RNA移位，而16元大环内酯类抑制肽酰基的转移反应，选择性抑制细菌蛋白质合成。研究证明，还有的大环内酯类能与50S亚基上的L_{27}和L_{22}蛋白质结合，促使肽酰基t-RNA从核糖体上解离，从而抑制蛋白质合成。林可霉素、克林霉素和氯霉素在细菌核糖体50S亚基上的结合点与大环内酯类相同或相近，故合用时可能发生拮抗作用，也易使细菌产生耐药。由于细菌核糖体为70S，由50S和30S亚基构成，而哺乳动物核糖体为80S，由60S和40S亚基构成，因此，对哺乳动物核糖体几无影响。

二、耐药机制

细菌对大环内酯类抗生素产生耐药的方式主要有以下几种：

1. 产生灭活酶　从大环内酯类抗生素诱导的细菌中分离出了多种灭活酶，包括酯酶(esterase)、磷酸化酶(phosphorylase)、甲基化酶(methylase)、葡萄糖酶(glycosidase)、乙酰转移酶(acetyltransferase)和核苷转移酶(nucleotidyltransferase)，使大环内酯类抗生素或水解或磷酸化或

笔记

甲基化或乙酰化或核苷化而失活。

2. 靶位的结构改变　细菌可以针对大环内酯类抗生素产生耐药基因，由此合成一种甲基化酶，使核糖体的药物结合部位甲基化而产生耐药。

3. 摄入减少　对大环内酯类抗生素产生耐药性的细菌可以使膜成分改变或出现新的成分，导致大环内酯类抗生素进入菌体内的量减少，但药物与核糖体的亲和力不变。如表皮葡萄球菌由 PNE24 质粒产生的一种膜 6kDa 蛋白可对 14 元的红霉素和竹桃霉素呈现耐药性。大环内酯类抗生素对 G^- 菌的耐药性系由细菌脂多糖外膜屏障使药物难以进入菌体内而导致耐药。

4. 外排增多　某些细菌可以通过基因编码产生外排泵，可以针对性的泵出大环内酯类抗生素，比如链球菌内的 Mef、葡萄球菌和粪肠球菌中的 Msr 均为能量依赖性的主动外排系统，使 14、15 元大环内酯类抗生素呈现耐药性。

细菌耐药性正在由单一耐药向多药耐药发展，如细菌可同时对大环内酯类 - 林可霉素类 - 链阳菌素类耐药（macrolides-lincomycins-streptogramins resistance，MLSR）。

三、药代动力学

1. 吸收　红霉素不耐酸，易被破坏，口服吸收少，故临床一般服用其肠衣片或酯化物，其他各种红霉素制剂均能口服吸收，但肠溶型药物生物利用度较差。新大环内酯类不易被胃酸破坏，生物利用度提高，血药浓度和组织细胞内药物浓度均增加，如克拉霉素和阿奇霉素对胃酸稳定且易吸收。食物干扰红霉素和阿奇霉素的吸收，但能增加克拉霉素的吸收。

2. 分布　大环内酯类能广泛分布到除脑脊液以外的各种体液和组织。红霉素是少数能扩散进入前列腺并聚积在巨噬细胞和肝脏的药物之一，炎症可促进红霉素的组织渗透。阿奇霉素的血浆浓度较低，主要集中在中性粒细胞、巨噬细胞、肺、痰、皮下组织、胆汁和前列腺等。罗红霉素的血药浓度和细胞内浓度较其他药物高。

3. 代谢　红霉素主要在肝脏代谢，并能通过与细胞色素 P_{450} 系统相互反应而抑制许多药物的氧化。克拉霉素被氧化成仍具有抗菌活性的 14- 羟基克拉霉素。阿奇霉素不在肝内代谢，大部分自胆汁，小部分从尿排泄。

4. 排泄　红霉素和阿奇霉素主要以活性形式聚积和分泌在胆汁中，部分药物经肝肠循环被重吸收。克拉霉素及其代谢产物经肾脏排泄，肾功能不良患者应适当调整服药剂量。

- Macrolides: e.g. erythromycin. These drugs can be given orally and parenterally. They are bactericidal/bacteriostatic. The antibacterial spectrum is the same as penicillin. Erythromycin can cause jaundice. Newer agents are clarithromycin and azithromycin.
- Clindamycin: It is given orally and parenterally and may cause pseudomembranous colitis.

红　霉　素

红霉素（erythromycin）是由链霉菌培养液中提取获得，在中性水溶液中稳定，在酸性（pH<5）溶液中不稳定，易分解。红霉素对 G^+ 菌的金黄色葡萄球菌（包括耐药菌）、表皮葡萄球菌、链球菌等抗菌作用强，对部分 G^- 菌如脑膜炎奈瑟菌、淋病奈瑟菌、流感杆菌、百日咳鲍特菌、布鲁斯菌、军团菌等高度敏感。对某些螺旋体、肺炎支原体、立克次体和螺杆菌也有抗菌作用。红霉素的抗菌效力不及青霉素，临床常用于治疗耐青霉素的金黄色葡萄球菌感染和对青霉素过敏者，还用于上述敏感菌所致的各种感染，也能用于厌氧菌引起的口腔感染和肺炎支原体、肺炎衣原体、

笔记

溶脲脲原体等非典型病原体所致的呼吸系统、泌尿生殖系统感染。红霉素的不良反应主要为胃肠道反应，有些患者不能耐受而不得不停药。少数患者可发生肝损害，表现为转氨酶升高、肝肿大、黄疸等，一般于停药后数日可自行恢复，个别患者可有过敏性药疹、药热、耳鸣、暂时性耳聋等。

红霉素常用的剂型有：

红霉素（erythromycin）为肠溶衣片或肠溶薄膜衣片，口服后在肠道中吸收。

依托红霉素（erythromycin estolate）又称无味红霉素，为红霉素丙酸酯的十二烷基硫酸盐，耐酸，吸收好，口服后在胃肠道中分解为红霉素丙酸酯，部分在血液中水解成游离的红霉素而起抗菌作用。胃肠道反应较红霉素轻，但肝损害较红霉素重。

硬酯酸红霉素(erythromycin stearate）为糖衣片或薄膜衣片，对酸较稳定，故在胃中破坏较少，在十二指肠分离成具有抗菌活性的红霉素，并以盐基形式从小肠吸收。不良反应同红霉素。

琥乙红霉素（erythromycin ethylsuccinate）无味，对胃酸稳定，在肠道中以基质和酯化物的形式被吸收，在体内酯化物部分水解为碱。空腹口服 500mg 后，0.5~2.5 小时达血药峰浓度，酯化物及碱二者的总浓度为 15mg/L，游离碱为 0.6mg/L。能透过胎盘屏障，也能进入乳汁。肝损害较依托红霉素轻。孕妇和哺乳期妇女慎用。

乳糖酸红霉素（erythromycin lactobionate）为水溶性的红霉素乳糖醛酸酯，主要用做静脉滴注给药，用 5% 葡萄糖溶液稀释后缓慢滴注，pH 保持在中性。高浓度滴注时可发生静脉炎。不可用盐溶液稀释，否则可析出结晶。

此外，还有红霉素的眼膏制剂和外用制剂。

除克拉霉素和阿奇霉素外，其他大环内酯类抗生素均与红霉素相似。

克拉霉素

克拉霉素（clarithromycin）为半合成的 14 元大环内酯类抗生素。主要特点是抗菌活性强于红霉素；对酸稳定，口服吸收迅速完全，且不受进食影响；分布广泛且组织中的浓度明显高于血中浓度；不良反应发生率和对细胞色素 P_{450} 影响均较红霉素低。但此药首关消除明显，生物利用度仅有 55%。

阿奇霉素

阿奇霉素（azithromycin）是唯一半合成的 15 元大环内酯类抗生素。主要特点是抗菌谱较红霉素广，增加了对 G^- 菌的抗菌作用，对红霉素敏感菌的抗菌活性与红霉素相当，而对 G^- 菌明显强于红霉素，对某些细菌表现为快速杀菌作用，而其他大环内酯类为抑菌药。口服吸收快、组织分布广、血浆蛋白结合率低，细胞内游离浓度较同期血药浓度高 10~100 倍，$t_{1/2}$ 长达 35~48 小时，为大环内酯类中最长者，每日仅需给药一次。该药大部分以原形由粪便排出体外，少部分经尿排泄。不良反应轻，绝大多数患者均能耐受，轻、中度肝、肾功能不良者可以应用，且药代动力学特征无明显改变。

酮内酯类抗生素

将大环内酯进行结构改造得到的一类新抗生素，是将第 3 个碳原子（C-3）上的糖替换为羰基团而被称为酮内酯类抗生素(ketolides)，代表药有泰利霉素和喹红霉素。其作用机制同红霉素。泰利霉素对肺炎球菌、流感、黏膜炎莫拉菌等有强力活性。此外，对副流感、酿脓链球菌、衣原体、支原体、军团菌等也具有较高的活性。

口服后 1 小时达峰浓度，进食不影响吸收，生物利用度 57%，血浆蛋白结合率为 66%~89%。泰利霉素有较好的组织渗透性，特别是在白细胞、呼吸道组织及上皮组织中有较高的浓度。口服剂量的 70% 在肝脏被 CYP3A4 代谢为泰利醇、泰利酸、N- 去甲脱氧酰胺衍生物和 N- 氧吡啶

笔记

衍生物。13%以原形从尿中排泄，3%以原形从粪便排泄，代谢产物有37%从肝脏排泄。$t_{1/2}$为7.2~10.6小时，肝功能不良者的参数没有明显改变。主要用于治疗呼吸道感染，包括社区获得性肺炎（CAP）、慢性支气管炎急性加剧（AECB）、急性上颌窦炎（AMS）、扁桃体炎、咽炎等。每天口服泰利霉素800mg后的不良反应较少（约4%），且为轻中度，最常见的是腹泻、恶心、头晕和呕吐。CYP3A4抑制剂可轻微增加泰利霉素的AUC，CYP2D6抑制剂和制酸药不影响其生物利用度。泰利霉素不影响华法林的药效学与药代学参数，也不影响口服避孕药的效果。

喹红霉素的抗菌机制同红霉素。抗菌范围同泰利霉素，但抗菌活性更强。本品口服后的生物利用度不受进食影响，血药浓度随剂量成比例增减。本品体内分布广泛，在肺中浓度最高，在大多数组织中的浓度高于血药浓度(除大脑外)。主要在肝、肺代谢，消除迅速，$t_{1/2}$为3.6~6.7小时。

第二节　林可霉素类抗生素

林可霉素类抗生素包括林可霉素（lincomycin，洁霉素，林肯霉素）和克林霉素（clindamycin，氯林可霉素，氯洁霉素）。林可霉素由链丝菌产生，克林霉素是林可霉素分子中第7位的羟基以氯离子取代的半合成品。两药具有相同的抗菌谱和抗菌机制，但由于克林霉素的口服吸收、抗菌活性、毒性和临床疗效均优于林可霉素，故临床常用。

【抗菌作用及机制】两药的抗菌谱与红霉素类似，克林霉素的抗菌活性比林可霉素强4~8倍。最主要特点是对各类厌氧菌有强大抗菌作用。对需氧G^+菌有显著活性，对部分需氧G^-球菌、人型支原体和沙眼衣原体也有抑制作用，但肠球菌、G^-杆菌、MRSA、肺炎支原体对本类药物不敏感。

作用机制与大环内酯类相同，能不可逆性结合到细菌核糖体50S亚基上，抑制细菌蛋白质合成。易与G^+菌的核糖体形成复合物，而难与G^-杆菌的核糖体结合，故对G^-杆菌几乎无作用。

【耐药性】大多数细菌对林可霉素和克林霉素存在完全交叉耐药性，也与大环内酯类存在交叉耐药性，它们的耐药机制也相同。

【体内过程】

1. **吸收**　林可霉素口服吸收差，生物利用度为20%~35%，且易受食物影响。克林霉素口服生物利用度为87%，受食物影响小。林可霉素的T_{peak}为2~4小时，$t_{1/2}$4~4.5小时。克林霉素的T_{peak}为1小时，$t_{1/2}$约2.5小时。

2. **分布**　两药血浆蛋白结合率高达90%以上。能广泛分布到全身组织和体液并达到有效治疗水平，骨组织可达到更高浓度。能透过胎盘屏障。乳汁中的浓度约与血中浓度相当。两药物均不能透过正常血脑屏障，但炎症时脑组织可达有效治疗浓度。

3. **代谢和排泄**　在肝脏经氧化代谢成无活性的产物或经胆汁排入肠道或经肾小球滤过。仅有10%原形药物排入尿中，难达有效治疗浓度。停药后，克林霉素在肠道中的抑菌作用一般可持续5天，对敏感菌可持续两周。

【临床应用】主要用于厌氧菌，包括脆弱类杆菌、产气荚膜梭菌、放线杆菌等引起的口腔、腹腔和妇科感染。治疗需氧G^+球菌引起的呼吸道、骨及软组织、胆道感染及败血症、心内膜炎等。治疗金黄色葡萄球菌引起的骨髓炎为首选药。

【不良反应】

1. **胃肠道反应**　表现为恶心、呕吐、腹泻，口服给药比注射给药多见。林可霉素的腹泻发生率为10%~15%，克林霉素为4%。长期用药也可引起二重感染、伪膜性肠炎。

2. **过敏反应**　轻度皮疹、瘙痒或药热，也可出现一过性中性粒细胞减少和血小板减少。

3. **其他**　偶见黄疸及肝损伤。随着该药在临床应用逐渐增多，发现有个别患者发生严重不良反应而导致的死亡病例报道，如过敏性休克、呼吸与心搏骤停等。

笔记

第三节 多肽类抗生素

一、万古霉素类

万古霉素类属糖肽类抗生素,包括万古霉素(vancomycin)、去甲万古霉素(norvancomycin)和替考拉宁(teicoplanin)。万古霉素是从链霉菌培养液中分离获得,化学性质稳定。过去使用较少,现在却因能够杀灭 MRSA 和耐甲氧西林表皮葡萄球菌(MRSE)而得到广泛应用。去甲万古霉素是我国从诺卡菌属培养液中分离获得,化学性质同万古霉素。替考拉宁是从游动放射菌属培养液中分离获得,其脂溶性较万古霉素高 50~100 倍。

【抗菌作用及机制】本类药对 G^+ 菌产生强大杀菌作用,尤其是 MRSA 和 MRSE。抗菌作用机制是与细胞壁前体肽聚糖结合,阻断细胞壁合成,造成细胞壁缺陷而杀灭细菌,尤其对正在分裂增殖的细菌呈现快速杀菌作用。

【耐药性】可诱导耐药菌株产生一种能修饰细胞壁前体肽聚糖的酶,使其不能与前体肽聚糖结合而产生耐药性。现在耐万古霉素肠球菌(VRE)正在增多。

【体内过程】口服难吸收,绝大部分经粪便排泄,肌内注射可致局部剧痛和组织坏死,只能静脉给药。可分布到各组织和体液,可透过胎盘,但难透过血脑屏障和血眼屏障,炎症时透入增多,可达有效水平。90% 以上由肾排泄,万古霉素和去甲万古霉素的 $t_{1/2}$ 约为 6 小时,替考拉宁长达 47 小时。

【临床应用】仅用于严重 G^+ 菌感染,特别是 MRSA、MRSE 和肠球菌属所致感染,如败血症、心内膜炎、骨髓炎、呼吸道感染等。可用于对 β- 内酰胺类过敏的患者。口服给药用于治疗伪膜性结肠炎和消化道感染。

【不良反应】万古霉素和去甲万古霉素毒性较大,替考拉宁较小。

1. **耳毒性** 血药浓度超过 800mg/L 且持续数天即可引起耳鸣、听力减退,甚至耳聋,及早停药可恢复正常,少数患者停药后仍有致聋危险。应避免同服有耳毒性和肾毒性的药物。

2. **肾毒性** 主要损伤肾小管,表现为蛋白尿和管型尿、少尿、血尿、氮质血症,甚至肾功能衰竭。

3. **过敏反应** 偶可引起斑块皮疹和过敏性休克。快速静注万古霉素时,出现极度皮肤潮红、红斑、荨麻疹、心动过速和低血压等特征性症状,称为“红人综合征”(red man syndrome)。去甲万古霉素和替考拉宁很少出现。

4. **其他** 口服时可引起恶心、呕吐、金属异味感和眩晕,静注时偶发疼痛和血栓性静脉炎。

二、多黏菌素类

多黏菌素类(polymyxins)是从多黏杆菌培养液中分离获得的一组多肽类抗生素,含有多黏菌素 A、B、C、D、E、M 几种成分,临床仅用多黏菌素 B(polymyxin B)、多黏菌素 E(polymyxin E, colistin,抗敌素)和多黏菌素 M(polymyxin M),多为硫酸盐制剂。

【药理作用及机制】多黏菌素类系窄谱慢效杀菌药,对繁殖期和静止期细菌均有杀菌作用。多黏菌素 B 的抗菌活性稍高于多黏菌素 E。此类窄谱抗生素,只对某些 G^- 杆菌具有强大抗菌活性,如大肠埃希菌、肠杆菌属、克雷伯菌属及铜绿假单胞菌呈高度敏感,志贺菌属、沙门菌属、真杆菌属、流感杆菌、百日咳鲍特菌及除脆弱类杆菌外的其他类杆菌也较敏感。与利福平、磺胺类和 TMP 合用具有协同抗菌作用。

本类药主要作用于细菌胞质膜。多黏菌素类的化学结构很像去垢剂,其亲水基团与细胞外膜磷脂上的亲水性阴离子磷酸根形成复合物,而亲脂链插入膜内脂肪链之间,解聚细胞膜结构,

笔记

导致膜通透性增加，使细菌细胞内重要物质外漏而造成细胞死亡。同时，本类药物进入细菌体内也影响核质和核糖体的功能。与两性霉素B、四环素类药合用可增强其抗菌作用。

【耐药性】不易耐药，一旦出现则有交叉耐药。

【体内过程】本类药口服不吸收，但盐酸多黏菌素M吸收好。肌注后2小时左右达峰浓度，多黏菌素E甲磺酸盐的水溶性较硫酸盐好，适合肌内注射，多黏菌素M盐酸盐注射后吸收更迅速。本类药穿透力差，脑脊液、胸腔、关节腔和感染灶内浓度低而影响疗效。多黏菌素E在肺、肾、肝及脑组织中的浓度比多黏菌素B高。体内代谢较慢，主要经肾脏排泄，尿排泄率可达60%，给药后12小时内仅有0.1%经尿排出，随后才逐渐增加，故连续给药会导致药物在体内蓄积。$t_{1/2}$约为6小时，儿童较短，为1.6~2.7小时。

【临床应用】主要用于治疗铜绿假单胞菌引起的败血症、泌尿道和烧伤创面感染。还可用于大肠埃希菌、肺炎杆菌等G^-杆菌引起的全身感染，如脑膜炎、败血症。与利福平、磺胺类和TMP等合用，可以提高治疗多重耐药的G^-杆菌导致的医院内感染的疗效。口服用于肠道术前准备和消化道感染。局部用于创面、五官、呼吸道、泌尿道及鞘内G^-杆菌感染。

【不良反应】本类药在常用量下即可出现明显不良反应，总发生率可高达25%。多黏菌素B较多黏菌素E更明显。

1. **肾毒性** 常见且突出，多发生于用药后4天。主要损伤肾小管上皮细胞，表现为蛋白尿、血尿、管型尿，氮质血症，严重时出现急性肾小管坏死、肾衰。及时停药后部分可恢复，部分可持续1~2周。腹腔透析不能清除药物，血液透析可以清除部分药物。

2. **神经毒性** 程度不同，轻者表现为头晕、面部麻木和周围神经炎，重者出现意识混乱、昏迷、共济失调、可逆性神经肌肉麻痹等，停药后可消失。此与剂量有关，多出现于手术后、合用麻醉药、镇静药或神经肌肉阻滞药，以及患有低血钙、缺氧、肾病者。新斯的明抢救无效，只能人工呼吸，钙剂可能有效。

3. **过敏反应** 包括瘙痒、皮疹、药热等，吸入给药可引起哮喘。

4. **其他** 肌内注射可致局部疼痛，静脉给药可引起静脉炎。偶可诱发粒细胞减少和肝毒性。

三、杆菌肽类

杆菌肽(bacitracin)是从枯草杆菌培养液中分离获得，为含噻唑环的多肽类抗生素的混合物。主要成分为杆菌肽A。本品对G^+菌有强大的抗菌作用，对耐β-内酰胺酶的细菌也有作用；对G^-球菌、螺旋体、放线杆菌等也有一定作用；对G^-杆菌无作用。该药作用机制是选择性地抑制细菌细胞壁合成过程中的脱磷酸化，阻碍细胞壁合成，同时对胞质膜也有损伤作用，使胞质内容物外漏，导致细菌死亡。杆菌肽属于慢性杀菌药。细菌对其耐药性产生缓慢，耐药菌株少见，与其他抗生素无交叉耐药性发生。本药口服不吸收，局部应用也很少吸收，故只能注射给药，注射后主要经肾排泄。由于该药严重的肾损害，临床仅用于局部抗感染，其优点是刺激性小，过敏反应少，不易产生耐药性，其锌盐制剂可增加抗菌作用。

制剂及用法

红霉素(erythromycin) 口服：每次0.25~0.5g，3~4次/天。

乳糖酸红霉素(erythromycin lactobionate) 静脉滴注：每次0.25~0.5g，3~4次/天。以5%葡萄糖溶液稀释后静滴。

罗红霉素(roxithromycin) 口服：每次0.15g，2次/天或每次0.3g，1次/天。

螺旋霉素(spiramycin) 口服：每次0.5g，4次/天。

克拉霉素(clarithromycin，甲红霉素) 口服：每次0.25~0.5g，2次/天。

阿奇霉素(azithromycin) 口服：每次0.5g，1次/天。

笔记

硫酸阿奇霉素(azithromycin sulfate),门冬氨酸阿奇霉素(azithromycin aspartate),乳糖酸阿奇霉素(azithromycin lactobionate) 静脉滴注:每次0.5g,1次/天。

盐酸林可霉素(lincomycin hydrochloride) 口服:每次0.25~0.5g,饭后服,3~4次/天。肌内注射:每次0.25~0.5g,3~4次/天。静脉滴注:0.25~0.5g,溶于100ml以上液体中,滴注时间不少于1小时,2~3次/天。

盐酸克林霉素(clindamycin hydrochloride) 口服:每次0.15~0.3g,3~4次/天。

盐酸棕榈酸酯克林霉素(clindamycin palmitate hydrochloride) 供儿童用。口服:每日8~12mg/kg,分3~4次服。

磷酸克林霉素(clindamycin phosphate) 肌注及静滴:每次0.15~0.3g,3~4次/天,超过0.6g要静滴,溶于100ml以上液体中,滴注时间不少于20分钟。

克林霉素磷酸酯(clindamycin phosphate) 静脉滴注:成人一日0.6~2.7g,分2~4次给药;儿童一日按体重15~40mg/kg,分2~4次给药。

盐酸万古霉素(vancomycin hydrochloride) 口服:每次0.5g,4次/天,疗程5~7天。静脉滴注:每次0.5~1g,每克至少加液体200ml,1小时以上缓慢滴入,疗程两周。

盐酸去甲万古霉素(norvancomycin hydrochloride) 口服:每次0.4g,4次/天,疗程5~7天。静脉滴注:每次0.4~0.5g,每克至少加液体200ml,1小时以上缓慢滴入,疗程两周。

替考拉宁(teicoplanin) 口服:每次0.1~0.5g,2~4次/天,疗程10天。肌内注射或静脉滴注:首次6~12mg/kg,以后每次3~6mg/kg,2次/天。

硫酸多黏菌素B(polymyxin B sulfate) 口服:每次25~50mg,3~4次/天。肌内注射或静脉滴注:每次25万~50万U,2次/天,疗程不超过7~14天。鞘内注射:每次1万U。局部用药:配成0.1%~1%的溶液。

杆菌肽(bacitracin) 口含:每次500~1000U,4~6次/天。外用:软膏500~1000U/g,溶液冲洗500~1000U/ml。

杆菌肽锌(bacitracin zinc) 外用:软膏500U/g。

(娄建石)

笔记

第四十一章　氨基糖苷类抗生素

氨基糖苷类(aminoglycosides)抗生素因其化学结构中含有氨基醇环和氨基糖分子，并由配糖键连接成苷而得名。包括两大类：一类为天然来源，由链霉菌和小单胞菌产生，如链霉素(streptomycin)、卡那霉素(kanamycin)、妥布霉素(tobramycin)、巴龙霉素(paromomycin)、大观霉素(spectinomycin)、核糖霉素(ribostamycin)、新霉素(neomycin)、庆大霉素(gentamicin)、小诺霉素(micronomicin)、西索米星(sisomicin)、阿司米星(astromicin)等；另一类为半合成品，如奈替米星(netilmicin)、依替米星(etimicin)、异帕米星(isepamicin)、卡那霉素 B(bekanamycin)、阿米卡星(amikacin)、地贝卡星(dibekacin)、阿贝卡星(arbekacin)等。

本类药物为有机碱，制剂为硫酸盐，除链霉素水溶液性质不稳定外，其他药物水溶液性质均稳定。与β-内酰胺类合用时不能混合于同一容器，否则易使氨基糖苷类失活。

一、抗菌作用和机制

氨基糖苷类对各种需氧 G^- 杆菌包括大肠埃希菌、铜绿假单胞菌、变形杆菌属、克雷伯菌属、肠杆菌属、志贺菌属和枸橼酸杆菌属具有强大抗菌活性；对沙雷菌属、沙门菌属、产碱杆菌属、不动杆菌属和嗜血杆菌属也有一定抗菌作用；对淋病奈瑟菌、脑膜炎奈瑟菌等 G^- 球菌作用较差；对 MRSA 和 MRSE 也有较好抗菌活性，对各组链球菌作用微弱，对肠球菌和厌氧菌不敏感。本类药物的抗菌谱基本相同，链霉素、卡那霉素还对结核分枝杆菌有效。

氨基糖苷类的抗菌机制主要是抑制细菌蛋白质合成，还能破坏细菌胞质膜的完整性。细菌蛋白质的合成过程主要分为三个阶段，即起始阶段、延长阶段和终止阶段。

1. 起始阶段　首先是氨基酸与 tRNA 在酶的作用下生成氨酰基-tRNA 复合物(aa-tRNA)，然后与 mRNA、核糖体 30S 亚基、核糖体 50S 亚基结合形成 70S 起始复合物。

2. 延长阶段　50S 亚基上有 A 位和 P 位，分别接受氨基酸和形成肽链。各 aa-tRNA 按照 mRNA 上核苷酸“三联密码”顺序依次接在 A 位上，此时 P 位上形成的肽链移到 A 位，其氨基酸羧基端接到 A 位氨基酸的氨基端。P 位上的 tRNA 释出，再回到胞质中形成新的 aa-tRNA。核糖体在 mRNA 上移位，将 A 位上的肽链移到 P 位，A 位继续接受下一个 aa-tRNA。如此循环使肽链延长。

3. 终止阶段　当 mRNA 上出现终止密码时蛋白质合成结束，肽链脱落，tRNA、mRNA 分离，核糖体解体为 30S 和 50S 亚基，重新参与下次合成。

本类药物对蛋白质合成的影响包括有：①与细菌体内核糖体 70S 亚基形成始动复合物；②选择性地与细菌体内核糖体 30S 亚基上的靶位蛋白(P_{10})结合，使 A 位歪曲，造成 mRNA 上的“三联密码”在翻译时出现错误，导致异常或无功能蛋白质合成；③阻滞肽链释放因子进入 A 位，使合成好的肽链不能释放；④抑制核糖体 70S 亚基的解离，使菌体内核糖体循环利用受阻。另外，氨基糖苷类还通过吸附作用与菌体胞质膜结合，使通透性增加，胞质内大量重要物质外漏。通过上述综合作用机制最终使细菌死亡。氨基糖苷类抗生素是快速杀菌药，对静止期细菌有较强作用。杀菌特点是：①杀菌速率和杀菌持续时间与浓度呈正相关；②仅对需氧菌有效，且抗菌活性显著强于其他类药物，对厌氧菌无效；③ PAE 长，且持续时间与浓度呈正相关；④具有初次接触效应，即细菌首次接触氨基糖苷类时，能被迅速杀死；⑤在碱性环境中抗菌活性增强。

笔记

Antimicrobial agents affecting bacterial protein synthesis

- Aminoglycosides: e.g. gentamicin. They are given by injection. They are bactericidal, broad-spectrum antibiotics (but with low activity against anaerobes, streptococci and pneumococci). Resistance is increasing.
- The main unwanted effects are dose-related nephrotoxicity and ototoxicity. Serum levels should be monitored. Streptomycin is an antituberculosis aminoglycoside.

二、耐药机制

细菌对氨基糖苷类产生的耐药机制有：

1. 产生修饰氨基糖苷类的钝化酶（modifying enzyme），使药物灭活。包括乙酰化酶、腺苷化酶和磷酸化酶，可分别将乙酰基、腺苷、磷酸连接到氨基糖苷类的氨基或羟基上，使药物不能与核糖体结合而失效。此为耐药性的主要机制。这三类灭活酶可根据其作用部位不同分为若干亚型，不同类型的酶可以灭活不同的氨基糖苷类抗生素，有的可灭活多种药物，有的仅灭活少数药物。因此，氨基糖苷类间有的出现交叉耐药性，有的不出现交叉耐药性。

2. 膜通透性的改变，如外膜膜孔蛋白结构的改变，降低了对氨基糖苷类的通透性，菌体内药物浓度下降。

3. 靶位的修饰，如细菌核糖体30S亚基靶蛋白上S_{12}蛋白质中一个氨基酸被替代，致使对链霉素的亲和力降低而耐药。

三、体内过程

1. **吸收** 氨基糖苷类的极性和解离度均较大，口服很难吸收。多采用肌内注射，吸收迅速而完全，T_{peak}为0.5~2小时。为避免血药浓度过高而导致不良反应，通常不主张静脉注射给药。

2. **分布** 氨基糖苷类的血浆蛋白结合率均低(0%~25%)，多数在10%以下。其穿透力很弱，主要分布于细胞外液，在肾皮层和内耳内、外淋巴液有高浓度聚积，且在内耳外淋巴液中浓度下降很慢，因而其肾脏毒性和耳毒性明显。可透过胎盘屏障并聚积在胎儿血浆和羊水，但不能渗入机体细胞内，也不能透过血脑屏障，甚至脑膜发炎时也难在脑脊液达到有效浓度。

3. **代谢与排泄** 氨基糖苷类在体内并不代谢。主要以原形经肾小球滤过，除奈替米星外，也都不在肾小管重吸收，可迅速排泄到尿中，其肾清除率等于肌酐清除率。$t_{1/2}$为2~3小时。

四、临床应用

氨基糖苷类主要用于敏感需氧G^-杆菌所致的全身感染。如脑膜炎、呼吸道、泌尿道、皮肤软组织、胃肠道、烧伤、创伤及骨关节感染等。卡那霉素、庆大霉素、妥布霉素、阿米卡星和奈替米星对上述感染的疗效并无显著差别，但对于败血症、肺炎、脑膜炎等严重感染，单独应用时可能失败，需联合应用其他抗G^-杆菌的抗菌药，如广谱半合成青霉素、第三代头孢菌素及氟喹诺酮类等。利用该类药物口服不吸收的特点，可以治疗消化道感染、肠道术前准备、肝昏迷用药，如新霉素。制成外用软膏或眼膏或冲洗液治疗局部感染。此外，链霉素、卡那霉素可作为结核治疗药物（见第四十五章）。

五、不良反应

笔记

氨基糖苷类的主要不良反应是耳毒性和肾毒性，尤其在儿童和老人更易引起。毒性产生与服药剂量和疗程有关，也随药物不同而异，甚至在停药以后，也可出现不可逆的毒性反应。

1. **耳毒性**　包括前庭神经和耳蜗听神经损伤。前庭神经功能损伤表现为头昏、视力减退、眼球震颤、眩晕、恶心、呕吐和共济失调，其发生率依次为新霉素＞卡那霉素＞链霉素＞西索米星＞阿米卡星≥庆大霉素≥妥布霉素＞奈替米星＞依替米星。耳蜗听神经功能损伤表现为耳鸣、听力减退和永久性耳聋，其发生率依次为新霉素＞卡那霉素＞阿米卡星＞西索米星＞庆大霉素＞妥布霉素＞奈替米星＞链霉素＞依替米星。该毒性还能影响子宫内胎儿。氨基糖苷类的耳毒性直接与其在内耳淋巴液中较高药物浓度有关，可损害内耳柯蒂器内、外毛细胞的能量产生及利用，引起细胞膜上 Na^+-K^+-ATP 酶功能障碍，造成毛细胞损伤。

为防止和减少本类药物耳毒性的发生，用药中应经常询问患者是否有眩晕、耳鸣等先兆症状。有些患者自觉症状不明显，应定期频繁做听力仪器检查，有证据表明"亚临床耳毒性"发生率为 10%~20%，表现为先是高频听力受影响，然后波及低频听力。对儿童和老人用药更要谨慎，前者多因表述不详，后者多因生理性耳聋易延误和掩盖症状而非常容易导致永久性耳聋。孕妇也应尽量不用，以免影响胎儿。避免与其他有耳毒性的药物合用，如万古霉素、强效利尿药、镇吐药、甘露醇等。镇静催眠药、有镇静作用的其他类药因可抑制患者的反应性，合用时也要慎重。

2. **肾毒性**　氨基糖苷类是诱发药源性肾衰竭的最常见因素。此类药物虽经肾小球滤过，但对肾组织有极高亲和力，通过细胞膜吞饮方式而大量积聚在肾皮质，导致肾小管、尤其是近曲小管上皮细胞溶酶体破裂，线粒体损害，钙调节转运过程受阻，轻则引起肾小管肿胀，重则产生急性坏死。通常表现为蛋白尿、管型尿、血尿等，严重时可导致无尿、氮质血症和肾衰。氨基糖苷类的肾毒性取决于各药在肾皮质中的聚积量和对肾小管的损伤能力，其发生率依次为新霉素＞卡那霉素＞庆大霉素＞妥布霉素＞阿米卡星＞奈替米星＞链霉素＞依替米星。为防止和减少肾毒性的发生，临床用药时应定期进行肾功能检查，如出现管型尿、蛋白尿、血液尿素氮和肌酐升高，尿量每 8 小时少于 240ml 等现象应立即停药。有条件的地方应做血药浓度监测。肾功能减退可使氨基糖苷类排泄减慢，血浆浓度升高，从而进一步加重肾损伤、耳毒性，故肾功能减退患者慎用或调整给药方案。氨基糖苷类排泄速率可随年龄的增加而逐渐减慢，如年轻患者的 $t_{1/2}$ 为 2~3 小时，在年龄超过 40 岁的患者延长至 9 小时，故应根据患者具体情况调整用药剂量。避免合用有肾毒性的药物，如强效利尿药、顺铂、第一代头孢菌素类、万古霉素等药物。

3. **神经肌肉麻痹**　与给药剂量和给药途径有关，最常见于大剂量腹膜内或胸膜内给药或静脉滴注速度过快，也偶见于肌内注射后。可引起心肌抑制、血压下降、肢体瘫痪和呼吸衰竭。可能是由于药物与突触前膜钙结合部位结合，抑制神经末梢 ACh 释放，造成神经肌肉接头处传递阻断而出现上述症状。不同氨基糖苷类引起神经肌肉麻痹的严重程度顺序依次为：新霉素＞链霉素＞卡那霉素＞奈替米星＞阿米卡星＞庆大霉素＞妥布霉素＞依替米星。临床上常将此毒性反应误诊为过敏性休克，抢救时应立即静脉注射新斯的明和钙剂。临床用药时避免合用肌肉松弛药、全麻药等。血钙过低、重症肌无力患者禁用或慎用该类药。

4. **过敏反应**　皮疹、发热、血管神经性水肿、口周发麻等常见。接触性皮炎是局部应用新霉素最常见的反应。链霉素可引起过敏性休克，其发生率仅次于青霉素，防治措施同青霉素。

六、常用氨基糖苷类抗生素

链霉素

链霉素（streptomycin）是 1944 年从链霉菌培养液中分离获得并用于临床的第一个氨基糖苷类抗生素，也是第一个用于治疗结核病的药物，临床常用其硫酸盐。链霉素口服吸收极少，肌内注射吸收快，T_{peak} 为 30~45 分钟，血浆蛋白结合率为 35%。容易渗入胸腔、腹腔、结核性脓腔和干酪化脓腔，并达有效浓度。90% 可经肾小球滤过而排出体外，$t_{1/2}$ 为 5~6 小时。

笔记

链霉素对铜绿假单胞菌和其他 G^- 杆菌的抗菌活性最低，对土拉菌病和鼠疫有特效，常为首选，特别是与四环素类联合用药已成为目前治疗鼠疫的最有效手段。也用于治疗多重耐药的结核病。与青霉素合用可治疗溶血性链球菌、草绿色链球菌及肠球菌等引起的心内膜炎。

庆大霉素

庆大霉素（gentamicin）是从小单胞菌的培养液中分离获得。口服吸收很少，肌内注射吸收迅速而完全，T_{peak} 为 1 小时。24 小时内有 40%~65% 以原形由肾脏排出，$t_{1/2}$ 为 4 小时。在肾皮质中积聚的药物可比血浆浓度高出数倍，停药 20 天后仍能在尿中检测到本品。是治疗各种 G^- 杆菌感染的主要抗菌药，尤其对沙雷菌属作用更强，为氨基糖苷类中的首选药。可与青霉素或其他抗生素合用，协同治疗严重的肺炎球菌、铜绿假单胞菌、肠球菌、葡萄球菌或草绿色链球菌感染。亦可用于术前预防和术后感染。还可局部用于皮肤、黏膜表面感染和眼、耳、鼻部感染。不良反应主要有耳毒性、肾毒性和神经肌肉阻滞，偶可发生过敏反应。由于庆大霉素耐药和不良反应较大，现选用阿米卡星或依替米星等代替。

卡那霉素

卡那霉素(kanamycin)是从链霉菌培养液中分离获得，有 A、B、C 三种成分，以 A 组成分常用，不标明组分的卡那霉素即为卡那霉素 A。口服吸收极差，肌内注射易吸收，T_{peak} 为 1 小时。在胸腔液和腹腔液中分布浓度较高。主要经肾脏排泄，$t_{1/2}$ 为 2~3 小时。对多数常见 G^- 菌和结核杆菌有效，曾被广泛用于各种肠道 G^- 杆菌感染，但因不良反应较大，疗效不突出，现已被同类其他药取代。目前仅与其他抗结核病药物合用，治疗对第一线药物产生耐药性的结核患者。也可口服用于肝昏迷或腹部术前准备的患者。

妥布霉素

妥布霉素（tobramycin）是从链霉菌培养液中分离获得，也可由卡那霉素 B 脱氧获得。口服难吸收，肌内注射吸收迅速，T_{peak} 为 0.5~1 小时。可渗入胸腔、腹腔、滑膜腔并达有效治疗浓度。24 小时内约有 93% 以原形由肾脏排出。$t_{1/2}$ 为 1.6 小时。可在肾脏中大量积聚，在肾皮质中 $t_{1/2}$ 达 74 小时。对肺炎杆菌、肠杆菌属、变形杆菌属的抑菌或杀菌作用分别较庆大霉素强 4 倍和 2 倍；对铜绿假单胞菌的作用是庆大霉素的 2~5 倍，且对耐庆大霉素菌株仍有效，适合治疗铜绿假单胞菌所致的各种感染，通常应与能抗铜绿假单胞菌的青霉素类或头孢菌素类药物合用。对其他 G^- 杆菌的抗菌活性不如庆大霉素。在 G^+ 菌中仅对葡萄球菌有效。不良反应较庆大霉素轻。

阿米卡星

阿米卡星（amikacin，丁胺卡那霉素）是卡那霉素的半合成衍生物。肌内注射，T_{peak} 为 60 分钟，血浆蛋白结合率低于 3.5%，主要分布于细胞外液，不易透过血脑屏障。在给药后 24 小时内有 98.2% 的药物以原形经尿排出，$t_{1/2}$ 为 2.2 小时，肾功能减退时可延长至 56~150 小时。阿米卡星是抗菌谱较广的氨基糖苷类抗生素，对 G^- 杆菌和金黄色葡萄球菌均有较强的抗菌活性，但作用较庆大霉素弱。其突出优点是对肠道 G^- 杆菌和铜绿假单胞菌所产生的多种氨基糖苷类灭活酶稳定，故对一些氨基糖苷类耐药菌感染仍能有效控制，常作为首选药。另一个优点是它与 β-内酰胺类联合可获协同作用，当粒细胞缺乏或其他免疫缺陷患者合并严重 G^- 杆菌感染时，联合用药比阿米卡星单独使用效果更好。该药耳毒性强于庆大霉素，肾毒性低于庆大霉素。

依替米星

依替米星（etimicin）为一种新的半合成水溶性氨基糖苷类抗生素。本品特点为抗菌谱广、抗

笔记

菌活性强、毒性低。对大部分 G^+ 及 G^- 菌有良好抗菌作用,尤其对大肠埃希菌、克雷伯肺炎杆菌、沙雷菌属、奇异变形杆菌、沙门菌属、嗜血流感杆菌及葡萄菌属等有较高的抗菌活性,对部分耐庆大霉素、小诺霉素和头孢唑啉的金葡菌、大肠埃希菌和克雷伯肺炎杆菌,其体外最小抑菌浓度(MIC)值仍在本品治疗剂量的血药浓度范围内。对产生青霉素酶的部分葡萄球菌和部分低水平耐甲氧西林的葡萄球菌(MRSA)亦有一定抗菌活性。本品发生耳毒性、肾毒性和神经肌肉麻痹的程度均较奈替米星、阿米卡星轻,是目前本类药中发生率最低的。

制剂及用法

硫酸链霉素(streptomycin sulfate) 肌内注射:每次 1g,1 次/天。

硫酸庆大霉素(gentamicin sulfate) 口服:每次 80~160mg,3~4 次/天。肌内注射或静脉滴注:每次 80mg,2~3 次/天。外用:0.5% 软膏;0.5% 滴眼液。

硫酸卡那霉素(kanamycin sulfate) 口服:每小时 1g,连服 4 次。肌内注射:每次 0.5g,1~2 次/天。

硫酸妥布霉素(tobramycin sulfate) 肌内注射或静脉滴注:每次 80mg,2~3 次/天。疗程不超过 10 天。

硫酸巴龙霉素(paromomycin sulfate) 口服:每次 0.5~0.75g,3 次/天。

硫酸核糖霉素(ribostamycin sulfate) 肌内注射:1~2g/d,分 2 次给药。

盐酸大观霉素(spectinomycin hydrochloride) 肌内注射:每次 2g,1~2 次/天,临用前,每 2g 加入 0.9% 苯甲醇注射液 3.2ml,振摇,使成混悬液后给药。

硫酸小诺霉素(micronomicin sulfate) 口服:每次 80mg,3 次/天。肌内注射:每次 60~80mg,必要时可用至 120mg,2~3 次/天。静脉滴注:每次 60mg,加入氯化钠注射液 100ml 中恒速滴注,于 1 小时滴完。

硫酸阿米卡星(amikacin sulfate) 肌内注射或静脉滴注:每次 0.5g,2~3 次/天。疗程不超过 10 天。

硫酸奈替米星(netilmicin sulfate) 肌内注射或静脉滴注:每次 4~6mg/kg,1 次/天。

硫酸依替米星(etimicin sulfate) 静脉滴注:每次 0.1~0.15g,2 次/天,稀释于 100ml 的氯化钠注射液或 5% 葡萄糖注射液中 1 小时滴完。疗程为 5~10 天。

硫酸异帕米星(isepamicin sulfate) 肌内注射或静脉滴注:400mg/d,分 1~2 次给药。

硫酸西索米星(sisomicin sulfate) 肌内注射或静脉滴注:0.15g/d。分 2~3 次给药,疗程均不超过 7~10 天。

硫酸新霉素(neomycin sulfate) 口服:每次 1g,4 次/天。外用:0.5% 软膏;0.5% 滴眼液。

(娄建石)

笔记

第四十二章 四环素类及氯霉素类

四环素类(tetracyclines)及氯霉素类(chloramphenicols)药物属广谱抗生素(broad-spectrum antibiotics),它们是革兰阳性菌和阴性菌的快速抑菌剂,对立克次体、支原体和衣原体也有较强的抑制作用,四环素类药物尚可抑制某些螺旋体和原虫。

第一节 四环素类

本类药物的化学结构中均具有菲烷的基本骨架,是酸、碱两性物质,在酸性溶液中较稳定,在碱性溶液中易破坏,临床一般用其盐酸盐。四环素(tetracycline)、土霉素(terramycin,氧四环素)、金霉素(chlortetracycline,氯四环素)和地美环素(demeclocycline,去甲金霉素)属天然四环素类。美他环素(methacycline,甲烯土霉素)、多西环素(doxycycline,强力霉素,脱氧土霉素)和米诺环素(minocycline,二甲胺四环素)属半合成四环素类,亦称第2代四环素类抗生素。

【抗菌作用特点及研究进展】 本类药物的抗菌谱、抗菌作用机制和临床应用相似,属快速抑菌药。药物的抗菌活性依次为米诺环素 > 多西环素 > 美他环素 > 地美环素 > 四环素 > 土霉素。四环素和土霉素曾长期作为临床抗感染治疗的主要抗生素。近年来,由于耐药菌株日益增多,四环素类药物的不良反应成为突出问题,尤其是四环素,已不再作为本类药物的首选药。土霉素仍可用于治疗肠阿米巴病(对肠外阿米巴病无效),疗效优于其他四环素类药物;土霉素通过抑制肠道共生菌丛的代谢,使阿米巴原虫失去生长条件,间接发挥抗阿米巴作用;很少用于治疗细菌感染。金霉素的口服和注射制剂均被淘汰,仅保留外用制剂用于治疗结膜炎和沙眼等疾患。

20世纪90年代末,在研究四环素耐药机制过程中成功开发了替加环素(tigecycline,丁甘米诺环素),亦称第3代四环素类抗生素。其与细菌核糖体的亲和力是米诺环素的5倍,对耐甲氧西林金葡菌、耐青霉素肺炎链球菌和耐万古霉素肠球菌等革兰阳性菌以及多数革兰阴性杆菌均具良好的抗菌活性。外排机制和核糖体保护机制是细菌对四环素类耐药的两个重要机制,替加环素不受该机制的影响,对其他四环素类药物耐药的病原菌仍对替加环素敏感。该药口服难吸收,需静脉给药,消除 $t_{1/2}$ 约36小时,59%的原形药物经胆汁由粪便排泄,22%由尿液排出。2005年美国FDA批准替加环素用于治疗敏感菌所致的复杂性腹腔内感染以及复杂性皮肤和软组织感染,但18岁以下者不推荐使用。除铜绿假单胞菌外,尚未发现对替加环素耐药的细菌。近期临床试验表明该药可能增加感染患者的死亡风险,不推荐作为首选药。

【作用机制】 对于革兰阴性菌,药物首先以被动扩散方式经细胞壁外膜的亲水性通道转运,再以主动转运方式经胞质膜的能量依赖系统泵入胞质内。药物进入革兰阳性菌的机制尚不十分清楚,但也是一种耗能过程。在胞质中药物与核糖体30S亚基的A位特异性结合,阻止氨基酰tRNA(亦称氨酰tRNA)进入A位,抑制肽链延长和蛋白质合成(图42-1)。药物尚可改变细菌细胞膜通透性,导致菌体内核苷酸及其他重要成分外漏,从而抑制细菌DNA复制。高浓度时也具有杀菌作用。哺乳动物细胞不存在主动转运四环素类药物的生物机制,同时其核糖体对药物的敏感性低,因此机体内的药物仅抑制细菌的蛋白质合成。

【耐药性】 细菌对本类药物耐药性的形成为渐进型,近年来耐药菌株日渐增多,如金黄色葡萄球菌(金葡菌)、A群链球菌、肺炎链球菌、大肠埃希菌、志贺菌属等。四环素、土霉素、金霉素之间为完全交叉耐药,但是对天然四环素耐药的细菌对半合成四环素可能仍敏感。耐药性产生的机制有4种:①现已分离出5种核糖体保护蛋白的基因(如 *tet M* 等),*tet M* 表达增强产生大量的Tet M蛋白,后者

笔记

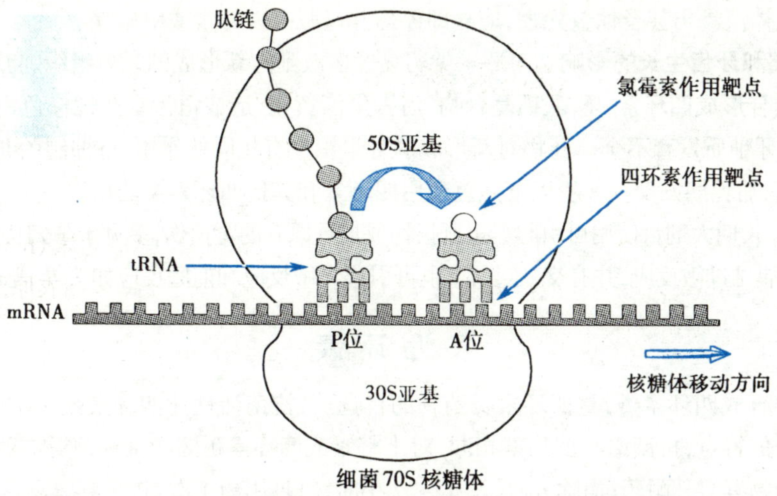

图 42-1　四环素及氯霉素抑制细菌蛋白质合成的作用部位示意图

与延长因子有高度的同源性，二者相互竞争作用靶点，促使四环素自核糖体解离；②现已分离出 8 种编码泵出四环素类药物的基因（如 *tet A* 等），这类基因表达的膜蛋白具有排出四环素 - 阳离子复合物的作用，使菌体内药物浓度降低；③大肠埃希菌染色体突变引起细胞壁外膜孔蛋白 OmpF 减少，进入菌体的药物减少；④细菌产生灭活酶，使药物失活。尚未发现对第 3 代四环素类药物替加环素耐药的菌株。

【临床应用】 四环素类药物首选治疗立克次体感染（斑疹伤寒、Q 热和恙虫病等）、支原体感染（支原体肺炎和泌尿生殖系统感染等）、衣原体感染（鹦鹉热、沙眼和性病性淋巴肉芽肿等）以及某些螺旋体感染（回归热等）。四环素类药物还可首选治疗鼠疫、布鲁菌病、霍乱、幽门螺杆菌感染引起的消化性溃疡、肉芽肿鞘杆菌感染引起的腹股沟肉芽肿以及牙龈卟啉单胞菌引起的牙周炎。使用本类药物时首选多西环素。

四　环　素

【抗菌特点】 对革兰阳性菌的抑制作用强于阴性菌，但是对革兰阳性菌的作用不如青霉素类和头孢菌素类，对革兰阴性菌的作用不如氨基糖苷类及氯霉素类。极高浓度时具有杀菌作用。对伤寒杆菌、副伤寒杆菌、铜绿假单胞菌、结核分枝杆菌、真菌和病毒无效。

【体内过程】 食物或其他药物中的 Fe^{2+}、Ca^{2+}、Mg^{2+}、Al^{3+} 等金属离子与四环素络合而减少其吸收；碱性药、H_2 受体阻断药或抗酸药降低四环素的溶解度，减少其吸收；酸性药物如维生素 C 则促进四环素吸收；与铁剂或抗酸药并用时，应间隔 2~3 小时。四环素体内分布广泛，可进入胎儿血循环及乳汁，并可沉积于新形成的牙齿和骨骼中；胆汁中的浓度为血药浓度的 10~20 倍，存在肝肠循环；药物不易透过血 - 脑脊液屏障。20%~55% 由肾脏排泄，碱化尿液增加药物排泄。消除 $t_{1/2}$ 为 6~9 小时。

【临床应用】 由于耐药菌株日益增多和药物的不良反应，四环素一般不作首选药。

【不良反应及禁忌证】

1. **局部刺激作用**　口服可引起恶心、呕吐、腹泻等症状；餐后服用可减轻刺激症状，但影响药物吸收。肌内注射刺激性大，禁用。静脉滴注易引起静脉炎。

2. **二重感染**（superinfection）　正常人口腔、咽喉部、胃肠道存在完整的微生态系统。长期口服或注射使用广谱抗菌药时，敏感菌被抑制，不敏感菌乘机大量繁殖，由原来的劣势菌群变为优势菌群，造成新的感染，称作二重感染或菌群交替症。婴儿、老年人、体弱者、合用糖皮质激素或抗肿瘤药的患者，使用四环素时易发生。较常见的二重感染有两种，其一是真菌感染，多由白假丝酵母菌引起，表现为鹅口疮、肠炎，应立即停药并同时进行抗真菌治疗。其二是对四环素耐药的难辨梭状芽胞杆菌感染所致的假膜性肠炎（pseudomembranous colitis），表现为剧烈的腹泻、发

笔记

热、肠壁坏死、体液渗出甚至休克死亡，应立即停药并口服万古霉素或甲硝唑。

3. 对骨骼和牙齿生长的影响 四环素类药物经血液到达新形成的牙齿组织，与牙齿中的羟磷灰石晶体结合形成四环素-磷酸钙复合物，后者呈淡黄色，造成恒齿永久性棕色色素沉着（俗称牙齿黄染），牙釉质发育不全。药物对新形成的骨组织也有相同的作用，可抑制胎儿、婴幼儿骨骼发育。孕妇、哺乳期妇女及8岁以下儿童禁用四环素和其他四环素类药物。

4. 其他 长期大剂量使用可引起严重肝损伤或加重原有的肾损伤，多见于孕妇特别是肾功能异常的孕妇。偶见过敏反应，并有交叉过敏。也可引起光敏反应和前庭反应如头晕、恶心、呕吐等。

多西环素

属长效半合成四环素类，是四环素类药物的首选药；抗菌活性比四环素强2~10倍，具有强效、速效、长效的特点；抗菌谱与四环素相同，对土霉素或四环素耐药的金葡菌对本药仍敏感，但与其他同类药物有交叉耐药；消除 $t_{1/2}$ 长达12~22小时，每日用药1次。

口服吸收迅速且完全，不易受食物影响。大部分药物随胆汁进入肠腔排泄，存在肝肠循环；肠道中的药物多以无活性的结合型或络合型存在，很少引起二重感染。少量药物经肾脏排泄，肾功能减退时粪便中药物排泄增多，故肾衰竭时也可使用。临床适应证见前述四环素类药物，此外特别适合肾外感染伴肾衰竭者（其他多数四环素类药物可能加重肾衰竭）以及胆道系统感染。也用于酒糟鼻、痤疮、前列腺炎和呼吸道感染如慢性气管炎、肺炎。

可引起恶心、呕吐、腹泻、舌炎、口腔炎和肛门炎，应饭后服用，并以大量水送服，服药后保持直立体位30分钟以上，以避免引起食管炎。静脉注射时，可能出现舌麻木及口腔异味感。易致光敏反应。其他不良反应少于四环素。长期使用苯妥英或巴比妥类药物的患者，多西环素的消除 $t_{1/2}$ 可缩短至7小时。

米诺环素

口服吸收率接近100%，不易受食物影响，但抗酸药或重金属离子仍可减少米诺环素吸收。其脂溶性高于多西环素，组织穿透力强，分布广泛，脑脊液中的浓度高于其他四环素类。米诺环素长时间滞留于脂肪组织，粪便及尿中的排泄量显著低于其他四环素类，部分药物在体内代谢，消除 $t_{1/2}$ 为11~22小时。肾衰竭患者的 $t_{1/2}$ 略延长，肝衰竭对 $t_{1/2}$ 无明显影响。

抗菌谱与四环素相似，抗菌活性强于其他同类药物，对四环素或青霉素类耐药的A群链球菌、B群链球菌、金葡菌和大肠埃希菌对米诺环素仍敏感。主要用于治疗酒糟鼻、痤疮和沙眼衣原体所致的性传播疾病，以及上述耐药菌引起的感染。一般不作为首选药。

除四环素类共有的不良反应外，米诺环素产生独特的前庭反应（vestibular disturbances），出现恶心、呕吐、眩晕、运动失调等症状；首剂服药可迅速出现，女性多于男性。高达12%~52%的患者因严重的前庭反应而停药，停药24~48小时后症状可消失。用药期间不宜从事高空作业、驾驶和机器操作。

- Many strains of organisms have become resistant to tetracyclines and this has decreased their usefulness in the clinical treatment.
- Doxycycline is the drug of first choice among tetracyclines.
- Tetracyclines are deposited in growing bones and teeth, causing staining and sometimes dental hypoplasia and bone deformities.
- Photosensitivity has been seen, more particularly with demeclocycline, and minocycline can produce vestibular disturbances (dizziness and nausea).

笔记

第二节 氯霉素类

氯霉素

1950年发现氯霉素(chloramphenicol)诱发致命性不良反应(抑制骨髓造血功能),临床应用受到极大限制。氯霉素的右旋体无抗菌活性,但保留毒性,目前临床使用人工合成的左旋体。

【抗菌特点】 对革兰阴性菌的抗菌作用强于阳性菌,属抑菌药;但是对流感嗜血杆菌、脑膜炎奈瑟菌、肺炎链球菌具有杀灭作用;对革兰阳性菌的抗菌活性不如青霉素类和四环素类。氯霉素对结核分枝杆菌、真菌和原虫无效。

【作用机制及耐药性】 氯霉素与细菌核糖体50S亚基上的肽酰转移酶作用位点可逆性结合,阻止P位肽链的末端羧基与A位氨基酰tRNA的氨基发生反应,从而阻止肽链延伸,使蛋白质合成受阻(图42-1)。氯霉素的结合位点十分接近大环内酯类和克林霉素的作用位点,这些药物同时应用可能相互竞争相近的靶点,产生拮抗作用。革兰阳性菌和阴性菌均可通过突变、接合或转导机制,获得氯霉素耐药基因,但耐药性产生较慢。革兰阳性菌中,由耐药金葡菌分离出5种氯霉素转乙酰基酶(如catA等),该酶使药物转变为一乙酰氯霉素或二乙酰氯霉素而失活。革兰阴性菌中,流感嗜血杆菌或伤寒沙门菌等通过染色体突变造成特异性外膜蛋白质缺失,铜绿假单胞菌 *cmlA* 基因突变造成外膜蛋白OmpA和OmpC表达减少,导致外膜对氯霉素的通透性降低,药物无法进入胞内发挥抗菌作用。

【体内过程】 棕榈氯霉素是无活性前体药,无苦味,更适合儿童服用,口服后在十二指肠经胰脂酶水解释放氯霉素;由于婴幼儿胰脂酶活性低,且肠道吸收功能较差,血药浓度不易掌握,有些国家已不再使用。氯霉素口服吸收良好,消除$t_{1/2}$约2.5小时,有效血药浓度可维持6~8小时。氯霉素体内分布广泛,脑脊液中的浓度达血药浓度的45%~99%。体内90%的药物在肝脏与葡萄糖醛酸结合而失活。代谢产物和10%的原形药物由肾排泄,亦能在泌尿系统达到有效抗菌浓度。仅供静脉使用的琥珀氯霉素在体内水解释放氯霉素,水解前已有20%~30%由肾排泄,降低了药物的生物利用度。

【临床应用】 氯霉素对造血系统可能产生致命的毒性,须严格掌握适应证。当其他抗菌药能够选用或感染原因不明时,绝不要使用氯霉素。用药期间定期检查血象。

1. 耐药菌诱发的严重感染 如无法使用青霉素类药物的脑膜炎、多药耐药的流感嗜血杆菌感染等,且病情严重已危及生命。

2. 伤寒 首选喹诺酮类或第三代头孢菌素,具有速效、低毒、复发少和痊愈后不带菌等特点。由于氯霉素成本低廉,某些国家和地区仍用于伤寒。对于非流行期患者,伤寒杆菌对氯霉素一般较敏感,可选用,疗程2~3周;用药后6天内退热,肠穿孔等严重并发症减少,病死率下降。对复发病例氯霉素仍可获得满意疗效。

3. 立克次体感染 立克次体重度感染(斑疹伤寒、Q热和恙虫病等)的孕妇、8岁以下儿童、四环素类药物过敏者可选用。

4. 其他 与其他抗菌药联合使用,治疗腹腔或盆腔的厌氧菌感染。也可作为眼科的局部用药,安全有效地治疗敏感菌引起的眼内感染、全眼球感染、沙眼和结膜炎。

【不良反应】

1. 血液系统毒性 ①可逆性血细胞减少:较常见,发生率和严重程度与剂量大或疗程长有关;表现为贫血、白细胞减少症或血小板减少症。大剂量氯霉素对骨髓造血细胞线粒体中的核糖体70S亚单位亦有抑制作用,降低宿主线粒体铁螯合酶(chelatase)的活性,使血红蛋白合成减少;亦可损害其他血细胞。及时停药可以恢复;其中部分患者可能发展成致死性再生障碍性贫

笔记

血或急性髓细胞性白血病。②再生障碍性贫血：发病率与用药量、疗程无关，一次用药亦可发生。发生率低（1/3 万），但死亡率很高。发病机制不清，女性发生率较男性高 2~3 倍，多在停药数周或数月后发生。幸存者日后发展为白血病的概率很高。

2. 灰婴综合征（gray syndrome） 早产儿和新生儿肝脏缺乏葡萄糖醛酸转移酶，肾排泄功能不完善，对氯霉素解毒能力差；药物剂量过大可致中毒，表现为循环衰竭、呼吸困难、进行性血压下降、皮肤苍白和发绀，故称灰婴综合征。一般发生于治疗的第 2 至第 9 天，症状出现两天内的死亡率可高达 40%。有时大龄儿童甚至成人亦可发生。

3. 其他 口服用药时出现恶心、呕吐、腹泻等症状。少数患者发生过敏反应（皮疹、药热、血管神经性水肿）、视神经炎、视力障碍等。还可见溶血性贫血（葡萄糖 -6- 磷酸脱氢酶缺陷者）、二重感染。

肝肾功能损伤者、葡萄糖 -6- 磷酸脱氢酶缺陷者、新生儿、早产儿、孕妇、哺乳期妇女不宜使用氯霉素。

甲砜霉素

以甲砜基取代氯霉素苯环上的硝基而形成甲砜霉素（thiamphenicol，甲砜氯霉素、硫霉素），后者具有更高的水溶性和稳定性，口服吸收完全。甲砜霉素的抗菌谱、抗菌活性与氯霉素相似；其抗菌机制、主要适应证及主要不良反应与氯霉素相同。与氯霉素之间完全交叉耐药，但是细菌对甲砜霉素的耐药性发展较慢。体内甲砜霉素的 70%~90% 以原形由肾脏排泄，肾功能损伤者应减少药量。药物在肝内不与葡萄糖醛酸结合，血中游离型药物多，故抗菌活力较强。免疫抑制作用比氯霉素强 6 倍。主要用于轻症感染，一般不用于细菌性脑膜炎。甲砜霉素对血液系统毒性主要为可逆性血细胞减少，发生率高于氯霉素。未见本药诱发致死性再生障碍性贫血和灰婴综合征的报道。

制剂及用法

盐酸四环素（tetracycline hydrochloride） 口服每次 0.25~0.5g，3~4 次 / 天。

盐酸土霉素（oxytetracycline hydrochloride） 口服每次 0.5g，3~4 次 / 天。8 岁以下小儿 30~40mg/（kg·d），分 3~4 次服用。

多西环素（doxycycline） 成人首剂 0.2g，以后每次 0.1~0.2g，1 次 / 天。儿童首剂 4mg/kg，以后 2~4mg/（kg·d），1 次 / 天。

米诺环素（minocycline） 首剂 0.2g，以后 0.1g，1 次 /12 小时。

氯霉素（chloramphenicol） 口服每次 1.5g，4 次 / 天。肌注、静注或静滴 0.5 或 1g，1 次 /12 小时。

琥珀氯霉素钠（chloramphenicol sodium succinate） 注射剂：0.69g（相当于氯霉素 0.5g），成人 1~2g/d，分 2~4 次肌注或静滴；儿童 25~50mg/（kg·d），分两次静滴。

甲砜霉素（thiamphenicol） 肠溶片：口服每次 0.25~0.5g，3~4 次 / 天。胶囊剂：口服 1.0g/d，分 4 次。

（任雷鸣）

笔记

第四十三章　人工合成抗菌药

第一节　喹诺酮类抗菌药

一、概　述

喹诺酮类药物分为4代。1962年美国Sterling-Winthrop研究所开发的萘啶酸为第1代喹诺酮类(quinolones),国内已不再使用。1973年合成的第2代药物吡哌酸(pipemidic acid),对大多数革兰阴性菌有效,口服易吸收;因其血药浓度低而尿中浓度高,仅限于治疗泌尿道和肠道感染,现较少使用。20世纪70年代末至20世纪90年代中期研制的氟喹诺酮类(fluoroquinolones)为第3代喹诺酮类。常用氟喹诺酮类包括诺氟沙星(norfloxacin)、环丙沙星(ciprofloxacin)、氧氟沙星(ofloxacin)、左氧氟沙星(levofloxacin)、洛美沙星(lomefloxacin)、氟罗沙星(fleroxacin)、司帕沙星(sparfloxacin)等。20世纪90年代后期至今新研制的氟喹诺酮类为第4代,已用于临床的有莫西沙星(moxifloxacin)、加替沙星(gatifloxacin)、吉米沙星(gemifloxacin)和加雷沙星(garenoxacin)等。本节重点介绍临床广泛使用的氟喹诺酮类药物。

【构效关系】 喹诺酮类是以4-喹诺酮(或称吡酮酸)为基本结构的合成类抗菌药。在4-喹诺酮母核的N_1、C_5、C_6、C_7、C_8引入不同的基团(图43-1),形成各具特点的喹诺酮类药物。

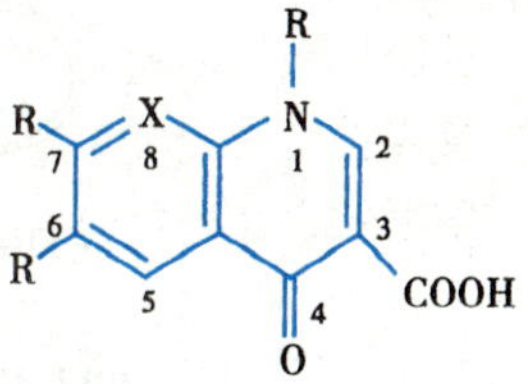

图43-1　喹诺酮类药物的基本化学结构

1. **抗菌活性**　C_6引入氟同时C_7引入哌嗪基(绝大多数氟喹诺酮类)后,药物与DNA回旋酶(DNA gyrase,亦称DNA旋转酶或DNA促旋酶)的亲和力和抗菌活性显著提高,抗菌谱明显扩大,药动学性质显著改善;再于N_1引入环丙基后,药物对革兰阳性菌、衣原体、支原体的杀灭作用进一步增强,如环丙沙星、司帕沙星、莫西沙星、加替沙星和加雷沙星。近年发现,C_6脱去氟且C_8引入二氟甲基的加雷沙星对革兰阴性菌、革兰阳性菌、厌氧菌、支原体、衣原体均具有与莫西沙星类似的良好活性和药动学特征,毒性更低;并由此诞生了新型喹诺酮类药物,即C_6非氟的氟喹诺酮类药物。

2. **光敏反应**(photosensitivity reactions)　C_8引入氯或氟后,在提高疗效的同时,也增强了药物的光敏反应,如司帕沙星、氟罗沙星和洛美沙星。以甲氧基取代C_8的氯或氟时,在提高疗效的同时可降低光敏反应,如莫西沙星和加替沙星。

3. **中枢神经系统毒性**　喹诺酮类与茶碱或NSAID(非甾体类抗炎药)合用时易产生中枢毒性,该毒性与C_7的取代基团有关。去掉C_6位氟的加雷沙星与NSAIDs合用未诱发惊厥反应,且不影响GABA与$GABA_A$受体的结合,中枢神经系统毒性显著减低。

4. **肝毒性和心脏毒性**　N_1引入2,4-二苯氟基的曲伐沙星因肝毒性而在许多国家停止使用,该取代基可能也与替马沙星综合征(表现为低血糖、重度溶血,约半数患者伴肾衰竭和肝功能损害)有密切关系。C_5引入甲基的格帕沙星因心脏毒性而撤出市场。

【抗菌作用】 氟喹诺酮类属广谱杀菌药,其杀菌浓度相当于MIC的2~4倍。20世纪90年代后期研制的莫西沙星、加替沙星等,除保留了对革兰阴性菌的良好抗菌活性外,进一步增强了对革兰阳性菌、结核分枝杆菌、军团菌、支原体及衣原体的杀灭作用,特别是提高了对厌氧菌如脆弱类杆菌、梭杆菌属、消化链球菌属和厌氧芽孢梭菌属等的抗菌活性。对于铜绿假单胞菌,环

笔记

丙沙星的杀灭作用仍属最强。

【作用机制】

1. DNA 回旋酶 是喹诺酮类抗革兰阴性菌的重要靶点。大肠埃希菌的 DNA 回旋酶是由 *gyrA* 和 *gyrB* 基因编码，以 GyrA 和 GyrB 亚基组成的 A_2B_2 四聚体蛋白酶。

DNA 在转录或复制过程中，其双螺旋结构（二级结构）被部分打开，同时引起解螺旋附近的双螺旋结构过度缠绕，并进一步影响到超螺旋结构（三级结构）而形成正超螺旋（positive supercoils），阻碍双螺旋结构的进一步打开（复制叉移动），使转录或复制过程难以继续。DNA 回旋酶必须不断地与正超螺旋部位的前、后两条双螺旋片段结合，A 亚基通过其切口活性（nicking activity）先将正超螺旋部位后侧的双股 DNA 切断并形成切口；B 亚基则介导 ATP 水解负责提供能量，使前侧的双股 DNA 经切口后移；A 亚基再通过其封口活性（closing activity）将此切口封闭，最终使正超螺旋变为负超螺旋（图 43-2A），转录或复制过程得以继续。一般认为，DNA 回旋酶的 A 亚基是喹诺酮类的作用靶点，但是二者不能直接结合；药物需嵌入断裂 DNA 链，形成酶-DNA-药物三元复合物而抑制 DNA 回旋酶的切口活性和封口活性，达到杀菌作用。

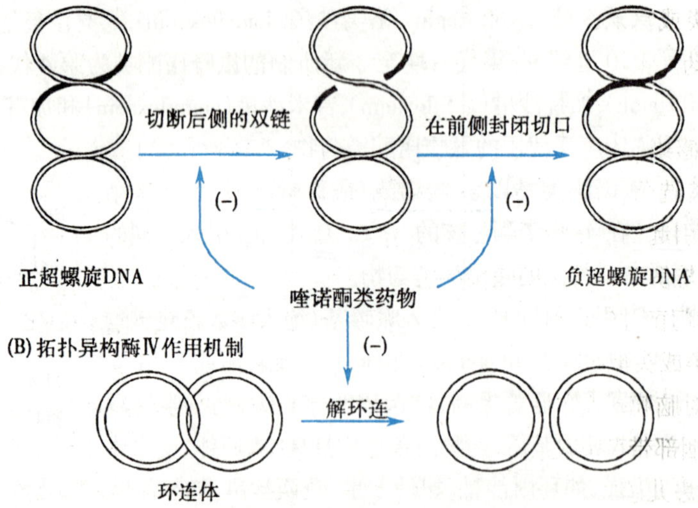

图 43-2 喹诺酮类药物的作用机制示意图

哺乳动物细胞内的拓扑异构酶Ⅱ（topoisomerase Ⅱ）在功能上类似于菌体内的 DNA 回旋酶，喹诺酮类仅在很高浓度才能影响该酶，故喹诺酮类对细菌的选择性高，临床不良反应少。

2. 拓扑异构酶Ⅳ（topoisomerase Ⅳ） 是含有 ParC 和 ParE 两种亚单位的四聚体蛋白酶，分别由 *parC* 和 *parE* 基因编码，该酶是喹诺酮类药物抗革兰阳性菌的重要靶点。拓扑异构酶Ⅳ具有解除 DNA 结节，解环连体（图 43-2B）和松弛超螺旋等作用，可协助染色体分配到子代细菌。喹诺酮类通过抑制拓扑异构酶Ⅳ而干扰细菌 DNA 复制。

喹诺酮类的抗菌作用可能还存在其他机制，如诱导菌体 DNA 的 SOS 修复，出现 DNA 错误复制而致细菌死亡；高浓度药物尚可抑制细菌 RNA 及蛋白质的合成。抗生素后效应也被认为是其抗菌作用机制之一，某些细菌与药物接触后即使未被立即杀灭，在此后的 2~6 小时内也会失去生长能力；抗生素后效应持续时间的长短与喹诺酮类药物的浓度成正相关。

【耐药性】 本类药物间有交叉耐药，常见耐药菌为金葡菌、肠球菌、大肠埃希菌和铜绿假单胞菌等。耐药细菌可因基因突变导致 GyrA 亚基 Ser83 或 PacC 亚基 Ser80 位点的氨基酸改变，使酶与药物的亲和力下降；*micF* 基因调控大肠埃希菌外膜孔蛋白 OmpF 的表达，它编码的一小段反义 RNA 与 OmpF 的 mRNA 互补，从而阻止 OmpF 的翻译过程，最终导致 OmpF 合成减少，

笔记

使喹诺酮类无法通过膜通道进入菌体。此外，金葡菌含有一种多重药物主动外排的 NorA 蛋白，可在胞质膜上形成转运通道，将喹诺酮类药物自菌体内泵出，金葡菌耐药时 NorA 蛋白过量表达。近年发现，质粒介导喹诺酮类耐药机制可部分解释耐药率上升迅速的原因，例如五肽重复序列蛋白 Qnr 可保护 DNA 旋转酶免受喹诺酮类药物的抑制；一种新型氨基糖苷转移酶基因 aac(6′)-Ib-cr 可表达修饰环丙沙星及诺氟沙星的钝化酶，而使其抗菌活性下降。

【体内过程】 氟喹诺酮类口服吸收良好，食物一般不影响药物的吸收，但富含 Fe^{2+}、Ca^{2+}、Mg^{2+} 的食物可降低药物的生物利用度。药物的血浆蛋白结合率均较低，很少超过 40%（但莫西沙星和加雷沙星可高达 54% 和 80%）；肺、肾、前列腺、尿液、胆汁、粪便、巨噬细胞和中性粒细胞中的药物含量均高于血药浓度，但脑脊液、骨组织和前列腺液中的药物浓度低于血药浓度。药物尚可分布到泪腺、唾液腺、泌尿生殖系统和呼吸道黏膜。培氟沙星（pefloxacin）主要在肝脏代谢并通过胆汁排泄；氧氟沙星、左氧氟沙星、洛美沙星和加替沙星，约 80% 以上以原形经肾排泄；其他多数药物的肝、肾消除两种方式均同等重要。

【临床应用】 氟喹诺酮类具有抗菌谱广、抗菌活性强、口服吸收良好、与其他类别的抗菌药之间较少交叉耐药等特点。但是临床存在滥用倾向。

1. 泌尿生殖系统感染　环丙沙星、氧氟沙星与 β- 内酰胺类同为首选药，用于治疗单纯性淋病奈瑟菌性尿道炎或宫颈炎，但对非特异性尿道炎或宫颈炎疗效差。环丙沙星是铜绿假单胞菌性尿道炎的首选药。氟喹诺酮类对敏感菌所致的急、慢性前列腺炎以及复杂性前列腺炎，均有较好效果。

2. 呼吸系统感染　万古霉素与左氧氟沙星或莫西沙星联合用药是治疗青霉素高度耐药肺炎链球菌感染的首选药。氟喹诺酮类（除诺氟沙星）可替代大环内酯类用于支原体肺炎、衣原体肺炎、嗜肺军团菌引起的军团病。

3. 肠道感染与伤寒　首选用于治疗志贺菌引起的急、慢性菌痢和中毒性菌痢，以及鼠伤寒沙门菌、猪霍乱沙门菌、肠炎沙门菌引起的胃肠炎（食物中毒）。对沙门菌引起的伤寒或副伤寒，应首选氟喹诺酮类或头孢曲松。本类药也可用于旅行性腹泻。

氟喹诺酮类对脑膜炎奈瑟菌具有强大的杀菌作用，其在鼻咽分泌物中浓度高，可用于流行性脑脊髓膜炎鼻咽部带菌者的根除治疗。对其他抗菌药物无效的儿童重症感染可选用氟喹诺酮类；囊性纤维化患儿感染铜绿假单胞菌时应选用环丙沙星。

【不良反应】

1. 胃肠道反应　可见胃部不适、恶心、呕吐、腹痛、腹泻等症状，一般不严重，患者可耐受。

2. 中枢神经系统毒性　轻症者表现失眠、头昏、头痛，重症者可出现精神异常、抽搐、惊厥等。发生率依次为氟罗沙星 > 诺氟沙星 > 司帕沙星 > 环丙沙星 > 依诺沙星 > 氧氟沙星 > 培氟沙星 > 左氧氟沙星。发生机制与药物抑制 GABA 与 $GABA_A$ 受体结合，激动 NMDA 受体，导致中枢神经兴奋有关。依诺沙星、环丙沙星、诺氟沙星、培氟沙星与茶碱合用时，可使茶碱血药浓度升高。有精神病或癫痫病史者、合用茶碱或 NSAID 者易出现中枢毒性。

3. 光敏反应（光毒性）　在紫外线激发下，药物氧化生成活性氧，激活皮肤的成纤维细胞中的蛋白激酶 C 和酪氨酸激酶，引起皮肤炎症。表现为光照部位的皮肤出现瘙痒性红斑，严重者出现皮肤糜烂、脱落。司帕沙星、洛美沙星、氟罗沙星诱发的光敏反应最常见，严重者需住院治疗。其他药物光敏反应的发生率依次为依诺沙星 > 氧氟沙星 > 环丙沙星 > 莫西沙星 = 加替沙星。

4. 心脏毒性（cardiotoxicity）　罕见但后果严重。可见 QT 间期延长、尖端扭转型室性心动过速（TdP）、室颤等。TdP 的发生率依次为司帕沙星 > 加替沙星 > 左氧氟沙星 > 氧氟沙星 > 环丙沙星。

5. 软骨损害　药物的 C_3 羧基以及 C_4 羰基与软骨组织中 Mg^{2+} 形成络合物，并沉积于关节软骨，造成局部 Mg^{2+} 缺乏而致软骨损伤。多种幼龄动物实验结果证实，药物可损伤负重关节的

笔记

软骨;临床研究发现儿童用药后可出现关节痛和关节水肿。

其他不良反应包括跟腱炎、肝毒性、替马沙星综合征、过敏反应等。

【禁忌证及药物相互作用】 不宜常规用于儿童,不宜用于有精神病或癫痫病史者;禁用于喹诺酮过敏者、孕妇和哺乳妇女。避免与抗酸药、含金属离子的药物同服;慎与茶碱类、NSAID合用。在避免日照条件下保存和应用环丙沙星、氟罗沙星、洛美沙星或司帕沙星,用药期间避免日照。不宜与Ia类及Ⅲ类抗心律失常药和延长心脏QT间期的药物如西沙必利、红霉素、三环类抗抑郁症药合用。糖尿病患者慎用。

- The more recent introduction of fluoroquinolones, such as moxifloxacin, represents a particularly important therapeutic advance, since these agents have broad-spectrum antibacterial activity and are effective after oral administration for the treatment of a wide variety of infectious diseases.
- Ciprofloxacin has excellent activity against the enteric gram-negative bacilli, including many organisms of being resistant to penicillins, cephalosporins and aminoglycosides.
- Arthropathy has been reported in young individuals. Photosensitivity and cardiotoxicity have been seen.

二、常用氟喹诺酮类药物

诺氟沙星

诺氟沙星(norfloxacin)是第一个用于临床的氟喹诺酮类药物,口服生物利用度偏低(35%~45%),消除 $t_{1/2}$ 为3.5~5小时,吸收后约30%以原形经肾排泄。抗菌作用强,对革兰阴性菌如大肠埃希菌、志贺菌、肠杆菌科、弯曲菌、沙门菌和奈瑟菌极为有效。临床主要用于敏感菌所致胃肠道、泌尿道感染,也可外用治疗皮肤和眼部的感染。大多数厌氧菌对其耐药。对支原体、衣原体、嗜肺军团菌、分枝杆菌、布鲁菌属感染无临床价值。

环丙沙星

环丙沙星(ciprofloxacin)口服生物利用度约为70%,V_d 值大,组织穿透力强,分布广泛;必要时静脉滴注以提高血药浓度,消除 $t_{1/2}$ 为3~5小时。口服与静脉滴注时原形药物由尿中的排出量分别为29%~44%与45%~60%。体外抑菌实验中,该药对铜绿假单胞菌、流感嗜血杆菌、大肠埃希菌等革兰阴性菌的抗菌活性高于多数氟喹诺酮类药物。多数厌氧菌对环丙沙星不敏感,但对氨基糖苷类或第3代头孢菌素类耐药的菌株对环丙沙星仍敏感。主要用于对其他抗菌药产生耐药的革兰阴性杆菌所致的呼吸道、泌尿生殖道、消化道、骨与关节和皮肤软组织感染。对于必须使用喹诺酮类药物的感染患儿,国外多采用环丙沙星治疗。因可诱发跟腱炎和跟腱断裂,老年人和运动员慎用。

氧氟沙星

氧氟沙星(ofloxacin)口服生物利用度高达95%,消除 $t_{1/2}$ 为5~7小时。体内代谢少,80%以上的药物以原形由尿液排泄,胆汁中药物浓度为血药浓度的7倍。除保留了环丙沙星的抗菌特点和良好的抗耐药菌特性外,尚对结核分枝杆菌、沙眼衣原体和部分厌氧菌有效。临床主要用

笔记

于敏感菌所致的呼吸道感染、泌尿生殖道感染、胆道感染、皮肤软组织感染及盆腔感染等。亦可作为二线药物与其他抗结核病药合用。偶见转氨酶升高，可诱发跟腱炎和跟腱断裂。肾功能减退或老年患者应减量。

左氧氟沙星

左氧氟沙星（levofloxacin）是消旋氧氟沙星的左旋体，口服生物利用度接近100%，消除 $t_{1/2}$ 为5~7小时，85%的药物以原形由尿液排泄。其抗菌活性是氧氟沙星的2倍。对表皮葡萄球菌、链球菌、肠球菌、厌氧菌、支原体、衣原体的体外抗菌活性明显强于环丙沙星。临床用于治疗敏感菌引起的各种急慢性感染、难治性感染，效果良好。对铜绿假单胞菌的抗菌活性低于环丙沙星，但可用于临床治疗。在第4代以外的喹诺酮类药物中，其不良反应发生率相对较少且轻微。

洛美沙星

洛美沙星（lomefloxacin）口服生物利用度接近98%，消除 $t_{1/2}$ 可达7小时以上，70%以上的药物以原形由尿液排泄。对革兰阴性菌、表皮葡萄球菌、链球菌和肠球菌的抗菌活性与氧氟沙星相似，对多数厌氧菌的抗菌活性低于氧氟沙星。治疗泌尿道感染可每天给药1次，治疗全身性感染仍应每天给药两次。诱发光敏反应和跟腱毒性的频率较高；可使裸鼠皮肤发生癌变。

氟罗沙星

氟罗沙星（fleroxacin）口服吸收完全，消除 $t_{1/2}$ 达10小时以上，每日给药1次。具有广谱、高效和长效的特点。50%~70%的药物以原形由肾排泄，少量药物在肝脏代谢，肝肾功能减退或老年患者应减量。诱发中枢神经系统毒性的频率高于其他喹诺酮类药物，诱发光敏反应的频率较高；与布洛芬等合用可能诱发痉挛、惊厥和癫痫等。

司帕沙星

司帕沙星（sparfloxacin，司氟沙星）口服吸收良好，肝肠循环明显。体内50%的药物随粪便排泄，25%在肝脏代谢失活，消除 $t_{1/2}$ 超过16小时。对革兰阳性菌、厌氧菌、结核分枝杆菌、衣原体和支原体的抗菌活性显著优于环丙沙星，并优于氧氟沙星；对军团菌和革兰阴性菌的抗菌活性与氧氟沙星相近。临床用于上述细菌所致的呼吸系统、泌尿生殖系统和皮肤软组织感染，也可用于骨髓炎和关节炎等。易产生光敏反应、心脏毒性和中枢神经毒性，临床应严格控制使用。

莫西沙星

莫西沙星（moxifloxacin）口服生物利用度约90%，V_d 值（3~4L/kg）大于环丙沙星（2~3L/kg）。粪便和尿液中原形药物的排泄量分别为25%和20%，消除 $t_{1/2}$ 为12~15小时。对大多数革兰阳性菌、厌氧菌、结核分枝杆菌、衣原体和支原体具有很强的抗菌活性，强于环丙沙星、氧氟沙星、左氧氟沙星和司帕沙星。对大多数革兰阴性菌的作用与诺氟沙星相近。临床用于敏感菌所致的慢性支气管炎急性发作、社区获得性肺炎、急性鼻窦炎，也可用于泌尿生殖系统和皮肤软组织感染。不良反应发生率相对较低，常见一过性轻度呕吐和腹泻。有资料显示该药可致严重皮肤反应、致死性肝损害，可使女性或老年患者发生心脏衰竭。

加替沙星

加替沙星（gatifloxacin）口服生物利用度为90%~96%，药物的79%~88%以原形经肾脏排泄。对大多数革兰阳性菌、厌氧菌、结核分枝杆菌、衣原体和支原体的抗菌活性与莫西沙星相近，对大多数革兰阴性菌的作用强于莫西沙星，临床应用同莫西沙星。该药不良反应发生率低，几乎

笔记

没有光敏反应。因可致血糖紊乱和心脏毒性，已退出美国市场。

加雷沙星

加雷沙星(garenoxacin)口服生物利用度约92%，体内代谢率很低，经粪便排泄率达45%，37%~53.3%以原形由肾排泄，消除 $t_{1/2}$ 为12小时。对金葡菌、表葡菌、青霉素敏感或耐药的肺炎链球菌，其抗菌活性强于环丙沙星、左氧氟沙星和莫西沙星；对耐甲氧西林金葡菌和耐甲氧西林表葡菌的抗菌活性强于环丙沙星和左氧氟沙星。对革兰阴性菌的抗菌活性与莫西沙星和氧氟沙星相同，但总体上弱于环丙沙星；其中对志贺菌属、霍乱弧菌、空肠弯曲杆菌、奈瑟球菌属以及流感嗜血杆菌的抗菌活性与环丙沙星相同。对肺炎支原体、人型支原体、沙眼衣原体、肺炎衣原体、解脲支原体的抗菌活性强于环丙沙星、左氧氟沙星和莫西沙星。广泛用于治疗社区获得性呼吸道感染以及敏感菌所致的急性上颚窦炎、泌尿生殖系统感染、皮肤和软组织感染等。不良反应少，常见恶心、腹泻、头痛和眩晕。

第二节 磺胺类抗菌药

一、概述

磺胺类药物(sulfonamides，磺胺药)属广谱抑菌药，曾广泛用于临床。近年来，由于抗生素和喹诺酮类药物的快速发展，磺胺药的不良反应成为突出问题，临床应用明显受限。但是，磺胺药对流行性脑脊髓膜炎、鼠疫等感染性疾病疗效显著，在抗感染治疗中仍占有一定的位置。

【化学及分类】 磺胺药是对氨基苯磺酰胺衍生物，分子中含有苯环、对位氨基和磺酰胺基。磺胺药分为三大类，包括用于全身性感染的肠道易吸收类如磺胺嘧啶(sulfadiazine，SD)和磺胺甲噁唑(sulfamethoxazole，SMZ)、用于肠道感染的肠道难吸收类如柳氮磺吡啶(sulfasalazine，SASP)，以及外用磺胺类如磺胺醋酰钠(sulfacetamide sodium，SA-Na)和磺胺嘧啶银(sulfadiazine silver，SD-Ag)。

【抗菌谱】 对大多数革兰阳性菌和阴性菌有良好的抗菌活性，其中最敏感的是A群链球菌、肺炎链球菌、脑膜炎奈瑟菌、淋病奈瑟菌、鼠疫耶氏菌和诺卡菌属；也对沙眼衣原体、疟原虫、卡氏肺孢子虫和弓形虫滋养体有抑制作用。但是，对支原体、立克次体和螺旋体无效，甚至可促进立克次体生长。磺胺嘧啶银尚对铜绿假单胞菌有效。

【作用机制】 对磺胺药敏感的细菌，在生长繁殖过程中不能利用现成的叶酸，必须以蝶啶、对氨苯甲酸(PABA)为原料，在二氢蝶酸合酶(dihydropteroate synthase)的作用下生成二氢蝶酸，并进一步与谷氨酸生成二氢叶酸，后者在二氢叶酸还原酶催化下被还原为四氢叶酸。四氢叶酸活化后，可作为一碳基团载体的辅酶参与嘧啶核苷酸和嘌呤的合成。磺胺药与PABA的结构相似，可与之竞争二氢蝶酸合酶，阻止细菌二氢叶酸合成，从而发挥抑菌作用(图43-3)。PABA与二氢蝶酸合酶的亲和力比磺胺药强数

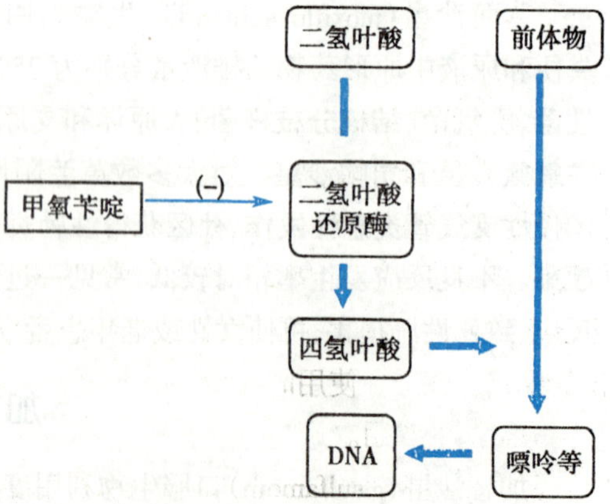

图43-3 磺胺及甲氧苄啶对细菌叶酸代谢的影响示意图

笔记

千倍以上，使用磺胺药时，应首剂加倍。脓液或坏死组织中含有大量的PABA，局麻药普鲁卡因在体内也能水解产生PABA，它们均可减弱磺胺药的抗菌作用。

【耐药性】 各磺胺药之间有交叉耐药。

1. 固有耐药 耐药铜绿假单胞菌的外膜对磺胺药渗透性降低，药物难以进入菌体。某些耐药细菌亦可通过改变代谢途径而直接利用环境中的叶酸。

2. 获得性耐药 ①染色体突变：金葡菌通过基因突变，导致菌体合成过量的PABA而竞争磺胺药的作用靶点，大肠埃希菌则通过突变二氢蝶酸合酶基因，产生对磺胺药低亲和性二氢蝶酸合酶；②质粒介导：细菌也可通过接合或转导等方式获得耐药性二氢蝶酸合酶的质粒。

【体内过程】 肠道易吸收类药物体内分布广泛，血浆蛋白结合率为25%~95%。磺胺药主要在肝脏代谢为无活性的乙酰化物，也可与葡糖醛酸结合。主要从肾脏以原形药、乙酰化物、葡糖醛酸结合物三种形式排泄。磺胺药及其乙酰化物在碱性尿液中溶解度高，在酸性尿液中易结晶析出，乙酰化物的溶解度低于原形药物。肠道难吸收类药物必须在肠腔内水解，使对位氨基游离后才能发挥抗菌作用。

【不良反应及禁忌证】 ①泌尿系统损害，尿液中的磺胺药及其乙酰化物一旦在肾脏形成结晶，可产生尿道刺激和梗阻症状，如结晶尿、血尿、管型尿、尿痛和尿闭等，甚至造成肾损害。服用磺胺嘧啶或磺胺甲噁唑时，应同服等量碳酸氢钠碱化尿液，以增加磺胺药及其乙酰化物的溶解度，并适当增加饮水量，保证每日尿量不少于1500ml，以降低尿中药物浓度，服药超过一周者应定期检查尿液。②过敏反应，局部用药易发生，药热和皮疹分别多发生于用药后5~10天和7~9天。偶见多形性红斑、剥脱性皮炎，后者严重时可致死，本类药有交叉过敏反应，有过敏史者禁用。③血液系统反应，长期用药可能抑制骨髓造血功能，导致白细胞减少症、血小板减少症甚至再生障碍性贫血，发生率极低但可致死，用药期间应定期检查血常规。④神经系统反应，少数患者出现头晕、头痛、萎靡和失眠等症状，用药期间避免高空作业和驾驶。⑤其他：口服引起恶心、呕吐、上腹部不适和食欲不振，餐后服或同服碳酸氢钠可减轻反应；可致肝损害甚至急性肝坏死，肝功能受损者避免使用；新生儿、早产儿、孕妇和哺乳妇女不应使用磺胺药，以免药物竞争血浆白蛋白而置换出胆红素，使新生儿或早产儿血中游离胆红素增加导致黄疸，游离胆红素进入中枢神经系统导致胆红素脑病。

【药物相互作用】 与磺酰脲类降血糖药、香豆素类抗凝剂或抗肿瘤药甲氨蝶呤合用时，磺胺药竞争它们与血浆蛋白的结合，使游离血药浓度升高，严重者出现低血糖、出血倾向或甲氨蝶呤中毒。

二、常用磺胺类药物

磺胺嘧啶与磺胺甲噁唑

磺胺嘧啶（sulfadiazine，SD）口服易吸收，血浆蛋白结合率为45%，低于其他磺胺药，因而易透过血-脑脊液屏障，在脑脊液中的浓度最高可达血药浓度的80%。首选SD或磺胺甲噁唑预防流行性脑脊髓膜炎。因青霉素不能根除脑膜炎奈瑟菌感染者的带菌状态，故不能用其预防流行性脑脊髓膜炎。国内也首选SD治疗普通型流行性脑脊髓膜炎，首选治疗诺卡菌属引起的肺部感染、脑膜炎和脑脓肿。与乙胺嘧啶合用治疗弓形虫病。还可用于敏感菌引起的泌尿道感染和上呼吸道感染。使用时应增加饮水量，必要时同服等量碳酸氢钠碱化尿液。与甲氧苄啶合用产生协同抗菌作用。

磺胺甲噁唑（sulfamethoxazole，SMZ，新诺明）消除 $t_{1/2}$ 为10~12小时。脑脊液中浓度低于SD，但仍可用于流行性脑脊髓膜炎的预防。尿中浓度与SD相似，故也适用于大肠埃希菌等敏感菌诱发的泌尿系统感染，如肾盂肾炎、膀胱炎、单纯性尿道炎等。主要与甲氧苄啶合用，产生协

笔记

同抗菌作用，扩大临床适应证范围。

柳氮磺吡啶

柳氮磺吡啶(sulfasalazine，SASP)口服生物利用度10%~20%，药物大部分集中在小肠远端和结肠，本身无抗菌活性。在肠道分解成磺胺吡啶和5-氨基水杨酸盐；磺胺吡啶有较弱的抗菌作用，5-氨基水杨酸具有抗炎和免疫抑制作用。最新的国内外治疗指南均将SASP列为治疗类风湿性关节炎的有效药物，常与甲氨蝶呤、来氟米特或羟氯喹联合应用；此外，SASP仍然是治疗溃疡性结肠炎的一线药物。SASP也广泛用于治疗强直性脊柱炎、银屑病性关节炎、肠道或泌尿生殖道感染所致的反应性关节炎。长期服药产生较多不良反应，如恶心、呕吐、厌食、消化不良、头痛、皮疹、药热、溶血性贫血、粒细胞减少以及肝肾损害等，尚可影响精子活力而致可逆性不育症。

磺胺嘧啶银与磺胺醋酰钠

磺胺嘧啶银(sulfadiazine silver，SD-Ag，烧伤宁)具有磺胺嘧啶的抗菌作用和银盐的收敛作用。SD-Ag抗菌谱广，对多数革兰阳性菌和阴性菌有良好的抗菌活性，抗菌作用不受脓液PABA的影响；对铜绿假单胞菌有效。临床用于预防和治疗Ⅱ度、Ⅲ度烧伤或烫伤的创面感染，并可促进创面干燥、结痂及愈合。

磺胺醋酰(sulfacetamide，SA)的钠盐溶液呈中性，几乎不具有刺激性，穿透力强；适于眼科感染性疾患如沙眼、角膜炎和结膜炎。

第三节 其他合成类抗菌药

甲氧苄啶

甲氧苄啶(trimethoprim，TMP)是细菌二氢叶酸还原酶(dihydrofolate reductase)抑制剂，抗菌谱与磺胺甲噁唑(SMZ)相似，属抑菌药；抗菌活性比SMZ强数十倍，与磺胺药或某些抗生素合用有增效作用。TMP口服吸收迅速、完全；消除$t_{1/2}$为11小时。体内药物分布广泛，脑脊液中药物浓度较高，炎症时接近血药浓度。与哺乳动物二氢叶酸还原酶相比，细菌二氢叶酸还原酶与TMP的亲和力高5万~10万倍，故对人体毒性小。但是，对某些敏感的患者可引起叶酸缺乏症，导致巨幼红细胞性贫血、白细胞减少及血小板减少等。上述反应一般较轻，停药后可恢复。TMP单独用药易引起细菌耐药。

复方磺胺甲噁唑(cotrimoxazole，SMZco，复方新诺明)是SMZ和TMP按5∶1比例制成的复方制剂，二者的主要药代学参数相近。SMZco通过双重阻断机制(SMZ抑制二氢蝶酸合酶，TMP抑制二氢叶酸还原酶)，协同阻断细菌四氢叶酸合成(图43-3)；抗菌活性是两药单独等量应用时的数倍至数十倍，甚至呈现杀菌作用。两药合用可扩大抗菌谱，并减少细菌耐药的产生；对磺胺药耐药的细菌如大肠埃希菌、伤寒沙门菌和志贺菌属，对SMZco仍敏感。体外实验中TMP∶SMZ的最佳抗菌浓度为1∶20。由于TMP的脂溶性和V_d值均大于SMZ，故TMP和SMZ按1∶5的比例给药时，最终的峰值血药浓度为1∶20~1∶30(TMP∶SMZ)。目前SMZco仍广泛用于大肠埃希菌、变形杆菌和克雷伯菌引起的泌尿道感染；肺炎链球菌、流感嗜血杆菌及大肠埃希菌引起的上呼吸道感染或支气管炎；肉芽肿荚膜杆菌引起的腹股沟肉芽肿；霍乱弧菌引起的霍乱；伤寒沙门菌引起的伤寒；志贺菌属引起的肠道感染；卡氏肺孢子虫引起的肺炎；诺卡菌属引起的诺卡菌病。SMZco的药物的相互作用以及不良反应与磺胺药及TMP相似。

联磺甲氧苄啶系由SMZ(200mg)、SD(200mg)和TMP(80mg)组成的复方制剂，其抗菌谱广，对大多数革兰阳性和阴性菌有效，具有协同抑菌或杀菌作用。抗菌作用机制、临床应用以及不

笔记

良反应与 SMZco 相似。

呋喃妥因与呋喃唑酮

属硝基呋喃类(nitrofurans)药物。呋喃妥因(nitrofurantoin,呋喃坦啶),对多数革兰阳性菌和阴性菌具有抑菌或杀菌作用,耐药菌株形成缓慢,与其他类别抗菌药之间无交叉耐药。但是铜绿假单胞菌和变形杆菌属对呋喃妥因不敏感。呋喃妥因的抗菌作用机制独特而复杂。据报道敏感菌体内的硝基呋喃还原酶可将药物代谢为数种高活性的还原物质,后者可损伤菌体内的核糖体蛋白质、DNA、线粒体呼吸以及丙酮酸代谢等,确切的杀菌作用机制尚在研究之中。呋喃妥因口服吸收迅速,在血中被快速破坏,消除 $t_{1/2}$ 约 30 分钟,不能用于全身性感染。给药量的 40%~50% 以原形由肾迅速排泄,棕色代谢产物使尿液变色。主要用于大肠埃希菌、肠球菌和葡萄球菌引起的泌尿系统感染如肾盂肾炎、膀胱炎、前列腺炎和尿道炎等。尿液 pH 为 5.5 时,抗菌作用最佳。常见不良反应为恶心、呕吐及腹泻;偶见皮疹、药热等过敏反应。大剂量或长时间使用引起头痛、头晕和嗜睡等,甚至造成周围神经炎,表现为末梢感觉异常、疼痛、乏力、肌肉萎缩和腱反射消失。长期使用也可造成肺损伤,如肺浸润或肺纤维化。对于葡萄糖-6-磷酸脱氢酶缺陷者可引起溶血性贫血,禁用。肾衰者禁用。

呋喃唑酮(furazolidone,痢特灵)口服不易吸收,主要在肠道发挥作用。抗菌谱与呋喃妥因相似。临床上主要用于治疗肠炎、痢疾、霍乱等肠道感染性疾病。尚可治疗胃、十二指肠溃疡,作用机制与抗幽门螺杆菌、抑制胃酸分泌和保护胃黏膜有关。栓剂可用于治疗阴道滴虫病。不良反应同呋喃妥因。

甲硝唑

甲硝唑(metronidazole,灭滴灵)属硝基咪唑类药物,同类药物还有替硝唑和奥硝唑。其分子中的硝基在细胞内无氧环境中被还原成氨基,从而抑制病原体 DNA 合成,发挥抗厌氧菌作用,对脆弱类杆菌尤为敏感。对滴虫、阿米巴滋养体以及破伤风梭菌具有很强的杀灭作用。但是,甲硝唑对需氧菌或兼性需氧菌无效。口服吸收良好,体内分布广泛,可进入感染病灶和脑脊液。临床主要用于治疗厌氧菌引起的口腔、腹腔、女性生殖系统、下呼吸道、骨和关节等部位的感染。对幽门螺杆菌感染引起的消化性溃疡以及四环素耐药的难辨梭状芽孢杆菌感染所致的假膜性肠炎有特殊疗效。亦是治疗阿米巴病和滴虫病的首选药物。用药期间和停药 1 周内,禁用含乙醇饮料,并减少钠盐摄入量。不良反应一般较轻微,包括胃肠道反应、过敏反应、外周神经炎等(详见第四十六章)。

制剂及用法

吡哌酸(pipemidic acid)　成人 1.5~2.0g/d,分 2~4 次服;儿童 30~40mg/(kg·d),分 3 次服。

诺氟沙星(norfloxacin)　成人每次 0.4g,2 次/天。静滴每次 200mg,2~3 次/天。

氧氟沙星(ofloxacin)　成人每次 0.3g,2 次/天。静滴每次 200mg,2~3 次/天。

左氧氟沙星(levofloxacin)　成人每次 0.1g,3 次/天。

环丙沙星(ciprofloxacin)　成人每次 0.5g,1~2 次/天。静滴每次 100~200mg,2 次/天。

洛美沙星(lomefloxacin)　成人每次 0.2g,2~3 次/天。

氟罗沙星(fleroxacin)　成人每次 0.4g,1 次/天。

司帕沙星(sparfloxacin)　成人每次 0.3g,1 次/天。

莫西沙星(moxifloxacin)　成人每次 0.2~0.4g,1 次/天。

加雷沙星(garenoxacin)　成人每次 0.4g,1 次/天。

磺胺嘧啶(sulfadiazine)　成人每次 1g,首剂加倍,2 次/天,同服等量碳酸氢钠。治疗流脑时,

笔记

小儿 0.2~0.3g/(kg·d);成人每次 2g,4 次/天。钠盐可深部肌内注射;或用生理盐水稀释使浓度低于 5%,缓慢静脉注射或静脉滴注。

甲氧苄啶(trimethoprim) 每次 0.1~0.2g,2 次/天;小儿 5~10mg/(kg·d),分 2 次服用。

磺胺甲噁唑(sulfamethoxazole,SMZ) 成人每次 1g,首剂加倍,2 次/天;儿童每次 25mg/kg,2 次/天。

复方磺胺甲噁唑片 每片含 TMP0.08g,SMZ 0.4g;成人每次 2 片,2 次/天。

联磺甲氧苄啶片 每片含 TMP0.08g,SMZ 0.2g,SD 0.2g;成人每次 2 片,2 次/天,首剂加倍。

柳氮磺吡啶(sulfasalazine) 每次 1.0~1.5g,3~4 次/天,症状好转后减为每次 0.5g。

磺胺醋酰钠(sulfacetamide sodium) 用 10%~30% 水溶液,滴眼用。

磺胺嘧啶银(sulfadiazine silver) 用 1%~2% 软膏或乳膏涂敷创面,也可用乳膏油纱布包扎创面。

呋喃妥因(nitrofurantoin) 成人每次 0.05~0.1g,4 次/天;儿童 5~10mg/(kg·d),分 4 次服,连续服用不宜超过两周。

呋喃唑酮(furazolidone) 成人每次 0.1g,3~4 次/天;儿童 5~10mg/(kg·d),分 4 次服,5~7 天为一疗程。

甲硝唑(metronidazole) 厌氧菌感染治疗,成人每次 0.2~0.4g,3~4 次/天。

(任雷鸣)

笔记

第四十四章　抗病毒药和抗真菌药

第一节　抗 病 毒 药

抗病毒药物研究始于20世纪50年代，1959年发现碘苷（idoxuridine）对某些DNA病毒有抑制作用。但很快由于其严重的骨髓抑制作用，而被禁止全身使用，1962年碘苷局部治疗疱疹性角膜炎获得成功，并沿用至今。病毒具有严格的胞内寄生特性，而且在复制时需要依赖宿主细胞的许多功能，以及在其不断的复制过程中会因出现的错误而形成新的变异体。病毒的这些分子生物学的特点，使得理想抗病毒药物的发展速度变得相对缓慢。

病毒包括DNA及RNA病毒，病毒吸附（attachment）并穿入（penetration）至宿主细胞内，病毒脱壳（uncoating）后利用宿主细胞代谢系统进行增殖复制，按病毒基因组提供的遗传信息进行病毒的核酸与蛋白质的生物合成（biosynthesis），然后病毒颗粒装配（assembly）成熟并从细胞内释放（release）出来（图44-1）。

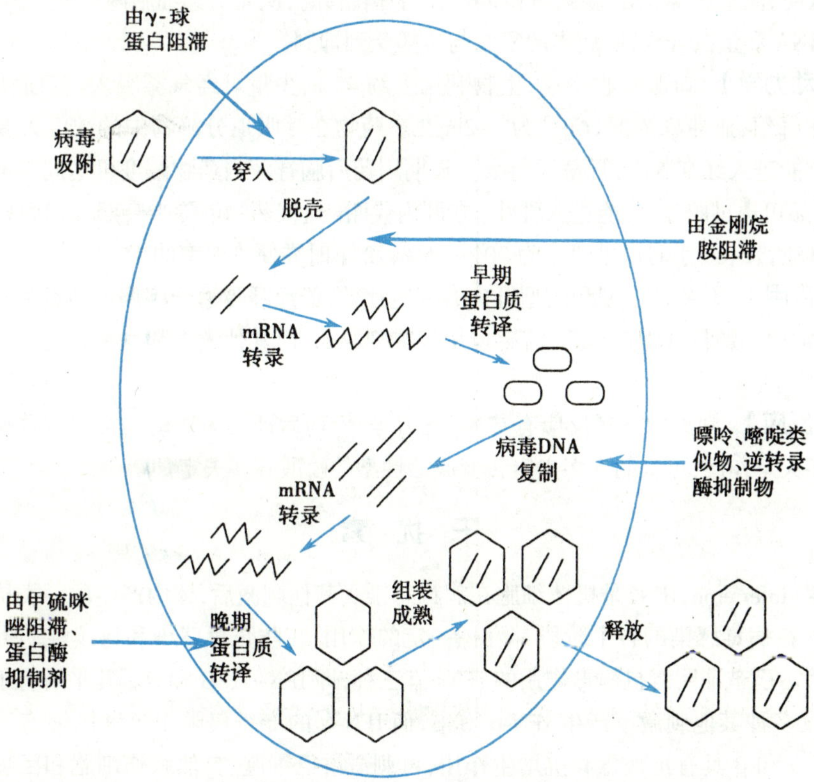

图44-1　病毒的生物合成及抗病毒药物作用环节

抗病毒药的作用机制主要包括：①竞争细胞表面的受体，阻止病毒的吸附，如肝素或带阴电荷的多糖；②阻碍病毒穿入和脱壳，如金刚烷胺能抑制A型流感病毒的脱壳和病毒核酸到宿主胞质的转移而发挥作用；③阻碍病毒生物合成，如碘苷抑制胸腺嘧啶核苷合成酶，影响DNA的合成，阿糖腺苷干扰DNA聚合酶，阻碍DNA的合成，此外阿昔洛韦可被由病毒基因编码的酶(如胸苷激酶)磷酸化，该磷酸化合物为病毒DNA聚合酶的底物，二者结合后就可发挥抑制酶的作

笔记

用，因而可阻止病毒DNA的合成；④增强宿主抗病能力，如干扰素能激活宿主细胞的某些酶，降解病毒的mRNA，抑制蛋白的合成、翻译和装配。

抗病毒药物在临床上主要用于病毒感染的治疗，根据抗病毒药物的用途不同将其分为广谱抗病毒药，治疗艾滋病的抗人类免疫缺陷病毒（human immunodeficiency virus，HIV）药和治疗疱疹病毒、流感病毒和肝炎病毒等感染的其他抗病毒药。

一、广谱抗病毒药

该类药物具有对多种病毒有抑制其生长繁殖的作用，主要有嘌呤或嘧啶核苷类似物和生物制剂类药物。

利巴韦林

利巴韦林（ribavirin，virazole，三唑核苷，病毒唑）是一种人工合成的鸟苷类衍生物，为广谱抗病毒药，对多种RNA和DNA病毒有效，包括甲型肝炎病毒（hepatitis A virus，HAV）和丙型肝炎病毒（hepatitis C virus，HCV）。也有抗腺病毒、疱疹病毒和呼吸道合胞病毒的作用。

【药理作用及机制】 体外具有抑制呼吸道合胞病毒、流感病毒、甲肝病毒、腺病毒等多种病毒生长的作用，其机制不全清楚。本品并不改变病毒吸附、侵入和脱壳，也不诱导干扰素的产生。药物进入被病毒感染的细胞后迅速磷酸化，其产物作为病毒合成酶的竞争性抑制剂，抑制肌苷单磷酸脱氢酶、流感病毒RNA多聚酶和mRNA鸟苷转移酶，从而引起细胞内鸟苷三磷酸的减少，损害病毒RNA和蛋白合成，使病毒的复制与传播受到抑制。

【药代动力学】 口服吸收迅速，生物利用度约45%，少量可经气雾吸入。口服后1.5小时血药浓度达峰值，血药峰浓度（C_{max}）为1~2mg/L。药物在呼吸道分泌物中的浓度大多高于血药浓度。药物能进入红细胞内，且蓄积量大。长期用药后脑脊液内药物浓度可达同时期血药浓度的67%。本品可透过胎盘，也能进入乳汁。在肝内代谢。血浆药物消除半衰期（$t_{1/2}$）为0.5~2小时。主要经肾排泄，72~80小时尿排泄率为30%~55%，72小时粪便排泄率约15%。

【临床应用】 对急性甲型和丙型肝炎有一定疗效，治疗呼吸道合胞病毒肺炎和支气管炎效果最佳，通常以小颗粒气雾剂给药，流感也用气雾剂给药，而其他大多数病毒感染则通过静脉注射进行治疗。

【不良反应】 常见的不良反应有贫血、乏力等，停药后即消失。动物实验有致畸作用。本品拮抗齐多夫定作用，可抑制齐多夫定转变成活性型的磷酸齐多夫定。

干扰素

干扰素（interferon，IFN）是机体细胞在病毒感染受其他刺激后，体内产生的一类抗病毒的糖蛋白物质。在病毒感染的各个阶段都发挥一定的作用，在防止再感染和持续性病毒感染中也有一定作用。已被证明有抗病毒作用的IFNs有三种，即IFN-α、β和γ。几乎所有细胞均能在病毒感染及多种其他刺激下产生IFN-α和β，而IFN-γ的产生仅限于T淋巴细胞和自然杀伤细胞。IFN-α和β具有抗病毒和抗增生作用，可刺激淋巴细胞、自然杀伤细胞和巨噬细胞的细胞毒作用。IFN-γ的抗病毒和抗增生作用较弱，但免疫调节作用较强。IFNs为广谱抗病毒药，IFNs对病毒穿透细胞膜过程、脱壳、mRNA合成、蛋白翻译后修饰、病毒颗粒组装和释放均可产生抑制作用。对不同病毒，IFNs的主要作用环节有所不同，不同病毒对IFNs的敏感性差异较大。IFNs与细胞内特异性受体结合，进而影响相关基因，导致抗病毒蛋白的合成。已知IFNs诱导的酶有3种：①蛋白激酶：抑制病毒肽链启动；②oligoisoadenylate合成酶：激活RNA酶，降解病毒mRNA；③磷酸二酯酶：降解tRNA末端核苷，抑制病毒肽链延长，即抑制蛋白的合成、翻译和装配。IFNs通过抗病毒作用和免疫调节作用而发挥抗病毒感染效应。目前临床所用的IFNs有重

笔记

组型、自然型和 pegylated（长效）型。干扰素具有广谱抗病毒活性，临床主要用于急性病毒感染性疾病如流感及其他上呼吸道感染性疾病、病毒性心肌炎、流行性腮腺炎、乙型脑炎等和慢性病毒性感染如慢性活动性肝炎、CMV 性感染等。另外还广泛用于肿瘤治疗。全身用药可出现一过性发热、恶心、呕吐、倦怠、肢端麻木感，偶有骨髓抑制、肝功能障碍，但反应为一过性，停药后即消退。

转移因子

转移因子（transfer factor）是从健康人白细胞中提取出的一种核苷肽，无抗原性。可以将供体细胞的免疫信息转移给未致敏的受体细胞，从而使受体细胞获得供体样的特异性和非特异性细胞免疫功能，其作用可持续 6 个月。本药还可以起到佐剂作用。临床用于先天性和获得性免疫缺陷病、病毒感染、霉菌感染和肿瘤等的辅助治疗。

胸腺肽 α_1

胸腺肽 α_1（thymosin α_1）为一组免疫活性肽，可诱导 T 细胞分化成熟，并调节其功能。临床用于慢性肝炎、艾滋病，其他病毒性感染和肿瘤的治疗或辅助治疗。

二、抗 HIV 药

HIV 是一种反转录病毒（retrovirus），主要有两型 HIV-1 和 HIV-2。一旦 HIV 进入 $CD4^+$ 细胞，病毒 RNA 即被用做模板，在反转录酶（reverse transcriptase，RNA 依赖性 DNA 多聚酶）催化下产生互补双螺旋 DNA，然后病毒 DNA 进入宿主细胞核，并在 HIV 整合酶（integrase）催化下掺入宿主基因组。最后，病毒 DNA 被转录和翻译成一种称为多聚蛋白的大分子非功能多肽，其再经 HIV 蛋白酶（protease）裂解成小分子功能蛋白。

当前抗 HIV 药主要通过抑制反转录酶或 HIV 蛋白酶发挥作用，包括核苷反转录酶抑制剂（nucleoside reverse transcrlptase inhibitors，NRTIs）、非核苷反转录酶抑制剂（non-nucleoside reverse transcriptase inhibltors，NNRTIs）和蛋白酶抑制剂（protease inhibitors，PIs）三类。一些融合抑制剂如 fuzeon 和整合酶抑制剂也已上市。对病毒复制机制的进一步研究表明，在核酸水平上抑制病毒复制比在翻译水平上更有效，因此研制基因药物成为抗 HIV 药研究的热点。

艾滋病药物治疗仍处于发展阶段。1995 年以后相继推出“鸡尾酒疗法”（cocktail therapy）、“高效抗反转录病毒疗法”（highly active antiretrovirual therapy，HAART）。研究证明 1 种 PI 和 1 种 NNRTI 或 2 种 NRTI 药物同时或序贯联合应用临床上较单一用药可减慢发展至艾滋病的速度和降低死亡率。联合用药的药理学优点：联合用药后可增强持续抑制病毒复制的作用，具有相加或协同作用；同时也延缓或阻断因 HIV 变异而产生的耐药性，对药物引起同种病毒的变异，有相互制约作用。

1. 核苷反转录酶抑制剂　NRTI 类是第一类临床用于治疗 HIV 阳性患者的药物，包括嘧啶衍生物如齐多夫定（zidovudine，AZT）、扎西他宾（zalcitabine，ddC）、司他夫定（stavudine，d4T）和拉米夫定（lamivudine，3TC）等和嘌呤衍生物如去羟肌苷（didanosine，ddI）和阿巴卡韦（abacavir，ABC），均为天然核苷类的人工合成品。NRTIs 具有相同的作用机制，NRTIs 首先需被宿主细胞的胸苷酸激酶磷酸化成它的活性三磷酸代谢物，与相应的内源性核苷三磷酸盐竞争反转录酶，并被插入病毒 DNA，进而导致 DNA 链合成终止。也可抑制宿主细胞 DNA 多聚酶而表现细胞毒作用。HIV-1 病毒可逐步获得耐药性，仅用单一药物进行长期治疗时更易发生。主要与编码反转录酶的基因产生 4~5 处突变有关。由于病毒可遭受频繁的突变，故避免耐药的唯一途径是联合用药以防止 HIV 复制。

笔记

齐多夫定

齐多夫定(zidovudine)为脱氧胸苷衍生物。是第一个上市的抗HIV药，也是治疗AIDS的首选药。对HIV感染有效，既有抗HIV-1活性，也有抗HIV-2活性。可降低HIV感染患者的发病率，并延长其存活期；可显著减少HIV从感染孕妇到胎儿的子宫转移发生率，为防止这种转移，需从怀孕第14周给药到第34周；除了抑制人和动物的反转录病毒外，齐多夫定也能治疗HIV诱发的痴呆和血栓性血小板减少症。常与拉米夫定或去羟肌苷合用，但不能与司他夫定合用，因为二者互相拮抗。治疗无效者可改用去羟肌苷。吸收迅速，生物利用度为52%~75%，血浆蛋白结合率约为35%，可分布到大多数组织和体液，在脑脊液可达血清浓度的60%~65%。在肝脏与葡萄糖醛酸结合后，主要经肾脏排泄，$t_{1/2}$为1小时。不良反应最常见骨髓抑制、贫血或中性粒细胞减少症；也可引起胃肠道不适、头痛；剂量过大可出现焦虑、精神错乱和震颤。肝功能不全患者服用后更易发生毒性反应。

扎西他宾

扎西他宾(zalcitabine)为脱氧胞苷衍生物，与其他多种抗HIV感染药物有协同抗HIV-1作用。可有效治疗HIV感染，单用时疗效不如齐多夫定，更低于联合用药疗效。常被推荐与齐多夫定和一种蛋白酶抑制剂三药合用。适用于AIDS和AIDS相关综合征，也可与齐多夫定合用治疗临床状况恶化的HIV感染患者。生物利用度大于80%，但与食物或抗酸药同服时可降低到25%~39%，血浆蛋白结合率低于4%，脑脊液浓度约为血清浓度的20%，主要经肾脏排泄，血浆$t_{1/2}$仅2小时，但细胞内$t_{1/2}$可长达10小时。肾功能不全患者应减少服药剂量。主要不良反应是剂量依赖性外周神经炎，发生率为10%~20%，停药后能逐渐恢复。应避免与其他能引起神经炎的药物同服，如司他夫定、去羟肌苷、氨基糖苷类和异烟肼。也可引起胰腺炎，发生率低于去羟肌苷。

司他夫定

司他夫定(stavudine)为脱氧胸苷衍生物，对HIV-1和HIV-2均有抗病毒活性，常用于不能耐受齐多夫定或齐多夫定治疗无效的患者。但不能与齐多夫定合用，因为齐多夫定能减少本品的磷酸化。与去羟肌苷或拉米夫定合用可产生协同效应。口服生物利用度为80%，且不受食物影响。血浆蛋白结合率极小，脑脊液浓度约为血清浓度的55%。主要经肾脏消除，$t_{1/2}$为1.2小时，细胞内$t_{1/2}$为3.5小时。主要不良反应为外周神经炎，当与扎西他宾和去羟肌苷等其他易引起外周神经炎的药物合用时，此不良反应发生率明显增加。也可见胰腺炎、关节痛和血清转氨酶升高。

拉米夫定

拉米夫定(lamivudine，3TC)为胞嘧啶衍生物，抗病毒作用及机制与抗HIV药物齐多夫定相同。在体内外均具显著抗HIV-1活性，且与其他核苷反转录酶抑制剂有协同作用，通常与司他夫定或齐多夫定合用治疗HIV感染。也能抑制HBV的复制，有效治疗慢性HBV感染，成为目前治疗HBV感染最有效的药物之一。口服生物利用度超过80%，且不受食物影响。血浆蛋白结合率小于36%，$t_{1/2}$为2.5小时，其活性三磷酸代谢物在HIV-1感染的细胞内$t_{1/2}$可长达11~16小时，在HBV感染的细胞内$t_{1/2}$可长达17~19小时。主要以原形经肾脏排泄，肾功能不良患者应减少服药剂量。不良反应主要为头痛、失眠、疲劳和胃肠道不适等。

去羟肌苷

去羟肌苷(didanosine)为脱氧腺苷衍生物，可作为严重HIV感染的首选药物，特别适合于不

笔记

能耐受齐多夫定或齐多夫定治疗无效者。与齐多夫定或米多夫定合用，再加上一种蛋白酶抑制剂或一种 NNRTs 效果最好。生物利用度为 30%~40%，食品干扰其吸收，与更昔洛韦同服可增加去羟肌苷吸收，却降低更昔洛韦吸收。血浆蛋白结合率低于 5%，脑脊液浓度约为血清浓度的 20%。主要经肾脏消除，血浆 $t_{1/2}$ 为 0.6~1.5 小时，但细胞内 $t_{1/2}$ 可长达 12~24 小时。不良反应发生率也较高，儿童发生率高于成人，包括外周神经炎、胰腺炎、腹泻、肝炎、心肌炎及消化道和中枢神经反应。

2. 非核苷反转录酶抑制剂　NNRTI 类包括地拉韦定（delavirdine）、奈韦拉平（nevirapine）和依法韦恩茨（efavirenz）。NNRTIs 不需细胞内磷酸化代谢激活，可直接结合到反转录酶并破坏催化位点从而抑制反转录酶活性；在反转录酶上有与 NRTIs 不同的结合点；也可抑制 RNA 或 DNA 依赖性 DNA 多聚酶活性，但不插入到病毒 RNA。由于作用机制不同，故与 NRTIs 和 PIs 合用可协同抑制 HIV 复制。NNRTI 类可有效预防 HIV 从感染孕妇到胎儿的子宫转移发生率，也可治疗分娩后 3 天内的新生儿 HIV 感染。但从不单独应用于 HIV 感染，单独应用时 HIV 迅速产生耐药性。

NNRTI 类均口服给药，有较好口服生物利用度，在体内经 CYP3A 广泛代谢形成羟化代谢产物，主要经尿排泄。皮疹为最常见不良反应，出现轻微皮疹患者可以继续服药，出现严重且危及生命的皮疹应立即停药。其他不良反应包括药热、恶心、腹泻、头痛、疲劳和嗜睡。也需注意监视患者肝功能。

3. 蛋白酶抑制剂　蛋白酶抑制剂包括利托那韦（ritonavir）、奈非那韦（nelfinavir）、沙奎那韦（saquinavir）、英地那韦（indinavir）和安普那韦（amprenavir）。在 HIV 增殖周期后期，基因产物被翻译成蛋白前体，形成无感染性的未成熟病毒颗粒，HIV 编码的蛋白酶能催化此蛋白前体裂解，形成最终结构蛋白而使病毒成熟。因此，蛋白酶是 HIV 复制过程中产生成熟感染性病毒所必需的，抑制此蛋白酶则可阻止前体蛋白裂解，导致未成熟的非感染性病毒颗粒堆积，进而产生抗病毒作用。可有效对抗 HIV，与 NRTI 类或 NNRTI 类联合用药可显著减少 AIDS 患者病毒量并减慢其临床发展。

蛋白酶抑制剂主要经肝细胞色素 P_{450} 代谢，可与其他许多药物通过抑制细胞色素 P_{450} 酶发生相互作用，甚至一种蛋白酶抑制剂可以抑制另一种蛋白酶抑制剂的代谢。

4. 整合酶抑制剂（integrase inhibitor）　雷特格韦（raltegravir）是第一个 FDA 批准的整合酶抑制剂。它通过抑制病毒复制所需的 HIV 整合酶，可防止感染早期 HIV 基因组共价插入或整合到宿主细胞基因组。

5. 进入抑制剂（entry inhibitor）　马拉维若（maraviroc）是新的一类抗 HIV 药，它阻断宿主 CD4 细胞上的 CCR5 蛋白，该蛋白是 HIV-1（R5 嗜性病毒）。它在 R5 病毒进入 T 细胞前将其阻止在细胞膜外面，而不像其他 HIV 抗病毒药作用于细胞内的病毒。

6. 融合抑制剂　恩夫韦肽（enfuvirtide）为 HIV 融合抑制药，为 HIV-1 跨膜融合蛋白 GP41 内高度保守序列衍生而来的一种合成肽类物质，它可与病毒包膜糖蛋白的 GP41 亚单位上的第一个七肽重复结构（HR1）相结合，以阻止病毒与细胞膜融合所必需的构象改变，可防止病毒融合进入细胞内。

三、抗疱疹病毒药物

阿 昔 洛 韦

阿昔洛韦（aciclovir，ACV，无环鸟苷）为人工合成的嘌呤核苷类衍生物。

【药理作用及机制】　是目前最有效的抗Ⅰ型和Ⅱ型单纯疱疹病毒（herpes simplex virus，HSV）药物之一，对水痘、带状疱疹病毒（varicella-zoster virus，VZV）和 EB 病毒（Epstein-Barr virus）

笔记

等其他疱疹病毒有效。对正常细胞几乎无影响，而在被感染的细胞内在病毒腺苷激酶和细胞激酶的催化下，转化为三磷酸无环鸟苷，对病毒 DNA 多聚酶呈强大的抑制作用，阻滞病毒 DNA 的合成。HSV 或 VZV 可通过改变病毒疱疹胸苷酸激酶或 DNA 多聚酶而对阿昔洛韦产生耐药性。

【体内过程】 口服生物利用度仅为 15%~20%，可分布到全身各组织，包括皮肤、脑、胎盘和乳汁等。阿昔洛韦血浆蛋白结合率低，主要经肾小球滤过和肾小管分泌排泄，$t_{1/2}$ 为 2~4 小时。局部应用后可在疱疹损伤区达到较高浓度。

【临床应用】 阿昔洛韦为 HSV 感染的首选药。局部应用治疗疱疹性角膜炎、单纯疱疹和带状疱疹，口服或静注可有效治疗单纯疱疹脑炎、生殖器疱疹、免疫缺陷患者单纯疱疹感染等。

【不良反应及注意事项】 最常见的不良反应为胃肠道功能紊乱、头痛和斑疹。静脉输注可引起静脉炎、可逆性肾功能紊乱包括血尿素氮和肌酐水平升高以及神经毒性包括震颤和谵妄等。与青霉素类、头孢菌素类和丙磺舒合用可致其血浓度升高。

伐昔洛韦

伐昔洛韦（valacyclovir）为阿昔洛韦二异戊酰胺酯，口服后可迅速转化为阿昔洛韦，所达血浓度为口服阿昔洛韦后的 5 倍。其抗病毒活性、作用机制及耐药性与阿昔洛韦相同。可治疗原发性或复发性生殖器疱疹、带状疱疹及频发性生殖器疱疹。肾功能不良患者应减少剂量，其优点仅在于减少服药次数。偶见恶心、腹泻和头痛。

更昔洛韦

更昔洛韦（ganciclovir）对 HSV 和 VZV 抑制作用与阿昔洛韦相似，但对巨细胞病毒（cytomegalovirus，CMV）抑制作用较强，约为阿昔洛韦的 100 倍。骨髓抑制等不良反应发生率较高，只用于艾滋病、器官移植、恶性肿瘤时严重 CMV 感染性肺炎、肠炎及视网膜炎等。

磷甲酸

磷甲酸（foscarnet）为焦磷酸衍生物，可通过与病毒 DNA 多聚酶焦磷酸盐解离部位结合，防止核苷前体连接到 DNA，从而抑制病毒生长。其与核苷类治疗疱疹病毒感染不同，不需要激活病毒或宿主疱疹胸苷酸激酶。由于磷甲酸盐对病毒 DNA 多聚酶更具选择性，其对人体细胞毒性小。磷甲酸可有效对抗 CMV、VZV 和 HSV，但口服吸收差，必须静脉给药。可用于治疗 AIDS 患者的 CMV 性视网膜炎和耐阿昔洛韦的 HSV 感染。也可与更昔洛韦合用治疗对二者单用耐药的患者。磷甲酸也非竞争性抑制 HIV 逆转录酶，可用于治疗 AIDS 和 HIV 感染患者并发的鼻炎、肺炎、结膜炎和 CMV 性视网膜炎，与齐多夫定联合可抑制 HIV 复制。不良反应包括肾损伤、急性肾衰竭、低血钙、心律失常和心衰、癫痫及胰腺炎等。

阿糖腺苷

阿糖腺苷（vidarabine，ara-A）为嘌呤类衍生物。具有强大的抗 HSV、VZV 和 CMV 活性，也能抑制乙型肝炎病毒（hepatitis B virus，HBV）和某些 RNA 病毒，抗病毒谱较广。在体内可在腺苷脱氨酶作用下脱去 6 位氨基，被迅速代谢成阿糖次黄嘌呤核苷，使其抗病毒活性显著降低。局部应用可有效地治疗 HSV-1 和 HSV-2 引起的急性角膜结膜炎、表皮结膜炎和反复性上皮结膜炎。静脉注射可有效治疗 HSV 脑炎、新生儿疱疹和免疫功能低下患者的 VZV 感染。尽管阿糖腺苷仍能有效抑制对阿昔洛韦耐药的 HSV 病毒，但它疗效低、毒性大，现已较少应用。不良反应主要表现为神经毒性，发生率可达 10%，也常见胃肠道反应。

笔记

碘　苷

碘苷(idoxuridine)又名疱疹净,竞争性抑制胸苷酸合成酶,使DNA合成受阻,故能抑制DNA病毒,如HSV和牛痘病毒的生长,对RNA病毒无效。本品全身应用毒性大,临床仅限于局部用药,治疗眼部或皮肤疱疹病毒和牛痘病毒的感染,对急性上皮型疱疹性角膜炎疗效最好,对慢性溃疡性实质层疱疹性角膜炎疗效很差,对疱疹性角膜虹膜炎无效。长期应用可出现角膜混浊或染色小点。局部有瘙痒、疼痛、水肿,甚至睫毛脱落等症状。孕妇、肝病或造血功能不良者禁用或慎用。

曲氟尿苷

曲氟尿苷(trifluridine)为卤代嘧啶类核苷,在细胞内磷酸化成三磷酸曲氟尿苷活化形式,可掺入病毒的DNA分子从而抑制其合成,主要抑制HSV-1、HSV-2、牛痘病毒和某些腺病毒(adenovirus)。局部应用治疗眼部感染,是治疗疱疹性角膜结膜炎和上皮角膜炎应用最广泛的核苷类衍生物,通常对阿糖腺苷和碘苷治疗无效的感染仍有效。滴眼时可能引起浅表眼部刺激和出血。

四、抗流感病毒药

金刚乙胺和金刚烷胺

金刚乙胺(rimantadine)是金刚烷胺(amantadine)的α-甲基衍生物,均可特异性抑制A型流感病毒,大剂量也可抑制B型流感病毒、风疹和其他病毒。金刚乙胺抗A型流感病毒的作用优于金刚烷胺,抗病毒谱也较广。主要作用于病毒复制早期,通过防止A型流感病毒进入宿主细胞,干扰宿主细胞中A型流感病毒RNA脱壳和病毒核酸到宿主胞质的转移而发挥作用。主要用于预防A型流感病毒的感染。金刚烷胺尚具有抗震颤麻痹作用。金刚烷胺和金刚乙胺口服生物利用度较高,分别为75%和90%。在体内不被代谢,90%以原形经肾排泄。两药$t_{1/2}$约24小时。不良反应包括紧张、焦虑、失眠及注意力分散,有时老年患者可出现幻觉、癫痫。金刚乙胺脂溶性较低,不能通过血脑屏障,故中枢神经系统副作用较少。

奥斯他韦

磷酸奥斯他韦是奥斯他韦(oseltamivir,达菲)活性代谢产物的药物前体,奥斯他韦的活性代谢产物是强效的选择性流感病毒神经氨酸酶抑制剂。病毒神经氨酸酶活性对新形成的病毒颗粒从被感染细胞的释放和感染性病毒在人体内进一步传播是关键的。药物的活性代谢产物抑制A型和B型流感病毒的神经氨酸酶。体外在很低的毫微克分子浓度即有抑制效应。在体外观察到活性代谢产物抑制流感病毒生长,在体内也观察到其抑制流感病毒的复制和致病性。通过抑制病毒从被感染的细胞中释放,从而减少甲型或乙型流感病毒的传播。治疗流行性感冒,并且可以大大减少并发症(主要是气管与支气管炎、肺炎、咽炎等)的发生和抗生素的使用,因而是目前治疗流感的最常用药物之一,也是公认的抗禽流感、甲型H1N1病毒最有效的药物之一。最常见的不良反应是恶心和呕吐,呈一过性,常在首次服药时发生,其他不良反应还有腹泻、头晕、疲劳、鼻塞、咽痛和咳嗽,绝大多数不良反应可以耐受。

扎那米韦

扎那米韦(zanamivir)通过抑制流感病毒的神经氨酸酶,改变了流感病毒在感染细胞内的聚集和释放。体外试验发现,当药物浓度不断增加时,仍有流感病毒对扎那米韦的敏感性下降。

笔记

这与病毒突变引起神经氨酸酶及血细胞凝集素二者或其一的氨基酸发生改变有关。临床用于成年患者和12岁以上的青少年患者，治疗由A型和B型流感病毒引起的流感。对哮喘或慢性阻滞性肺疾病患者治疗无效，甚至可能引起危险。不良反应包括头痛、腹泻、恶心、呕吐、眩晕等。发生率低于2%，多为轻度反应。

五、抗肝炎病毒药物

病毒性肝炎是一种世界性常见病，西方国家以丙型肝炎为最多，我国主要流行乙型肝炎。

肝炎病毒感染是当今国际公认的治疗学难题，肝炎病毒被分为五型：甲、乙、丙、丁、戊以后，人们发现尚有10%~20%的临床上表现为病毒性肝炎的患者不能分型，尚待进一步研究。其中乙型(HBV)、丙型(HCV)和丁型(HDV)在急性感染后有80%以上会转为慢性，其中20%若持续感染有可能发展成肝硬化，其中的1%~5%转为肝癌，国际卫生组织已把乙型肝炎列为世界第九死因，故而国内外医药学家积极探索与开发抗病毒措施。

目前对病毒性肝炎的抗病毒治疗还未有特效药。急性肝炎一般无需使用抗病毒药物，尤其是甲型肝炎和戊型肝炎，两者都不会转为慢性，只需使用一般和对症治疗即可，对重型肝炎一般也不需要使用抗病毒药物，特别是干扰素，因它可加重病情。所以抗病毒治疗的主要对象仅为慢性病毒性肝炎和急性丙型肝炎。目前抗病毒药物只能达到抑制病毒的目的，绝大多数无根治作用。目前临床上多以干扰素和利巴韦林联合应用治疗慢性病毒性肝炎和急性丙型肝炎。

干 扰 素

干扰素是美国食品与药品管理局批准的第一个抗肝炎病毒药物，与利巴韦林联合应用较单用效果更好。目前临床上主要用聚乙二醇化干扰素(PEG-IFN)作为乙肝和丙肝治疗的基础药物。

拉 米 夫 定

拉米夫定除了用于HIV治疗外，也抑制HBV的复制，有效治疗慢性HBV感染，成为目前治疗HBV感染最有效的药物之一。

阿 德 福 韦

阿德福韦(adefovir Dipivoxil)是一种无环腺嘌呤核苷同系物。口服后被体内酯酶水解、释放出阿德福韦而起作用。阿德福韦在细胞内被磷酸激酶转化为具有抗病毒活性的二磷酸盐，通过对天然底物二脱氧腺苷三磷酸的竞争作用，抑制HBV DNA多聚酶(逆转录酶)，并吸收及渗入到病毒DNA，中止DNA链的延长，从而抑制HBV的复制。促进ALT复常、改善肝组织炎症、坏死和纤维化。阿德福韦二磷酸盐能迅速进入宿主细胞，乙肝病毒对本品不易产生耐药性，与拉米夫定无交叉耐药性。本品联合拉米夫定，对于拉米夫定耐药的慢性乙肝患者能有效抑制HBV DNA，促进ALT复常，且耐药率更低。适用于HBeAg和HBV DNA阳性、ALT增高的慢性乙肝患者，特别是对拉米夫定耐药的患者。

恩 替 卡 韦

恩替卡韦(entecavir)为鸟嘌呤核酸同系物，用于治疗慢性乙型肝炎患者。其在肝细胞内转化为三磷酸恩替卡韦，在细胞内的 $t_{1/2}$ 为15小时，对HBV DNA的聚合酶和逆转录酶有明显抑制作用，其抑制乙肝病毒的作用较拉米夫定强30~1000倍。连续服用2年或以上可增加HBeAg血清转换率和HBsAg消失。

笔记

Viruses of replication depends primarily on synthetic processes of the host cell. Consequently, effective antiviral agents must either block viral entry into or exit from the cell or be active inside the host cell. Most clinically useful antiviral agents exert their actions on viral replication, either at the stage of nucleic acid synthesis or the stage of late protein synthesis and processing.

Most of the drugs active against herpes viruses and against the human immunodeficiency virus (HIV) are antimetabolitcs, structurally similar to naturally occurring compounds. In order to interfere with viral nucleic acid synthesis or the late synthesis of viral protein. One of the recent treads in viral chemotherapy has been combination therapy. The strategy is similar to that of cancer chemotherapy, where treatment with combinations of drugs can result in greater effectiveness and prevent or delay the resistance.

第二节 抗真菌药

真菌感染一般分为两类：表浅部真菌感染和深部真菌感染。前者常由各种癣菌引起，主要侵犯皮肤、毛发、指（趾）甲、口腔或阴道黏膜等，发病率高。后者多由白色念珠菌和新型隐球菌引起，主要侵犯内脏器官和深部组织，病情严重，病死率高。近年来，深部真菌感染的发病率呈持续上升趋势，这与长期不合理应用广谱抗菌药物、免疫抑制剂、肾上腺皮质激素和细胞毒抗恶性肿瘤药物等有关。

抗真菌药物（antifungal agents）是指具有抑制或杀死真菌生长或繁殖的药物。根据化学结构的不同可分为：抗生素类（antibiotic）抗真菌药，如两性霉素 B；唑类（azole）抗真菌药，如酮康唑；丙烯胺类（allylamine）抗真菌药，如特比萘芬和嘧啶类（pyrimidine）抗真菌药如氟胞嘧啶等。

一、抗生素类抗真菌药

抗生素类抗真菌药包括多烯类（polyenes）抗生素如两性霉素 B、制霉素等抗生素和非多烯类抗生素如灰黄霉素，其中两性霉素 B 抗真菌活性最强，是唯一可用于治疗深部和皮下真菌感染的多烯类药物。其他多烯类只限于局部应用治疗浅表真菌感染。

两性霉素 B

两性霉素 B（amphotericin B，庐山霉素，fungilin）自 20 世纪 50 年代以来已成为治疗各种严重真菌感染的首选药之一。但因毒性较大，限制其广泛应用。两性霉素 B 的新剂型如脂质体剂型、脂质体复合物、胶样分散剂型等可提高其疗效，并降低其毒性。

【药理作用及机制】 两性霉素 B 几乎对所有真菌均有抗菌活性，为广谱抗真菌药。对新生隐球菌、白色念珠菌、芽生菌、荚膜组织胞浆菌、粗球孢子菌、孢子丝菌等有较强抑菌作用，高浓度时有杀菌作用。两性霉素 B 可选择性与真菌细胞膜中的麦角固醇结合，从而改变膜通透性，引起真菌细胞内小分子物质（如氨基酸、甘氨酸等）和电解质（特别是钾离子）外渗，导致真菌生长停止或死亡。由于细菌细胞膜不含固醇，故无抗细菌作用。哺乳动物红细胞、肾小管上皮细胞的胞浆膜含有固醇，故可致溶血、肾脏损害等毒性反应。但由于本品与真菌细胞膜上麦角固醇的亲和力大于对哺乳动物细胞膜固醇的亲和力，故对哺乳动物细胞的毒性相对较低。真菌很

笔记

少对本品产生耐药性。其耐药机制可能与真菌细胞膜中麦角固醇含量减少有关。

【体内过程】 口服生物利用度仅5%，肌内注射难吸收。90%~95%与血浆蛋白结合，不易进入脑脊液、玻璃体液和羊水。主要在肝脏代谢，代谢产物中约5%的原形药缓慢由尿中排出，停药数周后，仍可在尿中检出。

【临床应用】 静脉滴注用于治疗深部真菌感染。真菌性脑膜炎时，除静脉滴注外，还需鞘内注射。口服仅用于肠道真菌感染。局部应用治疗皮肤、指甲及黏膜等表浅部真菌感染。

【不良反应及注意事项】 两性霉素B不良反应较多，常见寒战、发热、头痛、呕吐、厌食、贫血、低血压、低血钾、低血镁、血栓性静脉炎、肝功能损害、肾功能损害等。如事先给予解热镇痛抗炎药、抗组胺药及糖皮质激素，可减少治疗初期寒战、发热反应的发生。应定期进行血尿常规、肝肾功能和心电图等检查以便及时调整剂量。

制霉素

制霉素（nystatin，制霉菌素，fungicidin，nilstat，mycostatin）为多烯类（polyenes）抗真菌药，抗真菌作用和机制与两性霉素B相似，对念珠菌属的抗菌活性较高，且不易产生耐药性。制霉素主要局部外用治疗皮肤、黏膜浅表真菌感染。口服吸收很少，仅适于肠道白色念珠菌感染。注射给药时制霉素毒性大，故不宜用做注射。局部应用时不良反应少见。口服后可引起暂时性恶心、呕吐、食欲不振、腹泻等胃肠道反应。

灰黄霉素

灰黄霉素（grifulvin，grisactin）为非多烯类抗生素。

【药理作用及机制】 杀灭或抑制各种皮肤癣菌如表皮癣菌属、小芽胞菌属和毛菌属，对生长旺盛的真菌起杀灭作用，而对静止状态的真菌只有抑制作用。对念珠菌属以及其他引起深部感染的真菌没有作用。灰黄霉素可沉积在皮肤、毛发及指（趾）甲的角蛋白前体细胞中，干扰侵入这些部位的敏感真菌的微管蛋白聚合成微管，抑制其有丝分裂。此外，作为鸟嘌呤的类似物，竞争性抑制鸟嘌呤进入DNA分子中，从而干扰真菌细胞DNA合成。

【体内过程】 口服吸收较少，微粒制剂或高脂肪饮食可增加吸收。吸收后广泛分布于深部各组织，皮肤、毛发、指（趾）甲、脂肪及肝脏等组织含量较高。主要在肝脏代谢，并以无活性去甲基化代谢产物从尿中排泄。$t_{1/2}$为24小时。灰黄霉素可诱导细胞色素P_{450}同工酶。

【临床应用】 主要用于各种皮肤癣菌的治疗。对头癣疗效较好，指（趾）甲癣疗效较差。因静止状态的真菌仅被抑制，病变痊愈有赖于角质的新生和受感染角质层的脱落，故治疗常需数周至数月。由于该药毒性反应较大，临床已少用。

【不良反应及注意事项】 常见有头痛、头晕等反应，恶心、呕吐等消化道反应，皮疹等皮肤反应以及白细胞减少等血液系统反应。动物实验中有致畸胎和致癌作用。

二、唑类抗真菌药

唑类（azoles）抗真菌药可分成咪唑类（imidazoles）和三唑类（triazoles）。咪唑类包括酮康唑、咪康唑、益康唑、克霉唑和联苯苄唑等，酮康唑等可作为治疗表浅部真菌感染首选药。三唑类包括伊曲康唑、氟康唑和伏立康唑等，可作为治疗深部真菌感染的首选药。

可干扰真菌细胞中麦角固醇的生物合成，使真菌细胞膜缺损，增加膜通透性，进而抑制真菌生长或使真菌死亡。麦角固醇是真菌细胞膜的一种重要成分，它与磷脂结合增加膜的稳定性，麦角固醇的缺乏及固醇生物合成前体的累积会导致真菌细胞膜破损。真菌细胞膜中麦角固醇的生物合成是以角鲨烯为起始物，在酶作用下环合成羊毛固醇，进而生成24-甲烯二氢羊毛固醇，此中间体在14-脱甲基酶作用下再经若干步骤催化合成麦角固醇。唑类抗真菌药则以其环

笔记

上的氮原子与 14- 脱甲基酶系统中细胞色素 P_{450} 的血红素铁结合，抑制了细胞色素 P_{450} 的功能，使 14- 脱甲基酶系失活，从而导致麦角固醇生物合成受阻和麦角固醇的合成前体 24- 甲烯二氢羊毛固醇累积，降低膜内脱氢酶活性，进而使饱和脂肪酸的含量增加，导致真菌细胞膜破损。与咪唑类相比，三唑类对人体细胞色素 P_{450} 的亲和力降低，而对真菌细胞色素 P_{450} 仍保持高亲和力，因此毒性较小，且抗菌活性更高，是目前抗真菌药中最有发展前途的一类。

酮康唑

酮康唑（ketoconazole）是第一个广谱口服抗真菌药，口服可有效地治疗深部、皮下及浅表真菌感染。亦可局部用药治疗表浅部真菌感染。酮康唑口服生物利用度个体差异较大，由于酮康唑是二碱化合物，溶解和吸收都需要足够的胃酸，故与食品、抗酸药或抑制胃酸分泌的药物同服可降低酮康唑的生物利用度。口服酮康唑不良反应较多，常见有恶心、呕吐等胃肠道反应，以及皮疹、头晕、嗜睡、畏光等，偶见肝毒性。极少数人发生内分泌异常，常表现为男性乳房发育，可能与本品抑制睾丸素和肾上腺皮质激素合成有关。

咪康唑和益康唑

咪康唑（miconazole，双氯苯咪唑，霉可唑）为广谱抗真菌药。口服时生物利用度很低。静脉注射给药不良反应较多。目前临床主要局部应用治疗阴道、皮肤或指甲的真菌感染。因皮肤和黏膜不易吸收，无明显不良反应。益康唑（econazole，氯苯咪唑）抗菌谱、抗菌活性和临床应用均与咪康唑相仿。

克霉唑

克霉唑（clotrimazole，三苯甲咪唑，canesten）为广谱抗真菌药。口服不易吸收，血药峰浓度较低，代谢产物大部分由胆汁排出，1% 由肾脏排泄。$t_{1/2}$ 均为 3.5~5.5 小时。局部用药治疗各种浅部真菌感染。

联苯苄唑

联苯苄唑（bifonazole）不仅抑制 24- 甲烯二氢羊毛固醇转化为脱甲基固醇，也抑制羟甲基戊二酰辅酶 A 转化为甲羟戊酸，从而双重阻断麦角固醇的合成，使抗菌活性明显强于其他咪唑类抗真菌药，具有广谱高效抗真菌活性。联苯苄唑在真皮内活性可持续 48 小时，10~30 分钟后在胞质中达有效浓度，且持续 100~120 小时。临床用于治疗皮肤癣菌感染。不良反应包括接触性皮炎、一过性轻度皮肤变红、烧灼感、瘙痒感、脱皮及龟裂。

伊曲康唑

伊曲康唑（itraconazole）抗真菌谱较酮康唑广，体内外抗真菌活性较酮康唑强 5~100 倍，可有效治疗深部、皮下及浅表真菌感染，已成为治疗罕见真菌如组织胞浆菌感染和芽生菌感染的首选药物。口服吸收良好，生物利用度约 55%。不良反应发生率低，主要为胃肠道反应、头痛、头晕、低血钾、高血压、水肿和皮肤瘙痒等。肝毒性明显低于酮康唑。由于不抑制雄激素合成，故也可避免酮康唑所导致的内分泌异常。

氟康唑

氟康唑（fluconazole）具有广谱抗真菌包括隐球菌属、念珠菌属和球孢子菌属等作用，体内抗真菌活性较酮康唑强 5~20 倍。是治疗艾滋病患者隐球菌性脑膜炎的首选药，与氟胞嘧啶合用可增强疗效。口服和静脉给药均有效。口服吸收良好，生物利用度为 95%。血浆蛋白结合率仅

笔记

11%。多次给药可进一步增高血药浓度，为单次给药的 2.5 倍。可分布到各组织和体液，对正常和炎症脑膜均具有强大穿透力，脑脊液药物高达血药浓度的 50%~60%。极少在肝脏代谢，尿中原形排泄可达给药量的 80% 以上，$t_{1/2}$ 为 35 小时，肾功能不良时可明显延长，故应减小剂量。不良反应发生率低，常见恶心、腹痛、腹泻、胃肠胀气、皮疹等。因氟康唑可能导致胎儿缺陷，禁用于孕妇。

伏立康唑

伏立康唑（voriconazole，UK-109496）为广谱抗真菌药，对多种条件性真菌和地方流行性真菌均具有抗菌活性，抗真菌活性为氟康唑的 10~500 倍，对多种耐氟康唑、两性霉素 B 的真菌深部感染有显著治疗作用。可口服和静脉给药，口服后生物利用度达 90%，血浆蛋白结合率为 60%，能分布到各种组织和体液内，在肝内代谢，主要以代谢产物从尿中排出，仅有 1% 以原药形式排出。不良反应主要为胃肠道反应，其发生率较氟康唑低，患者更易耐受。

卡泊芬净

卡泊芬净（caspofungin）为棘球白素抗真菌药，是葡聚糖合成酶抑制剂，能有效抑制 β-1，3-D-葡聚糖的合成，从而干扰真菌细胞壁的合成。本品有广谱抗真菌活性，对白色念珠菌、热带念珠菌、光滑念珠菌、克柔念珠菌等有良好的抗菌活性，对烟曲霉、黄曲霉、土曲霉和黑曲霉及除曲菌以外的几种丝状真菌和二形真菌也有抗菌活性。临床上主要用于治疗对其他治疗无效或不能耐受的侵袭性曲霉菌病。也可用于治疗念珠菌败血症、念珠菌感染所致腹腔脓肿、腹膜炎和腹腔感染和食管念珠菌病。

三、丙烯胺类抗真菌药

丙烯胺类抗真菌药包括萘替芬（naftifine）和特比萘芬（terbinafine），为鲨烯环氧酶的非竞争性、可逆性抑制剂，鲨烯环氧酶与鲨烯环化酶一起将鲨烯转化为羊毛固醇。在真菌细胞中，如果鲨烯不能转化为羊毛固醇，羊毛固醇向麦角固醇的转化也被阻断，继而影响真菌细胞膜的结构和功能。

特比萘芬

特比萘芬（terbinafine）是通过对萘替芬结构改造发现的活性更高、毒性更低和口服有效的丙烯胺类衍生物。对曲霉菌、镰孢和其他丝状真菌具有良好抗菌活性。口服吸收快速良好，在毛囊、毛发、皮肤和甲板等处长时间维持较高浓度。可以外用或口服治疗甲癣和其他一些浅表部真菌感染。对深部曲霉菌感染、侧孢感染、假丝酵母菌感染和肺隐球酵母菌感染并非很有效，但若与唑类药物或两性霉素 B 合用，可获良好结果。不良反应轻微，常见胃肠道反应，较少发生肝炎和皮疹。

四、嘧啶类抗真菌药

氟胞嘧啶

氟胞嘧啶（flucytosine，5- 氟胞嘧啶，5-fluorocytosine）是人工合成的广谱抗真菌药。氟胞嘧啶是通过胞嘧啶透性酶作用而进入敏感真菌的细胞内，在胞嘧啶脱氨酶的作用下，脱去氨基而形成抗代谢物 5- 氟尿嘧啶。后者再由尿苷 -5- 磷酸焦磷酸化酶转变为 5- 氟尿嘧啶脱氧核苷，抑制胸腺嘧啶核苷合成酶，阻断尿嘧啶脱氧核苷转变为胸腺嘧啶核苷，影响 DNA 的合成。另一方面 5- 氟尿嘧啶还能掺入真菌的 RNA，影响蛋白质合成。由于哺乳动物细胞内缺乏胞嘧啶脱氨酶，5-氟胞嘧啶不能转变为 5- 氟尿嘧啶，所以人体组织细胞代谢不受影响。主要用于隐球菌感染、念

笔记

珠菌感染和着色霉菌感染，疗效不如两性霉素B。由于易透过血脑屏障，对隐球菌性脑膜炎有较好疗效，但不主张单独应用，常与两性霉素B合用。

氟胞嘧啶口服吸收良好，生物利用度为82%。血浆蛋白结合率不到5%，广泛分布于深部体液中。口服2小时后血中浓度达高峰，90%通过肾小球滤过由尿中排出。$t_{1/2}$为3.5小时。在肾功能衰竭时$t_{1/2}$可延长至200小时。不良反应为恶心、呕吐、腹泻、皮疹、发热、转氨酶升高、黄疸、贫血、白细胞减少、血小板减少、尿素氮升高等。用药期间注意检查血象和肝、肾功能，如有异常立即停药，孕妇禁用。

An antifungal agent is a drug that selectively eliminates fungal pathogens from a host with minimal toxicity to the host. Four groups of drugs are emphasized:

- Antibiotic antifungal drugs: The polyene antifungal antibiotics include amphotericin B and nystatin which interact with sterols in the cell membrane (ergosterol in fungi, cholesterol in humans) to form channels through which small molecules leak from the inside of the fungal cell to the outside.
- Azole antifungal drugs: The azole antifungal agents have five-membered organic rings that contain either two or three nitrogen molecules (the imidazoles and the triazoles respectively). In general, the azole antifungal agents are thought to inhibit cytochrome P450-dependent enzymes involved in the biosynthesis of cell membrane sterols.
- Allylamine antifungal drugs: allylamines (naftifine, terbinafine) inhibit ergosterol bio-synthesis at the level of squalene epoxidase.
- Pyrimidine antifungal drugs: S-Fluorocytosine acts as an inhibitor of both DNA and RNA synthesis via the intracytoplasmic conversion of S-fluorocytosine to 5-fluorouracil.

With the advent of the azoles and polyenes, previously fatal fungal infections can now be treated. However, antifungal drug resistance has become an increasing problem with the development of a larger compendium of antifungal agents.

制剂及用法

盐酸金刚烷胺(amantadine hydrochloride) 成人早、晚各服1次，每次0.1g。儿童酌减，可连用3~5天，最多不超过10天。

碘苷(idoxuridine，疱疹净) 治疗疱疹性角膜炎：白天每小时滴眼1次，夜间每2小时1次，症状显著改善后，改为白天每两小时1次，夜间4小时1次。

阿昔洛韦(aciclovir，无环鸟苷) 成人口服每次200mg，每4小时1次，静滴每次5mg/kg，加入输液中，1小时滴完，每8小时1次，疗程7天。另用眼膏、霜剂供外用。

利巴韦林(ribavirin，病毒唑) 口服0.8~1.0g/d，分3~4次服用，肌注或静脉滴注每日10~15mg/kg，分两次给予，静滴宜缓慢。滴眼液为0.1%，滴鼻液为0.5%。

伐昔洛韦(valaciclovir) 成人口服每次300mg，2次/天。

阿糖腺苷(vidarabine) 静滴每日10mg/kg，用葡萄糖液配成0.04%浓度缓慢静滴。

拉米夫定(lamivudine) 成人口服每次100mg，1次/天。

齐多夫定(zidovudine) 成人口服每次200mg，每4小时1次。静滴每次50~200mg，3次/天。

阿德福韦(adefovir) 成人每日1次，口服10mg。肾功能不全患者按肌酐清除率调整。

笔记

恩替卡韦(entecavir) 成人为口服每次 0.5mg,每日 1 次。

两性霉素 B(amphotericin B) 静脉滴注时溶于 5% 葡萄糖液中,稀释为 0.1mg/ml,必要时可在滴注液中加入地塞米松。成人与儿童剂量均按体重计算。从每日 0.1mg/kg 开始,逐渐增至每日 1mg/kg 为止,可每日或隔日给药 1 次,药液宜避光缓慢滴入。鞘内注射:首次 0.1~0.2mg,渐增至每次 0.5~1.0mg,浓度不超过 0.3mg/ml,应与地塞米松合用。

制霉菌素(nystatin) 成人每次 50 万 ~100 万 U,4 次 / 天,儿童酌减。此外,尚有软膏、阴道栓剂、混悬剂供局部用。

灰黄霉素(griseofulvin) 成人 500~600mg/d,儿童每日 10~15mg/kg,分 2~4 次口服。滴丸(固体分散物)剂量减半,疗程 10~14 日。

克霉唑(clotrimazole) 成人每次 0.25~1.0g,3 次 / 天;儿童每日 20~60mg/kg,分 3 次服。软膏、栓剂、霜剂可供外用。

咪康唑(miconazole) 成人静脉点滴 200~400mg,每 8 小时 1 次,最大剂量不宜超过每日 30mg/kg 或 2g。药物稀释于生理盐水或 5% 葡萄糖液 200ml 中,于 30~60 分钟内静脉滴注。鞘内注射成人最大量每次为 20mg。

酮康唑(ketoconazole) 成人每次 200mg,1 次 / 天,必要时剂量可加大至每日每次 600mg。疗程根据真菌感染的性质而定,可达 5~6 个月以上。儿童 15kg 以下,每次 20mg,3 次 / 天;15~30kg,为每次 100mg,1 次 / 天。

氟康唑(fluconazole) 胶囊剂(或片剂),每粒 50、100、150mg,每日 1 次,每次 50 或 100mg,必要时 150 或 300mg/d。注射剂 100mg/50ml 静滴,100~200mg/d。

特比萘芬(terbinafine) 口服每次 250mg,1 次 / 天;或每次 125mg,2 次 / 天,具体疗程由医师决定。外用乳霜 1 次 / 天或 2 次 / 天。

氟胞嘧啶(flucytosine) 片剂,每片 260mg、500mg,每日 100~150mg/kg,分 3~4 次服,疗程自数周至数月。

卡泊芬净(caspofungin) 注射液,70mg/d,50mg/d,疗程根据病情调节,不得使用右旋糖的稀释液溶解。

(周黎明)

笔记

第四十五章　抗结核病药及抗麻风病药

第一节　抗结核病药

结核病(tuberculosis)是由结核分枝杆菌引起的慢性传染病,可侵及全身多个脏器,以肺部受累多见。结核病合理的化学药物治疗是控制疾病发展、复发及抑制结核杆菌耐药产生的关键。目前用于临床的抗结核病药种类很多,通常把疗效高、不良反应较少、患者较易耐受的称为一线(first-line)抗结核病药,包括异烟肼、利福平、乙胺丁醇、链霉素、吡嗪酰胺等;而将毒性较大、疗效较差,主要用于对一线抗结核药产生耐药性或用于与其他抗结核药配伍使用的称为二线(second-line)抗结核病药,包括对氨基水杨酸、氨硫脲、卡那霉素、阿米卡星、乙硫异烟胺、卷曲霉素、环丝氨酸等。此外,近几年又开发出一些疗效较好、毒副作用相对较小的新一代的抗结核药,如利福喷汀、利福定、司帕沙星、新大环内酯类等,在耐多药结核病(multiple drug resistance tuberculosis,MDR-TB)的治疗中起重要的作用。抗结核药的作用机制主要为:①阻碍细菌细胞壁合成的药物,如环丝氨酸、乙硫异烟胺;②干扰结核杆菌代谢的药物,如对氨基水杨酸钠;③抑制RNA 合成药,如利福平;④抑制结核杆菌蛋白合成药,如链霉素、卷曲霉素和紫霉素(viomycin);⑤多种作用机制共存或机制未明的药物,如异烟肼、乙胺丁醇。

一、一线抗结核病药

异　烟　肼

异烟肼(isoniazid,INH)又称雷米封(rimifon),是异烟酸的肼类衍生物,水溶性好且性质稳定。具有杀菌力强、不良反应少、可以口服且价格低廉的特点。

【抗菌作用及作用机制】 异烟肼对结核杆菌具有高度的选择性,对生长旺盛的活动期结核杆菌有强大的杀灭作用,是治疗活动性结核的首选药物。对静止期结核杆菌无杀灭作用而仅有抑菌作用,故清除药物后,结核杆菌可恢复正常的增殖活动。其作用强度与渗入到病灶部位的浓度有关,低浓度时有抑菌作用,高浓度时有杀菌作用,其最低抑菌浓度为 0.025~0.050mg/L。

异烟肼的作用机制至今尚未完全阐明,目前有以下几种观点:①抑制分枝菌酸(mycolic acid)的生物合成(分枝菌酸是结核杆菌细胞壁的重要成分),阻止分枝菌酸前体物质长链脂肪酸的延伸,使结核杆菌细胞壁合成受阻而导致细菌死亡。因分枝菌酸只存在于分枝杆菌中,因此异烟肼仅对结核杆菌具有高度特异性而对其他细菌无效。②抑制结核杆菌脱氧核糖核酸(DNA)的合成发挥抗菌作用。③异烟肼与对其敏感的分枝杆菌菌株中的一种酶结合,引起结核杆菌代谢紊乱而死亡。

结核杆菌耐药性机制尚未完全阐明,目前认为是由于过氧化氢酶 - 过氧化物酶突变,使其活性下降,抑制异烟肼向其活性代谢产物的转化;另有人认为是由于分枝菌酸生物合成的基因发生突变所致。异烟肼单独使用易产生耐药性,但停用一段时间后可恢复对药物的敏感性。异烟肼与其他抗结核药物间无交叉耐药性,故临床上常采取联合用药以增加疗效和延缓耐药性的发生。

【体内过程】 异烟肼口服或注射均易吸收,口服后 1~2 小时血浆浓度可达高峰,并迅速分布于全身体液和细胞液中,其中脑脊液、胸腹水、关节腔、肾、纤维化或干酪样病灶及淋巴结中含

笔记

量较高。异烟肼大部分在肝脏内乙酰化为无效的乙酰异烟肼和异烟酸，少部分以原形从尿中排出。异烟肼在体内的乙酰化过程是在肝脏中乙酰转移酶的作用下完成的。当机体内缺乏 N- 乙酰转移酶时，乙酰化过程受阻，异烟肼的代谢减慢，易致蓄积中毒。临床上依据体内异烟肼乙酰化速度的快慢将人群分为两种类型：快代谢型和慢代谢型，前者 $t_{1/2}$ 为 70 分钟左右，后者为 3 小时。若每日给药则代谢慢者不良反应相对重而多；若采用间歇给药方法，特别是每周一次给药，代谢快者疗效相对较差。故临床上应根据不同患者的代谢类型确定给药方案。遗传因素是影响异烟肼乙酰化速度的主要原因，表现为明显的种族差异。我国人群中快代谢型者约占 50%，慢代谢型者占 26%，中间型约占 24%。

【临床应用】异烟肼对各种类型的结核病患者均为首选药物。对早期轻症肺结核或预防用药时可单独使用，规范化治疗时必须联合使用其他抗结核病药，以防止或延缓耐药性的产生。对粟粒性结核和结核性脑膜炎应加大剂量，延长疗程，必要时注射给药。

【不良反应】

1. 神经系统 常见反应为周围神经炎，表现为手脚麻木、肌肉震颤和步态不稳等。大剂量可出现头痛、头晕、兴奋和视神经炎，严重时可导致中毒性脑病和精神病。此作用是由于异烟肼的结构与维生素 B_6 相似，使维生素 B_6 排泄增加而致体内缺乏所致。维生素 B_6 缺乏会使中枢 γ-氨基丁酸（GABA）减少，引起中枢过度兴奋，因此使用异烟肼时应注意及时补充维生素 B_6，预防不良反应的产生。癫痫患者同时应用异烟肼和苯妥英钠可引起过度镇静或运动失调，故癫痫及精神病患者慎用。

2. 肝脏毒性 异烟肼可损伤肝细胞，使转氨酶升高，少数患者可出现黄疸，严重时亦可出现肝小叶坏死。异烟肼导致肝损伤的机制目前尚不清楚，有人认为可能与异烟肼在肝脏的乙酰化代谢过程有关，故应定期检查肝功能。快代谢型患者对异烟肼敏感，故此型患者和肝功能不良者慎用。

3. 其他 可发生各种皮疹、发热、胃肠道反应、粒细胞减少、血小板减少和溶血性贫血，用药期间亦可能产生脉管炎及关节炎综合征。

异烟肼不良反应的产生与用药剂量及疗程有关，用药期间应密切注意及时调整剂量，以避免严重不良反应的发生。

【药物相互作用】

1. 异烟肼为肝药酶抑制剂，可使双香豆素类抗凝血药、苯妥英钠及交感胺的代谢减慢，血药浓度升高，合用时应调整剂量。

2. 饮酒和与利福平合用均可增加对肝的毒性作用。

3. 与肾上腺皮质激素合用，血药浓度降低。与肼屈嗪合用则毒性增加。

利 福 平

利福平（rifampicin）是利福霉素 SV（rifamycin SV）的人工半合成品，橘红色结晶粉末。

【抗菌作用】利福平抗菌谱广且作用强大，对静止期和繁殖期的细菌均有作用，能增加链霉素和异烟肼的抗菌活性。利福平不仅对结核杆菌及麻风杆菌有作用，亦可杀灭多种 G^+ 和 G^- 球菌如金黄色葡萄球菌、脑膜炎奈瑟菌等，对 G^- 杆菌如大肠埃希菌、变形杆菌、流感杆菌等也有抑制作用。利福平抗菌强度与其浓度有关，低浓度抑菌、高浓度杀菌，其疗效与异烟肼相当。抗菌机制为特异性与细菌依赖 DNA 的 RNA 多聚酶 β 亚单位结合，阻碍 mRNA 的合成，对人和动物细胞内的 RNA 多聚酶无影响。此外，利福平高浓度时对沙眼衣原体和某些病毒也有作用。利福平单独使用易产生耐药性，这与细菌的 RNA 多聚酶基因突变有关，但与其他抗生素无交叉耐药。

笔记

【体内过程】利福平口服容易吸收，24 小时血浆药物浓度达峰值，$t_{1/2}$ 为 1.5~5 小时。食物及对氨基水杨酸可减少其吸收，若两药合用，应间隔 8~12 小时。利福平穿透力强，体内分布广，包括脑脊液、胸腹水、结核空洞、痰液及胎盘。该药主要在肝脏代谢为去乙酰基利福平，其抗菌能力较弱仅为利福平的 1/10。利福平从胃肠道吸收以后，由胆汁排泄，进行肠肝循环。由于药物及代谢物呈橘红色，加之体内分布广，故其代谢物可使尿、粪、唾液、痰、泪液和汗液均呈橘红色。本药为肝药酶诱导剂，连续服用可缩短自身的 $t_{1/2}$。

【临床应用】

1. 利福平与其他抗结核药联合使用可治疗各种类型的结核病，包括初治及复发患者。与异烟肼合用治疗初发患者可降低结核性脑膜炎的病死率和后遗症的发生；与乙胺丁醇及吡嗪酰胺合用对复治患者产生良好的治疗效果。

2. 治疗麻风病和耐药金葡菌及其他敏感细菌所致感染。

3. 因利福平在胆汁中浓度较高，也可用于重症胆道感染。

4. 局部用药可用于沙眼、急性结膜炎及病毒性角膜炎的治疗。

【不良反应】

1. **胃肠道反应** 常见恶心、呕吐、腹痛、腹泻，一般不严重。

2. **肝脏毒性** 长期大量使用利福平可出现黄疸、肝肿大、肝功能减退等症状，严重时可致死亡。此种不良反应在慢性肝病患者、酒精中毒患者、老年患者或者使用异烟肼者发生率明显增加，其机制尚不清楚。故用药期间应定期复查肝功能，严重肝病、胆道阻塞患者禁用。

3. **"流感综合征"** 大剂量间隔使用时可诱发发热、寒战、头痛、肌肉酸痛等类似感冒的症状。其发生频率与剂量大小、间隔时间有明显关系，所以间隔给药方法现已不使用。

4. **其他** 个别患者出现皮疹、药热等重症反应。偶见疲乏、嗜睡、头晕和运动失调等。由于利福平是肝药酶强诱导剂，可使肾上腺皮质激素、口服避孕药、口服抗凝剂、洋地黄毒苷等药物的代谢加快，疗效降低，合并使用时应注意调整剂量。此外，动物实验证实该药有致畸作用，故禁用于妊娠早期妇女。

【药物的相互作用】 利福平是肝药酶诱导剂，可加速自身及许多药物的代谢，如洋地黄毒苷、奎尼丁、普萘洛尔、维拉帕米、巴比妥类药物、口服抗凝血药、氯贝特、美沙酮及磺酰脲类口服降血糖药、口服避孕药、糖皮质激素和茶碱等。利福平与这些药物合用注意调整剂量。

乙胺丁醇

乙胺丁醇(ethambutol)是人工合成的乙二胺衍生物。

【抗菌作用】 乙胺丁醇对繁殖期结核杆菌有较强的抑制作用。其作用机制为与二价金属离子，如 Mg^{2+} 络合，阻止菌体内亚精胺与 Mg^{2+} 结合，干扰细菌 RNA 的合成，起到抑制结核杆菌的作用。乙胺丁醇对其他细菌无效。单独使用可产生耐药性，降低疗效，因此常联合其他抗结核病药使用，目前无交叉耐药现象。临床主要用于对异烟肼和链霉素耐药或对对氨基水杨酸钠不能耐受的结核病患者的治疗，其有效浓度为 1~5μg/ml。

【体内过程】 口服吸收快，经 2~4 小时血浆浓度即可达峰值，并广泛分布于全身组织和体液，但脑脊液浓度较低。乙胺丁醇大部分以原形经肾排泄，少部分在肝脏内转化为醛及二羧酸衍生物由尿液排出，对肾脏有一定毒性，肾功能不良时应慎重使用。

【临床应用】 用于各型肺结核和肺外结核。与异烟肼和利福平合用治疗初治患者，与利福平和卷曲霉素合用治疗复治患者。特别适用于经链霉素和异烟肼治疗无效的患者。因其安全有效、不良反应发生率低、耐药性产生慢，目前已取代对氨基水杨酸钠成为一线抗结核药。

【不良反应】 乙胺丁醇在治疗剂量下一般较为安全，但连续大量使用 2~6 个月可产生严重的毒性反应，如球后视神经炎引起的弱视、红绿色盲和视野缩小。如及时停药并给予大剂量的维生素 B_6，有恢复的可能，故应定期检查视力。偶见胃肠道反应、过敏反应和高尿酸血症，因此

笔记

有痛风病者慎用。

链霉素

链霉素(streptomycin)是第一个有效的抗结核病药,在体内仅有抑菌作用,疗效不及异烟肼和利福平。穿透力弱,不易渗入细胞、纤维化、干酪化病灶,也不易透过血脑屏障和细胞膜,因此对结核性脑膜炎疗效最差。结核杆菌对链霉素易产生耐药性,且长期使用耳毒性发生率高,只能与其他药物联合使用,特别是重症肺结核几乎不用链霉素。抗菌机制、不良反应详见第四十一章。

吡嗪酰胺

吡嗪酰胺(pyrazinamide,PZA)口服易吸收,$t_{1/2}$为6小时。体内分布广,细胞内和脑脊液中浓度较高。大部分在肝脏水解成吡嗪酸,并羟化成为5-羟吡嗪酸,少部分原形药通过肾小球滤过由尿排出。吡嗪酰胺在酸性环境下对结核杆菌有较强的抑制和杀灭作用。吡嗪酰胺单独使用易产生耐药性,与其他抗结核病药无交叉耐药性,与异烟肼和利福平合用有协同作用,是联合用药的重要成分。

吡嗪酰胺长期、大量使用可发生严重的肝脏损害,出现转氨酶升高、黄疸甚至肝坏死。因此用药期间应定期检查肝功能,肝功能不良者慎用。此外尚能抑制尿酸盐排泄,诱发痛风。

二、二线抗结核病药

对氨基水杨酸钠

对氨基水杨酸钠(sodium para-aminosalicylate)为二线抗结核病药。口服吸收良好,2小时左右血浆浓度达峰值,$t_{1/2}$为1小时,可分布于全身组织和体液(脑脊液除外)。对氨基水杨酸钠主要在肝脏代谢,大部分转化成乙酰化物,从肾脏排出,肝、肾功能不良者慎用。对氨基水杨酸钠仅对细胞外的结核杆菌有抑菌作用,抗菌谱窄,疗效较一线抗结核药差。其作用机制不清,一般认为是由于对氨基水杨酸钠可竞争抑制二氢蝶酸合酶,阻止二氢叶酸的合成,从而使蛋白质合成受阻,抑制结核杆菌的繁殖。细菌对对氨基水杨酸钠亦可产生耐药性,但较链霉素轻。目前临床上,主要与异烟肼和链霉素联合使用,延缓耐药性产生,增加疗效。对氨基水杨酸钠不宜与利福平合用,因其可影响利福平的吸收。常见不良反应为胃肠道反应及过敏反应,长期大量使用可出现肝功能损害。对氨基水杨酸钠水溶液不稳定,见光可分解变色,故应用时应新鲜配制,并在避光条件下使用。

乙硫异烟胺

乙硫异烟胺(ethionamide)是异烟酸的衍生物。单用易发生耐药性。不良反应较多且发生率高,以胃肠道反应常见,表现为食欲不振、恶心、呕吐、腹痛和腹泻,患者难以耐受。故仅用于一线抗结核药治疗无效的患者,并且需联合使用其他抗结核药。孕妇和12岁以下儿童不宜使用。

卷曲霉素

卷曲霉素(capreomycin)是多肽类抗生素。抗菌机制是抑制细菌蛋白质合成。单用易产生耐药性,且与新霉素和卡那霉素有交叉耐药性。临床用于复治的结核患者。不良反应与链霉素相似,但较链霉素轻。

环丝氨酸

笔记

环丝氨酸(cycloserine)通过阻碍细菌细胞壁的合成对多种革兰阳性和阴性菌有抗菌作用,

抗结核作用弱于异烟肼和链霉素。其优点是不易产生耐药性和交叉耐药性。主要不良反应是神经系统毒性反应、胃肠道反应及发热。临床用于复治的耐药结核杆菌患者，并应与其他抗结核药联合使用。

三、新一代抗结核病药

利福定

利福定（rifandin）为我国首先应用于临床的人工合成利福霉素的衍生物，抗菌作用强大，抗菌谱广。其抗结核杆菌能力强于利福平，对麻风杆菌的抑制作用也优于利福平。其抗菌机制、耐药机制与利福平相同，不良反应与利福平相似。利福定与利福平有交叉耐药现象，故不适用于后者治疗无效患者。一般情况下利福定与异烟肼、乙胺丁醇等合用，可延缓耐药性的产生。但通过临床的观察发现，它的稳定性差，易改变晶形而失效，且复发率也较高，现已少用。

利福喷汀

利福喷汀（rifapentine）也是利福霉素的衍生物，抗菌强度为利福平的 7 倍。其特点为 $t_{1/2}$ 长，为 26 小时，每周只需给药两次。利福喷汀具有一定的抗艾滋病（AIDS）能力，应用前景较好。

司帕沙星

司帕沙星（sparfloxacin）为第三代氟喹诺酮类的代表药物，抗菌谱广，对 G^+、G^-、厌氧菌、支原体、衣原体、分枝杆菌均有较强的杀灭作用。抗菌机制为抑制细菌 DNA 回旋酶。对于有多种耐药性的菌株均有效，被认为是一类有发展前景的新型抗结核病药。其严重不良反应为光敏反应，宜慎用。

罗红霉素

罗红霉素（roxithromycin，RXM）新大环内酯类均有抗结核杆菌作用，罗红霉素是其中抗结核杆菌作用最强的一个，与异烟肼或利福平合用，有协同作用，详见第四十章。

四、抗结核药的应用原则

抗结核化学药物的治疗是治疗结核病的主要手段。合理应用化疗药物，能提高药物疗效，降低不良反应。合理化疗是指早期、适量、联合、规律及全程用药。

1. **早期用药** 是指患者一旦确诊为结核病后立即给药治疗。早期活动性病灶处于渗出阶段，病灶内结核杆菌生长旺盛，对抗结核药敏感，细菌易被抑制或杀灭。此外患病初期机体抵抗力较强，局部病灶血运丰富，药物浓度高，能促进炎症吸收、痰菌转阴，从而获得满意疗效。而晚期由于病灶的纤维化、干酪化或空洞形成，病灶内血液循环不良，药物渗透差，疗效不佳。

2. **联合用药** 是指根据不同病情和抗结核药的作用特点联合两种或两种以上药物以增强疗效，并可避免严重的不良反应和延缓耐药性的产生。临床通常根据病情的严重程度采取二联、三联甚至四联的用药方案，通常轻症肺结核选用异烟肼和利福平联合应用，重症则采取四联或更多抗结核药联合应用。

3. **适量** 是指用药剂量要适当。药量不足，组织内药物难以达到有效浓度，且亦诱发细菌产生耐药性使治疗失败；药物剂量过大则易产生严重不良反应而使治疗难以继续。

4. **坚持全程规律用药** 结核病的治疗必须做到有规律长期用药，不能随意改变药物剂量或改变药物品种，否则难以治疗成功。结核病是一种容易复发的疾病，过早地停药，会使已被抑制的细菌再度繁殖或迁延，导致治疗失败。所以，规律全程用药，不过早停药是化疗成功的关键。

笔记

轻症肺结核应持续治疗 9~12 个月，中度及重度肺结核持续治疗 18~24 个月，或根据患者的病情调整用药方案。

第二节 抗麻风病药

麻风杆菌属分枝菌，砜类（sulfones）化合物是目前临床最重要的抗麻风病药，常用有氨苯砜（dapsone，DDS）、苯丙砜（solasulfone）和醋氨苯砜（acedapsone）。

氨苯砜

【作用与应用】 氨苯砜（dapsone，DDS）是治疗麻风的首选药物，抗菌谱与磺胺类药相似。由于其抗麻风杆菌作用可被 PABA 拮抗，因此有人认为其抗菌机制可能与磺胺相同。氨苯砜单用易产生耐药性，与利福平联合使用可延缓耐药性的产生。治疗时以小剂量开始直至最适剂量为止，一般用药 3~6 个月症状开始有所改善，细菌完全消失至少需 1~3 年时间，因此在治疗过程中不应随意减少剂量或过早停药。

【体内过程】 口服吸收缓慢而完全，4~8 小时血药浓度可达峰值。氨苯砜吸收进入体内后广泛分布于全身组织和体液，肝和肾中浓度最高，其次为皮肤和肌肉。此外病变皮肤中的药物浓度又较正常皮肤高。药物在小肠吸收后通过肝肠循环重吸收回血液，故在血液中存留时间较长，$t_{1/2}$ 为 10~50 小时，宜采用周期性间隔给药方案，以免发生蓄积中毒。氨苯砜可经胆汁排泄，亦可在肝脏内乙酰化后从尿中排出。

【不良反应】 氨苯砜较常见的不良反应是溶血性贫血和发绀，葡萄糖-6-磷酸脱氢酶（G-6-PD）缺乏者较易发生，其次为高铁血红蛋白血症。口服氨苯砜可出现胃肠道反应、头痛及周围神经病变、药热、皮疹、血尿等。对肝脏亦有一定毒性，应定期检查血象及肝功能。此外，治疗早期或药物增量过快可引起“砜综合征”，表现为发热、不适、剥脱性皮炎、黄疸伴肝坏死、淋巴结肿大、贫血等。严重贫血、G-6-PD 缺乏、肝肾功能不良，过敏者及精神病患者禁用。

其他药物

氯法齐明（clofazimine，氯苯吩嗪） 对麻风杆菌有抑制作用，与氨苯砜或利福平合用治疗各型麻风病。主要不良反应是使皮肤及代谢物成红棕色。

巯苯咪唑（mercaptopheny limidazole，麻风宁） 是新型抗麻风药，疗效较砜类好。其优点是疗程短，毒性小，不易蓄积，患者易于接受。亦可产生耐药性，不良反应为局限性皮肤瘙痒和诱发“砜综合征”。巯苯咪唑适用于治疗各型麻风病及砜类药物过敏者。

利福平杀灭麻风杆菌作用较氨苯砜快，毒性小，一般作为与氨苯砜联合应用的药物使用。

大环内酯类药物如罗红霉素、克拉霉素亦具有抗麻风杆菌作用，且不良反应轻，患者容易接受。

Antituberculosis drugs

- **Isoniazid** kills actively growing mycobacteria in vivo and in vitro. It has low toxicity. ‘Slow acetylators’ respond well, and pyridoxine deficiency increases risk of neurotoxicity. No cross-resistance with other agents.
- **Rifampicin** inhibits mycobacterial RNA-polymerase. Given orally, it penetrates CSF and induces hepatic drug-metabolizing enzymes. Resistance can be developed rapidly, but no cross-resistance.

笔记

- **Pyrazinamide** is tuberculostatic against intracellular mycobacteria by an unknown mechanism. Resistance can be developed rapidly, but no cross-resistance.
- **Ethambutol** inhibits growth of mycobacteria by unknown mechanism. Unwanted effects are optic neuritis. Resistance can emerge rapidly.

New antituberculosis drugs include rifapentine, rifandin, and sparfloxacin. They all have relatively low toxicity .

Anti-leprosy drugs

- **Dapsone** is sulphonamide-like and may inhibit folate synthesis. Given orally. Unwanted effects are fairly frequent and sometimes are serious.
- **Clofazimine** is given orally and combined with other anti-leprosy drugs. Unwanted effects are red skin and urine .

制剂及用法

异烟肼(isoniazid) 300~400mg/d，分1~3次服用。粟粒性结核、结核性脑膜炎等重症结核应增加剂量至600mg/d，分3次服用。儿童用量为10~20mg/(kg·d)。可做肌内注射或用5%葡萄糖或生理盐水稀释至0.1%静脉注射(如用于治疗结核性脑膜炎等)，注射剂量视病情而定。

利福平(rifampicin) 450~600mg/d，清晨空腹顿服。儿童用量为20mg/(kg·d)。眼部疾病可采用局部给药。

利福定(rifandin) 150~200mg/d，清晨空腹口服。儿童用量为3~4mg/(kg·d)。

利福喷汀(rifapetine) 每次600mg，1~2次/周。疗程6~9个月。

乙胺丁醇(ethambutol) 初治病例15mg/(kg·d)，1次或分2~3次口服。复治病例25mg/(kg·d)，两个月后减为15mg/(kg·d)。

链霉素(streptomycin) 重症结核：0.75~1.0g/d，分两次肌内注射；轻症结核：1.0g/d，每周2~3次。儿童20~40mg/kg，最多不超过1.0g/d。现已少用。

吡嗪酰胺(pyrazinamide，PZA) 0.75~1.5g/d，分3次服用。

对氨基水杨酸钠(sodium para-aminosalicylate) 8~12g/d，分4次服用。重症或口服不能耐受者，可静脉滴注。注射液应新鲜配制，避光条件下2小时内滴完。

乙硫异烟胺(ethionamide) 开始0.6g/d，分3次饭后或睡前顿服，逐渐增量至0.8~1g/d。

卷曲霉素(capreomycin) 成人深部肌内注射0.75~1g/d，分2次注射，连续应用两个月到4个月后改为2~3次/周。

氨苯砜(dapsone，DDS) 12.5~100mg/d，1次服用，从小剂量开始，每周服药6天，连服3个月，停药两周。

氯法齐明(clofazimine，氯苯吩嗪) 开始300mg/d，分3次服用。随后根据反应逐渐减量至100mg/d。

巯苯咪唑(mercaptophenylimidazole，麻风宁) 25mg/d，4~6周内增至100mg/d，每周服药6天，连服3个月，停药一周。

(乔国芬)

笔记

第四十六章　抗寄生虫药

第一节　抗　疟　药

疟疾是由疟原虫引起的雌性按蚊叮咬传播的寄生虫性传染病。临床以间歇性寒战、高热、继之大汗后缓解为特点。间日疟、卵形疟常复发，恶性疟发病急且症状严重，可短时期内引起贫血和多器官损害。抗疟药(antimalarial drugs)是防治疟疾的重要手段。

Classification of Antimalarial Agents

- Drugs used to treat the attack of malaria act on the parasites in the blood, e.g. chloroquine, quinine, mefloquine and artemisimin.
- Drugs used for causal prophylactics to prevent malarial attacks when in a malarious area act on merozoites, e.g. pyrimethamine.
- Drugs used to prevent relapse for radical cure are active against parasites in the liver, e.g. primaquine.
- Drugs act on gametocytes and prevent transmission by the mosquito e.g. primaquine and pyrimethamine.

一、疟原虫的生活史及疟疾的发病机制

寄生于人体的疟原虫有4种，即间日疟原虫、三日疟原虫、恶性疟原虫和卵形疟原虫，分别引起间日疟、三日疟、恶性疟和卵形疟。三日疟原虫少见，卵形疟原虫罕见。4种疟原虫的生活史基本相同，可分为人体内的发育阶段和雌性按蚊体内的发育阶段(图46-1)。抗疟药可作用于疟原虫生活史不同环节，用以治疗或预防疟疾。

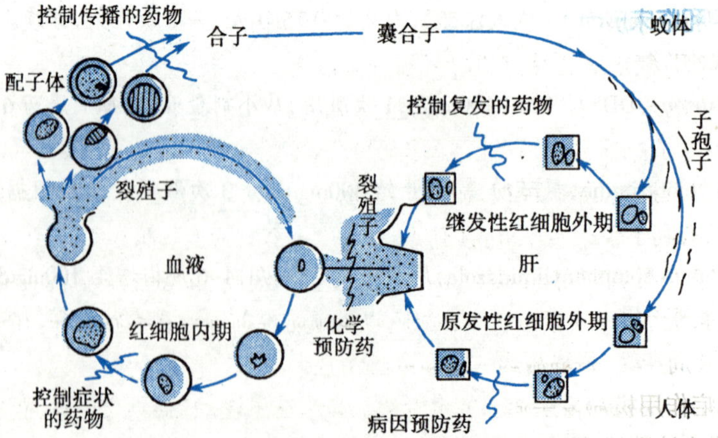

图46-1　疟原虫生活史和各类抗疟药的作用部位

笔记

1. 人体内的发育 分为肝细胞内发育和红细胞内发育两个阶段。

(1) 红细胞外期：受感染的雌性按蚊刺吸人血时，子孢子随唾液进入人体，随血流侵入肝细胞发育、裂体增殖，形成可产生数以万计裂殖子的裂殖体。此期无临床症状，为疟疾的潜伏期，一般为10~14天。

间日疟原虫和卵形疟原虫有一部分子孢子侵入肝脏后，可进入数月或年余的休眠期称为休眠子，可再被激活，成为良性疟治疗后复发的根源。恶性疟原虫和三日疟原虫无休眠子，无此类型的复发现象。

(2) 红细胞内期：红细胞外期的裂殖子胀破肝细胞释出，进入血流侵入红细胞，经滋养体发育成裂殖体，并破坏红细胞，释放裂殖子、疟色素及其他代谢产物，刺激机体引起寒战、高热等症状，即疟疾发作。释放出的裂殖子可再侵入其他正常红细胞，如此反复循环，可引起临床症状反复发作。临床症状发作的间隔时间：间日疟约48小时，恶性疟36~48小时，三日疟约72小时。

2. 按蚊体内的发育 按蚊在刺吸疟原虫感染者血液时，红细胞内发育的各期疟原虫随血液入蚊胃，仅雌、雄配子体能继续发育，两者结合成合子，进一步发育产生子孢子，移行至唾液腺内，成为感染人的直接传染源。

二、抗疟药的分类

1. 主要用于控制症状的药物 代表药为氯喹、奎宁、甲氟喹、青蒿素等，均能杀灭红细胞内期裂殖体，控制症状发作和预防性抑制疟疾症状发作。

2. 主要用于控制远期复发和传播的药物 代表药为伯氨喹，能杀灭肝脏中休眠子，控制疟疾的复发；并能杀灭各种疟原虫的配子体，控制疟疾传播。

3. 主要用于病因预防的药物 代表药为乙胺嘧啶，能杀灭红细胞外期的子孢子，发挥病因性预防作用。

三、常见的抗疟药

（一）主要用于控制症状的药物

氯 喹

氯喹(chloroquine)是人工合成的4-氨基喹啉类衍生物。

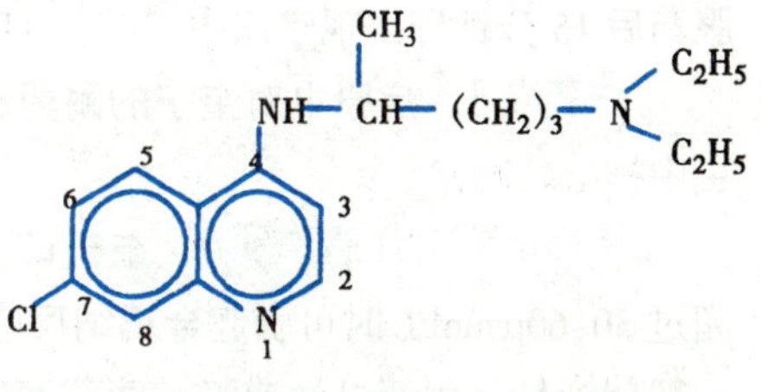

【药理作用和临床应用】

(1) 抗疟作用：氯喹对各种疟原虫的红细胞内期裂殖体均有较强的杀灭作用，能迅速有效地控制疟疾的临床发作；但对子孢子、休眠子和配子体无效，不能用于病因预防以及控制远期复发和传播。氯喹具有在红细胞内尤其是被疟原虫入侵的红细胞内浓集的特点，有利于杀灭疟原虫，具有起效快、疗效高的特点。通常用药后24~48小时内临床症状消退，48~72小时血中疟原虫消失。药物大量分布于肝、肺等内脏组织，缓慢释放入血，加之在体内代谢与排泄缓慢，故作用持久。氯喹也能预防性抑制疟疾症状发作，在进入疫区前1周和离开疫区后4周期间，每周服药一次即可。

氯喹的抗疟作用机制复杂尚未完全阐明。氯喹在中性pH时不带电荷，能自由进入疟原虫的溶酶体；而进入溶酶体后，其酸性pH环境使氯喹发生质子化，不能再穿透出胞膜，因而浓集于疟原虫内。氯喹在高浓度时，可以抑制蛋白、RNA和DNA的合成，但这些效应不太可能涉及其抗疟作用。氯喹的抗疟作用主要是通过抑制疟原虫对血红蛋白的消化，作用于血红素的处置，

笔记

减少疟原虫生存必需氨基酸的供应。氯喹也能抑制血红素聚合酶活性，使有毒的血红素转化为疟色素受阻，从而减少对人体伤害。

(2) 抗肠道外阿米巴病作用：氯喹在肝脏中的浓度高，能杀灭阿米巴滋养体。可用于治疗阿米巴肝脓肿，详见本章第二节。

(3) 免疫抑制作用：大剂量氯喹能抑制免疫反应，偶尔用于类风湿性关节炎、系统性红斑狼疮等免疫功能紊乱性疾病。

【体内过程】 口服吸收快而完全，血药浓度达峰时间为 1~2 小时，抗酸药可干扰其吸收。血浆蛋白结合率为 55%；分布广泛，在肝、脾、肾、肺中的浓度高于血浆浓度达 200~700 倍。在红细胞中的浓度为血浆内浓度的 10~20 倍，被疟原虫侵入的红细胞内的氯喹浓度，比正常的高约 25 倍。在肝脏代谢，其主要代谢产物去乙基氯喹，仍有抗疟作用。70% 原形药物及 30% 代谢产物从尿中排出，酸化尿液可促进其排泄。$t_{1/2}$ 为 50 小时，后遗效应持续数周或数月。

【耐药性】 世界大部分地区的恶性疟原虫对氯喹产生耐药性。耐药机制为细胞的多药耐药运载体 P- 糖蛋白的表达增加，药物从疟原虫小囊泡中的主动外排增多。氯喹对间日疟原虫的耐药也在世界很多地区有逐渐发展的趋势。

【不良反应与注意事项】 氯喹用于预防用途时，不良反应罕见。当稍大剂量用于治疗疟疾急性发作时，不良反应偶尔发生，包括恶心、呕吐、头晕、目眩以及荨麻疹等，停药后多可自行消失。大剂量应用时可导致视网膜病，应定期进行眼科检查。大剂量或快速静脉给药时，可致低血压；给药剂量过大可发生致死性心律失常。目前认为孕妇使用氯喹是安全的。

奎 宁

奎宁(quinine)为奎尼丁的左旋体，是从金鸡纳树皮中提取的一种生物碱。

【药理作用和临床应用】 本药对各种疟原虫的红细胞内期裂殖体均有杀灭作用，能有效控制临床症状；对红细胞外期疟原虫和恶性疟的配子体无明显作用。其抗疟机制和氯喹相似，与抑制血红素聚合酶有关，但在疟原虫中浓集不及氯喹。由于氯喹耐药性的出现和蔓延，奎宁成为治疗恶性疟的主要化学药物。奎宁有减弱心肌收缩力、兴奋子宫平滑肌、轻度的阻断神经肌肉接头和微弱的解热镇痛作用。

【体内过程】 口服吸收迅速完全。蛋白结合率约 70%。吸收后分布于全身组织，以肝脏浓度最高，$t_{1/2}$ 为 8.5 小时。奎宁于肝中被氧化分解，迅速失效，其代谢物及少量原形药经肾排出，服药后 15 分钟即出现于尿中，24 小时后几乎全部排出，故奎宁无蓄积性。

【耐药性】 疟原虫对奎宁的耐药和氯喹相似，通过增加 P- 糖蛋白的表达，促使药物从疟原虫中排出。

【不良反应与注意事项】 奎宁口服味苦，刺激胃黏膜，引起恶心呕吐，顺应性差。血浆浓度超过 30~60μmol/L 时可引起金鸡纳反应(cinchonism)，表现为恶心、头痛、耳鸣、视力减退等，停药一般能恢复。用药过量或静脉滴注速度过快时，可致低血压、心律失常和严重的中枢神经系统紊乱如谵妄和昏迷。因而，奎宁静脉滴注时应慢速，并密切观察患者心脏和血压变化。

奎宁可刺激胰岛素释放，疟原虫可消耗葡萄糖，严重恶性疟患者可发生低血糖反应甚至昏迷。应与脑型疟昏迷和低血糖昏迷相鉴别。

奎宁用于治疗疟疾时很少发生急性溶血性贫血伴有肾衰竭(黑尿热)。

奎宁对妊娠子宫有兴奋作用，故孕妇忌用，月经期慎用。

其他罕见的不良反应有：血恶液质(尤其血小板减少)和超敏反应。

甲 氟 喹

甲氟喹(mefloquine)是由奎宁经结构改造而获得的 4- 喹啉 - 甲醇衍生物。

笔记

甲氟喹对间日疟原虫和恶性疟原虫的红细胞内期裂殖体有杀灭作用。用于控制症状，起效较慢。主要用于耐氯喹或对多种药物耐药的恶性疟，常与乙胺嘧啶合用可增强疗效、延缓耐药性的发生。该药的半衰期较长（约 30 天），用于症状的抑制性预防，每两周用药一次。一些地区尤其是东南亚已出现抗甲氟喹的恶性疟原虫株。甲氟喹用于控制急性发作时，半数患者发生胃肠道反应。可出现一过性中枢神经精神系统毒性，如眩晕、烦躁不安和失眠等，很少引起严重的神经精神系统的反应。孕妇、两岁以下幼儿和神经精神病史者禁用。

咯 萘 啶

咯萘啶（malaridine）是苯并萘啶的衍生物，为我国研制的一种抗疟药。对红细胞内期疟原虫有杀灭作用，对耐氯喹的恶性疟也有效。可用于治疗各种类型的疟疾，包括脑型疟。治疗剂量时不良反应轻微而少见，表现为食欲减退、恶心、头痛、头晕、皮疹和精神兴奋等。

青 蒿 素

青蒿素（artemisinin）是从黄花蒿及其变种大头黄花蒿中提取的一种倍半萜内酯类过氧化物。是我国科技工作者根据"青蒿截疟"的记载而发掘出的新型抗疟药。由于对耐药疟原虫有效，受到国内外广泛重视。

【药理作用和临床应用】 青蒿素对各种疟原虫红细胞内期裂殖体有快速的杀灭作用，48 小时内疟原虫从血中消失；对红细胞外期疟原虫无效。青蒿素抗疟作用机制尚未完全阐明，可能是血红素或 Fe^{2+} 催化青蒿素形成自由基破坏疟原虫表膜和线粒体结构，导致疟原虫死亡。主要用于治疗对耐氯喹或多药耐药的恶性疟。因可透过血脑屏障，对脑性疟的抢救有较好效果。

【体内过程】 口服迅速吸收，0.5~1 小时后血药浓度达高峰，在红细胞内的浓度低于血浆中的浓度。该药为脂溶性物质，可透过血脑屏障进入脑组织。主要从肾及肠道排出，24 小时可排出 84%，72 小时仅少量残留。由于代谢与排泄均快，维持有效血药浓度时间短，难以杀灭疟原虫达到根治效果，停药后复发率较高。

【耐药性】 目前已发现疟原虫对仅含青蒿素的抗疟药物产生耐药，而复方青蒿素制剂对治愈疟疾的有效率约为 95%，并且疟原虫产生耐药的可能性极小。

【不良反应与注意事项】 不良反应罕见，已报道的有：一过性心脏传导阻滞、血白细胞减少和短暂的发热。青蒿素治疗疟疾有一定的复发率，可与伯氨喹合用。青蒿素与奎宁合用抗疟作用相加，与甲氟喹合用为协同作用，与氯喹或乙胺嘧啶则表现为拮抗作用。

蒿甲醚和青蒿琥酯

蒿甲醚（artemether）是青蒿素的脂溶性衍生物，而青蒿琥酯（artesunate）是青蒿素的水溶性衍生物。前者溶解度大，可制成油针剂注射给药。后者可经口、静脉、肌肉、直肠等多种途径给药。两药抗疟作用机制同青蒿素，抗疟效果强于青蒿素，可用于治疗对耐氯喹的恶性疟以及危急病例的抢救。

双氢青蒿素

双氢青蒿素（dihydroartemisinin）为上述 3 种青蒿素及其衍生物的有效代谢产物。近年来已将其发展为抗疟药。治疗有效率为 100%，复发率约为 2%。不良反应少，少数病例出现皮疹、一过性的网织红细胞下降。

笔记

(二) 主要用于控制复发和传播的药物

伯氨喹

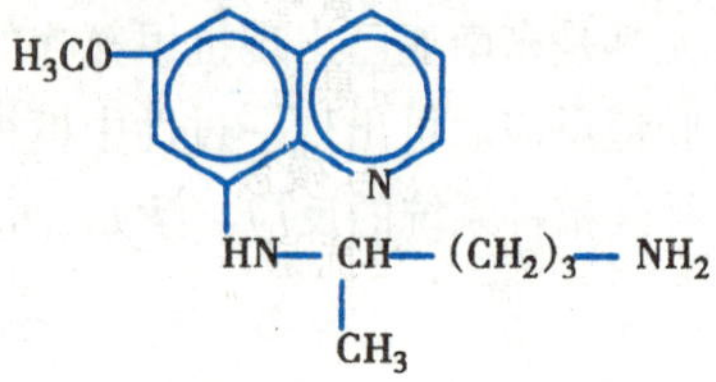

伯氨喹(primaquine)是人工合成的8-氨基喹啉类衍生物。

【药理作用和临床应用】 伯氨喹对间日疟和卵形疟肝脏中的休眠子有较强的杀灭作用,是防治疟疾远期复发的主要药物。与红细胞内期抗疟药合用,能根治良性疟,减少耐药性的产生。能杀灭各种疟原虫的配子体,阻止疟疾传播。对红细胞内期的疟原虫无效。伯氨喹抗疟原虫作用的机制可能是其损伤线粒体以及代谢产物6-羟衍生物促进氧自由基生成或阻碍疟原虫电子传递而发挥作用。尽管有对伯氨喹敏感性下降的间日疟原虫株出现的报道,但对伯氨喹的耐药是很罕见的。

【体内过程】 伯氨喹口服吸收快,2小时内血药浓度达高峰,分布广泛,以肝中浓度较高。药物在体内代谢完全,代谢产物由尿中排出,$t_{1/2}$为3~6小时。有效血药浓度维持时间短,需每天给药。

【不良反应与注意事项】 治疗剂量的伯氨喹不良反应较少,可引起剂量依赖性的胃肠道反应,停药后可恢复。大剂量(60~240mg/d)时,可致高铁血红蛋白血症伴有发绀。红细胞内缺乏葡萄糖6-磷酸脱氢酶(G-6-PD)的个体可发生急性溶血。服用伯氨喹前,应仔细询问有关病史并检测G-6-PD脱氢酶的活性。

(三) 主要用于病因性预防的药物

乙胺嘧啶

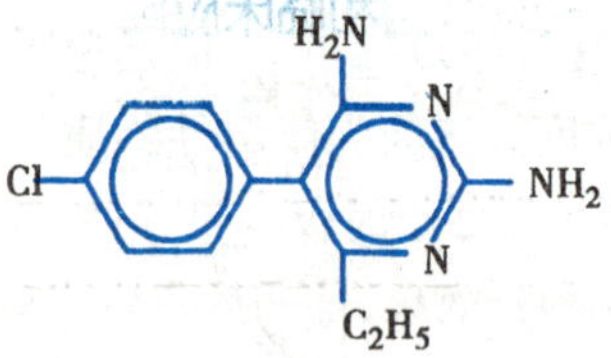

【药理作用和临床应用】 乙胺嘧啶(pyrimethamine)为二氢叶酸还原酶抑制药,阻止二氢叶酸转变为四氢叶酸,阻碍核酸的合成,对疟原虫酶的亲和力远大于对人体的酶,从而抑制疟原虫的增殖,对已发育成熟的裂殖体则无效,常需在用药后第二个无性增殖期才能发挥作用,故控制临床症状起效缓慢。常用于病因性预防,作用持久,一周服药一次。乙胺嘧啶常与磺胺类或砜类药物合用,在叶酸代谢的两个环节上起双重阻抑作用。乙胺嘧啶不能直接杀灭配子体,但含药血液随配子体被按蚊吸食后,能阻止疟原虫在蚊体内的发育产生配子体,起阻断传播的作用。

【体内过程】 口服吸收慢而完全,4~6小时血药浓度达峰值,$t_{1/2}$为80~95小时,服药一次有效血药浓度可维持约两周。代谢物从尿排泄。

【不良反应与注意事项】 治疗剂量毒性小。长期大剂量服用可能干扰人体叶酸代谢,引起巨细胞性贫血、粒细胞减少,及时停药或用甲酰四氢叶酸治疗可恢复。乙胺嘧啶过量引起急性中毒,表现为恶心、呕吐、发热、发绀、惊厥,甚至死亡。严重肝肾功能损伤患者应慎用,孕妇禁用。

磺胺类和砜类

磺胺类和砜类与PABA竞争二氢蝶酸合酶,抑制疟原虫二氢蝶酸的合成。主要用于耐氯喹的恶性疟,单用时疗效差,仅抑制红细胞内期疟原虫,对红细胞外期无效。与乙胺嘧啶或TMP等二氢叶酸还原酶抑制剂合用,可增强疗效。常用药为磺胺多辛和氨苯砜。

(四) 抗疟药的合理应用

(1) 抗疟药的选择:①控制症状:对氯喹敏感疟原虫选用氯喹;②脑型疟:选用磷酸氯喹、二盐酸奎宁、青蒿素类注射给药以提高脑内药物浓度;③耐氯喹的恶性疟:选用奎宁、甲氟喹、青蒿

笔记

素类；④休止期：乙胺嘧啶和伯氨喹合用；⑤预防用药：乙胺嘧啶预防发作和阻止传播，氯喹能预防性抑制症状发作。

(2) 联合用药：现有抗疟药尚无一种对疟原虫生活史的各个环节都有杀灭作用，因此宜联合用药。氯喹与伯氨喹合用于发作期的治疗，既控制症状，又防止复发和传播。乙胺嘧啶与伯氨喹合用于休止期患者，可防止复发。不同作用机制的药物联合应用，可增强疗效，减少耐药性发生，如乙胺嘧啶与磺胺可协同阻止叶酸合成，对耐氯喹的恶性疟使用青蒿素与甲氟喹或咯萘啶联合治疗。有些抗疟药则表现为拮抗作用，如青蒿素和氯喹或乙胺嘧啶合用会影响药效。

第二节　抗阿米巴病药及抗滴虫病药

一、抗阿米巴病药

阿米巴病是由阿米巴的包囊引起的肠道内和肠道外感染。阿米巴包囊在消化道发育成滋养体，通过其膜上的凝集素附着结肠上皮细胞。滋养体可溶解宿主细胞，侵袭黏膜下层组织，引起肠阿米巴病，表现为痢疾样症状或慢性肠道感染；也可随血流侵入肝脏或其他部位，引起肠道外阿米巴病，表现为各脏器的脓肿，以阿米巴肝脓肿和肺脓肿最常见。部分被感染者即包囊携带者，无症状发生，但包囊可随粪便排出体外，成为阿米巴病的传染源。包囊在外界潮湿环境中可存活一周。目前的治疗药物主要有甲硝唑、二氯尼特等。

甲硝唑

甲硝唑（metronidazole，灭滴灵）为人工合成的5-硝基咪唑类化合物。

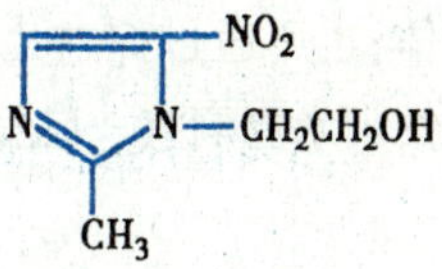

【药理作用和临床应用】

1. 抗阿米巴作用　甲硝唑对肠内、肠外阿米巴滋养体有强大杀灭作用，治疗急性阿米巴痢疾和肠道外阿米巴感染效果显著。但对肠腔内阿米巴原虫和包囊则无明显作用。主要用于组织感染，无根治肠腔病原体的作用，也不用于治疗无症状的包囊携带者。

2. 抗滴虫作用　甲硝唑是治疗阴道毛滴虫感染的首选药物，口服后可分布于阴道分泌物、精液和尿液中，对阴道毛滴虫有直接杀灭作用，并对阴道内的正常菌群无影响，对男女感染患者均有良好的疗效。

3. 抗厌氧菌作用　甲硝唑对革兰阳性或革兰阴性厌氧杆菌和球菌都有较强的抗菌作用，对脆弱类杆菌感染尤为敏感。常用于厌氧菌引起的产后盆腔炎、败血症和骨髓炎等的治疗，也可与抗菌药合用防止妇科手术、胃肠外科手术时的厌氧菌感染。

4. 抗贾第鞭毛虫作用　甲硝唑是治疗贾第鞭毛虫病的有效药物，治愈率达90%。

【体内过程】　口服吸收迅速，血药浓度达峰时间为1~3小时，生物利用度约95%以上，血浆蛋白结合率为20%，$t_{1/2}$为8~10小时。分布广，渗入全身组织和体液，可通过胎盘和血脑屏障，脑脊液中药物也可达有效浓度。主要在肝脏代谢，代谢产物与原形药主要经肾脏排泄，亦可经乳汁排泄。

【不良反应与注意事项】　治疗量不良反应很少，口服有苦味、金属味感。有报道患者出现轻微的胃肠道反应和头昏、眩晕、肢体感觉异常等神经系统症状。甲硝唑干扰乙醛代谢，导致急性乙醛中毒，出现恶心、呕吐、腹痛、腹泻和头痛等症状，服药期间和停药后不久，应严格禁止饮酒。孕妇禁用。

依米丁和去氢依米丁

依米丁（emetine，吐根碱）为茜草科吐根属植物提取的异喹啉生物碱，去氢依米丁

笔记

(dehydroemetine)为其衍生物,药理作用相似,毒性略低。作用机制为抑制肽酰基 tRNA 的移位,抑制肽链的延伸,阻碍蛋白质合成,从而干扰滋养体的分裂与繁殖。两种药物对溶组织内阿米巴滋养体均有直接杀灭作用,治疗急性阿米巴痢疾与阿米巴肝脓肿,能迅速控制临床症状。因毒性大,仅限于甲硝唑治疗无效或禁用者。对肠腔内阿米巴滋养体和包囊无效,不适用于症状轻微的慢性阿米巴痢疾及无症状的阿米巴包囊携带者。本药选择性低,也能抑制真核细胞蛋白质的合成。排泄慢,易蓄积,毒性较大。不良反应有:①心脏毒性,常表现为心前区疼痛、心动过速、低血压、心律失常,甚至心力衰竭,心电图改变表现为 T 波低平或倒置,Q-T 间期延长;②神经肌肉阻断作用,表现为肌无力、疼痛、震颤等;③局部刺激,注射部位可出现肌痛、硬结或坏死;④胃肠道反应,恶心、呕吐、腹泻等。治疗应在医师监护下进行。孕妇、儿童和有心、肝、肾疾病者禁用。

二氯尼特

二氯尼特(diloxanide)为二氯乙酰胺类衍生物,通常用其糠酸酯(diloxanide furoate)。为目前最有效的杀包囊药,单用对无症状的包囊携带者有良好效果。对于急性阿米巴痢疾,用甲硝唑控制症状后,再用本品可肃清肠腔内包囊,可有效防止复发。对肠外阿米巴病无效。口服吸收迅速,1 小时血药浓度达高峰,分布全身。不良反应轻,偶有恶心、呕吐和皮疹等。大剂量时可导致流产,但无致畸作用。

巴龙霉素

巴龙霉素(paromomycin)为氨基糖苷类抗生素,通过抑制蛋白质合成,直接杀灭阿米巴滋养体;也可通过抑制共生菌群的代谢,间接抑制肠道阿米巴原虫的生存与繁殖。临床用于治疗急性阿米巴痢疾。口服吸收少,肠道浓度高。

氯喹

氯喹为抗疟药,也有杀灭肠外肝和肺阿米巴滋养体作用。仅用于甲硝唑无效或禁忌的阿米巴肝炎或肝脓肿。对肠内阿米巴病无效,应与肠内抗阿米巴病药合用,以防止复发。口服吸收迅速,肝中的浓度高于血浆浓度 200~700 倍,肠壁的分布量很少。

二、抗滴虫药

抗滴虫药用于治疗阴道毛滴虫所引起的阴道炎、尿道炎和前列腺炎。目前治疗的主要药物为甲硝唑,但抗甲硝唑虫株正在增多。替硝唑为甲硝唑的衍生物,也是高效低毒的抗滴虫药。

乙酰砷胺(acetarsol)为五价砷剂,直接杀灭滴虫。遇耐甲硝唑滴虫株感染时,可考虑改用乙酰砷胺局部给药。此药有轻度局部刺激作用,可使阴道分泌物增多。阴道毛滴虫可通过性直接传播和使用公共浴厕等间接传播,故应夫妇同时治疗,并注意个人卫生与经期卫生。

第三节 抗血吸虫病药和抗丝虫病药

一、抗血吸虫病药

寄生于人体的血吸虫有日本血吸虫、曼氏血吸虫、埃及血吸虫等,主要分布于亚洲、非洲、拉丁美洲,在我国流行的是日本血吸虫病。由皮肤接触含尾蚴的疫水而感染,疫区主要分布于长江流域及其以南 12 个省、市、自治区。血吸虫病严重危害人类健康,药物治疗是消灭该病的重要措施之一。吡喹酮具有安全有效,使用方便的特点,是当前治疗血吸虫病的首选药物。

笔记

吡 喹 酮

吡喹酮(praziquantel,环吡异喹酮)是人工合成的吡嗪异喹啉衍生物。

【药理作用及机制】吡喹酮对日本血吸虫、埃及血吸虫、曼氏血吸虫单一感染或混合感染均有良好疗效,对血吸虫成虫有迅速而强效的杀灭作用,对幼虫也有作用,但较弱;对其他吸虫如华支睾吸虫、姜片吸虫、肺吸虫有显著杀灭作用;对各种绦虫感染和其幼虫引起的囊虫病、包虫病也有不同程度的疗效。在有效浓度时,可提高肌肉活动,引起虫体痉挛性麻痹,失去吸附能力,导致虫体脱离宿主组织,如血吸虫从肠系膜静脉迅速移至肝脏。在较高治疗浓度时,可引起虫体表膜损伤,暴露隐藏的抗原,在宿主防御机制参与下,导致虫体破坏、死亡。这些作用可能与某些阳离子,尤其是 Ca^{2+} 的通透性有关。吡喹酮损伤虫体表膜也可引起一系列生化变化,如谷胱甘肽 S- 转移酶、碱性磷酸酶活性降低,抑制葡萄糖的摄取、转运等。吡喹酮的作用有高度选择性,对哺乳动物细胞膜无上述作用。

【体内过程】口服吸收快、完全,2 小时左右血药浓度达高峰,首关消除多,生物利用度低,门静脉中浓度高(为血药浓度 10 倍),$t_{1/2}$ 为 0.8~1.5 小时,血中代谢物的浓度高于原药 100 余倍。24 小时内 70% 以羟化代谢物形式从尿中排出,余下大部分被肝脏代谢后从胆汁排泄。

【临床应用】治疗各型血吸虫病。适用于急性、慢性、晚期及有并发症的血吸虫病患者。也可用于肝脏华支睾吸虫病、肠吸虫病(如姜片虫病、异形吸虫病、横川后殖吸虫病等)、肺吸虫病及绦虫病等。

【不良反应与注意事项】不良反应少且短暂。口服后可出现腹部不适、腹痛、腹泻、头痛、眩晕、嗜睡等,服药期间避免驾车和高空作业。偶见发热、瘙痒、荨麻疹、关节痛、肌痛等,与虫体杀死后释放异体蛋白有关。少数出现心电图异常。未发现该药有致突变、致畸和致癌作用,但大剂量使大鼠流产率增高,孕妇禁用。

二、抗丝虫病药

寄生于人体的丝虫有 8 种,我国仅有班氏丝虫和马来丝虫两种。丝虫病由丝虫寄生于人体淋巴系统引起的一系列病变,早期主要表现为淋巴管炎和淋巴结炎,晚期出现淋巴管阻塞所致的症状。目前乙胺嗪是治疗丝虫病的首选药物。

乙 胺 嗪

乙胺嗪(diethylcarbamazine,海群生)

【药理作用及机制】乙胺嗪对班氏丝虫和马来丝虫均有杀灭作用,且对马来丝虫的作用优于班氏丝虫,对微丝蚴的作用胜于成虫。在体外,乙胺嗪对两种丝虫的微丝蚴和成虫并无直接杀灭作用,表明其杀虫作用依赖于宿主防御机制的参与。乙胺嗪分子中的哌嗪部分可使微丝蚴的肌组织超极化产生弛缓性麻痹而从寄生部位脱离,迅速"肝移",并易被网状内皮系统拘捕。乙胺嗪也可破坏微丝蚴表膜的完整性,暴露抗原,使其易遭宿主防御机制的破坏。

【体内过程】口服吸收迅速,1~2 小时血药浓度达峰值,$t_{1/2}$ 为 8 小时。均匀分布各组织,大部分在体内氧化失活,原形药及代谢物主要经肾脏排泄,4%~5% 经肠排泄。反复给药无蓄积性,酸化尿液促进其排泄。碱化尿液减慢其排泄,增高血浆浓度与延长半衰期,因此在肾功能不全或碱化尿液时需要减少用量。

【不良反应与注意事项】不良反应轻微,常见厌食、恶心、呕吐、头痛、乏力等,通常在几天内均可消失。但因成虫和微丝蚴死亡释出大量异体蛋白引起的过敏反应则较明显,表现为皮疹、淋巴结肿大、血管神经性水肿、畏寒、发热、哮喘、肌肉关节酸痛、心率加快以及胃肠功能紊乱等,用地塞米松可缓解症状。

笔记

呋喃嘧酮

呋喃嘧酮(furapyrimidone，M170)为近年我国研制一种抗丝虫的化学合成新药。用于丝虫病。对成虫作用强，对棉鼠丝虫、马来丝虫和班氏丝虫的成虫和微丝蚴具有强大的杀灭作用，杀虫的活性和疗效均优于乙胺嗪。口服吸收迅速，30分钟达血药浓度峰值，$t_{1/2}$ 约为1小时。吸收后分布于各组织，代谢迅速，代谢物随尿液排泄，无蓄积作用。不良反应与乙胺嗪相似。

第四节 抗肠蠕虫药

在肠道寄生的蠕虫有：线虫、绦虫和吸虫，在我国肠蠕虫病以线虫(如蛔虫、蛲虫、钩虫、鞭虫)感染最为普遍。抗肠蠕虫药是驱除或杀灭肠道蠕虫类药物。近几年来，高效、低毒、广谱抗肠蠕虫药不断问世，使多数肠蠕虫病得到有效治疗和控制。

甲苯达唑

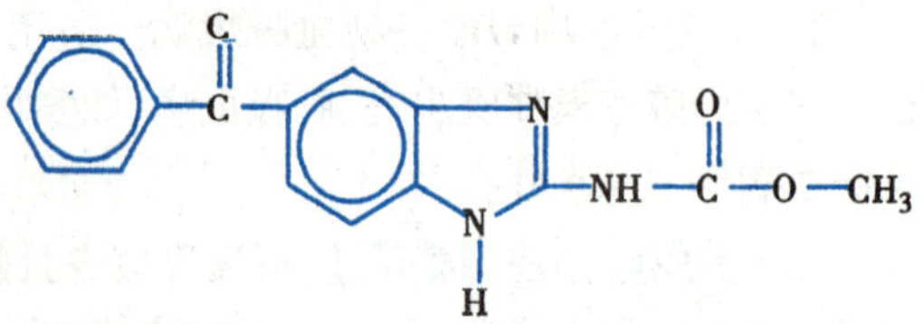

甲苯达唑(mebendazole)为苯并咪唑类衍生物。

【药理作用和临床应用】 广谱驱肠虫药，对蛔虫、钩虫、蛲虫、鞭虫、绦虫和粪类圆线虫等肠道蠕虫均有效。甲苯达唑影响虫体多种生化代谢途径，与虫体微管蛋白结合抑制微管聚集，从而抑制分泌颗粒转运和其他亚细胞器运动，抑制虫体对葡萄糖的摄取，导致糖原耗竭；抑制虫体线粒体延胡索酸还原酶系统，减少ATP生成，干扰虫体生存及繁殖而死亡。这种干扰作用需要一定时间才能产生，因此药效缓慢，数日后才能将虫体排出。甲苯达唑还对蛔虫卵、钩虫卵、鞭虫卵及幼虫有杀灭和抑制发育作用，用于治疗上述肠蠕虫单独感染或混合感染。

【体内过程】 口服吸收少，首关消除明显。血浆蛋白结合率约95%，大部分在肝脏代谢生成极性强的羟基及氨基代谢物，通过胆汁由粪便排出。未吸收部分在24~48小时内以原形从粪便排泄。

【不良反应与注意事项】 无明显不良反应。少数病例可见短暂的腹痛和腹泻。大剂量偶见转氨酶升高、粒细胞减少、血尿、脱发等。孕妇和两岁以下儿童以及肝、肾功能不全者禁用。

阿苯达唑

阿苯达唑(albendazole，丙硫咪唑)为甲苯达唑的同类物，是高效、低毒的广谱驱肠虫药。能杀灭多种肠道线虫、绦虫和吸虫的成虫及虫卵，用于多种线虫混合感染，疗效优于甲苯达唑。也可用于治疗棘球蚴病(包虫病)与囊虫病，对肝片吸虫病及肺吸虫病也有良好疗效。不良反应较少，偶有腹痛、腹泻、恶心、头痛、头晕等。少数患者可出现血清转氨酶升高，停药后可恢复正常。孕妇和两岁以下儿童以及肝肾功能不全者禁用。

哌嗪

哌嗪(piperazine，驱蛔灵)为常用驱蛔虫药，临床常用其枸橼酸盐。对蛔虫、蛲虫具有较强的驱虫作用。主要是通过改变虫体肌细胞膜对离子的通透性，引起膜超极化，阻断神经-肌肉接头处传递，导致虫体弛缓性麻痹，虫体随粪便排出体外；也能抑制琥珀酸合成，干扰虫体糖代谢，使肌肉收缩的能量供应受阻。对虫体无刺激性，可减少虫体游走移行，主要用于驱除肠道蛔虫，治疗蛔虫所致的不完全性肠梗阻和早期胆道蛔虫。不良反应轻，大剂量时可出现恶心、呕吐、腹泻、上腹部不适，甚至可见神经症状如嗜睡、眩晕、眼球震颤、共济失调、肌肉痉挛等。孕妇禁用，有肝肾功能不全和神经系统疾病者禁用。

左旋咪唑

左旋咪唑(levamizole，驱钩蛔)为左旋四咪唑，是四咪唑的左旋体，选择性抑制虫体肌肉中的琥珀酸脱氢酶(succinate dehydrogenase)，使延胡索酸(fumaric acid)不能还原为琥珀酸(Succinic acid)从而影响虫体肌肉的无氧代谢，减少能量产生。治疗剂量偶有恶心、呕吐、腹痛、头晕等。大剂量或多次用药时，个别病例出现粒细胞减少、肝功能减退等。妊娠早期、肝肾功能不全者禁用。

噻嘧啶

噻嘧啶(pyrantel，抗虫灵)广谱抗肠蠕虫药，为人工合成四氢嘧啶衍生物。噻嘧啶是去极化神经肌肉阻滞剂，可抑制虫体胆碱酯酶，使神经肌肉接头处乙酰胆碱堆积，神经肌肉兴奋性增强，肌张力增高，随后虫体痉挛性麻痹，不能附壁而排出体外。对钩虫、绦虫、蛲虫、蛔虫等均有抑制作用，用于蛔虫、钩虫、蛲虫单独或混合感染，常与另一种抗肠蠕虫药奥克太尔(oxantel)合用增强疗效。不良反应较少，偶有发热、头痛、皮疹和腹部不适。少数患者出现血清转氨酶升高，故肝功能不全者禁用。孕妇及两岁以下儿童禁用。与哌嗪有拮抗作用，不宜合用。

恩波吡维胺

恩波吡维胺(pyrvinium embonate)为青铵染料，口服不吸收，胃肠道药物浓度高，曾作为蛲虫单一感染首选药。抗虫作用机制为选择性干扰虫体呼吸酶系统，抑制虫体需氧代谢，同时抑制虫体运糖酶系统，阻止虫体对外源性葡萄糖的利用，从而减少能量生成，导致虫体逐渐衰弱和死亡。不良反应少，仅见恶心、呕吐、腹痛、腹泻等。服药后粪便呈红色，需事先告知患者。

氯硝柳胺

氯硝柳胺(niclosamide，灭绦灵)为水杨酰胺类衍生物。对多种绦虫成虫有杀灭作用，对牛肉绦虫、猪肉绦虫、鱼绦虫、阔节裂头绦虫、短膜壳绦虫感染均有效。药物与虫体接触后，杀死虫体头节和近端节片，虫体脱离肠壁，随肠蠕动排出体外。抗虫机制为抑制虫体细胞内线粒体氧化磷酸化过程，使能量物质 ATP 生成减少，妨碍虫体生长发育。对虫卵无效，死亡节片易被肠腔内蛋白酶消化分解，释放出虫卵，有致囊虫病的危险。本品对钉螺和日本血吸虫尾蚴亦有杀灭作用，可防止血吸虫传播。不良反应少，仅见胃肠不适、腹痛、头晕、乏力、皮肤瘙痒等。

吡喹酮

吡喹酮(praziquantel)为广谱抗吸虫药和驱绦虫药，不仅对多种吸虫有强大的杀灭作用，对绦虫感染和囊虫病也有良好效果。本药是治疗各种绦虫病的首选药，治愈率可达 90% 以上。治疗囊虫病，有效率为 82%~98%。治疗脑型囊虫症时，可因虫体死亡后的炎症反应引起脑水肿、颅内压升高，宜同时使用脱水药和糖皮质激素以防意外。

抗肠蠕虫药的合理选用

抗肠蠕虫药的合理选用除根据药品的疗效、安全性外，还宜考虑药品的价格、来源，以及病情特点等因素。常用抗肠蠕虫药的选用可参考表 46-1。

笔记

表46-1 肠蠕虫病的药物治疗

	首选药物	次选药物
蛔虫感染	甲苯达唑、阿苯达唑	噻嘧啶、哌嗪、左旋咪唑
蛲虫感染	甲苯达唑、阿苯达唑	噻嘧啶、哌嗪、恩波吡维胺
钩虫感染	甲苯达唑、阿苯达唑	噻嘧啶
鞭虫感染	甲苯达唑	
绦虫感染	吡喹酮	氯硝柳胺
囊虫病	吡喹酮、阿苯达唑	
包虫病	阿苯达唑	吡喹酮、甲苯达唑

制剂及用法

磷酸氯喹(chloroquine phosphate) 间日疟:口服首剂1.0g,6小时后0.5g,第二、三天各0.5g;恶性疟:静脉滴注,第一天在1.5g,第二、三天各0.5g,一般每0.5~0.75g氯喹加入5%葡萄糖注射液500ml中,第一天药量于入院12小时内全部输完;抑制性预防疟疾:每次0.5g,1次/周。肠外阿米巴病:口服1g/d,连服2天后改为0.5g/d,总疗程为3周。小儿酌减,必要时可适当延长疗程。

硫酸奎宁(quinine sulfate) 口服,每次0.3~0.6g,3次/天,连服5~7天。

二盐酸奎宁(quinine dihydrochloride) 严重病例静脉滴注,按体重5~10mg/kg(极量500mg),加入氯化钠注射液500ml,4小时滴完,12小时后重复一次,病情好转后改为口服。

甲氟喹(mefloquine) 口服,用于耐多药恶性疟治疗,成人每次1.0~1.5g;儿童每次25mg/kg;用于耐多药恶性疟预防,250mg/w,连用4周,以后每周125mg。

磷酸咯萘啶(pyronaridine phosphate) 口服,每次0.3g,第一天2次,间隔4~6小时,第二、三天各服1次。

青蒿素(artemisinin) 口服,首剂1g,6小时后再服0.5g,第二、三天各服0.5g。

蒿甲醚(artemether) 口服,首剂160mg,第二天起1次/天,每次80mg,连服5~7天;肌注油剂,首剂160mg,第二天起1次/天,每次80mg,连服5天。小儿,首剂3.2mg/kg,第二到五日1.6mg/kg,1次/天。

青蒿琥酯(artesunate) 口服,首剂100mg,第二天起,2次/天,每次50mg,连服5天。静脉注射:临用前,首次60mg本品中先加入5%碳酸氢钠注射液0.6ml,震荡2分钟待完全溶解后,加入5%葡萄糖注射液5.4ml稀释,缓慢静注,于首剂后4、24、48小时后各重复注射1次。危重者首剂可加至120mg,3天为一疗程,总剂量240~300mg。

双氢青蒿素(dihydroartemisinin) 口服,1次/天,60mg/d,首剂加倍;儿童剂量按年龄递减,连服5~7天。

磷酸伯氨喹(primaquine phosphate) 口服,根治间日疟,每次13.2mg,3次/天,连服7天;用于消灭恶性疟原虫配子体时,26.4mg/d,连服3天。

乙胺嘧啶(pyrimethamine) 口服,预防用药,于进入疫区前1周开始服药,一般宜服至离开疫区后4周,成人每次25mg,小儿0.9mg/kg,1次/周。

甲硝唑(metronidazole,灭滴灵) 口服,阿米巴痢疾:每次0.5g,2次/天,疗程5~7天,或2g顿服,疗程3~5天;肠外阿米巴病:2g顿服,疗程7~10天;阴道滴虫病和男性尿道滴虫感染:每次0.25g,3次/天,共7天或2g顿服;贾第鞭毛虫病:0.25g,3次/天,共5~7天或2g/d,连服3天。静脉注射,厌氧菌感染:7.5mg/kg,每天6小时1次,首剂加倍,共7~10天。

去氢依米丁(dehydroemetine,去氢吐根碱) 成人:每天1~1.5mg/kg,极量90mg,深部肌内注

笔记

射，连用5天；儿童也按上述方法按体重计算剂量，每12小时各给半量。重复疗程时，宜间隔30天。

吡喹酮（praziquantel）　口服，血吸虫病，每次10mg/kg，3次/天，连服两天或每次20mg/kg，3次/天，服1天；驱猪肉、牛肉绦虫，20mg/kg，清晨顿服，1小时后服硫酸镁导泻；驱短膜壳绦虫，25mg/kg，顿服。

枸橼酸乙胺嗪（diethylcarbamazine citrate；海群生，hetrazan）　口服，一天疗法：1.5g，一次或分三次服；七天疗法：每次0.2g，3次/天，连服7天。

甲苯达唑片（mebendazole）　口服，蛔虫和蛲虫病，200mg顿服；钩虫和鞭虫病，每次200mg，2次/天，连服3天；第一次未见效果两周后再给予第二疗程；绦虫病：300mg，3次/天，连服3日。

呋喃嘧酮（Furapyrimidone）　口服：①用于班氏丝虫病，每天20mg/kg，分3次给予，餐后服用，连续7天为1个疗程，总剂量为140mg/kg。②用于马来丝虫病，每天15~20mg/kg，分3次给予，餐后服用，连续6天为1个疗程，总剂量为90~120mg/kg。

阿苯达唑片（albendazole，肠虫清片）　口服，蛔虫和蛲虫病，400mg/d，顿服；钩虫和鞭虫病，每次400mg，2次/天，连服3天；绦虫病：300mg，每天3次，连服3天；囊虫症：200~300mg，每天3次，10天为一疗程，一般给予2~3个疗程，疗程间隔15~21天。4岁以下小儿用量减半。

枸橼酸哌嗪片（piperazine citrate，驱蛔灵）　口服，驱蛔虫：成人3.5~5g，极量4g/d，小儿0.15g/kg，极量3g/d，睡前顿服，连服2天；驱蛲虫：成人每次1.0~1.2g，小儿60mg/kg，2次/天，连服7天。12岁以下小儿用量减半。

双羟萘酸噻嘧啶（pyrantel pamoate，驱虫灵）　口服，钩虫病：5~10mg/kg，顿服，连服2~3天；蛔虫症：剂量同上，疗程1~2天；蛲虫病：剂量同上，连服1周。

氯硝柳胺（niclosamide）　口服，驱猪肉、牛肉绦虫：清晨空腹服1g，隔1小时后再服1g，2小时后服硫酸镁导泻；驱短膜壳绦虫：清晨空腹嚼服2g，继以1g/d，连服7~8天，必要时间隔1个月复治；小儿，2~6岁1g/d，<2岁0.5g/d。

（李　俊）

笔记

第四十七章　抗恶性肿瘤药

恶性肿瘤常称癌症(cancer),是严重威胁人类健康的常见多发的慢性病。目前治疗恶性肿瘤的三大主要方法包括药物治疗、外科手术和放射治疗。应用抗肿瘤药(antineoplastic drugs)或抗癌药(anticancer drugs)在肿瘤的综合治疗(synthetic therapy)中占有极为重要的地位,虽然传统细胞毒抗肿瘤药在目前的肿瘤化学治疗中仍起主导作用,而以分子靶向药物(molecularly targeted drugs)为代表的新型抗肿瘤药物治疗手段已取得突破性进展,其重要性不断上升。传统肿瘤化疗存在两大主要障碍包括毒性反应和耐药性的产生。细胞毒类抗肿瘤药由于对肿瘤细胞缺乏足够的选择性,在杀伤肿瘤细胞的同时,对正常的组织细胞也产生不同程度的损伤作用,毒性反应成为肿瘤化疗时药物用量受限的关键因素;化疗过程中肿瘤细胞容易对药物产生耐药性是肿瘤化疗失败的重要原因,亦是肿瘤化疗急需解决的难题。

近二十余年来,随着肿瘤分子生物学和转化医学的发展,抗肿瘤药已从传统的细胞毒性作用向针对分子靶点的多环节作用的方向发展。分子靶向治疗是指在肿瘤分子生物学的基础上,将与恶性肿瘤相关的特异性分子作为靶点,使用单克隆抗体、小分子化合物等特异性的干预调节肿瘤细胞生物学行为的信号通路,从而抑制肿瘤的发展,同时弥补了化疗药物毒性反应大和容易产生耐药性的缺点,具有高选择性和高治疗指数的特点,临床应用优势明显。

第一节　抗恶性肿瘤药的药理学基础

一、抗肿瘤药的分类

目前临床应用的抗肿瘤药种类较多且发展迅速,其分类迄今尚不完全统一,其中较为合理的是分为细胞毒类和非直接细胞毒类抗肿瘤药两大类。细胞毒类抗肿瘤药即传统化疗药物,主要通过影响肿瘤细胞的核酸和蛋白质结构与功能,直接抑制肿瘤细胞增殖和(或)诱导肿瘤细胞凋亡(apoptosis)的药物,如抗代谢药和抗微管蛋白药等。非细胞毒类抗肿瘤药是一类发展迅速的具有新作用机制的药物,该类药主要以肿瘤分子病理过程的关键调控分子为靶点,如调节体内激素平衡药物和分子靶向药物等。

二、抗肿瘤药的药理作用和耐药机制

(一)细胞毒类抗肿瘤药的作用机制

几乎所有的肿瘤细胞都具有一个共同的特点,即与细胞增殖有关的基因被开启或激活,而与细胞分化有关的基因被关闭或抑制,从而使肿瘤细胞表现为不受机体约束的无限增殖状态。从细胞生物学角度来讲,抑制肿瘤细胞增殖和(或)诱导肿瘤细胞凋亡的药物均可发挥抗肿瘤作用。肿瘤干细胞学说认为肿瘤是一种干细胞疾病,干细胞在长期的自我更新过程中,由于多基因突变导致干细胞生长失去调控而停止在分化的某一阶段,无限增殖所形成的异常的组织。肿瘤干细胞是肿瘤生长、侵袭、转移和复发的根源,有效地杀死肿瘤干细胞是肿瘤治疗的新策略。

肿瘤细胞群包括增殖细胞群、静止细胞群(G_0期)和无增殖能力细胞群。肿瘤增殖细胞群与全部肿瘤细胞群之比称生长比率(growth fraction,GF)。肿瘤细胞从一次分裂结束到下一次分裂结束的时间称为细胞周期,此间历经4个时相:DNA合成前期(G_1期)、DNA合成期(S期)、DNA合成后期(G_2期)和有丝分裂期(M期)。抗肿瘤药通过影响细胞周期的生化事件或细胞周期调

笔记

控对不同周期或时相的肿瘤细胞产生细胞毒作用并延缓细胞周期的时相过渡。依据药物对各周期或时相肿瘤细胞的敏感性不同，大致将药物分为两大类：

细胞周期非特异性药物（cell cycle nonspecific agents，CCNSA）能杀灭处于增殖周期各时相的细胞甚至包括 G_0 期细胞的药物，如直接破坏 DNA 结构以及影响其复制或转录功能的药物（烷化剂、抗肿瘤抗生素及铂类配合物等）。此类药物对恶性肿瘤细胞的作用往往较强，能迅速杀死肿瘤细胞，其杀伤作用呈剂量依赖性，在机体能耐受的药物毒性限度内，作用随剂量的增加而成倍增强。

细胞周期（时相）特异性药物（cell cycle specific agents，CCSA）仅对增殖周期的某些时相敏感而对 G_0 期细胞不敏感的药物，如作用于 S 期细胞的抗代谢药物和作用于 M 期细胞的长春碱类药物。此类药物对肿瘤细胞的作用往往较弱，其杀伤作用呈时间依赖性，需要一定时间才能发挥作用，达到一定剂量后即使剂量再增加其作用不再增强（图 47-1）。

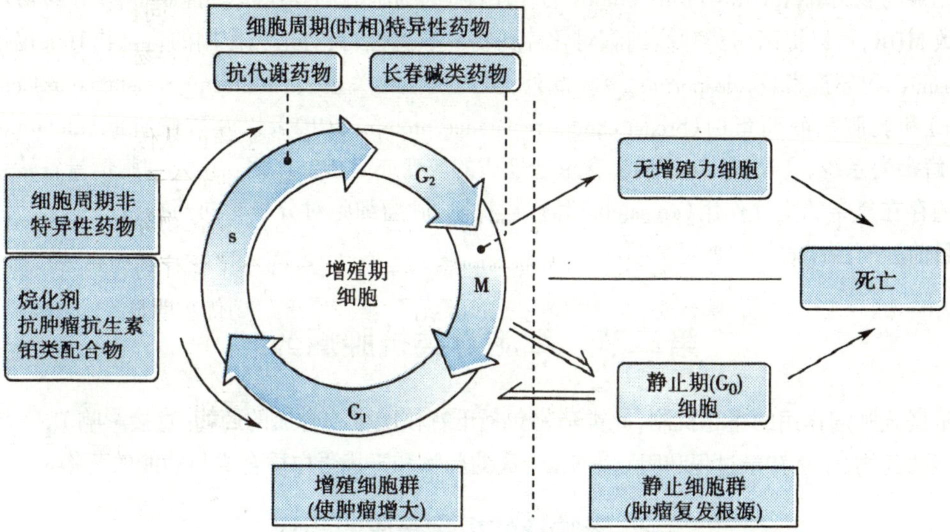

图 47-1　细胞增殖周期和药物作用示意图

（二）非细胞毒类抗肿瘤药的作用机制

随着在分子水平对肿瘤发病机制和细胞分化增殖和凋亡调控机制认识的深入，研究者开始寻找以肿瘤分子病理过程的关键调控分子等为靶点的药物，这些药物实际上超越了传统的直接细胞毒类抗肿瘤药。如改变激素平衡失调状态的某些激素或其拮抗药；以细胞信号转导分子为靶点的蛋白酪氨酸激酶抑制剂、法尼基转移酶抑制剂、MAPK 信号转导通路抑制剂和细胞周期调控剂；针对某些与增殖相关细胞信号转导受体的单克隆抗体；破坏或抑制新生血管生成，有效地阻止肿瘤的生长和转移的新生血管生成抑制剂；减少癌细胞脱落、黏附和基底膜降解的抗转移药；以端粒酶为靶点的抑制剂；促进恶性肿瘤细胞向成熟分化的分化诱导剂等。

（三）耐药性产生的机制

肿瘤细胞对抗肿瘤药物产生耐药性是化疗失败的重要原因。有些肿瘤细胞对某些抗肿瘤药物具有天然耐药性（natural resistance），即对药物开始就不敏感现象，如处于非增殖的 G_0 期肿瘤细胞一般对多数抗肿瘤药不敏感。亦有的肿瘤细胞对于原来敏感的药物，治疗一段时间后才产生不敏感现象，称之为获得性耐药性（acquired resistance）。其中表现最突出、最常见的耐药性是多药耐药性（multidrug resistance，MDR）或称多向耐药性（pleiotropic drug resistance），即肿瘤细胞在接触一种抗肿瘤药后，产生了对多种结构不同、作用机制各异的其他抗肿瘤药的耐药性。多药耐药性共同特点是：一般为亲脂性的药物，分子量在 300~900kD 之间；药物进入细胞是通过被动扩散；药物在耐药细胞中的积聚比敏感细胞少，结果细胞内的药

笔记

物浓度不足以产生细胞毒作用；耐药细胞膜上多出现一种称为P-糖蛋白（P-glycoprotein，P-gp）的跨膜蛋白。

耐药性产生的原因十分复杂，不同药物其耐药机制不同，同一种药物存在着多种耐药机制。耐药性的遗传学基础业已证明，肿瘤细胞在增殖过程中有较固定的突变率，每次突变均可导致耐药性瘤株的出现。因此，分裂次数愈多（亦即肿瘤愈大），耐药瘤株出现的机会愈大。肿瘤干细胞学说认为肿瘤干细胞的存在是导致肿瘤化疗失败的主要原因，耐药性是肿瘤干细胞的特性之一。

MDR的形成机制比较复杂，概括起来有以下几点：①药物的转运或摄取障碍；②药物的活化障碍；③靶酶质和量的改变；④药物入胞后产生新的代谢途径；⑤分解酶的增加；⑥修复机制增加；⑦由于特殊的膜糖蛋白的增加，使细胞排出的药物增多；⑧DNA链间或链内的交联减少。目前研究最多的是多药耐药基因（mdr-1）以及由此基因编码的P-糖蛋白，P-糖蛋白起到依赖于ATP介导药物外排泵（drug efflux pump）的作用，降低细胞内药物浓度。抑制P-gp等药物外排泵所致MDR，可以提高耐药肿瘤细胞对化疗药物的敏感性，具有这类作用的化合物有维拉帕米（verapamil）和环孢素（cyclosporine）等。此外，多药抗性相关蛋白（multidrug resistance associated protein）和乳腺癌耐药蛋白（breast cancer resistance protein，BCRP），以及谷胱甘肽（glutathione，GSH）解毒酶系统、DNA拓扑异构酶含量或性质的改变亦起重要作用。由于细胞信号各转导通路普遍存在复杂的交互作用（crosstalk）和代偿机制，肿瘤细胞对分子靶向药物所产生耐药性仍然是目前肿瘤治疗面临的重要难题。

第二节 细胞毒类抗肿瘤药

根据抗肿瘤作用的生化机制，此类药物包括干扰核酸生物合成的药物、直接影响DNA结构与功能的药物、干扰转录过程和阻止RNA合成的药物和干扰蛋白质合成与功能的药物。

一、影响核酸生物合成的药物

影响核酸生物合成的药物又称抗代谢药，它们的化学结构和核酸代谢的必需物质如叶酸、嘌呤、嘧啶等相似，可以通过特异性干扰核酸的代谢，阻止细胞的分裂和繁殖。此类药物主要作用于S期细胞，属细胞周期特异性药物。根据药物主要干扰的生化步骤或所抑制的靶酶的不同，可进一步分为：①二氢叶酸还原酶抑制剂如甲氨蝶呤等；②胸苷酸合成酶抑制剂如氟尿嘧啶等；③嘌呤核苷酸互变抑制剂如巯嘌呤等；④核苷酸还原酶抑制剂如羟基脲等；⑤DNA多聚酶抑制剂如阿糖胞苷等。

1. 二氢叶酸还原酶抑制剂

甲氨蝶呤

甲氨蝶呤（methotrexate，MTX）的化学结构与叶酸相似，对二氢叶酸还原酶具有强大而持久的抑制作用，它与该酶的结合力比叶酸大106倍，呈竞争性抑制作用。药物与酶结合后，使二氢叶酸（FH_2）不能变成四氢叶酸（FH_4），从而使5，10-甲酰四氢叶酸产生不足，使脱氧胸苷酸（dTMP）合成受阻，DNA合成障碍。MTX也可阻止嘌呤核苷酸的合成，故能干扰蛋白质的合成。

临床上用于治疗儿童急性白血病和绒毛膜上皮癌；鞘内注射可用于中枢神经系统白血病的预防和缓解症状。不良反应包括消化道反应如口腔炎、胃炎、腹泻、便血；骨髓抑制最为突出，可致白细胞、血小板减少，严重者可有全血下降；长期大量用药可致肝、肾损害；妊娠早期应用可致畸胎、死胎。为减轻MTX的骨髓毒性，可在应用大剂量MTX一定时间后肌注甲酰四氢叶酸钙作为救援剂，以保护骨髓正常细胞。

笔记

2. 胸苷酸合成酶抑制剂

氟尿嘧啶

氟尿嘧啶(fluorouracil,5-FU)是尿嘧啶5位上的氢被氟取代的衍生物。5-FU在细胞内转变为5-氟尿嘧啶脱氧核苷酸(5F-dUMP),而抑制脱氧胸苷酸合成酶,阻止脱氧尿苷酸(dUMP)甲基化转变为脱氧胸苷酸(dTMP),从而影响DNA的合成。此外,5-FU在体内可转化为5-氟尿嘧啶核苷,以伪代谢产物形式掺入RNA中干扰蛋白质的合成,故对其他各期细胞也有作用。

5-FU口服吸收不规则,需静脉给药。吸收后分布于全身体液,肝和肿瘤组织中浓度较高,主要在肝代谢灭活,变为CO_2和尿素,分别由呼气和尿排出,$t_{1/2}$为10~20分钟。对消化系统癌(食管癌、胃癌、肠癌、胰腺癌、肝癌)和乳腺癌疗效较好,对宫颈癌、卵巢癌、绒毛膜上皮癌、膀胱癌、头颈部肿瘤也有效。对骨髓和消化道毒性较大,出现血性腹泻应立即停药,可引起脱发、皮肤色素沉着,偶见肝、肾损害。

3. 嘌呤核苷酸互变抑制剂

巯嘌呤

巯嘌呤(mercaptopurine,6-MP)是腺嘌呤6位上的—NH_2被—SH取代的衍生物。在体内先经过酶的催化变成硫代肌苷酸(TIMP)后,阻止肌苷酸转变为腺核苷酸及鸟核苷酸,干扰嘌呤代谢,阻碍核酸合成,对S期细胞作用最为显著,对G_1期有延缓作用。肿瘤细胞对6-MP可产生耐药性,因耐药细胞中6-MP不易转变成硫代肌苷酸或产生后迅速降解。6-MP起效慢,主要用于急性淋巴细胞白血病的维持治疗,大剂量对绒毛膜上皮癌亦有较好疗效。常见骨髓抑制和消化道黏膜损害,少数患者可出现黄疸和肝功能损害。

4. 核苷酸还原酶抑制剂

羟基脲

羟基脲(hydroxycarbamide,HU)能抑制核苷酸还原酶,阻止胞苷酸转变为脱氧胞苷酸,从而抑制DNA的合成。对S期细胞有选择性杀伤作用。对治疗慢性粒细胞白血病有显著疗效,对黑色素瘤有暂时缓解作用。可使肿瘤细胞集中于G_1期,故可用作同步化药物,增加化疗或放疗的敏感性。主要毒性为骨髓抑制,并有轻度消化道反应。肾功能不良者慎用。可致畸胎,故孕妇忌用。

5. DNA多聚酶抑制剂

阿糖胞苷

阿糖胞苷(cytarabine,Ara-C)在体内经脱氧胞苷激酶催化成二或三磷酸胞苷(Ara-CDP或Ara-CTP),进而抑制DNA多聚酶的活性而影响DNA合成,也可掺入DNA中干扰其复制,使细胞死亡。与常用抗肿瘤药无交叉耐药性。临床上用于治疗成人急性粒细胞性白血病或单核细胞白血病。有严重的骨髓抑制和胃肠道反应,静脉注射可致静脉炎,对肝功能有一定影响。

二、影响DNA结构与功能的药物

药物分别通过破坏DNA结构或抑制拓扑异构酶活性,影响DNA结构和功能。包括:①DNA交联剂如氮芥、环磷酰胺和噻替派等烷化剂;②破坏DNA的铂类配合物如顺铂;③破坏DNA的抗生素如丝裂霉素和博来霉素;④拓扑异构酶(topoisomerase)抑制剂如喜树碱类和鬼臼毒素衍生物。

1. 烷化剂 烷化剂(alkylating agents)是一类高度活泼的化合物。它们具有一个或两个烷基,

笔记

分别称为单功能或双功能烷化剂，所含烷基能与细胞的 DNA、RNA 或蛋白质中亲核基团起烷化作用，常可形成交叉联结或引起脱嘌呤，使 DNA 链断裂，在下一次复制时，又可使碱基配对错码，造成 DNA 结构和功能的损害，严重时可致细胞死亡。属于细胞周期非特异性药物。目前常用的烷化剂有以下几种：氮芥类如氮芥、环磷酰胺等，乙烯亚胺类如噻替派，亚硝脲类如卡莫司汀，甲烷磺酸酯类如白消安。

氮 芥

氮芥（chlormethine，nitrogen mustard，HN_2）是最早用于恶性肿瘤治疗的药物，为双氯乙胺烷化剂的代表，属双功能基团烷化剂。目前主要用于霍奇金病、非霍奇金淋巴瘤等。由于 HN_2 具有高效、速效的特点，尤其适用于纵隔压迫症状明显的恶性淋巴瘤患者。常见的不良反应为恶心、呕吐、骨髓抑制、脱发、耳鸣、听力丧失、眩晕、黄疸、月经失调及男性不育等。

环 磷 酰 胺

环磷酰胺（cyclophosphamide，CTX）为氮芥与磷酸胺基结合而成的化合物。CTX 体外无活性，进入体内后经肝微粒体细胞色素 P_{450} 氧化，裂环生成中间产物醛磷酰胺，在肿瘤细胞内分解出磷酰胺氮芥而发挥作用。CTX 抗瘤谱广，为目前广泛应用的烷化剂。对恶性淋巴瘤疗效显著，对多发性骨髓瘤、急性淋巴细胞白血病、肺癌、乳腺癌、卵巢癌、神经母细胞瘤和睾丸肿瘤等均有一定疗效。常见的不良反应有骨髓抑制、恶心、呕吐、脱发等。大剂量环磷酰胺可引起出血性膀胱炎，可能与大量代谢物丙烯醛经泌尿道排泄有关，同时应用巯乙磺酸钠可预防发生。

噻 替 派

噻替派（thiotepa，triethylene thiophosphoramide，TSPA）是乙烯亚胺类烷化剂的代表，抗恶性肿瘤机制类似氮芥，抗瘤谱较广，主要用于治疗乳腺癌、卵巢癌、肝癌、黑色素瘤和膀胱癌等。主要不良反应为骨髓抑制，可引起白细胞和血小板减少。局部刺激性小，可作静脉注射、肌内注射及动脉内注射和腔内给药。

白 消 安

白消安（busulfan，马利兰）属甲烷磺酸酯类，在体内解离后起烷化作用。小剂量即可明显抑制粒细胞生成，可能与药物对粒细胞膜通透性较强有关。对慢性粒细胞性白血病疗效显著，对慢性粒细胞白血病急性病变无效。口服吸收良好，组织分布迅速，$t_{1/2}$ 为 2~3 小时，绝大部分代谢成甲烷磺酸由尿排出。主要不良反应为消化道反应和骨髓抑制。久用可致闭经或睾丸萎缩。

卡 莫 司 汀

卡莫司汀（carmustine，氯乙亚硝脲，卡氮芥，BCNU）为亚硝脲类烷化剂。除了烷化 DNA 外，对蛋白质和 RNA 也有烷化作用。BCNU 具有高度脂溶性，并能透过血脑屏障。主要用于原发或颅内转移脑瘤，对恶性淋巴瘤、骨髓瘤等有一定疗效。主要不良反应有骨髓抑制、胃肠道反应及肺部毒性等。

2. 破坏 DNA 的铂类配合物

顺 铂

顺铂（cisplatin，platinol，顺氯胺铂，DDP）为二价铂同一个氯原子和两个氨基结合成的金属配合物。进入体内后，先将所含氯解离，然后与 DNA 链上的碱基形成交叉联结，从而破坏 DNA 的结构和功能。属细胞周期非特异性药物。具有抗瘤谱广、对乏氧肿瘤细胞有效的特点。对非精

笔记

原细胞性睾丸瘤最有效，对头颈部鳞状细胞癌、卵巢癌、膀胱癌、前列腺癌、淋巴肉瘤及肺癌有较好疗效。主要不良反应有消化道反应、骨髓抑制、周围神经炎、耳毒性，大剂量或连续用药可致严重而持久的肾毒性。

卡　铂

卡铂（carboplatin，paraplatin，碳铂，CBP）为第二代铂类配合物，作用机制类似顺铂，但抗恶性肿瘤活性较强，毒性较低。主要用于治疗小细胞肺癌、头颈部鳞癌、卵巢癌及睾丸肿瘤等。主要不良反应为骨髓抑制。

3. 破坏 DNA 的抗生素类

丝裂霉素

丝裂霉素（mitomycin C，自力霉素，MMC）其化学结构中有乙撑亚胺及氨甲酰酯基团，具有烷化作用。能与 DNA 的双链交叉联结，可抑制 DNA 复制，也能使部分 DNA 链断裂。属细胞周期非特异性药物。抗瘤谱广，用于胃癌、肺癌、乳腺癌、慢性粒细胞性白血病、恶性淋巴瘤等。不良反应主要为明显而持久的骨髓抑制，其次为消化道反应，偶有心、肝、肾毒性及间质性肺炎发生。注射局部刺激性大。

博来霉素

博来霉素（bleomycin，BLM）为含多种糖肽的复合抗生素，主要成分为 A2。平阳霉素（pingyangmycin，争光霉素，PYM）则为单一组分 A5。BLM 能与铜或铁离子络合，使氧分子转成氧自由基，从而使 DNA 单链断裂，阻止 DNA 的复制，干扰细胞分裂繁殖。属细胞周期非特异性药物，但对 G_2 期细胞作用较强。主要用于鳞状上皮癌（头、颈、口腔、食管、阴茎、外阴、宫颈等）。也可用于淋巴瘤的联合治疗。不良反应有发热、脱发等。肺毒性最为严重，可引起间质性肺炎或肺纤维化，可能与肺内皮细胞缺少使博来霉素灭活的酶有关。

4. 拓扑异构酶抑制剂

喜树碱类

喜树碱（camptothecin，CPT）是从我国特有的植物喜树中提取的一种生物碱。羟喜树碱（hydroxycamptothecin，HCPT）为喜树碱羟基衍生物。拓扑特肯（topotecan，TPT）和依林特肯（irinotecan，CPT-11）为正在进行临床试验的新型喜树碱的人工合成衍生物。

由于近年发现喜树碱类主要作用靶点为 DNA 拓扑异构酶Ⅰ（DNA-topoisomerase Ⅰ，TOPO-Ⅰ）而受到广泛重视。真核细胞 DNA 的拓扑结构由两类关键酶 DNA 拓扑异构酶Ⅰ和 DNA 拓扑异构酶Ⅱ（TOPO-Ⅱ）调节，这两类酶在 DNA 复制、转录及修复中，以及在形成正确的染色体结构、染色体分离浓缩中发挥重要作用。喜树碱类能特异性抑制 TOPO-Ⅰ活性，从而干扰 DNA 结构和功能。属细胞周期非特异性药物，对 S 期作用强于 G_1 和 G_2 期。喜树碱类对胃癌、绒毛膜上皮癌、恶性葡萄胎、急性及慢性粒细胞性白血病等有一定疗效，对膀胱癌、大肠癌及肝癌等亦有一定疗效。CPT 不良反应较大，主要有泌尿道刺激症状、消化道反应、骨髓抑制及脱发等。HCPT 毒性反应则较小。

鬼臼毒素衍生物

依托泊苷（etoposide，Vepesid，鬼臼乙叉甙，足草乙甙，VP16）和替尼泊苷（teniposide，鬼臼噻吩甙，特尼泊甙，VM-26）为植物西藏鬼臼（Podophyllus emodii Wall）的有效成分鬼臼毒素（podophyllotoxin）的半合成衍生物。鬼臼毒素能与微管蛋白相结合，抑制微管聚合，从而破坏纺

笔记

锤丝的形成。但 VP16 和 VM-26 则不同，主要抑制 DNA 拓扑异构酶Ⅱ活性，从而干扰 DNA 结构和功能。属细胞周期非特异性药物，主要作用于 S 期和 G_2 期细胞。临床用于治疗肺癌及睾丸肿瘤，有良好效果。也用于恶性淋巴瘤治疗。VM-26 对脑瘤亦有效。不良反应有骨髓抑制及消化道反应等。

三、干扰转录过程和阻止 RNA 合成的药物

药物可嵌入 DNA 碱基对之间，干扰转录过程，阻止 mRNA 的合成，属于 DNA 嵌入剂。如多柔比星等蒽环类抗生素和放线菌素 D。

放线菌素

放线菌素 D（dactinomycin，更生霉素，DACT）为多肽类抗恶性肿瘤抗生素。能嵌入到 DNA 双螺旋中相邻的鸟嘌呤和胞嘧啶（G-C）碱基之间，与 DNA 结合成复合体，阻碍 RNA 多聚酶的功能，阻止 RNA 特别是 mRNA 的合成。属细胞周期非特异性药物，但对 G_1 期作用较强，且可阻止 G_1 期向 S 期的转变。抗瘤谱较窄，对恶性葡萄胎、绒毛膜上皮癌、霍奇金病和恶性淋巴瘤、肾母细胞瘤、骨骼肌肉瘤及神经母细胞瘤疗效较好。与放疗联合应用，可提高肿瘤对放射线的敏感性。消化道反应常见，如恶心、呕吐、口腔炎等。骨髓抑制先呈血小板减少、后出现全血细胞减少。少数患者可出现脱发、皮炎和畸胎等。

多柔比星

多柔比星（doxorubicin，adriamycin，阿霉素，ADM）为蒽环类抗生素，能嵌入 DNA 碱基对之间，并紧密结合到 DNA 上，阻止 RNA 转录过程，抑制 RNA 合成，也能阻止 DNA 复制。属细胞周期非特异性药物，S 期细胞对它更为敏感。ADM 抗瘤谱广，疗效高，主要用于对常用抗肿瘤药耐药的急性淋巴细胞白血病或粒细胞白血病、恶性淋巴肉瘤、乳腺癌、卵巢癌、小细胞肺癌、胃癌、肝癌及膀胱癌等。最严重的毒性反应为可引起心肌退行性病变和心肌间质水肿，心脏毒性的发生可能与多柔比星生成自由基有关，右雷佐生（dexrazoxane）作为化学保护剂可预防心脏毒性的发生。此外，还有骨髓抑制、消化道反应、皮肤色素沉着及脱发等不良反应。

柔红霉素

柔红霉素（daunorubicin，daunomycin，rubidomycin，柔毛霉素，红比霉素，正定霉素，DRN）为蒽环类抗生素，抗恶性肿瘤作用和机制与多柔比星相同，主要用于对常用抗肿瘤药耐药的急性淋巴细胞白血病或粒细胞白血病，但缓解期短。主要毒性反应为骨髓抑制、消化道反应和心脏毒性等。

四、抑制蛋白质合成与功能的药物

药物可干扰微管蛋白聚合功能、干扰核蛋白体的功能或影响氨基酸供应，从而抑制蛋白质合成与功能。包括：①微管蛋白活性抑制剂如长春碱类和紫杉醇类等；②干扰核蛋白体功能的药物如三尖杉生物碱类；③影响氨基酸供应的药物如 L-门冬酰胺酶。

1. 微管蛋白活性抑制剂

长春碱类

长春碱（vinblastin，长春花碱，VLB）及长春新碱（vincristine，VCR）为夹竹桃科长春花（vinca rosea L.）植物所含的生物碱。长春地辛（vindesine，VDS）和长春瑞滨（vinorelbine，NVB）均为长春碱的半合成衍生物。

笔记

长春碱类作用机制为与微管蛋白结合，抑制微管聚合，从而使纺锤丝不能形成，细胞有丝分裂停止于中期。对有丝分裂的抑制作用，VLB的作用较VCR强。属细胞周期特异性药物，主要作用于M期细胞。此外此类药还可干扰蛋白质合成和RNA多聚酶，对G_1期细胞也有作用。VLB主要用于治疗急性白血病、恶性淋巴瘤及绒毛膜上皮癌。VCR对儿童急性淋巴细胞白血病疗效好、起效快，常与泼尼松合用作诱导缓解药。VDS主要用于治疗肺癌、恶性淋巴瘤、乳腺癌、食管癌、黑色素瘤和白血病等。NVB主要用于治疗肺癌、乳腺癌、卵巢癌和淋巴瘤等。长春碱类毒性反应主要包括骨髓抑制、神经毒性、消化道反应、脱发以及注射局部刺激等。VCR对外周神经系统毒性较大。

紫杉醇类

紫杉醇(paclitaxel，taxol)是由短叶紫杉或我国红豆杉的树皮中提取的有效成分。紫杉特尔(taxotere，docetaxel)是由植物Taxus baccata针叶中提取巴卡丁(baccatin)并经半合成改造而成，其基本结构与紫杉醇相似，但来源较易，水溶性较高。

由于紫杉醇类独特的作用机制和对耐药细胞也有效，是近年受到广泛重视的抗恶性肿瘤新药。紫杉醇类能促进微管聚合，同时抑制微管的解聚，从而使纺锤体失去正常功能，细胞有丝分裂停止。对卵巢癌和乳腺癌有独特的疗效，对肺癌、食管癌、大肠癌、黑色素瘤、头颈部癌、淋巴瘤、脑瘤也都有一定疗效。紫杉醇的不良反应主要包括骨髓抑制、神经毒性、心脏毒性和过敏反应。紫杉醇的过敏反应可能与赋形剂聚氧乙基蓖麻油有关。紫杉特尔不良反应相对较少。

2. 干扰核蛋白体功能的药物

三尖杉生物碱类

三尖杉酯碱(harringtonine)和高三尖杉酯碱(homoharringtonine)是从三尖杉属植物的枝、叶和树皮中提取的生物碱。可抑制蛋白合成的起始阶段，并使核蛋白体分解，释出新生肽链，但对mRNA或tRNA与核蛋白体的结合无抑制作用。属细胞周期非特异性药物，对S期细胞作用明显。对急性粒细胞白血病疗效较好，也可用于急性单核细胞白血病及慢性粒细胞白血病、恶性淋巴瘤等的治疗。不良反应包括骨髓抑制、消化道反应、脱发等，偶有心脏毒性等。

3. 影响氨基酸供应的药物

L-门冬酰胺酶

L-门冬酰胺是重要的氨基酸，某些肿瘤细胞不能自己合成，需从细胞外摄取。L-门冬酰胺酶(L-asparaginase)可将血清门冬酰胺水解而使肿瘤细胞缺乏门冬酰胺供应，生长受到抑制。而正常细胞能合成门冬酰胺，受影响较少。主要用于急性淋巴细胞白血病。常见的不良反应有消化道反应等，偶见过敏反应，应作皮试。

第三节　非细胞毒类抗肿瘤药

一、调节体内激素平衡药物

某些肿瘤如乳腺癌、前列腺癌、甲状腺癌、宫颈癌、卵巢癌和睾丸肿瘤与相应的激素失调有关。因此，应用某些激素或其拮抗药来改变激素平衡失调状态，以抑制激素依赖性肿瘤的生长。严格来讲，该类药物不属于化疗药物，应为内分泌治疗药物，虽然没有细胞毒类抗肿瘤药的骨髓抑制等毒性反应，但因激素作用广泛，使用不当也会造成其他不良反应。

笔记

雌激素类

常用于恶性肿瘤治疗的雌激素是己烯雌酚(diethylstilbestrol),可通过抑制下丘脑及脑垂体,减少脑垂体促间质细胞激素(ICSH)的分泌,从而使来源于睾丸间质细胞与肾上腺皮质的雄激素分泌减少,也可直接对抗雄激素促进前列腺癌组织生长发育的作用,故对前列腺癌有效。雌激素类还用于治疗绝经期乳腺癌,机制未明。

雄激素类

常用于恶性肿瘤治疗的有二甲基睾丸酮(methyltestosterone)、丙酸睾丸酮(testosterone propionate)和氟羟甲酮(fluoxymesterone),可抑制脑垂体前叶分泌促卵泡激素,使卵巢分泌雌激素减少,并可对抗雌激素作用,雄激素对晚期乳腺癌,尤其是骨转移者疗效较佳。

甲羟孕酮酯

甲羟孕酮酯(medroxyprogesterone acetate,MPA,乙酸羟甲孕酮、甲孕酮、安宫黄体酮)为合成的黄体酮衍生物,作用类似天然黄体酮,主要用于肾癌、乳腺癌、子宫内膜癌,并可增强患者的食欲、改善一般状况。

糖皮质激素类

常用于恶性肿瘤治疗的是泼尼松(prednisone)和泼尼松龙(prednisolone)等。糖皮质激素能作用于淋巴组织,能诱导淋巴细胞溶解。对急性淋巴细胞白血病及恶性淋巴瘤的疗效较好,作用快,但不持久,易产生耐药性;对慢性淋巴细胞白血病,除减低淋巴细胞数目外,还可降低血液系统并发症(自身免疫性溶血性贫血和血小板减少症)的发生率或使其减轻。常与其他抗肿瘤药合用,治疗霍奇金病及非霍奇金淋巴瘤。对其他恶性肿瘤无效,而且可能因抑制机体免疫功能而助长恶性肿瘤的扩展。仅在恶性肿瘤引起发热不退、毒血症状明显时,可少量短期应用以改善症状等。

他莫昔芬

他莫昔芬(tamoxifen,TAM,三苯氧胺)为合成的抗雌激素药物,是雌激素受体的部分激动剂,具有雌激素样作用,但强度仅为雌二醇的 1/2;也有一定抗雌激素的作用,从而抑制雌激素依赖性肿瘤细胞生长。主要用于乳腺癌,雌激素受体阳性患者疗效较好。

戈舍瑞林

戈舍瑞林(goserelin)是促黄体生成素释放激素的一种类似物,长期使用戈舍瑞林抑制脑垂体促黄体生成素的合成,从而引起男性血清睾丸酮和女性血清雌二醇的下降。主要用于:①前列腺癌,适用于可用激素治疗的前列腺癌;②乳腺癌,适用于可用激素治疗的绝经前期及绝经期妇女的乳腺癌;③子宫内膜异位症,缓解症状包括减轻疼痛并减少子宫内膜损伤的大小和数目。

亮丙瑞林

亮丙瑞林(leuprorelin)为 LH-RH 的或其高活性衍生物,在首次给药后能立即产生一过性的垂体 - 性腺系统兴奋作用(急性作用),然后抑制垂体生成和释放促性腺激素。还进一步抑制卵巢和睾丸对促性腺激素的反应,从而降低雌二醇和睾丸酮的生成(慢性作用)。主要用于闭经前且雌激素受体阳性的乳腺癌和前列腺癌。

笔记

氟他胺

氟他胺(flutamide,氟硝丁酰胺)是一种口服的非甾体类雄性激素拮抗剂。氟他胺及其代谢产物2-羟基氟他胺可与雄性激素竞争雄激素受体,并与雄激素受体结合成复合物,进入细胞核,与核蛋白结合,抑制雄激素依赖性的前列腺癌细胞生长。同时氟他胺还能抑制睾丸微粒体17-α-羟化酶和17,20裂合酶的活性,因而能抑制雄性激素生物合成。主要用于前列腺癌。

托瑞米芬

托瑞米芬(toremifene)是一个选择性的雌激素受体调节剂(SERM),竞争性结合雌激素受体,抑制雌激素受体阳性的乳腺癌生长,托瑞米芬与雌激素竞争性与乳腺癌细胞质内雌激素受体相结合,阻止雌激素诱导肿瘤细胞DNA合成及细胞增殖。主要用于治疗绝经妇女雌激素受体阳性转移性乳腺癌。

来曲唑

来曲唑(letrozole)为选择性非甾体类芳香化酶抑制剂。通过竞争性与细胞色素P_{450}酶亚单位的血红素结合,从而抑制芳香化酶,减少雌激素的生物合成。主要用于绝经后雌激素或孕激素受体阳性,或受体状况不明的晚期乳腺癌。

阿那曲唑

阿那曲唑(anastrozole)为高效、高选择性非甾体类芳香化酶抑制剂。主要用于绝经后受体阳性的晚期乳腺癌。雌激素受体阴性,但他莫昔芬治疗有效的患者也可考虑使用。此外,还可用于绝经后乳腺癌的辅助治疗。

氨鲁米特

氨鲁米特(aminoglutethimide,AG,氨基导眠能,氨格鲁米特,氨苯哌酮)为镇静催眠药格鲁米特的衍生物,能特异性抑制使雄激素转化为雌激素的芳香化酶活性。绝经期妇女的雌激素主要来源是雄激素,AG可以完全抑制雌激素的生成。本品还能诱导肝脏混合功能氧化酶系活性,促进雌激素的体内代谢。用于绝经后晚期乳腺癌。

二、分子靶向药物

分子靶向药物主要针对恶性肿瘤病理生理发生、发展的关键靶点进行治疗干预,一些分子靶向药物在相应的肿瘤治疗中已经表现出较佳疗效。尽管分子靶向药物对其所针对的肿瘤有较为突出的疗效,并且耐受性较好、毒性反应较轻,但一般认为在相当长的时间内还不能完全取代传统的细胞毒类抗肿瘤药物,更常见的情况是两者联合应用。这些药物作用机制和不良反应类型与细胞毒类药物有所不同,使用中不一定非要达到剂量限制性毒性和最大耐受量,与常规化疗、放疗合用一般会有更好的疗效。此外,肿瘤细胞携带的药靶分子在治疗前、后的表达和突变状况往往决定分子靶向药物的疗效和疾病预后,对该类药物的个体化治疗提出了更高的要求。

分子靶向药物目前尚无统一的分类方法,按化学结构可分为单克隆抗体类和小分子化合物类。

(一)单克隆抗体类

1. 作用于细胞膜分化相关抗原的单克隆抗体

利妥昔单抗

利妥昔单抗(rituximab,rituxan,美罗华)是一种针对CD20抗原的人鼠嵌合型单克隆抗体。

笔记

CD20 抗原位于前 B 和成熟 B 淋巴细胞的表面，但在造血干细胞、正常血细胞或其他正常组织中不存在。利妥昔单抗可与 CD20 特异性结合导致 B 细胞溶解，从而抑制 B 细胞增殖，诱导成熟 B 细胞凋亡。临床用于治疗非霍奇金淋巴瘤(non-Hodgkin's lymphoma，NHL)。主要不良反应为发热、畏寒和寒战等与输液相关的不良反应。

阿仑珠单抗

阿仑珠单抗(alemtuzumab，Campath，坎帕斯)是一种靶向 CD52 抗原的人源化、非结合型抗体，与带 CD52 的靶细胞结合后，通过宿主效应子的补体依赖性细胞溶解、抗体依赖性细胞毒性和细胞凋亡等机制导致细胞死亡。临床用于治疗慢性淋巴性白血病(chronic lymphatic leukemia，CLL)。主要不良反应有寒战、发热、恶心、呕吐、感染、失眠等。

替伊莫单抗

替伊莫单抗(ibritumomab，Zevalin，泽娃灵)为携带放射性同位素 ^{90}Y(钇)的鼠源性抗 CD20 单克隆抗体。该药结合单克隆抗体的靶向性和放射性同位素的放射治疗作用，通过单克隆抗体对肿瘤细胞的靶向作用将同位素 ^{90}Y 富集在肿瘤部位，通过放射源周围 5mm 范围内的 β 射线杀灭肿瘤细胞。用于复发或难治性 B 细胞非霍奇金淋巴瘤的治疗。主要不良反应有血细胞减少、疲乏、恶心、腹痛、咳嗽、腹泻等。

托西莫单抗

托西莫单抗(tositumaomab，Bexxar)是 ^{131}I 标记的抗 CD20 鼠单克隆抗体，通过抗体将放射性 ^{131}I 靶向肿瘤细胞，通过 ^{131}I 的放射性杀伤癌细胞。用于非霍奇金淋巴瘤的治疗。主要不良反应有血细胞下降、感染、出血、发热、寒战、出汗、恶心、低血压、呼吸短促和呼吸困难等。

2. 作用于表皮生长因子受体的单克隆抗体

曲妥珠单抗

曲妥珠单抗(trastuzumab，Herceptin，赫赛汀)为重组人单克隆抗体，选择性地结合表皮生长因子受体 HER-2(ErbB-2)的细胞外区域，阻断 HER-2 介导的 PI3K 和 MAPK 信号通路，抑制 HER-2 过度表达的肿瘤细胞增殖。临床单用或者与紫杉类联合治疗 HER-2 高表达的转移性乳腺癌。主要不良反应为头痛、腹泻、恶心和寒颤等。

西妥昔单抗、帕尼单抗和尼妥珠单抗

西妥昔单抗(cetuximab，Erbitux，爱必妥)和帕尼单抗(panitumumab，VECTIBIX)针对表皮生长因子受体 HER-1(ErbB1，EGFR)的细胞外区域，前者属于人/鼠嵌合型 IgG1 单克隆抗体，后者则是完全人源化的 IgG2 单克隆抗体。拮抗 EGFR 信号转导通路后抑制由该受体介导的肿瘤增殖。主要用于治疗转移性结直肠癌，西妥昔单抗亦可用于治疗头颈部肿瘤。

此类药物还包括尼妥珠单抗(nimotuzumab，泰欣生)，该药是我国研发的人源化单抗，用于 HER-1 阳性表达的Ⅲ/Ⅳ期鼻咽癌治疗。

3. 作用于血管内皮细胞生长因子的单克隆抗体

贝伐珠单抗

贝伐珠单抗(bevacizumab，Avastin，安维汀)为重组人源化单克隆抗体，可选择性地与人血管内皮生长因子(vascular endothelial growth factor，VEGF)结合，阻碍 VEGF 与其位于肿瘤血管内皮细胞上的受体(KDR 和 Flt-1)结合，抑制肿瘤血管生成，从而抑制肿瘤生长。临床用于转移性结

笔记

直肠癌、晚期非小细胞肺癌、转移性肾癌和恶性胶质瘤的治疗。不良反应主要为高血压、心肌梗死、脑梗死、蛋白尿、胃肠穿孔以及阻碍伤口愈合等。

(二)小分子化合物类

1. 单靶点的抗肿瘤小分子化合物

伊马替尼、达沙替尼和尼罗替尼

伊马替尼(imatinib, Glivec, Gleevec, 格列卫)、达沙替尼(dasatinib, Sprycel, 扑瑞赛)和尼罗替尼(nilotinib, Tasigna)为蛋白酪氨酸激酶Bcr-Abl抑制剂。慢性粒细胞白血病(chronic myelogenous leukemia, CML)患者存在Bcr-Abl融合基因,其蛋白产物为持续激活的bcr-abl酪氨酸激酶,引起细胞异常增殖。该类药物与Abl酪氨酸激酶ATP位点结合,抑制激酶活性,阻止Bcr-Abl阳性细胞的增殖并诱导其凋亡。此外,伊马替尼对c-Kit受体酪氨酸激酶的抑制作用亦用于临床治疗胃肠道间质瘤(gastrointestinal stromal tumors, GIST)。轻、中度不良反应多见,如消化道症状、液体潴留、肌肉骨骼疼痛及头痛乏力等;较为严重的不良反应主要为血液系统毒性和肝脏损伤。

吉非替尼和厄洛替尼

吉非替尼(gefitinib, Iressa, 易瑞沙)和厄洛替尼(erlotinib, Tarceva, 特罗凯)为ErbB1/EGFR酪氨酸激酶抑制剂,可与受体细胞内激酶结构域结合,竞争酶的底物ATP,阻断EGFR的激酶活性及其下游信号通路。主要用于晚期或转移的非小细胞肺癌二线治疗。腹泻、恶心、呕吐等消化道症状以及丘疹、瘙痒等皮肤症状为其主要不良反应。

坦罗莫司和依维莫司

坦罗莫司(temsirolimus, Torisel)和依维莫司(everolimus, Afinitor)为丝/苏氨酸蛋白激酶mTOR的抑制剂,阻断PI3K-Akt-mTOR信号通路和其他由mTOR介导的信号转导过程,抑制细胞周期进程和新生血管形成,促进细胞凋亡。临床用于晚期肾细胞癌的治疗。

硼替佐米

硼替佐米(bortezomib, Velcade, 万珂)是一种二肽硼酸盐,属可逆性蛋白酶体抑制剂,可选择性地与蛋白酶活性位点的苏氨酸结合,抑制蛋白酶体26S亚单位的糜蛋白酶和(或)胰蛋白酶活性。26S蛋白酶体是一种大的蛋白质复合体,可降解泛蛋白。泛蛋白酶体通道在调节特异蛋白在细胞内浓度中起到重要作用,以维持细胞内环境的稳定。蛋白水解会影响细胞内多级信号串联,这种对正常细胞内环境的破坏会导致细胞死亡。硼替佐米临床用于多发性骨髓瘤和套细胞淋巴瘤的治疗。乏力、腹泻、恶心、呕吐、发热、血小板减少等为其主要不良反应。

2. 多靶点抗肿瘤的小分子化合物

索拉非尼

索拉非尼(sorafenib, Nexavar, 多吉美)为血管内皮生长因子受体(vascular endothelial growth factor receptor, VEGFR)1、2、3阻断剂,亦可抑制血小板衍生生长因子受体(platelet-derived growth factor receptor, PDGFR)、Raf、Flt3和c-Kit介导的信号转导。一方面通过阻断Raf-MEK-ERK信号传导通路,直接抑制肿瘤生长;另一方面,又可通过阻断VEGFR和PDGFR途径,抑制肿瘤血管的形成,间接抑制肿瘤细胞的生长。临床用于治疗肝癌和肾癌。不良反应有疲乏、体重减轻、皮疹、脱发、腹泻、恶心、腹痛等。

笔记

舒尼替尼

舒尼替尼(sunitinib,Sutent,索坦)为VEGFR1、2、3和PDGFR细胞内酪氨酸激酶结构域的ATP结合部位竞争性阻断剂,为抗肿瘤血管生成药物。亦可抑制c-Kit、RET、CSF-1R等其他酪氨酸激酶。临床用于治疗晚期肾癌、胃肠道间质瘤和晚期胰腺癌。不良反应有疲乏、发热、腹泻、恶心、黏膜炎、高血压、皮疹等。

帕唑帕尼

帕唑帕尼(pazopanib,Votrient)为VEGFR-1、2、3、PDGFR-α/β和c-Kit激酶抑制剂,具有抑制肿瘤血管生成的活性。临床用于治疗晚期肾癌和既往接受化疗的晚期软组织肉瘤患者。不良反应有腹泻、高血压、毛发颜色变化(脱色素)、恶心、厌食和呕吐等。

范得他尼

范得他尼(vandetanib,Zactima)是一种合成的苯胺喹唑啉化合物,为口服的小分子TKI、表皮生长因子受体(epidermal growth factor receptor,EGFR)、VEGFR和RET酪氨酸激酶抑制剂,还可选择性抑制其他的酪氨酸激酶及丝氨酸/苏氨酸激酶。范得他尼适用于治疗不能切除、局部晚期或转移的有症状或进展的髓样甲状腺癌。不良反应有腹泻、皮疹、痤疮、恶心、高血压、头痛、上呼吸道感染等。

拉帕替尼

拉帕替尼(lapatinib,Tykerb)小分子靶向双重酪氨酸激酶抑制剂,在治疗剂量可同时阻断ErbB1/EGFR和ErbB2/HER2的酪氨酸激酶活性,通过阻断EGFR和HER2的同质和异质二聚体下调信号,抑制肿瘤增殖和转移。临床用于晚期和转移性乳腺肿瘤治疗。不良反应有胃肠道反应,包括恶心、腹泻、口腔炎和消化不良等,还有皮肤干燥、皮疹、背痛、呼吸困难及失眠等。

(三)其他

重组人血管内皮抑制素

重组人血管内皮抑制素(Endostar,恩度)为我国研发的内源性肿瘤血管生成抑制剂血管内皮抑素的基因工程药物,可通过多种通路抑制肿瘤血管生成。药理作用机制为抑制肿瘤血管内皮细胞增殖和迁移进而抑制肿瘤血管的生成,阻断肿瘤细胞的营养供给,从而达到抑制肿瘤增殖或转移的目的。临床主要用于配合化疗治疗不能进行手术的非小细胞肺癌。心脏毒性为其主要不良反应,此外还有消化系统不良反应如腹泻、肝功能异常和皮疹等。

维A酸

维A酸(retinoic acid,Tretinoin,维甲酸)包括全反式维甲酸(all-trans retinoic acid,ATRA)、13-顺式维甲酸(13-cis retinoic acid,13-CRA)和9-顺式维甲酸(9-CRA)。其中ATRA能够较明显调变和降解在急性早幼粒细胞白血病(acute promyelocytic leukemia,APL)发病中起关键作用的PML-RARa融合蛋白的维甲酸受体(RARα)结构域,重新启动髓系细胞的分化基因调控网络,诱导白血病细胞分化成熟继而凋亡。我国学者首次使用ATRA对APL诱导分化治疗取得成功,部分患者可以完全缓解,但短期内容易复发。ATRA与亚砷酸或化疗药物联合用药可获得较好疗效。

笔记

亚砷酸

亚砷酸(arsenious acid,As_2O_3,三氧化二砷)通过降解PML/RARa融合蛋白、下调*bcl-2*基因表达等选择性诱导白血病细胞凋亡。亚砷酸与ATRA均可诱导PML-RARα融合蛋白的调变/降解,在分子水平两者分别作用于PML和RARα,因此ATRA和亚砷酸治疗白血病被认为在本质上都是针对分化阻遏分子的靶向治疗。我国学者首次将亚砷酸应用于APL的治疗,不仅取得良好的治疗效果,而且不引起出血和骨髓抑制等毒副反应,尤其适用于对维A酸耐药的难治APL病例。ATRA和亚砷酸联合应用可以使约90%的APL患者达到5年无病生存,且未见明显长期毒性作用,从而使APL成为第一种基本可以被治愈的急性髓细胞性白血病。

第四节　细胞毒抗肿瘤药应用的药理学原则和毒性反应

一、药理学应用原则

近半个世纪以来,肿瘤内科学(medical oncology)的不断进步促进了肿瘤的治疗向综合治疗或称为多手段治疗(multimodality therapy)方向发展,即根据患者的机体状况、肿瘤的病理类型、侵犯范围(分期)和发展趋向,合理地、有计划地将化疗药物与现有的其他治疗手段(如免疫治疗)联合应用,以期使原来不能手术的患者得以接受手术治疗;减低复发或远处转移的可能性以提高治愈率;或通过增强患者的免疫功能来提高治愈率和提高生活质量。

抗肿瘤药物治疗恶性肿瘤能否发挥疗效,受到肿瘤、宿主及药物等三个方面因素的影响,它们彼此间相互作用又相互制约。合理应用抗肿瘤药物不但增加疗效,而且减少毒性反应和耐药性产生。主要考虑原则如下:

(一)从细胞增殖动力学考虑

1. 招募(recruitment)作用　即设计细胞周期非特异性药物和细胞周期特异性药物的序贯应用方法,招募更多G_0期细胞进入增殖周期,以增加肿瘤细胞杀灭数量。其策略是:①对增长缓慢(GF不高)的实体瘤,可先用细胞周期非特异性药物杀灭增殖期及部分G_0期细胞,使瘤体缩小而招募G_0期细胞进入增殖周期;继而用细胞周期特异性的药物杀灭之。②对增长快(GF较高)的肿瘤如急性白血病等,宜先用细胞周期特异性药物(作用于S期或M期药物),使大量处于增殖周期的恶性肿瘤细胞被杀灭,以后再用细胞周期非特异性药物杀伤其他各时相的细胞,待G_0期细胞进入细胞周期时,再重复上述疗法。

2. 同步化(synchronization)作用　即先用细胞周期特异性药物(如羟基脲),将肿瘤细胞阻滞于某时相(如G_1期),待药物作用消失后,肿瘤细胞即同步进入下一时相,再用作用于后一时相的药物。

(二)从药物作用机制考虑

针对肿瘤的发病机制,联合应用作用于不同生化环节的抗肿瘤药物,可使疗效提高。用两种药物同时作用于一个线性代谢过程前后两种不同靶点的序贯抑制如联合应用甲氨蝶呤和6-MP等。

(三)从药物毒性考虑

1. 减少毒性的重叠,如大多数抗肿瘤药物有抑制骨髓作用,而强的松和博来霉素等无明显抑制骨髓作用,将它们与其他药物合用,以提高疗效并减少骨髓的毒性发生。

2. 降低药物的毒性,如用巯乙磺酸钠可预防环磷酰胺引起的出血性膀胱炎;用四氢叶酸钙减轻甲氨蝶呤的骨髓毒性。

(四)从药物的抗瘤谱考虑

胃肠道癌选用氟尿嘧啶、环磷酰胺、丝裂霉素、羟基脲等;鳞癌宜用博来霉素、甲氨蝶呤等;

笔记

鳞癌选用环磷酰胺、顺铂、多柔比星等；骨肉瘤以多柔比星及大剂量甲氨蝶呤加救援剂甲酰四氢叶酸钙为好等；脑的原发或转移瘤首选亚硝脲类，亦可用羟基脲等。

（五）从药物用药剂量考虑

抗肿瘤药物不论是 CCNSA 或 CCSA，对肿瘤细胞的杀灭作用均遵循一级动力学原则，一定量的药物只能杀灭一定数量的肿瘤细胞。再考虑到机体耐受性等方面的原因，不可能无限制地加大剂量或反复给药。患者的免疫功能状态受多种因素的影响。当瘤体长大、病情加重时，往往出现免疫功能下降，而且大多数抗肿瘤药物具有免疫抑制作用，选用合适剂量并采用间歇给药，有可能保护宿主的免疫功能。

（六）小剂量长期化疗

区别于传统的最大耐受剂量（maximum tolerable dose，MTD）化疗，小剂量长期化疗即节拍式化疗（metronomic chemotherapy）可通过显著抑制肿瘤新生血管内皮细胞的增殖和迁移等发挥抗肿瘤作用，全身毒性反应较轻，不易产生耐药性。

二、毒性反应

目前临床使用的细胞毒抗肿瘤药物对肿瘤细胞和正常细胞尚缺乏理想的选择作用，即药物在杀伤恶性肿瘤细胞的同时，对某些正常的组织也有一定程度的损害，毒性反应成为化疗时使用剂量受到限制的关键因素，同时亦影响患者的生命质量。分子靶向药物可以特异性的作用于肿瘤细胞的某些特定分子位点，而这些位点在正常细胞通常不表达或者很少表达。因此，分子靶向药物通常安全性高和耐受性好，毒性反应较轻。

（一）近期毒性

1. 共有的毒性反应

（1）骨髓抑制：骨髓抑制是肿瘤化疗的最大障碍之一，除激素类、博来霉素和 L-门冬酰胺酶外，大多数抗肿瘤药物均有不同程度的骨髓抑制。骨髓造血细胞经化疗后外周血细胞数减少的机会决定于细胞的寿命，寿命越短的外周血细胞越容易减少，通常先出现白细胞减少，然后出现血小板降低，一般不会引起严重贫血。除了常用各种集落刺激因子如 GM-CSF、G-CSF、M-CSF、EPO 等来处理血细胞下降，护理中必须采取措施预防各种感染和防治出血等。

（2）消化道反应：恶心和呕吐是抗肿瘤药物的最常见毒性反应。化疗引起的恶心、呕吐根据发生时间分为急性和迟发性二种类型。前者常发生在化疗后 24 小时内；后者发生在化疗 24 小时后。高度或中度致吐者可应用地塞米松和 5-HT_3 受体拮抗剂（如昂丹司琼），轻度致吐者可应用甲氧氯普胺或氯丙嗪。另外化疗也可损害增殖活跃的消化道黏膜组织，容易引起口腔炎、口腔溃疡、舌炎、食管炎等，应注意口腔清洁卫生，防治感染。

（3）脱发：正常人头皮约有 10 万根头发，除其中 10%~15% 的生发细胞处于静止期外，其他大部分处于活跃生长，因此多数抗肿瘤药物都能引起不同程度的脱发。在化疗时给患者戴上冰帽，使头皮冷却，局部血管痉挛，或止血带结扎于发际，减少药物到达毛囊而减轻脱发，停止化疗后头发仍可再生。

2. 特有的毒性反应

（1）心脏毒性：以多柔比星最常见，可引起心肌退行性病变和心肌间质水肿。心脏毒性的发生可能与多柔比星诱导自由基生成有关。

（2）呼吸系统毒性：主要表现为间质性肺炎和肺纤维化，主要药物有博来霉素、卡莫斯汀、丝裂霉素、甲氨蝶呤、吉非替尼等。长期大剂量使用博来霉素可引起间质性肺炎及肺纤维化，可能与肺内皮细胞缺少使博来霉素灭活的酶有关。

（3）肝脏毒性：部分抗肿瘤药物如 L-门冬酰胺酶、放线菌素 D、环磷酰胺等可引起肝脏损害。

（4）肾和膀胱毒性：大剂量环磷酰胺可引起出血性膀胱炎，可能与大量代谢物丙烯醛经泌尿

笔记

道排泄有关，同时应用巯乙磺酸钠可预防其发生。顺铂由肾小管分泌，可损害近曲小管和远曲小管。保持充足的尿量有助减轻肾和膀胱毒性。

（5）神经毒性：长春新碱最容易引起外周神经病变。顺铂、甲氨蝶呤和氟尿嘧啶偶尔也可引起一些神经毒性。

（6）过敏反应：凡属于多肽类化合物或蛋白质类的抗肿瘤药物如 L-门冬酰胺酶、博来霉素，静脉注射后容易引起过敏反应。紫杉醇的过敏反应可能与赋形剂聚氧乙基蓖麻油有关。

（7）组织坏死和血栓性静脉炎：刺激性强的药物如丝裂霉素、多柔比星等可引起注射部位的血栓性静脉炎，漏于血管外可致局部组织坏死，应避免注射不当。

（二）远期毒性

随着肿瘤化疗的疗效提高，长期生存患者增多，远期毒性将更加受到关注。

1. 第二原发恶性肿瘤　很多抗肿瘤药物特别是烷化剂具有致突变和致癌性，以及免疫抑制作用，在化疗并获得长期生存的患者中，部分会发生可能与化疗相关的第二原发恶性肿瘤。

2. 不育和致畸　许多抗肿瘤药物特别是烷化剂可影响生殖细胞的产生和内分泌功能，产生不育和致畸作用。男性患者睾丸生殖细胞的数量明显减少，导致男性不育，女性患者可产生永久性卵巢功能障碍和闭经，孕妇则可引起流产或畸胎。

Antineoplastic drugs

Cancer is characterized by uncontrolled and abnormal cell growth. The therapy of cancer has improved dramatically during the past half century. This improvement can be traced to a number of factors: a better understanding of cancer's causes and natural history, better technologies for early detection and diagnosis, improved control of primary tumors through better surgery and radiation therapy, and more effective antineoplastic drugs or anticancer drugs.

Antineoplastic drugs may be divided into two categories: cytotoxic and non-cytotoxic agents. Cytotoxic drugs destroy the structure and function of nucleic acids and proteins, and directly inhibit tumor cell proliferation and/or induce apoptosis. Non-cytotoxic drugs include antineoplastic hormones and molecularly targeted drugs that can block the growth and spread of cancer by interfering with specific molecules involved in tumor growth and progression. In order to gain maximum effect, antineoplastic drugs are commonly used in combinations.

Although the purpose of chemotherapy is to attack cancer cells and stop cancer progression, it turns out to be very challenging to protect normal healthy cells from being damaged by chemotherapy. Anticancer drugs induce high toxicities and side effects, such as vomiting, hair loss, and low immune response, in patients because the antineoplastic drugs commonly affect not only the cancer cells, but other cells that commonly reproduce quickly.

The evolution of chemotherapy for cancer has progressed rapidly, from alkylating agents and antimetabolites to natural products, and most recently, molecularly targeted drugs such as rituximab, imatinib and gefitinib. As our understanding of the biology of cancer improves, new targets for therapy are being identified, and small molecules and monoclonal antibodies are being developed to test the validity of these targets in human cancer.

笔记

制剂及用法

氟尿嘧啶(fluorouracil) 静脉注射,每天10~12mg/kg,连用3~5天后改为隔天5~6mg/kg,总量5~10g为一疗程。必要时间隔1~2个月开始第二个疗程。

替加氟(tegafur) 口服,每次15~20mg/kg,一般0.8~1.0g,总量20~40g为一疗程。

巯嘌呤(mercaptopurine) 白血病:每天1.5~2.5mg/kg,分2~3次口服,疾病缓解后用原量1/3~1/2维持。绒癌:每天6.0~6.5mg/kg,10天为一疗程。

磺巯嘌呤钠(sulfomercaprine sodium) 治疗白血病:静脉滴注或静脉注射,每天4~5mg/kg,将药物溶于5%葡萄糖或生理盐水中,10~14天为一疗程。治疗绒癌,每日8mg/kg,将药物溶于5%葡萄糖溶液中静脉滴注,10天为一疗程。

硫鸟嘌呤(tioguanine) 口服每天2~2.5mg/kg,一次或分次服用,5~10天为一疗程。

甲氨蝶呤(methotrexate) 治疗白血病:口服,成人每次5~10mg,4岁以上每次5mg,4岁以下每次2.5mg,每周两次,总量为50~150mg。绒毛膜上皮癌:静脉滴注,每天10~20mg,5~10次为一疗程。头颈部癌:动脉连续滴注,5~10mg/d,连用5~10天。鞘内注射:每次5~15mg,每周1~2次。

盐酸阿糖胞苷(cytarabine hydrochloride) 静脉注射或静脉滴注,每天1~3mg/kg,10~14天为一疗程。鞘内注射,每次25mg,每周2~3次,连用3次,6周后重复应用。

安西他滨(ancitabine) 静脉注射或肌内注射,每天5~10mg/kg。用5~10天为一疗程。口服,剂量同注射。

羟基脲(hydroxycarbamide) 每天20~40mg/kg,分次口服或每3天60~80mg/kg,4~6周为一疗程。

环磷酰胺(cyclophosphamide,endoxan) 静脉滴注,每天4mg/kg,每天或隔天一次,总量8~10g为一疗程。大剂量冲击疗法为每次10~20mg/kg,每周一次,8g为一疗程。以口服维持,每天2~4mg/kg,分次服用。

噻替派(thiotepa) 静脉注射或动脉注射或肌内注射,每天每次0.2mg/kg,连用5~7天,以后改为每周2~3次,总量约为200~400mg。体腔注射,每次20~40mg,1~2次/周。

白消安(busulfan) 口服,2~8mg/d,分3次空腹服用,有效后用维持量,0.5~2mg/d,1次/天。

卡莫司汀(carmustine) 静脉滴注,每天每次2.5mg/kg,溶于5%葡萄糖溶液或生理盐水内,连用3日为一疗程,每疗程间隔6~8周。

罗莫司汀(lomustine) 口服,每次100mg/m^2,每6~8周用一次。

司莫司汀(semustine) 口服,每次130~200mg/m^2,每6~8周用一次。

博来霉素(bleomycin) 静脉或肌内注射,每次15~30mg,每天或隔天一次,总量450mg。

丝裂霉素(mitomycin) 静脉注射,每天每次2mg或10mg,每周一次。总量60mg为一疗程。

顺铂(cisplatin) 静脉注射或静脉滴注,30mg/d,连用5天为一疗程,疗程间隔2~4周,可用药4~5个疗程。或以50~100mg/m^{2}静脉注射或滴注一次,间隔3~4周再用。

卡铂(carboplatin) 静脉滴注。一般剂量为100~400mg/m^2,用5%葡萄糖稀释。每4周重复一次。以给药2~4次为一疗程。

放线菌素D(dactinomycin) 静脉注射,200μg/d,10~14天为一疗程。

柔红霉素(daunorubicin) 静脉注射或静脉滴注,开始每天0.2mg/kg,增至每天0.4mg/kg,每天或隔天一次,3~5次为一疗程,间隔5~7天再给下一个疗程。最大总量600mg/m^2。

多柔比星(doxorubicin) 静脉注射,30mg/m^2,连用两天,间隔3周后可重复应用。60~75mg/m^2,每3周应用一次。或30mg/m^2,连用3天,间隔4周后可再用。累积总量不得超过550mg/m^2。

笔记

普卡霉素(plicamycin)　静脉注射或静脉滴注，每次2~6mg，每天或隔天一次，10~30次为一疗程。

长春碱(vinblastine)　静脉注射，每次0.2mg/kg，每周一次，总量60~80mg为一疗程。

长春新碱(vincristine)　静脉注射，每次0.02mg/kg，每周一次，总量20~30mg为一疗程。

三尖杉酯碱(harringtonine)　静脉滴注每天0.1~0.2mg/kg，7天为一疗程，停2周后再用。

紫杉醇(paclitaxel)　静脉滴注，常用剂量为150~170mg/m^2，先溶于生理盐水或5%葡萄糖液500~1000ml，静滴时间为3小时，每3~4周1次。给药前先服用地塞米松、苯海拉明及西咪替丁以防止对溶媒发生过敏反应。

依托泊苷(etoposide)　一般60~100mg/m^2，静脉注射，1次/天，连续5天。或口服相同剂量，连服10天或加倍剂量连服5天。

替尼泊苷(teniposide)　用5%葡萄糖或生理盐水稀释到0.5~1.0mg/ml，静脉滴注1小时，每次50~100mg，1次/天。连用3~5天。

L-门冬酰胺酶(L-asparaginase)　肌内或静脉注射，每次20~200μg/kg，每天或隔天一次，10~20次为一疗程。用药前皮内注射10~50μg作过敏试验，观察3小时。

他莫昔芬(tamoxifen)　口服，20~40mg/d，分1~2次服用。

利妥昔单抗(rituximab)　静脉滴注，推荐剂量为375mg/m^2，每周一次，4~8次为疗程。

阿仑珠单抗(alemtuzumab)　静脉滴注，起始剂量每次3mg，隔日用药，每周3次，持续12周。

替伊莫单抗(ibritumomab tiuxetan)　静脉推注10分钟，剂量5mCi，并用至少10ml生理盐水冲路。

托西莫单抗(tositumomab)　放射测定剂量：静脉滴注20min，剂量5mCi。治疗剂量：平均90mCi(范围为50~200mCi)

曲妥珠单抗(trastuzumab)　静脉滴注，初次负荷剂量40mg/mg，滴注时间90分钟。维持剂量每周2mg/kg。

西妥昔单抗(cetuximab)　静脉滴注，每周一次，初始剂量400mg/m^2，滴注时间120分钟以后每周剂量250mg/m^2，滴注时间60分钟。

帕尼单抗(panitumumab)　静脉滴注，剂量6mg/kg，滴注时间60分钟以上，每两周一次。

尼妥珠单抗(nimotuzumab)　静脉滴注，剂量100mg稀释于250ml生理盐水中，每周一次，共8次。

贝伐珠单抗(bevacizumab)　静脉滴注。转移性结直肠癌，5mg/kg每两周一次。非小细胞肺癌：15mg/kg每三周一次。神经胶质瘤和转移性肾癌：10mg/kg每两周一次。

伊马替尼(imatinib)　口服，400mg/次，每天一次。

达沙替尼(dasatinib)　口服，100mg/次，每天一次。

尼罗替尼(nilotinib)　口服，400mg/次，每天两次。

吉非替尼(gefitinib)　口服，每次250mg，每天一次。

厄洛替尼(erlotinib)　口服，每次150mg，每天一次。

坦罗莫司(temisirolimus)　静脉滴注，每次25mg，每周一次。

依维莫司(everolimus)　口服，每次10mg，每天一次。

硼替佐米(bortezomib)　静脉推注3~5秒，剂量1.3mg/m^2，每周给药两次(第1,4,8,11天给药)，之后休息1周，3周为1周期。

索拉非尼(sorafenib)　口服，每次400mg，每天两次。

舒尼替尼(sunitinib)　口服，每次50mg，每天1次。每6周1个疗程：服药4周，停药2周。

帕唑帕尼(pazopanib)　口服，每次800mg，每天1次。

范得他尼(vandetanib)　口服，每次300mg，每天1次。

笔记

拉帕替尼(lapatinib)　口服,每次 1250mg,每天 1 次。

重组人血管内皮抑制素(endostar)　静脉滴注,滴注时间 3~4 小时,每次 7.5mg/m^2,每天 1 次。

维 A 酸(retinoic acid)　口服,每日 40~80mg,分 2~4 次口服,疗程 4~8 周。

亚砷酸(arsenious acid)　静脉滴注,每次 5~10mg,每天一次,4~6 周为 1 疗程。

(陈红专)

笔记

第四十八章　影响免疫功能的药物

参与免疫反应的各种细胞、组织和器官，如胸腺、骨髓、淋巴结、脾、扁桃体及分布在全身组织中的淋巴细胞和浆细胞等构成机体的免疫系统。这些组分及其正常功能是机体免疫功能的基础，任何因素的异常都可导致免疫功能障碍。正常的免疫功能对机体的免疫监视、防御反应及维持自身稳定等诸方面是必不可少的。

第一节　免疫应答和免疫病理反应

一、免疫应答

免疫系统的主要生理功能是识别、破坏和清除异物，以维持机体的内环境稳定。免疫反应可分为特异性免疫和非特异性免疫。非特异性免疫由吞噬细胞、补体、干扰素等组成，参与吞噬、清除异物，介导和参与特异性免疫的杀伤反应。特异性免疫包括细胞免疫和体液免疫，分别由T细胞和B细胞介导，并有多种与免疫系统功能有关的细胞因子参与。

机体免疫系统在抗原刺激下所发生的一系列变化称为免疫应答反应，可分三期：①感应期，是巨噬细胞和免疫活性细胞处理和识别抗原的阶段；②增殖分化期，免疫活性细胞被抗原激活后分化增殖并产生免疫活性物质；③效应期，致敏淋巴细胞或抗体与相应靶细胞或抗原接触，产生细胞免疫或体液免疫效应（图 48-1）。

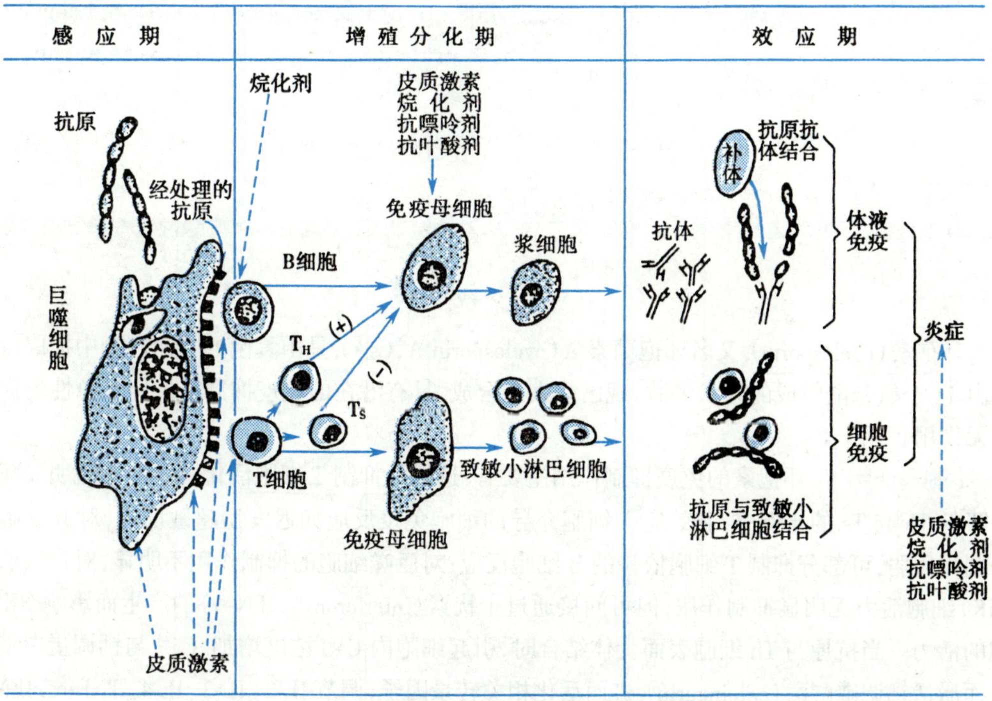

图 48-1　免疫反应的基本过程和药物作用环节

T:细胞主要有两个亚群；T_H:辅助性 T 细胞（Helper T cell）能促进 B 细胞增殖分化；T_S:抑制性 T 细胞（Suppressor T cell）能抑制 B 细胞分化

笔记

二、免疫病理反应

正常的免疫应答反应在抗感染、抗肿瘤及抗器官移植排斥方面具有重要意义。但当机体免疫功能异常时，可出现免疫病理反应，包括变态反应（过敏反应）、自身免疫性疾病、免疫缺陷病和免疫增殖病等，表现为机体的免疫功能低下或免疫功能过度增强，严重时可导致机体死亡。影响免疫功能的药物通过影响以上一个或多个环节而发挥免疫抑制或免疫增强作用。

第二节 免疫抑制药

免疫抑制药（immunosuppressant）是一类具有免疫抑制作用的药物。临床主要用于器官移植的抗排斥反应和治疗自身免疫性疾病。大多数免疫抑制药主要作用于免疫反应的感应期，抑制淋巴细胞增殖，也有一些作用于免疫反应的效应期。免疫抑制药物可分为以下几类：①抑制IL-2生成及其活性的药物如环孢素、他克莫司等；②抑制细胞因子基因表达的药物如糖皮质激素；③抑制嘌呤或嘧啶合成的药物如硫唑嘌呤等；④阻断T细胞表面信号分子如单克隆抗体等。近年来，针对鞘氨醇-1-磷酸（S1P）、淋巴细胞特异性酪氨酸蛋白激酶（Lck）、Janus激酶3（JAK3）、哺乳类动物雷帕霉素靶蛋白（mTOR）等特异靶点开发的高效低毒的新型免疫抑制药正在进行深入研究。

Clinical use of immunosuppressants

Immunosuppressants are used for three major purpose:

– to suppress rejection of transplanted organs and tissues (bone marrow, heart, liver, kidneys, etc.).

– to suppress graft-versus-host disease in bone marrow transplants.

– to treat a variety of conditions that, while not completely understood, are believed to have an important autoimmune component in their pathogenesis such as rheumatoid arthritis etc.

Therapy for this third category often involves a combination of glucocorticoid and cytotoxic agents.

一、环孢素

环孢素（cyclosporin），又名环孢菌素A（cyclosporin A，CsA），是由真菌的代谢产物中提取得到的由11个氨基酸组成的环状多肽，现已能人工合成，具有潜在的免疫抑制活性但对急性炎症反应无作用。

【药理作用】 环孢素的免疫抑制作用主要有：选择性抑制T细胞活化，使Th细胞明显减少并降低Th与Ts的比例；抑制效应T细胞介导的细胞免疫反应如迟发型超敏反应；对B细胞的抑制作用弱，可部分抑制T细胞依赖的B细胞反应；对巨噬细胞的抑制作用不明显，对自然杀伤（NK）细胞活力无明显抑制作用，但可间接通过干扰素（interferon-γ，IFN-γ）的产生而影响NK细胞的活力。当抗原与Th细胞表面受体结合时，引起细胞内Ca^{2+}浓度增加，Ca^{2+}与钙调蛋白结合从而激活钙调磷酸酶（calcineurin），进而活化相关转录因子，调节IL-2、IL-3、IL-4、TNF-α、IFN-γ等细胞因子的基因转录。环孢素能进入淋巴细胞和环孢素结合蛋白（cyclophilin）结合，进而与钙调磷酸酶结合形成复合体，抑制钙调磷酸酶活性，抑制Th细胞的活化及相关基因表达。此外，环孢素还可增加T细胞内转运生长因子（transforming growth factor，TGF-β）的表达，TGF-β对

笔记

IL-2 诱导 T 细胞增殖有强大的抑制作用，也能抑制抗原特异性的细胞毒 T 细胞产生。

【体内过程】 环孢素可口服或静脉注射给药。口服吸收慢而不完全，生物利用度 20%~50%，3~4 小时达峰值。在血液中约 50% 被红细胞摄取，30% 与血红蛋白结合，4%~9% 结合于淋巴细胞，血浆中游离药物仅 5%，$t_{1/2}$ 为 24 小时，主要在肝脏代谢，自胆汁排出，有明显的肠肝循环，体内过程有明显的个体差异。

【临床应用】 器官移植的防止排异反应，广泛用于肾、肝、胰、心、肺、皮肤、角膜及骨髓移植等；自身免疫性疾病，适用于治疗其他药物无效的难治性自身免疫性疾病如类风湿性关节炎、系统性红斑狼疮、银屑病、皮肌炎等。

【不良反应】 发生率较高，其严重程度、持续时间与剂量、血药浓度相关，多为可逆性。最常见及严重的不良反应为肾毒性，发生率为 70%，可致血清肌酐和尿素氮水平呈剂量依赖性升高。其次为肝毒性，多见于用药早期，表现为一过性肝损害。继发感染也较常见，多为病毒感染。继发性肝肿瘤发生率约为一般人群的 30 倍，以淋巴瘤和皮肤瘤多见。此外还有食欲减退、嗜睡、多毛症、震颤、感觉异常、牙龈增生、胃肠道反应、过敏反应等。

二、他克莫司

他克莫司（tacrolimus）又名 FK506，从链霉素属（streptomyces tsukubaensis）分离提取的二十三元环大环内酯类抗生素。为强效免疫抑制性大环内酯类抗生素。

【药理作用】 作用机制与环孢素相似。对 T 细胞有选择性抑制作用，与细胞内结合蛋白（FK506 binding protein，FKBP）结合，形成复合物，抑制 Th 细胞，产生强大免疫抑制作用。

【体内过程】 他克莫司可口服或静脉注射给药。口服吸收很快，口服生物利用度在 25% 左右，达峰时间 1~2 小时，$t_{1/2}$ 为 7 小时，99% 药物在肝脏代谢后排出体外。

【临床应用】 国外已用于临床抗移植排斥反应，其存活率、排异时间较环孢素为优。对自身免疫性疾病有一定的疗效，可用于类风湿关节炎、肾病综合征、胰岛素依赖型糖尿病等的治疗，也可用于治疗系统性红斑狼疮。肝脏及肾脏移植后产生排斥反应且对传统免疫抑制方案耐药者，可选用该药物。

【不良反应】 不良反应同环孢素大致相似。肾毒性及神经毒性不良反应的发生率更高，而多毛症的发生率较低。胃肠道反应及代谢异常均可发生。此外，尚可引起血小板生成及高脂血症，降低剂量时可以逆转。

三、肾上腺皮质激素类

肾上腺皮质激素（adrenocortical hormones）作用广泛而复杂。生理情况下糖皮质激素主要影响物质代谢过程，超生理剂量则发挥抗炎抗免疫等药理作用。

【药理作用】 作用于免疫反应的各期，对免疫反应多个环节都有抑制作用。与环孢素相似，肾上腺皮质激素主要通过抑制 IL-2 基因转录从而抑制 T 细胞的克隆增殖而发挥作用。此外，其尚可抑制 AP-1 等转录因子的活性，抑制免疫反应感应期及效应阶段 IFN-γ、TNF-α、IL-1 等多种细胞因子基因表达。

【体内过程】 口服、注射均可吸收。口服可的松或氢化可的松后 1~2 小时血药浓度可达峰值。一次给药持续 8~12 小时。药物吸收后，在肝分布较多。主要在肝中代谢，与葡萄糖醛酸或硫酸结合，经肾脏排出。可的松和泼尼松在肝中分别转化为氢化可的松和泼尼松龙而生效，故严重肝功能不全的患者只宜应用氢化可的松或泼尼松龙。与肝微粒体酶诱导剂合用时需加大剂量。

【临床应用】 用于器官移植对抗排斥反应和治疗自身免疫疾病。

【不良反应】 本品较大剂量易引起糖尿病、消化道溃疡和类库欣综合征，对下丘脑 - 垂体 -

笔记

肾上腺轴抑制作用较强。并发感染为主要的不良反应(参见第三十五章)。

四、抗代谢药类

硫唑嘌呤(azathioprine,Aza)、甲氨蝶呤与6-巯嘌呤等是常用的抗代谢药。其中Aza最为常用,它通过干扰嘌呤代谢的所有环节,抑制嘌呤核苷酸合成,进而抑制细胞DNA、RNA及蛋白质的合成而发挥抑制T、B两类细胞及NK细胞的效应,故能同时抑制细胞免疫和体液免疫反应,但不抑制巨噬细胞的吞噬功能。T细胞较B细胞对该类药物更为敏感,但不同亚群T细胞敏感性亦有差别。主要用于肾移植的排异反应和类风湿性关节炎、系统性红斑狼疮等多种自身免疫性疾病的治疗。最主要的不良反应为骨髓抑制,此外尚有其他一些毒性效应包括胃肠道反应恶心、呕吐等,口腔、食管溃疡,皮疹及肝损害等(参见第四十七章)。

五、烷 化 剂

环磷酰胺是一种常用的烷化剂。其免疫抑制作用强而持久,抗炎作用较弱。

【药理作用】 CTX不仅杀伤增殖期淋巴细胞,亦影响某些静止细胞,故使循环中淋巴细胞数目减少;对B细胞比对T细胞更为敏感,能选择性地抑制B淋巴细胞;还可明显降低NK细胞的活性,从而抑制初次和再次体液与细胞免疫反应。但在免疫抑制药量下不影响已活化巨噬细胞的细胞毒性。

【体内过程】 口服易吸收,服后1小时血药浓度达峰值。粪便中有相当量的原形药排出,$t_{1/2}$约7小时。与别嘌醇合用时,$t_{1/2}$可明显延长。环磷酰胺可经肝中混合功能氧化酶系转化为活性代谢物,后者经去毒可形成无活性代谢物迅速由尿排出。

【临床应用】 常用于防止排斥反应与移植物抗宿主反应,还用于糖皮质激素不能长期缓解的多种自身免疫性疾病。与其他抗肿瘤药物合用时对一些恶性肿瘤有一定的疗效。此外,尚可用于流行性出血热的治疗,通过减少抗体产生,阻断免疫复合物引起的病理损伤,阻断病情的发展。

【不良反应】 不良反应有骨髓抑制、胃肠道反应、出血性膀胱炎及脱发等。偶见肝功能障碍,肝功能不良者慎用。

六、霉 酚 酸 酯

麦考酚吗乙酯(mycophenolate mofetil,霉酚酸酯)又名麦考酚酸莫酯。是一种真菌抗生素的半合成衍生物,在体内可转化成霉酚酸(mycophenolic acid,MPA),而MPA是次黄嘌呤单核苷磷酸脱氢酶(inosine 5-monophosphate dehydrogenase,IMPDH)的抑制药。可抑制T细胞和B细胞的增殖和抗体生成,抑制细胞毒性T细胞的产生;能快速抑制单核巨噬细胞的增殖,减轻炎症反应;减少细胞黏附分子,抑制血管平滑肌的增生。免疫抑制作用的主要机制与MPA选择性、可逆性地抑制次黄嘌呤单核苷脱氢酶,从而抑制经典途径中嘌呤的合成,导致鸟嘌呤减少有关。口服给药吸收迅速,生物利用度较高,血浆药物浓度在1小时左右达峰值,有明显的肝肠循环,$t_{1/2}$为16~17小时。氢氧化铝能抑制其吸收,而考来烯胺可降低药物血药浓度。主要用于肾移植和其他器官的移植。不良反应为腹泻,减量或对症治疗可消除,无明显的肝、肾毒性。

七、单克隆抗体

巴利昔单抗(basiliximab)是一种鼠/人嵌合的单克隆抗体,能定向结合IL-2受体α链,阻断T淋巴细胞增殖,产生免疫抑制作用及抗排斥反应。治疗肾移植后的急性排斥反应和预防同种骨髓移植时并发的移植物抗宿主效应,效果较好。

笔记

达珠单抗(daclizumab)为白介素-2受体(CD25)人源性单克隆抗体,阻断Th细胞IL-2受体发挥免疫抑制效应。可降低多发性硬化症的活动性，缓解病情。

单克隆抗体-CD3是利用杂交技术制备的具有专一特异性的单克隆抗体，是鼠的IgG2的免疫球蛋白，能特异地与在急性排斥反应中起重要作用的T细胞膜上的抗原（CD3抗原）相结合，阻止CD3信号转导及其功能，产生免疫抑制作用及抗排斥反应。

单克隆抗体可静脉注射给药，偶可引起严重的超敏反应。不良反应主要表现为寒战、发热、呕吐、呼吸困难等。

八、抗淋巴细胞球蛋白

抗淋巴细胞球蛋白（antilymphocyte globulin，ALG）采用人淋巴细胞或胸腺细胞、胸导管淋巴细胞或培养的淋巴母细胞免疫动物（马、羊、兔等）获得抗淋巴细胞血清，经提纯得到抗淋巴细胞球蛋白，其中用人的胸腺细胞免疫动物得到的制品，又称抗胸腺细胞球蛋白（antithymocyte globulin，ATG）。

【药理作用】 为一种细胞毒抗体。选择性地与T淋巴细胞结合，在血清补体参与下，使外周血淋巴细胞裂解，对T、B细胞均有破坏作用，但对T细胞的作用较强；或封闭淋巴细胞表面受体，使受体失去识别抗原能力。能有效抑制各种抗原引起的初次免疫应答，对再次免疫应答作用较弱。

【临床应用】 防治器官移植的排斥反应，可与硫唑嘌呤或糖皮质激素等合用预防肾移植排斥反应，可延迟排斥反应，减少皮质激素的用量，提高器官移植的成功率。临床还试用于白血病、多发性硬化症、重症肌无力及溃疡性结肠炎、类风湿性关节炎和系统性红斑狼疮等疾病。

【不良反应】 常见不良反应有寒战、发热、血小板减少、关节疾病和血栓性静脉炎等。静脉注射可引起血清病及过敏性休克，还可引起血尿、蛋白尿，停药消失。长期应用使机体的免疫监护功能降低。注射前需作皮肤过敏试验，发生变态反应或过敏体质者禁用，有急性感染者慎用。

九、来氟米特

来氟米特（leflunomide）是一种具有抗增殖生活性的异噁唑类免疫抑制药。口服吸收后，在胃肠黏膜与肝内迅速转变为活性代谢产物A_{771726}。A_{771726}抑制二氢乳清酸脱氢酶（DHODH）的活性，阻断嘧啶的从头合成途径，影响DNA和RNA的合成，使活化的淋巴细胞处于G_1/S交界处或S期休眠。来氟米特选择性抑制活化T细胞的功能，阻断活化的B细胞增殖，减少抗体生成，并减轻病灶局部炎症反应。不仅有免疫抑制作用，还有明显的抗炎作用。主要用于治疗类风湿性关节炎、抗移植排斥反应及其他自身免疫性疾病。口服生物利用度约80%，半衰期约9天，由于其半衰期较长可引起机体蓄积毒性。主要有腹泻、可逆性转氨酶升高、皮疹等不良反应。

第三节 免疫增强剂

免疫增强剂（immunostimulants）是指单独或同时与抗原使用时能增强机体免疫应答的物质，主要用于免疫缺陷病、慢性感染性疾病，也常作为肿瘤的辅助治疗药物。随着人们对疾病治疗观念的转变，治疗的重点已经由直接杀伤外源性病原体转向调整生物机体自身功能，因而免疫增强剂的医学应用引起广泛关注。免疫增强剂种类繁多，包括提高巨噬细胞吞噬功能的药物如卡介苗等，提高细胞免疫功能的药物如左旋咪唑、转移因子及其他免疫核糖核酸、胸腺素等，提高体液免疫功能的药物如丙种球蛋白等。

一、免疫佐剂

卡介苗（Bacillus Calmette-Guerin，BCG）是牛型结核杆菌的减毒活菌苗，为非特异性免疫增强剂。

笔记

【药理作用】 具有免疫佐剂作用，即增强与其合用的各种抗原的免疫原性，加速诱导免疫应答，提高细胞和体液免疫水平。能增强巨噬细胞的吞噬功能，促进 IL-1 产生，促进 T 细胞增殖，增强抗体反应和抗体依赖性淋巴细胞介导的细胞毒性，增强天然杀伤细胞的活性。给动物预先或早期应用 BCG，可阻止自发、诱发或移植肿瘤的生长，致部分肿瘤消退，其抗癌作用机制尚未阐明。

【临床应用】 除用于预防结核病外，主要用于肿瘤的辅助治疗，如白血病、黑色素瘤和肺癌。近年来，也用于膀胱癌术后灌洗，可预防肿瘤的复发。

【不良反应】 接种部位红肿、形成溃疡、发生过敏反应。瘤内注射偶见过敏性休克，甚至死亡。剂量过大可降低免疫功能，甚至可促进肿瘤生长。

二、干 扰 素

干扰素（interferon，IFN）是一族可诱导的分泌糖蛋白，主要分为 IFN-α、IFN-β、IFN-γ，是由单核细胞和淋巴细胞产生的细胞因子。现已能够采用 DNA 重组技术生产重组人干扰素。

【药理作用】 干扰素具有抗病毒、抗肿瘤和免疫调节作用。IFN-α 和 IFN-β 的抗病毒作用强于 IFN-γ。IFN-γ 具有免疫调节作用，能活化巨噬细胞，表达组织相容性抗原，介导局部炎症反应。

【体内过程】 肌内或皮下注射，α 干扰素吸收率在 80% 以上，而 β 及 γ 干扰素的吸收率较低。一般在注射后 4~8 小时达血药浓度峰值。IFN-γ 吸收不稳定，全身给药后，可再分布至呼吸道分泌物，脑脊液、眼和脑；IFN-α、IFN-β 和 IFN-γ 血浆消除 $t_{1/2}$ 分别为 2 小时、1 小时和 0.5 小时，主要在肝和肾发生生物转化。

【临床应用】 对感冒、乙型肝炎、带状疱疹和腺病毒性角膜炎等感染有预防作用。已试用于人肿瘤的治疗，对成骨肉瘤患者的疗效较好，对其他肿瘤（如多发性骨髓瘤、乳癌、肝癌、肺癌、各种白血病）也具有一定的临床辅助疗效，可改善患者的血象和全身症状。

【不良反应】 主要有发热、流感样症状及神经系统症状（嗜睡、精神紊乱），皮疹、肝功能损害。大剂量可致可逆性白细胞和血小板减少等。5% 患者用后产生抗 IFN 抗体，原因不明。

三、白细胞介素 -2

白细胞介素 -2（interleukin-2，IL-2），也称 T 细胞生长因子，系辅助性 T 细胞（Th）产生的细胞因子。现已能应用基因工程生产，称人重组白细胞介素 -2。

【药理作用】 与反应细胞的 IL-2 受体结合后，可诱导 Th、Tc 细胞增殖；激活 B 细胞产生抗体，活化巨噬细胞；增强 NK 细胞和淋巴因子活化的杀伤（LAK）细胞的活性，诱导干扰素的产生。

【临床应用】 主要用于治疗黑色素瘤、肾细胞癌、霍奇金病等，可控制肿瘤发展，减小肿瘤体积及延长生存时间。本品尚可与抗艾滋病药物合用治疗艾滋病，使患者的卡氏肉瘤缩小，并暂时增加 Th 细胞的绝对数，使部分病例的迟发型过敏反应增至正常水平。

【不良反应】 全身性不良反应如发热、寒战；胃肠道不良反应如厌食、恶心、呕吐等；皮肤反应如弥漫性红斑。此外尚有心肺反应、肾脏反应、血液系统反应及神经系统症状等。

四、左 旋 咪 唑

左旋咪唑（levamisole，LMS）系一种口服有效的免疫调节药物，属于合成噻唑类化合物的衍生物。

【药理作用】 对正常人和动物几乎不影响抗体的产生，但对免疫功能低下者，促进抗体生成。可使低下的细胞免疫功能恢复正常，如增强或恢复免疫功能低下或缺陷者的迟发型皮肤过敏反应，促进植物血凝素（PHA）诱导的淋巴细胞增殖反应等；还能增强巨噬细胞的趋化和吞噬

笔记

功能。其机制可能与提高淋巴细胞内环鸟苷酸(cGMP)水平,降低环腺苷酸(cAMP)水平有关。

【体内过程】 口服易吸收,主要在肝内代谢,经肾排泄的原形不到5%口服量。本品及其代谢物的消除 $t_{1/2}$ 分别为4小时和16小时。但单剂量的免疫药理作用往往可持续5~7天,故目前常用每周一日的治疗方案。

【临床应用】 主要用于免疫功能低下者恢复免疫功能,可增强机体抗病能力。与抗癌药合用治疗肿瘤,可巩固疗效,减少复发或转移,延长缓解期。可改善多种自身免疫性疾病如类风湿性关节炎、系统性红斑狼疮等免疫功能异常症状。

【不良反应】 主要有恶心、呕吐、腹痛等,少数有发热、头痛、乏力等现象,偶见有肝功能异常、白细胞及血小板减少等。

五、依他西脱

依他西脱(etanercept)是由肿瘤坏死因子(tumor necrosis factor,TNF)受体的 P_{75} 蛋白的膜外区与人IgG的Fc段融合构成的二聚体。依他西脱与血清中可溶性TNF-α和TNF-β有较高的亲和力,可结合TNF-α和TNF-β,并由此阻断二者与细胞表面的TNF受体的结合,抑制由TNF受体介导的异常免疫反应及炎症过程。$t_{1/2}$ 较长,为115小时。主要用于治疗类风湿性关节炎。不良反应主要是局部注射的刺激反应,其他仍有待于进一步观察。

六、转移因子

转移因子(transfer factor,TF)又称传输因子,是从健康人白细胞中提取制得的一种多核苷酸和低分子量多肽,无抗原性。可以将供体的细胞免疫信息转移给未致敏受体,使之获得供体样的特异性和非特异的细胞免疫功能,其作用可持续6个月,本品可起佐剂作用。但不转移体液免疫,不起抗体作用。临床用于先天性和获得性细胞免疫缺陷病如胸腺发育不全、免疫性血小板减少性紫癜,某些抗生素难以控制的病毒性和真菌感染,对恶性肿瘤可作为辅助治疗。不良反应较少,少数患者可出现皮疹,注射部位产生疼痛。

七、胸腺素

胸腺素(thymosin)是由胸腺分泌的一类促细胞分裂的含28个氨基酸残基的具有生理活性的多肽激素,现已成功采用基因工程生物合成。可诱导T细胞分化成熟,调节成熟T细胞的多种功能,从而调节胸腺依赖性免疫应答反应。用于治疗胸腺依赖性免疫缺陷疾病(包括艾滋病),肿瘤及某些自身免疫性疾病和病毒感染。常见的不良反应为发热,少数出现过敏反应。

八、异丙肌苷

异丙肌苷(isoprinosine)为肌苷与乙酰基苯甲酸和二甲胺基异丙醇酯以1:3:3组成的复合物。主要增强细胞免疫功能。可诱导T细胞分化成熟,并增强其功能;增强单核巨噬细胞和NK细胞的活性,促进IL-1、IL-2和干扰素的产生,恢复低下的免疫功能;B细胞无直接作用,但可增加T细胞依赖性抗原的抗体产生。此外,兼有抗病毒作用。临床用于急性病毒性脑炎和带状疱疹等病毒性感染及某些自身免疫性疾病,还可用于肿瘤的辅助治疗、改善艾滋病患者的免疫功能。不良反应少,安全范围较大。

九、免疫核糖核酸

免疫核糖核酸(immunogenic RNA,IRNA)是动物经抗原免疫后从其免疫活性细胞,如脾细胞、淋巴结细胞中提取的核糖核酸,作用类似于转移因子,可以传递对某抗原的特异免疫活力,使未致敏的淋巴细胞转为免疫活性细胞,传递细胞免疫和体液免疫。主要用于恶性肿瘤的辅助

笔记

治疗，试用于流行性乙脑和病毒性肝炎的治疗。

制剂及用法

环孢素（cyclosporin，cyclosporin A） 口服，一天10~15mg/kg，于器官移植前3小时开始应用并持续1~2周，然后逐渐减至维持量5~10mg/kg。静脉滴注可将50mg以注射用生理盐水或5%葡萄糖注射液200ml稀释后于2~6小时缓慢点滴，剂量为口服剂量的1/3。

他克莫司（tacrolimus） 口服成人每天150~250μg/kg，儿童每天200~300μg/kg，分3次服。静脉注射成人每天25~50μg/kg，儿童每天50~100μg/kg。

卡介苗（bacillus Calmette-Guerin-Vaccine） 皮肤注射或皮肤划痕接种。

盐酸左旋咪唑（levamisole hydrochloride） 治疗肿瘤，每两周用药3天或每周用药两天，3次/天，每次50mg。自身免疫性疾病：2~3次/天，每次50mg，连续用药。

胸腺素（thymosin）（猪胸腺素） 肌内注射，每次2~10mg，一天或隔天1次。

转移因子（transfer factor） 肌内注射，每次2ml，相当于10^8个淋巴细胞（或1g扁桃体），1~2次/周。

来氟米特（leflunomide） 每天口服50~100mg，3天后改为20mg/d，连续服用可改善类风湿关节炎患者关节疼痛、肿胀及晨僵等症状。

依他西脱（etanercept） 10~25mg，皮下注射，2次/周。

麦考酚吗乙酯（mycophenolate mofetil） 口服，2次/天，每次1.0g，肾移植患者应在肾移植前72小时给予。

（李　俊）

笔记

中英文名词对照索引

L

P

Q

R

S

T

W

X

Y

Z

英中文名词对照索引

A

D

G

H

I

J

K

N

O

P

Q

R

S

T

U

V

W

X

Y

Z